AF368853

ENCYCLOPÉDIE

ANATOMIQUE.

III.

MYOLOGIE ET ANGÉIOLOGIE.

ENCYCLOPÉDIE
ANATOMIQUE

COMPRENANT

L'ANATOMIE DESCRIPTIVE, L'ANATOMIE GÉNÉRALE,
L'ANATOMIE PATHOLOGIQUE, L'HISTOIRE DU DÉVELOPPEMENT,
ET CELLE DES RACES HUMAINES;

PAR

**G.-T. BISCHOFF, J. HENLE,
E. HUSCHKE, S.-T. SŒMMERRING, F.-G. THEILE,
G. VALENTIN, J. VOGEL, R. WAGNER,
G. & E. WEBER;**

TRADUIT DE L'ALLEMAND

PAR A.-J.-L. JOURDAN,

Membre de l'Académie royale de médecine.

TOME III.

MYOLOGIE ET ANGÉIOLOGIE

A PARIS,

CHEZ J.-B. BAILLIÈRE,

LIBRAIRE DE L'ACADÉMIE ROYALE DE MÉDECINE,
Rue de l'École-de-Médecine, 17;

A LONDRES, CHEZ H. BAILLIÈRE, 219, REGENT-STREET.

1843.

TRAITÉ
DE MYOLOGIE

ET

D'ANGÉIOLOGIE,

PAR

F.-G. THEILE,

PROFESSEUR D'ANATOMIE A L'UNIVERSITÉ DE BERNE;

Traduit de l'Allemand

PAR A.-J.-L. JOURDAN,

Membre de l'Académie royale de médecine.

A PARIS,

CHEZ J.-B. BAILLIÈRE,

LIBRAIRE DE L'ACADÉMIE ROYALE DE MÉDECINE,
Rue de l'École-de-Médecine, 17;

A LONDRES, CHEZ H. BAILLÈRE, 219, REGENT-STREET.

1843.

Paris. — Imprimerie de Bourgogne et Martinet, rue Jacob, 30.

PRÉFACE.

Dans la première partie de cet ouvrage je me suis attaché à donner une description détaillée de chaque muscle, et à en faire connaître toutes les anomalies congéniales. J'ai eu soin aussi de signaler les rapports des muscles tant entre eux qu'avec la peau et le squelette; les autres, ceux qui ont trait aux vaisseaux et aux nerfs, ont été négligés, parce qu'ils appartiennent plus spécialement à l'angéiologie et à la névrologie. Quant à la classification, j'ai cru devoir suivre l'ordre topographique; car, en disposant les muscles d'après leur mode d'action, on ne peut éviter d'éloigner les uns des autres ceux qui appartiennent à une même région du corps.

Dans la seconde partie, j'ai admis pour chaque vaisseau un type normal de conformation, et relégué parmi les anomalies tout ce qui s'écartait plus ou moins de ce type. Il est souvent fort difficile de le reconnaître, surtout en ce qui concerne l'origine de certaines artères et l'embouchure de quelques veines : aussi ne serais-je pas surpris, malgré la multitude de préparations fraîches et sèches dont je me suis servi, que la vue d'un plus grand nombre de pièces conduisît parfois à des rectifications. Je n'ai signalé, en général, que les anomalies congéniales qui se rencontrent chez des sujets bien conformés ; celles des monstruosités ont été omises, parce qu'elles n'ont d'intérêt qu'autant qu'elles sont jointes à la relation complète de chaque cas. Je n'ai fait non plus aucune mention de celles du cœur, attendu que les plus remarquables se voient exclusivement chez les monstres, et qu'on a coutume de les réunir au domaine de l'anatomie pathologique.

TABLE DES CHAPITRES.

LIVRE II. — ANGÉIOLOGIE.

TABLE DES CHAPITRES.

FIN DE LA TABLE DES CHAPITRES.

TRAITÉ

DE

MYOLOGIE ET D'ANGIOLOGIE.

LIVRE PREMIER.

MYOLOGIE.

—

SECTION PREMIÈRE.

DES MUSCLES EN GÉNÉRAL.

1. La *myologie* (1) a pour but la description de tous les tissus qui se composent de fibres musculaires composées ou striées en travers. On en exclut seulement, d'un côté la description du cœur et du canal alimentaire, parce que ces organes sont plus convenablement annexés à l'angiologie et à la splanchnologie ; d'un autre côté, les petits muscles des osselets de l'ouïe, parce qu'ils exigent une connaissance exacte de l'organe auditif, qu'il appartient à la splanchnologie de donner.

2. Les muscles peuvent être rapportés à trois classes, d'après la disposition de leurs fibres contractiles, qui exerce une influence essentielle sur leur action.

1° *Muscles à fibres rayonnantes.* Les fibres partent de la périphérie dans un plan limité, et s'étendent, comme autant de rayons, vers un point qui fait partie de ce plan. Le plan entier peut acquérir une autre position relative par l'action d'un muscle ainsi disposé, ou bien aussi sa périphérie peut se rapprocher du point de convergence.

(1) Les meilleurs ouvrages spéciaux sur la myologie sont : B.-S. ALBINUS, *Historia musculorum hominis*, Leyde, 1734, in-4° ; Francfort et Léipzick, 1784, in-4° ; Bamberg et Wurzbourg, 1795, in-4° ; *Tabulæ scelet. et musculorum corporis humani*, Leyde, 1747, in-fol. — G.-B. GUENTHER et J. MUDE, *Die chirurgische Muskellehre in Abbildungen*, Hambourg, 1839, in-4°.

Cette disposition n'est complétement réalisée que dans le diaphragme ; cependant on peut encore y rapporter le releveur de l'anus.

2° *Muscles à fibres circulaires*. Ils sont situés au pourtour d'ouvertures ou de canaux. Les fibres musculaires sont recourbées, de manière qu'elles reviennent sur elles. En se contractant, elles rétrécissent ou ferment les ouvertures et les canaux. Mais il n'y a point de muscles qui ne se composent que de fibres complétement annulaires. Le sphincter externe de l'anus et le constricteur de l'urètre n'offrent qu'une seule couche qui affecte cette disposition ; dans l'orbiculaire des paupières, il n'y a qu'une petite partie des fibres qui la présente, et dans l'orbiculaire des lèvres, elle n'appartient vraisemblablement à aucune. D'un autre côté, on voit des muscles tendre à revêtir cette forme dans beaucoup de points où des cavités sont entourées à la fois de parties solides et de parties molles ; les fibres se courbent en arc dans les parties molles, et les deux extrémités de l'arc s'attachent de chaque côté aux parties dures. C'est ce qu'on voit, par exemple, dans une partie des fibres des constricteurs homonymes du pharynx, du transversal ou triangulaire du nez, des péristaphylins internes, des glosso-staphylins, des pharyngo-staphylins et des mylo-hyoïdiens. Les fibres de la partie supérieure de la houppe du menton sont également disposées de cette manière.

3° *Muscles à fibres parallèles*. Ici toutes les fibres du muscle entier, ou du moins celles de ses faisceaux, sont parallèles les unes aux autres, et leurs deux extrémités se trouvent à la plus grande distance possible, de sorte qu'en se contractant elles se rapprochent, et avec elles les parties qui leur servent d'attache. La plupart des muscles se rangent dans cette classe.

3. Les muscles à fibres parallèles sont en relation, par les extrémités opposées de leurs fibres, avec les parties dont ils déterminent le mouvement. Lorsqu'ils viennent à se contracter, la partie à laquelle s'insère l'une de leurs extrémités est le *point fixe* (*punctum fixum*), et celle à laquelle s'attache l'autre extrémité est le *point mobile* (*punctum mobile*), celui que l'action du muscle tend à rapprocher du premier. Mais, à peu d'exceptions près, chacune des deux extrémités peut être tantôt point fixe et tantôt point mobile. Ces noms ne désignent pas un rapport qui ait son fondement dans l'essence même du muscle ; ils ne s'appliquent qu'à chaque contraction réellement exécutée.

4. Il n'en est pas de même des deux autres expressions, admises dans la terminologie myologique, celles d'*origine* (*origo*) et d'*inser-*

tion (***insertio***), par lesquelles on désigne les deux extrémités d'un muscle. Ces deux expressions ne s'appliquent jamais chacune qu'à la même partie, et, dans les descriptions, on n'est pas libre de les employer arbitrairement pour désigner l'une ou l'autre extrémité. Quoique, dans la plupart des cas, l'origine d'un muscle soit son point fixe quand il se contracte, et que son insertion soit, au contraire, son point mobile, on se tromperait en regardant les deux termes comme synonymes. Le principe d'après lequel on détermine l'origine et l'insertion d'un muscle, est le développement excentrique du corps et en particulier du squelette. La colonne vertébrale représente le centre; les côtes et les membres sont la périphérie; en devant, le sternum correspond à la colonne vertébrale, par rapport aux côtes et aux membres. Ainsi, dans tous les muscles situés entre les colonnes vertébrales postérieure et antérieure, ou leurs analogues, et le développement périphérique du squelette, l'extrémité du muscle qui regarde la colonne est son origine, et l'autre son insertion; dans ceux qui appartiennent aux divers segments des membres, l'extrémité la plus voisine du tronc est l'origine, et l'autre, ou celle qui regarde en dehors, est l'insertion. Cependant ce principe n'est pas susceptible d'une application rigoureuse aux muscles situés entre des os de même nom, par exemple entre les vertèbres, entre les côtes, ou entre des os analogues, comme entre le sternum et l'hyoïde. Tout ce qu'on peut faire ici, c'est, prenant pour guide l'analogie des autres muscles, d'appeler origine l'extrémité qui sert de point fixe dans les mouvements les plus ordinaires, et de donner à l'autre le nom d'insertion. Mais de là résulte, dans les descriptions, un défaut d'uniformité qu'on ne saurait éviter. Ainsi, parmi les muscles tendus entre les apophyses transverses et les apophyses épineuses des vertèbres, il en est quelques uns dont on place l'origine aux apophyses transverses (demi-épineux, multifide), et d'autres où on la rapporte aux apophyses épineuses (splénius du cou, oblique inférieur de la tête).

5. Il n'y a qu'une portion, et fréquemment même une seule extrémité des muscles, qui s'attache immédiatement par des fibres charnues aux parties qu'ils ont pour destination de mouvoir. La plupart du temps, ce sont des fibres tendineuses, non contractiles, qui servent d'intermédiaire entre la partie à mouvoir et les fibres musculaires contractiles. Ces parties tendineuses appartiennent essentiellement aux muscles; leur disposition, par rapport aux fibres charnues, varie dans chaque muscle. On les appelle en général des *tendons* (*tendines*) ; mais lorsqu'elles sont larges, et en même temps minces,

on leur donne le nom d'*aponécroses* (*aponeuroses*). Qu'on se figure, sur un muscle quelconque, deux coupes transversales intéressant l'une toutes ses fibres charnues, l'autre toutes celles de son tendon d'origine ou d'insertion ; celle-ci offre toujours moins d'étendue que l'autre. Cependant il n'y a pas de relation constante entre les dimensions des deux coupes dans tous les muscles.

Dans un muscle arrondi, qui possède un ventre à sa partie moyenne et un tendon libre à chacune de ses deux extrémités, comme on en rencontre beaucoup aux membres, voici quelle est la manière dont les tendons se comportent à l'égard de la portion charnue. Le *tendon d'origine* parcourt une plus ou moins grande étendue, avant que les fibres charnues partent de sa surface. Tantôt alors il se cache dans le ventre musculaire, les fibres charnues naissent de toute sa périphérie, et, suivant la forme qu'affecte le muscle entier, il représente, dans l'intérieur de celui-ci, ou un cordon qui s'amincit peu à peu, ou une expansion tendineuse qui devient également de moins en moins épaisse. Tantôt les fibres du tendon d'origine s'écartent les unes des autres jusqu'à une certaine distance, et produisent une cavité infundibuliforme, dont les parois s'amincissent à mesure qu'elles descendent, et à la face interne de laquelle naissent les fibres charnues. Mais la cavité ne représente pas toujours un entonnoir parfait. Une portion de la paroi peut manquer d'un côté ou de l'autre, et à mesure que le vide résultant de là grandit, on passe à la forme dans laquelle le tendon d'origine tout entier descend sur l'une des faces ou sur l'un des bords du muscle, en s'amincissant peu à peu. Quant au *tendon d'insertion*, sa disposition est toujours inverse de celle du précédent. Il commence en forme d'entonnoir au pourtour du ventre du muscle, quand celui d'insertion descend en manière de cordon dans l'intérieur de ce dernier, ou bien il parcourt soit la face opposée, soit le bord opposé du muscle. Les muscles larges, qui sont aponévrotiques à leurs deux extrémités, se comportent exactement de la même manière. Si l'aponévrose d'origine est un feuillet qui pénètre dans le ventre charnu, et des deux faces duquel naissent les fibres contractiles, l'aponévrose terminale naît par deux feuillets, sur les faces correspondantes desquelles s'insèrent les fibres charnues ; et réciproquement, si l'aponévrose d'origine occupe l'une des faces des muscles, celle d'insertion règne sur l'autre face

La raison de cette disposition des fibres dans les muscles pourvus d'un tendon d'origine et d'un tendon d'insertion est évidente : elle a pour but que les fibres agissantes aient toutes la même longueur : aussi celles des fibres charnues qui naissent les premières sont-elles également les premières à rencontrer des parties tendineuses auxquelles elles puissent s'attacher.

Beaucoup de muscles sont dépourvus de tendon libre à l'une ou à l'autre de leurs extrémités, et parfois même à toutes deux. Dans ce cas, une portion des fibres musculaires tient à des fibres tendineuses, tandis que le reste s'attache immédiatement à la partie qui doit être mue; ou bien l'une des extrémités des muscles, et parfois même les deux bouts, s'attachent à cette partie par les fibres charnues elles-mêmes. Fréquemment alors, il arrive que les fibres charnues appartenant à un même muscle ont une longueur inégale, laquelle est sans contredit toujours proportionnée d'une manière exacte au degré de contraction que chaque fibre doit avoir dans les diverses périodes de l'action du muscle. Quand il n'y a qu'une seule extrémité de celui-ci qui soit pourvue d'un tendon libre, c'est ordinairement celle d'insertion : on peut regarder comme une exception que l'origine du muscle poplité, par exemple, soit tendineuse, tandis que son insertion est charnue.

Les tendons libres sont fréquemment plus épais, tant à leur origine qu'à leur insertion, parce que leurs fibres s'écartent un peu les unes des autres. Certains tendons renferment entre leurs fibres, dans l'endroit où ils s'attachent à un os, des masses arrondies, ou rondes et plates, fibro-cartilagineuses, cartilagineuses ou osseuses, qu'on nomme *cartilages* ou *os sésamoïdes* (*cartilagines sesamoideæ, ossa sesamoidea*). D'autres aussi contiennent une masse fibro-cartilagineuse dans toute la portion de leur trajet pendant laquelle ils reposent sur une saillie osseuse; c'est ce qu'on voit, par exemple, aux tendons du tibial postérieur et du long péronier.

6. Dans chaque muscle, la partie moyenne, qui est toujours charnue, s'appelle le *ventre* (*venter*); on nomme *tête* (*caput*) l'extrémité d'origine, et *queue* (*cauda*) celle d'insertion.

La *tête* est simple ou multiple. Dans ce dernier cas, les parties du muscle qui naissent de deux ou plusieurs points restent séparées durant un espace plus ou moins long, avant de se réunir en un ventre commun. Quand les portions ainsi séparées viennent de parties homonymes, par exemple de plusieurs apophyses transverses ou épineuses, on les nomme ordinairement, non plus des têtes, mais des faisceaux, des digitations. Les muscles à plusieurs têtes se terminent tantôt par une seule queue, et tantôt par plusieurs. C'est en quelque sorte dépasser les bornes de la terminologie que de considérer uniquement comme des muscles à plusieurs têtes ceux dont chacune des têtes acquiert un ventre complet avant que leur réunion en une queue commune se soit opérée, comme au biceps brachial, au biceps fémoral : à proprement parler ce sont là des muscles à plusieurs ventres, dont les ventres sont appliqués les uns contre les autres.

Le *ventre* d'un muscle est généralement simple ; mais il peut aussi consister en plusieurs portions disposées à la suite les unes des autres, suivant la direction longitudinale du muscle, les fibres charnues se trouvant coupées par des fibres tendineuses interposées ; un pareil muscle est dit posséder plusieurs ventres. Lorsque la forme est parfaitement développée, toutes les fibres charnues d'un ventre se terminent au tendon intermédiaire plus mince, d'où naissent ensuite toutes celles du suivant ; tel est le cas du digastrique de la mâchoire inférieure, de l'omoplat-hyoïdien, et aussi de la portion profonde du fléchisseur sublime des doigts. Plus fréquemment néanmoins, le tendon intercalaire n'interrompt qu'une plus ou moins grande partie des fibres charnues, et les autres se continuent tout d'une pièce d'un ventre à l'autre, comme on le voit dans le droit du bas-ventre, le grand droit antérieur de la tête, le demi-tendineux, le biceps cervical, même aussi le sterno-hyoïdien et le sterno-thyroïdien.

La *queue* est également, tantôt simple, tantôt multiple ; mais, d'ordinaire, on nomme faisceaux les portions qui proviennent de la division d'un ventre de muscle.

7. Les muscles sont, en général, tendus entre deux parties mobiles l'une sur l'autre, ou l'une vers l'autre, que celles-ci d'ailleurs soient des os, des cartilages ou des membranes. Mais il s'en trouve, comme la plupart de ceux de la face, ceux du globe oculaire, et plusieurs de ceux du bassin, dont la tête s'insère à une partie immobile. Enfin on rencontre encore, assez ordinairement, deux petits faisceaux musculaires dont les deux bouts s'attachent à des points immobiles, de sorte qu'on ne saurait leur assigner d'action déterminée ; ce sont le muscle anomal de la mâchoire supérieure, et le muscle anomal du menton.

Les muscles tendus entre deux os n'agissent, en général, que sur une articulation intermédiaire entre ces deux os, et le mouvement est essentiellement le même, que ce soit l'un ou l'autre de ceux-ci qui serve de point fixe. Mais on trouve, aux membres, beaucoup de muscles qui passent sur deux ou plusieurs articulations, et qui tantôt ne peuvent agir que sur une seule, tantôt, au contraire, agissent sur deux, ou même sur plusieurs à la fois.

8. Indépendamment des muscles et de leurs tendons, il y a encore,

en myologie, trois choses à décrire, qui ont des relations essentielles avec les muscles.

1° Les *aponévroses* (*fasciæ s. aponeuroses*), qui enveloppent, tantôt un seul muscle, tantôt certaines portions d'un muscle, ou enfin certains groupes de muscles dont l'action se ressemble. Les aponévroses maintiennent la substance musculaire dans sa situation, isolent les muscles des parties environnantes, et leur procurent par là plus complétement le caractère d'organes indépendants. Les rapports intimes qu'elles ont avec les muscles ne permettent pas d'approuver la marche suivie par Cruveilhier, qui leur a consacré une partie spéciale de l'anatomie descriptive, sous le nom d'*Aponévrologie*. A la vérité, leur description ne saurait être placée partout de la même manière dans la myologie; car, tandis que celles qui appartiennent uniquement, ou plus particulièrement, à un muscle déterminé, ne peuvent être plus naturellement décrites qu'en même temps que ce muscle, d'autres ne sont bien placées qu'à la suite de la description d'une série entière de muscles, parce qu'elles sont destinées à plusieurs, et qu'elles ont d'intimes connexions avec les aponévroses voisines d'autres muscles. On doit encore ranger parmi les aponévroses les parties tendineuses qui, dans certaines régions, empêchent les tendons de glisser hors de place, et qu'on nomme *gaînes fibreuses des tendons* (*vaginæ tendinum fibrosæ*) quand elles ont une certaine longueur, *freins* (*retinatula*) lorsqu'elles sont étroites. A la même catégorie appartiennent également les *ligaments intermusculaires* (*ligamenta intermuscularia*), qui sont unis à de véritables aponévroses, ainsi qu'à des os, et qui servent tout aussi bien à séparer des muscles qu'à leur fournir des points d'origine.

Les différentes parties qui constituent la classe des aponévroses sont composées essentiellement de fibres tendineuses. Il y a aussi beaucoup d'endroits où des faisseaux de tendons musculaires dégénèrent immédiatement en aponévroses; mais il s'en trouve également d'autres où celles-ci contiennent des fibres élastiques entrelacées avec leur tissu, et, de plus, il y a passage insensible des lamelles du tissu cellulaire aux feuillets tendineux des muscles. Cette transition se montre surtout dans l'aponévrose superficielle (*fascia superficialis s. subcutanea*), nom sous lequel on désigne la couche fibreuse qui, située partout immédiatement au-dessous du derme, consiste en lamelles fibreuses croisées, dans les interstices desquelles la graisse s'accumule, et entre lesquelles se répandent les nerfs et vaisseaux superficiels. Il n'y a qu'un petit nombre de régions, par exemple au bas-ventre et aux membres, tant supérieurs qu'inférieurs, où cette aponévrose superficielle soit bien distincte de la gaîne proprement dite des muscles, située au-dessous d'elle.

2° Si les aponévroses sont destinées à fixer les muscles dans un certain espace déterminé, certains muscles offrent, sur leur trajet, des organes appartenant aux tissus séreux, qui servent à rendre plus libres leurs mouvements, ou plutôt ceux de leurs tendons, pendant la contraction. Ces parties séreuses ne se voient qu'à des tendons libres, ou du moins dans des endroits où elles sont en contact avec une expansion tendineuse d'un muscle. Elles n'ont aucun rapport avec la substance musculaire elle-même. On en distingue d'ailleurs deux formes différentes, les bourses muqueuses et les gaînes synoviales.

a. Les *bourses muqueuses* (*bursæ mucosæ s. synoviales*) sont des sacs séreux, arrondis, situés entre une partie musculaire ou un tendon libre, et la partie solide sur laquelle l'une ou l'autre repose, un os ordinairement, et adhérents à tous deux. En général, ces sacs sont clos de toutes parts. Cependant quelques uns, qui reposent immédiatement sur une capsule articulaire, communiquent régulièrement avec la cavité de cette dernière ; tel est le cas de la bourse muqueuse du muscle sous-scapulaire, par rapport à l'articulation scapulo-humérale. D'autres communiquent au moins par exception avec la cavité articulaire, comme la bourse muqueuse du fléchisseur de la cuisse avec l'articulation coxo-fémorale.

b. Les *gaînes synoviales* (*vaginæ tendinum mucosæ s. synoviales*) ne se rencontrent qu'à des tendons libres, qu'elles enveloppent dans tout leur pourtour. La plupart forment des sacs séreux, plus ou moins longs, qui se réfléchissent sur eux-mêmes en deux points opposés, de manière à produire un canal situé dans le milieu du sac. Dans ce canal, et adhérent à ses parois, passe le tendon du muscle, qui est entouré lâchement par le feuillet externe de la gaîne. Mais ailleurs la disposition est différente, et l'on observe une transition entre les gaînes synoviales complètes et les bourses muqueuses. Là, en effet, le tendon n'est qu'apposé sur un sac séreux, mais la partie de ce dernier à laquelle il touche est entraînée par lui dans la cavité, de manière à figurer une sorte de mésentère ; le tendon semble alors enveloppé, comme d'ordinaire, par une gaîne synoviale, tandis qu'il est seulement placé à sa surface. C'est ce qu'on voit aux tendons des fléchisseurs des doigts dans la paume de la main. Pendant la vie embryonnaire, le tendon de la longue portion du biceps se comporte également ainsi, et peut-être toutes les véritables gaînes synoviales offrent-elles d'abord la mê.ne disposition. Ordinairement, chaque tendon n'a qu'une seule gaîne synoviale ; cependant ceux qui terminent les longs fléchisseurs des doigts et des orteils en ont plusieurs. C'est une exception quand deux gaînes synoviales, placées l'une à côté de l'autre, communiquent ensemble par une ouverture, ainsi qu'il arrive à la gaîne du long extenseur du pouce et à celle du long et du court radial externe.

En général , les tendons, dont une assez grande étendue se trouve libre, sont renfermés dans une gaîne synoviale , afin qu'ils ne se déplacent pas pendant l'action du muscle ; tel est le cas du tendon du long supinateur.

3° On trouve en plusieurs endroits des *poulies* (*troch'eæ*), sur ou dans lesquelles glissent des tendons de muscles ; ce sont des parties fibro-cartilagineuses, dont les fibres affectent une direction opposée à celle des tendons, et dont les deux extrémités se fixent aux os de la région correspondante.

9. Considérés d'après leur forme totale, les muscles, y compris leurs tendons, peuvent être jusqu'à un certain point distribués en deux classes, les *longs* et les *larges*, entre lesquels il ne manque pas de degrés intermédiaires (1).

1° Les muscles *longs* sont ceux dont la coupe transversale offre à peu près autant de fibres superposées dans le sens de la largeur et dans celui de l'épaisseur. Ils peuvent être simples ou composés.

a. Les muscles longs *simples* ont tantôt la forme d'un fuseau, quand ils s'amincissent à leurs deux extrémités; tantôt celle d'un cylindre , s'ils ont la même épaisseur dans toute leur longueur, ou celle d'un cône, d'une pyramide, lorsqu'une extrémité est plus mince et plus étroite que l'autre. Dans ce dernier cas, la forme passe à celle des muscles larges quand la largeur d'une des extrémités devient très considérable, et que par conséquent le muscle semble triangulaire. La coupe transversale du ventre proprement dit peut être ronde , apla-

---

(1) On ne peut guère admettre une classe dont parlent beaucoup d'anatomistes, celle des muscles *courts*. Les muscles qui s'y rapportent sont mieux rangés dans celle des longs, entre lesquels et eux on ne saurait assigner de limite, à moins de prendre l'échelle du mètre pour mesure ; mais si l'on voulait avoir égard à la longueur des muscles, quelques-uns, qui appartiennent évidemment à la classe des larges, devraient être compris parmi les courts, comme , par exemple, les intercostaux. En général, la division des muscles d'après leur forme totale n'a qu'une valeur très subordonnée.

tie, trigone, etc. Suivant la manière dont se comportent les tendons et les fibres musculaires, on a donné des noms spéciaux à quelques unes des formes de ces muscles simples; on dit le muscle *semi-penné* (*musculus semi-pennatus*) lorsque le long d'un de ses bords court un tendon auquel les fibres charnues aboutissent sous un angle aigu; on l'appelle *penné* (*musculus pennatus*) lorsque la même chose a lieu des deux côtés, les fibres s'implantant sur un tendon médian.

b. Dans les muscles longs *composés*, la composition peut porter sur l'une des trois parties principales qu'on distingue dans chacun de ces organes. Ainsi, il y a des muscles à plusieurs têtes (*musculi bicipites, tricipites,* etc.), à plusieurs ventres (*musculi biventres, digastrici*), à plusieurs queues. Mais un muscle peut aussi avoir à la fois plusieurs têtes et plusieurs queues, comme le fléchisseur sublime des doigts, le long fléchisseur des orteils et beaucoup de muscles spinaux.

2° Les muscles *larges* ont beaucoup de largeur proportionnellement à leur épaisseur, de sorte qu'on peut toujours y distinguer deux faces. Tantôt ils sont larges dans toute leur longueur, tantôt ils se rétrécissent peu à peu vers l'une de leurs extrémités, et acquièrent par là une forme qui les rapproche des muscles longs. Aux extrémités des muscles larges, les fibres se succèdent en série non interrompue, ou bien elles laissent entre elles des intervalles, de manière que le muscle est divisé en plusieurs portions, qu'il naît ou se termine par des *digitations* (*digitationes, dentationes*) correspondantes aux têtes ou aux queues des muscles longs. Les muscles à fibres annulaires et ceux à fibres rayonnantes font partie des muscles larges.

10. Des différences essentielles relatives aux sexes ne se rencontrent que dans les muscles affectés aux organes génitaux. Cependant on prétend que les muscles de la femme sont, à cause du développement moindre du squelette, plus faibles, en général, que ceux de l'homme.

11. Jusqu'au temps de Sylvius (né en 1478, mort en 1555), les muscles n'eurent pas de noms particuliers; on ne les distinguait guère que par des numéros, dans chaque région du corps. Sylvius leur imposa les noms qu'ils portent encore généralement aujourd'hui, et qui ont été tirés de considérations très diverses.

1° La situation : pectoraux, sous-claviers, inter-osseux, etc.

2° La direction : oblique, transverse, droit, circonflexe, etc.

3° La forme : deltoïde, pyramidal, rhomboïde, trapèze, carré, rond, etc.

4° La masse : vaste.

5° La division en plusieurs parties : biceps, triceps, demi-tendineux, etc.

6° Le mode d'action : extenseur, fléchisseur, adducteur, élévateur, abaisseur, etc.

7° L'origine et l'insertion : coraco-brachial, mylo-hyoïdien, génio-hyoïdien, etc.

A la vérité, quelques modernes, par exemple Chaussier, ont essayé de ramener la nomenclature myologique à un principe fixe, et de former des noms dans lesquels entrât l'indication entière de l'origine et de l'insertion. Cette méthode a d'incontestables avantages ; mais on peut lui reprocher de produire des noms si longs, surtout à l'égard de certains muscles larges, qu'il n'y a pas moyen d'appliquer rigoureusement le principe.

12. Lorsqu'il s'agit de déterminer si une série donnée de fibres musculaires doit être considérée comme un muscle à part, ou seulement comme une partie intégrante d'un muscle, on se guide en général d'après cette circonstance, qu'un muscle doit pouvoir être séparé des muscles et des parties tendineuses du voisinage, sans qu'il y ait nécessité de couper aucune fibre. Mais cette règle n'est point susceptible d'une application générale, et il importe de prendre en considération l'emplacement qu'occupe le muscle. Des portions de muscles que du tissu cellulaire ou une gaîne isole depuis un bout jusqu'à l'autre presque, reçoivent parfois encore à cette dernière extrémité une portion de fibres charnues qui était demeurée distincte jusque là. Dans une circonstance pareille, c'est l'identité ou la différence d'action qui décide s'il s'agit d'un muscle à deux têtes ou de deux muscles séparés. Tel est le cas, par exemple, d'un côté des deux têtes du biceps crural, d'un autre côté du court fléchisseur et de l'adducteur du pouce. La même particularité doit être prise en considération lorsqu'une masse musculaire, partie d'un point commun, se divise plus loin en deux ou plusieurs portions, qui restent ensuite distinctes. Ainsi, par exemple, le coraco-brachial et la courte tête du biceps forment deux muscles, parce que leur action n'est point la même ; mais, au court fléchisseur, tant du pouce que du gros orteil, les portions qui s'attachent aux deux os sésamoïdes ne forment que des ventres d'un seul muscle, attendu qu'elles agissent de la même manière. C'est ainsi encore que l'on admet plusieurs muscles dans la masse musculaire qui naît, par des fibres charnues et tendineuses,

du condyle externe de l'humérus et de la partie supérieure de l'avant-bras, parce que l'action n'est pas identique pour toutes les portions.

Aux membres, il est assez facile, avec ce principe, de déterminer ce qui doit être un muscle, ou seulement une portion de muscle. La difficulté devient plus grande lorsque, comme au dos, des muscles, qui agissent sur les mêmes parties, forment plusieurs couches situées à côté ou au-dessus les unes des autres. Elle est d'autant plus considérable ici que la plupart des muscles naissent et se terminent par plusieurs faisceaux, et que ceux qui se trouvent placés à côté les uns des autres sont ordinairement unis ensemble par des fascicules : aussi les divisions qu'on admet en pareil cas sont-elles, jusqu'à un certain point, arbitraires, comme lorsqu'on sépare le demi-épineux du dos du demi-épineux du cou. Voilà pourquoi les anatomistes ne s'accordent point ensemble dans la description qu'ils donnent de ces muscles. Cruveilhier, par exemple, ne regarde pas le demi-épineux comme un muscle à part, mais le rapporte au multifide du rachis, et il regarde également l'épineux du dos comme une partie du long dorsal.

Quant à ce qui concerne enfin les organes principalement musculaires, tels que les lèvres, le pharynx, le périnée, les portions de muscles qu'on trouve en ces organes ne sont fréquemment isolées qu'à l'une de leurs extrémités, tandis que, par l'autre, elles sont plus ou moins réunies et inséparables ; cependant on considère, et avec raison, comme autant de muscles distincts les portions qui naissent à part. Il se présente parfois ici une difficulté, tenant à ce que l'isolement de l'origine n'est pas toujours parfaitement marqué.

13. D'après ce qui précède, on conçoit que le nombre des muscles décrits dans les différents manuels n'est pas le même partout ; il varie même d'individu à individu, parce qu'il y a des points où l'on rencontre des muscles surnuméraires, parfaitement isolés, et d'autres dans lesquels manquent des muscles normaux. Le nombre des muscles dont je vais donner la description est de 346 chez la femme, et de 347 chez l'homme. Six d'entre eux, l'orbiculaire des lèvres, l'azygos de la luette, l'aryténoïdien transverse, le sphincter externe de l'anus, le constricteur de l'urètre et le diaphragme, sont impairs.

SECTION SECONDE.

DES MUSCLES EN PARTICULIER.

Peu importe, en général, quel ordre on suive dans la description des muscles du corps humain, puisqu'on ne peut avoir égard qu'à leur situation. J'examinerai successivement ceux du crâne, de l'oreille externe, de l'œil, du nez, de la face, de la mâchoire inférieure, du voile du palais, du pharynx, de l'hyoïde et de la langue, du larynx, de l'anus, des organes génito-urinaires, de la face dorsale du tronc, de la face antérieure de la colonne vertébrale, de la face antérieure du tronc, du membre supérieur et du membre inférieur.

CHAPITRE PREMIER.

DES MUSCLES DU CRANE.

La peau du crâne peut être mue volontairement, à un degré plus ou moins marqué, suivant l'habitude qu'on en a contractée, par l'action de fibres musculaires qui sont étalées sur l'os occipital, ainsi que sur l'os frontal, et réunies par une expansion aponévrotique médiane. L'expansion, prise dans son ensemble, peut être considérée, à l'instar d'Albinus et de Meckel, comme un muscle à deux têtes, qui a reçu le nom d'*occipito-frontal* (*occipito-frontalis, epicranius*) (1). Mais, pour la description, il convient d'examiner, chacune à part, les trois parties dont elle se compose, le muscle occipital, le muscle frontal, et la calotte aponévrotique.

Muscle occipital (*occipitalis*). C'est une masse musculeuse, la plupart du temps faible, obliquement quadrilatère, dont les fibres s'insèrent par de très courtes extrémités tendineuses à la ligne semi-circulaire supérieure de l'occipital. Ces fibres laissent toujours un intervalle entre elles sur la ligne médiane, mais cet intervalle varie d'un pouce à quelques lignes seulement. Elles s'étendent jusqu'à la base de l'apophyse mastoïde, et marchent sur l'occipital d'arrière en avant et un peu aussi de dedans en dehors. A un pouce ou dix-huit lignes de leur origine, elles s'unissent à l'aponévrose médiane.

Muscle frontal (*frontalis*). On appelle ainsi un faisceau charnu assez fort, qui naît de l'extrémité frontale de l'os propre du nez et de la suture maxillo-frontale, séparé de l'orbiculaire des paupières par la

---

(1) ALBINUS, tab. II, fig. 6, 7. — SANTORINI, *Obs. anat.*, tab. I, A; *Septemd.*, *Tab.* I, A, B. — WEBER, I, A.

veine angulaire. Il s'y joint toujours des fibres musculaires qui marchent le long du dos du nez, et qui s'unissent inférieurement aux fibres supérieures du transverse de cet organe (1). Ce faisceau passe au-devant de l'origine du sourcilier, et se dirige de bas en haut; il s'y joint, en dehors, les autres fibres du muscle frontal, qu'un tissu cellulaire dense unit avec le bord supérieur du sourcilier, et, plus en dehors encore, avec le rebord supérieur de l'orbite. Le faisceau le plus externe naît ordinairement de l'apophyse zygomatique de l'os frontal; il se dirige, comme la membrane celluleuse, de bas en haut, derrière le muscle sourcilier.

Les fibres musculaires ainsi nées suivent, en général, la direction d'une ligne tirée de l'angle interne de l'œil à la bosse pariétale. Les moyennes, qui sont les plus longues, s'étendent presque jusqu'à la suture coronale; les internes, plus courtes, se réunissent, au-dessus de la racine du nez, avec celles du côté opposé, de manière que les deux muscles, droit et gauche, sont toujours confondus l'un avec l'autre dans une certaine étendue, et que même, sur le dos du nez, leurs faisceaux les plus internes sont fréquemment très peu distincts. De là résulte que le bord supérieur du muscle entier a la forme d'un arc.

Calotte aponévrotique (*galea aponeurotica s. tendinea capitis*). Elle se compose des fibres tendineuses qui réunissent les bords libres des deux muscles occipitaux et frontaux, suivent, pour la plupart, le diamètre longitudinal du crâne, et se croisent en partie. Il s'y joint d'autres fibres tendineuses, qui ne proviennent pas des muscles eux-mêmes, et sont situées plus en travers. La calotte aponévrotique est

---

(1) Santorini ne voulait pas que ce faisceau fît partie du muscle frontal *Frontalis enim terminus non ultra nasi jugum juxta frequentes nostras observationes haberi videtur. Obs. anat.. cap. I, § 5*). Il le regardait comme un muscle particulier, qui naît à la racine des os propres du nez, et descend le long de ces os : il lui donnait le nom de *procerus*. Plus tard, il changea de manière de voir, ainsi qu'on peut s'en convaincre par l'explication des *Septemdecim tabulæ* (p. 2). Il trouva que des fibres du frontal descendent quelquefois sur la racine du nez. et qu'elles le font en ligne droite chez les sujets dont le muscle *procerus* est petit, ou qui sont entièrement privés de ce muscle. Jamais je n'ai vu les fibres dont on a fait le muscle *procerus* s'insérer à la racine du nez : toujours elles se continuaient sans interruption avec le muscle frontal, de sorte que je ne puis non plus voir en elles qu'une portion de ce dernier. C'est à tort que *musculus procerus* est presque toujours donné comme synonyme de *musculus pyramidalis*. Le muscle pyramidal est, dans Santorini (*Obs. anat.*, cap. 1, § 9), dont Meckel adopte l'opinion, la même chose que l'élévateur de l'aile du nez et de la lèvre supérieure.

plus mince en avant. Elle s'attache à la base de l'apophyse mastoïde, au bord supérieur du conduit auditif osseux, à l'arcade zygomatique, et à l'os de la pommette jusqu'à l'angle externe de l'œil; mais, en dedans, elle s'étend entre les deux muscles occipitaux, jusqu'à la ligne demi-circulaire supérieure.

Le muscle occipito-frontal est couvert, au-dessus de l'orbite, par l'orbiculaire des paupières, dont les fibres les plus internes peuvent à peine être isolées de celles de la portion frontale; il l'est latéralement par l'élévateur de l'oreille, et partout ailleurs par la peau. Celle-ci est de tous côtés intimement unie avec lui par du tissu cellulaire contenant une graisse à grains fins. Un tissu cellulaire dépourvu de graisse s'attache lâchement au périoste de l'occipital, des pariétaux et du frontal; c'est seulement le long de la ligne courbe qui borde la fosse temporale que le tissu cellulaire tient davantage aux os. Entre la partie latérale de la calotte et l'aponévrose du muscle temporal, on trouve, chez les personnes robustes, du tissu cellulaire contenant de la graisse.

Anomalies. Les muscles occipitaux manquent rarement, à ce que l'on assure. — Dans certains cas, l'origine de la portion occipitale s'étend plus en avant, sur la base de l'apophyse mastoïdienne elle-même. La portion antérieure ou externe du muscle se trouve alors placée au bord postérieur de l'élévateur de l'oreille, avec lequel on voit une partie de ses fibres se rendre au pavillon de l'oreille. Cette portion anormale aide à l'action des muscles rétracteurs de l'oreille. — Une autre anomalie, assez fréquente, consiste en un faisceau musculaire qui marche horizontalement entre le muscle occipital et le sterno-cléido mastoïdien, ou, à proprement parler, sur le tendon de ce dernier, et auquel Santorini (1) a donné le nom de *occipitalis teres s. minor.* D'après la direction de ses fibres, ce faisceau n'appartient pas au muscle occipital, mais plutôt aux rétracteurs de l'oreille. A la vérité, il lui arrive ordinairement de n'avoir aucune connexion avec ceux-ci; cependant j'ai trouvé une fois un rétracteur de l'oreille à deux ventres, dont le postérieur, fixé près de la ligne demi-circulaire supérieure, n'était autre chose que le petit occipital de Santorini. — On dit avoir vu les muscles frontaux s'étendre sur toute la surface du crâne. — Deux fois j'ai observé que le muscle antérieur de l'oreille atteignait le bord externe du frontal, et que ses fibres se dirigeaient en haut pendant un certain espace.

(1) *Obs. anat.,* cap. 1, § 4.

Le muscle occipital tire le cuir chevelu en arrière. Le muscle frontal n'agit, la plupart du temps, que sur la peau du front; mais, chez beaucoup de personnes, son action s'étend aussi à la partie chevelue de la tête. En général, il prend son point fixe à la calotte aponévrotique, et dans ce cas il soulève la peau du front. Par exemple, lorsque l'attention se porte tout-à-coup sur un objet, ou que la curiosité est mise en éveil, le sourcil s'élève, la peau de la racine et du dos du nez devient tendue et lisse, celle du front, entre les sourcils et les cheveux, se plisse en rides transversales. Le muscle prend-il aussi son point fixe au nez et au rebord orbitaire? Ce cas aurait lieu s'il agissait dans la méditation profonde, les soucis, le chagrin, le dépit, circonstances dans lesquelles le sourcil s'abaisse, et des plis longitudinaux se forment à la partie inférieure de la peau du front, entre les deux sourcils. Mais le muscle sourcilier peut produire à lui seul ce changement de la peau du front, et il n'est pas vraisemblable qu'un même muscle agisse dans deux états moraux qui, de leur nature, sont jusqu'à un certain point opposés l'un à l'autre.

CHAPITRE II.

DES MUSCLES DE L'OREILLE EXTERNE.

Les muscles de l'oreille externe (1), dont quelques uns appartiennent à la classe des plus petits du corps humain, se partagent en deux sections:

1° *Muscles destinés à mouvoir l'oreille entière, ou extrinsèques de l'oreille,* dont une extrémité seulement s'attache au cartilage auriculaire, l'autre se fixant au crâne, dans les alentours de l'oreille.

2° *Muscles destinés à mouvoir des parties de l'oreille, ou intrinsèques de l'oreille,* dont les deux extrémités s'implantent au cartilage auriculaire.

ARTICLE PREMIER.

DES MUSCLES EXTRINSÈQUES DE L'OREILLE EXTERNE.

Ce sont un élévateur, un rétracteur, qui est généralement multiple, et un protracteur. Il n'y a qu'un petit nombre de sujets, surtout parmi les peuples civilisés, chez lesquels on puisse apercevoir l'action de ces muscles. Personne n'a peut-être encore observé celle du protracteur.

(1) SOEMMERRING, *Abbildungen des menschlichen Hœrorgans*, Francfort, 1806, in-fol., tab. I, fig. 4, 5, 6. Copiée dans WEBER, tab. 2, fig. 4, 5, 6. — ARNOLD, *Tabulæ anatomicæ*, fasc. II. tab. 5, fig. 7, 8.

Muscle élévateur de l'oreille.

Le *muscle élévateur de l'oreille*, ou *auriculaire supérieur*, ou *temporo-auriculaire* (*attollens s. levator s. superior auriculæ*) (1), le plus long et le plus large de tous les muscles auriculaires, est fort mince. Il naît de la calotte aponévrotique du crâne, à peu près vers le milieu de la ligne courbe qui limite la fosse temporale : seulement son étendue en avant varie beaucoup. Ses fibres moyennes gagnent perpendiculairement le cartilage de l'oreille ; les autres s'y rendent en convergeant, de sorte qu'en descendant le muscle devient plus étroit et plus épais. Il s'attache, par un large tendon, à la saillie de la face interne du cartilage auriculaire qui correspond à la fosse naviculaire, entre les deux jambages de l'anthélix, jusqu'au bord antérieur de l'hélix.

La peau seule le couvre.

Anomalies. On a vu son bord postérieur s'unir avec un faisceau charnu né de la ligne semi-circulaire supérieure, à côté du muscle occipital.

Il élève l'oreille. Le faisceau accessoire provenant du muscle occipital, agit comme rétracteur.

Muscles rétracteurs de l'oreille.

Les *muscles rétracteurs de l'oreille*, ou *auriculaires postérieurs*, ou *mastoïdo-auriculaires* (*retrahentes auriculæ*) (2), sont la plupart du temps au nombre de deux faisceaux arrondis, aplatis, situés l'un à côté de l'autre, et dont l'inférieur est le plus considérable. Ils naissent de la racine de l'apophyse mastoïde, au-dessus de l'attache du sterno-cléido-mastoïdien, entre ce muscle et l'occipital, et s'attachent, par des fibres tendineuses, à l'éminence de la face interne du cartilage auriculaire qui correspond à la conque sur la face externe. Ordinairement l'insertion a lieu au-dessus du jambage de l'hélix qui entre dans la conque.

Anomalies. Quelquefois, mais pas assez souvent pour qu'on puisse regarder cette disposition comme étant la règle, on distingue trois, ou même quatre faisceaux situés sur un même plan de haut en bas. Parfois aussi on ne trouve qu'un seul muscle, ou les deux muscles se cou-

(1) ALBINUS, tab. II, fig. 3, 6, 7. — SOEMMERRING, fig. 4. — ARNOLD, fig. 7 *m* ; fig. 8, *q*. — WEBER, I et III, A,

(2) ALBINUS, tab. II, fig. 3. — SOEMMERRING, fig. 4. — ARNOLD, *r*, *r*. — WEBER, III, C.

vrent l'un l'autre. — Il y a des cas où l'origine demeure tendineuse presque jusqu'à la ligne médiane de l'occipital. — On voit l'un des muscles offrir deux ventres, parce qu'il est muni d'un tendon intermédiaire, souvent assez long.

Ces muscles élèvent la partie supérieure de l'oreille.

Muscle protracteur de l'oreille.

Le *muscle protracteur de l'oreille*, *auriculaire antérieur*, ou *zygomato-auriculaire* (*protrahens s. anterior auriculæ*) (1), est mince et plat. Il naît, au-dessus de l'arcade zygomatique, de la partie latérale descendante de la calotte aponévrotique du crâne. Ses fibres se portent en arrière et un peu en bas, et s'attachent à l'épine ou tubérosité cartilagineuse qui fait saillie au commencement du bord antérieur de l'hélix.

Anomalies. On l'a vu double (2). — Ordinairement très petit, il s'étend parfois jusqu'au bord externe du muscle frontal.

Il tire l'oreille en avant et en haut.

ARTICLE II.

DES MUSCLES INTRINSÈQUES DE L'OREILLE.

Ce sont le *grand muscle de l'hélix*, le *petit muscle de l'hélix*, le *muscle du tragus*, le *muscle de l'antitragus*, le *transverse* et le *dilatateur de la conque* (3). Tous sont situés immédiatement sur la partie cartilagineuse de l'oreille, et couverts par un tissu cellulaire presque dénué de graisse. On n'aperçoit aucun mouvement qui soit produit par eux; cependant Albinus dit avoir observé leur action sur lui-même (4). Certains individus peu musculeux n'offrent aucune trace de ces muscles, même lorsque l'œil non armé distingue quelque chose de rougeâtre qui y ressemble. On ne peut assigner que conjecturalement l'effet qui résulterait de leur contraction.

(1) ALBINUS, tab. II, fig. 3, 7. — SOEMMERRING, fig. 4. — ARNOLD, *p*, *p*. — WEBER, I, B.

(2) A.-F. WALTHER, dans HALLER, *Select. diss. anat.*, t. VI, p. 614.

(3) Arnold, fig. 7. *a* figure un muscle *oblique de l'oreille*, *obliquus auriculæ*, que je n'ai pas encore pu trouver jusqu'ici. Ce muscle est situé sur la face interne de l'oreille, et se compose de fibres verticales qui, dans une largeur d'environ trois lignes au-dessous de l'insertion de l'élévateur, naissent de l'éminence correspondante à la fosse innominée, et vont s'attacher à celle qui correspond à la conque.

(4) *Historia musculorum*, lib. 3, cap. 26.

Grand muscle de l'hélix.

Le *grand muscle de l'hélix* (*major helicis*) (1) est allongé et situé au bord antérieur de l'hélix. On l'aperçoit en bas sur l'épine de l'hélix, en haut sur l'endroit du bord de cette éminence qui donne attache au muscle auriculaire supérieur, ou même un peu plus haut encore. Il lui arrive souvent d'être uni d'une manière intime avec ce dernier muscle.

Il abaisse la partie supérieure du bord de l'oreille, la renverse sur elle-même, et par là agrandit l'excavation de l'oreille externe ?

Petit muscle de l'hélix.

Le *petit muscle de l'hélix* (*minor helicis*) (2) a sa partie la plus large fixée, sur le commencement de l'hélix, au bord antérieur de l'oreille. Il descend, en se rétrécissant, sur le jambage de l'hélix, qui pénètre dans la conque, et se perd dans ce jambage par une extrémité tendineuse.

Il fait courber le bord antérieur de l'oreille, et agrandit l'excavation de cette dernière ?

Muscle du tragus.

Le *muscle du tragus* (*tragicus*) (3), la plupart du temps quadrilatère, se voit sur la moitié supérieure de la face antérieure du tragus. J'ai toujours trouvé ses fibres transversalement étendues du bord externe au bord interne de cette éminence, comme dans la figure de Santorini. D'après celles d'Albinus et d'Arnold, elles se dirigeraient quelquefois plus verticalement de haut en bas.

Il agrandit la conque ?

Muscle de l'antitragus.

Le *muscle de l'antitragus* (*antitragicus*) (4) est la plupart du temps le plus fort des petits muscles de l'oreille. On le trouve entre l'antitragus et le prolongement inférieur de l'hélix. Il s'attache en

---

(1) ALBINUS, tab. II, fig. 4, *a*, *b*. — SOEMMERRING, fig. 5, *a*, *b*, *c*. — ARNOLD, fig. 8, *s*.

(2) ALBINUS, tab. II, fig. 4, *c*. — SOEMMERRING, fig. 5, *d*, *e*, *f*. — ARNOLD, fig. 8, *t*.

(3) ALBINUS, tab. II, fig. 4, *f*. — SANTORINI, *Obs. anat.*, tab. I, 8. — SOEMMERRING, fig. 5, *g*, *h*. — ARNOLD, fig. 8, *u*.

(4) ALBINUS, tab. II, fig. 4, *h*, *k*. — SOEMMERRING, fig. 5, *i*, *k*. — ARNOLD, fig. 8, *v*. — Je ne l'ai jamais trouvé quadrilatère et situé en travers.

haut à la base de ce prolongement, en bas à la face postérieure de l'anthélix.

Peut-être doit-il être considéré comme l'antagoniste du muscle du tragus et du dilatateur de la conque? Il diminue le pourtour de la conque, en portant l'antitragus vers le haut?

Muscle transverse de l'oreille.

Le *muscle transverse de l'oreille* (*transversus auriculæ*) (1) se compose de fibres transversales, qui couvrent, du côté de la face crânienne de l'oreille, le sillon correspondant à l'anthélix, et qui s'attachent, par une de leurs extrémités, à la partie externe de l'anthélix, par l'autre à la conque. Ces fibres occupent principalement l'espace compris entre la fosse innominée et le prolongement de l'hélix ; mais il leur arrive parfois aussi de descendre plus bas, entre ce prolongement et l'antitragus, formant ainsi en quelque sorte un second muscle de l'antitragus. La plupart du temps, le muscle est réduit à l'état rudimentaire, alors même que les autres petits muscles sont proportionnellement bien développés.

Il courbe le bord postérieur de l'oreille en dedans, et par là rend l'excavation de cette dernière plus plate ?

Muscle dilatateur de la conque.

Le *muscle dilatateur de la conque* (*dilatator conchæ*) (2) se compose de fibres que Santorini a décrites (3) sous le nom de *musculus incisuræ majoris auriculæ*, et que j'ai quelquefois trouvées formant un muscle bien distinct, à peu près égal en volume au petit muscle de l'hélix.

Ce muscle naît, par des fibres charnues et tendineuses, de la face antérieure du conduit auditif cartilagineux, immédiatement auprès de l'échancrure située entre le conduit et le bord interne du tragus. Il se porte de dedans en dehors, en travers de l'échancrure, descend en même temps un peu, ou même, d'après la figure de Santorini, remonte légèrement, et s'attache à la partie inférieure de la face antérieure du tragus. Il est tout-à-fait distinct du muscle propre de ce dernier. Dans un cas où il était bien marqué, j'ai trouvé ce dernier purement rudimentaire, quoique les autres petits muscles fussent développés comme de coutume.

Il tire le tragus en avant, et par là agrandit la conque.

(1) ALBINUS, tab. II, fig. 5. — SOEMMERRING, fig. 6. — ARNOLD, fig. 7, *t*.
(2) SANTORINI, *Obs. anat.*, tab. I, 9 (incomplet).
(3) *Loc. cit.*, cap. 2, § 8.

CHAPITRE III.

DES MUSCLES DE L'OEIL.

On divise les muscles de l'œil (1) en ceux qui appartiennent aux téguments de cet organe, et en ceux qui appartiennent à son globe même.

ARTICLE PREMIER.

DES MUSCLES DES TÉGUMENTS DE L'OEIL.

Les muscles des téguments de l'œil sont au nombre de trois : l'*orbiculaire des paupières*, le *releveur propre de la paupière supérieure* et le *sourcilier*.

Muscle orbiculaire des paupières.

Le *muscle orbiculaire des paupières* (*orbicularis palpebrarum s. oculi, sphincter palpebrarum s. oculi*) (2) forme une couche plate et assez mince au-dessous de la peau des paupières et aux deux bords de l'orbite. Quoique ses fibres soient couchées les unes à côté des autres, sans nulle interruption, depuis le pourtour extérieur jusqu'au bord libre des paupières, on peut cependant y distinguer une couche externe et une couche interne, ou un *muscle orbiculaire externe* et un *muscle orbiculaire interne des paupières*. Ces deux couches diffèrent par la disposition et la nature de leurs fibres, ainsi que par leur action; on peut aussi, chez les individus dont les muscles de la face sont bien développés, les séparer aisément l'une de l'autre dans l'angle interne de l'œil.

1° Le *muscle orbiculaire externe* (*orbicularis externus s. orbitalis*) forme une couche annulaire de fibres rouges, qui s'étendent en haut jusqu'à l'arcade sourcilière, en bas jusqu'au bord de l'os de la pommette, en dehors jusqu'à l'apophyse zygomatique, et qui, à chacun des bords de l'orbite, touchent au muscle orbiculaire interne. Cette couche est plus épaisse dans l'angle interne de l'œil, parce qu'en cet endroit ses fibres se trouvent serrées les unes contre les autres. La plupart des fibres décrivent un cercle autour de la cavité

(1) Soemmerring, *Icon. oculi humani*, Francfort, 1809, tab. 2, 3, 4, 8. — F. Arnold, *Tabulæ anatomicæ*, fasc. II, 1839, tab. I et IV.

(2) Albinus, tab. II, fig. 1. — Soemmerring, tab. II, fig. 1. — Arnold, tab. I, fig. 5, 7, 16. — Weber, I, 1, 2, 3; tab. XIX, fig. 4.

orbitaire entière : seulement le cercle n'est point clos à l'angle interne de l'œil, où les fibres s'attachent par leurs deux extrémités.

Les fibres de la couche située au-dessous de l'orbite s'attachent, par de courtes fibres tendineuses, à la partie interne du bord orbitaire inférieur, depuis le trou sous-orbitaire jusqu'au ligament interne de la paupière. Celles qui avoisinent le muscle orbiculaire interne sont celles qui s'insèrent les premières et le plus en dehors au rebord orbitaire ; celles du pourtour extérieur se fixent aussi, en outre, au ligament palpébral interne, au-devant duquel il y en a même quelques unes qui passent, pour se continuer avec la couche de fibres venant de **la partie supérieure.**

Les fibres de la couche située au-dessus de l'orbite se **courbent** de haut en bas, un peu même de dedans en dehors, à l'angle interne de l'œil, et restent plus éloignées de la ligne médiane que celles de la couche inférieure. Les superficielles s'attachent au ligament palpébral interne, surtout à sa portion profonde et fixée ; les autres s'insèrent, au-dessus de ce ligament, à l'apophyse coronale de la mâchoire supérieure, au sac lacrymal, et à la crête de l'os unguis, jusqu'à la portion voisine du frontal.

Du reste, ces fibres ne suivent pas toutes un trajet tel que, partant de l'angle interne de l'œil, elles y reviennent. Une partie de celles qui montent de l'angle interne ne tardent pas à se perdre dans le muscle frontal. Il part aussi de l'angle externe plusieurs fascicules qui se jettent dans le petit muscle zygomatique ou dans le releveur de la lèvre supérieure.

2° Le *muscle orbiculaire interne* (*orbicularis internus s. palpebralis*) est plus mince que l'externe, surtout à la paupière supérieure. Il se compose de faisceaux plus pâles, aplatis, mieux distincts. Ces faisceaux ne décrivent pas des anneaux à travers les deux paupières ; ils se fixent à l'angle interne et à l'angle externe de l'œil, comme l'a déjà décrit et figuré Santorini (1). Les fibres qui avoisinent l'orbiculaire externe se dirigent en arc d'un angle de l'œil à l'autre, dans les deux paupières. Leur courbure va toujours en diminuant à mesure qu'elles se rapprochent du bord libre de la paupière, où, dans l'un et l'autre des deux voiles mobiles, on peut même distinguer une couche un peu plus épaisse de fibres marchant en ligne droite, couche qui a tout au plus deux lignes de large, et que Riolan désignait sous le nom de *muscle ciliaire* (*ciliaris*) (2).

(1) *Obs. anat.*, cap. 1, § 8, et tab. I, E, F.
(2) ALBINUS, tab. II, fig. 2.

Les fibres qui parcourent la paupière supérieure et l'inférieure se rencontrent, sous des angles aigus, dans l'angle externe de l'œil. Celles de la paupière supérieure suivent les fibres qui se portent de l'angle de la paupière en dehors et un peu en bas, comme ligament palpébral externe, et qui s'attachent à la face interne de la portion orbitaire de l'os de la pommette. Les unes s'insèrent à ces fibres tendineuses, et les autres s'étendent jusqu'à l'os lui-même. Sur elles se trouvent les fibres de la paupière inférieure, qui marchent en dehors et en haut, dont quelques unes se terminent au même ligament palpébral, mais dont la plupart passent par-dessus, et vont se perdre en face, dans l'angle de la paupière, ou même dans les fibres du muscle orbiculaire externe. A l'angle interne de l'œil, les fibres du muscle ciliaire se terminent, tant au bord de la paupière supérieure qu'à celui de l'inférieure, à toute la largeur de la portion par laquelle ces bords entourent le lac lacrymal. Les fibres suivantes s'attachent en haut et en bas au ligament palpébral interne; mais toujours il y en a un faisceau qui se détache de chacune des deux paupières pour pénétrer dans l'orbite, au-dessus et au-dessous du ligament palpébral. Le faisceau supérieur entoure le conduit lacrymal supérieur, et l'inférieur entoure le conduit lacrymal inférieur. L'un et l'autre se réunissent, derrière le ligament palpébral, en un faisceau quadrilatère, aplati, dont la face interne tient intimement à la couverture fibreuse du sac lacrymal, et dont l'extrémité postérieure, tendineuse, monte en ligne droite le long de la crête de l'os unguis, jusqu'au frontal, ou aussi s'insère à la portion orbitaire de l'unguis. Ce faisceau carré a été décrit sous le nom particulier de *muscle du sac lacrymal, muscle de Horner,* ou *muscle tenseur du cartilage tarse* (*musculus sacci lacrymalis s. **Horneri**, tensor tarsi*) (1).

L'orbiculaire des paupières est partout couvert par la peau, dont le tissu cellulaire est dépourvu de graisse et très lâche sur le muscle interne. Ce dernier repose, aux deux paupières, sur une membrane celluleuse, qui s'étend des rebords orbitaires à la face antérieure du cartilage palpébral, ainsi que sur ce cartilage lui-même et sur les racines des cils. L'externe couvre en bas une portion des muscles des lèvres, en dehors une portion de la fosse temporale, en haut le muscle

---

(1) Duverney avait déjà, dit-on, décrit ces fibres. Rosenmuller les a indiquées avec plus de précision dans son manuel. Horner les a décrites comme un muscle particulier (*Philadelphia Journal*, 1824, novembre, p. 98). On en voit une figure dans ARNOLD, tab. IV, fig. 3.2.

sourcilier et une partie du frontal. Dans l'angle interne de l'œil, le muscle orbiculaire touche au pyramidal et au frontal.

Le muscle orbiculaire externe et l'interne peuvent agir chacun à part.

L'interne rapproche les deux paupières l'une de l'autre, jusqu'à ce que leurs bords se touchent ; il ferme donc l'œil. Lorsqu'il se contracte avec force, l'angle externe de la paupière est simultanément tiré un peu en dedans, et l'œil lui-même légèrement enfoncé dans l'orbite. Comme le bord de la paupière inférieure est ordinairement placé déjà sur un plan horizontal, il s'élève à peine quand on ferme l'œil, dont l'occlusion est presque uniquement le résultat de l'abaissement de la paupière supérieure. Mais Santorini avait déjà remarqué, sur un hydrocéphale dont les yeux étaient repoussés en avant, que ce muscle peut aussi contribuer à fermer l'œil, quand son bord n'est plus horizontal, par l'effet d'une maladie. Outre que, dans l'état de santé, la paupière inférieure s'élève un peu quand on ferme l'œil, elle éprouve, dans le sens horizontal, un autre déplacement plus sensible, qui fait que le point lacrymal inférieur se rapproche du nez d'une à deux lignes, et que la caroncule lacrymale est refoulée dans l'orbite (1). En même temps, la peau de la paupière produit, à l'angle interne de l'œil, de nombreux petits plis descendants, qui demeurent permanents chez les personnes avancées en âge. Les muscles orbiculaires internes des deux paupières sont tout-à-fait indépendants l'un de l'autre dans leur manière d'agir ; cependant il y a des personnes qui ne peuvent fermer un œil et viser un objet de l'autre œil. La moitié supérieure et la moitié inférieure de chacun de ces muscles ne sauraient agir isolément. L'abaissement de la paupière supérieure entraîne toujours le mouvement propre à l'inférieure. Celle-ci peut, il est vrai, se mouvoir à sa manière, sans que la supérieure s'abaisse pour clore l'œil ; mais on remarque clairement qu'il y a tendance à l'abaissement, et que le muscle releveur propre de la paupière supérieure est obligé de faire effort pour empêcher qu'elle ne se réalise.

Le muscle orbiculaire externe, lorsqu'il se contracte avec beaucoup de force, rapproche la peau du globe de l'œil, aux côtés supé-

---

(1) Des deux mouvements de la paupière inférieure, il y en a un, dans chaque œil, qui est plus fort, et s'accomplit, pour ainsi dire, aux dépens de l'autre. Du côté gauche, le point lacrymal rentre de près de deux lignes en dedans, mais la paupière ne s'élève pas ; du côté droit, l'élévation est prononcée, mais à peine le point lacrymal se reporte-t-il en dedans.

rieur, externe et inférieur de l'orbite, et la soulève pour ainsi dire en manière de rempart. C'est surtout la peau de la région du sourcil qui (du reste, avec le concours du muscle surcilier) se trouve abaissée, afin de couvrir l'œil par en haut. Quand cette action a lieu, il se forme une gouttière entre la paupière inférieure et la joue, surtout en dedans, où les fibres de l'orbiculaire s'attachent au rebord inférieur de l'orbite. La peau de cette gouttière s'enfonce de quelques lignes vers l'angle interne de l'œil, et il se produit à la paupière inférieure, ainsi qu'à la région nasale de la joue, des rides nombreuses, qui sont, en général, perpendiculaires. De plus, la paupière inférieure tout entière remonte d'une ligne, et au-delà, sur le globe de l'œil, et la supérieure s'abaisse un peu, d'où il résulte que la fente palpébrale peut être raccourcie de quelques lignes aux deux angles de l'œil. Enfin, la lèvre supérieure s'élève un peu par l'action des fibres qui se joignent à son élévateur. Cet effet total du muscle orbiculaire externe s'observe, par exemple, lorsqu'on veut contempler un objet dans un champ d'une clarté éblouissante. Chez certaines personnes, il y a une tendance continuelle à contracter cette couche, c'est-à-dire un clignement habituel des paupières, soit d'un seul côté, soit des deux côtés à la fois.

Les fibres du muscle de Horner font rentrer la caroncule lacrymale un peu plus profondément dans l'orbite : de sorte qu'elles peuvent par là aider à la résorption et à la progression des larmes. Ce muscle peut à peine exercer de l'influence sur le sac lacrymal, au revêtement fibreux duquel il s'applique. A peine aussi peut-il agir comme tenseur du cartilage tarse.

Muscle sourcilier.

Le *muscle sourcilier* (*corrugator supercilii*) (1) naît, par une extrémité charnue, large de quelques lignes, de l'os frontal, immédiatement ou à quelques lignes au-dessus de l'os propre du nez, tantôt tout auprès de celui du côté opposé, et tantôt à plusieurs lignes de distance. Large de trois à six lignes, et épais d'une à deux, il décrit une arcade de dedans en dehors, entre le rebord supérieur de l'orbite et l'arcade surcilière, ou plus sur cette dernière, et peut être suivi jusqu'auprès de la fosse temporale. Mais, dès le trou sus-orbitaire, ses fibres commencent à se perdre entre celles de l'orbiculaire des paupières.

(1) SOEMMERRING, tab. VII, fig. 4 ; tab. VIII, fig. 1, 2. — WEBER, II, 11.

Il est couvert, à son origine, par le muscle frontal, et, plus loin, par l'orbiculaire des paupières. Son bord supérieur fait corps avec la partie externe du muscle frontal. En dehors, il repose sur une partie de ce dernier, et, en dedans, sur l'os frontal immédiatement.

Anomalies. Assez souvent, on trouve séparé du reste du muscle un faisceau qui naît auprès de la poulie de l'oblique supérieur de l'œil. — De son bord supérieur se détache un faisceau assez distinct dans certains cas.

Il tire la peau du sourcil en bas et un peu en dedans, et fronce celle qui est comprise entre les deux sourcils. Cette action a lieu, par exemple, dans un moment d'impatience ou de colère. Mais il aide aussi à celle de l'orbiculaire des paupières.

Muscle élévateur de la paupière supérieure.

Le *muscle élévateur de la paupière supérieure*, ou *orbito-palpébral* (*levator palpebræ superioris*, *attollens palpebræ*) 1), naît par de courtes fibres tendineuses, dans le fond de l'orbite, immédiatement au-devant du trou optique, et provient de la partie supérieure et interne de la gaîne du nerf optique, point où il fait corps avec les muscles droit interne et droit supérieur de l'œil. Il se dirige d'arrière en avant, le long de la voûte de l'orbite, en devenant plus large, mais plus mince, descend ensuite en arcade dans la paupière supérieure, acquiert une aponévrose mince, qui va en augmentant de largeur, et s'attache, par le moyen de cette aponévrose, au cartilage tarse supérieur. Quelques unes de ses fibres charnues s'avancent dans l'expansion aponévrotique, jusqu'à son insertion. Celle-ci n'a pas lieu à la face antérieure du cartilage, ni moins encore au bord de la paupière, mais au bord supérieur du cartilage.

Aux deux bords du muscle se trouve unie en devant une membrane cellulaire. Celle du côté interne s'attache à la portion du bord de la paupière supérieure qui correspond au lac lacrymal ; l'externe descend au-devant de la glande lacrymale, vers l'angle externe de l'œil, acquiert par places l'épaisseur d'un ligament, et se fixe à la suture zygomato-frontale.

Le muscle est situé entre la voûte de l'orbite et le droit supérieur de l'œil. A la paupière, une couche celluleuse se sépare du muscle orbiculaire interne ; mais, en dedans, il repose sur la conjonctive palpébrale.

1) SOEMMERRING, tab. III, fig. 2 ; tab. VIII, fig. 1, 2. — ARNOLD, tab. **IV**, fig. I, 1, 2, 4, 5 ; fig. 4, δ ; fig. 8, *l* ; fig. 9, *p.* — WEBER, tab. XIX, fig. 18, *a–e.*

Il élève la paupière, et l'amène à une situation plus horizontale, de sorte que son bord libre et ses cils soient tournés en avant. L'élévation commence à la partie moyenne de la paupière supérieure, celle qui est placée devant la cornée transparente, et de là continue vers les deux angles de l'œil. Non seulement la peau de la paupière est portée ainsi de bas en haut, mais encore elle est attirée dans l'orbite, et pour cela elle forme deux plaques, en contact l'une avec l'autre, dont le point de jonction regarde la cavité orbitaire. Cette inflexion, qui, chez certaines personnes, s'accompagne d'une autre secondaire et plus profonde, est un arc dont la convexité regarde en haut, et se remarque toujours un peu au-dessus du cartilage tarse.

Des causes mécaniques font que l'intensité de l'action de ce muscle dépend de la situation du globe oculaire. Quand l'œil est levé, la paupière supérieure peut être soulevée assez pour que ses cils touchent presque au bord supérieur de l'orbite. Lorsque l'œil est fortement abaissé, la tension de la conjonctive restreint l'action de l'élévateur; le bord libre de la paupière reste alors à une grande distance du bord supérieur de l'orbite; la peau ne rentre pas dans la cavité orbitaire, et il s'y produit seulement une gouttière peu profonde.

ARTICLE II.

DES MUSCLES DU GLOBE DE L'ŒIL.

Le globe de l'œil est mû au moyen de six muscles qui s'attachent, par une de leurs extrémités, à la face externe de la sclérotique, et dont on distingue quatre *droits* et deux *obliques*. Les droits naissent au fond de l'orbite, et se portent d'arrière en avant, dans la direction de l'axe du globe oculaire ou de la cavité qui le reçoit. Les obliques sont situés en totalité ou en partie dans l'axe transversal de l'œil. Tous sont fort gros en proportion de la partie qu'ils meuvent; tous naissent des parois de l'orbite par de courtes fibres tendineuses. Ils sont composés, comme l'élévateur de la paupière supérieure, non de faisceaux grossiers, mais de fascicules très délicats, qu'un tissu cellulaire rare unit ensemble. L'extrémité fixée au globe oculaire a des fibres tendineuses plus longues que celles de l'autre, et l'insertion se fait au moyen d'une mince expansion aponévrotique.

Muscles droits du globe de l'œil.

Les quatre *muscles droits de l'œil* (*recti oculi*) ont leur origine au fond de l'orbite, où elle entoure l'entrée du nerf optique. En se portant vers le devant de l'organe, ils s'écartent les uns des autres, et sont disposés de telle sorte qu'on les peut distinguer en *supérieur, inférieur, interne* et *externe*. Ils sont aplatis, deviennent plus larges en avant, et circonscrivent ensemble un espace ayant la forme d'une pyramide quadrilatère, et qui, sans compter les nerfs et les vaisseaux, est rempli de graisse. Sur le devant, cette graisse fait saillie au-delà des muscles, qu'elle enveloppe, dans tout le pourtour antérieur, jusqu'à la conjonctive. La masse graisseuse couvre le pourtour postérieur de l'œil, de telle sorte que les muscles sont obligés de décrire un léger coude pour arriver à la sclérotique.

Sur la face par laquelle ils regardent le globe de l'œil, les quatre muscles demeurent longtemps charnus. Leur aponévrose terminale augmente de largeur immédiatement avant de s'insérer au globe oculaire. Tous quatre s'insèrent un peu plus près du pourtour antérieur que du pourtour postérieur de l'œil, et forment là un anneau interrompu entre chaque paire de muscles. Le supérieur et l'externe restent à environ trois lignes et demie de la cornée transparente : l'inférieur et l'interne en sont séparés par une distance d'à peu près trois lignes.

Entre les bords des muscles voisins se trouve en devant une lamelle cellulaire. Ces lamelles se réunissent en une membrane celluleuse, qui enveloppe la sclérotique, et qu'on nomme l'*aponévrose du bulbe de l'œil* (*fascia bulbi*).

Anomalies. Suivant Wrisberg (1), l'un des muscles droits manque quelquefois chez les personnes qui louchent.

1° Le muscle *droit supérieur de l'œil*, ou *élevateur de l'œil, rectus oculi superior levator, s. attollens oculi*) (2), naît de la partie supérieure et externe de la gaîne du nerf optique : en dedans, il est uni avec l'élévateur de la paupière supérieure ; en dehors, où son origine s'étend plus loin en arrière, il atteint le muscle droit externe. Dans son trajet d'arrière en avant, il est couvert par l'élévateur de la paupière, que son bord externe seul dépasse. Son aponévrose antérieure s'attache, dans une longueur de quatre lignes, à la partie supérieure du pourtour de la sclérotique. C'est le plus petit des quatre muscles droits.

2° Le muscle *droit inférieur de l'œil*, ou *abaisseur de l'œil* (*rec-*

---

(1) *Gœttinger gelehrte Anzeigen*, 1781, p. 683.

(2) SOEMMERRING, tab. III, fig. 2, *f, g*; tab. IV, fig. 3, *h, i, k*. — ARNOLD, tab. IV, fig. 1, 6; fig. 4, *y*; fig. 8, *m*; fig. 9, *o*. — WEBER, tab. XIX, fig. 18, *f, g*.

tus oculi inferior, depressor oculi) (1) naît au moyen d'une masse tendineuse qui lui est commune avec les droits externe et interne. Il tire son origine de la petite aile du sphénoïde, entre le trou optique et la fente sphénoïdale. Quelques lignes encore après être devenu charnu, il continue d'être uni avec les bords voisins des deux muscles précités. Son aponévrose antérieure s'attache, dans une largeur d'environ trois lignes, au pourtour inférieur de la sclérotique.

3° Le *muscle droit interne de l'œil*, ou *adducteur de l'œil* (*rectus oculi internus, adductor oculi*) (2), naît en partie de la petite aile du sphénoïde, par le moyen de la masse tendineuse commune, en partie du corps de l'os sphénoïde, au-devant du trou optique. Il a de suite une certaine largeur, et se porte d'arrière en avant, le long de la paroi interne de l'orbite, dont il est séparé, dans toute sa longueur, par une couche de graisse. Il s'attache, dans une largeur de quatre ou cinq lignes, à la partie interne du pourtour de la sclérotique.

4° Le *muscle droit externe de l'œil*, ou *abducteur de l'œil* (*rectus oculi externus, abductor oculi*) (3), naît en partie de la petite aile du sphénoïde, au moyen de la masse tendineuse commune, en partie aussi, plus en dehors et en avant, de la face orbitaire de la grande aile, sur le bord postérieur de laquelle, au-dessous du milieu, on remarque presque toujours une aspérité qui a cette destination ; mais il provient surtout d'une languette tendineuse qui se trouve tendue entre les deux ailes du sphénoïde. Il se dirige d'arrière en avant, le long de la paroi externe de l'orbite, plus près du plancher que de la voûte. En devant, il est couvert entièrement par la glande lacrymale. Il prend son attache, dans une largeur de quatre lignes, à la partie externe du pourtour de la sclérotique.

Lorsque les quatre muscles droits se contractent ensemble, le globe de l'œil devrait être refoulé, et même beaucoup, dans l'orbite, si le coussin graisseux situé derrière lui ne s'y opposait pas. Mais la résistance de ce coussin, qui réagit sur le contenu mou de l'œil, devrait pouvoir déterminer en même temps le raccourcissement de l'axe de ce dernier (4). Cependant rien ne prouve que ces deux change-

(1) SOEMMERRING, tab. III, fig. 4, *d, e, f*; tab. IV, fig. 3, *o, p.* — ARNOLD, tab. IV, fig. 1, 11 ; fig. 4, *z*; fig. 9, *l.* — WEBER, tab. XIX, fig. 19, *u* ; 20, *m*.

(2) SOEMMERRING, tab. 3, fig. 2 et 3, *n, o*, tab. 4, fig. 3, *e, f, g.* — ARNOLD, tab. 4, fig. 2, 14, fig. 5 β, fig. 8, *o.* — WEBER, tab. 19, fig. 18 et 19, *n, o*.

(3) SOEMMERRING, tab. 3, fig. 2, 3, 4, *h, i, k*, tab. 4, fig. 3, *l, m, n.* — ARNOLD, tab. 4, fig. I, 8, 9, 10, fig. 10, *s.* — WEBER, tab. 19, fig. 18 et 19, *h, i, k*.

(4) On ne peut pas songer, du moins chez l'homme, à un changement de l'axe de l'œil, avec raccourcissement des diamètres vertical et horizontal. Le

ments aient lieu dans l'état de santé. Comme la rétraction du bulbe , qui devrait s'effectuer de deux manières, n'échapperait qu'avec peine à l'observation , nous sommes en droit de dire que les quatre muscles droits ne peuvent pas, quand ils se contractent simultanément , agir avec une force égale à celle que nous remarquons dans la contraction de chacun d'eux en particulier. Le supérieur et l'inférieur, l'interne et l'externe se comportent les uns envers les autres comme des antagonistes. Les deux premiers déplacent l'axe de l'œil dans un plan vertical , et les deux derniers dans un plan horizontal. La cornée transparente est tournée en haut par le supérieur, en bas par l'inférieur, en dedans par l'interne , en dehors par l'externe. Une particularité digne d'être notée , c'est ce que , d'après des expériences faites sur le cadavre , l'externe ne peut mouvoir l'œil qu'à un faible degré dans sa direction.

A ces mouvements en correspond-il un opposé du segment postérieur de l'œil , d'où il suivrait que l'axe du bulbe se tordrait autour d'un point situé dans son intérieur? Ou bien le point de l'axe oculaire qui correspond à la tache jaune demeurerait-il immobile ?

Les situations que les muscles droits procurent au globe de l'œil sont plus ou moins caractéristiques pour certains états de l'âme. De là les noms particuliers qui ont encore été donnés à chacun de ces muscles. Ainsi on appelle le supérieur *sublimis* ou *superbus*, parce que l'œil porté en haut annonce l'orgueil , l'arrogance : mais on l'observe aussi dans l'admiration , la prière , l'extase religieuse; l'inférieur a reçu les épithètes de *humilis , deprimens* , l'abaissement de l'œil annonçant l'humilité, l'abattement , la honte; l'externe a obtenu celles d'*indignatorius , indignabondus* , parce qu'il agit quand une personne en colère regarde de côté ; l'interne a été appelé aussi *amatorius , bibitorius*.

Par l'action combinée de deux muscles droits contigus , on obtient tous les degrés intermédiaires du mouvement de l'axe de l'œil.　　.

Muscles obliques de l'œil.

On compte deux *muscles obliques de l'œil* (*obliqui oculi*), un *supérieur* et un *inférieur*. Tous deux s'attachent plus près du pourtour postérieur de l'organe que de son pourtour antérieur.

1° Le *muscle grand oblique*, ou *oblique supérieur de l'œil*, ou

contenu de cet organe le remplit si bien, qu'il n'y a pas possibilité d'une diminution de capacité qui devrait nécessairement entraîner à sa suite un accroissement quelconque de l'axe , qui représente le plus grand diamètre.

trochléaire (*obliquus oculi superior s. major*, *trochlearis*) (1), naît du corps de l'os sphénoïde et de la gaîne du nerf optique , au-devant du trou optique. Son ventre, arrondi et grêle , se porte d'arrière en avant, à l'angle supérieur interne de l'orbite, où il dégénère en un tendon épais et arrondi. Ce tendon traverse un anneau fibro-cartilagineux (*poulie du grand oblique* , *trochlea*), qui est fixée sur la limite entre les portions orbitaire et nasale de l'os frontal; après quoi il décrit un angle aigu , et , continuant d'abord d'avoir une forme ronde, mais devenant peu à peu mince et large, il se dirige en dehors, en bas et en arrière , vers la face supérieure du globe de l'œil, à laquelle il s'attache , dans une étendue de quatre lignes, entre le muscle droit supérieur et le nerf optique. Le point d'attache antérieur externe est à égale distance (six lignes) du bord de la cornée transparente et du nerf optique ; le postérieur interne se trouve à environ huit lignes de la cornée.

La poulie se compose d'un fibro-cartilage long d'environ deux lignes et demie , sur une et demie de large , dont les deux bords sont fixés à l'os frontal par des fibres tendineuses. Le cartilage est convexe en long , et concave en travers , sur la face tournée vers l'os frontal.

Le tendon du muscle glisse dans une gaîne synoviale en dedans de la poulie. Entre celle-ci et le globe de l'œil, il est entouré d'un tissu cellulaire lamelleux , qui se continue avec l'aponévrose du bulbe.

Le ventre est tout-à-fait appliqué à la paroi de l'orbite. Le tendon antérieur se trouve d'abord en contact avec le bord interne de l'élévateur de la paupière supérieure ; plus en arrière, il est placé au-dessous du muscle droit supérieur.

Anomalies. On voit quelquefois marcher sur le ventre un faisceau musculaire très mince, qui ne pénètre point avec lui dans la poulie, mais se perd dans l'enveloppe tendineuse de la portion réfléchie antérieure du tendon. Albinus donnait à ce faisceau le nom de *gracillimus* (2) ; ce n'est cependant tout au plus qu'un second oblique supérieur.

L'action du muscle est déterminée par la direction du tendon antérieur, à partir de la poulie, et on peut la réduire à trois points. 1° L'œil est abaissé vers le côté nasal, de manière que l'axe de son diamètre transversal se déplace d'environ trente degrés, s'abaisse en dedans et s'élève en dehors; 2° le bulbe est soulevé en arrière, de

---

(1) SOEMMERRING , tab. 3, fig. 2 , 3 , *p. q, r, s, u.* — ARNOLD, tab. 4, fig. 2, 5-10 , fig. 3 , 4-9 , fig. 8 , *p , q.* — WEBER , tab. 19, fig. 18 , 19 , 20, *p , q , r, s.*
(2) *Histor. musc.*, lib. 3 , cap. 23.

sorte que la cornée transparente se tourne vers le bas, et que la pupille descend d'une ligne à peu près ; 3° l'œil est porté d'une demi-ligne environ en avant. De là , il suit que le muscle a reçu sans aucun fondement le nom de *patheticus*. Lorsque, sur un cadavre, on fait agir ensemble le grand oblique et le droit interne, la cornée se tourne en bas et en dedans , comme dans le strabisme convergent des deux yeux.

2° Le *muscle petit oblique*, ou *oblique inférieur de l'œil* (*obliquus oculi inferior*) (1), est le plus court et le plus petit des muscles oculaires. Il naît de la surface orbitaire du maxillaire supérieur, entre le bord inférieur de l'orbite et le bord du canal lacrymal , de sorte cependant qu'il atteint quelquefois l'enveloppe fibreuse du sac lacrymal. Il devient sur-le-champ charnu , se dirige en dehors et un peu en arrière , dans l'intérieur de l'orbite , entre le plancher de cette cavité et le muscle droit inférieur , décrit ensuite un arc pour monter au côté externe de l'œil , arrive entre celui-ci et le muscle droit externe , et s'attache à la sclérotique , dans une étendue de quatre lignes , entre le nerf optique et l'insertion du droit externe. L'extrémité antérieure de son insertion est éloignée d'à peu près six lignes de la cornée transparente ; la postérieure s'approche jusqu'à trois lignes du nerf optique ; elle est par conséquent très voisine de la région de la tache jaune.

Le muscle est entouré de graisse dans tout son trajet.

Lorsqu'on le tire tandis qu'il est encore dans sa situation naturelle, et que la traction a lieu dans le sens du cours de ses fibres vers leur origine, on observe un mouvement compliqué de l'œil, qui peut être réduit aux trois points suivants : 1° l'axe horizontal du diamètre transversal se déplace d'environ quinze degrés : il s'abaisse au côté externe, et s'élève du côté du nez ; 2° la cornée se tourne d'une demi-ligne à une ligne vers le haut et un peu en dedans ; 3° le globe de l'œil se porte un peu en avant.

Quand l'action du muscle petit oblique se combine avec celle du droit interne, l'œil se dirige de bas en haut et de dehors en dedans, comme par l'action combinée des muscles droits supérieur et interne. Si elle se joint à celle du muscle droit externe, l'œil se porte en haut et en dehors, comme dans l'extase religieuse. Mais il acquiert aussi la même direction par l'action combinée des muscles droits supérieur et externe : seulement alors le diamètre transversal ne se déplace

____

(1) SŒMMERRING , tab. 3 , fig. 1 , *k, l, m.* — ARNOLD, tab. 4 , fig. 1, 14, 15, 16, fig. 3 , 5, fig. 4, *E* , fig. 9 , *w.* — WEBER, tab. 19, fig. 20, *l.*

point. Si le muscle peut combiner son action avec celle du grand oblique, le globe de l'œil doit alors se trouver tiré un peu en avant.

CHAPITRE IV.

DES MUSCLES DU NEZ.

Les mouvements qu'on remarque au nez sont de trois sortes : le nez s'élève, il s'abaisse, les narines s'agrandissent. Ces mouvements sont exécutés par des muscles (1), dont les uns servent en même temps à mouvoir d'autres parties, et dont les autres appartiennent spécialement au nez. On compte trois des premiers : 1° le faisceau du muscle frontal, qui a reçu le nom de *procerus,* et qui porte la peau du nez en haut ; 2° l'élévateur de l'aile du nez et de la lèvre supérieure, qui tire l'aile du nez en haut, et qui contribue aussi à plisser la peau lorsque la figure prend l'expression du dédain ; 3° le faisceau de l'orbiculaire des lèvres, qui a reçu le nom de muscle nasal de la lèvre supérieure, et qui agit comme abaisseur du nez. Quant aux muscles propres de ce dernier, je crois pouvoir en admettre quatre, dont les deux premiers sont des élévateurs du nez, et les deux derniers agrandissent la narine. On les nomme *abaisseur de l'aile du nez, constricteur du nez, dilatateur antérieur de la narine,* et *dilatateur postérieur de la narine* (2).

(1) Santorini, *Obs. anatomicœ,* cap. I, § 9-17. — Arnold, *Icones anatom.,* fasc. 2, tab. 8, fig. 6, 7.

(2) L'étude des muscles du nez est une des parties les plus difficiles de la myologie. En admettant quatre muscles propres, je me fonde sur un nombre assez considérable de recherches, pour lesquelles je me suis aidé du microscope, et cependant je n'ose pas dire que mes assertions soient parfaitement exactes. Arnold (fig. 6, 7, o) figure, comme *compressor narium minor,* un petit muscle qui, du bout du nez, se porte en travers, ou plutôt en montant un peu, sur la face antérieure du cartilage de l'aile. Je ne sais pas si c'est le même que Santorini a représenté (tab. *l, c*), sans lui donner de nom. Jamais, même avec le secours du microscope, je n'ai pu trouver ni le muscle d'Arnold ni celui de Santorini. Une fois seulement, chez un jeune homme fortement musclé, j'ai aperçu quelques fibres musculaires, perceptibles même à l'œil nu, qui partaient du milieu du bord antérieur du cartilage de l'aile du nez, tout contre la cloison, mais se portaient en bas et en dehors, par conséquent affectaient une direction inverse de celle qu'indique la figure d'Arnold. Je n'ai pas pu non plus trouver le muscle que Santorini (§ 13) appelle *lateralis narium,* qui naît de la mâchoire supérieure, au-dessus de la dent canine, et qui, situé sur la membrane muqueuse nasale, à côté de l'ouverture pyriforme, monte pour aller s'attacher au bord nasal de l'apophyse montante de l'os maxillaire. Je le regarde comme une portion du compresseur du nez.

Muscle abaisseur de l'aile du nez.

Le *muscle abaisseur de l'aile du nez*, ou *myrtiforme* (*depressor alæ nasi*, *dilatator narium*, Arnold) (1), naît de l'os maxillaire supérieur, par des fibres charnues implantées au-devant des racines de la seconde dent incisive et de la canine. Ces fibres se dirigent en haut et un peu en dedans, pour aller s'attacher à la partie postérieure du bord de la narine. Les internes se rendent à la partie la plus postérieure de la cloison du nez, qui est couverte par la peau de la lèvre supérieure ; les externes, qui forment un arc dont la convexité regarde en haut, gagnent en partie la région la plus postérieure et la plus inférieure de l'aile du nez.

Le muscle est situé immédiatement sur l'os maxillaire supérieur ; il est couvert par l'orbiculaire des lèvres et le pyramidal (2).

Il abaisse un peu la partie inférieure du nez, en même temps qu'il l'attire davantage vers la mâchoire supérieure. De là résulte que la lèvre supérieure semble devenir plus saillante, parce que l'enfoncement entre elle et le nez acquiert plus de profondeur. Le sillon entre l'aile du nez et la joue devient plus profond.

Muscle constricteur du nez.

Le *muscle constricteur du nez*, *transversal du nez*, *triangulaire du nez*, ou *sus-maxillo-nasal* (*compressor narium*, *transversus nasi*) (3), naît, par des fibres charnues, du corps de l'os maxillaire supérieur, au-devant de la racine de la dent canine et un peu aussi de la première molaire, en dehors de l'abaisseur de l'aile du nez. Le faisceau arrondi monte dans la gouttière creusée entre le nez et la joue, passe bientôt sur le cartilage du nez, devient plus mince, plus large, triangulaire, et, au-dessous des os nasaux, rencontre celui du côté opposé, sur la ligne médiane, le long du cartilage supérieur du nez. Les deux muscles se réunissent, ou par des fibres charnues et tendineuses, ou par des fibres tendineuses seulement, quelquefois

---

(1) ALBINUS, tab. II, fig. 3. — ARNOLD, fig. 7 *n* (c'est en partie le muscle). — WEBER, II, XIX.

(2) Du côté de la cavité buccale, on aperçoit de suite le muscle, en enlevant la membrane muqueuse à la hauteur de la seconde dent incisive. Ses fibres semblent alors pénétrer dans la lèvre supérieure. Cette portion du muscle a souvent été décrite sous le nom de *muscle incisif supérieur* (*incisivus superior*).

(3) ALBINUS, tab. II, fig. 7, *d*, *e*, *f*, *n*. — SANTORINI, *Tabulæ septemdecim*, tab. I, P. — ARNOLD, fig. 7, *i*, *k*, *h*. — WEBER, I, III.

aussi par des fibres presque entièrement charnues. Ainsi joints ensemble, ils forment une anse musculaire, qui s'étend en travers sur la partie cartilagineuse du nez, et dont les deux extrémités s'attachent à l'os maxillaire supérieur. Cependant il paraît que toutes les fibres ne parviennent pas jusqu'au dos du nez, et que quelques unes se terminent déjà sur les ailes, où elles forment un arc dont la convexité regarde en haut, comme les fibres externes de l'abaisseur de l'aile du nez, avec lesquelles elles se continuent sans qu'aucune limite les en sépare. D'un autre côté, il semble que parfois le muscle s'accroisse de nouvelles fibres qui naissent du fibro-cartilage de l'aile du nez, ou de la membrane celluleuse du nez, ou même de l'os maxillaire supérieur.

Le muscle constricteur du nez est couvert en bas par le pyramidal, et vers le dos du nez par la peau seulement. Son bord externe ou supérieur fait corps avec le muscle frontal, sur le dos du nez : par son bord interne il n'est point, à proprement parler, séparable de l'abaisseur de l'aile du nez. Dans toute son étendue il est uni tant avec la membrane celluleuse et les cartilages du nez, qu'avec les téguments extérieurs.

Anomalies. Chez certaines personnes, dont les muscles de la face sont très développés, on trouve une couche musculaire mince et triangulaire sur la partie inférieure de la portion osseuse du nez, au-dessus du constricteur, auquel touche son bord inférieur. Les fibres de cette couche naissent de l'apophyse montante du maxillaire supérieur, se portent en avant et en haut, sur les os propres du nez, pour gagner le dos de celui-ci, se réunissent avec celles du côté opposé, et s'attachent aux os nasaux, entre les prolongements nasaux des muscles frontaux. J'ai quelquefois très bien vu cette couche musculaire à l'œil nu : la première fois que je la rencontrai, je la pris pour le constricteur du nez. Faut-il la considérer comme une portion de ce dernier qui s'étendrait plus haut, ou comme un muscle à part? Sert-elle à tendre la peau qui couvre les os propres du nez, ou, au contraire, à la plisser en rides longitudinales?

Le muscle comprime un peu les parties molles du nez d'un côté à l'autre; mais surtout il en tire la peau vers le bas, et la tend. Son action principale ressemble donc, quant aux points essentiels, à celle de l'abaisseur de l'aile du nez. Comme, en outre, les deux muscles sont unis ensemble, et même inséparables l'un de l'autre, à leur origine, qu'il n'y a pas de limite perceptible entre eux dans leur expansion sur la partie molle du nez, il serait peut-être plus exact de n'en former qu'un seul muscle, qui mériterait alors le nom d'abaisseur du nez (*depressor narium*) (1). Le constricteur du nez peut aussi, chez certains individus, prendre son point fixe sur le dos de l'organe, et agir comme corrugateur du nez, ce dont je me suis convaincu sur le vivant.

Muscle dilatateur postérieur de la narine.

Après qu'on a enlevé avec soin toutes les fibres du muscle pyramidal, de l'abaisseur de l'aile du nez, et du compresseur du nez, on trouve, sur la partie inférieure postérieure de l'aile, une masse de tissu cellulaire, dans laquelle existent des fibres musculaires striées en travers, qui, parfois déjà visibles à l'œil nu, le sont constamment au microscope. Ces fibres constituent le muscle *dilatateur postérieur de la narine* (*dilatator narium posterior*) (2). Elles naissent tendineuses du bord de l'apophyse montante de l'os maxillaire supérieur,

(1) M.-J. Weber (*Handbuch der Anatomie*, t. I, p. 481) prétend que le constricteur du nez ne naît que des ailes du nez, et ne provient jamais de la face antérieure de l'os maxillaire supérieur. Je ne puis m'expliquer cette assertion que par l'intime connexion qui existe entre lui et l'abaisseur de l'aile du nez, et en admettant que Weber n'avait pas bien séparé les deux muscles de haut en bas.

(2) Santorini, tab. I, c. Cette figure est inexacte, en ce que les fibres ne descendent pas jusqu'au bord de la narine. — Arnold, fig. 7, *n* (figure partielle du muscle). — Il est facile de se convaincre sur soi-même que les narines peuvent être agrandies sans le concours des autres muscles de la face (pyramidal, *procerus*, constricteur du nez, abaisseur de l'aile du nez, muscle de la lèvre supérieure). Lorsqu'on les dilate volontairement, comme, par exemple, quand il s'agit de flairer, le doigt ne sent de tension dans aucun de ces muscles, on n'a soi-même la conscience d'aucune action musculaire au pourtour du nez, et les traits du visage ne subissent aucun changement Si 'on fait agir les muscles pyramidaux avec force, on n'en conserve pas moins la faculté de dilater les narines : cette dilatation ne dépend donc pas d'eux. Quand l'abaisseur de l'aile du nez agit, on ne voit pas la narine s'agrandir, et vient-on à essayer d'opérer cet effet, on reconnaît que la tentative au moyen d'un autre muscle réussirait si l'aile du nez n'était pas retenue en bas par l'action antagoniste de l'abaisseur. Il est clair de soi-même que le nasal de la lèvre supérieure et le *procerus* ne peuvent dilater la narine. — Santorini (§ 14, 15, 16) décrit un *dilatator pinnarum proprius*, que je regarde comme identique avec celui auquel j'ai donné le nom de dilatateur postérieur de la narine, quoique, dans la figure, les fibres ne descendent pas jusqu'au bord de l'aile du nez. Mais, en général, la description de Santorini ne s'accorde pas parfaitement avec la figure donnée par lui. Depuis lui, il n'a été, que je sache, fait aucune mention de ce muscle, jusqu'à l'époque où Arnold figura un *dilatator narium* fig. 7, *n*. Mais, dans cette planche, l'abaisseur et le dilatateur sont évi-

et des cartilages sésamoïdes de l'aile du nez, se dirigent vers le bas, et se perdent dans la peau de la moitié postérieure du bord de la narine.

Ce petit muscle est couvert par le constricteur du nez et les fibres externes de l'abaisseur de l'aile du nez, de sorte qu'on peut aisément le regarder comme un faisceau appartenant à celui-ci.

Il tire en dehors la partie postérieure du nez, de sorte qu'il élargit transversalement la narine.

Muscle dilatateur antérieur de la narine.

Le *muscle dilatateur antérieur de la narine*, ou *élévateur propre de l'aile du nez* (*dilatator narium anterior, levator alæ nasi proprius*) (1), se compose de fibres charnues qui naissent du bord supérieur et de la face externe du cartilage de l'aile du nez, depuis une couple de lignes à peine de distance du dos du nez jusqu'aux cartilages sésamoïdes. Ces fibres, à peu près parallèles au dos du nez, se dirigent de haut en bas, et se perdent dans la peau, à la partie antérieure de la narine.

Il est rare que ce muscle soit bien nettement dessiné, et il l'est également que le microscope ne fasse pas découvrir des fibres charnues à l'endroit qu'il occupe.

En agissant, il tire la partie antérieure de l'aile du nez en dehors, et, par conséquent, élargit la narine.

CHAPITRE V.

DES MUSCLES DE LA FACE.

La mobilité extrême dont jouissent les joues et surtout les lèvres est due à un grand nombre de muscles qui, un seul excepté, la houppe du menton, agissent tous immédiatement sur les lèvres. En effet, les lèvres renferment un sphincter destiné à clore la bouche, et ce sphincter a pour antagonistes les autres muscles de la face, qui viennent gagner les lèvres de haut en bas, de dehors en dedans et de

demment réunis ensemble, et la figure ne me paraît pas non plus correspondre à ce qu'on voit ordinairement. En effet, elle donnerait à penser que l'abaisseur de l'aile du nez s'étendrait, à son origine, plus en dehors que le constricteur du nez, jusqu'à la seconde molaire. Mais le constricteur lui-même ne va jamais jusque là; il naît toujours en dehors de l'abaisseur, à côté et jamais au-dessous de lui.

(1) ARNOLD, fig. 6 et 7, p.

bas en haut. Tous ces antagonistes (ainsi que la houppe du menton) ont cela de commun, que celle de leurs extrémités qui n'aboutit pas aux lèvres est fixée ; que, pour tous, un seul excepté, elle l'est à des os, et qu'ainsi elle représente évidemment l'origine du muscle, tandis que l'autre se perd dans les parties molles.

Les muscles de la face sont au nombre de dix : *l'orbiculaire des lèvres*, le *buccinateur*, le *pyramidal*, l'*élévateur propre de la lèvre supérieure*, le *canin*, le *grand* et le *petit zygomatique*, le *risorius*, le *triangulaire des lèvres*, le *carré du menton* et la *houppe du menton*. Tous sont pairs, à l'exception de l'orbiculaire des lèvres. Il y a, en outre, plusieurs fibres musculaires qui, du peaucier, se portent à la face, en passant sur le bord de la mâchoire inférieure.

Muscle orbiculaire des lèvres.

Autour de la bouche, on trouve, dans les deux lèvres, entre la peau et la membrane muqueuse, une couche musculaire, qui se continue sans interruption avec une partie des muscles de la face. C'est elle qu'on désigne sous le nom de *muscle orbiculaire des lèvres*, *sphincter de la bouche*, ou *labial* (*orbicularis s. sphincter oris, labialis, constrictor labiorum, osculatorius*) (1).

On peut fixer la limite latérale ou le commencement de ce muscle à environ un demi-pouce en dehors de l'angle de la bouche. Là se rencontre une couche musculaire, large de neuf lignes à un pouce, dont les fibres suivent, en général, une direction transversale le long de la lèvre supérieure et de la lèvre inférieure. Cependant, les plus éloignées du bord des lèvres se dirigent simultanément en haut à la supérieure, et en bas à l'inférieure.

On peut distinguer, dans chaque lèvre, une *couche interne* ou *marginale*, et une *couche externe*, dont les limites sont à peu près marquées par le trajet des vaisseaux coronaires. La couche *interne*, au bord de la lèvre, est un faisceau arrondi, aplati, large d'environ deux lignes, qui se compose de fibres délicates, très serrées les unes sur les autres. La couche *externe* est beaucoup plus mince ; elle consiste en des faisceaux musculaires aplatis, interrompus, qui d'ailleurs sont plus serrés à la lèvre inférieure (2). La couche interne n'est point

(1) ALBINUS, tab. II, fig. 10-14. — SANTORINI, *Obs. anat.*, tab. I, — WEBER, I et II, XIII.

(2) La distinction des couches externe et interne se trouve chez des anatomistes tant anciens que modernes (Loder, Bichat, Meckel, E.-H. Weber et autres). Suivant Loder et Bichat, la couche externe contient les fibres qui proviennent des autres muscles de la face ; l'interne se compose des fibres annu-

non plus sur le même plan que l'externe; au bord libre de la lèvre, elle se renverse un peu en dehors, surtout dans les grosses lèvres du nègre. C'est au coin de la bouche que le muscle orbiculaire, considéré dans son ensemble, a le plus d'épaisseur.

A la *lèvre supérieure*, les fibres les plus externes de la couche externe s'attachent, de chaque côté, à la face antérieure de la mâchoire supérieure, le long d'une ligne dirigée de dehors en dedans et un peu de haut en bas, depuis la racine de la première dent molaire jusqu'à la première incisive. Les fibres suivantes de la couche externe se perdent au bord inférieur de la cloison du nez en arrière. Cette portion de fibres s'élève un peu au-dessus du reste du muscle dans le voisinage de la cloison; on l'a désignée sous le nom de *muscle nasal de la lèvre supérieure* ou *naso-labial* (*nasalis labii superioris*) (1). Une partie des fibres de la couche externe traverse toute la lèvre supérieure en décrivant un arc. La couche marginale va sans interruption d'un coin de la bouche à l'autre.

A la *lèvre inférieure*, les faisceaux les plus externes de la couche externe s'attachent, de chaque côté, à la face antérieure de la mâchoire inférieure, vers la racine de la dent canine, près de l'origine de la houppe du menton. Les autres faisceaux de cette couche marchent en arcade d'un côté à l'autre, à travers la lèvre. Santorini (2) leur donnait le nom de *corrugator s. protrusor labii inferioris*. Les fibres de la couche marginale s'étendent sans interruption d'un coin de la bouche à l'autre.

Le muscle orbiculaire des lèvres ne ressemble point aux véritables sphincters sous le rapport de la disposition de ses fibres; car on ne trouve en lui aucune fibre véritablement annulaire ou circulaire qui, aux angles de la bouche, passe d'une lèvre dans l'autre. Ses fibres, au contraire, peuvent être dérivées du buccinateur, de l'élévateur et de l'abaisseur du coin de la bouche, du grand zygomatique et d'une partie du peaucier. Le buccinateur, comme on peut aisément s'en convaincre par l'intérieur de la bouche, se continue avec la couche interne et une grande partie de la couche externe des

laires propres de l'orbiculaire. C'est sans doute par l'effet d'un simple malentendu que Krause (*Handbuch der Anatomie*, t. I, p. 216) et M.-J. Weber (*Handbuch der Anatomie*, t. I, p. 483) donnent le nom d'externe à une couche tournée vers la peau, et celui d'interne à une autre couche qui regarde la membrane muqueuse; car, de dehors en dedans, l'orbiculaire des lèvres ne saurait être divisé en deux couches.

(1) WEBER, l. XII.
(2) *Obs. anat.*, cap. 1, §.31.

deux lèvres. Les autres muscles se croisent, par une partie de leurs fibres, près du coin de la bouche, où ils sont situés au-devant du buccinateur, et là se trouvent retenus ensemble par un tissu cellulaire court et dense. A la vérité, on ne peut pas, au milieu de cette masse musculaire entrelacée, suivre chaque faisceau avec précision dans l'une des deux lèvres, mais du moins reconnaît-on la marche principale de chaque muscle. L'abaisseur du coin de la bouche pénètre dans la lèvre supérieure, avec des fibres du peaucier; l'élévateur de ce même coin et le grand zygomatique s'insinuent dans la lèvre inférieure.

Chez les animaux, l'orbiculaire des lèvres se comporte au fond comme chez l'homme, à l'égard des autres muscles de la face, et dans les autres classes du règne animal il manque, en même temps que ces derniers. C'est pourquoi je pense, avec Santorini (1), qu'à la rigueur il ne constitue pas un muscle indépendant, et qu'on doit le considérer comme un prolongement des fibres de plusieurs muscles de la face, le buccinateur surtout. La seule chose qui laisse encore des doutes dans mon esprit est le rapport de celles des fibres de la couche externe des deux lèvres qui s'attachent aux deux os maxillaires, et qui agissent principalement comme adducteur du coin de la bouche.

La face interne de l'orbiculaire des lèvres est couverte de nombreuses glandes mucipares et d'une membrane muqueuse, qui s'en laisse aisément détacher. A la lèvre supérieure, elle repose sur une partie de l'abaisseur du nez; à l'inférieure, sur une partie de la houppe du menton. Le muscle lui-même est couvert partiellement par le carré du menton, le triangulaire des lèvres, l'élévateur propre de la lèvre supérieure, le petit zygomatique et le pyramidal, qui tous sont unis avec lui d'une manière très intime, par un tissu cellulaire serré. Dans les endroits où ils manquent, la peau est étroitement unie au muscle.

Quoique les fibres de l'orbiculaire des lèvres proviennent des muscles dont l'énumération vient d'être faite, elles peuvent, dans l'intérieur des lèvres, se contracter indépendamment d'eux.

Si le muscle se contracte dans toute son étendue, les bords et les coins des deux lèvres se rapprochent; celles-ci font une saillie conique en avant, et se couvrent de rides transversales, par exemple dans l'action de baiser. Lorsqu'en même temps les mâchoires sont écartées l'une de l'autre, la bouche s'ouvre, comme dans l'action de siffler.

Si la couche externe des deux lèvres agit dans toute sa portion fixée

(1) § 21, 35, 36.

aux deux mâchoires et au nez, les deux lèvres s'appliquent avec force
l'une contre l'autre dans toute l'étendue par laquelle leurs bords sont
fixés, mais leurs bords libres sont repoussés en avant et se renversent un peu. En même temps la bouche se rétrécit un peu par le
rapprochement des deux coins (qui est cependant plus sensible sur
la face buccale), le nez s'abaisse légèrement, et le menton s'élève
d'une manière sensible. L'effet de l'écartement des mâchoires est le
même, au total; mais le renversement des bords des lèvres devient
alors moins considérable, la bouche perd sa forme lenticulaire ou
elliptique, et elle en prend une quadrilatère ou en entonnoir.

La contraction de la couche marginale des deux lèvres applique
l'un contre l'autre les bords de celles-ci, et les fait rentrer en dedans,
de manière que la portion rouge disparaît ; la bouche se rétrécit un
peu, par le rapprochement des coins, et il se forme, sur les lèvres,
des sillons verticaux, qui, d'ailleurs, s'effacent quand on pince encore davantage ces dernières. Si les mâchoires sont ouvertes, de
sorte que les bords des lèvres ne se touchent pas, la bouche se
rétrécit dans le sens transversal, les bords des lèvres se tendent, ils
se plissent encore davantage, et rentrent en dedans ; mais ce dernier
effet est moins marqué.

Les deux moitiés du même côté des deux couches externes, qui
s'appliquent aux mâchoires (*adductores anguli oris?*) portent le coin
correspondant de la bouche plus près de la ligne médiane; l'aile du
nez et le menton suivent un peu ce mouvement.

Les deux moitiés du même côté des deux couches marginales (dont
je puis observer sur moi l'action isolée) rapprochent également de la
ligne médiane de la face le coin correspondant de la bouche; elles
attirent en dedans et froncent leur moitié des bords des lèvres.

Il ne paraît pas possible que la couche externe d'une des deux lèvres
agisse isolément, ni dans son entier, ni dans l'une ou l'autre de ses
moitiés latérales ; mais la couche marginale de chaque lèvre peut être
assez facilement isolée, que les mâchoires soient ouvertes ou fermées;
il résulte de là que la lèvre supérieure ou la lèvre inférieure rentre
dans la bouche, celle-ci plus que celle-là.

La portion appelée muscle nasal de la lèvre supérieure ne peut
guère agir seule, ou du moins remplir la fonction d'abaisseur du nez.
Le *protrusor labii inferioris* de Santorini n'a également point d'action isolée, pas plus qu'il n'est distinct anatomiquement parlant,
quoique ses fibres aident au renversement de la lèvre inférieure quand
la couche externe des deux lèvres vient à se contracter.

Muscle buccinateur.

Le *muscle buccinateur*, ou *alvéolo-labial buccinator*) (1), est plat et parcourt les joues transversalement. Il naît principalement d'une languette tendineuse qui s'attache aux deux mâchoires, derrière la dernière dent molaire, et en cet endroit ses fibres se continuent sans interruption avec celles du constricteur supérieur du pharynx. De plus il naît, supérieurement, du sommet de l'apophyse ptérygoïde et de la face externe de l'apophyse dentaire du maxillaire supérieur, jusqu'à la seconde dent molaire ou jusqu'au-dessous du commencement du muscle canin; inférieurement, de la face externe de la mâchoire inférieure, en dehors de la dernière dent molaire.

Entre les faisceaux de ce muscle on trouve un tissu cellulaire dense, qui contient un peu de graisse. Les fibres moyennes se portent transversalement vers le coin de la bouche, où aboutissent aussi celles qui naissent des deux mâchoires, en sorte que les fibres se resserrent en grande partie à mesure qu'elles approchent de ce coin.

Comme, à la mâchoire supérieure, le muscle touche, en devant, le canin, la membrane muqueuse buccale est couverte de fibres charnues tout le long de l'os maxillaire supérieur. A la mâchoire inférieure, elle l'est également en arrière, parce qu'au-devant de la dernière dent molaire, elle-même donne naissance à plusieurs fibres musculaires qui se dirigent vers le coin de la bouche, et que, d'un autre côté, diverses fibres descendent sur l'os maxillaire inférieur jusqu'au trou mentonnier, ou jusqu'au bord externe du triangulaire des lèvres, point où elles se perdent dans la membrane muqueuse.

A environ un demi-pouce du coin de la bouche, le muscle s'est concentré en une couche dont l'épaisseur, de haut en bas, varie de huit à dix lignes, et dont la plus grande partie se trouve au-dessous de l'angle des lèvres; mais, en cet endroit, il perd son indépendance, et se réunit avec les autres muscles voisins de la face, soit en se continuant immédiatement avec eux, soit au moyen d'un tissu cellulaire court et ferme. Cependant ses fibres sont les plus profondes, et elles reposent immédiatement sur la membrane muqueuse buccale.

En effet, du bord supérieur partent quelques faisceaux qui décrivent un coude pour aller se jeter dans le canin; les autres passent dans le milieu de la lèvre supérieure. Les fibres du bord inférieur se perdent en partie dans le triangulaire des lèvres; l'autre portion passe

---

(1) ALBINUS, tab. II, fig. 13, 14.—SANTORINI, *Septemd. tabul.*, tab. I, y, y, —WEBER, II, XI.

dans le milieu de la lèvre inférieure. Les fibres moyennes s'étendent jusqu'au coin de la bouche, et là elles se partagent en deux couches, l'une supérieure, l'autre inférieure, qui suivent le bord des deux lèvres, mais avec cette particularité que celles qui étaient d'abord supérieures vont à la lèvre inférieure, et *vice versâ*.

Le muscle est couvert en dedans par la membrane muqueuse buccale, qui y adhère surtout avec force en arrière. En dehors, il est couvert par le muscle masséter, entre lequel et le coin de la bouche s'étend sur lui une quantité considérable de graisse. Le conduit excréteur de la glande parotide le perce, à la région de la troisième dent molaire du haut.

Une lame fibreuse (*aponévrose buccale, fascia buccalis s. buccinatoria*) est intimement unie à la face externe du muscle. Les fibres de cette aponévrose font corps avec la tunique externe du canal de Stenon. Elle-même dépasse l'origine du buccinateur, gagne la paroi latérale du pharynx, et de ce côté s'étend jusqu'à la trompe d'Eustache et à la racine de l'apophyse styloïde. C'est pour cela qu'on l'appelle aussi *aponévrose bucco-pharyngienne* (*fascia bucco-pharyngea*).

Le muscle buccinateur tire le coin de la bouche en dehors et en arrière, de manière à le faire entrer pour ainsi dire dans la cavité buccale et derrière la joue, sur laquelle il produit par conséquent des plis arqués de haut en bas. Quand il agit en même temps que son congénère, la bouche s'élargit transversalement. Il applique la joue aux deux arcades dentaires, lorsque le coin de la bouche est fixé par l'action de l'orbiculaire; c'est de cette manière qu'il agit pendant la mastication. Lorsqu'on souffle ou qu'on siffle, il n'agit pas immédiatement comme expulseur de l'air contenu dans la bouche, mais il imprime aux joues le degré nécessaire de tension pour résister à l'air qui traverse la cavité buccale, et fournit en quelque sorte un point d'appui à l'orbiculaire des lèvres, en fixant le coin de la bouche.

Muscle pyramidal.

Le *muscle pyramidal, élévateur commun de l'aile du nez et de la lèvre supérieure, grand sus-maxillo-labial* (*pyramidalis, levator alœ nasi labiique superioris*)(1), est aplati. Il naît, dans l'étendue d'un

---

(1) ALBINUS, tab. II, fig. 10, *a, b, c, d.* — SANTORINI, *Obs. anatom.*, tab. I, s. t. — ARNOLD, *Tabul. anatom.*, fasc. 2, tab. 8, fig. 6, *g, h, i, k.* — WEBER, l. IV. — La longueur du nom par lequel on distingue communément ce petit muscle devrait faire préférer celui de pyramidal, que lui donne Santorini, et

demi-pouce, et par des fibres tendineuses courtes, de la légère dépression qui parcourt verticalement la face externe de l'apophyse montante de l'os maxillaire supérieur. Son origine s'étend jusqu'au ligament palpébral interne, ou même un peu plus haut. Il descend sur la face latérale du nez, en s'élargissant, de manière que son bord antérieur, si on le prolongeait, couperait à peu près l'aile du nez en deux moitiés d'avant en arrière. Son bord postérieur descend dans la gouttière située entre le nez et la joue, mais ne tarde pas à s'unir au bord interne de l'élévateur propre de la lèvre supérieure.

Il se termine en partie à la lèvre supérieure et en partie à l'aile du nez, sans pour cela se séparer en deux faisceaux distincts. Les fibres qui se rendent à la lèvre, et qui forment la portion la plus considérable du muscle, se comportent exactement comme celles de l'élévateur propre de cette lèvre ; elles font corps avec l'orbiculaire des lèvres et la peau, et s'étendent en partie jusqu'au bord rouge de la lèvre. Les fibres de l'aile du nez se terminent dans la peau de cette partie, en arrière et en bas.

En haut, le muscle pyramidal repose immédiatement sur les os ; en bas, il couvre le transverse du nez et l'abaisseur de l'aile du nez. L'orbiculaire des paupières couvre une partie de sa région supérieure ; dans le reste de son étendue, il est couvert par la peau (1).

Sa portion nasale soulève l'aile du nez, et plus que toute autre (de

qui lui convient au moins chez l'homme. L'application du même nom à un muscle du bas-ventre ne peut guère être considérée comme une objection valable.

(1) Au-dessous du muscle pyramidal se trouve toujours un faisceau musculaire qui marche de haut en bas sur l'os maxillaire supérieur. Ce faisceau s'attache en haut, par des fibres tendineuses, à l'apophyse montante de l'os maxillaire, immédiatement au-dessous de l'origine du pyramidal, dont fréquemment il n'est pas du tout séparé, bien que la plupart du temps ses fibres tendineuses aient plus de longueur. Inférieurement il se fixe, par de courtes fibres tendineuses, à l'os de la mâchoire, vis-à-vis la racine de la première dent molaire, et là rencontre l'origine du transverse du nez, avec lequel il se confond intimement. Ce faisceau, qui est fixé à deux points immobiles du même os, ne peut guère avoir d'action particulière. Santorini l'a déjà décrit et figuré sous le nom de *rhomboidens* (*Obs. anat.*, cap. I, § 25, tab. I, *f.*); mais il n'a que fort rarement une forme rhomboïdale, et il est ordinairement arrondi. Albinus (*Hist. musc.*, lib. 3, cap. 18) le mentionne en parlant du transverse du nez, et lui donne l'épithète d'*anomalus*, à cause de son attache à deux points immobiles. Sœmmerring et Meckel citent l'*anomalus maxillæ superioris* comme un muscle distinct. J'ai constamment trouvé ce faisceau, à la vérité parfois rudimentaire ; je ne déciderai pas la question de savoir si c'est un muscle à part ou une portion du pyramidal. Arnold paraît l'avoir considéré comme une

quelques lignes) la partie qui avoisine la joue; en même temps, elle produit plusieurs rides longitudinales à la peau située au-dessus et au-devant de l'aile du nez. La portion labiale élève de quelques lignes la moitié correspondante de la lèvre supérieure ; mais ces deux portions ne peuvent point agir séparément l'une de l'autre. Les muscles des deux côtés se contractent ordinairement ensemble; on peut cependant, par l'exercice, faire acquérir la prédominance à l'un des deux.

Muscle élévateur propre de la lèvre supérieure.

Le *muscle élévateur propre de la lèvre supérieure*, ou *moyen sus-maxillo-labial* (*levator labii superioris, incisorius*) (1), est plat et quadrilatère. Il naît, dans l'étendue d'un demi-pouce, par des fibres tendineuses courtes, entre le rebord orbitaire inférieur et le trou sous-orbitaire. De là il se porte, en bas et en dedans, en se rétrécissant graduellement un peu, jusqu'au bord adhérent de la lèvre supérieure. Puis il continue de suivre la même direction, en s'appliquant exactement sur le muscle orbiculaire des paupières, et une partie de ses fibres descend presque jusqu'au bord rouge de la lèvre. Mais la plupart se terminent peu à peu dans la peau susjacente, ou, pour être plus exact, dans le tissu cellulaire rigide et adipeux qui garnit le dessous des téguments.

Le muscle couvre une partie du canin et de l'orbiculaire des lèvres. Lui-même se trouve couvert par une portion de l'orbiculaire des paupières et par la peau. Son bord interne ne tarde pas à se réunir avec le muscle pyramidal. Tantôt le petit zygomatique ne s'applique à son bord externe qu'en atteignant la lèvre supérieure, tantôt, au contraire, il se confond avec lui, soit en partie, soit en totalité, à très peu de distance de son origine.

Ce muscle élève de quelques lignes la portion de la lèvre supérieure comprise entre le milieu et le coin de la bouche, de manière que la bouche puisse s'ouvrir en cet endroit; mais à peine raccourcit-il la lèvre elle-même.

Muscle canin.

Le *muscle canin*, ou *élévateur du coin de la bouche*, ou *petit sus-*

portion du transverse du nez ; le faisceau arrondi qu'il figure (fig. 7, t), et qu'il nomme *lateralis nasi*, ne peut être autre chose que l'*anomalus maxillæ superioris*.

(1) ALBINUS, tab. II, fig. 10. c, e, f. — SANTORINI, *Tabulæ septemd*. tab. I, v. — WEBER, I. V.

maxillo-labial (*levator anguli oris, caninus*) (1), naît de la fosse canine, à environ un demi-pouce au-dessous du trou sous-orbitaire, et sur une largeur de six lignes. Suivant la largeur de la bouche, il descend à peu près verticalement, ou s'incline en même temps un peu en dehors, car il affecte toujours une direction telle que son bord interne rencontre précisément le coin de la bouche. Jusque là il est distinct des parties voisines ; mais, au coin de la bouche, ses fibres se croisent, au-devant du buccinateur, avec les autres muscles qui aboutissent au même point, après quoi elles passent en partie dans la portion labiale inférieure de l'orbiculaire, en partie dans le triangulaire des lèvres.

Le muscle canin est couvert par du tissu cellulaire graisseux et par l'élévateur propre de la lèvre supérieure. Son bord externe touche, auprès du coin de la bouche, le grand zygomatique, dont les fibres le couvrent ensuite en partie. Son origine à la mâchoire supérieure avoisine en dedans la portion de l'orbiculaire des lèvres qui s'attache à ce même os.

Anomalies. On voit quelquefois arriver à son bord interne un faisceau grêle, qui fait corps supérieurement avec le pyramidal. Dans certains cas, le faisceau le plus interne est séparé des autres à son origine, et intimement uni avec le transverse du nez.

Il soulève un peu le coin de la bouche.

Muscles zygomatiques.

De l'os jugal naissent des faisceaux musculaires qui se portent en bas et en dedans, pour gagner les lèvres. Ces faisceaux constituent deux muscles, appelés *zygomatiques*, dont le *grand* est situé plus en dehors, et le *petit* plus rapproché de la ligne médiane.

1° Le *grand zygomatique*, ou *grand zygomato-labial* (*zygomaticus major*) (2), naît, par des fibres tendineuses courtes, de la face externe de l'os de la pommette, à l'endroit d'où part l'apophyse temporale de cet os, un peu au-dessus du bord inférieur. C'est un faisceau large de trois à quatre lignes, et proportionnellement assez épais, qui descend obliquement vers le coin de la bouche, dont son bord externe se rapproche jusqu'à une distance de neuf lignes. Là il

(1) ALBINUS, tab. II, fig. 11, 12. — SANTORINI, *Tab. septemd.*, tab. I, *L.*— WEBER, I et II, VIII.

(2) ALBINUS, tab. II, fig. 10, *l*, *m*. — SANTORINI. *Obs. anat.*, tab. I, P, *u*. —*Tabul. septemd.*, tab. I, II. — Weber, I, VII.

devient plus large, ses fibres se croisent avec les muscles aboutissant à l'angle des lèvres, et la plupart d'entre elles sortent de cet entre-croisement pour passer dans la partie labiale inférieure de l'orbiculaire, notamment dans sa couche externe. Mais il y en a aussi une portion qui se jette sans interruption dans le triangulaire des lèvres et le rieur de Santorini.

Ce muscle repose en haut sur le masséter, plus bas sur une masse considérable de graisse, qui le sépare du buccinateur, et, au voisinage du coin de la bouche, sur le buccinateur lui-même. Il est couvert par la peau et par une couche de graisse.

Anomalies. On voit parfois quelques fibres de l'orbiculaire des paupières se jeter en haut dans son bord supérieur. Chez d'autres sujets, un faisceau se détache de son bord externe, et va se réunir avec le triangulaire des lèvres. Enfin, du bord interne partent quelques fibres, qui descendent vers la lèvre supérieure, dans l'espace compris entre l'élévateur propre de cette lèvre et le grand zygomatique proprement dit.

Le grand zygomatique élève obliquement la joue et le coin de la bouche, et les ramène vers l'os de la pommette, en sorte que la joue forme une tumeur au-dessous de l'orbite. On observe la contraction simultanée des deux muscles, par conséquent l'élévation et la diduction en dehors des deux coins de la bouche, dans le sourire ironique et le satyriasis.

2° Le *petit zygomatique*, ou *petit zygomato-labial* (*zygomaticus minor*) (1), naît de la partie inférieure interne de la face externe de l'os jugal. Il se dirige en bas et en dedans, la plupart du temps un peu plus obliquement que le grand, dont il demeure distinct dans toute son étendue. En effet, il ne se rend point au coin de la bouche, mais se réunit avec l'élévateur propre de la lèvre supérieure, à son bord externe, et descend avec lui vers la lèvre supérieure, dans la peau de laquelle il se termine.

Anomalies. L'absence fréquente de ce muscle n'est peut-être qu'apparente la plupart du temps, sinon même toujours; le muscle naissant de l'os jugal, comme à l'ordinaire, mais se réunissant de suite avec l'élévateur de la lèvre supérieure, comme s'il était une portion externe de celui-ci. On peut considérer comme une transition à cet état de choses le cas, qui n'est point rare, dans lequel le muscle se partage

______

(1) ALBINUS, tab. II, fig. 10, *i*, *k*. — SANTORINI, *Obs. anat.*, tab. I, q. *Septemd. tabul.*, tab. I, 1 (l'origine à l'os jugal est trop élevée dans les deux figures). — WEBER, I, VI

bientôt en deux faisceaux, dont l'interne se jette aussitôt dans le bord externe de l'élévateur propre de la lèvre supérieure, ou se termine, par de courtes fibres tendineuses, sur sa face antérieure, tandis que l'externe se joint, dans l'endroit accoutumé, avec le muscle élévateur propre de la lèvre (1). Souvent il se détache de l'orbiculaire des paupières un faisceau qui va gagner le bord interne du petit zygomatique. Chez certains sujets, ce faisceau se divise en deux portions, dont l'une s'attache à l'os de la pommette, et l'autre se jette dans le petit zygomatique. Ce faisceau peut même tenir entièrement lieu du petit zygomatique proprement dit, et en outre se réunir sur-le-champ, d'une manière anormale, avec l'élévateur propre de la lèvre supérieure (2).

Le petit zygomatique lève la partie externe de la lèvre supérieure. Il paraît agir surtout dans les désirs envieux, dans les pensées lubriques, où la lèvre supérieure s'élève un peu de côté, et se soulève même assez quelquefois pour que la bouche s'ouvre légèrement dans les deux coins.

Muscle rieur de Santorini.

Le *muscle rieur de Santorini* (*risorius*) (3) est un petit faisceau, la plupart du temps triangulaire, qui marche dans les graisses de la joue, de dehors en dedans, et va toujours en se rétrécissant. Il commence par plusieurs fibres éparses, partiellement tendineuses, du moins à l'origine, qui prennent naissance sur l'aponévrose du masséter, ou sur le peaucier, quand ce dernier monte fort haut. Ces fibres marchent de dehors en dedans, et un peu de haut en bas, à la hauteur des arcades dentaires, tournent leur convexité vers le bas, et se réunissent en un faisceau plus étroit, mais plus épais. Au-dessous du coin de la bouche, le faisceau atteint le triangulaire, monte avec lui, et se jette dans le grand zygomatique.

Le muscle rieur est situé, au moins partiellement, sur le peaucier; cependant, au voisinage du coin de la bouche, ses fibres sont situées dans le même plan et suivent la même direction que celles du peaucier qui se rendent à la bouche.

Anomalies. Constamment il représente un faisceau musculaire très

(1) C'est ce qui a lieu dans la figure des *Tabulæ septemdecim*

(2) Aussi le faisceau *o*, tab. 1 (*Obs. anat.*), qui va de l'orbiculaire des paupières à l'élévateur de la lèvre supérieure, peut-il être regardé comme une portion du petit zygomatique.

(3) SANTORINI. *Obs. anat.*, tab. 1, *n*; *Tabul. septemd.*, tab. 1, *v*.

grêle. Quelquefois il ne consiste presque qu'en un seul fascicule, épais d'un quart à un tiers de ligne, ou même il manque entièrement. Chez d'autres sujets, au contraire, son origine offre deux ou trois fascicules distincts, qui naissent dans une largeur de six lignes, ou même plus.

Il tire un peu en dehors et en haut la partie interne et inférieure de la joue. Il concourt, avec le grand zygomatique, à produire la fossette qui se forme sur la joue de certaines personnes quand elles rient (1).

Muscle triangulaire des lèvres.

Le muscle *triangulaire des lèvres*, ou *abaisseur de l'angle des lèvres, sous-maxillo-labial* (*depressor anguli oris, triangularis*) (2), est mince, et prend naissance à la face externe de la mâchoire inférieure, entre son bord inférieur et le trou mentonnier, de sorte que son origine s'étend en avant jusqu'à la tubérosité qui limite l'éminence mentonnière, en arrière jusqu'à la région de la quatrième dent molaire. Les fibres les plus postérieures se dirigent de bas en haut, à peu près en droite ligne, et reçoivent celles du muscle rieur au-dessous du coin de la bouche; les antérieures se portent en avant et en arrière, sous la forme d'arcs. Il résulte de là que le muscle devient plus étroit, mais plus épais, en montant. Il gagne alors le coin de la bouche, où son bord postérieur, qui est le plus épais, peut être regardé comme la limite de l'orbiculaire des lèvres. Là une partie de ses fibres se jette immédiatement dans le grand zygomatique et dans le canin, tandis qu'une autre se continue avec la portion labiale supérieure de l'orbiculaire.

Le triangulaire couvre le carré du menton, plusieurs faisceaux du peaucier, ainsi qu'une partie de l'orbiculaire des lèvres, et tient inti-

(1) Depuis que Santorini (*Obs. anat.*, cap. I, § 34) a décrit ce muscle, qui lui est redevable de son nom, les manuels citent bien toujours un muscle rieur, mais en le donnant comme une portion du peaucier, soit qu'on en parle à l'occasion de celui-ci, soit qu'on l'énumère parmi les muscles de la face. En effet, une partie de celles des fibres du peaucier qui montent à la face de dehors en dedans, par-dessus la mâchoire inférieure, correspondraient, à ce qu'on prétend, au muscle rieur. Mais les fibres du muscle rieur se croisent à leur origine avec celles du peaucier; elles naissent séparées de ce muscle, et en partie même par des stries tendineuses distinctes. Le muscle, ainsi que Santorini en avait déjà fait la remarque, est situé sur la portion faciale du peaucier. Toutes ces circonstances prouvent qu'on doit le séparer de ce dernier, et qu'il constitue un muscle indépendant.

(2) ALBINUS, tab. II, fig. 10, *o. o*, *m*, fig. E, *a*. — SANTORINI *Tabul. septent.*, tab. I, M. — WEBER, l. c.

mement à tous ces muscles. Il n'est couvert que par la peau et par un tissu cellulaire dense et chargé de graisse.

Anomalies. Quelquefois on découvre, au bord inférieur du menton, immédiatement sous la peau, et par conséquent au-dessus de la portion du peaucier située en cet endroit, un faisceau de fibres musculaires transversales, dont les unes passent sans interruption dans les triangulaires, et dont les autres sont fixées, de chaque côté, au bord du menton. Au moyen de ces fibres, une portion du triangulaire se trouve convertie en un arc musculaire qui part du coin de la bouche, ou peut-être même de l'os jugal, passe sous le menton, et revient au même point du côté opposé. Ce faisceau transversal peut être regardé, ou comme une continuation du triangulaire, ou, avec M.-J. Weber, comme un muscle à part, le *transverse du menton* (*transversus menti*). Le hasard seul peut-être a voulu que cette languette musculaire, qui n'a pas toujours le même degré de développement, ne m'échappât jamais dans toute une série de cadavres de femmes (dix à quatorze) que j'ai disséqués, et que, sur un même nombre de cadavres d'hommes, elle ne s'offrît à moi que deux fois.

Le triangulaire des lèvres doit abaisser le coin de la bouche, et par conséquent contribuer à donner à la physionomie l'expression particulière qui caractérise la niaiserie, la tristesse. Le transverse du menton fronce la peau du menton.

Muscle carré du menton.

Le muscle *carré du menton*, ou *abaisseur de la lèvre inférieure*, ou *mento-labial* (*depressor labii inferioris, quadratus menti*) (1), est une couche mince, qui se dirige de bas en haut et de dehors en dedans, dans la lèvre inférieure, et qui naît de la mâchoire inférieure, au-dessous du trou mentonnier, sur une étendue correspondante à la dent canine et aux trois molaires antérieures. Les bords internes des deux muscles se rencontrent, sous un angle aigu, dans la gouttière située au dessus des parties molles du menton. A partir de là leurs fibres se perdent peu à peu dans la peau : cependant les dernières atteignent presque le bord rouge de la lèvre. Il n'y a qu'une étendue de deux à trois lignes, près du coin de la bouche, qui ne reçoive aucune fibre de ce muscle. Sur la ligne médiane, il s'entrelace avec celui du côté opposé, et les fibres les plus internes sont aussi les plus courtes; car je n'ai pu trouver que ces fibres, continuant de suivre la

---

1 ALBINUS, tab. II, fig. 9. 10, 16. — SANTORINI, *Tabul. septemd.*, tab. I, S. — WEBER, I, u: II, t.

même direction, se prolongeassent au-delà de la ligne médiane, jusqu'au bord rouge de la moitié opposée de la lèvre, et qu'ainsi les deux muscles se croisassent au-dessus de la rainure du menton.

Le muscle tient intimement, par un tissu cellulaire serré, à la partie labiale inférieure de l'orbiculaire des lèvres. Santorini (1) dit que ses fibres sont situées entre une couche externe et une couche interne de celles qui parcourent en arcade la largeur entière de la lèvre inférieure. Je ne puis confirmer cette assertion. A son origine, il est couvert par le triangulaire des lèvres, et étroitement uni avec lui ; plus loin, on trouve à sa surface la peau et un tissu cellulaire graisseux, qui enveloppe aussi ses paquets de fibres. Le bord interne couvre en partie la houppe du menton. Une portion des fibres du peaucier se réunit toujours avec son bord externe.

Il tire le côté correspondant de la lèvre en bas et en dehors, et renverse celle-ci, de manière à rendre la bouche de travers. Ce renversement commence à deux lignes de l'angle des lèvres, et là il est plus considérable que partout ailleurs. Si les muscles des deux côtés agissent ensemble, la lèvre inférieure s'abaisse, se renverse, et éprouve un tiraillement latéral ; elle s'étend donc.

Houppe du menton.

La *houppe du menton*, ou *élévateur du menton* (*levator menti*) (2), est un des plus forts muscles de la face. Elle naît, par des fibres charnues, sur la face externe de la mâchoire inférieure, à environ deux lignes au-devant de la seconde dent incisive et de la canine. Ses fibres se dirigent en bas et un peu en dedans, vers l'éminence du menton, de sorte qu'on peut jusqu'à un certain point distinguer une face interne, tournée vers l'os, et une face externe. Les fibres supérieures des muscles des deux côtés se continuent toujours les unes avec les autres sans interruption, et forment ainsi un arc musculeux, reposant sur l'os maxillaire inférieur, qu'on aperçoit lorsqu'on découvre les deux muscles du côté de la bouche par l'enlèvement de la membrane muqueuse. Le reste de chaque muscle, qui en forme la partie la plus considérable, se perd dans le tissu cellulaire graisseux et dans la peau du menton.

La houppe du menton touche, à son origine, la portion de l'orbiculaire des lèvres qui s'attache à la mâchoire inférieure. Sa face externe est couverte par le carré du menton. Entre les muscles des deux

(1) *Obs. anat.*, cap. I, § 32.
(2) ALBINUS, tab. II, fig. 15.

côtés se trouve profondément un tissu cellulaire ferme, qui contient toujours davantage de graisse du côté de la peau.

Ce muscle élève les parties molles du menton vers la lèvre inférieure, en tend la peau, et lui fait prendre un aspect tuberculeux (1).

CHAPITRE VI.

DES MUSCLES DE LA MACHOIRE INFÉRIEURE.

Les muscles qui meuvent la mâchoire inférieure d'une manière directe, peuvent être collectivement désignés par l'épithète de *masticateurs*. On en distingue cinq, tous pairs, le *digastrique*, le *masséter*, le *temporal*, le *ptérygoïdien interne* et le *ptérygoïdien externe*. Le premier écarte les deux mâchoires l'une de l'autre ; les trois suivants les rapprochent, et le dernier les fait mouvoir l'une sur l'autre dans un plan horizontal.

Muscle digastrique.

Le *muscle digastrique*, ou *mastoïdo-génien* (*digastricus, biventer maxillæ inferioris*) (2), est situé à la partie supérieure et latérale du cou, et au-dessous du menton. Il décrit un arc dont la convexité regarde en bas ; sa direction est d'arrière en avant, de haut en bas et de dehors en dedans. Il se compose de deux ventres, l'un postérieur plus gros, l'autre antérieur plus petit, que réunit un tendon médian.

Le ventre postérieur naît de toute la rainure mastoïdienne de l'os temporal, par des fibres plus charnues en dehors, plus tendineuses en dedans. De là résulte qu'il est d'abord aplati ; mais il ne tarde pas à devenir rond et plus mince, ses fibres s'insérant à un tendon qui est tout-à-fait libre et arrondi vis-à-vis de l'angle de la mâchoire. Mais, plus en devant, ce tendon s'élargit, et de ses deux faces naissent les

---

(1) Les fibres supérieures de la houppe du menton paraissent pénétrer dans la lèvre inférieure, quand on les débarrasse de la membrane muqueuse buccale. Cette portion a souvent été décrite sous le nom de *muscle incisif inférieur* (*incisivus inferior*).

Après avoir enlevé la houppe du menton, on trouve encore une petite partie musculaire, triangulaire, à la fois charnue et tendineuse, qui naît de la mâchoire inférieure, au-dessous de la houppe, et qui, s'élargissant, va s'attacher à l'éminence mentale. Ce muscle *anomalus menti* est tout aussi constant que l'*anomalus maxillæ*. On ne peut rien dire de son action. Je laisse à d'autres le soin de déterminer s'il fait partie de la houppe, ou s'il constitue un muscle à part.

(2) ALBINUS, tab. XII, fig. 18. 19. — WEBER, I. G. tab. XVIII, fig. 6.

fibres du ventre antérieur; celui-ci va toujours en s'aplatissant davantage : il s'attache par des fibres, les unes charnues, les autres tendineuses, et dans une étendue de six lignes à un pouce, à la lèvre interne du bord de la mâchoire, près de l'apophyse génienne.

Le tendon médian perce la portion charnue inférieure du muscle stylo-hyoïdien, et là, dans l'étendue de quelques lignes, il est entouré d'une bourse muqueuse, que remplace cependant presque toujours un tissu cellulaire lâche. La portion du stylo-hyoïdien qui se trouve en dedans est ordinairement la plus faible, et parfois manque en totalité ou à peu près, de manière qu'alors il n'y a point perforation proprement dite. Mais au tendon médian et au bord du ventre antérieur tient une expansion aponévrotique, d'un pouce environ de large (*aponévrose sus-hyoïdienne* ou *inter-digastrique*), à laquelle se terminent les fibres du stylo-hyoïdien, et qui s'attache en bas, tant à la face antérieure du corps de l'hyoïde qu'un peu aussi à celle de la grande corne de l'os. Cette aponévrose unit l'un avec l'autre les ventres antérieurs des deux côtés.

Par sa face interne, le muscle est en rapport, d'arrière en avant, avec le droit latéral de la tête, les muscles qui partent de l'apophyse styloïde, l'hyo-glosse et le mylo-hyoïdien. Sa face externe regarde, d'arrière en avant, le petit complexus, le sterno-cléido-mastoïdien, le ptérygoïdien interne et le peaucier.

Anomalies. Le muscle digastrique présente d'assez nombreuses anomalies. On l'a vu, près de l'hyoïde, passer, non pas derrière, mais devant le muscle stylo-hyoïdien. — Du commencement de son ventre antérieur part quelquefois un faisceau de fibres charnues, qui se dirige en avant, se réunit avec le mylo-hyoïdien, et presque toujours a d'étroites connexions avec le ventre antérieur en général. — Dans certains cas, plusieurs fibres du muscle mylo-hyoïdien se rendent au tendon médian. — Ailleurs, les fibres du bord interne des ventres antérieurs des deux côtés s'atteignent sur la ligne médiane, et se croisent en partie. — On a trouvé le ventre antérieur double; le ventre accessoire interne s'attachait à l'autre moitié de la mâchoire, en place du muscle de l'autre côté (1). Ce muscle accessoire n'est qu'un plus ample développement des fibres qui d'ordinaire se portent de l'aponévrose sus-hyoïdienne au ventre antérieur. Un muscle impair, qui s'étend de l'hyoïde à la mâchoire inférieure, entre les ventres antérieurs des deux côtés, correspond à la réunion de ces muscles accessoires de

(1) J.-Z. PLATNER, *Progr. de musculo digastrico maxillæ inferioris*, Lipsiæ, 17.., tab. III.

droite et de gauche. — Platner (1) a vu le muscle digastrique monter sur le bord de la mâchoire, vers le milieu de sa branche horizontale, se réfléchir sur la face antérieure de cet os, et s'y attacher.

Le muscle digastrique agit immédiatement sur la mâchoire inférieure : il écarte les deux mâchoires l'une de l'autre, et en continuant de se contracter, il ouvre la bouche. D'ordinaire, c'est l'os temporal qui lui sert de point d'appui ; mais il peut aussi en prendre un à la mâchoire ; quand celle-ci se trouve fixée par l'application du menton sur un corps dur, le muscle abaisse l'occiput, et par là écarte la mâchoire supérieure de l'inférieure. Dans le cas de contractions énergiques, par exemple lorsque la pression de la main s'oppose à l'abaissement de la mâchoire, l'hyoïde est fixé par les muscles sterno-hyoïdien et omoplat-hyoïdien, de manière qu'alors le digastrique a deux points d'appui. Cependant cette condition n'est pas indispensable : car quand la tête se trouve penchée en avant, de manière que le menton touche à la poitrine, et que l'hyoïde soit situé sur une ligne unissant l'attache des deux ventres du digastrique, l'ouverture de la bouche peut s'opérer avec non moins de force. Al. Monro (2) l'ancien avait nié que ce muscle pût mouvoir la mâchoire inférieure. On peut prouver par voie d'exclusion que cette puissance lui appartient réellement ; car il n'existe aucun autre muscle capable d'exécuter ces mouvements, parfois très énergiques. Mais on le démontre aussi par des arguments positifs, puisque, quand la mâchoire s'abaisse, le doigt sent la contraction du ventre postérieur, à l'apophyse mastoïde, et plus distinctement encore celle du ventre antérieur. Les deux ventres agissent-ils toujours ensemble ?

Outre cette action sur la mâchoire inférieure, le digastrique peut aussi avoir de l'influence sur le mouvement de l'os hyoïde. Quand il agit tout entier, pendant que les deux mâchoires sont serrées l'une contre l'autre, l'hyoïde (avec la base de la langue) se trouve soulevé ; dans les mêmes conditions, le ventre antérieur doit tirer cet os en avant, et le ventre postérieur le ramener en arrière. Mais comme l'hyoïde possède des muscles propres pour l'exécution de ces mouvements, muscles dont une partie (stylo-hyoïdien, génio-hyoïdien) ont la même direction que le ventre postérieur et le ventre antérieur du digastrique, ce dernier n'agit que d'une manière subordonnée sur l'hyoïde, en supposant même qu'il influe sur lui ; du moins ne mé-

---

(1) *Ibid.*, tab. II.

(2) *Medical essays and observations*, vol. I, n° XI ; vol. III. n° XIII.

rite-t-il pas le nom de *digastricus ossis hyoidei*, que M.-J. Weber serait tenté de lui donner (1).

Muscle masséter.

Le *muscle masséter*, ou *mandibulaire externe*, ou *zygomato-maxillaire* (*masseter, mandibularis externus*) (2), est court, épais, et a la forme d'un carré long. Il naît du bord inférieur de l'arcade zygomatique et de l'os jugal, jusqu'au maxillaire supérieur, même parfois de l'apophyse jugale de ce dernier, comme aussi de la face interne de ces parties, jusqu'à l'aponévrose temporale, où son origine se rencontre avec celle des fibres les plus postérieures du muscle temporal. Il s'attache à toute la face externe de la branche ascendante de la mâchoire inférieure, depuis l'angle jusqu'à la base de l'apophyse coronoïde. Il n'y a que le bord postérieur qui soit libre d'insertions.

On distingue toujours, dans ce muscle, une couche superficielle et une couche profonde, du moins à son bord postérieur : car, en devant, les deux couches sont unies ensemble de manière à ne pouvoir être séparées.

La couche superficielle naît seulement au bord de l'arcade zygomatique, depuis l'os maxillaire supérieur jusqu'à la réunion de l'os jugal et de l'os temporal. Elle est tendineuse, à sa face externe, dans toute la largeur de l'origine. Ou bien sa moitié antérieure est fortement tendineuse à l'extérieur, et devient de suite charnue à la face interne, tandis que l'inverse a lieu pour la moitié postérieure. Les fibres se dirigent de haut en bas et un peu d'avant en arrière. Elles s'insèrent au bord inférieur de la mâchoire inférieure, dans toute la largeur de la branche montante, jusqu'à l'angle ; là elles sont plus charnues en devant, plus tendineuses en arrière.

La couche profonde, à son origine, s'étend aussi loin que la superficielle en devant, et en arrière va presque jusqu'à l'articulation de la mâchoire. Elle naît au bord de l'arcade zygomatique, en général, par de courtes fibres tendineuses ; cependant elle est charnue à sa face interne. Ses fibres descendent en ligne droite, de sorte qu'elles croisent à angle aigu celles de la couche superficielle ; elles s'attachent, par de courts et larges faisceaux tendineux, à la face externe de la branche ascendante de la mâchoire, jusqu'à l'échancrure semi-lunaire et à la base de l'apophyse coronoïde.

Le muscle repose immédiatement sur la mâchoire inférieure ; à son

(1) *Handbuch der Anatomie*, 1839, t. I, p. 195.
(2) Albinus, tab. 12, fig. 20, 21, 22. — Weber, I et II, XVI.

origine seulement, il couvre l'attache du temporal. Il est couvert inférieurement par le peaucier et plus haut par le muscle rieur.

Entre les deux couches qui le constituent, se trouve quelquefois une sorte de bourse muqueuse, dont il existe aussi une seconde au-dessous de lui.

Ce muscle est couvert par un feuillet fibreux qui s'attache supérieurement à l'arcade zygomatique et à l'aponévrose temporale, et qui, inférieurement, se perd dans le bord de la mâchoire et l'aponévrose du cou. En devant, ce feuillet est mince : il couvre en même temps le conduit excréteur de la parotide, dans lequel il se perd. En arrière, il se partage en une lame superficielle et une lame profonde, qui comprennent la parotide entre elles, et qui font corps avec le conduit auditif, le cartilage de l'oreille et le muscle sterno-cléido-mastoïdien. C'est pourquoi l'expansion fibreuse entière porte le nom de *aponévrose parotidéo-massétérine* (*fascia parotideo-masseterica*).

Le masséter applique les deux mâchoires l'une contre l'autre : en général, il prend son point d'appui à l'arcade zygomatique.

Muscle temporal.

Le *muscle temporal*, ou *crotaphite*, ou *temporo-maxillaire* (*temporalis, crotaphites*) (1), naît de toute la paroi interne de la fosse temporale, qui est limitée en haut par la ligne demi-circulaire latérale, en bas par l'angle compris entre les faces externe et inférieure de la grande aile du sphénoïde. Il provient aussi de la partie supérieure de la paroi antérieure de cette fosse (dont l'inférieure, plus considérable, est remplie de graisse). Enfin, quelques fibres encore tirent leur origine de la face interne de l'aponévrose temporale, mais seulement de sa partie supérieure. Toutes ces fibres naissent charnues ; les inférieures seules, celles qui proviennent de la grande aile du sphénoïde, sont tendineuses à leur insertion.

Les fibres convergent vers l'apophyse coronoïde de la mâchoire, qui fait saillie dans la fosse temporale. Les antérieures et les moyennes descendent en ligne droite ; les postérieures se dirigent de plus en plus obliquement en bas et en avant. Les plus postérieures, qui sont aussi les plus inférieures, et qui naissent de la racine de l'apophyse mastoïde, marchent même horizontalement d'arrière en avant, dans la gouttière formée par l'apophyse zygomatique, et se recourbent ensuite de haut en bas. De là résulte que le muscle est fort mince, mais

1) ALBINUS, tab. 12, fig. 12, 13, 14. — WEBER, II, XVII.

large à son bord supérieur, tandis qu'en descendant il se rétrécit et acquiert plus d'épaisseur.

Les fibres charnues s'insèrent à un fort et large tendon, qui s'attache, sur une ligne courbe, au sommet, ainsi qu'au bord antérieur et au bord postérieur de l'apophyse coronoïde. Ce tendon est visible sur presque toute l'étendue de la face externe, parce qu'il n'y a que les fibres provenant de la ligne semi-circulaire, et, en haut, de l'aponévrose temporale, qui se fixent supérieurement à sa face externe. Du côté de sa face interne, les fibres charnues s'y insèrent jusqu'à l'apophyse coronoïde même.

Cependant le muscle ne s'implante pas tout entier à l'apophyse par le moyen de ce tendon. Celles des fibres charnues qui viennent de la grande aile du sphénoïde sont plus ou moins complétement distinctes des autres, et forment une portion musculaire considérable, qui s'attache, en partie charnue, en partie tendineuse, à la face interne de l'apophyse coronoïde, le long de l'éminence qui se continue inférieurement avec la ligne oblique interne de la mâchoire inférieure. D'après cela, on peut distinguer, dans ce muscle, une portion superficielle plus grande, et une autre profonde plus petite, qui, à la vérité, ne sont qu'imparfaitement séparées par du tissu cellulaire, et qui se réunissent ensemble à l'apophyse coronoïde (1).

Le muscle temporal est situé immédiatement sur la face latérale du crâne, et, vers le bas, sur le muscle ptérygoïdien externe, dont un tissu cellulaire graisseux le sépare, ainsi que de la paroi antérieure de la fosse temporale. Sur la face externe de son tendon se trouve une couche de graisse, qui s'introduit aussi un peu entre les fibres charnues superficielles. Mais par-dessus cette couche de graisse s'étend une forte aponévrose, qui enveloppe le muscle entier. L'*aponévrose temporale* (*fascia temporalis*) naît de tout le pourtour de la ligne demi-circulaire, descend vers l'arcade zygomatique, en suivant la direction du muscle temporal, et se partage, inférieurement, en deux feuillets, dont l'intervalle est rempli de graisse. La disparition de cette graisse chez les personnes qui maigrissent donne lieu à l'af-

---

(1) Ce que je nomme portion superficielle et portion profonde du muscle temporal diffère de ce que certains anatomistes appellent couche externe et couche interne de ce muscle. En effet, la couche externe doit comprendre, suivant eux, les fibres les plus superficielles, qui s'attachent à la face externe du tendon, et être séparées par un peu de graisse de l'interne, qui, beaucoup plus considérable, comprend le reste du muscle. Je n'ai jamais observé cette disposition.

faissement des tempes. Le feuillet interne s'attache au bord supérieur de l'arcade zygomatique, depuis la base de l'apophyse mastoïde, et le long du bord postérieur de l'apophyse temporale du jugal, jusqu'au commencement de la ligne semi-circulaire. L'externe n'existe qu'à l'arcade zygomatique, sur la face externe de laquelle il s'insère.

Anomalies. Dans certains cas, les fibres les plus inférieures, qui naissent de l'os temporal, forment une portion distincte du reste du muscle, et qui se fixe à l'apophyse coronoïde par un tendon particulier.

Le muscle temporal serre les deux mâchoires l'une contre l'autre, et, pour cela, prend en général son point d'appui au crâne. Les fibres postérieures ramènent en même temps le condyle de la mâchoire dans la cavité glénoïde, quand il avait été porté en avant.

Muscle ptérygoïdien interne.

Le *muscle ptérygoïdien interne,* ou *grand ptérygoïdien,* ou *grand ptérygo-maxillaire* (*pterygoideus internus*) (1), a la forme d'un carré allongé, aplati latéralement. Il naît, sur toute la longueur de la fosse ptérygoïdienne, des deux ailes de l'apophyse ptérygoïde du sphénoïde, de l'apophyse pyramidale du palatin, et un peu aussi, vers le bas, de l'os maxillaire supérieur. Mais on peut, à son origine, le séparer, dans toute sa longueur, en deux portions, l'une interne, l'autre externe, qui naissent de l'aile interne et de l'aile externe de l'apophyse ptérygoïde. Ces deux portions ne sont réunies qu'à l'extrémité inférieure de la fosse ptérygoïdienne, par une forte masse tendineuse commune, qui naît de l'os palatin. Elles sont tendineuses sur leur face interne, et charnues sur l'externe. Plus loin, elles sont si bien accolées l'une à l'autre qu'on ne saurait les distinguer jusqu'à leur insertion.

Les fibres de ce muscle, qui sont parallèles entre elles, se dirigent de haut en bas, et simultanément un peu en arrière et en dehors. Elles s'attachent, par des faisceaux alternativement charnus et tendineux, ces derniers très forts, à la face interne de la branche montante de l'os maxillaire inférieur, aux aspérités qui s'étendent depuis l'angle de la mâchoire jusqu'à l'orifice interne du conduit sous-maxillaire.

La face externe du muscle est appliquée en haut au ptérygoïdien externe, en bas à la mâchoire inférieure. Sa face interne se trouve en rapport, supérieurement, avec le muscle péristaphylin externe

---

1 ALBINUS, tab. 12, fig 15, *; fig 17. — WEBER, II et IV. *

et le constricteur supérieur du pharynx ; elle entre aussi un peu en contact avec le digastrique de la mâchoire et avec les muscles qui naissent de l'apophyse styloïde.

Le muscle ptérygoïdien interne serre les deux mâchoires l'une contre l'autre : son point d'appui ordinaire est à la fosse ptérygoïdienne.

Muscle ptérygoïdien externe.

Le *muscle ptérygoïdien externe*, ou *petit ptérygoïdien*, ou *petit ptérygo-maxillaire* (*pterygoideus externus*) (1), plus petit que le précédent, naît par deux têtes, quelquefois séparées dans toute sa longueur, et qu'on peut distinguer en inférieure et supérieure. Beaucoup plus charnu que le ptérygoïdien interne, il a une situation généralement horizontale, et est tendu assez lâchement entre les parties auxquelles il s'attache.

La tête inférieure naît, par des fibres en partie charnues et en partie tendineuses, de toute la surface extérieure de l'aile externe de l'apophyse ptérygoïde, ainsi que de l'apophyse pyramidale du palatin, et de l'extrémité postérieure de l'apophyse dentaire du maxillaire supérieur. Ses fibres se dirigent, en arrière et en dehors, les supérieures horizontalement, les inférieures en montant un peu. Par là il acquiert une forme arrondie. Son insertion a lieu, par des fibres charnues et tendineuses, à la fossette creusée en avant du col de la mâchoire inférieure.

La tête supérieure naît de la base de l'aile externe de l'apophyse ptérygoïde, puis de la face inférieure de la grande aile du sphénoïde, en devant et en dehors, jusqu'à la tubérosité située entre les faces inférieure et externe de cette aile ; sur ce dernier point, ses fibres d'origine sont, pour la plupart, fortement tendineuses. Il se porte horizontalement en arrière, en devenant plus étroit, se réunit avec la tête inférieure, et s'insère également dans la fossette du col de la mâchoire, mais surtout au bord antérieur du cartilage inter-articulaire.

Le muscle est situé entre le temporal en dehors et le ptérygoïdien interne en dedans.

Anomalies. Il offre beaucoup d'anomalies. La tête supérieure manque, et alors les fibres de l'inférieure se fixent à la mâchoire inférieure et au cartilage inter-articulaire. — Il n'est pas rare non plus qu'indépendamment de la tête supérieure on trouve des faisceaux musculaires qu'à proprement parler on doit rapporter au ptérygoïdien interne, quoiqu'ils

(1) ALBINUS, tab. 12, fig. 15. g ; fig. 16. — WEBER, II, XIX.

s'insèrent des deux côtés à des portions osseuses immobiles. Ainsi j'ai vu un faisceau, totalement distinct, et plus tendineux que charnu, partir du bord antérieur de l'aile externe de l'apophyse ptérygoïde, et aller s'attacher à la tubérosité sphénoïdale. Ou bien le *ligament ptérygo-épineux* (*ligamentum pterygo-spinosum*) (1) , décrit par Civinini, et qui s'étend du milieu du bord postérieur de l'aile externe de l'apophyse ptérygoïde à l'épine sphénoïdale, derrière le trou épineux, est accompagné de fibres musculaires, ou en grande partie remplacé par des fibres de cette nature. J'ai rencontré ces deux faisceaux sur le même individu. — Dans un autre cas, un fort tractus tendineux, entremêlé de fibres musculaires, partant de l'extrémité inférieure de l'aile externe de l'apophyse ptérygoïde, couvrait le muscle ptérygoïdien externe en dehors, et s'attachait dans l'angle compris entre la fosse temporale et la base du crâne, en partie au sphénoïde, en partie au temporal.

Le muscle ptérygoïdien externe tire la mâchoire inférieure en avant, et la porte un peu du côté opposé. Quand la bouche est fermée, les dents de la mâchoire supérieure empêchent les inférieures de se porter en avant, et alors le mouvement horizontal de la mâchoire inférieure prédomine. Si les muscles des deux côtés agissent ensemble, la mâchoire inférieure se trouve amenée en avant, à tel point que les dents du bas se placent en avant de celles du haut.

CHAPITRE VII.

DES MUSCLES DU VOILE DU PALAIS.

Cinq muscles servent à mouvoir le voile du palais (2) , qui est tendu

----

(1) Schmidt, *Jahrbuecher*, 1839, n° 9, p. 277. Ce ligament, situé en dedans de la troisième branche du nerf trijumeau, existe presque toujours ; quelquefois il est remplacé par un pont osseux, ainsi qu'il arrive au petit ligament propre de l'omoplate. On sait que l'étendue de l'aile externe de l'apophyse ptérygoïde varie beaucoup. Dans une collection de cent crânes, j'en ai vu un sur lequel sa partie supérieure se prolongeait tant en arrière, qu'elle entrait en contact avec l'épine sphénoïdale, elle-même prolongée en avant; de là résultait, de chaque côté, un trou entre ces deux pièces osseuses et la face inférieure de la grande aile du sphénoïde. Sur un autre crâne, on ne voyait que d'un seul côté un prolongement en pointe de l'aile de l'apophyse, qui atteignait l'épine sphénoïdale. Sur plusieurs crânes, l'épine sphénoïdale était prolongée en avant; dans un plus grand nombre encore, l'aile de l'apophyse ptérygoïde s'étendait beaucoup en arrière dans toute sa longueur, ou seulement par places.

(2) Santorini, *Tab. septemd.*, tab. VI et VII. — Ch. Brocx, *Die Functionen*

de haut en bas, d'avant en arrière, et transversalement, entre les parois latérales du pharynx. Ce sont le *péristaphylin interne*, le *péristaphylin externe*, le *glosso-staphylin*, le *pharyngo-staphylin* et le *palato-staphylin*. Les deux premiers descendent de la base du crâne, et élèvent le voile du palais; les deux suivants montent des parties voisines à ce même voile, qu'ils tirent par conséquent vers le bas; le dernier agit principalement sur la luette. Les quatre premiers sont pairs; le cinquième est impair, du moins très souvent.

Muscle péristaphylin interne.

Le muscle péristaphylin interne, élévateur du voile du palais, pétro-salpingo-staphylin, ou pétro-staphylin (*levator palati mollis, petro-salpingo-staphylinus*) (1), naît, par de courtes fibres tendineuses et par des fibres charnues, tant de la face inférieure du rocher que du cartilage de la trompe d'Eustache, immédiatement derrière l'épine sphénoïdale. La ligne d'origine correspond à la direction de la trompe, et a trois ou quatre lignes de long. Le muscle se porte de haut en bas, comme aussi un peu en dedans et en avant, et atteint le bord latéral du voile du palais. Au moment de sa naissance, il est aplati de dehors en dedans; puis il acquiert promptement une forme arrondie; mais, auprès du voile palatin, il redevient plat dans la direction d'avant en arrière. Ses fibres s'étalent effectivement dans toute la hauteur du voile jusqu'à la base de la luette, et celles des deux côtés se réunissent en arcade sur la ligne médiane. Les deux péristaphylins internes ne constituent donc, à proprement parler, qu'un muscle impair affectant la forme d'un arc. Cependant cette disposition paraît ne pas être constante; car je crois avoir aperçu quelquefois entre les deux muscles une ligne médiane étroite, blanche et verticale, mais qui probablement ne dépassait point la superficie. En outre, les fibres supérieures se terminent toujours au bord postérieur de l'extension tendineuse transverse du péristaphylin externe; les inférieures se perdent, sur le côté de la luette, dans le bord libre du voile du palais.

Ce muscle, qui est très considérable en égard au volume de la

des weichen Gaumens, Halle, 1831. — F.-H. BIDDER, *Neue Beobachtungen ueber die Bewegungen des weichen Gaumens und ueber den Geruchssinne*, Dorpat, 1838.

(1) ALBINUS, tab. 12, fig. 9. — SANTORINI, tab. VI, fig. 2, E, E (par-derrière; tab. VII, L, L par-devant. — WEBER, tab. 22, fig. 5, L par-devant; fig. 6, E par-derrière).

partie qu'il doit mouvoir, et dont l'épaisseur va jusqu'à plusieurs lignes, est situé à son origine entre le salpingo-pharyngien en dedans et le péristaphylin externe en dehors. Dans le voile du palais, les portions antérieure et postérieure du pharyngo-staphylin l'embrassent entre elles. De plus, en cet endroit, le glosso-staphylin se trouve sur lui en avant, et le palato-staphylin en arrière.

Il soulève le voile du palais, c'est-à-dire qu'il en rapproche le bord libre de la base du crâne d'environ six lignes, suivant Dzondi, de sorte qu'il doit agrandir l'isthme du gosier. Mais l'élévation du voile du palais ne peut point avoir lieu dans le sens de son bord libre à son bord adhérent; ce dernier sert en quelque sorte de point d'appui à la surface qui doit se soulever, d'où il suit que le voile acquiert une situation horizontale. En même temps, son bord libre se tourne vers la paroi postérieure du pharynx, et l'ouverture qui existe entre ce dernier et les fosses nasales est rétrécie, sans toutefois s'effacer entièrement. Enfin le voile du palais éprouve une légère tension dans le sens transversal.

Muscle péristaphylin externe.

Le *muscle péristaphylin externe*, ou *circonflexe palatin*, ou *tenseur du voile du palais*, ou *sphéno-salpingo-staphylin*, ou *ptérygo-salpingo-staphylin*, ou *ptérygo-staphylin* (*circumflexus palati, tensor palati, spheno-salpingo-staphylinus*) (1), naît, par des fibres charnues, entremêlées de quelques fibres tendineuses, le long d'une ligne qui a un pouce à quinze lignes d'étendue; il provient de l'épine sphénoïdale et de la partie voisine du rocher, de la partie externe du cartilage de la trompe d'Eustache, et d'une fossette scaphoïde creusée à la base de l'aile interne de l'apophyse ptérygoïde. Les fibres charnues de ce large et mince muscle s'attachent aux deux faces d'un tendon, de largeur égale à la sienne, qui se montre plus tôt sur le côté interne, et qui du côté externe reçoit ces fibres jusqu'au crochet de l'aile de l'apophyse. Le muscle marche effectivement le long de l'aile interne de l'apophyse ptérygoïde, et, paraissant devenir de plus en plus étroit et arrondi à mesure qu'il descend, parvient jusqu'à l'échancrure du crochet, autour duquel son tendon se réfléchit. A partir de ce point, celui-ci se dirige d'abord un peu en haut, mais acquiert promptement une direction horizontale. Au crochet même, il a encore presque la même largeur que l'origine du muscle; mais il y est plissé sur lui-

---

(1) Albinus, tab. 12, fig. 9, 10. — Santorini, tab. VII, I, I, l'expansion tendineuse transverse, mais incomplète. — Weber, tab. 22, fig. 5, I, I.

même, et ne commence à s'étaler de nouveau qu'après avoir dépassé le crochet. Ses fibres s'attachent ensuite à tout le bord postérieur de la portion horizontale de l'os palatin, jusqu'à l'épine nasale postérieure, où l'espace triangulaire qui reste entre les deux tendons se trouve rempli par des fibres tendineuses particulières. De cette manière, les tendons des deux muscles forment une expansion horizontale, large d'environ trois lignes, dont le bord antérieur est fixé, tandis que le postérieur est libre ; sur ce dernier repose la base du voile du palais. On doit encore remarquer une disposition spéciale, qui consiste en ce que les fibres nées de l'apophyse ptérygoïde sont celles qui s'insèrent le plus en dehors au bord interne du voile palatin, tandis que celles qui tirent leur origine de l'apophyse épineuse s'étendent jusqu'à l'épine nasale, et sont situées au bord postérieur de l'expansion tendineuse. Je n'ai jamais vu une partie des fibres du muscle se répandre dans la portion mobile du voile du palais.

Le muscle péristaphylin externe a des rapports en dehors avec le ptérygoïdien interne, en dedans avec le péristaphylin interne ; au pourtour du crochet, il entre en contact avec le constricteur supérieur du pharynx.

Sur le crochet, son tendon glisse dans une petite bourse muqueuse.

Anomalies. Il n'est pas rare qu'une portion du muscle s'attache déjà au crochet de l'apophyse ptérygoïde. — On en a vu un faisceau aller se jeter dans le buccinateur.

On lui attribue pour principale fonction de tendre le voile du palais en travers. Cependant rien de semblable n'arrive quand on cherche à raccourcir la portion descendante du muscle, et tout au plus cet effet pourrait-il s'appliquer à la base du voile palatin. Quand le voile du palais est soulevé, comme il peut l'être par le péristaphylin interne, le péristaphylin externe peut en abaisser légèrement la base, qui avait été également élevée, de sorte qu'en agissant de concert avec l'interne, il aiderait à l'action de ce dernier, en fixant la base molle du voile palatin. Si l'on vient à exercer des tractions sur lui, on voit bien les ouvertures nasales et l'orifice de la trompe d'Eustache s'agrandir beaucoup ; cependant sa destination ne peut pas être plus de produire cet effet que d'exercer une compression sur les glandes muqueuses de la base du voile. En un mot, j'ignore complétement quelle est la véritable fonction de ce muscle, dont les deux extrémités s'insèrent à des parties immobiles.

Muscle glosso-staphylin.

Le *muscle glosso-staphylin*, *glosso-palatin*, ou **constricteur de** *l'isthme du gosier* (*glosso-palatinus*, *glosso-staphylinus*, *constric-tor isthmi faucium*) (1), est une petite languette charnue, située dans l'épaisseur du pilier antérieur du voile du palais. Il naît à la base de la langue, par des fibres éparses, qui partent de la membrane muqueuse étalée sur le bord et la face supérieure de cet organe, ainsi que du muscle stylo-glosse, qui pénètre là dans la langue. Il monte au-devant de l'amygdale, et, après s'être étalé en éventail, arrive à la face antérieure du voile du palais, le long de toute la hauteur duquel, jusqu'à la luette, les fibres des deux côtés se réunissent en arcade. Il suit de là que les deux muscles n'en forment proprement qu'un seul impair, dont les deux extrémités s'insèrent à la langue. Dans le voile du palais, ce muscle est situé au-devant du péristaphylin interne.

Lorsque les deux parties mobiles, la langue et le voile du palais, avec lesquelles le muscle se trouve en rapport, ne sont point fixées par d'autres muscles, il agit comme constricteur sur l'isthme du gosier ; la base de la langue et le voile du palais se rapprochent jusqu'à se toucher, et les deux plis latéraux du pilier antérieur sont également rapprochés l'un de l'autre dans le sens transversal. Si la langue est fixée (par l'abaissement ou la protraction de l'hyoïde), il peut allonger le voile du palais, ou le tendre en l'attirant vers le bas. Si le voile du palais sert de point d'appui (quand il est raccourci par le péristaphylin interne), le muscle peut élever la base de la langue, notamment ses bords latéraux.

Muscle pharyngo-palatin.

Le *muscle pharyngo-palatin*, *palato-pharyngien*, *thyro-palatin*, *constricteur supérieur ou postérieur de l'isthme du gosier* (*pha-ryngo-palatinus, thyreo-palatinus Santorini, constrictor isthmi faucium s. posterior superior*) (2), forme une couche très mince, dont les fibres, nées du bord postérieur du cartilage thyroïde, montent en ligne droite pour aller gagner le pli de la membrane muqueuse du pilier postérieur du voile du palais. Ce muscle passe par consé-

---

(1) ALBINUS, tab. 12, fig. 11. — SANTORINI, tab. VII, O, O". — WEBER, tab. 22, fig. 5, O, O, O'.

(2) ALBINUS, tab. 12, fig. II, 27. 28, 29, 30. — SANTORINI, tab. VI, fig. 2, G, d, e (par-derrière ; tab. VII, κ, κ, 1, 1 par-devant). — WEBER, tab. 22, fig. 5. 1, κ par-devant ; fig. 2, G, H, d, e par-derrière.

quent derrière l'amygdale, entre dans le voile du palais par le côté et
par le bas, et s'y divise en deux faisceaux, l'un antérieur plus gros,
l'autre postérieur plus petit, entre lesquels se trouve l'arc musculaire
du péristaphylin interne. Le faisceau postérieur se réunit en arcade
avec celui du côté opposé, dans le milieu du voile du palais, ou monte
aussi, suivant Santorini, jusqu'à la base de ce voile, et là se termine
à l'expansion tendineuse transverse. Le faisceau antérieur se réunit
en arcade, sur la ligne médiane, avec celui du côté opposé. Cet arc
musculaire est situé plus haut, dans le voile du palais, que celui du
glosso-staphylin, mais tous deux se trouvent dans un plan non interrompu, ou sont, comme le représente Santorini, séparés par un intervalle. Toujours l'arc s'étend supérieurement jusqu'à l'expansion tendineuse transverse qui occupe la base du voile du palais. Une portion des
fibres s'insère réellement à cette expansion; Santorini en a fait un
muscle à part, sous le nom de *hypero-pharyngeus* ou *palato-pharyn-
geus*, nom que d'autres ont appliqué aussi au muscle entier. En dehors, cette portion se continue sans interruption avec la portion
ptérygo-pharyngienne du constricteur supérieur du pharynx, de sorte
qu'il faut recourir à des moyens artificiels pour séparer les deux muscles.

Le muscle pharyngo-palatin est situé immédiatement sur la membrane muqueuse. Il est couvert à son origine par le muscle constricteur inférieur du pharynx, au-dessus du cartilage thyroïde par le
stylo-pharyngien, et plus haut encore par le constricteur supérieur
du pharynx.

La partie principale des muscles des deux côtés forme un arc impair, dont les points d'appui sont au cartilage thyroïde. Cette portion
abaisse le voile du palais, par conséquent l'allonge et le tend; en même
temps elle rapproche l'une de l'autre les deux moitiés latérales du pilier
postérieur. Quand cet arc prend son point d'appui plus haut, le cartilage thyroïde étant soulevé par d'autres muscles, ou par la portion
fixée au palais, alors l'effet a lieu dans un plan fort oblique, et le
bord libre du voile du palais se rapproche de la paroi postérieure du
pharynx.

Muscle palato-staphylin.

Le *muscle palato-staphylin* (*musculus uvulæ, azygos uvulæ*) (1)
est un petit faisceau arrondi, de l'épaisseur d'une ligne, dont les
fibres naissent de l'épine nasale postérieure et de la portion voisine de

---

(1) ALBINUS, tab. 12, fig. 8. — SANTORINI, tab. VI, fig. 2, F. — WEBER,
tab. 22, fig. 6, F.

l'expansion tendineuse de la base du voile du palais, et qui descend, exactement le long de la ligne médiane, jusqu'à la base de la luette, où il se termine en forme de cône.

Un tissu cellulaire dense enveloppe ce muscle, qui est plus rapproché de la face postérieure du voile du palais que de l'antérieure. On trouve, au-devant de lui, le péristaphylin interne, le glosso-staphylin et la plus grande partie du pharyngo-palatin, en arrière le faible faisceau postérieur de ce dernier muscle.

Anomalies. Très souvent on le voit formé de deux bandelettes musculaires, l'une à droite, l'autre à gauche, tout-à-fait séparées sur la ligne médiane. Cette disposition est peut-être même plus fréquente que l'autre.

Il peut raccourcir la partie moyenne du voile du palais, dans la d rection de sa surface, de manière à élever indirectement la luette. Mais comme il est beaucoup plus rapproché de la face postérieure de cette dernière que de sa face antérieure, il peut également, ainsi que l'admet Bidder, l'incliner un peu en arrière.

CHAPITRE VIII.

DES MUSCLES DU PHARYNX.

La musculature du pharynx est disposée, quant aux points essentiels, de la même manière que celle du canal intestinal. On trouve des faisceaux musculaires qui entourent cette cavité en façon d'arcades, mais sans former d'anneaux complets, et qui s'attachent des deux côtés, en devant, à des parties solides. Ces faisceaux portent le nom de *muscles constricteurs du pharynx* (1). Ils ont pour antagonistes d'autres faisceaux, appelés *élévateurs du pharynx*, qui suivent la direction longitudinale du pharynx, dans lequel l'une de leurs extrémités se perd, tandis que l'autre s'attache à des parties solides.

ARTICLE PREMIER.

DES MUSCLES CONSTRICTEURS DU PHARYNX.

La paroi postérieure et les parois latérales du pharynx sont entourées par une couche musculaire, dont les fibres se dirigent en général d'une manière transversale ou oblique, comme les fibres annulaires des intestins. A l'origine de cette couche, on peut la diviser en trois muscles, qui se couvrent de haut en bas, le *constricteur infé-*

---

(1) SANTORINI, *Tabula septemdecim*, tab. VI et VII.

rieur, le *moyen* et le *supérieur* (1). Tous trois naissent sur le côté du pharynx, passent à la face postérieure, et se rendent à la ligne médiane. Là ces fibres du constricteur inférieur, du moins celles de sa partie la plus inférieure, se continuent manifestement en arcades d'un côté à l'autre, de sorte qu'on peut considérer ce constricteur comme un véritable muscle impair, qui fait le passage aux fibres annulaires de l'œsophage. La réunion des deux côtés n'est point aussi marquée aux constricteurs moyen et supérieur ; cependant elle y a lieu aussi pour une partie des fibres ; les autres semblent se croiser, et se perdre sur la membrane muqueuse du côté opposé. Il n'y a certainement pas de ligne médiane tendineuse qui règne sur toute la longueur de la paroi postérieure du pharynx, et qui puisse servir d'insertion aux fibres musculaires. Tout-à-fait en haut seulement, celles-ci sont en rapport avec un faisceau tendineux assez fort, qui descend de la base du crâne vers la ligne médiane, et sert à fixer le pharynx, tout aussi bien que les fibres tendineuses qui se rendent des deux côtés du rocher à l'angle de cette espèce de sac.

Muscle constricteur inférieur du pharynx.

Le *constricteur inférieur du pharynx*, ou *crico-thyro-pharyngien* (*constrictor pharyngis inferior*) (2), est le plus considérable des trois. Il se compose au moins de deux portions, un peu distinctes l'une de l'autre à leur origine, dont l'inférieure est le *muscle crico-pharyngien* (*crico-pharyngeus*), et la supérieure le *muscle thyro-pharyngien* (*thyreo-pharyngeus*).

La portion inférieure naît, charnue, des côtés du cartilage cricoïde, entre les muscles crico-thyroïdien et crico-aryténoïdien postérieur. Ses fibres marchent en travers sur le pharynx : les inférieures sont un peu descendantes, et les supérieures ascendantes. L'expansion a un pouce de hauteur sur la ligne médiane. Les fibres des deux côtés se continuent les unes avec les autres sans interruption, et les plus inférieures se confondent avec celles de l'œsophage.

La portion supérieure naît de la corne inférieure et du bord inférieur du cartilage thyroïde, de l'élévation oblique qui se dirige en haut et en dehors sur la face externe de ce dernier, enfin de son bord supérieur. Il s'y joint inférieurement quelques fibres du crico-thyroïdien, et, supérieurement, toujours aussi quelques unes de celles du

(1) ALBINUS, tab. 12, fig. 23-26. — SANTORINI, tab. VI, fig. 1.

(2) SANTORINI, tab. VI, fig. 1, N, *i*, *i*, *k*, *k*, *l*, *l*, *m*, M, M. — WEBER, tab. 22, fig. 7, N, *i*, *i*, *k*, *k*, *l*, *l*, MM.

sterno-thyroïdien. Les fibres nées du bord supérieur forment un faisceau, d'abord distinct, qui passe sur la corne supérieure du cartilage thyroïde (1). Les fibres supérieures se dirigent vers le haut, de sorte que celles des deux côtés se rencontrent à angle sur la ligne médiane ; les inférieures sont plus transversales.

Le constricteur inférieur du pharynx a environ trois pouces de hauteur sur la ligne médiane ; son extrémité supérieure s'élève jusqu'à deux pouces de la base du crâne ; sa partie inférieure est unie d'une manière lâche avec la membrane muqueuse ; la supérieure couvre l'expansion inférieure des fibres du pharyngo-staphylin et du constricteur moyen.

Anomalies. Il arrive parfois que la portion qui naît de la corne inférieure du cartilage thyroïde et de la région voisine du cricoïde est en quelque sorte séparée du reste du muscle.

Ce muscle rétrécit la partie inférieure du pharynx ; ses fibres supérieures peuvent aussi aider à tirer le larynx en haut.

Muscle constricteur moyen du pharynx.

Le *constricteur moyen du pharynx*, ou *hyo-pharyngien* (*constrictor pharyngis medius, hyo-pharyngeus*) (2), naît charnu du bord supérieur de la grande corne de l'hyoïde (*cerato-pharyngeus*) et de la petite (*chondro-pharyngeus*). Il forme d'abord un cordon musculaire étroit, qui se porte horizontalement en arrière, au-dessus de l'hyoïde ; mais ensuite il s'élargit rapidement sur la face supérieure du pharynx, jusqu'à la ligne médiane. Les fibres les plus inférieures se dirigent en dedans et un peu en bas, et celles des deux côtés se rencontrent entre le cartilage thyroïde et l'hyoïde. Les supérieures, qui deviennent peu à peu de plus en plus ascendantes, élèvent leur extrémité supérieure jusqu'à un pouce de la base du crâne. L'expansion du muscle sur la paroi postérieure du pharynx se compose de faisceaux musculaires aplatis, simplement apposés les uns contre les autres, et dont la largeur ne dépasse pas une ligne.

A son origine, le muscle est situé entre la membrane muqueuse

---

(1) Je n'ai pu trouver une portion, distincte dès le principe, qu'on a décrite sous le nom de *muscle syndesmo-pharyngien* (*syndesmo-pharyngeus*), en la faisant provenir de la corne supérieure du cartilage thyroïde et du ligament hyo-thyroïdien latéral. Je dois croire qu'il y a eu ici confusion avec des fibres du pharyngo-staphylin et du stylo-pharyngien.

(2) SANTORINI, tab. VI, fig. 1, L, L. — WEBER, tab. 22, fig. 7, L, L ; fig. 8, *a, a, b, c.*

de la base de la langue et le muscle hyo-glosse ; à la paroi postérieure
du pharynx, il repose sur les muscles pharyngo-palatin et stylo-
pharyngien, ainsi que sur le constricteur supérieur du pharynx. Mais
les fibres des différents muscles sont tellement accolées là les unes aux
autres qu'à peine peut-on isoler le constricteur moyen jusqu'à la
ligne médiane. Sa partie inférieure est couverte par le constricteur
inférieur.

Anomalies. La portion qui provient de la grande corne de l'hyoïde
est toujours plus mince, et manque quelquefois. Cependant, dans ce
cas, le constricteur reçoit un faisceau faisant corps avec l'hyo-glosse.
— On a vu une portion de ce muscle naître du ligament tendu entre
l'hyoïde et le cartilage thyroïde.

Il rétrécit la partie moyenne du pharynx, celle dans laquelle les
substances avalées arrivent d'abord, et il en élève fortement la paroi
postérieure vers le voile du palais et la base de la langue.

Muscle constricteur supérieur du pharynx.

Le *muscle constricteur supérieur du pharynx* (*constrictor pharyngis superior*) (1) naît, dans l'étendue d'un pouce et demi environ, de plusieurs parties situées sur la limite entre la cavité buccale
et le pharynx ; il forme une série non interrompue, et ne se compose
pas de faisceaux séparés. C'est pourquoi on ne peut pas, comme l'a
fait Santorini, y distinguer autant de muscles que de points d'origine,
quoique certaines portions aient peut-être une action différente de
celle des autres. Mais on est en droit d'y admettre trois portions.

La portion inférieure, qui est la plus petite, se compose de quelques fascicules qui proviennent du bord de la base de la langue, là
où le stylo-glosse et l'hyo-glosse se rencontrent, et dont l'origine se
perd auprès ou dans l'intérieur de l'hyo-glosse. Cette portion peut
être appelée *muscle glosso-pharyngien* (*glosso-pharyngeus*). Ses
fibres montent entre le stylo-glosse et le stylo-pharyngien, sur la
branche linguale du nerf glosso-pharyngien, atteignent la face postérieure du pharynx, au-dessus de son angle, et forment la partie la
plus inférieure du constricteur supérieur.

La portion moyenne naît, mince et tendineuse, derrière la dernière dent molaire du haut, immédiatement à côté du muscle mylo-
hyoïdien ; mais elle provient en même temps de la membrane muqueuse située entre la base de la langue et le buccinateur, comme

(1) SANTORINI, tab. VI, fig. 1, G, G, D, D, C, C ; tab. VII, G, G, *a, a.* —
WEBER, tab. 22, fig. 7. G, G, D, D, C, C ; fig. 9, *a—g.*

aussi, en haut, de la languette tendineuse qui va d'une mâchoire à l'autre, et où elle se rencontre avec le buccinateur. On peut l'appeler *muscle mylo-pharyngien* (*mylo-pharyngeus*). La portion qui touche le buccinateur a aussi reçu le nom particulier de *muscle bucco-pharyngien* (*bucco-pharyngeus*). Les fibres de la portion moyenne sont pour la plupart transversales sur la face latérale et la face postérieure du larynx ; quelques unes des inférieures se trouvent en rapport avec la base de la langue, en dehors du stylo-glosse.

La portion supérieure naît, large et en partie tendineuse, du crochet de l'apophyse ptérygoïde, et d'une partie du bord postérieur ou de la face interne de l'aile interne de cette apophyse. C'est le *ptérygo-pharyngien*, ou *sphéno-pharyngien* (*pterygo-pharyngeus*, *spheno-pharyngeus*). Elle décrit un arc autour du péristaphylin interne. Les fibres supérieures se perdent en partie dans les languettes fibreuses supérieures de l'angle du pharynx, ou même montent avec elles jusqu'au rocher ; les autres, passant sur cet angle, arrivent à la face postérieure du pharynx, et se dirigent en dedans et en dehors, en décrivant un léger arc.

Le constricteur supérieur forme, en arrière, sur le pharynx, une couche musculaire d'un pouce de large, qui se rapproche de la base du crâne d'un demi-pouce sur la ligne médiane, et d'un pouce au plus en dehors. Au-delà de ces limites, il n'y a plus de fibres musculaires sur la face postérieure du pharynx.

Le constricteur supérieur repose en partie immédiatement sur la membrane muqueuse, et couvre une portion du péristaphylin interne, du salpingo-pharyngien et du pharyngo-palatin. Il est couvert par le stylo-pharyngien et un peu aussi par le constricteur moyen.

Il rétrécit la partie supérieure du pharynx, dont il dirige la paroi postérieure en avant, vers l'ouverture des fosses nasales et le voile du palais ; mais il tire principalement les deux angles latéraux, où ses fibres décrivent un angle droit, même un angle presque aigu, pour passer de la face latérale à la postérieure. Le ptérygo-pharyngien contribue en même temps à élever le pharynx. Le mylo-pharyngien comprime l'amygdale.

ARTICLE II.

DES MUSCLES ÉLÉVATEURS DU PHARYNX.

Les muscles élévateurs du pharynx sont au nombre de deux, le *stylo-pharyngien* et le *salpingo-pharyngien*. Il faut encore rapporter ici le *muscle impair du pharynx*, ou *occipito-pharyngien* (*solitaris s. impar s. azygos pharyngis*), qui ne s'observe que rarement. Je ne l'ai jamais vu; mais il s'est offert plusieurs fois à Santorini (1). Il naissait de l'os occipital, à l'endroit où s'applique le pharynx; ses fibres se perdaient, sur la paroi postérieure et externe de ce dernier, entre les constricteurs.

Muscle stylo-pharyngien.

Le *muscle stylo-pharyngien*, ou *dilatateur du pharynx* (*stylo-pharyngeus, lev tor s. dilatator pharyngis*) (2), est arrondi, et a deux lignes d'épaisseur. Il naît, tendineux, du côté interne de l'apophyse styloïde, au-dessus des autres muscles qui tirent leur origine de cette éminence. Il se porte en bas, en dedans et un peu en avant, et gagne la saillie anguleuse latérale du pharynx, là où les constricteurs supérieur et moyen se rencontrent.

En cet endroit, de rond qu'il était d'abord il devient plus large. Quelques unes de ses fibres supérieures montent un peu le long de l'angle du pharynx, couvertes par le constricteur supérieur. Mais la masse principale descend le long de ce même angle, immédiatement sur la membrane muqueuse, va jusqu'au bord supérieur du cartilage thyroïde, et envoie des fibres à la face latérale du pharynx. Les supérieures d'entre ces fibres se rencontrent avec les portions les plus inférieures du constricteur supérieur; les inférieures s'éparpillent et se perdent dans la membrane muqueuse qui forme la paroi latérale du larynx, entre l'épiglotte et le cartilage thyroïde. Le muscle envoie aussi à la face interne du pharynx quelques fibres, qui descendent derrière le cartilage thyroïde, et là également se perdent dans la membrane muqueuse (3).

La partie supérieure libre du muscle est située au pharynx, dont un peu de tissu cellulaire adipeux la sépare; son extrémité inférieure se trouve appliquée immédiatement sur la membrane muqueuse, et couverte par les constricteurs moyen et inférieur.

Anomalies. On a vu le stylo-pharyngien double (4). Le muscle sur-

(1) *Obs. anat.*, cap. 7, § 2.

(2) ALBINUS, tab. 12, fig. 27, 28, 30. — SANTORINI, tab. VI, fig. 1, E, E. — WEBER, tab. 22, fig. 7, E, E.

(3) Haase (*Progr. de musculis pharyngis reliqua palatini*, Léipzick, 1784, p. 13) décrit trois faisceaux du muscle : un supérieur, allant à l'amygdale et au pilier postérieur du voile du palais; un moyen, situé sur le bord latéral de l'épiglotte; un inférieur, au bord supérieur et postérieur du cartilage thyroïde.

(4) BOEHMER, *Observationes anatomicæ rariores*, fasc. I. 1752, præf., p. 17.

numéraire naît plus haut, de la base du crâne. J'ai rencontré, par exemple, en arrière, sur le pharynx, un large faisceau, faisant office de couche musculaire superficielle, qui naissait de la face inférieure du rocher et du commencement de la trompe d'Eustache, en dedans du canal carotidien, descendait vers l'angle du pharynx, et, après s'être partagé en deux fascicules, se rendait au-dessus de l'entrée du stylo-pharyngien proprement dit, sur la surface postérieure de ce muscle, où, par ses fibres ascendantes, transversales et descendantes, il produisait une expansion triangulaire. Cette expansion reposait à la vérité sur le constricteur moyen. C'est le *muscle céphalo-pharyngien* (*cephalo-pharyngeus*), que d'autres regardent comme une portion du constricteur supérieur. Au reste, Meckel applique le nom de muscle céphalo-pharyngien à une portion musculaire insolite qu'il fait naître du constricteur moyen, à la hauteur de l'os occipital, et qui par conséquent rentre dans l'occipito-pharyngien ou azygos du pharynx de Santorini. — Meckel (1) a vu le stylo-pharyngien triple du côté gauche. Indépendamment du muscle ordinaire, un faisceau charnu naissait de la portion articulaire de l'occipital, et se rendait au constricteur moyen, qui en recevait également un autre provenant du tendon du digastrique de la mâchoire.

Le muscle stylo-pharyngien raccourcit la partie supérieure du pharynx, qu'il dilate un peu en travers, au-dessus de l'hyoïde, endroit où parviennent d'abord les substances qu'on avale; en même temps il tire légèrement le larynx en haut et en arrière, quand d'autres muscles ne s'y opposent pas. Il est probable que les fibres qui se rendent sur la paroi latérale du pharynx, vers l'épiglotte, contribuent à faire passer cette soupape de la direction verticale à une autre plus horizontale; elles aident à l'action de l'abaisseur de l'épiglotte pendant la déglutition, ou remplacent ce muscle quand il n'existe pas.

Muscle salpingo-pharyngien.

Le *muscle salpingo-pharyngien* (*salpingo-pharyngeus, levator pharyngis internus*) (2), naît, tendineux, du bord inférieur du car-

1. *Deutsches Archiv fuer die Physiologie*, t. VIII, p. 591.

2) ALBINUS, tab. 10, fig. 13, q; tab. 12, fig. 27, q, r; fig. 28, k, l. — SANTORINI, tab. VI, fig. 2, f, f. — WEBER, tab. 22, fig. 6, f, f. — Santorini a le premier (*loc. cit.*, § 4) décrit ce muscle, dont Eustachi (tab. XLII, fig. 6, L) donne déjà la figure. Je crois devoir le regarder, avec Albinus et Sœmmerring, comme un muscle à part du pharynx. Son origine tendineuse fait qu'on l'enlève facilement, mais il paraît ne jamais manquer. La différence d'action ne permet pas de le considérer comme une portion du pharyngo-palatin, avec le-

tilage de la trompe d'Eustache, tout près de son orifice, ne tarde pas à devenir charnu, marche d'abord sur la face latérale, puis sur l'angle du pharynx, et se réunit bientôt avec les fibres du pharyngo staphylin.

Il est situé immédiatement sur la membrane muqueuse du pharynx, touche au péristaphylin interne en haut et en dehors, et se trouve couvert inférieurement par le constricteur supérieur du pharynx.

Il élève la partie supérieure du pharynx, sur laquelle le muscle stylo-pharyngien n'agit pas d'une manière directe.

CHAPITRE IX.

DES MUSCLES DE L'HYOÏDE ET DE LA LANGUE.

Comme l'hyoïde sert de soutien à la base de la langue, et que les muscles de ces deux organes sont placés en partie au-dessus ou à côté les uns des autres, le mieux est de n'en pas séparer la description. Ces muscles (1) sont : le *mylo-hyoïdien*, le *génio-hyoïdien*, le *génio-glosse*, qui tous trois partent de la mâchoire inférieure, et portent l'hyoïde ou la langue en avant ; l'*omoplat-hyoïdien*, le *sterno-hyoïdien*, et le *hyo-glosse*, qui tous trois se dirigent de bas en haut, en abaissant l'hyoïde ou la langue ; le *stylo-hyoïdien* et le *stylo-glosse*, qui partent de l'apophyse styloïde, et élèvent l'hyoïde ou la langue ; enfin les trois muscles propres de la langue ; savoir : le *longitudinal supérieur*, le *longitudinal inférieur* et le *transversal*.

Muscle mylo-hyoidien.

Le *muscle mylo-hyoïdien*, ou *transverse de la mâchoire inférieure* (*mylo-hyoïdeus, transversus mandibulæ*) (2), est à proprement parler un muscle impair, aplati, composé de deux moitiés latérales. Il naît, de chaque côté de la ligne myloïdienne, depuis la dernière dent molaire jusqu'à l'apophyse géni. Il est charnu de suite, et n'offre de fibres tendineuses qu'à sa partie moyenne, sur la face inférieure. Toutes les fibres se dirigent en dedans et un peu en arrière. Les plus postérieures s'attachent en partie, par de courtes expansions tendineuses, au bord inférieur de la portion moyenne de l'hyoïde, jusqu'à la ligne médiane, point à partir duquel celles des deux côtés se ren-

---

quel il se confond inférieurement. Peut-être serait-on en droit de l'appeler *élévateur interne du pharynx*, par opposition avec le stylo-pharyngien.

(1) F. ARNOLD, *Icones anatomicæ*, fasc. 2, tab. 10.

(2) ALBINUS, tab. 11, fig. 38. — WEBER, IV, II, tab. 18, fig. 7.

contrent mutuellement jusqu'au menton. Elles se réunissent sur cette ligne médiane, soit en se continuant immédiatement les unes avec les autres, soit, ce qui a lieu presque toujours, par des fibres tendineuses, qui affectent la même direction. Les fibres tendineuses se voient surtout en avant à la face supérieure, et en arrière, près de l'hyoïde, à la face inférieure.

La face supérieure du muscle repose sur les génio-hyoïdiens, avec lesquels il a des connexions intimes, principalement en arrière, et sur les glandes linguales. Sur sa face inférieure reposent les glandes sous-maxillaires, puis les ventres antérieurs des digastriques et une portion des peauciers.

Le muscle mylo-hyoïdien des deux côtés, considéré dans son ensemble, occupe un plan courbe. Sa partie moyenne est bombée vers le bas, et affecte la forme d'un cône, dont la base correspond à l'hyoïde et le sommet au menton. Entre ce cône et la ligne myloïdienne, les fibres sont de chaque côté sur un plan droit.

Anomalies. Très souvent il est uni avec le muscle digastrique, ce qui peut avoir lieu de deux manières. Tantôt, une partie des fibres part du ventre antérieur de ce dernier, se dirige en dedans, et se réunit avec le mylo-hyoïdien; tantôt, une portion des fibres de celui-ci s'attache au tendon intermédiaire du digastrique.

Le mylo-hyoïdien porte l'hyoïde à quelques lignes en avant, vers le menton, et élève la langue vers le palais. En général, il élève l'hyoïde; cependant il peut l'abaisser quand la tête est fléchie. Peut-être aide-t-il aussi le digastrique à abaisser la mâchoire inférieure.

Muscle génio-hyoïdien.

Le *muscle génio-hyoïdien* (*genio-hyoideus*) (1) naît, charnu et tendineux, de l'apophyse génienne, devient sur-le-champ charnu, et se porte directement en arrière, où il s'attache à la moitié inférieure de la face antérieure du corps de l'hyoïde. Mais régulièrement on trouve encore, en dehors, un faisceau grêle, qui se dirige en avant, au bord inférieur de la grande corne de l'hyoïde.

Ce muscle est aplati latéralement dans la plus grande partie de son étendue; mais, à l'hyoïde, il devient plus large dans le sens transversal. Les muscles des deux côtés du corps sont adossés très exactement l'un à l'autre. Leur bord supérieur a des rapports non moins intimes avec le génio-glosse, et l'inférieur avec le mylo-hyoïdien.

(1 ALBINUS, tab. II, fig. 36. — ARNOLD, fig. 3 et fig. 9, *t*, *t*. — WEBER, tab. 18, fig. 8

Anomalies. Quelquefois la mince couche de tissu cellulaire comprise entre les deux muscles semble ne point exister, de manière que ceux-ci représentent ensemble un muscle impair. — On a trouvé distincte la portion externe, celle qui se rend à la grande corne de l'hyoïde. — Le muscle a été vu complétement double des deux côtés (1).

Il rapproche l'hyoïde du menton.

Muscle génio-glosse.

Le *muscle génio-glosse* (*genio-glossus*) (2) est le plus considérable de ceux de la langue, le long de la moitié correspondante de laquelle il s'étend dans un plan vertical. Il naît de la face interne du menton par une languette tendineuse courte, qui forme une expansion rayonnée.

Les fibres charnues proviennent des deux faces de cette languette, et quelques unes aussi de la mâchoire immédiatement. De là résulte que le muscle, aplati d'un côté à l'autre, forme, à son origine même, un cordon long de cinq à six lignes, dont les faisceaux, fortement séparés les uns des autres, pénètrent de bas en haut dans la langue, derrière le frein, et s'étalent en rayonnant depuis l'hyoïde jusqu'à la pointe de cet organe.

Les fibres les plus inférieures, qui touchent le muscle mylo-hyoïdien, marchent en ligne droite vers l'hyoïde. En devant, les muscles des deux côtés ne sont unis ensemble, jusqu'à une certaine distance du dos de la langue, que par du tissu cellulaire, qui, plus en arrière, se charge de graisse ; mais, dans le dernier tiers de l'espace compris entre le menton et l'hyoïde, il n'y a pas moyen de les séparer. En cet endroit, les fibres inférieures s'étalent aussi un peu dans le sens transversal, de sorte qu'elles s'attachent à toute la moitié supérieure de la face antérieure du corps du sphénoïde. Ferrein a décrit cette portion sous le nom de *muscle génio-hyoïdien supérieur* (*genio-hyoideus superior*).

Les fibres qui viennent immédiatement après les précédentes se portent, d'avant en arrière, à la face inférieure de la langue, vers la base de cet organe, où elles s'unissent à la portion du constricteur supérieur dont les fibres se rendent de la base de la langue au pharynx ; mais il s'en trouve aussi quelques unes, dans le nombre, qui montent en arcade entre l'amygdale et le muscle stylo-glosse, pour aller gagner

(1) J.-L.-A. MAYER, *Beschreibung des menschlichen Kœrpers*, t. III, p. 547.

(2) ALBINUS, tab. II, fig. 41, 43. — ARNOLD, fig. 3, *r, r, r*; fig. 9, *u, u, u*; fig. 10, *e, e, e, f, f, f*. — WEBER, tab. 18, fig. 9.

la languette tendineuse étendue d'une mâchoire à l'autre, qui sert d'origine à une portion du buccinateur. Aucune fibre ne se porte à l'épiglotte.

Les autres fibres, qui forment la plus grande partie du muscle, montent, entre la ligne médiane et le bord de la langue, vers le dos de cet organe. A une certaine hauteur, les faisceaux s'étalent un peu dans le sens transversal, absolument comme fait la portion du muscle qui s'attache à l'hyoïde. Entre les lamelles perpendiculaires de ces fibres passent celles du muscle transverse de la langue. Parmi les fibres de chaque lamelle, les unes s'attachent en dedans à la cloison fibro-cartilagineuse tendue entre les deux moitiés de la langue ; les autres montent, entre les lamelles du muscle transverse, jusqu'à la face inférieure du muscle longitudinal supérieur; quelques unes même percent ce dernier, pour s'étendre jusqu'à la membrane muqueuse du dos de la langue. Les fibres antérieures ou supérieures, qui arrivent de cette manière jusqu'au bout de la langue, sont obligées de se ployer en arc d'arrière en avant.

Les muscles des deux côtés se touchent en dedans. En dehors, on trouve sur eux, d'avant en arrière, la glande sublinguale, le muscle stylo-hyoïdien, le lingual longitudinal inférieur, l'hyo-glosse et le stylo-glosse. Inférieurement le muscle repose sur le génio-hyoïdien.

Anomalies. J'ai trouvé, sur un jeune homme de seize ans, du côté gauche, la portion qui s'insère à l'hyoïde parfaitement distincte dans les deux tiers antérieurs de sa longueur.

L'action de ce muscle n'est pas aussi facile à déterminer que celle de la plupart des autres. Nul doute que quelques unes de ses portions ne puissent agir séparément; mais l'effet doit varier beaucoup suivant que telle ou telle portion des autres muscles de l'organe entre simultanément en jeu. Les fibres qui se terminent à l'hyoïde et à la racine de la langue doivent tirer ces parties en avant, élargir la partie supérieure du pharynx, et porter la pointe de la langue entre les deux rangées de dents. Mais la protraction proprement dite de la langue, qu'on attribue aussi à ce muscle, et qui lui a même valu le nom d'*expulsor linguæ*, ne saurait que difficilement lui appartenir. Par contre, les fibres qui s'étalent dans la partie antérieure de la langue peuvent contribuer à ramener cet organe dans la bouche, après qu'il a été porté en avant. Quand le muscle entier agit, la langue s'applique contre le plancher de la cavité buccale, et avec plus de force à sa partie moyenne que sur ses bords, parce que les fibres qui s'épanouissent en haut n'atteignent pas jusqu'au bord de la langue.

Muscle omoplat-hyoïdien.

Le *muscle omoplat-hyoïdien*, *scapulo-hyoïdien*, *coraco-hyoïdien* ou *costo-hyoïdien* (*omo-hyoideus*, *coraco-hyoideus*, *costo-hyoideus*) (1), est mince et à deux ventres.

Le ventre inférieur naît, par de courtes fibres tendineuses, du bord supérieur de l'omoplate, derrière l'échancrure coracoïdienne. Quelquefois il provient en même temps du petit ligament qui ferme cette échancrure, ou bien l'origine se reporte plus en arrière, vers l'angle supérieur de l'os. Ce ventre, d'abord plat, ensuite arrondi, se dirige en avant, en dedans et en haut, de manière que, quand il atteint la veine jugulaire interne, il se trouve à un pouce ou dix-huit lignes au-dessus de la clavicule. Là il dégénère en un tendon plus mince, d'où naît le ventre supérieur; ou une partie des fibres se continue sans interruption avec ce dernier, et le muscle n'offre un tendon intermédiaire qu'à son bord supérieur. Mais il est toujours plus grêle en cet endroit.

Le ventre supérieur se dirige, à partir du tendon, en haut et un peu en dedans. Il devient d'abord plus large, puis se rétrécit de nouveau, et s'attache, par des fibres tendineuses courtes, à la portion inférieure externe de la face antérieure du corps de l'hyoïde, immédiatement auprès de la grande corne. Là plusieurs de ses fibres se jettent dans le stylo-hyoïdien.

Le ventre inférieur est situé sur les muscles, nerfs et vaisseaux qui occupent la partie latérale du cou; il est couvert en dehors par le trapèze, en dedans par le sterno-cléido-mastoïdien. Le supérieur repose sur les muscles sterno-thyroïdien et hyo-thyroïdien; il est couvert par le peaucier.

Le tendon médian et le ventre inférieur sont enveloppés par l'aponévrose du cou, qui leur forme une gaîne solide; de là résulte qu'ils sont fixés aussi au sternum et à la première côte.

Anomalies. Quelquefois le tendon manque entièrement. — Le muscle naît de la clavicule, et non de l'omoplate. Il est probable qu'on peut regarder comme une transition à cette anomalie, celle que Kelch (2) a fait connaître, mais en la décrivant avec peu de clarté; le muscle naissait par deux têtes; la tête externe, entièrement charnue, venait de l'omoplate; l'interne, interrompue, dans son trajet, par des fibres tendineuses, provenait de la face inférieure de la clavicule. — Dans certains

(1) ALBINUS, tab. II, fig. 35. — WEBER, I et III, C.

(2) KELCH, *Beitrage zur pathologischen Anatomie*, Berlin, 1813, p. 81.

cas, on rencontre un muscle, appelé *coraco-cervical* par Krause, qui naît de l'apophyse coracoïde, au-devant de l'omoplat-hyoïdien, et se termine à l'aponévrose cervicale dans la fosse sus-claviculaire. — On a vu l'omoplat-hyoïdien manquer en totalité, d'un seul côté ou des deux à la fois.

L'attache tendineuse à la cage thorachique fait que chaque ventre ne peut agir que suivant sa direction. Il n'y a pas possibilité que le muscle ramène l'hyoïde en arrière, effet qu'on lui attribue généralement. Le ventre postérieur tend l'aponévrose cervicale (?), et comprime la veine jugulaire interne (?). Le supérieur abaisse l'hyoïde.

Muscle sterno-hyoïdien.

Le *muscle sterno-hyoïdien*, ou *abaisseur de la langue* (*sterno-hyoïdeus*)(1), est plat et mince. Il naît, par de courtes fibres tendineuses, et dans l'étendue d'un pouce, de la face interne du sommet du sternum et du cartilage de la première côte, parfois aussi du ligament rhomboïdal, et la plupart du temps même encore de la clavicule. Il monte en ligne droite, s'accole presque toujours au muscle homonyme du côté opposé, par son bord interne, mais s'en sépare au moment où il passe sur le cartilage thyroïde, et s'attache, par des fibres tendineuses courtes, au bord inférieur du corps de l'hyoïde. Les muscles des deux côtés demeurent séparés l'un de l'autre sur ce point. Chacun d'eux devient peu à peu plus étroit, mais aussi un peu plus épais, à mesure qu'il monte.

Il n'est pas rare que le sterno-hyoïdien offre, au-dessus du sternum, une mince languette tendineuse transversale, qui le rend en quelque sorte à deux ventres.

Ce muscle est situé sur le sterno-thyroïdien et l'hyo-thyroïdien. Il couvre inférieurement le sterno-cléido-mastoïdien, plus haut le peaucier et en partie aussi l'omoplat-hyoïdien.

Entre le cartilage thyroïde et l'os hyoïde le tissu cellulaire situé sous le muscle est à très grandes mailles ; il forme en quelque sorte une bourse sous-cutanée, qui s'étend parfois jusqu'au-dessous de l'hyo-thyroïdien.

Anomalies. Albinus a vu la portion interne des fibres de ce muscle se terminer, par des fibres tendineuses, au cartilage inter-articulaire de l'articulation de la clavicule. — On l'a trouvé pour ainsi dire double chez certains sujets, et alors l'externe s'attachait davantage à la grande corne

____

(1) ALBINUS, tab. II, fig. 39. — WEBER, I, D.

de l'hyoïde. — Quelquefois les muscles des deux côtés sont fort étroits, et naissent du milieu de la face postérieure des clavicules (1). — Meckel (2) a rencontré, de chaque côté, une seconde tête, qui provenait, par un long et grêle tendon, de la base de l'apophyse coracoïde, et se réunissait, dans l'étendue de deux pouces, avec le muscle ordinaire; les omoplat-hyoïdiens étaient conformés comme de coutume.

Ce muscle abaisse l'hyoïde et la langue; il contribue donc à agrandir l'isthme du gosier.

Muscle hyo-glosse.

Le *muscle hyo-glosse*, ou *basio-cérato-chondro-glosse* (*hyo-glossus, basio-cerato-chondro-glossus*) (3), mince, quadrilatère et aplati latéralement, naît, par une série de fibres charnues, le long du bord entier de la grande corne de l'hyoïde (*cerato-glossus*); un autre faisceau provient de la partie latérale du corps de l'hyoïde, entre les insertions du génio-hyoïdien (*basio-glossus*). On admet encore un troisième faisceau, tirant son origine de la petite corne de l'hyoïde (*chondro-glossus*), mais qui n'est rien moins que constant. Toutes les fibres se portent obliquement en haut et en avant, et atteignent la partie latérale postérieure de la langue. Les antérieures peuvent être mises à découvert dans une étendue d'environ deux pouces, avant de disparaître dans la substance de la langue; les postérieures ne le peuvent que dans celle d'un pouce; les autres diminuent uniformément d'avant en arrière.

A partir du point où elles cessent de pouvoir être totalement isolées, les fibres montent vers le dos de la langue, en continuant d'ailleurs de suivre la même direction. Les plus postérieures, arrivées à la base de cet organe, s'y trouvent au-dessus du muscle longitudinal supérieur, et se portent obliquement en dedans et un peu en avant, de manière que quand on enlève la couche glanduleuse qui couvre la base de la langue, il semblerait qu'une couche supérieure de fibres transversales reposât là sur le muscle longitudinal supérieur. Les suivantes montent obliquement d'arrière en avant et de dehors en dedans, vers le dos de la langue, et laissent entre elles des interstices par lesquels passent les lamelles du muscle transverse. Les plus antérieures, après que le stylo-glosse et le muscle longitudinal inférieur de la langue se

(1) KELCH, *loc. cit.*, p. 32.

(2) *Deutsches Archiv*, t. VIII, p. 586.

(3) ALBINUS, tab. II, fig. 40, *f, i*. — ARNOLD, fig. 9, *w, x*; fig. 10, *m*; fig. 13, *h*. — WEBER, tab. 18, fig. 11, *d-i*, fig. 12, *a, b*.

sont réunis au-devant du bord de l'hyo-glosse , passent sur les fibres de ces deux muscles , pour se diriger en avant, jusqu'au bout de la langue , dont elles longent le bord.

Lorsqu'on pratique une coupe transversale de la langue , les fibres qui appartiennent à l'hyo-glosse se trouvent en dehors des fibres ascendantes du génio-glosse , presque jusqu'au bord de l'organe ; elles se dirigent obliquement en haut et en dedans, et se croisent avec celles du muscle transverse.

Dans la langue elle-même , le muscle est situé entre le longitudinal inférieur, en dedans , et le stylo-glosse, en dehors , muscles qui , en avant du milieu de la longueur de l'organe , se réunissent ensemble , au-devant de son bord antérieur. De plus, il touche , en dedans, la partie du constricteur supérieur du pharynx qui provient de la langue, et l'origine du constricteur moyen : lui-même est couvert, en dehors , par le digastrique et le stylo-glosse.

Il applique la partie postérieure de la langue, notamment ses bords latéraux, contre le plancher de la cavité buccale.

Muscle stylo-hyoïdien.

Le *muscle stylo-hyoïdien* (*stylo-hyoideus*) (1), en forme de fuseau, naît, tendineux, de la base de l'apophyse styloïde , ou , quand celle-ci est plus longue qu'à l'ordinaire , de son milieu à peu près, et toujours en dehors. Il descend d'arrière en avant et de dehors en dedans, et s'attache, également par des fibres tendineuses, au-dessus de l'omoplat-hyoïdien, soit au corps de l'hyoïde, soit un peu plus en dehors , à l'extrémité antérieure de la grande corne. Son ventre est divisé inférieurement en deux faisceaux , entre lesquels passe le tendon du digastrique. Son extrémité inférieure a d'étroites connexions avec l'extension aponévrotique tendue entre le ventre antérieur de ce dernier muscle et l'hyoïde.

Il est placé à côté et au-devant du ventre postérieur du digastrique, avec lequel il descend devant les vaisseaux et les nerfs du cou, couvert par le sterno-cléido-mastoïdien.

Anomalies. Ce muscle manque parfois d'un côté , ou même des deux côtés (2). — Plus souvent , il en existe un second plus petit, qui s'attache à la petite ou à la grande corne de l'hyoïde, quelquefois aussi

---

(1) ALBINUS , tab. II, fig. 37. — WEBER , tab. 18, fig. 10.

(2) OTTO , *Neue Beobachtungen*, 1824, p. 39.

à l'angle de la mâchoire inférieure (1). — Il n'est pas rare que le digastrique ne le perfore point.

Il porte l'hyoïde en haut et un peu en arrière, ce qui fait qu'il soulève la base de la langue et rétrécit l'isthme du gosier.

Muscle stylo-glosse

Le *muscle stylo-glosse* (*stylo-glossus*) (2) naît, par de courtes fibres tendineuses, du sommet et de la partie antérieure de l'apophyse styloïde, un peu aussi du *ligament stylo-maxillaire* (*ligamentum stylo-maxillare*), expansion tendineuse plate, qui s'étend entre la partie inférieure de l'apophyse et le bord postérieur de l'angle de la mâchoire. Le ventre, arrondi et aplati, descend d'arrière en avant et de dehors en dedans, et atteint le bord de la langue, au-dessus de l'hyoïde. Là il reçoit souvent encore, à son bord inférieur, quelques faisceaux musculaires qui viennent de la région de l'hyoïde, et qui partent tantôt de cet os, tantôt du stylo-hyoïdien ou du stylo-pharyngien. Ensuite il arrive à se placer sur le muscle hyo-glosse, avec lequel l'unit étroitement un tissu cellulaire fort serré. Tandis qu'il se dirige en avant, le long du bord de la langue, dont il couvre toute la hauteur, il paraît envoyer en dedans de petits faisceaux, qui s'insinuent entre ceux du muscle hyo-glosse; ces faisceaux ne viennent pas de lui, mais sont des fibres du transverse de la langue : en effet, lui-même ne fournit aucune fibre au bord de l'organe; mais, vers le bord antérieur de l'hyo-glosse, il se réunit avec le longitudinal inférieur de la langue, et les fibres de ces deux muscles peuvent être suivies à partir de là jusqu'à la pointe de la langue, le long de sa face inférieure.

Le muscle stylo-glosse est situé en avant du stylo-hyoïdien, du stylo-pharyngien et du digastrique, entre la paroi latérale du pharynx et le ptérygoïdien interne.

Anomalies. On l'a vu naître plus haut, de l'apophyse styloïde, par un second fascicule tendineux. — Il manque parfois (3). — Chez certains sujets, il reçoit des fibres charnues de la mâchoire inférieure, ou il naît tout entier de la face interne du muscle ptérygoïdien interne, à l'endroit où celui-ci s'insère à la mâchoire (4). — Il donne quelquefois des fibres au larynx (?).

---

(1) J.-L.-A. MAYER, *Beschreibung des menschlichen Koerpers*, t. III, p. 547.
(2) ARNOLD, fig. 9, *g*; fig. 10, *l*. — WEBER, tab. 18, fig. 11, *a*, *b*, *c*.
(3) BOEHMER, *Obs. rarior. Pract.*
(4) MOSER, dans MECKEL, *Deutsches Archiv*, t. VII, p. 226.

Par sa portion libre, il élève la base et le bord de la langue, dont son action, réunie à celle du côté opposé, rend la base plus large. Les fibres qui marchent au bord de la langue doivent aider à raccourcir cet organe ; lorsqu'elles n'agissent que d'un seul côté, elles courbent la langue en arc, et en tournent la pointe vers la joue du même côté.

Muscles linguaux.

Outre les muscles qui viennent d'être décrits, et qui, partis d'un point fixe, se terminent dans la substance de la langue, cet organe si mobile possède encore des couches musculaires qui ne tiennent à aucune partie solide, et dont les deux extrémités se perdent dans sa substance. D'après les recherches que j'ai faites sur des langues humaines fraîches, je crois devoir admettre trois de ces couches, le muscle longitudinal supérieur, le longitudinal inférieur, et le transverse.

1° *Muscle longitudinal supérieur,* ou *superficiel de la langue* (*lingualis longitudinalis superior s. superficialis*) (1). Le dos entier de la langue, depuis sa pointe jusqu'à la partie moyenne de l'hyoïde, est couvert d'une couche de fibres longitudinales, qui se trouvent placées, en devant, immédiatement sous la peau épaisse de l'organe, en arrière sous la couche glandulaire. Antérieurement, les fibres sont plus serrées les unes contre les autres ; postérieurement, un tissu cellulaire adipeux s'interpose entre elles. Sur la ligne médiane, elles sont, surtout par-devant, rapprochées en une languette plus épaisse. Généralement parlant, la couche entière est plus forte en devant : je l'ai trouvée épaisse d'une demi-ligne, dans le milieu de la langue, chez un jeune homme de seize ans, qui avait cet organe fortement musculeux ; en arrière, elle devient plus mince, ce qui n'empêche pas qu'on puisse la suivre, au-dessous de la couche glandulaire, depuis la racine de la langue jusqu'au bord de l'hyoïde (2). Les fibres ne sont pas continues dans toute la longueur de l'organe ; elles se terminent de distance en distance, et naissent de nouveau à la peau de la langue.

La couche entière est située entre les téguments du dos de la langue et les muscles transverses. A la base de l'organe, elle est couverte par une mince expansion oblique, ou presque transversale, des fibres postérieures de l'hyo-glosse et par l'origine du glosso-palatin.

1) Arnold, fig. 3, *v*.

2) La mince couche postérieure du muscle longitudinal supérieur est sans doute la même que Gerdy a décrite, comme un muscle à part, sous le nom de faisceaux hyo-glosso-épiglottiques.

Ce muscle raccourcit la langue entière, dont il ramène aussi la pointe en haut et en arrière.

2° *Muscle longitudinal inférieur de la langue (lingualis longitudinalis inferior)* (1). C'est la portion musculaire dont Colombo a déjà fait mention, et que les anatomistes décrivent, depuis Spigel, sous le nom de muscle lingual. Elle constitue, pour chaque moitié de la langue, un cordon fusiforme, qui en suit la longueur, sur sa face inférieure, entre le génio-glosse et l'hyo-glosse de son côté. Ses fibres se terminent, en arrière, à la base de la langue, entre ces deux derniers muscles; en devant, elles se réunissent, au bord antérieur de l'hyo-glosse, avec les fibres du stylo-glosse, et se portent ensuite le long du bord de la langue et de la portion voisine de sa face inférieure, jusqu'à sa pointe.

Ce muscle raccourcit la langue, dont il renverse la pointe en bas et en arrière.

3° *Muscle transverse de la langue (lingualis transversus)* (2). Également distinct dans chaque moitié de la langue, il forme une partie considérable de la masse de cet organe. Ses fibres s'insèrent, sur la ligne médiane, à la cloison fibro-cartilagineuse des deux moitiés de la langue, depuis sa pointe jusqu'à sa base. Elles naissent depuis le voisinage du dos de l'organe jusqu'à sa face inférieure, dans une étendue de quelques lignes, à la partie moyenne, et dans une hauteur moins considérable en devant, comme en arrière. Au reste, la plupart d'entre elles prennent naissance à la partie inférieure de la petite corne de l'hyoïde, là où son bord inférieur fait saillie dans l'espace compris entre les deux muscles génio-glosses. Elles se dirigent en dehors et un peu en haut, de manière à décrire une courbe dont la convexité regarde en bas. Les supérieures sont les plus courtes; elles se perdent dans la moitié latérale correspondante de la langue, tout près de la ligne médiane; les suivantes deviennent de plus en plus longues, et se terminent à la face dorsale de la langue, en se rapprochant de plus en plus du bord. Celles qui proviennent du bord inférieur de la petite corne de l'hyoïde, se portent transversalement en dehors, et atteignent le bord même de la langue, c'est-à-dire la face interne du muscle stylo-glosse qui le longe. Pour pouvoir suivre cette direction, le muscle est divisé en lamelles minces, disposées d'avant en arrière, les unes sur les autres, qui passent entre les lamelles ascendantes du génio-glosse, et en dehors de l'hyo-glosse, avec lesquels

---

(1) ARNOLD, fig. 9, *v, v*; fig. 10. *i, i*.
(2) ARNOLD, fig. 10, *h.*

elles se croisent. Seulement les lamelles ne forment pas un tout continu depuis l'origine jusqu'à la fin; elles se divisent, d'espace en espace, en fascicules, dont une partie abandonne la situation primitive entre deux lamelles ascendantes des muscles qui viennent d'être indiqués, et passent entre les deux lamelles les plus proches de ces muscles. De là résulte un entre-croisement très varié des fibres musculaires, qui cependant ne porte nulle atteinte à leur direction primitive. De là résulte aussi que, sur la coupe transversale de la langue, les fibres du muscle transverse se montrent sous la forme d'arcades, qui occupent la largeur entière du dos de la langue jusqu'au bord, et qui, en dedans et en bas, gagnent le milieu de l'organe (1).

Le muscle transverse est situé entre les deux longitudinaux, et se croise avec une partie tant du génio-glosse que de l'hyo-glosse.

Il rend la langue plus étroite et pointue, l'arrondit et l'allonge.

CHAPITRE X.

DES MUSCLES DU LARYNX.

Ces muscles forment deux catégories, suivant qu'ils meuvent le larynx entier, ou seulement quelques unes de ses parties. Ces derniers sont les muscles laryngiens proprement dits, ceux qu'on nomme *intrinsèques*, pour les distinguer des autres, appelés ***extrinsèques***.

ARTICLE PREMIER.

DES MUSCLES EXTRINSÈQUES DU LARYNX.

Les muscles extrinsèques du larynx sont au nombre de deux, un abaisseur, le *sterno-thyroïdien*, et un élévateur, l'*hyo-thyroïdien*. On peut aussi jusqu'à un certain point compter le constricteur inférieur du pharynx parmi eux.

1) Comme les lamelles du muscle transverse, et en partie aussi celles du génio-glosse, s'insèrent verticalement à la cloison des deux moitiés de la langue, il résulte de là que, sur une coupe verticale faite dans le sens de la longueur de cette dernière, près de la ligne médiane, on croit apercevoir des fibres musculaires verticales entre le dos de la langue et sa face inférieure. De même, les coupes verticales en long et en travers, faites sur les moitiés latérales de la langue, montrent des fibres verticales, qui proviennent du génio-glosse. Mais il m'a été impossible, chez l'homme, de trouver les fibres verticales particulières et différentes de celles du génio-glosse et de l'hyo-glosse? qu'admettent Gerdy, Cruveilhier et autres.

Muscle sterno-thyroïdien.

Le *muscle sterno-thyroïdien*, ou *abaisseur du larynx* (*sterno-thyreoideus*) (1), est mince et plat. Il naît, dans l'étendue d'un pouce et demi à deux pouces, et par des fibres tendineuses courtes, de la face interne de la poignée du sternum et du cartilage de la première côte, au-dessous du sterno-hyoïdien. Son origine descend même jusqu'au cartilage de la seconde côte. Il monte en ligne droite, devient un peu plus étroit, mais plus épais, et s'attache, par des fibres charnues et tendineuses, à la ligne oblique de la face antérieure du cartilage thyroïde qui fournit aussi l'insertion de l'hyo-thyroïdien. Presque toujours, quelques unes de ses fibres passent sans interruption dans ce dernier muscle. Il y en a ordinairement aussi quelques unes qui pénètrent dans le constricteur inférieur du pharynx.

La plupart du temps, le muscle est incomplétement à deux ventres, attendu qu'au-dessus du sternum il se trouve traversé par une ligne tendineuse étroite, transversale ou oblique de haut en bas et de dehors en dedans.

Situé sur la face antérieure et latérale de la glande thyroïde, de manière que son bord externe plus épais touche la veine jugulaire interne, il est couvert par le sterno-hyoïdien, et aussi, en dehors, par le sterno-cléido-mastoïdien et l'omoplat-hyoïdien.

Anomalies. On le rencontre parfois pourvu en quelque sorte de deux têtes. Chez certains sujets, les deux muscles croisent une partie de leurs fibres à la partie inférieure du bord interne, ou bien ils tiennent ensemble par des fibres transversales (2).

Ce muscle abaisse le larynx, et par là raccourcit la trachée-artère. Il repousse la thyroïde en arrière.

Muscle hyo-thyroïdien.

Le *muscle hyo-thyroïdien*, ou *thyro-hyoïdien* (*hyo-thyreoideus* (3), est plat. Il naît, par des fibres charnues et tendineuses, de la moitié antérieure de la grande corne de l'hyoïde, même aussi de la partie externe du corps de cet os, descend en ligne droite sur la face latérale du cartilage thyroïde, et s'attache, par des fibres charnues, à la ligne oblique qui traverse cette face. Une partie de ses fibres passe sans interruption, en cet endroit, dans le muscle sterno-thyroïdien. A

---

1) ALBINUS, tab. II, fig. 44. — WEBER, I et II, E, tab. 3, fig. 5, *m*, *n*.
2) M. GIRARDI, *De re anatomica oratio*, Parme, 1781, p. 36.
3 ALBINUS, tab. 12, fig. 45. — WEBER, II, F, tab. 18, fig. 14.

l'hyoïde, il fait corps de la même manière avec le constricteur moyen du pharynx.

Il est situé sur la masse celluleuse et fibreuse comprise entre l'hyoïde et le cartilage thyroïde, ainsi que sur ce dernier lui-même, couvert par le sterno-hyoïdien et l'omoplat-hyoïdien.

Anomalies. Quelquefois il s'attache presque au bord inférieur du cartilage thyroïde (ou même au cartilage cricoïde?). — On dit avoir rencontré, entre le corps de l'hyoïde et le bord supérieur du cartilage thyroïde, un muscle impair, qui devrait probablement être rapporté ici.

Ses usages sont de rapprocher l'hyoïde et le larynx l'un de l'autre, et de contribuer par là à redresser l'épiglotte (1).

ARTICLE II.

MUSCLES INTRINSÈQUES DU LARYNX (1).

Les mouvements que les muscles intrinsèques du larynx (2) impriment aux divers cartilages de cet appareil, tendent principalement à en modifier l'ouverture, par l'influence qu'ils exercent sur les cordes vocales et la glotte. Les opinions sont très partagées relativement au nombre de ces muscles ; Santorini est celui qui en compte le plus. Je crois pouvoir en admettre six : le *crico-thyroïdien*, le *crico-aryténoïdien postérieur*, le *crico-aryténoïdien latéral*, l'*aryténoïdien trans-*

---

(1) C'est ici le cas de mentionner le *muscle thyroïdien (thyroideus)*, décrit par Sœmmerring, et admis aussi par d'autres, d'après lui. Sœmmerring en a donné la description suivante, fondée sur de nombreuses recherches : on aperçoit quelquefois, au côté gauche, un muscle dont la largeur égale à peu près la moitié de celle du thyro-hyoïdien ordinaire ; ce muscle naît, tendineux, du bord inférieur du corps de l'hyoïde, et descend, charnu, sur le cartilage thyroïde ; une partie s'attache à ce cartilage, tandis qu'une autre se répand manifestement sur la glande thyroïde. Parfois il provient de la corne de l'hyoïde. Il existe rarement au côté droit, et plus rarement encore des deux côtés à la fois. Il attire le milieu de la glande thyroïde vers le corps de l'hyoïde.

Ce n'est là autre chose que le prolongement de la glande thyroïde qu'on désigne sous le nom de pyramide : prolongement qui part ordinairement de l'isthme de la glande, monte en forme de cordon sur le cartilage thyroïde, au côté gauche, plus rarement à droite, parfois en se bifurquant, et se termine soit au bord supérieur du cartilage, soit au corps de l'hyoïde, en s'y attachant CRUVEILHIER, *Anatomie*, t. II, p. 688 . Ce cordon est rougeâtre, et semble fibreux à sa partie supérieure ; mais le microscope n'y fait découvrir aucune fibre musculaire, et n'y montre que de la substance glanduleuse.

(2) SANTORINI, *Obs. anat.*, 1739, cap. VI ; *De larynge*, p. 96-118, tab. III, fig. 1 et 2.

rerse, le *thyro-aryténoïdien*, et l'*abaisseur de l'épiglotte* (1). Le premier meut l'un sur l'autre les cartilages thyroïde et cricoïde ; les quatre suivants agissent sur les cartilages aryténoïdes ; l'action du dernier porte sur l'épiglotte. Tous ces muscles sont pairs, à l'exception de l'aryténoïdien transverse.

Muscle crico-thyroïdien.

Le *muscle crico-thyroïdien* (*crico-thyreoideus*) (2) naît, charnu, de la face latérale du cartilage cricoïde, à l'exception de sa partie postérieure inférieure. Supérieurement il atteint le bord du cartilage dans toute la largeur de son origine, tandis qu'inférieurement il n'y arrive qu'en devant. Les muscles des deux côtés demeurent séparés sur la ligne médiane. Toutes les fibres se portent obliquement en dehors et un peu en haut, et s'attachent au bord antérieur de la corne inférieure, ainsi qu'au bord inférieur du corps du cartilage thyroïde, jusqu'à protubérance antérieure ; leur insertion s'étend même encore à une demi-ligne ou une ligne sur sa face interne. Assez ordinairement la portion qui se fixe à la corne est séparée du reste du muscle. Les fibres superficielles sont plus longues que les profondes, et presque toujours quelques uns de leurs fascicules se jettent dans le constricteur inférieur du pharynx.

Le muscle est couvert par le sterno-thyroïdien ; il touche en bas le bord supérieur de la glande thyroïde, en haut l'origine du crico-aryténoïdien latéral, en arrière celle du constricteur inférieur du pharynx.

Qu'il prenne son point d'appui au cartilage cricoïde ou au thyroïde, toujours il porte la petite corne de ce dernier en avant sur l'autre cartilage, de manière à rapprocher le bord inférieur du cartilage thyroïde et le bord supérieur du cricoïde. Mais de là résulte que la plaque entière du thyroïde se meut un peu en avant, que par conséquent elle s'éloigne des cartilages aryténoïdes ; la conséquence est que la corde vocale placée entre le cartilage thyroïde et l'aryténoïde se trouve tendue et allongée.

Muscle crico-aryténoïdien postérieur.

Le *muscle crico-aryténoïdien postérieur* (*crico-arytænoideus pos-*

(1) Santorini décrit, sous le nom de *thyro-epiglottideus minor*, un petit muscle qui se rend du bord supérieur du cartilage thyroïde au pédicule de l'épiglotte, de chaque côté, mais qu'il n'a trouvé que quelquefois chez des sujets très musculeux. Je crus une fois l'avoir rencontré aussi ; mais le microscope me fit voir que les stries prises pour des fibres charnues étaient des grumeaux de graisse d'une teinte obscure. Je doute donc de l'existence de ce muscle.

(2) ALBINUS, tab. II, fig. 16, 47, 48. — WEBER, tab. 18, fig. 15, 16, 17.

terior) (1) naît, charnu, de toute la face postérieure du cartilage cricoïde, derrière l'articulation du thyroïde, à l'exception du bord inférieur et d'une petite étendue tout près de la ligne médiane. Les fibres
inférieures se portent presque directement en haut, et les supérieures
presque transversalement en dehors; mais toutes convergent vers
l'angle externe, à la base du cartilage aryténoïde, où elles s'insèrent,
en partie charnues et en partie tendineuses.

Le muscle est situé entre le cartilage cricoïde et la membrane muqueuse froncée du pharynx qui couvre la partie postérieure du larynx.

Lorsqu'on le tend dans la direction de ses fibres moyennes, les deux
cordes vocales s'éloignent un peu l'une de l'autre, parce que l'angle
antérieur de la base du cartilage aryténoïde se porte en dehors. Les
plis qui existent entre les cartilages aryténoïdes et les bords de l'épiglotte s'écartent davantage les uns les autres, dans le sens transversal, de sorte que la partie postérieure de l'entrée du larynx devient
plus large.

Muscle crico-aryténoidien latéral.

Le *muscle crico-aryténoïdien latéral* (*crico-arytænoïdeus lateralis*) (2) est plus petit que le postérieur. Il naît de la partie latérale
du bord supérieur du cartilage cricoïde, par des fibres charnues, qui
toutes se dirigent en arrière et en haut, et qui s'attachent à l'angle
externe et à la partie inférieure de la face externe (ou antérieure) du
cartilage aryténoïde. Celles qui naissent le plus en devant sont les
plus longues; elles diminuent uniformément de volume d'avant en
arrière.

Le muscle est couvert en dehors par la partie supérieure du muscle
crico-thyroïdien; en dedans et en dehors, il entre en contact avec le
thyro-aryténoïdien. A son insertion, il a toujours des connexions intimes avec ce dernier, et fréquemment on a de la peine à séparer,
dans toute leur longueur, les fibres de ces deux muscles, qui, à l'endroit où elles se touchent, affectent la même direction. Cependant on
y parvient presque toujours, et avec plus de facilité en procédant par
la face laryngienne. C'est pourquoi je ne puis partager l'opinion de

---

(1) ALBINUS, tab. 12, fig. 2, 4. — SANTORINI, fig. 1, F; fig. 2, G. — WEBER,
tab. 18, fig. 19, *d, d, d, d, e*; fig. 21, *f, f, g*.

(2) ALBINUS, tab. 12, fig. 5. — SANTORINI, fig. 2, 1. — WEBER, tab. 18,
fig. 22.

Cruveilhier, qui voudrait qu'on réunît les deux muscles en un seul, sous le nom de *thyro-crico-aryténoïdien*.

Comme il tire l'angle externe du cartilage aryténoïdien en avant, il porte un peu en dedans l'angle antérieur de ce cartilage, avec les cordes vocales qui y sont attachées; la glotte doit donc se rétrécir un peu, dans l'endroit surtout où les angles antérieurs des cartilages aryténoïdes sont placés en face l'un de l'autre.

Muscle aryténoïdien transverse.

Le *muscle aryténoïdien transverse* (*arytænoideus transversus*)(1) est impair, court, arrondi, aplati, transversal, et fort épais proportionnellement à sa longueur. Ses fibres s'attachent, de chaque côté, à l'angle externe et en partie à la face postérieure concave du cartilage aryténoïde.

Sa face antérieure repose sur les deux cartilages aryténoïdes et un peu aussi sur la membrane muqueuse du larynx. La postérieure est couverte en partie par la membrane muqueuse ridée du pharynx, en partie par les fibres musculaires obliques qu'on a coutume de désigner sous le nom de muscle aryténoïdien oblique. Le bord inférieur touche le cartilage cricoïde. Sur le bord supérieur se trouve une couche glandulaire et le pli de membrane muqueuse qui sépare l'entrée du larynx et le pharynx l'un de l'autre.

Il rapproche les deux cartilages aryténoïdes l'un de l'autre, et rétrécit ainsi la glotte, surtout à sa partie postérieure, celle qui est située entre les deux cartilages. Mais, en même temps, il rétrécit ou ferme la partie postérieure de l'entrée du larynx. Il forme en quelque sorte la partie postérieure d'un constricteur de la glotte et du larynx, dont l'antérieure est représentée par les faisceaux musculaires qui sont tendus entre le cartilage aryténoïde en arrière, le cartilage thyroïde et l'épiglotte en avant.

Muscle thyro-aryténoïdien.

Le *muscle thyro-aryténoïdien* (*thyro-arytænoideus*) (2) résulte de plusieurs faisceaux musculaires qui naissent, en ligne descendante, de la face interne du cartilage thyroïde, dans l'angle de ses deux plaques, et inférieurement aussi du ligament crico-thyroïdien moyen. Ces

1 ALBINUS, tab. 12, fig. 1. — SANTORINI, fig. 1, *e*, *e*. — WEBER, tab. 18, fig. 18.

(2) ALBINUS, tab. 12, fig. 3, 4 (le grand); fig. 6, 7 (le petit). — SANTORINI, fig. 2, K, L, O. — WEBER, tab. 18, fig. 20, *c*; fig. 21, *a*, *a*, *b*, *c*, *d*; fig. 23.

fibres se dirigent en arrière, et s'attachent, en bas, à l'angle antérieur du cartilage aryténoïde, ainsi qu'à la face antérieure ou externe de ce cartilage. Celles-ci sont étroitement unies avec le muscle crico-aryténoïdien latéral.

La plus grande partie de ces fibres remplit le pli de la corde vocale proprement dite, contre laquelle elles sont étroitement appliquées. Mais toutes ne sont point parallèles entre elles; peut-être parviendrait-on à distinguer plus ou moins nettement une couche transversale interne et une couche oblique externe. Les fibres de la couche externe se dirigent, comme celles du crico-aryténoïdien latéral, obliquement en arrière et aussi en haut, vers la partie supérieure du cartilage aryténoïde. Celles de l'interne, qu'on aperçoit quand on détache la corde vocale, marchent en travers, pour aller gagner la partie inférieure de l'angle antérieur du cartilage aryténoïde. Santorini a désigné la couche interne sous le nom de *muscle thyro-aryténoïdien inférieur* (1), et l'externe sous celui de *muscle thyro-aryténoïdien moyen* (2). Fréquemment, en effet, il existe encore un troisième faisceau, plus ou moins distinct, le *muscle thyro-aryténoïdien supérieur* de Santorini (3), qui naît plus haut, de la face interne du cartilage thyroïde, près de l'échancrure, et se rend à la partie supérieure du cartilage aryténoïde, où il s'attache, de concert avec les autres portions, mais plus à la face externe. Santorini regardait ces trois portions comme autant de muscles, et leur attribuait des fonctions différentes. Sœmmerring appelait *grand muscle thyro-aryténoïdien* les portions inférieure et moyenne de Santorini, et *petit muscle thyro-aryténoïdien* la portion supérieure.

Quelques fibres du muscle thyro-aryténoïdien passent fréquemment sur le cartilage aryténoïde, pour aller gagner la face postérieure du larynx, où elles descendent obliquement sur le muscle aryténoïdien transverse, et s'attachent à la base du cartilage de l'autre côté; en d'autres termes, quelques fibres de ce qu'on appelle le muscle aryténoïdien transverse se continuent avec celles du thyro-aryténoïdien (4).

(1) Fig. 2, K.
(2) Fig. 2, L.
(3) Fig. 2, O.
(4) Santorini a vu quelquefois un faisceau musculaire représenté aussi dans les deux figures de la planche citée, qui descendait de l'échancrure du bord supérieur du cartilage thyroïde sur la face interne de celui-ci, et s'attachait au cartilage cricoïde, au-dessus du muscle crico-thyroïdien. Ce faisceau est donc tendu entre deux points immobiles, tout comme l'*anomalus maxillæ superioris* et l'*anomalus menti*.

Le muscle thyro-aryténoïdien est situé entre le cartilage thyroïde et la membrane muqueuse du larynx.

Anomalies. J'ai vu un faisceau distinct des autres parties musculeuses du larynx, qui correspondait au thyro-aryténoïdien supérieur de Santorini, mais marchait un peu différemment. En effet, son extrémité supérieure reposait sur la face interne du cartilage thyroïde, au voisinage de l'échancrure supérieure de ce cartilage, et inférieurement s'attachait à l'angle externe du cartilage aryténoïde du même côté.

Le muscle tire le cartilage aryténoïde en avant, vers le cartilage thyroïde, et par conséquent rétrécit la partie antérieure de la glotte. Sa plus grosse portion, celle qui est située dans le pli de la corde vocale proprement dite, doit sans doute aussi contribuer à la tendre, c'est-à-dire à redresser la faible excavation de son bord interne, et par là rétrécir un peu la glotte. La portion supérieure, ou petite, exerce peut-être sur le ventricule de Morgagni une compression qui le débarrasse de son contenu.

Muscle abaisseur de l'épiglotte.

Le *muscle abaisseur de l'épiglotte* (*reflector epiglottidis*) (1) est mince, large et situé dans le pli de la membrane muqueuse qui s'étend depuis le bord latéral de l'épiglotte jusqu'au cartilage aryténoïde et au cartilage de Santorini. Il prend son origine, au-dessous de l'épiglotte, par trois points disséminés sur une assez grande étendue, de sorte qu'on peut distinguer en lui trois portions, une postérieure, une moyenne et une antérieure.

La portion postérieure naît de l'angle externe du cartilage aryténoïde du côté opposé. Ses fibres montent obliquement derrière le muscle aryténoïdien transverse, s'infléchissent autour de la partie supérieure du cartilage aryténoïde de leur côté, et marchent de bas en haut et d'arrière en avant, le long du bord libre du pli de la membrane muqueuse, pour aller gagner l'épiglotte. (Une partie des fibres de ce petit faisceau prend souvent, ou plutôt ordinairement, une direction transversale, ou même descendante, à partir du cartilage aryténoïde de son côté,

(1) ALBINUS, tab. 12, fig. 2 et fig. 3. — SANTORINI, fig. 1, *b*, et fig. 2, N. — WEBER, tab. 18, fig. 20, *a*, *c*, *f*. — Ne pouvant, ainsi que l'a fait Santorini, regarder comme des muscles distincts les portions par lesquelles ce muscle prend naissance, j'ai été obligé de choisir un nouveau nom pour le désigner. Une dénomination, tirée de sa fonction, qui n'est pas douteuse, m'a paru préférable à celle qu'on établirait d'après les points d'origine et d'insertion, et qui deviendrait fort longue, sans cependant, peut-être, avoir plus d'exactitude et de précision.

et arrive à la face interne du cartilage thyroïde, comme si elle était un faisceau du muscle thyro-aryténoïdien. Santorini donnait aux derniers fascicules le nom de *muscle thyro-aryténoïdien oblique* (1), et à celui qui va gagner l'épiglotte, le nom de *muscle ary-épiglottique* (*ary-epiglottidæus*). Mais le faisceau entier, qui monte obliquement derrière le muscle aryténoïdien proprement dit, et se croise avec celui de l'autre côté, est le même qu'on décrit généralement sous le nom d'aryténoïdien oblique. La seule assertion de Santorini à laquelle je puisse me ranger, est celle que ce faisceau ne s'attache pas à l'extrémité supérieure de l'autre cartilage aryténoïde, qu'il ne fait que s'y appliquer, et qu'il continue de se porter à l'épiglotte, ou à l'épiglotte et au cartilage thyroïde.)

La portion moyenne, qui est souvent la plus considérable, part du point où la corde vocale supérieure touche au cartilage aryténoïde. Ses fibres semblent procéder en partie de cette corde, en partie du cartilage aryténoïde et du bord supérieur du muscle thyro-aryténoïdien : elles montent derrière le ventricule de Morgagni, pour atteindre l'épiglotte.

La portion antérieure naît de la face interne du cartilage thyroïde, en dehors du muscle thyro-aryténoïdien, et monte vers l'épiglotte. Santorini l'a décrite sous le nom de *grand muscle thyro-épiglottique* (*thyro-epiglottidæus major*), et Sœmmerring l'a imité.

La lamelle musculaire née de cette manière, et dont la nature charnue est souvent plus ou moins dérobée à l'œil nu par le tissu cellulaire adipeux qui s'y trouve mêlé, s'insère au bord latéral de l'épiglotte, jusqu'à son pédicule. Les fibres postérieures sont les plus longues, et les antérieures sont les plus courtes, disposition qui s'accommodait mieux que toute autre à la fonction d'abaisser une partie de forme lamelleuse, comme l'épiglotte.

Anomalies. Il arrive assez souvent que la portion postérieure manque d'un côté, ou même des deux côtés. Quelquefois aussi elle naît en partie du cartilage cricoïde, au-dessous du cartilage aryténoïde. — Il n'est pas rare non plus que la partie antérieure manque.

Ce muscle renverse l'épiglotte en arrière, de manière à couvrir l'entrée du larynx. La portion postérieure, qui se réfléchit autour du cartilage aryténoïde de son côté, le repousse par cela même en dedans et en avant, ce qui fait qu'elle contribue encore d'une manière secondaire à rétrécir l'entrée du larynx.

---

(1) § 12, *loc. cit.*

CHAPITRE XI.

DES MUSCLES DE L'ANUS.

L'extrémité inférieure du canal intestinal possède deux muscles particuliers, le *sphincter externe de l'anus* et le *releveur de l'anus.*

Muscle sphincter externe de l'anus.

Le *muscle sphincter externe de l'anus*, ou *coccygio-anal* (*sphincter ani externus*) (1), consiste en une couche de fibres charnues, épaisse d'une demi-ligne à une ligne, qui est située immédiatement sous la peau du pourtour de l'anus, et qui s'étend, sur une longueur de trois à quatre pouces, depuis la région du coccyx jusqu'au milieu du périnée. A l'orifice de l'anus, ce muscle a encore un pouce de large; mais il se rétrécit vers ses deux extrémités. L'anus le divise en deux moitiés latérales, qui se réunissent en avant et en arrière de cette ouverture. Les deux moitiés latérales sont placées dans un plan courbe pour s'accommoder à la forme de la fosse anale : cependant on peut distinguer dans chacune un bord externe et un bord interne. Le bord interne touche aux fibres annulaires les plus inférieures du rectum, qui sont pâles, non striées en travers, et qui forment le *sphincter interne de l'anus* (*sphincter ani internus*). Derrière l'anus, les fibres des deux moitiés s'unissent ensemble, de telle sorte que les unes se croisent, tandis que les autres ne changent point de côté. Mais elles se perdent pour la plupart dans le tissu cellulaire compris entre la peau et la face postérieure de l'os coccygien inférieur : quelques unes s'attachent immédiatement au sommet et à la face postérieure du coccyx. Au-devant de l'anus, les fibres se prolongent assez dans le périnée pour atteindre la partie postérieure du bulbo-caverneux ou du constricteur du vagin, avec lequel elles s'unissent étroitement. Il leur arrive souvent aussi, en cet endroit, de se réunir avec une portion du muscle transverse superficiel du périnée. Très fréquemment, celles de la moitié droite et celles de la moitié gauche se croisent au-devant de l'anus, formant ainsi une couche droite et une couche gauche, qui se dirigent en dehors et en avant, et se perdent dans le tissu cellulaire, à la région de la tubérosité sciatique (2).

D'après la plupart des anatomistes, la couche musculaire qui vient

1 ALBINUS, tab. 12, fig. 35, 36 (le muscle s'étend trop en avant. — CAMPER, *Dem. anat. pathol.*, lib. 2, tab. 2, fig. 1, B, C, D, E. — SANTORINI, *Septemd. et.*, tab. XVI, fig. 1, O, O, P (homme ; tab. XVII, M, M femme. — WEBER, tab. 31, fig. 2, 7, fig. 4, 13.

2 WEBER, tab. 21, fig. 4.

d'être décrite, représenterait le sphincter externe de l'anus tout entier ; mais elle n'en est que la couche superficielle ou externe.

La couche profonde ou interne est haute de quatre à six lignes, épaisse d'environ une ligne, et entoure l'extrémité inférieure du rectum lui-même. On peut y distinguer deux faces, l'une interne, l'autre externe, et deux bords, un supérieur, un inférieur. Le bord supérieur touche au releveur de l'anus, avec les fibres duquel les siennes se continuent en partie. Le bord inférieur est en rapport avec le bord interne de la couche superficielle, et les fibres des deux couches se confondent également ensemble en partie. La face interne est séparée du sphincter interne par un tissu cellulaire serré et parfois même chargé de graisse ; les fibres longitudinales du rectum se perdent peu à peu sur elle, entre les fibres du sphincter externe.

Du reste, la disposition de la couche interne, qui paraît avoir été considérée presque toujours comme une partie du releveur de l'anus, varie beaucoup. Quelquefois elle forme une espèce de ceinture sur la face antérieure du rectum, et elle est totalement séparée des muscles du périnée, tandis qu'en arrière les fibres s'entrelacent d'une manière intime avec celles de la couche superficielle et du releveur de l'anus ; elle peut alors agir comme rétracteur de l'anus. Ailleurs, les fibres ne passent point en ceinture au-devant du rectum ; mais une grande partie d'entre elles fait corps, en devant, comme la couche superficielle, avec les muscles de la région périnéale ; elle peut alors agir en même temps comme protracteur de l'anus, surtout lorsque les fibres sont moins unies en arrière avec celles du releveur.

J'ai décrit le sphincter externe tel qu'il se présente lorsque l'orifice de l'anus n'est pas relâché ou agrandi plus que de coutume ; car, dans ce dernier cas, les deux couches n'en forment qu'une seule, entourant le rectum et la fosse anale, au-devant et en arrière de laquelle les superficielles se prolongent sur l'anus.

La couche superficielle est couverte par la peau et par du tissu cellulaire. Sur les côtés de l'anus, le tissu cellulaire ne contient que très peu de graisse ; il en est plus chargé derrière l'ouverture. La couche elle-même repose sur une masse graisseuse, qui recouvre en même temps la couche profonde.

La couche profonde rétrécit ou ferme la terminaison du canal intestinal. La superficielle rapproche les uns des autres les bourrelets cutanés situés des deux côtés de l'anus, qu'elle contribue par là indirectement à clore. Elle peut aussi rapprocher de l'anus les parties situées dans le périnée.

Muscle releveur de l'anus.

Le *muscle releveur de l'anus,* ou *sous-pubio-coccygien* (*levator ani*) (1), part de la paroi latérale du petit bassin, et se dirige, en bas et en dedans, vers le détroit inférieur du bassin, où les fibres des deux côtés arrivent en partie à se toucher, même à se croiser, comme s'il n'existait qu'un muscle impair tendu en manière de diaphragme, dans l'excavation pelvienne.

Il naît d'une arcade tendineuse (*arcus tendineus fasciæ pelvis*), qui fait corps avec l'aponévrose pelvienne, part de la face interne du pubis, tout auprès de l'arcade-pubienne, et s'étend jusqu'à la base de l'épine sciatique. D'autres fibres s'y joignent encore en avant et en arrière. En devant, on en remarque non seulement quelques unes qui proviennent de la face interne du pubis, au-dessus de celles du muscle obturateur interne, avec lesquelles elles sont intimement unies, mais encore d'autres, plus inférieures, qui, dans l'étendue d'un pouce environ, entre le trou ovale et le muscle ischio-caverneux, naissent de la branche descendante du pubis, au moyen d'une languette tendineuse, inégalement prononcée chez les divers sujets, et descendant de l'arcade tendineuse au prolongement falciforme du ligament sacro-sciatique. Cette portion est parfois totalement distincte du reste du muscle à son origine. Il s'y joint quelquefois aussi diverses fibres émanées du ligament pubio-vésical. En arrière, le muscle naît encore de tout le bord postérieur de l'épine sciatique. De là résulte qu'il est plus épais à son bord antérieur et à son bord postérieur que dans le milieu.

Le muscle est presque partout charnu à partir même de son origine. Toutes ses fibres se dirigent en bas et en dedans ; les antérieures sont de plus obliques d'avant en arrière.

Son bord antérieur s'applique, en descendant, à la partie latérale de la prostate ou du vagin. Sa portion antérieure, celle qui résulte des fibres nées de la branche descendante du pubis, pénètre entre le rectum et les parties génitales, et à neuf lignes ou un pouce au-dessus de l'anus, rencontre la portion antérieure de l'autre côté. Les fibres se réunissent là, par des fibres tendineuses, tant entre elles qu'avec le bord postérieur du muscle transverse profond du périnée, et se

(1) ALBINUS, tab. 12, fig. 31, 32, 33, 34. — CAMPER, tab. 2, fig. 2. — J. MULLER, *Ueber die organischen Nerven der erectilen mænnlichen Geschlechtsorgane,* Berlin, 1836, tab. I, fig. 1 et 2, E. — WEBER, tab. 17, fig. 11 (par derrière); fig. 12 (par devant), fig. 13 et 14 (de côté).

confondent aussi avec la couche profonde du sphincter externe. Quant à la portion moyenne du muscle, ses fibres s'appliquent sur le côté du rectum, et marchent en arrière, formant une couche, large d'environ un demi-pouce, dont le bord inférieur est situé à environ six lignes au-dessus de l'anus, et touche au sphincter. Plusieurs d'entre elles se continuent avec celles du sphincter, qui lui-même en envoie aussi au releveur de l'anus. Mais de son bord antérieur il ne part aucune fibre qui monte au rectum ; bien au contraire, les fibres longitudinales non striées en travers de cet intestin commencent déjà à se perdre entre les fibres du releveur, comme elles font plus bas entre celles du sphincter externe. Sur la paroi postérieure du rectum, la portion moyenne du muscle releveur affecte la même disposition que sur la paroi latérale ; elle est également traversée par les fibres longitudinales du rectum : mais les fibres des deux côtés se croisent ici en partie sur la ligne médiane, et se réunissent avec la face de la portion postérieure du muscle qui regarde le bassin. Cette portion postérieure, qui vient principalement de l'épine sciatique, et qui parfois est séparée du reste du muscle, se réunit, entre le rectum et le sommet du coccyx, avec celle du côté opposé, sur la ligne médiane, et s'attache, par de courtes fibres tendineuses, au bord de la pièce inférieure du coccyx, dans une étendue de six à neuf lignes.

Les deux faces du releveur de l'anus sont couvertes par un feuillet aponévrotique. Son bord postérieur touche le muscle coccygien, avec lequel il est presque toujours uni d'une manière intime. Entre l'arcade pubienne et les bords antérieurs des deux releveurs il reste, dans le petit bassin, une ouverture oblongue, que ces muscles ne ferment pas, et par laquelle les organes urinaires et génitaux sortent de la cavité pelvienne.

Chez l'homme, la partie postérieure de la prostate repose sur la portion du releveur de l'anus qui s'unit avec celle du côté opposé, au-devant du rectum. Cette portion a été décrite, par Santorini, Albinus et Sœmmerring, comme un muscle à part, sous le nom d'*adductor s. levator s. compressor prostatæ*. Quoique, comme je l'ai dit, elle soit parfois bien distincte du releveur à son origine, on ne peut cependant voir en elle qu'une partie de ce muscle, ainsi que l'a fait J. Muller.

Le releveur de l'anus élève non seulement l'extrémité inférieure du rectum et la prostate, mais encore le coccyx, ce qui fait qu'il rétrécit le détroit inférieur du bassin.

CHAPITRE XII.

DES MUSCLES DES ORGANES URINAIRES ET GÉNITAUX.

On ne peut guère séparer la description des muscles de l'appareil urinaire et de l'appareil génital (1), parce qu'il s'en trouve dont l'action se rapporte à l'une et à l'autre fonction. On rencontre chez les deux sexes le muscle *périnéal superficiel*, le *périnéal profond*, le *constricteur de l'urètre*, *l'abaisseur de la vessie*, et l'*ischio-caverneux*. Il s'y joint le *bulbo-caverneux* chez l'homme et le *constricteur du vagin* chez la femme, qui, bien que différents, eu égard à la forme, se correspondent par rapport à la fonction. On doit encore y ajouter le *crémaster* chez l'homme. A l'étude de ces divers muscles se rattache celle des expansions aponévrotiques du bassin. Pour bien faire comprendre la situation de chaque muscle, notamment du périnéal profond et du constricteur de l'urètre, je crois nécessaire de considérer une de ces expansions tendineuses, le ligament triangulaire, isolément des autres, et d'en donner l'histoire avant celle des muscles.

Ligament triangulaire du périnée.

Tandis que la partie postérieure et la partie latérale du détroit inférieur du bassin sont closes par un diaphragme musculeux, le releveur de l'anus, qui est perforé pour le passage du rectum, l'antérieure se trouve fermée par une expansion tendineuse, qui est percée par le conduit excréteur de l'appareil urinaire. Chez la femme, le conduit génital passe entre l'expansion musculeuse et la tendineuse. Chez l'homme, il se réunit au conduit urinaire avant que celui-ci ait percé l'aponévrose.

L'expansion tendineuse a reçu, en raison de sa forme, le nom de *ligament triangulaire (ligamentum triangulare)* du périnée. On l'appelle aussi *ligament périnéal (ligamentum perineale)*. La dénomination d'*aponévrose moyenne* ou *profonde du périnée (aponeurosis perinæi media s. profunda)* lui a été donnée parce qu'elle se trouve placée entre l'aponévrose pelvienne proprement dite et l'aponévrose périnéale.

Le ligament triangulaire naît, dans une étendue d'un pouce et demi à deux pouces, de la face interne de la branche ascendante

(1) La description que je vais donner de la myologie si difficile de la région périnéale, a été tracée d'après un nombre considérable de dissections : seulement je n'ai pas eu à ma disposition autant de cadavres de femmes que je l'eusse désiré.

de l'ischion, car il atteint en devant le ligament arciforme de la
symphyse pubienne, et en arrière le commencement du muscle ischio-caverneux. Mais son origine se trouve entre le corps caverneux
de la verge ou du clitoris en bas, et la partie antérieure du releveur de l'anus en haut. Les fibres se dirigent généralement en dedans, et se réunissent, sur la ligne médiane, avec celles du côté
opposé ; mais comme les postérieures se rendent en même temps
en avant, l'expansion tendineuse entière des deux côtés prend la
forme d'un triangle arrondi, avec un bord antérieur convexe, qui
est fixé, et un bord postérieur concave, qui est libre. Le bord antérieur offre naturellement une interruption derrière la symphyse
pubienne. Au reste, les fibres tendineuses forment, à leur origine,
des faisceaux distincts, dont quelques uns s'isolent en manière de
pinceau, et se réunissent avec leurs voisins. En outre, on remarque encore, à l'origine, des faisceaux fibreux qui suivent la
direction des os, et qui par conséquent croisent les faisceaux principaux.

Sur la ligne médiane, le ligament triangulaire est percé par la
partie membraneuse de l'urètre chez l'homme, par l'urètre en général chez la femme ; c'est pourquoi on y distingue une portion
postérieure et une portion antérieure, situées, la première au-dessous,
et la seconde au-dessus de ce canal. On aperçoit très bien ces deux
portions lorsqu'on enlève avec soin toutes les parties molles, tant du
côté de l'excavation pubienne que du côté de la région périnéale,
jusqu'à ce qu'on arrive à l'expansion tendineuse, et qu'alors on introduit une sonde ou le doigt dans l'urètre. Cependant il ne faut pas
s'attendre à ce que le ligament triangulaire puisse être préparé ainsi
avec autant de netteté, ni mis si complétement à découvert, qu'un
ligament ordinaire ; car, parmi les parties qui l'entourent, beaucoup
contractent les adhérences les plus intimes avec lui. Sa partie postérieure se met surtout très bien en évidence par la région périnéale,
où, chez l'homme, on aperçoit les fibres tendineuses transversales
entre le muscle ischio-caverneux et le bulbo-caverneux. La portion
antérieure, celle qui couvre l'urètre, est si étroitement liée avec le
plexus veineux reposant sur sa face supérieure, qu'on ne peut la
mettre à nu que par places. On l'enlève toujours lorsqu'on veut
mettre la couche supérieure du constricteur de l'urètre à découvert
immédiatement derrière la symphyse pubienne.

Le nerf et l'artère de la verge sont situés au-dessus de l'origine du
ligament triangulaire.

Muscles transverses du périnée.

A la région périnéale se trouvent deux muscles (*perinæi, transversi perinæi*) (1), dont la direction générale est transversale, qui naissent de la face interne des os ischion et pubis, et qui se réunissent, sur la ligne médiane, soit en totalité, soit au moins en partie, avec

(1) Aujourd'hui, on admet assez généralement deux muscles transverses du périnée, l'un antérieur ou profond, l'autre postérieur ou superficiel. Toutes les descriptions s'accordent aussi à les représenter comme naissant de la face postérieure de la branche descendante du pubis, ou de la branche ascendante de l'ischion, au-dessus du muscle ischio-caverneux, ou tout au plus de l'enveloppe fibreuse de ce muscle. Mais la figure donnée par Tiedemann (*Tabul. arteriarum*, tab. 26, fig. 2) et copiée par WEBER (*Atlas*, tab. 31, fig. 4), n'est point en harmonie avec cette description. Ici, en effet, on trouve représenté, sous le nom de *transversus perinæi posticus*, c'est-à-dire du muscle nommé ailleurs transverse superficiel, un muscle dont l'origine externe se trouve au-dessous de l'ischio-caverneux, entre lui et la peau. Ce muscle a aussi une autre direction que celle qu'on lui assigne ordinairement, comme on peut s'en convaincre sur-le-champ en comparant les muscles du périnée d'un homme (TIEDEMANN, tab. 25, fig. 2. — WEBER, tab. 31, fig. 2, 9). Chez l'homme, le transverse superficiel se dirige en dedans et en avant, tandis que celui de la figure du périnée de femme marche en dedans et en arrière. La vérité est, d'après mes recherches, qu'indépendamment des deux muscles périnéaux ordinaires, il y en a encore un troisième, plus superficiel, dont la disposition est absolument telle que la représente la figure de Tiedemann. Ses fibres ont leur naissance ou leur terminaison dans la masse de tissu cellulaire comprise entre la tubérosité sciatique et la peau, et nullement aux os eux-mêmes ; elles se dirigent en dedans et en arrière, et, en se croisant des deux côtés, elles se continuent avec la couche des fibres du sphincter externe, mais sur le côté opposé. C'est pourquoi j'ai pensé pendant quelque temps qu'on devait admettre trois muscles périnéaux, savoir : un superficiel, celui qui vient d'être décrit ; un moyen, celui qu'on décrit ordinairement sous le nom de superficiel, et un profond. Mais, d'un côté, la couche la plus superficielle n'est bien prononcée que chez le plus petit nombre des sujets, sans que du reste le sexe influe sur son existence ; et, d'un autre côté, la couche, telle que Tiedemann l'a figurée parfaitement conforme à la nature, n'est réellement que l'extrémité antérieure d'une partie du sphincter de l'anus, en sorte qu'elle ne constitue pas un muscle indépendant.

D'après le principe incontestablement exact que les muscles périnéaux proprement dits naissent au-dessus de l'ischio-caverneux, ou tout au plus (comme le postérieur) de l'enveloppe fibreuse de ce muscle, le muscle du périnée de la femme, que Tiedemann a figuré sous le nom de *transversus perinæi anticus*, ne saurait être ni celui-ci ni le postérieur ou superficiel, comme on peut en juger déjà d'après la direction des fibres ; il appartient également à la portion périnéale du sphincter externe de l'anus, soit que cette portion se partage quelquefois latéralement en deux faisceaux, soit qu'une séparation ait été produite artificiellement par la dissection.

les muscles correspondants du côté opposé, de sorte que chacun ne forme en quelque sorte avec son homonyme qu'une languette musculaire tendue entre les côtés de la paroi du bassin. Ce sont le *périnéal superficiel* et le *périnéal profond*.

1° Le *muscle périnéal superficiel,* ou *postérieur* (*perinœus superficialis s. posterior*) (1), naît à la face interne de la branche ascendante de l'ischion, entre le muscle ischio caverneux et le trou ovale, et aussi de l'enveloppe fibreuse de ce dernier muscle. A son origine, il est tendineux et mince. A mesure qu'il se porte en dedans et un peu en avant, il devient plus épais, dans le même temps qu'il s'élargit presque toujours, et acquiert ainsi une forme triangulaire. Lorsqu'il était développé autant que possible, je le trouvais généralement tel que Santorini l'a représenté dans sa seizième planche; un faisceau se porte obliquement en dedans, entre le rectum et les parties génitales, et fréquemment se réunit, d'une manière complète, sans tendon intermédiaire, avec un faisceau pareil du côté opposé; un autre faisceau, qui se dirige en arrière, s'applique sur le côté du rectum, et accompagne le releveur de l'anus, mais se confond aussi en partie avec le sphincter; enfin, quelques faisceaux, qui vont en partie d'arrière en avant, s'unissent au bulbo-caverneux, ou, chez la femme, avec le constricteur du vagin.

Le muscle est en rapport avec le périnéal profond, qui se trouve placé au-devant et au-dessus de lui, et avec lequel il est souvent uni d'une manière intime. Il est couvert par la partie antérieure du sphincter externe de l'anus.

Anomalies. Quelquefois il se compose presque uniquement du faisceau transverse, qui se réunit, sur la ligne médiane, avec celui du côté opposé. — On dit qu'il a manqué parfois (?).

Il complète en devant le diaphragme musculaire de l'excavation pelvienne, et par conséquent aide sans doute aussi à l'action du releveur de l'anus.

2° Le *muscle périnéal profond,* ou *antérieur* (*perinœus profundus s. anterior*) (2), ne manque sans doute jamais chez l'homme; mais son étendue varie tellement que la description qu'on en peut donner

----

(1) ALBINUS, tab. 12, fig. 38, *e, d* (mauvaise figure). — SANTORINI, *Septemdecim tabulæ*, tab. XVI, fig. 1, L, M, *f, g*; tab. XVII, L. — SANTORINI, *Obs. anat.*, tab 2, fig 1, *g*; tab. 3, fig. 5, I, I. — WEBER, tab. 31, fig. 2, 9.

(2) SANTORINI, *Obs. anat.*, tab. 2, fig. 1, F; tab. 3, fig. 5, II. — SANTORINI, *Septemd. tabul.*, tab. XVI, fig. I, 1 (?).

s'applique à peine à tous les cas. Chez la femme, il paraît être entièrement réuni avec le périnéal superficiel.

Son origine est plus rapprochée de l'arcade pubienne que celle du
superficiel. Il naît, tendineux, de la branche descendante du pubis
et de la branche ascendante de l'ischion, au-dessus du ligament
triangulaire, et en partie de sa face supérieure ; en arrière, il provient aussi un peu de l'ischio-caverneux, à l'endroit ou celui-ci rencontre le périnéal superficiel. Lorsqu'on le prépare par le périnée, il
faut toujours, avant de parvenir jusqu'à lui, enlever la partie postérieure du ligament triangulaire. Il devient promptement charnu, se
dirige, en devenant plus large, de dehors en dedans et un peu d'arrière en avant (d'avant en arrière, suivant Santorini), et parvient,
chez l'homme, entre le bulbe de l'urètre et la partie membraneuse de
ce canal, de sorte qu'il dépasse légèrement le bulbe en arrière. Les
muscles des deux côtés se réunissent, sur la ligne médiane, par une
suture tendineuse, mais tiennent aussi en partie au bulbe de l'urètre
et au bulbo-caverneux.

Le bord antérieur est uni, tantôt plus, tantôt moins intimement,
avec le constricteur de l'urètre. Le bord postérieur touche au releveur de l'anus, et fait corps avec le sphincter.

L'action de ce muscle est la même que celle du périnéal superficiel. Il tire le bulbe de l'urètre et l'urètre un peu en arrière et de
côté, et élargit le canal (?); comme il couvre le bulbe de l'urètre
par en haut, il aide peut-être aussi le bulbo-caverneux, suivant Santorini (?).

Muscle constricteur de l'isthme de l'urètre.

A la réunion de la branche descendante du pubis avec la branche
ascendante de l'ischion, naissent, au-dessus du muscle ischio-caver
neux, ou plus exactement entre le ligament triangulaire du périnée
et la partie antérieure inférieure du releveur de l'anus (*compressor
prostatæ* de Santorini), des fibres, de nature tendineuse, qui s'étalent
en une membrane tendue transversalement. Des deux faces de cette
membrane proviennent des fibres musculaires, par le moyen desquelles
elle atteint la portion membraneuse de l'urètre et le sommet de la
prostate, mais dont les plus postérieures arrivent aussi immédiatement
sur le côté de cette dernière. L'étendue dans laquelle cette expansion
tendineuse naît des os n'est pas toujours la même, ce qui dépend
peut-être du mode de préparation. J. Muller la nomme *ligamentum
ischio-prostaticum ;* mais elle provient toujours en même temps du

pubis. Au reste, il serait peut-être plus conforme à la nature de la considérer, non pas comme un simple moyen d'attache de la prostate, mais comme le tendon d'origine du muscle de l'urètre, dont les fibres partent en grande partie de la surface.

Mais J. Muller distingue dans le *muscle constricteur de l'isthme de l'urètre (constrictor urethræ membranaceæ, constrictor isthmi urethræ)* (1) trois couches de fibres, une supérieure, une inférieure, et une interne ou circulaire.

Couche supérieure. De la face supérieure du ligament pubio-prostatique naissent des fibres musculaires qui courent sur la face supérieure de l'urètre, tout le long de sa portion membraneuse, et se réunissent sans interruption avec celles du côté opposé. En arrière, les fibres de cette couche ne cessent point à la prostate, mais se continuent en partie avec la couche musculaire qui couvre la face antérieure de la glande. Mais les fibres situées sur la prostate ne sont pas transversales, comme sur l'urètre; elles forment des arcs, dont la concavité regarde en haut et en dehors. Une partie des fibres de la couche prostatique commence seulement au bord de la glande : cependant on peut les dériver aussi du ligament ischio-prostatique, dont la partie postérieure s'applique là. Enfin Muller a vu les plus postérieures des fibres musculaires qui viennent du ligament se prolonger sur la paroi latérale de la vessie. La couche entière sur la prostate est manifestement composée de fibres transversales.

La couche supérieure ne cesse point, en avant, dans l'endroit où l'urètre perce le ligament triangulaire ; elle se prolonge jusqu'à la réunion des corps caverneux de la verge. Naturellement, ces fibres antérieures sont placées sous le ligament triangulaire ; elles naissent de sa face intérieure, mais principalement du pubis, et forment des arcs dont la convexité regarde en haut et en avant. En effet, la plupart des fibres d'un côté se continuent également ici avec celles du côté opposé : cependant on remarque parfois une sorte de raphé tendineux, qui part du ligament arciforme. Dans certains cas enfin, on voit les fibres antérieures se prolonger bien manifestement jusqu'à l'angle de réunion des corps caverneux, et ces fibres s'implantent, des deux côtés, aux corps caverneux mêmes de la verge.

Couche inférieure. De la face inférieure du ligament pubio-prostatique naissent des fibres musculaires qui se rendent au ligament du

---

(1) SANTORINI, *Septem. tabul.*, tab. XV, fig. I, O, *i*, *i* ; fig. 3, F ; fig. 4, C, B, B. — J. MULLER, *Die organische Nerven der erectilen mænnlichen Geschlechtsorgane*, 1836, tab. I, fig. 1 et 2, *b*, *c*.

côté opposé, en passant sous la portion membraneuse de l'urètre. Cette couche ne s'étend en arrière que jusqu'au sommet de la prostate, dont elle ne couvre pas la face postérieure ; elle n'est point aussi considérable que l'antérieure, et semble même parfois manquer entièrement.

Couche interne ou *circulaire*. Immédiatement sur la portion membraneuse de l'urètre, dans toute sa longueur, se trouve une couche de fibres circulaires, qu'il n'y a pas moyen de séparer des couches supérieure et inférieure.

Les trois couches du muscle ne sont pas toujours développées au même degré. L'inférieure est la plupart du temps très faible, comme je l'ai déjà dit. La circulaire est fréquemment si faible, qu'à peine la reconnaît-on pour telle ; chez d'autres sujets, elle forme la plus grande partie du muscle.

Le muscle existe aussi chez la femme, disposé de la même manière, quant au fond. Il se compose, chez les deux sexes, de fascicules très grêles, qui lui donnent ordinairement un aspect plutôt fibreux que musculaire. La couche, également striée en travers, qu'on voit sur la prostate diffère beaucoup sous ce rapport ; car elle forme des faisceaux musculaires plus larges et aplatis. C'est pourquoi je serais tenté de regarder toute la couche étalée sur la prostate, et dont les fibres postérieures ou supérieures se rendent à la vessie, comme distincte de l'isthme de l'urètre, et de la rapporter à l'abaisseur de la vessie.

Le constricteur de l'isthme de l'urètre touche, à son origine, le muscle périnéal profond, avec lequel il est en partie uni d'une manière étroite. Entre les deux muscles sont logés, chez l'homme, les glandes de Cowper (1).

Ce muscle comprime et raccourcit la partie membraneuse de l'urètre.

Muscle abaisseur de la vessie.

A la partie inférieure de la poche urinaire se rendent, de deux

(1) Le constricteur de l'isthme de l'urètre a (quelquefois?), avec la partie antérieure du rectum, des connexions, de l'existence desquelles j'ai pu me convaincre positivement chez un homme très musculeux. Un faisceau longitudinal, dont les fibres partaient du ligament ischio-prostatique, passait sous la prostate et au-dessus de la partie antérieure du releveur de l'anus, se dirigeait en arrière, et se réunissait avec les fibres longitudinales du côté antérieur du rectum. La ténuité de ses fascicules le rapprochait parfaitement de la structure du constricteur de l'isthme urétral, et ne permettait pas de la regarder comme appartenant au releveur de l'anus ; car celui-ci est formé de faisceaux musculaires beaucoup plus grossiers.

côtés, des faisceaux de fibres musculaires striées en travers, qui constituent ensemble le *muscle vésical* ou *abaisseur de la vessie* (*depressor vesicæ, vesicalis*) (1).

1° Les fibres tendineuses du ligament pubio-vésical, qui naît sur la face postérieure du pubis, tout à côté de la symphyse, mais au-dessus de son ligament arciforme, sont accompagnées de fibres musculaires, qui gagnent, avec elles, la face antérieure de la vessie, immédiatement au-dessus de la prostate. Les fibres des deux côtés se réunissent ensemble pour la plupart, et montent jusqu'à une certaine distance sur le devant de la vessie.

2° Plusieurs fibres de la couche musculaire étalée sur la face antérieure de la prostate se prolongent sur la vessie. Mais il en part surtout de l'extrémité postérieure interne du ligament ischio-prostatique, au-dessous du ligament pubio-vésical, qui se rendent à la face latérale de la vessie, sur laquelle on les voit monter jusqu'à une certaine distance.

Anomalies. Les fibres musculaires manquent parfois dans le ligament pubio-vésical, même chez des sujets très musculeux. Leur absence est peut-être la règle.

Ce muscle aide à l'expulsion de l'urine, en abaissant la vessie, par exemple lorsqu'on veut accomplir l'acte étant couché. Sa portion prostatique peut exercer en même temps une compression sur la glande.

Muscle ischio-caverneux.

Le *muscle ischio-caverneux*, *ischio-pénien* ou *ischio-clitoridien* (*ischio-cavernosus, erector penis s. clitoridis*) (2), naît, charnu, de la face interne de la branche ascendante de l'ischion, jusqu'à la tubérosité sciatique; plus en devant et en haut, il provient aussi de la racine du corps caverneux de la verge ou du clitoris. Les fibres charnues ne tardent pas à dégénérer en une forte couche de fibres tendineuses. Une partie du muscle se perd, par de forts faisceaux tendineux, plus isolés les uns des autres, à la région interne et inférieure du corps caverneux, avant d'atteindre celle du côté opposé : mais le reste contourne le corps caverneux, sur sa face externe, au-dessous de l'arcade pubienne, et s'attache, par des extrémités tendineuses, à la base de la verge ou du clitoris.

(1) J. MULLER, tab. I, fig. 1, *c' c'*; fig. 2, *c, c' d, d' d''*. — CIVIALE, *Traité pratique sur les maladies des organes génito-urinaires*, 1837, pl. I, t. I, fig. 1.

(2) ALBINUS, tab. 12, fig. 37, *k, l, m*. — SANTORINI, *Septemd. tabul.*, tab. XVI, H, H; tab. XVII, H, H.

Ce muscle est beaucoup plus petit chez la femme.

Il couvre ou enveloppe la branche du corps caverneux de la verge ou du clitoris dans toute sa longueur ; en dedans, il touche au bulbo-caverneux ou au constricteur du vagin.

Anomalies. Je l'ai trouvé, chez l'homme, divisé en deux portions, l'une antérieure, l'autre postérieure. La postérieure naissait à la manière ordinaire, et s'attachait tout entière à la branche du corps caverneux, sans atteindre la racine de la verge. L'antérieure provenait de la région inférieure du corps caverneux, au-dessous de l'arcade pubienne. Ses fibres, dirigées en avant et en haut, s'inséraient, sur le dos de la verge, au corps caverneux de leur côté. On peut considérer comme faisant passage à cette anomalie celle dans laquelle le muscle offre en quelque sorte deux ventres, parce qu'auprès de la racine de la verge de nouvelles fibres musculaires naissent dans la portion devenue déjà tendineuse (1). Quelquefois une portion tendineuse du muscle semble arriver sur le dos de la verge, au-dessus des vaisseaux, se réunir en arcade avec le muscle du côté opposé, et se confondre en même temps avec le ligament suspenseur du pénis (2). Je n'ai jamais rencontré cette disposition, de sorte que je ne puis partager le sentiment de Krause, qui la croit normale.

Le muscle applique la branche du corps caverneux contre l'os, de sorte qu'il peut comprimer les veines qui sortent de ce corps, et ainsi contribuer à y faire amasser le sang et à déterminer l'érection.

Muscle bulbo-caverneux.

Le *muscle bulbo-caverneux*, ou *ano-caverneux* (*bulbo-cavernosus, accelerator s. ejaculator urinæ s. seminis*) (3), est une masse charnue qui, chez l'homme, se trouve placée, dans l'étendue d'environ deux pouces, sur la face inférieure du bulbe de l'urètre et de la partie inférieure du corps caverneux, et dont les fibres, transversales en arrière, sont, antérieurement, oblongues de bas en haut et d'arrière en avant. On aperçoit donc, par-devant, un angle aigu entre les masses musculaires des deux côtés, ce qui fait qu'on admet un muscle au côté droit et un autre au côté gauche. Albinus avait déjà donné une description exacte de ce muscle, en désignant la terminaison de ses fibres au-dessous du corps spongieux de l'urètre comme insertion, et l'autre extrémité comme origine.

(1) KRAUSE, dans MULLER, *Archiv*, 1837, tab. 2, fig. 1, *b*.
(2) KRAUSE, *ibid.*, fig. 3.
(3) SANTORINI, *Septem l. tabul.*, tab. XVI, E, *c*, *d*.—WEBER, tab. 31, fig. 2, 11

L'origine a lieu sur trois points différents, ce qui permet d'admettre aussi trois portions du muscle, une postérieure, une moyenn e et une antérieure. La *postérieure* part de la partie latérale du bulbe de l'urètre, et aussi du ligament triangulaire du périnée, situé sur cette dernière : ses fibres entourent transversalement le bulbe : les postérieures se dirigent un peu en avant. La portion *moyenne* procède d'une languette tendineuse située sur la face supérieure de la partie postérieure du corps spongieux de l'urètre, et s'étend en devant jusqu'à la réunion des deux corps caverneux de la verge : ses fibres sont obliques de haut en bas et un peu d'avant en arrière. La portion *antérieure*, dont la largeur varie de trois à six lignes, naît, tendineuse, du corps spongieux de la verge de son côté, au-devant de l'insertion du muscle ischio-caverneux : ses fibres marchent plus obliquement encore en bas et en arrière.

Toutes les fibres s'attachent, sur la face inférieure du corps spongieux de l'urètre, à une languette tendineuse médiane, qui adhère à ce corps, principalement à son bulbe. Cette languette n'est pas toujours également prononcée, et elle semble manquer parfois tout-à-fait en devant, de sorte que là les muscles des deux côtés se touchent immédiatement.

Le muscle a plus d'épaisseur en arrière que partout ailleurs. La longueur de ses fibres augmente, d'arrière en avant, dans la même proportion qu'elles deviennent plus obliques. L'extrémité postérieure des deux muscles fait corps avec le sphincter externe de l'anus et avec les muscles transverses du périnée. Inférieurement, la peau du périnée couvre ces deux muscles, qui s'appliquent, de chaque côté, sur les muscles ischio-caverneux : mais si l'on sépare, en cet endroit, le bulbo-caverneux de l'ischio-caverneux, on aperçoit entre eux un espace triangulaire, limité en arrière par les muscles transverses, et dont le fond est fermé par le ligament triangulaire du périnée.

Anomalies. Parmi les anomalies que présente ce muscle, je rangerai d'abord un faisceau aplati, plus ou moins considérable, qui peut-être existe plus souvent encore qu'il ne manque. Il naît, avec la portion moyenne du muscle, de la languette tendineuse située sur la face supérieure du corps spongieux de l'urètre, se dirige en arrière et en dehors, sur le côté inférieur du ligament transverse du périnée, dans l'espace triangulaire compris entre le bulbo-caverneux, l'ischio-caverneux et le transverse superficiel, et se perd, par des fibres en grande partie tendineuses, au commencement du muscle ischio-caverneux. Cependant ce faisceau n'est pas toujours si intimement uni au bulbo-caverneux, de sorte que je laisse indécise la question de savoir s'il appartient à celui-ci ou à l'ischio-caverneux, ou bien s'il constitue un muscle à part (*ischio-cavernosus urethræ* (?) *retractor urethræ* (?)) (1). — La portion antérieure du bulbo-caverneux offre une anomalie qui n'est pas très rare : ses fibres ne naissent pas du corps spongieux de la verge, mais font corps avec le ligament suspenseur, et proviennent en conséquence de ce ligament, ou même en partie de la symphyse pubienne : il peut résulter de là l'apparence d'un véritable muscle élévateur de la verge (*levator penis s. pubo-cavernosus*).

Le bulbo-caverneux comprime le bulbe et le corps spongieux de l'urètre, allonge ainsi le canal, et expulse par saccades le liquide (urine, sperme) qui peut s'y trouver, ou interrompt l'écoulement de ce liquide (dans l'action d'uriner). Il agit tantôt volontairement (dans cette dernière action), tantôt involontairement (dans l'éjaculation).

Muscle constricteur du vagin.

Le *muscle constricteur du vagin* (*constrictor cunni*) (2) est mince et composé de quelques faisceaux aplatis. Né de la branche ascendante et de la branche horizontale du clitoris, mais surtout de l'angle compris entre ces deux branches, par des fibres charnues et tendineuses, qui occupent une longueur de six à neuf lignes, il descend d'avant en arrière sur la paroi latérale du vagin, et gagne la région périnéale, où il se perd, également par des fibres charnues et tendineuses, sur la paroi postérieure du vagin, s'entrelaçant en partie avec le sphincter externe de l'anus, ainsi qu'avec le muscle périnéal moyen. En descendant, il devient plus large. Son bord antérieur correspond à l'entrée du vagin ; c'est là que les fibres musculaires sont le plus serrées. Son bord postérieur ou supérieur touche à l'ischio-caverneux, entre lequel et lui il n'y a pas de démarcation bien tranchée.

Anomalies. Quelquefois, du ligament suspenseur du clitoris, près

(1) M. J. Weber (*Handbuch der menschlichen Anatomie*, t. I, p. 593) a peut-être voulu désigner ce faisceau en disant que, dans la plupart des cas, le bulbo-caverneux naît simultanément de la branche ascendante de l'ischion, entre l'ischio-caverneux et le transverse profond du périnée : seulement, ce qu'il ajoute, que cette portion du muscle se termine également au-dessous de l'urètre, ne convient pas au faisceau dont je parle.

(2) SANTORINI, *Obs. anat.*, tab. 2, fig. 1, G. — SANTORINI, *Septemd. tabul.*, tab. 17, 1. — WEBER, tab. 31, fig. 4, 15.

du bord supérieur de la symphyse pubienne, il naît, de chaque côté, un faisceau charnu, qui, sur le clitoris, va se jeter dans les fibres du constricteur du vagin, mais dont une partie aussi se termine sans doute au clitoris même. Cette languette fait encore mieux ressortir l'analogie, déjà claire par elle-même, du constricteur du vagin avec le bulbo-caverneux de l'homme.

Quand les deux muscles agissent ensemble, ils rétrécissent le commencement du vagin, de sorte que, pendant le coït, les parties génitales, après avoir ressenti pendant quelque temps la stimulation de l'acte, embrassent plus exactement le membre viril. Ce muscle rapproche aussi du clitoris les parties de la région périnéale. Est-il dans le même cas que le bulbo-caverneux, c'est-à-dire possède-t-il la faculté de se contracter sous l'influence de la volonté, indépendamment du mouvement involontaire et réflectif qu'il accomplit durant l'union des sexes ?

Muscle crémaster.

Quoiqu'une partie des fibres du *muscle crémaster* (*cremaster*) (1) provienne de celles des muscles abdominaux, cependant d'autres naissent immédiatement du pubis, ou des parties tendineuses de cette région, de sorte qu'on est tout aussi fondé à le considérer comme un appendice des muscles du bas-ventre que comme un muscle à part.

Il naît à l'anneau inguinal par deux portions. L'*externe*, appelée *crus externum s. majus* par Hesselbach, reçoit ses fibres du transverse, mais principalement de l'oblique interne du bas-ventre, et occupe le côté externe du cordon spermatique. L'*interne*, plus petite (*crus externum*), naît de l'épine du pubis, et marche le long du côté interne du cordon. Les fibres de ces deux portions s'étalent de plus en plus en descendant sur le cordon, et se perdent inférieurement sur la face externe de la tunique vaginale. Celles qui garnissent le côté interne du cordon descendent en ligne droite; celles des faces antérieure et postérieure se courbent en dehors, et quelques unes d'entre elles se réunissent en arcade.

Anomalies. Suivant Albinus, la portion interne manque quelquefois. Le muscle élève le testicule vers l'anneau inguinal.

Aponévroses périnéale et pelvienne.

La face interne de quelques uns des muscles appliqués au bassin

(1) ALBINUS, tab. 13, fig. 4. — WEBER, tab. 39, fig. 6, *d* ; fig. 8, *b* ; fig. 9, *f, g, h.*

offre, indépendamment du péritoine, une expansion fibreuse, appelée aponévrose pelvienne, et la face externe de ceux qui occupent la région périnéale en présente aussi une, à laquelle on donne le nom d'anévrose périnéale. Mais la forme de cette dernière est en partie déterminée essentiellement par ce qu'on nomme la fosse périnéale.

I. La *fosse périnéale* (*fossa s. excavatio perinæi*, *cavitas ischio-rectalis*, Velpeau) est située des deux côtés de l'anus et du rectum, et confine aussi en devant à la région périnéale. Elle a une forme en quelque sorte triangulaire, de manière qu'on peut y distinguer trois parois, une interne, une externe et une postérieure. La paroi interne est constituée en haut par le releveur de l'anus, en bas par le sphincter externe; l'externe, par le muscle obturateur interne et la tubérosité sciatique; la postérieure, par le ligament sacro-sciatique et le bord inférieur du muscle grand fessier. Postérieurement, la fosse se prolonge un peu en cul-de-sac, au-dessus du grand fessier. Les parois externe et interne se rencontrent au muscle transverse superficiel du périnée, et se réunissent en haut sous un angle aigu. La cavité a deux pouces à deux pouces et demi d'avant en arrière et de haut en bas; son étendue en travers est d'environ un pouce. De grands amas de graisse la remplissent entièrement.

II. L'*aponévrose périnéale* (*fascia perinæi*). Sous la peau du périnée se trouve un tissu cellulaire serré, dont les fibres affectent principalement une direction transversale, et, sur la ligne médiane, sont intimement unies avec le raphé. En devant, cette couche fait corps, chez l'homme avec le dartos, chez la femme avec le tissu cellulaire des grandes lèvres. En arrière, elle tient au bord du sphincter externe de l'anus jusqu'au coccyx, et passe au-dessus de l'ouverture de la fosse périnéale, pour aller se continuer avec la couche de tissu cellulaire du muscle grand fessier. Près de l'anus, cette masse est plus lamelleuse, et forme des cellules pleines de graisse. Au périnée, elle se trouve immédiatement sous la peau; mais là, elle-même couvre une couche de graisse chez les sujets qui ont de l'embonpoint.

Cette expansion celluleuse correspond à l'aponévrose superficielle d'autres régions du corps (1).

On doit distinguer, dans l'*aponévrose périnéale proprement dite*,

____

(1) On désigne souvent sous le nom de *fascia perinæi superficialis* la partie que j'appelle ici aponévrose périnéale proprement dite. Alors on entend, par aponévrose périnéale profonde ou moyenne, la portion que j'ai nommée ligament triangulaire du périnée.

une partie antérieure et une partie postérieure, qui se continuent l'une avec l'autre au bord postérieur du muscle périnéal superficiel. La portion postérieure a la même conformation dans les deux sexes; il en est autrement de l'antérieure.

1° *Portion antérieure (aponeurosis ischio-pubica,* Velpeau). Cette expansion aponévrotique s'étend depuis l'arcade pubienne jusqu'à la tubérosité sciatique, le long du bord inférieur du pubis et de l'ischion. Chez l'homme, elle couvre le muscle périnéal superficiel, l'ischio-caverneux et le bulbo-caverneux, et se prolonge au-devant de ces muscles, sur les enveloppes fibreuses de la verge. Chez la femme, elle couvre également le muscle périnéal en arrière; mais, par-devant, elle se divise en deux feuillets. Le feuillet interne couvre le constricteur du vagin, et monte dans la petite lèvre, jusqu'au clitoris. L'externe occupe toute la longueur de la grande lèvre.

2° *Portion postérieure (aponeurosis analis s. ischio-rectalis,* Velpeau). Elle sert à tapisser la fosse périnéale. On peut y distinguer un feuillet interne et un feuillet externe, qui se rencontrent au sommet de cette cavité, et qui, en devant, sur le bord du muscle périnéal superficiel, font corps avec la portion antérieure. Le feuillet interne, plus faible que l'autre, couvre la face externe du releveur de l'anus et du sphincter externe; il se perd inférieurement dans le *fascia superficialis* et à la région du coccyx. On peut l'appeler feuillet rectal. L'externe, ou feuillet sciatique, se compose de fibres verticales; il couvre la partie postérieure du muscle obturateur interne, et s'insère inférieurement à la tubérosité sciatique, au ligament sacro-sciatique et au bord inférieur du muscle grand fessier. Au reste, il n'est pas rare qu'on rencontre, surtout dans la partie postérieure de la fosse périnéale, des lames aponévrotiques tendues entre le feuillet sciatique, et formant de grandes cellules pour la graisse.

III. *Aponévrose pelvienne (fascia pelvis).* Elle est située dans l'excavation du petit bassin. Antérieurement, elle naît du pubis, auprès de l'arc de la symphyse, sous la forme d'une masse saillante en manière de ligament, dont il part de courtes fibres qui se rendent à la face antérieure du col vésical. C'est le *ligament pubio-vésical (ligamentum pubio-vesicale).* Les ligaments des deux côtés ne sont séparés l'un de l'autre que par une distance de neuf lignes; leurs fibres se rencontrent sur le col de la vessie, et se croisent en partie; il se forme une fosse ovalaire entre eux et la partie inférieure de la symphyse pubienne. L'aponévrose pelvienne naît en outre de la branche horizontale du pubis, au-dessus des fibres du muscle obturateur interne, mais laisse, à l'angle supérieur et postérieur du trou ovale, une ouverture servant au passage de vaisseaux et de nerfs. Derrière ce point, elle provient encore de la ligne de démarcation de l'os ilion, jusqu'à la symphyse sacro-iliaque, ainsi que du bord iliaque de l'échancrure sciatique supérieure.

Toutes les fibres se dirigent généralement en bas et en dedans, dans la cavité pelvienne, et forment une simple membrane jusqu'à l'arc fibreux d'où naît une partie du releveur de l'anus. Là une portion de ces fibres se continuent, en dehors du releveur, avec les lames aponévrotiques situées dans l'intérieur de la cavité périnéale; une autre portion, qui est à proprement parler la continuation de l'aponévrose pelvienne, se dirige vers le bas, en passant sur les muscles releveur de l'anus et coccygien. La partie antérieure de l'aponévrose s'applique au côté de la vessie, de la prostate (du vagin) et du rectum, et y monte jusqu'à une certaine hauteur. La postérieure passe derrière le rectum, de sorte que les aponévroses des deux côtés se rencontrent sur la ligne médiane; mais elle s'attache plus en arrière à la face antérieure du coccyx et de la dernière pièce du sacrum, ou des ligaments sacro-coccygiens.

Les aponévroses pelviennes des deux côtés forment en conséquence un revêtement fibreux de la cavité du bassin, dont les fibres se réfléchissent partiellement en haut, à l'orifice du rectum, ainsi qu'à celui des organes génito-urinaires. Antérieurement elle manque de chaque côté au-devant du trou sacro-sciatique supérieur : car là elle se termine au-devant de la partie inférieure du muscle pyriforme, par un bord demi-circulaire, dont la concavité regarde en haut.

CHAPITRE XIII.

DES MUSCLES DE LA FACE DORSALE DU TRONC.

Si l'on voulait décrire dans un ordre physiologique les nombreux muscles qui occupent la face dorsale du tronc, il faudrait mettre de côté tout ce qui concerne leurs rapports de voisinage et de superposition. C'est pourquoi je préfère me conformer à l'usage général, et les décrire tout simplement d'après leur situation.

En se plaçant sous ce point de vue, on peut distinguer au dos quatre couches musculaires, qui se couvrent l'une l'autre. Les muscles de la plus profonde ne sont destinés qu'aux mouvements des os de la colonne vertébrale ou d'os analogues du crâne : c'est pourquoi on peut rapporter aussi à cette couche les petits muscles logés entre les apophyses transverses et les apophyses épineuses. Les deux couches moyennes se composent de muscles dont les uns meuvent également des portions de la colonne vertébrale ou des os analogues, tandis que les autres agissent sur les arcs osseux du tronc et l'omoplate. La plus rapprochée de la superficie ne renferme que des muscles servant au membre supérieur. On peut encore citer ici comme cinquième couche les muscles latéraux du tronc, qui vont des apophyses transverses des vertèbres aux côtes.

ARTICLE PREMIER.

DE LA PREMIÈRE COUCHE DES MUSCLES DU DOS.

Cette couche ne comprend que deux muscles, le *trapèze* et le *grand dorsal*.

Muscle trapèze.

Le *muscle trapèze*, ou *dorso-sus-acromien* (*cucullaris*, *trapezius*) (1), le plus superficiel de ceux des régions cervicale et dorsale, est large, et a la forme d'un triangle dont la base regarde la colonne vertébrale, et dont le sommet est tronqué. Il ne se trouve pas placé dans un plan droit, car celle de ses parties qui correspond à l'angle externe du triangle se réfléchit en avant et en dedans. Les muscles des deux côtés, pris ensemble, affectent, dans la portion que l'on peut embrasser d'un seul coup d'œil, la forme d'un trapèze, dont les angles supérieur et inférieur sont aigus, et dont l'angle supérieur aurait été tronqué.

Le trapèze naît du tiers interne de la ligne courbe supérieure de l'occipital, du bord libre du ligament cervical, des sommets des apophyses épineuses de la septième vertèbre du cou et de toutes les vertèbres dorsales, enfin du ligament surépineux. Son origine au ligament cervical a lieu par des fibres tendineuses courtes : depuis la sixième vertèbre du cou jusqu'à la troisième dorsale, ces fibres deviennent plus longues, de sorte qu'entre les muscles des deux côtés, se trouve un espace aponévrotique oblong, et formé de fibres transversales, qui a environ quatre pouces de long, sur trois de large. A partir de la quatrième vertèbre du dos, il est charnu presque dès son origine ; inférieurement, on retrouve encore des fibres tendineuses d'une certaine longueur ; enfin la portion qui vient de l'occipital est cellulo-fibreuse dans une assez grande étendue. Les fibres charnues des

______

(1) ALBINUS, tab. 17, fig. 18, 19. — WEBER, III, A, A, A.

parties supérieure et inférieure du muscle ne forment qu'une couche mince, et s'attachent à la face externe des origines tendineuses. Celles de la partie moyenne, qui a beaucoup plus d'épaisseur, s'insèrent aux deux faces de l'aponévrose. Toutes convergent vers l'épaule, et là elles s'attachent à la face supérieure du tiers externe ou même de la moitié de la clavicule, au bord interne de l'acromion, enfin au bord libre de l'épine de l'omoplate, jusqu'au point plus large et raboteux qui se trouve au voisinage du bord interne de l'os.

Quoique les fibres s'attachent sans interruption aux divers points qui viennent d'être désignés, cependant on peut distinguer trois portions, une supérieure, une moyenne et une inférieure, qui diffèrent aussi par leur manière d'agir. A la portion *supérieure* appartiennent toutes les fibres venant de l'occipital et du ligament cervical qui s'insèrent à la clavicule sans cesser d'être charnues ; les supérieures descendent de dehors en dedans sur le bord antérieur du muscle, et arrivent à la clavicule plus en dedans que toutes les autres ; les inférieures se rendent presque transversalement à l'extrémité acromiale de cet os. La portion *moyenne* comprend les fibres qui naissent depuis la septième vertèbre cervicale jusqu'à la quatrième dorsale : elles se dirigent transversalement en dehors, derrière la partie supérieure de l'épine de l'omoplate. La portion *inférieure* se compose de toutes les autres fibres qui convergent en dehors et en haut, et vont gagner, au bord interne de l'omoplate, la face externe d'une aponévrose triangulaire, qui s'attache plus en dedans à l'épine de cet os. Les portions supérieure et moyenne sont ordinairement unies ensemble d'une manière assez lâche, à la région de l'épaule. Le bord supérieur de l'aponévrose triangulaire, qui glisse sur la base de l'omoplate quand le muscle se contracte, marque la limite entre les portions moyenne et inférieure.

Le trapèze est situé en haut sur les deux splénius, dans le milieu sur les rhomboïdes, le sus-scapulaire et l'angulaire de l'omoplate, plus loin sur une partie du long dorsal, et en bas sur le grand dorsal. Son extrémité supérieure touche au muscle occipital. Son bord externe n'atteint le sterno-cléido-mastoïdien que tout-à-fait en haut, et s'en éloigne inférieurement. La peau le couvre dans toute son étendue ; elle est unie lâchement avec ses parties supérieure et moyenne ; mais à partir du bas de la nuque elle y adhère beaucoup, par le moyen d'un tissu cellulaire ferme et abondant. Sur la ligne médiane, les téguments ne tiennent pas plus aux apophyses épineuses qu'au trapèze ; mais, de sa face interne se détache une cloison celluleuse particu-

lière, qui va gagner les sommets de ces apophyses et leurs interstices,
ce qui fait que les masses de tissu cellulaire situées sur les deux rhomboïdes sont séparées l'une de l'autre. Cette cloison manque à la nuque, où la peau est aussi intimement unie avec le ligament cervical
qu'avec le muscle trapèze.

Anomalies. Le muscle est toujours fort mince à la hauteur des dernières vertèbres dorsales; mais quelquefois il naît jusqu'à la huitième
par des fibres tendineuses interrompues, ou même il manque entièrement dans cette région. — Chez certains sujets, il n'atteint l'occipital
ni d'un côté ni de l'autre, et n'arrive que jusqu'à l'apophyse épineuse
de la seconde vertèbre du cou (1). — Tiedemann l'a trouvé formé
de deux couches superposées (2).

Lorsqu'il agit tout entier, il porte l'épaule en arrière et en dedans,
et la fixe. La portion supérieure soulève l'épaule, l'inférieure l'abaisse,
a moyenne la tire en dedans et en arrière. Il ne saurait étendre la
tête, ou la ramener en arrière, au moyen de sa portion supérieure,
comme l'annonce déjà la direction de ses fibres, et comme on parvient aisément à s'en convaincre lorsqu'on cherche à lui faire produire
cet effet. Il ne paraît pas agir non plus dans la flexion latérale de la tête.
Enfin son concours me paraît très douteux dans la torsion de la tête
et du cou.

Muscle grand dorsal.

Le *muscle grand dorsal*, ou *lombo-huméral* (*latissimus dorsi*) (3),
considérable, large et triangulaire, monte de la région lombaire au
bras, en passant sur la cage de la poitrine, et dans la plus grande
partie de son trajet, il est placé immédiatement sous la peau. Il naît
du bord externe de la crête iliaque, à environ un pouce derrière
le diamètre transversal du grand bassin, jusqu'au ligament ilio-lombaire, quelquefois par des fibres charnues, mais la plupart du temps
par une expansion aponévrotique longue d'un pouce; il provient
aussi, par des fibres charnues, de l'aponévrose lombo-dorsale, le
long d'une ligne qui monterait de la crête iliaque à la dernière vertèbre dorsale, en se rapprochant jusqu'à un pouce de son apophyse
épineuse; enfin, il tire aussi son origine des apophyses épineuses
des quatre vertèbres dorsales inférieures, au moyen d'une aponé-

---

(1) ZAGOLSKY, dans *Mém. de l'Acad. de Pétersbourg*, t. I, p. 359, tab. 13.
(2) MECKEL, *Deutsches Archiv*, t. IV, p. 413.
(3) ALBINUS, tab. 18, fig. 1, 2, 3. — WEBER, III, B.

vrose qui devient charnue à un pouce ou dix-huit lignes de ces apophyses (1).

Le commencement de toutes ces fibres charnues forme un arc tourné
vers les apophyses épineuses des vertèbres lombaires.

Inférieurement, là où il naît de l'os iliaque, le muscle a bien un
pouce d'épaisseur ; mais celle-ci diminue en remontant vers les vertèbres dorsales. Sa partie inférieure se dirige de bas en haut et un
peu d'arrière en avant, vers le creux de l'aisselle, en passant sur la
paroi latérale de la région lombaire et de la région pectorale. Mais, à
son bord antérieur, il reçoit encore, en montant, quatre faisceaux
charnus, qui viennent du sommet de la douzième côte et du bord
supérieur des trois suivantes, entrelacés chacun entre deux faisceaux
de l'oblique externe du bas-ventre. Les autres fibres du muscle se
dirigent également vers l'aisselle, les moyennes très obliquement, les
supérieures presque transversalement. A l'endroit où sa partie supérieure passe derrière l'angle de l'omoplate, il vient fréquemment s'y
joindre un faisceau charnu qui tire son origine de la face postérieure
de cet angle.

Le muscle a pris la forme d'un cylindre aplati, par l'effet du resserrement de ses fibres, à l'endroit où il longe le bord externe de l'omoplate. Arrivé au côté interne du bras, il se réfléchit en avant, et, dans
son intérieur, naît un tendon, parfois large de deux pouces, qui est
libre dans l'étendue de trois pouces au moins. Ce tendon s'attache au
bord interne de la gouttière de l'humérus dans laquelle glisse le tendon du biceps brachial. En supposant le bras pendant, on peut y distinguer un bord supérieur et un bord inférieur. Mais les fibres du
muscle subissent alors une torsion telle dans la région axillaire, que
celles qui viennent des vertèbres dorsales sont superficielles, et gagnent le bord inférieur du tendon, tandis que celles qui naissent de
l'os iliaque et des côtes aboutissent, au contraire, à son bord supérieur. Quand le bras se trouve levé vers la tête, le muscle, qui est
alors tendu, n'offre plus aucune trace de torsion, et ses fibres charnues aboutissent en ligne droite aux fibres tendineuses.

---

(1) A l'instar de Krause, je fixe la plus grande largeur de l'origine du muscle
à l'aponévrose lombo-dorsale, et non, comme on le fait ordinairement, aux
sommets des apophyses épineuses des vertèbres lombaires. On ne peut pas
suivre ses fibres tendineuses jusqu'à ces dernières ; mais si l'on veut cependant l'en faire provenir, du moins faut-il dire que l'aponévrose d'origine est
tellement unie à l'aponévrose lombo-dorsale, jusqu'à la partie charnue du
muscle, qu'on ne peut parvenir à l'en séparer.

Avant de prendre son insertion, le tendon terminal s'unit toujours en partie avec celui du muscle grand rond, au moins par sa partie inférieure plus mince, dont les fibres se jettent aussi en partie dans l'aponévrose brachiale.

La partie charnue du muscle grand dorsal occupe la région moyenne de la poitrine (à moins que l'omoplate ne soit tout-à-fait refoulée en bas); elle repose sur les septième, huitième et neuvième côtes, et, plus en bas, sur le dentelé postérieur inférieur, ainsi que sur la portion lombaire des muscles du bas-ventre. Par son bord antérieur, il couvre les faisceaux d'origine du muscle oblique externe de l'abdomen et les faisceaux inférieurs du grand dentelé. Supérieurement, il est appliqué sur une partie du grand rhomboïdal, du sous-épineux, et du grand rond. Son extrémité supérieure est unie d'une manière intime avec ce dernier; car, placé d'abord derrière lui, il se réfléchit autour de son bord inférieur, en sorte que son extrémité tendineuse est couverte en arrière par le grand rond, et en avant regarde le creux de l'aisselle. En haut et en arrière, il se trouve couvert par le trapèze, jusqu'à la dernière vertèbre dorsale. Dans le reste de son étendue, il n'a, au-dessus de lui, que la peau, à laquelle un tissu cellulaire dense le fixe assez solidement, surtout à la région lombaire, où ce tissu devient adipeux.

Le muscle est enveloppé par une expansion aponévrotique, faisant partie du *fascia superficialis*. Cette expansion se continue en haut avec l'enveloppe du trapèze, mais passe aussi, au-dessous de ce dernier, sur les muscles rhomboïdes, se réunit plus en dehors avec l'aponévrose du muscle sous-épineux, et s'attache à l'angle de l'omoplate. Elle se fixe aux côtes inférieures, entre le grand dorsal et l'oblique externe du bas-ventre.

Le long de l'insertion au bras, une bourse muqueuse, de forme allongée, se trouve placée entre le tendon du grand dorsal et celui du grand rond. Elle repose aussi en partie sur l'humérus, lorsque le tendon de ce dernier muscle ne s'étend pas très haut.

Anomalies. Le grand dorsal s'étend normalement jusqu'à la neuvième vertèbre dorsale, en sorte qu'il naît des mêmes vertèbres et des mêmes côtes; mais son origine peut aussi s'élever plus haut d'une, deux, trois, et même quatre vertèbres. — Les faisceaux qui naissent des côtes offrent plusieurs variétés. Tantôt leur nombre se réduit à trois, celui de la neuvième, ou plus fréquemment celui de la douzième venant à manquer, surtout quand cette dernière côte est courte; tantôt leur nombre reste le même, mais les faisceaux naissent de la huitième à la onzième côte (1). — L'extrémité supérieure du muscle offre aussi une anomalie assez fréquente, consistant en ce qu'un faisceau charnu ou tendineux se détache du bord supérieur, et se réunit avec le grand pectoral, à sa face postérieure, ou va se jeter dans le commencement du coraco-brachial.

Quand le grand dorsal se contracte d'une manière uniforme, tandis que le bras est pendant, il abaisse l'épaule; en même temps le bras se tourne un peu en dedans, et passe derrière le dos, pour se rapprocher de la ligne médiane du corps. De là le nom obscène d'*anitersor* ou *aniscalptor*, qui lui a été donné. Lorsque le bras est levé, il l'abaisse. La portion venant des vertèbres dorsales est surtout celle qui fait tourner le bras en dedans et en arrière, mouvement dans lequel l'insertion la plus éloignée de l'articulation scapulo-humérale joue un rôle important. La portion inférieure, qui est plus forte, abaisse l'épaule. Si le bras sert de point d'appui, comme, par exemple, quand le corps est suspendu à l'aide d'une main, ou lorsqu'un baladin fait la roue, alors il rapproche le tronc du membre. Si l'extrémité supérieure est fixée par l'appui du bras contre un corps solide, et le tronc en même temps immobile, les faisceaux provenant des côtes peuvent aider à l'inspiration : ils ont la faculté d'agrandir d'un pouce environ le diamètre transversal du thorax à sa partie inférieure.

ARTICLE II.

DE LA SECONDE COUCHE DES MUSCLES DU DOS.

Les muscles que je range ici ne peuvent point, rigoureusement parlant, être considérés comme une couche, parce qu'ils se couvrent en partie deux à deux, et même trois à trois. Mais si l'on fait abstraction de l'angulaire de l'omoplate, ils ont tous cela de commun que leurs fibres se dirigent obliquement de dedans en dehors, tandis que celles des muscles de la couche suivante suivent la direction de la colonne vertébrale. Tous ces muscles, en continuant d'excepter l'angulaire de l'omoplate, naissent des apophyses épineuses; mais ils s'attachent ou à l'omoplate, ou aux côtes, ou aux apophyses transverses, ou à leurs analogues. On en compte sept : les deux *rhomboïdes*, les deux *dentelés postérieurs*, les deux *splénius*, et l'*angulaire de l'omoplate*.

Muscles rhomboïdes.

Des extrémités des apophyses épineuses de quelques unes des ver-

1) MECKEL, *Deutsches Archiv*, t. VIII, p. 585.

tèbres cervicales inférieures et des cinq vertèbres dorsales supérieures naissent des fibres tendineuses qui, à un pouce environ de la colonne vertébrale, dégénèrent en fibres charnues ; celles-ci se dirigent obliquement en dehors et en bas, et s'attachent, sans changer de nature, à tout le bord interne de l'omoplate, excepté cependant le quart supérieur, auquel s'insère le muscle angulaire, et ordinairement aussi l'angle. La masse musculaire, de forme rhomboïdale, est plus mince vers le bord inférieur, et quelquefois elle ne forme qu'un seul muscle, comme chez beaucoup de mammifères. Mais, généralement, elle se divise, chez l'homme, en deux portions, l'une plus petite, l'autre plus grande.

Les *muscles rhomboïdes, dorso-scapulaires* (*rhomboidei*) sont situés sur le dentelé postérieur supérieur, ainsi que sur une partie du digastrique cervical et du complexus. Le bord supérieur touche l'angulaire de l'omoplate. Ils sont couverts par le trapèze. L'aponévrose du grand dorsal se prolonge sur eux.

1° Le *petit muscle rhomboïde* (*rhomboideus minor s. superior*)(1) naît, tendineux, des apophyses épineuses de la dernière vertèbre cervicale et de la première dorsale, ainsi que du ligament cervical et du dentelé postérieur supérieur, à la région de la sixième vertèbre du cou. Les fibres charnues tirent leur origine de la face postérieure de cette aponévrose. Le muscle se dirige vers l'omoplate, en devenant plus épais et plus étroit, et s'insère, vis-à-vis de l'épine de cet os, à son bord interne, par de courtes fibres tendineuses.

Anomalies. Chez certains sujets, l'origine remonte plus haut, jusqu'à la cinquième ou à la quatrième vertèbre cervicale. — Les portions qui viennent de la première vertèbre du dos, ou même de la septième du cou, appartiennent déjà au grand rhomboïde, notamment quand le muscle s'insère très haut. — Celui-ci peut aussi prendre son attache plus haut à l'omoplate. — Il croise le grand rhomboïde, quand il a atteint l'os. Il est presque entièrement charnu.

2° Le *grand muscle rhomboïde* (*rhomboideus major s. inferior*) (2) naît, tendineux, des apophyses épineuses des quatre ou cinq vertèbres dorsales supérieures. Les fibres charnues tirent également leur origine de la face postérieure du tendon, et en bas le muscle devient plus rapidement charnu. Il est trois à quatre fois aussi large que le petit rhomboïde, et s'attache, par des fibres charnues, à la portion

(1) ALBINUS, tab. 17, fig. 23 — WEBER, III, C.
(2) ALBINUS, tab. 17, fig. 24. — WEBER, III, D.

du bord interne de l'omoplate qui correspond à la fosse sous-épineuse.

Anomalies. Quelquefois son origine ne s'étend que jusqu'à la seconde vertèbre dorsale, et dans d'autres cas elle commence à la septième cervicale. — Inférieurement, il ne s'étend parfois que jusqu'à la troisième du dos. — On l'a vu partagé du côté de l'omoplate. — Il lui est arrivé aussi de s'attacher davantage à l'angle de cet os.

Les deux muscles rhomboïdes ont le même mode d'action; ils tirent l'omoplate en dedans et en haut, et par conséquent aident l'angulaire. Ils contribuent à fixer l'épaule. Lorsque celle-ci est fixe, ils peuvent aussi faire tourner un peu le tronc du côté opposé, en rapprochant de l'omoplate les apophyses épineuses des vertèbres.

Muscles dentelés postérieurs.

A la partie supérieure et à la partie inférieure de la cage pectorale se trouvent deux muscles qui se dirigent obliquement des apophyses épineuses vers les côtes, en passant sur les muscles longitudinaux de la colonne vertébrale, et qui s'attachent à plusieurs côtes par des digitations. Ces muscles sont les *dentelés postérieurs (serrati postici)*, distingués en supérieur et inférieur. Un large intervalle les sépare l'un de l'autre dans le milieu du dos; mais cet intervalle est parcouru en partie par des fibres tendineuses, qui affectent la même direction qu'eux. En conséquence ces muscles circonscrivent, avec le rachis et les côtes, un canal triangulaire, complété en bas par l'aponévrose lombo-dorsale, le long duquel montent les muscles longitudinaux de la colonne vertébrale.

1° Le *dentelé postérieur supérieur*, ou *dorso-costal* (*serratus posticus superior*)(1), naît, tendineux, des vertèbres inférieures du cou et des supérieures du dos, au sommet de leurs apophyses épineuses, étroitement uni en partie avec les splénius, les rhomboïdes et le trapèze. Il n'y a de constant que ses origines à la septième vertèbre cervicale et à la première dorsale. Mais il peut atteindre en haut jusqu'à la quatrième du cou (au ligament cervical), et en bas à la troisième du dos. Les fibres de sa mince et large aponévrose se dirigent en dehors et un peu en bas. Cette aponévrose demeure libre, sur la face postérieure, jusqu'au voisinage de l'angle des côtes; mais de sa face antérieure naît un large ventre charnu, qui suit la même direction, et se partage la plupart du temps en quatre faisceaux. Ceux-ci s'insèrent, par de courtes fibres tendineuses, d'environ un

---

1) ALBINUS, tab. 17, fig. 16. — WEBER, III, E.

pouce de large, au bord supérieur et à la face externe de la seconde à la cinquième côte, non loin de l'angle de ces os. Les faisceaux inférieurs se portent de plus en plus en dehors sur les côtes. L'insertion n'a lieu quelquefois que par trois faisceaux ; mais parfois aussi elle en comprend cinq, ou même six, et peut s'étendre jusqu'à la première et jusqu'à la sixième côte.

Le muscle est couvert par les rhomboïdes.

Anomalies. Il arrive quelquefois qu'un faisceau de l'angulaire de l'omoplate se termine sur sa face postérieure.

Il élève les côtes supérieures, et contribue ainsi, comme muscle inspirateur, à l'élargissement de la cavité thorachique.

2° Le *muscle dentelé postérieur inférieur,* ou *lombo-costal* (*serratus posticus inferior*) (1), naît par des fibres tendineuses, dirigées de dedans en dehors et un peu de haut en bas, qui tirent leur origine du sommet des apophyses épineuses des deux vertèbres dorsales inférieures et des trois ou quatre lombaires supérieures. Du reste, l'origine de ce muscle n'est pas rigoureusement délimitée, parce qu'il s'y joint, en haut, des fibres tendineuses provenant de la dixième vertèbre dorsale, ou même d'autres, plus élevées encore, qui marchent sur les côtés, au-dessus du muscle, et parce qu'inférieurement il reçoit, tant de la dernière vertèbre lombaire que même du sacrum, des fibres, également tendineuses, qui se perdent dans l'aponévrose lombo-dorsale.

Les fibres tendineuses du muscle dentelé postérieur inférieur sont inséparablement unies, dès leur origine, avec les fibres propres de l'aponévrose lombo-dorsale, au-dessus de laquelle elles sont situées, mais entre lesquelles elles s'insinuent aussi, de manière que quelques unes d'entre elles dépassent la ligne médiane, et se croisent avec celles du côté opposé. Ce n'est que derrière le muscle ilio-costal qu'elles forment une aponévrose libre, dont la face antérieure donne naissance à un ventre musculaire, entre les angles des côtes et les apophyses transverses. Cette aponévrose se divise sur-le-champ en quatre faisceaux, qui s'attachent au bord inférieur des quatre dernières côtes. À la neuvième côte, l'insertion commence à environ un pouce de l'angle de l'os ; aux suivantes, elle se rapproche davantage de la tête ; mais elle s'étend en dehors jusqu'aux faisceaux costaux du grand dorsal et jusqu'à l'origine de l'oblique externe du bas-ventre. Chaque faisceau a par conséquent deux à quatre pouces de large, et le supérieur couvre toujours la plus grande portion interne de l'insertion de celui qui

(1) ALBINUS, tab. 17, fig. 17. — WEBER, III, F.

vient immédiatement au-dessous de lui. Les faisceaux moyens sont plus épais. L'inférieur, qui est le plus faible, manque quelquefois, et à sa place on voit alors un petit faisceau tendineux se rendre à l'extrémité de la douzième côte. Il arrive parfois aussi que le faisceau supérieur n'existe pas non plus.

Le muscle tire les côtes inférieures en arrière et en bas. Malgré cette action, en apparence inverse de celle qu'exige l'inspiration, il n'en est pas moins peut-être, comme le dentelé postérieur supérieur, un muscle inspirateur, parce qu'en fixant la dernière côte, il permet au diaphragme de se contracter avec énergie.

Muscles splénius.

Le muscle trapèze couvre en haut une masse musculaire qui, dans presque toute la partie inférieure du cou et supérieure du dos, naît des apophyses épineuses, ou des parties analogues, dirige ses fibres en haut et en dehors, devient de plus en plus étroite à mesure qu'elle monte, et s'attache à l'apophyse mastoïde, ainsi qu'aux apophyses transverses de quelques unes des vertèbres cervicales supérieures. Chez la plupart des hommes, cette masse, qui constitue les *muscles splénius* (*splenii*), se compose de deux portions, l'une supérieure (*splenius capitis*), l'autre inférieure (*splenius colli*), qui ne sont réunies qu'à leur origine; lorsqu'elles tiennent ensemble dans une plus grande étendue, du moins remarque-t-on entre elles une séparation bien distincte en haut, à l'endroit de l'insertion. Certains singes sont les seuls animaux chez lesquels on trouve également les deux muscles séparés; chez les autres mammifères, ils ne forment la plupart du temps qu'un seul muscle, qui même assez fréquemment se réduit à la portion céphalique. Comme ces deux muscles se ressemblent, même, chez l'homme, eu égard à leur manière d'agir, que celui de la tête et celui du cou doivent mouvoir simultanément, le premier la première vertèbre cervicale, et le second la tête, par le moyen de cette vertèbre, on devrait, à la rigueur, les regarder, non comme deux muscles distincts, mais seulement comme deux ventres d'un même muscle.

1° Le *muscle splénius de la tête*, ou *cervico-mastoïdien* (*splenius capitis*) (1), est plus considérable que l'autre. Il naît, charnu, du ligament cervical, depuis la troisième jusqu'à la sixième vertèbre cervicale, tendineux, des apophyses épineuses de la dernière vertèbre cervicale et de la première dorsale. Assez souvent, son origine s'étend

(1) ALBINUS, tab. 16, fig. 27. — WEBER, tab. III, G.

plus haut, jusqu'à la seconde vertèbre du cou; plus rarement des-cend-elle plus bas, à la seconde ou même à la troisième vertèbre dor-sale. Le muscle se dirige en haut et en dehors. Il est quadrilatère, aplati, et beaucoup plus épais au bord externe qu'à l'interne; il se ré-trécit un peu en montant, et s'attache, tendineux, au bord postérieur de l'apophyse mastoïde, puis, plus en arrière encore, à la portion mastoïdienne de l'os temporal et à l'os occipital, immédiatement au-dessous de la ligne courbe supérieure.

Ce muscle couvre une partie du biceps cervical et du grand com-plexus, avec lesquels il est intimement uni par un tissu cellulaire court et serré; plus en haut et en dehors, il couvre aussi le petit complexus et une partie de l'oblique supérieur de la tête. Sur lui reposent le trapèze, une portion du dentelé postérieur supérieur, et en haut, tout près de son insertion, le sterno-cléido-mastoïdien. A son origine, il fait corps avec le trapèze, les rhomboïdes et le splénius du cou.

Anomalies. On l'a trouvé divisé en deux portions, l'une pour la ligne courbe de l'occipital, l'autre pour l'apophyse mastoïde.

Il fait tourner la tête sur son axe, de manière à amener le visage de son côté. Quand les muscles des deux côtés se contractent ensem-ble, ils aident à étendre la tête sur la colonne vertébrale.

2° Le *muscle splénius du cou*, ou *dorso-trachélien* (*splenius colli*) (1), naît, tendineux, du sommet des apophyses épineuses des troisième, quatrième et cinquième vertèbres dorsales; son origine flotte entre la première et la sixième de ces vertèbres. Les portions tendineuses, d'abord distinctes, se réunissent promptement en une aponévrose, qui est plus longtemps visible par le bas, et de la face antérieure de laquelle proviennent les fibres charnues. Le ventre du muscle monte plus en droite ligne que le splénius de la tête, se ré-trécit peu à peu, en devenant plus épais, et se partage en trois fais-ceaux, qui s'attachent, tendineux, au sommet des apophyses trans-verses des trois vertèbres supérieures du cou. Les extrémités tendi-neuses des faisceaux font corps avec ceux de l'angulaire de l'omoplate, du transversaire cervical et du moyen scalène. Le troisième faisceau, qui est le plus inférieur, est aussi le plus petit, et manque assez souvent.

Le muscle a son bord interne appliqué au bord externe du splénius de la tête, et ce dernier le couvre en partie. Son bord externe touche au petit complexus et au transversaire cervical. Il couvre le biceps cervical et le grand complexus, et de plus, en bas, le muscle épineux

<hr>

1. ALBINUS, fig. 1. — WEBER, III, H.

du dos, en haut le petit complexus. Il est couvert par le dentelé postérieur supérieur et le trapèze. L'angulaire de l'omoplate marche à son côté.

Anomalies. J'ai trouvé une fois un faisceau musculaire distinct, que je dus regarder comme une portion de ce muscle. Du bord interne de celui-ci partait une masse tendineuse qui, à la région de la quatrième vertèbre cervicale, avait une forme arrondie et l'épaisseur d'une ligne ; elle se continuait là avec un ventre charnu qui, couvert par le splénius de la tête, allait s'attacher à l'apophyse mastoïde. On a vu la portion destinée à la première vertèbre cervicale tout-à-fait réunie avec le splénius de la tête, et séparée de celle qui appartenait à la seconde vertèbre.

Le splénius du cou fait tourner la portion cervicale de la colonne épinière sur son axe, et comme cette torsion porte principalement sur la première vertèbre, elle doit entraîner aussi la tête. Ce muscle aide donc le splénius de la tête. En agissant de concert avec celui du côté opposé, il étend la portion cervicale du rachis.

Muscle angulaire de l'omoplate.

Le *muscle angulaire de l'omoplate*, ou *trachélo-scapulaire (levator scapulæ, levator anguli scapulæ)* (1), qui est allongé et assez fort, naît, par trois à quatre languettes tendineuses, de la partie postérieure du sommet des apophyses transverses des vertèbres cervicales supérieures. Le nombre de ces languettes varie de deux à cinq; mais toujours les deux supérieures, qui sont essentielles, viennent de la première et de la seconde vertèbre du cou : elles sont les plus fortes, et la plus inférieure de toutes est presque toujours aussi la plus grêle. Les languettes ne tardent pas à devenir charnues, et alors elles se réunissent en un ventre arrondi, aplati, qui descend sur le côté du cou, se dirige en même temps un peu en dehors et en arrière, et s'attache, par de courtes fibres tendineuses, au sixième supérieur du bord interne de l'omoplate, entre les rhomboïdes et le grand dentelé : là il est toujours intimement uni avec ce dernier.

Les origines tendineuses font corps avec les languettes supérieures du moyen scalène, du splénius du cou, et du transversaire cervical. Le muscle est étendu, de haut en bas, sur le petit complexus et le splénius du cou, le transversaire cervical et le cervical descendant, enfin le dentelé postérieur supérieur. Il touche le bord supérieur du petit

---

(1) ALBINUS, tab. 16; fig. 13, 14. — WEBER, III, 1

rhomboïde. Il est couvert en haut par le sterno-cléido-mastoïdien, et dans la plus grande partie de son étendue par le trapèze.

Anomalies. Les faisceaux ou têtes demeurent quelquefois distincts les uns des autres dans toute la longueur du muscle, qui semble alors multiple. — J'ai vu ce muscle naître de cinq vertèbres cervicales, par cinq languettes, et de l'apophyse mastoïde par une sixième. — L'extrémité inférieure, outre son attache ordinaire à l'angle de l'omoplate, en a parfois d'autres encore; par exemple, au commencement de l'épine de l'omoplate (Meckel); à la seconde côte, comme je l'ai vu; à l'aponévrose du dentelé postérieur supérieur (1). Dans un cas de ce dernier genre, que j'ai rencontré, il naissait, de l'apophyse transverse de la première vertèbre du cou, un faisceau qui demeurait totalement distinct de l'angulaire, et qui se perdait, tendineux, sur l'aponévrose du dentelé postérieur supérieur. On ne pouvait pas le regarder comme une portion du splénius du cou, sur lequel il reposait, et avec lequel il faisait corps à son origine, parce qu'alors l'angulaire ne serait point né, contre toutes les règles, de la première vertèbre du cou. Kelch (2) a observé une anomalie faisant passage à celle-là; un faisceau, long de deux pouces, et émané du muscle descendant, se perdait dans le tissu cellaire compris entre l'omoplate et le thorax. — Meckel a vu un faisceau de l'angulaire naître de la seconde côte. J'ai remarqué, des deux côtés d'un cadavre, un faisceau provenant de la seconde côte, qui faisait corps en cet endroit avec le grand dentelé, mais qui, plus loin, se réunissait avec le bord antérieur de l'angulaire; peut-être ce cas doit-il être regardé comme une anomalie du grand dentelé. — Je rapporte aussi aux anomalies de l'angulaire le cas observé par Meckel (3), où, des deux côtés, un faisceau, placé sur les muscles rhomboïdes, se rendait du bord de l'angulaire aux apophyses épineuses de la seconde et de la troisième vertèbre du dos.

L'angulaire élève l'angle supérieur interne de l'omoplate : c'est lui qui agit quand on lève les épaules, ce qui l'a fait appeler *musculus patientiæ.* Quand l'épaule est fixe, il peut aider à fléchir latéralement le cou; s'il agit avec celui du côté opposé, dans les mêmes circonstances, la portion cervicale de la colonne vertébrale se trouve fixée.

(1) Rosenmuller, *Diss. de nonnullis musculorum corporis humani varietatibus,* Léipzick, 1804, p. 5; *Hallische Litteraturzeitung,* 1808, n° 153.

(2) *Beitræge zur pathologischen Anatomie,* p. 33.

(3) *Deutsches Archiv fuer die Physiologie,* t. V, p. 115.

ARTICLE III.

DE LA TROISIÈME COUCHE DES MUSCLES DU DOS.

Tous les muscles qui font partie de la troisième couche de ceux du dos marchent en long dans la gouttière postérieure de la colonne vertébrale. Cette gouttière est formée en haut et en bas par les apophyses épineuses et transverses; au dos, les côtes contribuent, jusqu'à leur angle, à la produire. Tous les muscles qu'elle loge parcourent une grande étendue du rachis; ils naissent constamment et pour la plupart se terminent par plusieurs faisceaux. Ils agissent sur des portions entières de la colonne épinière ou sur la tête, qu'ils étendent, font tourner, ou inclinent de côté; leur action porte aussi sur la cage thorachique, en leur qualité d'abaisseurs ou d'élévateurs des côtes. Ce sont le *long dorsal*, l'*ilio-costal*, l'*épineux du dos*, qui tous trois occupent les régions lombaire et pectorale; le *biceps cervical*, le *grand complexus*, le *petit complexus*, et le *transversaire cervical*, tous situés à la nuque, et qui s'étendent de la région thorachique ou cervicale à la tête; le *demi-épineux du dos*, qui appartient exclusivement à la région dorsale; enfin le *demi-épineux du cou*, l'*épineux du cou*, et le *cervical descendant*, qui sont logés dans la région pectorale et à la nuque.

La troisième couche est séparée de la première et de la seconde par une expansion fibreuse, plus prononcée que partout ailleurs à la partie inférieure de la colonne vertébrale, où elle a reçu le nom d'*aponévrose lombo-dorsale*.

Aponévrose lombo-dorsale.

L'*aponévrose lombo-dorsale* (*fascia lumbo-dorsalis*) est un feuillet composé de fibres transversales et obliques, qui couvre en arrière la troisième couche des muscles du dos, et qui convertit la gouttière postérieure du rachis en un canal triangulaire renfermant les muscles de la troisième et de la quatrième couche. Les régions du sacrum, des lombes et des vertèbres dorsales inférieures sont celles où elle a le plus de force. Elle provient des apophyses épineuses du sacrum, des vertèbres lombaires et des dorsales inférieures, et forme deux couches. La couche superficielle se compose, supérieurement, de l'aponévrose d'origine du muscle dentelé postérieur inférieur, qu'on ne peut point séparer d'elle; ses fibres sont dirigées en dehors et en haut; il s'y joint, en bas, des fibres affectant la même direction, mais qui ne vont pas au muscle dentelé. La couche profonde résulte de fibres qui partent des apophyses épineuses, et marchent en dehors et en bas, suivant la direction des côtes. Les fibres de cette couche proviennent de toutes les vertèbres lombaires et du sacrum ; les supérieures se terminent entre les côtes et la crête iliaque ; celles qui naissent de la troisième vertèbre lombaire s'attachent déjà, comme les suivantes, à la lèvre externe du tiers postérieur de cette crête, jusqu'aux ligaments sacro-iliaques. En même temps, une partie des fibres de cette couche fait intimement corps, par le bas, avec le tendon du muscle long dorsal et de l'ilio-costal. Du reste, les fibres de la couche superficielle pénètrent en partie entre et sous celles de la couche profonde, et dans le bas il leur arrive souvent de franchir la ligne médiane, pour se porter sur l'aponévrose du côté opposé.

Tandis que le bord externe de l'aponévrose lombo-dorsale s'insère en bas à l'os des iles, et se confond en haut avec le muscle dentelé postérieur inférieur, il rencontre, entre les côtes et l'os des iles, au bord externe de l'ilio-costal, et par conséquent en dehors des apophyses transverses des vertèbres lombaires, l'aponévrose du muscle transverse du bas-ventre, avec laquelle il se confond. Cette dernière aponévrose se prolonge au-devant du muscle ilio-costal, jusqu'aux sommets des apophyses transverses des vertèbres lombaires. A l'endroit de la réunion, les fibres de l'aponévrose lombo-dorsale se renversent en dedans, et continuent ensuite d'affecter la même direction qu'auparavant, mais s'éparpillent sur-le-champ, et se terminent à une distance d'une ou deux lignes. Par conséquent, le court feuillet qui va gagner les apophyses transverses, en passant au-devant du muscle ilio-costal, n'est pas plus une continuation de l'aponévrose lombo-dorsale, que le feuillet postérieur, auquel je donne le nom d'aponévrose lombo-dorsale, n'en est une du muscle oblique interne ou du transverse du bas-ventre.

Au bord supérieur du muscle dentelé postérieur inférieur, l'aponévrose est prolongée par des fibres qui viennent des apophyses transverses des vertèbres dorsales, passent sur les muscles du dos, et vont s'attacher aux angles des côtes. Ces fibres deviennent de plus en plus rares vers le haut ; mais leur nombre augmente de nouveau à la hauteur du muscle dentelé postérieur supérieur, le long du bord inférieur duquel elles se rangent.

De l'aponévrose lombo-dorsale se détache, au dos, un feuillet qui pénètre entre les muscles long dorsal et ilio-costal. D'autres feuillets plus profonds, situés entre les muscles dorsaux, ne peuvent être démontrés dans toute leur longueur, à cause des unions fréquentes que ces muscles contractent les uns avec les autres. Cependant, à la région lombaire et à la région dorsale, on trouve un feuillet bien marqué sur le multifide du rachis et les muscles demi-épineux.

A la région cervicale, on découvre, au-dessous du trapèze et des rhomboïdes, un feuillet tendineux, étalé sur les autres muscles, qui se confond en avant avec les aponévroses du cou, et qui envoie, entre les divers muscles de la nuque, des prolongements par lesquels ces muscles sont la plupart du temps enveloppés d'une manière étroite.

Muscle long dorsal.

Le muscle *long dorsal* (*longissimus dorsi*) (1), masse considérable, très épaisse et triangulaire dès son origine, qui diminue rapidement de volume en montant, et paraît ensuite aplatie, est situé en arrière, le long de la partie latérale de la colonne vertébrale entière, à l'exception de sa portion céphalique. Il naît de la portion inférieure du rachis par des fibres charnues et de l'os des iles par des fibres tendineuses.

Son fort et large tendon vient des apophyses épineuses du sacrum et des trois vertèbres lombaires inférieures (ou plus exactement de celles dont ne naît pas le muscle épineux du dos), ainsi que de la masse tendineuse qui descend de l'os des iles au sacrum, et qui sert en même temps d'origine au grand fessier. Ce tendon, dont les fibres sont dirigées en haut et un peu en dehors, arrive bientôt à la face postérieure et interne de la portion charnue, sur laquelle il monte, en se rétrécissant peu à peu, jusqu'à la hauteur de la sixième vertèbre dorsale. Les fibres charnues naissent en partie de sa face antérieure.

La portion charnue tire son origine de l'empreinte raboteuse postérieure de la face interne de l'os des iles, située derrière la surface destinée à l'articulation avec le sacrum, et de toute l'étendue de la crête iliaque qui correspond à cette région. Il s'y joint ensuite des fibres charnues venant de la face antérieure du tendon, tout le long de ce dernier. Du reste, la portion qui naît de l'os des iles n'est pas entièrement charnue; on trouve, dans son intérieur, un large feuillet tendineux, venant de la crête iliaque, et des deux faces duquel naissent aussi des fibres charnues.

Plus loin, le muscle reçoit encore des faisceaux accessoires, dont l'origine et le nombre sont sujets à varier. Des sommets des

(1) ALBINUS, tab. 15, fig. 3, 5, 6. — WEBER, III et IV, S, tab. 17, fig. 5 et 6.

apophyses transverses de plusieurs vertèbres lui envoient des languettes, qui sont d'abord tendineuses, et qu'on retrouve chez la plupart des sujets; leur nombre varie d'une à cinq; elles viennent, pour la plupart, des vertèbres dorsales inférieures; les supérieures peuvent atteindre jusqu'à la sixième de ces vertèbres; les inférieures viennent de la première et même de la troisième lombaire, ma ;alors tirent leur origine des apophyses transverses accessoires. Dans un cas, vu un faisceau venir de la septième à la dixième vertèbre dorsale, et il y en avait en outre un, muni d'un long tendon, qui naissait de la troisième et de la cinquième côte, tout auprès de l'angle. Le muscle long dorsal reçoit aussi quelques faisceaux charnus du demi-épineux du dos, à la hauteur de la vertèbre dorsale médiane. Enfin le muscle épineux du dos envoie à son bord interne une languette parfois très considérable.

La masse charnue, ainsi née peu à peu, se partage en une multitude de languettes, qui, pour la plupart, deviennent tendineuses avant de prendre leurs attaches. Les fibres charnues du muscle entier cessent à la hauteur de la seconde côte. Mais les insertions forment deux séries, l'une interne, l'autre externe.

Les languettes de la série interne s'attachent aux apophyses accessoires de toutes les vertèbres lombaires, comme aussi aux sommets (et inférieurement aux bords inférieurs) des apophyses transverses de toutes les vertèbres dorsales. La direction des fibres de celle qui se rend à la cinquième vertèbre lombaire est presque horizontale d'arrière en avant; au-delà de ce point, les fibres se rapprochent de plus en plus de la verticale. Jusqu'à la huitième vertèbre du dos, les languettes sont peu séparées, et elles s'insèrent par des fibres en partie charnues, en partie tendineuses. A partir de la septième dorsale, leurs insertions aux apophyses transverses se font uniquement par des tendons arrondis, aplatis, qui deviennent de plus en plus longs vers le haut, de sorte que les supérieurs sont tout-à-fait libres dans une étendue d'un pouce et demi à deux pouces.

Les languettes de la série externe s'attachent aux apophyses transverses de toutes les vertèbres lombaires et aux côtes. L'insertion se fait à tout le bord inférieur des apophyses, inférieurement par de courtes fibres tendineuses, supérieurement par des fibres en grande partie charnues. Généralement, les fibres de la languette destinée à la cinquième vertèbre lombaire sont presque horizontales d'arrière en avant. Les languettes qui s'insèrent aux côtes ne sont jamais développées pour les douze de ces os : tout au plus y a-t-il onze faisceaux, de manière que la première côte n'en reçoit pas. Mais ce nombre peut se réduire à huit, à sept, et même à moins : cependant les inférieures et les supérieures manquent symétriquement, ou bien ce sont surtout les inférieures qu'on trouve absentes. L'insertion a lieu au bord inférieur de la côte, presque jusqu'à l'angle ; mais, vers le haut, elle se rapproche de plus en plus de la tête, ce qui fait que le faisceau supérieur, qui serait destiné à la première côte, se confond, à l'apophyse transverse, avec le faisceau supérieur de la série interne. Depuis la troisième jusqu'à la cinquième côte inférieure, l'attache est large et charnue ; au-dessus de ce point, elle devient plus étroite, et prend la forme d'un tendon de plus en plus long.

En outre, le long dorsal envoie encore quelques faisceaux aux muscles voisins. Ainsi, de son bord interne il en part plusieurs, charnus, qui vont gagner l'épineux et le demi-épineux du dos ; de même, son bord externe en fournit quelques uns à l'ilio-costal. L'extrémité tendineuse supérieure du muscle est ordinairement unie avec le muscle transversaire cervical ; elle l'est aussi avec le petit complexus, le biceps cervical, le splénius du cou et le cervical descendant.

Le long dorsal est situé entre l'épineux du dos en dedans et l'ilio-costal en dehors. Il couvre le multifide du rachis, les demi-épineux, les scalènes : lui-même est couvert par l'ilio-costal et les dentelés postérieurs.

Il étend les portions lombaire et dorsale de la colonne vertébrale, et tire en bas la cage thorachique.

Muscle ilio-costal.

Le *muscle ilio-costal*, ou *sacro-lombaire* (*ilio-costalis s. sacro-lumbaris*) (1), a une forme allongée. Il naît, par une étroite lan-

---

(1) J'ai cru nécessaire non seulement de séparer ce muscle, mais encore de lui donner un nom nouveau.

On l'a décrit jusqu'ici comme ne formant, avec le long dorsal, qu'un seul muscle, qui se divisait en deux queues à la hauteur de la douzième côte. Et cependant on désignait chacune de ces queues sous un nom spécial, comme si elles constituaient des muscles distincts. Assurément l'ilio-costal est uni, à sa partie inférieure, avec les fibres charnues du long dorsal, sans couche de tissu cellulaire intermédiaire ; mais si l'on sépare de haut en bas les fibres qui lui appartiennent de celles du long dorsal, on acquiert la conviction qu'elles naissent de la face externe du tendon de ce dernier, et de plus, tout-à-fait en bas, d'un autre tendon fixé à la lèvre externe de la crête iliaque, mais qu'elles n'ont d'ailleurs rien de commun avec les fibres charnues du long dorsal, et surtout qu'elles ne concourent point aux faisceaux qu'il envoie aux vertèbres

guette tendineuse, de la lèvre externe de la crête iliaque, à côté et en arrière du long dorsal; mais il vient principalement, en partie par des fibres charnues, et en partie par de courtes fibres tendineuses, de la face postérieure et du bord externe du tendon d'origine du long dorsal, à la région des troisième, quatrième et cinquième vertèbres lombaires. Par conséquent, à la hauteur de la seconde vertèbre dorsale il est déjà entièrement charnu, et possède toute son épaisseur, qui égale à peu près un tiers de celle du long dorsal. Le ventre charnu, en montant, s'applique exactement à ce dernier muscle jusqu'à la douzième côte; là, il se sépare de lui, et continue de monter derrière les côtes, en dedans de leurs angles. Quand il est arrivé à peu près à la hauteur de la neuvième, on voit paraître, sur sa face postérieure, des fibres tendineuses, dont le nombre va toujours en augmentant à mesure qu'il s'élève.

Pendant son trajet sur les côtes, il reçoit de nouveaux faisceaux, de sorte que, bien qu'il envoie des languettes à ces os, il parcourt encore un assez grand espace sans diminuer de volume. Les faisceaux de renforcement naissent du bord supérieur des côtes inférieures, par une base large et tendineuse, de manière qu'en dehors ils s'étendent jusqu'à l'angle des côtes. Aux côtes supérieures, la partie tendineuse devient de plus en plus longue. En général, ces faisceaux proviennent des six ou sept côtes du bas. Les languettes analogues, mais plus étroites, qui proviennent des côtes situées au-dessus, appartiennent au muscle cervical descendant. (Il n'y a pas de ligne de démarcation

lombaires. Il n'y a donc, entre les deux muscles, sous le rapport de l'origine, d'autre rapport que celui qu'on remarque entre le coraco-brachial et la courte tête du biceps brachial, ou entre le demi-tendineux et le biceps crural. A quoi il faut ajouter que, d'après Meckel, l'ilio-costal est tout-à-fait distinct du long dorsal dans le chameau, ce que j'ai également observé dans le *Jacchus penicillatus.*

Jusqu'à Sœmmerring, on n'avait pas même eu de nom commun pour le long dorsal et l'ilio-costal, pris ensemble. Sœmmerring proposa celui d'*opisthotenar.* D'autres ont introduit celui d'*extensor dorsi communis*, ou *sacro-spinalis.* Ce muscle sacro-spinal se partagerait supérieurement en extenseur interne (long dorsal) et extenseur externe. On appela celui-ci *sacro-lombaire* (*sacrolumbus s. sacrolumbaris*), et, plus tard, *lombo-costal* (*lumbo-costalis*), dénominations qui doivent être rejetées toutes deux, puisque le muscle ne naît ni du sacrum ni des vertèbres lombaires. Quant au nom d'ilio-costal, on peut objecter contre lui qu'il y a un faisceau du muscle qui se rend à la septième vertèbre cervicale. Et en outre qu'une dénomination analogue, celle d'*iléocostal*, a été donnée par Chaussier au carré des lombes. — *Voyez*, pour la figure de ce muscle, ALBINUS, tab. 15, fig. 3, 4. —WEBER, III et IV, T, tab. 17, fig. 4, T, *a-ab-b.*

bien tranchée entre les deux muscles, parce qu'un ou plusieurs faisceaux costaux se partagent entre eux deux. Chez un sujet, je n'ai pu rapporter que les deux inférieurs au muscle ilio-costal : à partir de la dixième côte, ils appartenaient plus particulièrement au cervical descendant : le faisceau qui s'insère à la douzième côte manque parfois.) L'ilio-costal reçoit aussi quelques faisceaux charnus du long dorsal, à la région des côtes inférieures.

Le ventre charnu ainsi produit peu à peu s'attache par douze languettes à toutes les côtes, et par une treizième, qui manque quelquefois, au sommet de l'apophyse transverse de la septième vertèbre cervicale. L'insertion se fait au bord inférieur de l'angle de la côte, par des fibres charnues aux deux côtes inférieures, par des fibres tendineuses à toutes les autres. Les tendons partent de la face postérieure du ventre, et leur longueur va toujours en augmentant de bas en haut.

Le muscle ilio-costal repose en devant sur le tendon du muscle transverse du bas-ventre, et sur les côtes, au côté interne de leurs angles. En dedans, il est en rapport avec le long dorsal, dont il couvre en partie les insertions externes, et, en haut, avec le cervical descendant. L'aponévrose lombo-dorsale et les muscles dentelés postérieurs le couvrent. Au milieu du dos, il n'est séparé du grand dorsal que par l'aponévrose lombo-dorsale, qui est mince en cet endroit.

Il tire en bas la cage thorachique.

Muscle épineux du dos.

Le *muscle épineux du dos* (*spinalis dorsi*) (1) est fusiforme et placé au côté des apophyses épineuses des vertèbres dorsales. Il naît, par quatre languettes tendineuses distinctes, du sommet des apophyses épineuses des deux vertèbres lombaires supérieures et des deux dorsales inférieures. Les tendons inférieurs sont les plus forts. (L'origine remonte quelquefois jusqu'à la dixième vertèbre du dos. Plus souvent le tendon venant de la onzième manque, et alors le muscle descend presque toujours jusqu'à la troisième lombaire. Chez certains sujets, il ne provient que de la dernière dorsale et de la première lombaire, ou seulement des deux premières lombaires.) Les tendons ne tardent pas à se couvrir de fibres charnues sur leur face antérieure : de là résulte un ventre, qui augmente peu à peu de volume, et que fortifient encore quelques minces faisceaux charnus émanés du bord in-

---

1. ALBINUS, tab. 15, fig. 7. — WEBER, III et IV, 1, tab. 17, fig. 1.

terne du long dorsal, à des intervalles qui répondent à peu près à la
hauteur d'une vertèbre. Le point d'origine de ces faisceaux correspond
aux vertèbres dorsales inférieures ; leur nombre est ordinairement de
quatre, mais il peut aussi augmenter ou diminuer. Après les avoir
reçus, le ventre du muscle monte, et se partage en un grand nombre
de languettes qui vont, en partie charnues, en partie tendineuses,
s'insérer au sommet des apophyses épineuses des vertèbres dorsales
supérieures et moyennes. Les languettes supérieures sont plus longues,
et ont des tendons plus forts ; la plus élevée de toutes ne s'attache à
son apophyse épineuse que par des fibres tendineuses. (Le nombre
le plus considérable de ces languettes est de huit, qui se fixent
depuis la seconde jusqu'à la neuvième vertèbre dorsale, plus rarement aux huit vertèbres supérieures du dos, ou bien on en compte
sept de la seconde à la huitième vertèbre, ou six de la troisième à la
huitième, ou quatre de la troisième à la sixième, de la quatrième à
la septième, ou de la cinquième à la huitième, ou enfin trois, de la
cinquième à la septième.) A la languette supérieure vient parfois se
joindre un faisceau charnu du demi-épineux du dos.

Le muscle s'unit avec le demi-épineux du dos et avec le long dorsal.
Son tendon d'origine fait corps, en dehors, avec la languette tendineuse la plus inférieure du premier de ces deux muscles. Ensuite il
part du bord externe de son tendon une languette qui monte au devant des faisceaux de renforcement provenant du long dorsal, devient
charnue, et se fixe au bord interne du long dorsal. Parfois aussi quelques uns de ses faisceaux charnus se perdent, vers le milieu du dos,
dans le muscle multifide du rachis.

Le muscle épineux du dos est en rapport, du côté interne, avec
les apophyses épineuses des vertèbres dorsales, en dehors avec le long
dorsal et le demi-épineux du dos. Il repose sur le multifide du rachis,
et est couvert par les dentelés postérieurs.

Il sert à étendre la portion dorsale de la colonne vertébrale.

Muscle digastrique cervical.

Le *muscle digastrique cervical* (*biventer cervicis*) (1) est en
partie parallèle à la ligne médiane. Il naît, par trois ou quatre languettes tendineuses, du sommet des apophyses transverses d'autant
de vertèbres dorsales supérieures, en dedans des insertions du long
dorsal. (Les faisceaux d'origine peuvent se réduire à deux, ou aller

_____

(1) ALBINUS, tab. 16, fig. 23, 24. — WEBER, III et IV, K.

jusqu'à sept. L'origine flotte entre la seconde et la huitième vertèbre du dos, mais de telle sorte que, quand il y a moins de faisceaux, les vertèbres inférieures sont libres.) À leur origine, les languettes sont étroitement unies avec le demi-épineux de la nuque ;
elles deviennent plutôt charnues sur leur face postérieure, et se réunissent en un ventre musculaire, qui monte un peu de dehors en dedans, reçoit encore, la plupart du temps, un faisceau, souvent considérable, du long dorsal, et ne tarde pas à prendre la forme d'un
cône. Effectivement, il dégénère en un tendon, long de deux à trois
pouces, qui a coutume d'être plus marqué que partout ailleurs à la
hauteur de la dernière vertèbre cervicale, et qui sert d'origine aux
fibres d'un ventre supérieur, plus long et plus fort que l'autre ; cependant ce tendon ne sépare qu'imparfaitement les deux ventres l'un
de l'autre, car on voit toujours, à sa face antérieure, une certaine
quantité de fibres charnues, qui passent sans interruption de l'inférieur
au supérieur.

Au ventre supérieur vient très souvent encore se joindre une petite
tête interne, qui naît, par une ou trois languettes charnues, du sommet de quelques apophyses épineuses (1), devient tendineuse, et
s'insère à la face postérieure du tendon intermédiaire, ou monte plus
haut pour aller se jeter dans le ventre supérieur lui-même. Celui-ci,
en montant, devient plus large, et d'abord plus épais aussi ; son bord
externe se réunit avec le bord interne du grand complexus, mais,
plus loin, s'applique sur ce muscle. Plus près de l'insertion que du
tendon intermédiaire, il se développe fréquemment, dans la portion
externe du ventre supérieur, une substance tendineuse ayant environ
un pouce de long. Enfin, ce ventre supérieur s'attache par des fibres
charnues, et dans l'étendue d'un pouce, à la partie la plus interne de
la ligne courbe supérieure de l'occipital.

Le muscle digastrique cervical est situé inférieurement sur le
demi-épineux de la nuque, supérieurement sur le grand complexus.
Son bord interne est en rapport, vers le haut, avec le ligament cervical et les muscles inter-épineux du cou. Il est couvert par le dentelé
postérieur supérieur, par les deux splénius, et tout-à-fait en haut par
le trapèze. Ces trois derniers sont étroitement unis avec lui par un
tissu cellulaire court, mais serré.

Anomalies. La tête interne qui aboutit au ventre supérieur manque aussi souvent peut-être qu'elle existe. J'ai observé, auprès de cette
tête, un autre faisceau charnu, arrondi, qui naissait à peu près dans

____

1) L'endroit varie entre la cinquième vertèbre du cou et la troisième du dos.

le milieu du ligament cervical, et qui allait se jeter au bord interne du muscle. On a vu partir, du tendon intermédiaire, un faisceau charnu, qui supérieurement s'attachait au ligament cervical, par une insertion distincte.

Le muscle digastrique cervical abaisse l'occiput, et le tourne un peu de son côté. Quand il agit en même temps que son congénère, il étend la tête ; seul même, il peut, au moyen de sa petite languette interne, agir comme pur extenseur de la tête.

Muscle grand complexus.

Le *muscle grand complexus*, ou *trachélo-occipital (complexus)* (1), naît, ordinairement par sept faisceaux, des trois vertèbres supérieures du dos et des quatre inférieures du cou. Aux vertèbres dorsales et à la septième cervicale, il provient du sommet des apophyses transverses. Plus haut, son origine est au côté externe des apophyses articulaires de chaque paire de vertèbres conjointes. Le nombre des faisceaux augmente quelquefois, tantôt par le bas, jusqu'à la cinquième vertèbre dorsale, tantôt vers le haut, jusqu'à l'articulation entre la seconde et la troisième vertèbre cervicale. Les faisceaux inférieurs font corps avec le muscle demi-épineux de la nuque, et sont tendineux jusqu'à une certaine distance ; les supérieurs sont intimement unis avec le petit complexus, et deviennent de plus en plus charnus à leur origine. Tous se dirigent de bas en haut, mais les supérieurs se portent aussi de plus en plus en dedans.

Le large ventre qui résulte de la réunion de ces faisceaux est beaucoup plus considérable que celui du digastrique situé à côté de lui. En montant, il se rétrécit un peu ; mais, la plupart du temps, le petit complexus lui envoie un faisceau tout-à-fait en haut et en dehors. Il s'attache à l'occipital, entre les deux lignes courbes, en dedans presque jusqu'à la ligne médiane, en dehors, presque jusqu'à l'insertion du petit complexus. Plus près de son attache que de son origine, il offre sur la face postérieure une droite ligne tendineuse transver-

---

(1) ALBINUS, tab. 16, fig. 23, 24. — WEBER, IV, L. — A son origine, le grand complexus est évidemment une continuation du digastrique ; il est toujours uni avec ce muscle dans le milieu de sa longueur, et chez les mammifères l'union entre les deux muscles est encore beaucoup plus intime que chez l'homme ; enfin l'action de tous deux ne diffère qu'en égard au degré. C'est pourquoi on les décrivait autrefois comme un seul muscle, coutume encore suivie aujourd'hui par les anatomistes français. Mais on peut alléguer en faveur de leur séparation qu'à leurs deux extrémités ils sont réellement distincts l'un de l'autre, et que chez certains mammifères cette séparation est complète.

sale, qui le sépare incomplétement en deux ventres, l'un supérieur, l'autre inférieur.

Le bord supérieur externe du muscle est libre. Le bord inférieur interne est d'abord libre aussi, et situé au bord du digastrique; mais, au commencement du ventre supérieur de ce dernier, il se réunit avec lui. Plus loin il s'en sépare encore plus ou moins complétement, et se place au-devant de lui, de sorte qu'à leur insertion les deux muscles se rapprochent autant l'un que l'autre de la ligne médiane en dedans, tandis qu'en dehors le grand complexus dépasse beaucoup le digastrique. Au reste, la partie la plus interne du grand complexus est toujours tendineuse dans l'étendue d'un pouce ou d'un pouce et demi, à l'endroit où elle se réunit avec le digastrique. L'attache est tendineuse dans toute la portion couverte par le digastrique; en dehors elle est charnue.

Le muscle grand complexus est intimement uni au multifide du rachis, aux obliques et au grand droit postérieur de la tête par un tissu cellulaire court et ferme; il est couvert par le petit complexus, les splénius, et en partie aussi le digastrique.

Anomalies. Suivant Meckel, il naît parfois de l'apophyse transverse de la seconde vertèbre dorsale, un muscle mince, qui, couvert par le grand complexus, monte vers la tête, et s'attache à l'occipital, entre ce dernier et le grand droit postérieur.

Le grand complexus abaisse l'occiput, et le tourne de son côté, un peu plus que ne fait le digastrique. Agissant de concert avec son congénère, il étend la tête.

Muscle petit complexus.

Le muscle petit complexus, ou *trachélo-mastoïdien* (*trachelo-mastoideus, complexus parvus*) (1), est assez faible. Quand il a acquis son développement complet, il naît, dans la même étendue que le grand complexus, et immédiatement en dehors de ce dernier, par sept faisceaux distincts, qui proviennent du sommet des apophyses transverses de quelques vertèbres dorsales supérieures et des apophyses articulaires de plusieurs vertèbres cervicales inférieures. L'origine peut s'étendre en bas jusqu'à la troisième vertèbre du dos, en haut jusqu'à l'articulation entre la troisième et la seconde du cou. Ordinairement le nombre des faisceaux d'origine est moindre, parce qu'il manque quelques uns des supérieurs et des inférieurs. Ces faisceaux

---

(1) ALBINUS, tab. 16. fig. 21, 22. — WEBER, IV. M.

sont, à leur origine, tout-à-fait tendineux, ou déjà en partie charnus. Ils sont toujours étroitement unis avec ceux du grand complexus
et du transversaire cervical. Se portant directement en haut, ils s'appliquent les uns sur les autres, de manière que l'inférieur couvre toujours un peu, en dehors, celui qui vient immédiatement au-dessus,
et ils se réunissent en un ventre mince, aplati, dont la situation est
telle qu'on peut y distinguer un bord postérieur, un bord antérieur,
une face externe et une face interne. A ce ventre vient se joindre,
presque sans exception, un faisceau du long dorsal, qui se détache
de ce dernier vers le milieu du dos environ, et qui devient tendineux
vers le haut, avant de se réunir avec le petit complexus à son bord
postérieur.

Le muscle monte en ligne droite. Ordinairement il se développe
en lui de la substance tendineuse, ce qui le partage plus ou moins en
deux ventres ; mais il reste toujours mince et large, et s'attache, par
des fibres tendineuses, dans l'étendue d'un demi-pouce, au bord
postérieur et au sommet de l'apophyse mastoïde. Il est très commun
de voir auparavant un faisceau s'en détacher en dedans, pour aller
gagner la partie supérieure du grand complexus.

Le muscle repose inférieurement sur le grand complexus, en haut
sur l'oblique supérieur de la tête et le commencement du digastrique
maxillaire. Il est couvert par les deux splénius, et inférieurement
par l'angulaire de l'omoplate.

Anomalies. Il n'est pas rare de le voir s'attacher aussi à l'apophyse
transverse de la première vertèbre cervicale, ou même aux deux vertèbres supérieures du cou.

Il incline la tête de son côté, et concourt ainsi à la flexion latérale
de la portion cervicale du rachis.

Muscle transversaire cervical.

Le *muscle transversaire cervical* (*transversalis cervicis*) (1), également peu considérable, est une répétition du petit complexus pour
une région plus profonde de la colonne vertébrale, et ses relations à
l'égard de ce muscle sont à peu près les mêmes que celles du splénius
du cou par rapport au splénius de la tête.

La plupart du temps, il naît du sommet des apophyses transverses
des six vertèbres supérieures du cou, en dedans des insertions du
long dorsal, par autant de fascicules tendineux, dont les inférieurs

____

(1) Albinus, tab. 16, fig. 16, 17, 18. — Weber, III et IV, N.

sont plus minces et plus longs. (Le nombre des faisceaux d'origine se réduit quelquefois jusqu'à trois , par l'absence des inférieurs ou des supérieurs ; plus fréquemment il augmente, à cause de faisceaux provenant de quelques vertèbres du cou ou de vertèbres dorsales plus basses , mais alors l'une ou l'autre des portions moyennes peut manquer. On a vu ainsi l'origine descendre jusqu'à la dixième et même à la onzième vertèbre du dos. Quant aux vertèbres cervicales , il ne vient généralement un faisceau additionnel que de l'apophyse transverse de la septième ; cependant j'en ai vu de petits qui s'élevaient jusqu'à la quatrième.) Au ventre qui résulte de la réunion des faisceaux ascendants, s'en joignent de plus petits provenant du petit complexus, ou même du splénius du cou , et ordinairement surtout un plus considérable qui émane du long dorsal, se détache même assez bas déjà de ce dernier, monte superficiel et charnu , mais devient tendineux avant d'avoir atteint le transversaire. Celui-ci ne tarde pas à s'amincir en montant. Il se partage presque toujours en cinq languettes, qui s'attachent aux racines postérieures des apophyses transverses, depuis la sixième vertèbre cervicale jusqu'à la seconde. Les languettes inférieures sont les plus minces; les supérieures deviennent de plus en plus fortes , charnues et larges. (L'insertion commence parfois dès la septième dorsale, ou elle s'étend jusqu'à la première.) Les faisceaux d'insertion sont intimement unis avec le splénius du cou.

Le transversaire du cou est situé entre le grand et le petit complexus en dedans, le cervical descendant et l'angulaire de l'omoplate en dehors.

Il fléchit latéralement la portion cervicale de la colonne vertébrale.

Muscle demi-épineux du dos.

Le *muscle demi-épineux (semispinalis dorsi)* (1) naît, par plusieurs faisceaux tendineux plats, du sommet et du bord supérieur des apophyses transverses de plusieurs vertèbres dorsales inférieures. En général, on compte six faisceaux, venant de la sixième à la onzième vertèbre du dos. (Cependant ce nombre descend jusqu'à quatre , ou monte jusqu'à sept. Le faisceau supérieur ne dépasse jamais la sixième vertèbre du dos ; l'inférieur peut s'attacher déjà à la douzième, ou même naître de l'apophyse accessoire de la première vertèbre lombaire. Quand le nombre des faisceaux diminue , ce sont en général les infé-

1) ALBINUS, tab. 15, fig. 8. — WEBER, IV, V, tab. 17, fig. 2.

rieurs qui manquent.) Chacun d'eux reste longtemps tendineux ; les supérieurs dans l'étendue d'environ un pouce et demi, les inférieurs dans celle de deux à trois pouces. Cependant il arrive quelquefois à ceux-ci de devenir très promptement charnus. Les médians sont ordinairement les plus considérables.

Le muscle ainsi produit se dirige en haut et un peu en dedans, et ne tarde pas à se partager en plusieurs languettes. Celles-ci dégénèrent en tendons arrondis, plus plats inférieurement, qui s'attachent sur le côté des apophyses épineuses de plusieurs vertèbres supérieures, près du sommet. Dans la plupart des cas, on en trouve six, pour les deux vertèbres cervicales inférieures et les quatre dorsales supérieures, ou pour la septième cervicale et les cinq dorsales supérieures. (Leur nombre peut se réduire à deux, ou s'élever jusqu'à huit. La diminution porte indistinctement sur celles du haut et sur celles du bas. Les surnuméraires se rendent aux vertèbres dorsales qui viennent immédiatement après ; cependant le muscle s'étend aussi parfois jusqu'à l'apophyse épineuse de la cinquième cervicale.) Les tendons terminaux ont un à trois pouces de long.

La partie inférieure du muscle fait corps avec l'épineux du dos, et même avec le multifide du rachis. Son extrémité supérieure est toujours intimement unie avec le demi-épineux de la nuque. En outre, quelques faisceaux s'en détachent pour aller gagner le long dorsal.

Le demi-épineux du dos repose sur le multifide du rachis, et il est couvert par le long dorsal. En bas et en dedans, il a des rapports avec l'épineux du dos ; en haut et en dehors, avec le demi-épineux de la nuque et le digastrique cervical.

Il fait tourner la portion dorsale du rachis sur son axe, et aide à la flexion latérale de cette région. En agissant avec son congénère, il contribue à étendre la colonne vertébrale.

Muscle demi-épineux de la nuque.

Le *muscle demi-épineux de la nuque (semispinalis cervicis)* (1), qui est considérable, naît la plupart du temps, par cinq à six fais-

---

(1) ALBINUS, tab. 16, fig. 15. — WEBER, IV, V, tab. 17, fig. 3. — On appelait autrefois le muscle *épineux de la nuque spinalis cervicis*). Mais aujourd'hui ce nom est réservé avec raison pour un muscle qui répète l'épineux du dos entre les apophyses épineuses des vertèbres du cou. D'un autre côté, la dénomination de demi-épineux de la nuque indique de suite son analogie avec le demi-épineux du dos, dont il est une répétition supérieure.

ceaux, du sommet et du bord supérieur des apophyses transverses des vertèbres dorsales supérieures. Ces faisceaux sont tendineux en arrière jusqu'à une certaine distance, mais en devant ils deviennent charnus sur-le-champ. Les inférieurs sont aussi parfois entièrement tendineux à leur origine. (Leur nombre se réduit quelquefois à quatre, et alors c'est ordinairement celui de la première vertèbre dorsale qui manque. Mais il peut aussi monter jusqu'à sept. Ces faisceaux peuvent s'étendre par le haut jusqu'à la septième vertèbre cervicale, et par le bas jusqu'à la huitième dorsale.) En général, ils forment une série non interrompue de bas en haut; parfois, cependant, on trouve une vertèbre de distance entre deux.

Se dirigeant de bas en haut et de dehors en dedans, les faisceaux ne tardent pas à se réunir en un ventre commun, qui devient plus étroit, mais plus épais, en montant, et qui se partage la plupart du temps en quatre languettes. Celles-ci s'attachent aux sommets des apophyses épineuses des cinquième, quatrième, troisième et seconde vertèbres cervicales, les inférieures par des fibres tendineuses, la supérieure, qui est beaucoup plus considérable que les autres, par des fibres en grande partie charnues. Le faisceau inférieur manque parfois, et alors le muscle s'étend jusqu'à la cinquième vertèbre cervicale, ou bien on trouve une cinquième languette allant à la sixième vertèbre du cou.

Le muscle est situé sur le multifide du rachis, auquel il se trouve communément uni d'une manière intime par quelques faisceaux; près des apophyses épineuses, il couvre en partie le demi-épineux du dos, ainsi que les inter-épineux et l'épineux du dos. Il est couvert par le digastrique cervical, qui en est une répétition supérieure, et en partie aussi par les splénius, ainsi que par le dentelé postérieur supérieur.

Anomalies. On a vu des faisceaux charnus se porter de la première vertèbre dorsale ou de la dernière cervicale au ventre du muscle : cependant, peut-être appartenaient-ils à l'épineux de la nuque.

Le muscle fait tourner la portion cervicale du rachis sur son axe. En agissant avec son homonyme du côté opposé, il contribue à étendre cette région de la colonne.

Muscle épineux de la nuque.

A côté ou au-dessus des inter-épineux du cou, on trouve des faisceaux charnus qui remplissent à la région cervicale le même office que l'épineux du dos à la région thorachique, et qui constituent le *muscle épineux de la nuque* (*spinalis cervicis*) (1). Ce muscle varie non seulement chez des individus différents, mais encore, assez fréquemment, des deux côtés d'un même sujet. En prenant pour guide l'analogie avec l'épineux du dos, on peut considérer comme normale la disposition suivante, qui, à la vérité, ne se rencontre que rarement. Le muscle naît, par un faisceau charnu, ou par deux faisceaux, des apophyses épineuses des deux vertèbres dorsales supérieures ou des deux cervicales inférieures. Ces faisceaux, quand il y en a deux, se réunissent, et le ventre monte en ligne droite, pour aller prendre son attache, sans se diviser, au sommet de l'apophyse épineuse de la seconde vertèbre du cou, ou, après s'être bifurqué, à la troisième et à la seconde.

Anomalies. L'origine de ce muscle peut monter jusqu'à la cinquième vertèbre cervicale, et l'insertion aussi commencer à cette même vertèbre. Les muscles des deux côtés sont parfois réunis en un seul, impair, qui reste tel dans toute sa longueur, ou qui, supérieurement, se divise en deux parties, une pour chaque côté. — L'origine et la terminaison de quelques fascicules ont fréquemment lieu, près des apophyses épineuses, au demi-épineux de la nuque, au ligament cervical, au multifide du rachis, aux inter-épineux.

Il étend la portion cervicale de la colonne vertébrale.

Muscle cervical descendant.

Le *muscle cervical descendant* (*cervicalis descendens*) (2), qui est long et mince, naît ordinairement, par trois languettes tendineuses, dont les supérieures sont plus longues, mais plus grêles, du sommet des racines postérieures des apophyses transverses des quatrième, cinquième et sixième, ou des troisième, quatrième et cinquième vertèbres cervicales. (Le nombre des languettes d'origine peut aller à cinq, ou se réduire à deux, et elles peuvent naître de toutes les vertèbres

---

(1 Ce muscle avait déjà été décrit par Camper sous le nom de *supraspinalis* ; mais on ne le regardait que comme une variété des inter-épineux (*interspinales supranumerarii*), ou aussi comme des faisceaux appartenant au demi-épineux de la nuque. Meckel lui-même, qui en a donné une description plus exacte, et qui a fait ressortir son analogie avec l'épineux du dos, n'en parle qu'incidemment, à l'occasion des inter-épineux. Mais Henle l'a décrit, avec pleine raison (HEILENBECK, *Diss. de musculis dorsi et cervicis comparatis*, Berlin, 1836. — MULLER, *Archiv*, 1837, p. 297 , comme un muscle à part, parce qu'ainsi que Meckel en avait déjà fait la remarque, il existe bien plus fréquemment qu'il ne manque.

2) ALBINUS, tab. 15, fig. 4. — WEBER, IV, O, tab. 17, fig. 4, O, *c-c, d-d.*

du cou, les deux premières exceptées.) A leur origine, ces languettes font corps avec le transversaire cervical, le scalène postérieur, et même l'angulaire de l'omoplate. Entre le cervical descendant et le complexus existe ordinairement un faisceau charnu d'union.

Le ventre qui résulte de la réunion de ces faisceaux descendants, a plus d'épaisseur que partout ailleurs à la hauteur de la première vertèbre dorsale, et il ne tarde pas à se diviser en plusieurs languettes, qui s'attachent, tendineuses, au bord supérieur de plusieurs côtes, vis-à-vis de leur angle. Les supérieures de ces languettes d'insertion appartiennent exclusivement au cervical descendant; les inférieures se réunissent, sans limite tranchée, avec les faisceaux d'origine de l'ilio-costal (1) qui viennent des côtes : toutes cependant sont plus étroites que ces derniers. Lorsqu'on sépare aussi bien que possible les deux muscles l'un de l'autre, on trouve la languette la plus inférieure du cervical descendant attachée presque toujours à la sixième côte. Mais ordinairement, il se rend à la troisième et à la quatrième, de manière que les deux supérieures demeurent libres, en général. (Il lui arrive aussi parfois de s'insérer aux six côtes supérieures, ou de descendre même plus bas, et jusqu'à la dixième.)

Le muscle est situé, supérieurement entre le transversaire cervical et le scalène postérieur, inférieurement entre le long dorsal et l'ilio-costal.

Il élève les côtes supérieures, et incline de côté la région cervicale du rachis. En agissant avec son homonyne, il contribue à fixer la portion cervicale de la colonne vertébrale.

ARTICLE IV.

DE LA QUATRIÈME COUCHE DES MUSCLES DU DOS.

La quatrième couche des muscles du dos ne comprend que de petits muscles, qui ordinairement meuvent deux vertèbres contiguës, ou du moins n'en franchissent qu'une seule ou un petit nombre depuis

(1) L'union entre le cervical descendant et l'ilio-costal est si intime, que peut-être serait-il tout aussi exact de considérer le premier comme une portion cervicale du second. Le cervical descendant paraît n'exister, après l'homme, que chez les singes, suivant Burdach , RATHKE, *Neuenter Bericht von der anatomischen Anstalt zu Kœnigsberg*, Kœnigsberg, 1838, p. 22), et chez le hérisson, d'après Cuvier (*Anat. comp.*, 2e édit., t. 1, p. 273). Il manque aux autres mammifères. Du moins je ne puis me ranger à l'opinion de Meckel, qui pense que, chez eux, il s'est éloigné des côtés pour se porter en dedans et se réunir au long dorsal.

leur origine jusqu'à leur attache. Ceci s'applique aussi, à la rigueur, au multifide du rachis, qui n'est proprement qu'une réunion de plusieurs petits muscles situés les uns à côté des autres, le long de la colonne vertébrale. Les muscles de cette couche sont uniques de chaque côté, ou bien ils se répètent le long d'une certaine série de vertèbres. Ce sont : le *multifide du rachis*, les *inter-épineux*, et les *intertransversaires*, qu'on trouve sur toute la longueur de la colonne rachidienne ; le *sacro-coccygien postérieur*, destiné à la région pelvienne ; les *rotateurs du dos*, situés à la région thorachique ; les *obliques*, les *droits postérieurs* et le *droit latéral de la tête*, qui meuvent la tête sur la colonne vertébrale.

Muscle multifide du rachis.

Le *multifide du rachis* (*multifidus spinæ*) (1) forme une masse considérable, qui parcourt toute la longueur de la colonne vertébrale, dans sa gouttière postérieure. Les fibres, généralement obliques de bas en haut et de dehors en dedans, se dirigent des apophyses transverses de vertèbres inférieures (origine) aux apophyses épineuses de vertèbres supérieures (attache).

Ce muscle prend son origine de la manière suivante : 1° au sacrum, des languettes tendineuses descendent des tubérosités des apophyses articulaires jusqu'à la corne coccygienne de la dernière vertèbre sacrée ; en outre, des fibres tendineuses et musculaires éparses naissent plus latéralement du sacrum, ainsi que du ligament transversal inférieur du bassin, jusqu'à l'os des iles ; 2° depuis le sacrum jusqu'à la douzième vertèbre du dos, les vertèbres dorsales fournissent six faisceaux considérables, venant de leurs apophyses articulaires et accessoires ; 3° les vertèbres dorsales en donnent douze autres qui naissent au sommet et au bord supérieur des apophyses transverses ; 4° enfin, au cou, quatre faisceaux encore viennent des apophyses articulaires des quatre vertèbres cervicales inférieures.

Ces faisceaux, à l'exception de celui du sacrum, qui est entièrement tendineux dès le principe, sont en même temps charnus et tendineux à leur origine ; les lombaires surtout sont couverts, au côté externe, d'une expansion tendineuse triangulaire. Tous les faisceaux ne sont isolés qu'à leur origine, et là même encore, pour la plupart, d'une manière fort incomplète. Ils ne tardent pas à s'appliquer les uns aux autres, entrelacent leurs fibres, et produisent ainsi

____

(1) ALBINUS, tab. 15, fig. 1, 2. — WEBER, IV, X.

un ventre commun, plus fort en bas qu'en haut, d'où partent les faisceaux d'insertion. Ceux-ci s'attachent, depuis la dernière vertèbre lombaire jusqu'à la seconde cervicale, au bord inférieur et en partie aussi à la face latérale des apophyses épineuses, depuis leur base jusqu'auprès de leur sommet. Ils sont également très serrés les uns contre les autres, et à la fois charnus et tendineux.

Au reste, une régularité telle a lieu dans l'expansion des fibres, que chaque faisceau d'origine forme en quelque sorte un muscle à part, qui s'attache, par des languettes, aux apophyses épineuses d'un nombre déterminé de vertèbres situées au-dessus. Aux lombes et au bas du dos, chacun d'eux s'insère à quatre vertèbres; à la partie supérieure du dos, c'est à cinq qu'ils prennent attache. Constamment, ils sautent la vertèbre située immédiatement au-dessus de celle d'où ils naissent. On remarque encore cette autre disposition régulière, que la languette qui se détache la première, s'attache par des fibres charnues à la base de l'apophyse épineuse de sa vertèbre, tandis que les suivantes se rapprochent de plus en plus du sommet de cette apophyse, et en même temps deviennent de plus en plus tendineuses. Il résulte de là que les plus longues fibres du multifide occupent la surface postérieure du muscle, et que les plus courtes sont cachées dans la profondeur.

Cependant cette régularité n'existe point en haut, non plus qu'en bas. Les faisceaux sacrés passent sur plusieurs vertèbres sacrées avant de prendre leurs attaches; néanmoins on voit parfois aussi quelques languettes tendineuses se fixer aux apophyses épineuses du sacrum, ce qui rétablit le type général. Quant aux faisceaux cervicaux, ils ne franchissent qu'un petit nombre de vertèbres, trois, deux, ou même une seule : ainsi, par exemple, celui qui vient de la quatrième vertèbre cervicale ne va qu'à l'apophyse épineuse de la seconde, et se distingue en même temps de ceux qui l'avoisinent par un volume plus considérable. Les faisceaux inférieurs du cou ne dépassent pas non plus la vertèbre immédiatement supérieure, mais s'attachent de suite à la base de son apophyse épineuse.

Le multifide du rachis repose immédiatement sur les vertèbres : à la région thorachique seulement, il couvre en outre les rotateurs de la colonne vertébrale. Il est couvert inférieurement par le tendon du long dorsal; plus loin, par la partie charnue de ce muscle; au dos, par l'épineux du dos, le demi-épineux du dos et celui de la nuque, qui sont unis intimement avec lui par quelques faisceaux; enfin, au cou, par les demi-épineux et le grand complexus.

Anomalies. Le faisceau qui naît de la septième vertèbre cervicale manque parfois. — Chez d'autres sujets, le faisceau supérieur, celui de la quatrième vertèbre du cou, s'attache, non pas seulement à l'apophyse transverse, mais encore à toute la longueur de l'arc de la seconde vertèbre cervicale, et à une languette tendineuse fixée à cette vertèbre. — Chez d'autres, on trouve inférieurement quelques faisceaux d'origine, qui viennent des apophyses épineuses du sacrum.

Quand un seul faisceau se contracte, il fait tourner un peu l'axe du rachis sur la vertèbre intermédiaire, du moins au dos et surtout au cou. Si le muscle agit tout entier, principalement des deux côtés à la fois, il produit l'extension de la colonne vertébrale.

Muscles inter-épineux.

Entre les apophyses de chaque paire de vertèbres contiguës, on trouve deux petits muscles, appelés *inter-épineux* (*interspinales*) (1), qui sont séparés l'un de l'autre par le ligament inter-épineux, et qu'on distingue, d'après la région qu'ils occupent, en ceux du cou, du dos et des lombes.

1° Au cou, ils existent entre toutes les vertèbres, à l'exception de la première. Il y en a par conséquent cinq paires, ou six en comptant celle qui ne manque jamais entre la dernière vertèbre cervicale et la première dorsale. Ils s'attachent, par des fibres en grande partie charnues, au sommet des apophyses épineuses. Proportionnellement à leur longueur, ils sont épais et arrondis.

2° Au dos, ils manquent, si ce n'est entre les vertèbres supérieures et inférieures, où ils affectent là la forme de ceux des inter-épineux du cou, et ici celle des inter-épineux des lombes. C'est ainsi qu'on les trouve très ordinairement entre les deux premières vertèbres dorsales, et plus rarement, mais alors toujours plus petits, entre la seconde et la troisième. Inférieurement, on en rencontre quelquefois entre la onzième et la douzième, comme aussi très fréquemment, peut-être même toujours, entre la dernière dorsale et la première lombaire.

3° Aux lombes, il y en a toujours quatre paires, entre les cinq vertèbres lombaires. Fréquemment, on en voit encore une cinquième entre la dernière vertèbre lombaire et l'apophyse épineuse de la première sacrée. Ils s'attachent, par de courtes fibres tendineuses, non seulement aux sommets des apophyses épineuses, mais encore à toute leur longueur, ce qui fait qu'ils sont très plats et minces. A la ver-

1 ALBINUS, tab. 16, fig. 2, 3, 11. — WEBER, IV, 1.

tèbre supérieure, ils sont plus rapprochés du bord inférieur, et, à la dernière, ils le sont davantage de la face latérale.

Anomalies. Quelquefois ils offrent plus de volume que de coutume au cou, parce qu'ils s'épanouissent aussi entre les arcs de deux vertèbres. J'ai trouvé des fibres perpendiculaires, occupant toute la longueur de l'arc, entre les troisième et quatrième, les quatrième et cinquième vertèbres cervicales; elles étaient couvertes par les fibres obliques du multifide du rachis.

Ces muscles rapprochent les apophyses épineuses des vertèbres contiguës, et agissent par conséquent comme extenseurs du rachis.

Muscles intertransversaires.

Entre les apophyses transverses des vertèbres contiguës se trouvent de petits muscles, appelés *intertransversaires (intertransversarii s. intertransversales)*. Ces muscles, formés de fibres perpendiculaires, présentent, comme les inter-épineux, des caractères particuliers dans les trois régions de la colonne vertébrale.

1° *Intertransversaires du cou (intertransversarii cervicis)* (1). C'est au cou que ces muscles sont le plus considérables, proportionnellement au volume des vertèbres. Là aussi ils sont doubles de chaque côté, pour correspondre aux racines postérieures et antérieures des apophyses transverses. On les trouve non seulement entre les sept vertèbres cervicales, mais encore entre la dernière de celles-ci et la première des dorsales; car, par analogie avec la manière de compter les nerfs, il faut ranger ces derniers parmi ceux qui appartiennent au cou. Il y en a donc de chaque côté sept paires, et non pas six, comme on le dit toujours. L'analogie avec la manière de compter les nerfs veut qu'on les compte de haut en bas, ce qui s'applique aussi à ceux des régions dorsale et lombaire.

Les *postérieurs (intertransversarii cervicis postici)* s'insèrent en haut à la face inférieure de la portion semi-lunaire externe, et inférieurement au sommet de la racine postérieure d'une apophyse transverse. Ils sont tous également épais, arrondis, charnus, et parcourus seulement par quelques fibres tendineuses. Le premier, quand on peut le distinguer comme muscle à part, est parfois plus fort que les autres; mais souvent il manque, ou bien il est inséparable des tendons du splénius du cou et du transversaire cervical. Le septième s'insère en haut à un petit tubercule de la racine postérieure de l'a-

---

(1) ALBINUS, tab. 16, fig. 8, 9, 10. — WEBER, II, VI.

pophyse transverse de la septième vertèbre cervicale, en bas au sommet de l'apophyse transverse de la première dorsale.

Les *antérieurs* (*intertransversarii cervicis antici*) s'attachent généralement en haut à la face antérieure et au bord inférieur de la racine antérieure, en bas au bord supérieur et au sommet de la racine correspondante d'une apophyse transverse. Ils sont plus larges que les postérieurs, et comme eux presque entièrement charnus. Le premier se fixe en haut à l'atlas, par une large insertion, depuis le sommet de l'apophyse transverse jusqu'au bord interne de son apophyse articulaire inférieure; il est en partie tendineux, surtout en dedans, et se rétrécit vers sa partie inférieure. Le second est également plus large en haut, où il s'attache à l'apophyse transverse de la seconde vertèbre cervicale et à la ligne oblique qui va gagner la base de l'apophyse odontoïde, au-dessous de l'apophyse articulaire supérieure. Le sixième est plus mince que ceux qui se trouvent au-dessus de lui; il ne se fixe, par en bas, qu'à la base de la racine antérieure de la septième vertèbre cervicale; de là résulte que l'intervalle entre le muscle antérieur et le muscle postérieur est beaucoup plus considérable. Le septième (qui peut-être n'existe pas toujours) est plus petit que les autres, plus fortement tendineux, et plus large inférieurement, où il s'attache à l'analogue des racines antérieures des apophyses transverses, c'est-à-dire au col de la première côte. Supérieurement il est fixé à la racine postérieure de l'apophyse transverse de la septième vertèbre cervicale, entre le dernier intertransversaire postérieur et le premier surcostal court (1).

Anomalies. Quelquefois on trouve, tant aux racines postérieures qu'aux racines antérieures des apophyses transverses, des faisceaux charnus qui sautent une vertèbre, qui vont par exemple de la seconde à la quatrième.

Ces muscles inclinent de côté les vertèbres du cou.

2° *Intertransversaires du dos* (*intertransversarii dorsi*) (2). Ce sont des faisceaux simples et arrondis, tendus entre les sommets des apophyses transverses. La plupart du temps on n'en découvre aucune

(1) Ce petit muscle pourrait, en raison de son attache, et parce qu'il s'étend de trois côtés, être considéré comme un premier scalène surnuméraire; mais l'insertion au col de la côte s'y oppose. A qui voudrait voir en lui un dernier intertransversaire antérieur du cou, on pourrait objecter que le huitième nerf cervical sort au-devant de lui du canal vertébral; cependant, peut-être répondrait-on à cette objection en rappelant que l'artère vertébrale pénètre aussi dans son canal au-devant du sixième muscle antérieur.

(2) ALBINUS, tab. 15, fig. 9. — WEBER, IV, VII.

trace entre les vertèbres dorsales supérieures ; entre les moyennes aussi ils sont minces, et souvent réduits à de simples languettes tendineuses ; entre les inférieures, de même qu'entre la douzième dorsale et la première lombaire, ils existent constamment. Leur nombre varie, en conséquence, de trois à neuf.

Anomalies. Quelquefois deux se réunissent ensemble, de manière à sauter une vertèbre.

Ils contribuent à la flexion latérale des vertèbres du dos.

3° *Intertransversaires des lombes* (*intertransversarii lumborum*) (1). Il y en a, de chaque côté, quatre entre les apophyses transverses des cinq vertèbres lombaires. Ces muscles sont larges et minces. En haut, ils s'attachent au bord inférieur de l'apophyse transverse, et sont plus rapprochés du corps de la vertèbre ; en bas, ils se fixent au bord supérieur de l'apophyse, et s'avancent davantage vers son sommet. A proprement parler, ils sont doubles, comme au cou, c'est-à-dire les uns antérieurs et les autres postérieurs. Les postérieurs sont formés par des faisceaux musculaires perpendiculaires (*interaccessorii*, ou, suivant M. J. Weber, *interobliqui, interarticulares lumborum*), qui s'attachent toujours à deux apophyses accessoires des vertèbres lombaires et de la dernière dorsale.

Anomalies. L'inter-accessoire inférieur se trouve quelquefois entre le sacrum et la dernière vertèbre lombaire.

Les antérieurs de ces muscles fléchissent latéralement la portion lombaire de la colonne vertébrale, et les postérieurs l'étendent.

Muscle sacro-coccygien postérieur.

Le *muscle sacro-coccygien postérieur*, ou *extenseur du coccyx* (*extensor coccygis, sacro-coccygeus posticus*) (2), se compose de fibres charnues minces, distinctes des autres muscles, qu'on remarque parfois au bas de la face postérieure du bassin. Ces fibres naissent, tendineuses, de la face postérieure de la dernière vertèbre sacrée, ou de la première pièce du coccyx, ou aussi de l'épine iliaque postérieure inférieure (ce qui a lieu dans les deux figures), et s'attachent à la face postérieure des pièces inférieures du coccyx. C'est une répétition rudimentaire de l'extenseur de la queue, qui acquiert un grand développement chez certains mammifères.

Il porte un peu le coccyx en arrière.

(1) Albinus, tab. 15, fig. 10. — Weber, IV, VII.

(2) Guenther et Milne, *Chirurgis Le Maskellehre*, tab. 34, II, 19 ; tab. 35, III, 19.

Muscles rotateurs du dos.

Les *muscles rotateurs du dos* (*rotatores dorsi*) (1) , au nombre de onze , sont de petits muscles , à peu près transversaux , qui , à la région thorachique , naissent du sommet et du bord supérieur de l'apophyse transverse d'une vertèbre , et vont s'attacher au bord inférieur , depuis l'arc de la vertèbre , situé immédiatement au-dessus, jusqu'à la base de l'apophyse épineuse. Le premier se trouve placé entre la seconde et la première vertèbre dorsale , le onzième entre la douzième et la onzième. Les inférieurs , à l'exception du dernier , sont presque toujours un peu plus forts que les autres.

Ces muscles sont entièrement couverts par le multifide du rachis , dont une couche de tissu cellulaire les sépare.

Anomalies. On voit parfois manquer , en haut le premier , ou le premier et le second , en bas le onzième. — Chez certains sujets , de l'apophyse transverse de la seconde vertèbre dorsale naît un muscle surnuméraire , qui passe par-dessus la première vertèbre du dos , et va s'attacher à l'arc de la septième cervicale.

Ces muscles font tourner chaque vertèbre dorsale sur son axe.

Muscles obliques de la tête.

Deux *muscles obliques* (*obliqui capitis*), un supérieur et un inférieur , sont destinés à faire tourner la tête sur l'axe de la colonne vertébrale. L'inférieur répète les splénius , quant à la direction des fibres ; mais , sous le rapport de l'action , il est la répétition de la tête du multifide et des rotateurs du dos. Le supérieur correspond bien à ces derniers , si l'on prend en considération la direction de ses fibres ; mais peut-être serait-il plus exact de le regarder comme un inter-transversaire postérieur entre l'atlas et le crâne.

1° Le *muscle grand oblique , ou oblique inférieur de la tête ,* ou *axoïdo-atloïdien* (*obliquus capitis inferior s. major*)(2), naît , par de courtes fibres tendineuses , de la face latérale de l'apophyse épineuse de la seconde vertèbre cervicale , et d'une languette tendineuse placée entre lui et le multifide , languette qui , partie de l'apophyse articulaire inférieure de l'épistrophé , passe sur son arc , pour aller gagner le côté de son apophyse épineuse. Il se dirige obliquement en dehors et un peu en haut , et s'attache , tant par des fibres charnues que par

____

(1) Theile , dans Muller , *Archiv*, 1839, tab. 5.
(2) Albinus , tab. 17, fig. 4. — Weber , IV, IV.

de courtes fibres tendineuses, au sommet et à la racine postérieure de l'apophyse transverse de la seconde vertèbre du cou.

Ce muscle a une égale force dans toute sa longueur. Son épaisseur s'élève à trois ou quatre lignes. C'est le plus considérable des muscles propres de la tête à la partie postérieure. Il se trouve tendu d'une manière très lâche entre ses deux points fixes, afin de ne point mettre obstacle à l'action de son homonyme du côté opposé ; mais il peut se raccourcir beaucoup, attendu qu'il est charnu dans toute son étendue.

Il tient par un tissu cellulaire dense aux parties membraneuses situées entre les arcs de la première et de la seconde vertèbre cervicale. Ce même tissu remplit l'espace triangulaire qui reste entre lui, l'oblique supérieur et le grand droit postérieur, sur la première vertèbre du cou et l'occipital. Le muscle est couvert par le grand et le petit complexus, auxquels il tient également par du tissu cellulaire dense.

En agissant, il fait rouler l'atlas et la tête sur la seconde vertèbre cervicale, de manière qu'il amène la face de son côté.

2° Le *muscle petit oblique*, ou *oblique supérieur de la tête*, ou *atloïdo-sous-mastoïdien* (*obliquus capitis superior s. minor*) (1), naît en partie par des fibres charnues, et en partie aussi par des fibres tendineuses, du sommet et de la partie supérieure de la racine postérieure de l'apophyse transverse de la première vertèbre du cou. Il se dirige de bas en haut et un peu de dehors en dedans, en devenant plus large, mais aussi plus mince, et acquérant ainsi une forme triangulaire. Il s'attache, tant par des fibres charnues que par des fibres tendineuses, à l'os occipital, immédiatement derrière l'apophyse mastoïde, dans l'espace compris entre les deux lignes courbes. Cette insertion peut avoir environ neuf lignes de hauteur et de largeur.

Le muscle est uni avec l'os occipital par un tissu cellulaire ferme. A son attache, il couvre une partie du grand droit postérieur de la tête ; lui-même est couvert par les deux complexus.

Anomalies. On dit l'avoir vu se fixer plus en devant à l'apophyse mastoïde.

Il peut faire tourner un peu la tête sur le rachis, en amenant la face du côté opposé au sien, et sous ce rapport il est l'antagoniste de l'oblique inférieur. Mais il étend aussi la tête sur la colonne vertébrale, de sorte qu'il peut aider les muscles droits postérieurs, ou empêcher la tête de se pencher trop en avant.

(1) ALBINUS, tab. 17, fig. 3. — WEBER, IV, v.

Muscles droits postérieurs de la tête.

Les *muscles droits postérieurs de la tête* (*recti capitis postici*) sont une répétition ou une continuation des muscles inter-épineux, qui ne vont que jusqu'à la seconde vertèbre cervicale. On les trouve entre l'occipital et les apophyses épineuses des deux vertèbres supérieures du cou. Ils sont distingués en grand et petit.

1° Le *muscle grand droit postérieur*, ou *droit supérieur superficiel de la tête*, ou *axoïdo-occipital* (*rectus capitis posterius major s. superficialis*) (1), naît, par de courtes fibres tendineuses, de la face latérale de l'apophyse épineuse de la seconde vertèbre du cou, tout auprès de son bord supérieur. En montant, il devient plus large, et acquiert une forme presque triangulaire. Il s'attache, par des fibres charnues, et dans l'étendue de plus d'un pouce, à la ligne courbe inférieure de l'occipital et au-dessous de cette ligne. En dedans, son insertion demeure séparée de la ligne médiane par une distance de plusieurs lignes.

Il repose sur l'arc postérieur de l'atlas, sur une partie du petit droit postérieur de la tête, et sur l'os occipital, parties auxquelles il est uni par un tissu cellulaire dense. Il est couvert par le grand complexus et un peu aussi par l'oblique supérieur de la tête.

Anomalies. Assez souvent ce muscle est double, un second plus petit ou plus long se trouvant à son côté externe. — J'ai observé un faisceau musculaire, situé au-dessous du digastrique cervical et du grand complexus, qui naissait du ligament cervical, par trois minces languettes, à la hauteur des sixième, cinquième et quatrième vertèbres du cou, et montait le long du bord interne du grand droit de la tête, avec lequel il s'attachait à l'os occipital. Ce faisceau manquait du côté opposé. En raison de sa situation profonde, il appartenait au grand droit et non au digastrique.

Le muscle grand droit postérieur étend la tête en arrière, et la fait tourner un peu, quand il agit sans son homonyme; mais si la tête est déjà tournée, par exemple au moyen de l'action de l'oblique inférieur de son côté, il ne fait que l'étendre.

Le *muscle petit droit postérieur*, ou *petit droit profond de la tête*, ou *atloïdo-occipital* (*rectus capitis posticus minor s. profundus*) (2), naît, par de courtes fibres tendineuses, du bord supérieur de l'arc postérieur de l'atlas, immédiatement à côté de son tu-

---

1. ALBINUS, tab. 17, fig. 2. — WEBER, IV, II.
2. ALBINUS, tab. 17, fig. 1. — WEBER, IV, III.

bercule. Il s'élargit en montant, devient plus ou moins triangulaire, et s'attache à la ligne courbe inférieure de l'occipital ; son insertion s'opère par des fibres charnues, et elle a un pouce de large ; elle atteint presque la ligne médiane en dedans.

Il repose sur le ligament postérieur de remplissage, et il est couvert par le grand droit postérieur, qui est beaucoup plus considérable que lui.

Il porte la tête en arrière.

Muscle droit latéral de la tête.

Le *muscle droit latéral de la tête* (*rectus capitis lateralis*)(1), qui est presque tout charnu, et parcouru seulement par un petit nombre de fibres tendineuses, correspond sans aucun doute aux muscles intertransversaires antérieurs du cou, mais il les surpasse en épaisseur. Il naît de la racine antérieure et du sommet de l'apophyse transverse de l'atlas, en partie aussi d'une languette tendineuse transversale qui sert en même temps d'origine au premier muscle'intertransversaire antérieur du cou. Il monte à peu près en ligne droite, sous la forme d'un faisceau court, de forme arrondie, et s'attache à la face inférieure de l'os occipital, entre le trou styloïdien et le trou déchiré.

Il est placé entre la partie latérale du pharynx en devant, le digastrique de la mâchoire inférieure en dehors, et l'oblique supérieur de la tête en arrière.

Anomalies. Quelquefois il est double, par l'isolement du faisceau interne provenant de la partie latérale de l'atlas.

Il fléchit la tête un peu de côté.

ARTICLE V.

DE LA CINQUIÈME COUCHE DES MUSCLES DU DOS.

Les muscles constituant la cinquième couche ou couche latérale de ceux du dos, naissent de la colonne vertébrale, et s'attachent toujours à une seule côte, qu'ils meuvent. C'est pourquoi il y a entre eux et les muscles de la seconde et de la troisième couche qui s'étendent entre le rachis et les côtes (dentelés postérieurs, ilio-costal, cervical descendant) un rapport analogue à celui qui existe entre les interépineux et l'épineux du dos, ou entre les intertransversaires et le transversaire cervical, et sous ce rapport on pourrait aussi les ranger parmi les muscles de la quatrième couche. Je range ici les *scalènes* au

____
(1) ALBINUS, tab. 17, fig. 5. — WEBER, II, XI.

cou, et les *surcostaux* à la poitrine. (Le carré des lombes, qui semblerait devoir s'y placer, appartient aux muscles du bas-ventre, parce qu'il est placé, non sur la surface externe des côtes ou des parties analogues, mais sur leur face interne, et au-devant de la partie postérieure des muscles abdominaux.)

Muscles scalènes.

Sur le côté du cou on trouve plusieurs muscles, qui, en général, naissent des apophyses transverses des vertèbres cervicales, par plusieurs languettes, et s'attachent tant à la première qu'à la seconde côte. Ces muscles sont appelés *scalènes* ou *costo-trachéliens* (*scaleni, triangulares*). On peut en distinguer trois, un antérieur, un moyen et un postérieur. Mais assez souvent il y en a quatre, cinq, et même six, isolés les uns des autres. Ces muscles surnuméraires ne doivent point être considérés, ainsi que l'a fait Albinus, comme des scalènes à part ; ils proviennent seulement de la scission du scalène antérieur et du moyen. Les mammifères non plus n'offrent jamais plus de trois scalènes, et fréquemment même on n'en trouve que deux chez eux, l'antérieur n'existant pas.

Le *muscle scalène antérieur* (*scalenus anticus*) (1) naît, par quatre languettes, plus tendineuses que charnues, du sommet et du bord inférieur de la racine antérieure des apophyses transverses des troisième, quatrième, cinquième et sixième vertèbres cervicales. Ces languettes ne tardent pas, la plupart du temps, à se réunir en un ventre simple, qui, tendineux en devant, charnu en arrière, s'attache, dans l'étendue de six à neuf lignes, au bord supérieur et un peu aussi à la face interne de la première côte. Le tubercule du bord antérieur de ce dernier os se trouve placé au milieu de l'insertion, qui se rapproche du cartilage de la côte jusqu'à la distance d'un demi-pouce.

A son origine, le muscle est aplati dans le sens transversal ; à son extrémité, il l'est d'avant en arrière. Il se trouve en rapport, du côté interne, avec le long du cou ; en dehors, avec le scalène moyen. Sa face interne repose sur le sommet de l'espace conique qui termine la cavité thorachique, et est en contact avec la plèvre. Il est couvert par le sterno-cléido-mastoïdien et le ventre inférieur de l'omoplat-hyoïdien ; tout-à-fait en bas, il l'est aussi par la clavicule et le muscle sous-clavier.

Anomalies. Dans l'état normal, le faisceau supérieur est déjà très

____

(1) ALBINUS, tab. 16, fig. 11. — WEBER, II, P.

grêle : il n'est pas rare de le voir manquer, souvent même avec le second. Lorsque le muscle n'a que trois faisceaux d'origine, ceux-ci viennent quelquefois des troisième, quatrième et cinquième, ou des cinquième, sixième et septième vertèbres cervicales. Les faisceaux naissent parfois bifurqués des apophyses transverses. J'ai vu, des deux côtés du corps, un faisceau, en grande partie tendineux, se rendre du bord interne du muscle au bord de la seconde côte, en passant sur la première. — Dans certains cas, on trouve, derrière le scalène antérieur, et tout-à-fait séparé de lui, un muscle qui naît des apophyses transverses des deux vertèbres inférieures du cou, ou des deux avant-dernières, ou de l'avant-dernière seule, et qui va se fixer au bord de la première côte. Albinus l'a décrit sous le nom de *scalenus minimus*. Meckel l'a trouvé double, l'un en dedans, l'autre en dehors. — Je considère comme duplication du muscle scalène antérieur, l'anomalie suivante, que j'ai rencontrée sur le côté droit d'un homme : des apophyses transverses de la quatrième et de la cinquième vertèbre cervicale naissait, par des fibres charnues et tendineuses, un muscle qui se dirigeait en bas et en dehors, passait au-devant du ventre inférieur de l'omoplat-hyoïdien, et s'attachait, dans l'étendue d'un pouce, au milieu du bord supérieur de la clavicule, en dehors du sterno-cléido-mastoïdien ; le muscle grand droit antérieur de la tête naissait entre lui et le scalène antérieur proprement dit.

Le muscle scalène antérieur élève la première côte ; il incline en avant la portion cervicale de la colonne vertébrale.

2° Le *muscle scalène moyen* (*scalenus medius*) (1) est le plus considérable des trois. Il naît, par sept têtes ou languettes, des apophyses transverses de toutes les vertèbres cervicales, au sommet de leurs racines postérieures, et par des fibres en partie charnues, en partie tendineuses. Les faisceaux supérieurs sont minces ; l'inférieur est le plus fort de tous. Ils se réunissent en un ventre qui descend sur le côté du cou, et qui, charnu en devant, tendineux en arrière, s'attache, dans l'étendue d'un pouce, à la face externe et au bord supérieur de la première côte, fournissant presque toujours encore une languette, qui passe par-dessus cette côte, pour aller gagner la seconde. L'insertion à la première côte s'étend en devant jusqu'au scalène antérieur, et touche en arrière au premier surcostal.

Le muscle a pour limites, en dedans et en devant, le scalène antérieur. Cependant il reste entre eux deux un espace par lequel passent

---

(1) ALBINUS, tab. 16, fig. 4, 5. — WEBER, II et IV, Q.

les vaisseaux et le plexus axillaires. En dehors et en arrière, le scalène antérieur touche au scalène postérieur, au premier surcostal, et aux muscles latéraux de la nuque. Il est couvert par l'omoplat-hyoïdien, et un peu, en haut, par le sterno-cléido-mastoïdien. Inférieurement, il a quelques rapports avec la plèvre. Son faisceau supérieur est étroitement uni avec l'angulaire de l'omoplate et le splénius du cou.

Anomalies. La languette de la seconde vertèbre cervicale manque quelquefois, bien que la première existe ; cependant on assure que les deux ou trois premières sont absentes chez certains sujets. — L'insertion aux côtes présente diverses anomalies. Ainsi Albinus a trouvé que le premier faisceau (qui est parfois fusiforme avant de se réunir au muscle) envoyait, par-devant, une languette particulière à l'apophyse transverse de la sixième vertèbre cervicale ; et ailleurs, que du muscle se séparaient deux faisceaux qui allaient aboutir aux apophyses transverses des deux vertèbres inférieures du cou. — J'ai rencontré une fois l'insertion aux trois côtes supérieures. — Il est plus commun de voir celle à la première manquer, et le muscle ne s'attacher qu'à la seconde côte. — Le muscle qu'Albinus a décrit sous le nom de *scalenus lateralis* n'est sans doute qu'une portion du scalène moyen, avec lequel il contracte quelquefois une union intime à son origine. Ce muscle naît de la troisième, de la quatrième, de la cinquième et de la sixième vertèbre cervicale, ou seulement de la troisième, ou bien de la quatrième, et s'insère à la seconde côte (suivant Meckel, à la première en arrière). — Peut-être doit-on ranger ici le cas décrit par Kelch (1) : chez un homme à qui manquaient les deux omoplat-hyoïdiens, on voyait, à droite, un muscle, large de trois lignes, qui s'étendait de l'apophyse transverse de la sixième vertèbre cervicale à la face inférieure du bord scapulaire de la clavicule.

Le scalène moyen élève les deux premières côtes. Il incline la portion cervicale du rachis de son côté, quand il agit sans son homonyme. Dans ce dernier cas, au contraire, il contribue à la redresser.

3° Le *muscle scalène postérieur* (*scalenus posticus*) (2) naît presque toujours par trois languettes, qui cependant aussi peuvent être réduites à deux, et même à une seule. Il provient du sommet des racines postérieures des apophyses transverses des vertèbres cervicales inférieures. L'endroit varie depuis la troisième jusqu'à la septième vertèbre. Les languettes, munies de longs tendons, se réunis-

---

(1) *Beitrage zur pathologischen Anatomie*, Berlin, 1813, p. 32.
(2) Albinus, tab. 16, fig. 12. — Weber, IV, R.

sent, en descendant, pour produire un ventre qui passe sur la première côte, et s'insère, par une attache mince et tendineuse, large d'un demi-pouce, au bord supérieur de la seconde côte, en avant du second court surcostal.

Ce muscle est situé entre le scalène moyen et le cervical descendant. Ses languettes d'origine sont intimement unies à celles de ce dernier.

Anomalies. Il manque parfois ; quelquefois aussi il ne s'attache pas à la seconde côte, mais à la première. J'ai vu une languette passer par-dessus la seconde côte, et aller gagner la troisième, où elle se fixait au-devant de l'insertion du dentelé postérieur supérieur.

Son action est la même que celle du scalène moyen.

Muscles surcostaux.

Des apophyses transverses des vertèbres supérieures partent des muscles courts, mais dont quelques uns sont assez épais, et qui vont gagner la partie postérieure des côtes inférieures, qu'ils élèvent en se contractant. On les appelle *surcostaux* ou *élévateurs des côtes* (*levatores costarum, supracostales*), et on les distingue en longs et courts.

1° Les *muscles surcostaux courts* (*levatores costarum breves*) (1). Au nombre de douze de chaque côté, ils se rendent toujours de l'apophyse transverse d'une vertèbre à la côte qui vient immédiatement après. Le premier part de l'apophyse transverse de la septième vertèbre cervicale, et aboutit à la première côte ; le douzième s'étend de l'apophyse transverse de la onzième vertèbre dorsale à la douzième côte. Tous naissent du sommet et du bord inférieur de l'apophyse, au sommet de laquelle seulement ils sont tendineux. En descendant, ils s'élargissent de manière à prendre une forme triangulaire, et s'attachent au bord supérieur (le premier à la face externe) de la côte, depuis la tubérosité jusqu'à l'angle, charnus et épais en dedans, de plus en plus minces et en même temps tendineux en dehors, vers l'angle. Le muscle supérieur est le plus faible, et l'inférieur presque toujours le plus considérable, parce que, quand la côte est courte, il s'attache à toute sa longueur. En général, ces muscles deviennent plus larges par le bas, ce qui tient à ce que les angles des côtes s'y éloignent davantage de la ligne médiane. Les supérieurs ne s'insèrent aux côtes que dans une largeur d'un demi-pouce à un pouce, tandis que les inférieurs s'écartent jusqu'à plus de deux pouces de la tubérosité.

(1) Albinus, tab. 17, fig. 14. — Weber, IV, 1.

Les surcostaux courts sont en contact, par leur bord externe, avec les intercostaux externes, auxquels ils tiennent aussi toujours d'une manière fort intime. Ils remplissent la partie postérieure des espaces intercostaux, de manière que les supérieurs et les moyens sont couverts en dedans par la plèvre. En dehors, ils sont couverts par le long dorsal, l'ilio-costal et le cervical descendant.

Anomalies. Le premier est parfois tellement uni avec le scalène moyen, qu'on ne peut l'en séparer.

Ces muscles tirent les côtes en haut, et contribuent ainsi à l'agrandissement de la cavité thorachique. Les inférieurs tirent en même temps leurs côtes en arrière.

2° Les *muscles surcostaux longs (levatores costarum longi)* (1), destinés aux quatre côtes inférieures, ont la même conformation que les précédents, mais sautent une côte, de manière que le premier va de l'apophyse transverse de la septième vertèbre dorsale à la neuvième côte, et le dernier de l'apophyse transverse de la dixième vertèbre du dos à la douzième côte. Ils naissent minces, et plus tendineux que charnus, du sommet et du bord inférieur de l'apophyse, plus près de la superficie que les surcostaux courts, deviennent ensuite charnus, puis de nouveau tendineux, et s'attachent ainsi au bord supérieur de leur côte, vis-à-vis de l'angle, en dehors du court surcostal, avec lequel ils sont toujours unis intimement. Ils ont aussi des connexions avec les intercostaux externes. Le supérieur est d'ordinaire très peu développé.

Anomalies. Quelquefois on ne trouve pas le premier, ou même les deux premiers. — Mais, parfois aussi, on rencontre un long surcostal à l'une des côtes supérieures, ou à plusieurs, notamment à la quatrième, à la cinquième, à la sixième. Ce n'est sans doute qu'un plus haut degré de cette anomalie, lorsque d'une ou plusieurs côtes supérieures se détachent des faisceaux qui montent se réunir avec le long dorsal.

Ces muscles aident à l'action des surcostaux courts.

CHAPITRE XIV.

DES MUSCLES DE LA FACE ANTÉRIEURE DE LA COLONNE VERTÉBRALE.

Les muscles de la face antérieure du rachis meuvent les pièces de cette colonne les unes sur les autres, ou la tête sur elle. Ils sont placés les uns au cou, les autres dans le bassin. Les supérieurs sont

____

(1) ALBINUS, tab. 17, fig. 15.

le *long du cou* et les *droits antérieurs de la tête ;* les inférieurs sont le *sacro-coccygien antérieur* et le *coccygien.*

Muscle long du cou.

Le *muscle long du cou,* ou *prédorso-atloïdien (longus colli*) (1), d'une structure compliquée toute particulière, a en quelque sorte la forme d'un triangle, dont les angles supérieur et inférieur sont aigus, et dont l'angle externe est obtus. Ce dernier correspond à l'apophyse transverse de la sixième vertèbre du cou.

Il naît, en partie charnu et en partie tendineux, de la région latérale, et plus loin de la région antérieure des deux vertèbres dorsales supérieures et des deux cervicales inférieures. La plupart du temps son origine commence au ligament tendu entre la seconde et la troisième vertèbre du dos, mais il provient aussi parfois de la troisième vertèbre dorsale elle-même. A la seconde vertèbre du dos, cette origine s'étend jusqu'à la tête de la côte. Les faisceaux internes et supérieurs, qui sont nés de cette manière, et qui constituent la portion interne du muscle, se dirigent de bas en haut et en même temps un peu de dehors en dedans, sur les corps des vertèbres cervicales. Les inférieurs et ceux qui ont pris naissance plus en dehors s'attachent, tendineux, au sommet de la racine antérieure de l'apophyse transverse de la sixième vertèbre cervicale, ou de la sixième et de la cinquième, ou de la sixième, de la cinquième et de la quatrième. Plus rarement existe-t-il aussi un faisceau qui se rend à l'apophyse transverse de la septième vertèbre du cou.

Mais la portion ascendante interne reçoit, en dehors, quatre faisceaux considérables, qui, en partie tendineux et en partie charnus, naissent du bord supérieur des racines antérieures des apophyses transverses de la sixième, de la cinquième, de la quatrième et de la troisième vertèbre cervicale. Le ventre commun qui résulte de là se partage en quatre languettes, dont la force augmente de bas en haut, et qui se fixent au bord inférieur des quatrième, troisième et seconde vertèbres du cou, ainsi qu'à l'arc et au tubercule antérieur de la première. Supérieurement l'insertion va toujours en se rapprochant de la ligne médiane, en sorte que les languettes supérieures des deux côtés ne sont séparées que par la portion en forme de cordon du ligament vertébral antérieur. Les languettes inférieures d'attache sont entièrement tendineuses ; la supérieure est tendineuse et charnue à la

____

(1) ALBINUS, tab. 16, fig. 6, 7. — WEBER, II, VIII.

fois. Du reste, les faisceaux naissant des apophyses transverses sont ceux qui se portent le plus en haut ; car, par exemple, celui qui gagne l'atlas reçoit toutes les fibres de la troisième vertèbre cervicale et une partie de celles de la quatrième.

D'après cela, on peut distinguer au moins deux portions dans le muscle : une inférieure, qui va des corps des vertèbres inférieures aux apophyses transverses de vertèbres supérieures ; et une supérieure allant des apophyses transverses des vertèbres inférieures aux corps de vertèbres supérieures. M.-J. Weber (1) en admet encore une troisième, interne, mais dont les fibres n'atteignent pas l'atlas en haut.

Le muscle est situé immédiatement sur les os, et en dehors sur les intertransversaires. Il est couvert par le grand droit antérieur de la tête et par le pharynx.

Anomalies. L'origine de la portion inférieure s'étend parfois jusqu'à la cinquième vertèbre cervicale, ou bien n'existe pas aux vertèbres inférieures du cou. La portion supérieure peut s'attacher à cinq ou seulement à trois des vertèbres cervicales supérieures. Mais on assure que l'attache peut aussi s'étendre au-delà de l'atlas, jusqu'à l'os occipital.

Le muscle, dans son ensemble, fléchit la région cervicale du rachis, surtout quand il réunit son action à celle de son homonyme. La portion inférieure peut faire tourner le cou du côté opposé ; la supérieure peut le tourner de son côté.

Muscles droits antérieurs de la tête.

Les deux *muscles droits antérieurs de la tête* (*recti capitis antici s. interni*), placés sur la face antérieure du rachis, et qui s'étendent des vertèbres du cou à la portion basilaire de l'os occipital, servent à la flexion de la tête. On les distingue en grand et petit ; le premier tire son origine de plusieurs vertèbres cervicales, le second ne provient que de la supérieure seule.

1° Le *muscle grand droit antérieur de la tête*, ou *grand trachélo-sous-occipital* (*rectus capitis anticus major*) (2), naît, par quatre languettes, de la partie antérieure du sommet des apophyses transverses des sixième, cinquième, quatrième et troisième vertèbres cervicales. Ces faisceaux sont tendineux à leur origine, et le restent même quelque temps sur celle de leurs faces qui regarde les vertèbres ; mais, sur la face antérieure, les fibres naissent de suite charnues. Les lan-

---

(1) *Handbuch der Anatomie des menschlichen Kœrpers*, t. I, p. 516.
(2) ALBINUS, tab. 16, fig. 19, 20. — WEBER, II, IX.

guettes supérieures sont les plus fortes. Elles se dirigent vers le haut , en se couvrant les unes les autres, et forment ainsi un ventre charnu , dont l'épaisseur va toujours en augmentant à mesure qu'il monte. Au reste , il est très ordinaire qu'à ce ventre vienne se joindre un cinquième faisceau , émané de la portion du long du cou qui s'attache à l'apophyse transverse de la sixième vertèbre du cou. En haut, le ventre charnu , qui était d'abord arrondi , devient plus large. Il s'attache, quelques lignes au-devant du trou occipital, à la portion basilaire de l'os occipital, de telle sorte que son insertion s'étend en dehors jusqu'au rocher , tandis qu'en dedans les muscles des deux côtés se rapprochent assez l'un de l'autre pour qu'il ne reste entre eux qu'une distance d'une ligne et demie.

Le muscle est incomplétement digastrique. On remarque toujours , sur sa face antérieure, une large plaque tendineuse, qui commence à la hauteur de la quatrième vertèbre cervicale, et monte jusqu'à l'atlas. A sa face postérieure s'insèrent inférieurement les faisceaux charnus des trois faisceaux inférieurs d'origine, et de sa partie supérieure naissent de nouvelles fibres musculaires. De cette manière, il n'y a guère , à proprement parler, que les fibres des faisceaux supérieurs qui arrivent immédiatement à l'os occipital.

Le grand droit antérieur de la tête est situé entre le long du cou et les scalènes. Il couvre en partie les intertransversaires antérieurs, le petit droit antérieur, et l'articulation de la tête. En haut, le pharynx se trouve au-devant de lui.

Anomalies. On voit quelquefois partir de son côté externe un ou deux faisceaux qui s'attachent aux apophyses transverses des vertèbres cervicales supérieures. — Ailleurs , on rencontre des faisceaux musculaires qui naissent des apophyses transverses de vertèbres inférieures du cou (d'une ou de deux), et s'attachent, simples ou divisés, aux apophyses transverses de vertèbres supérieures. Cependant il serait peut-être mieux de ranger ce dernier cas parmi les anomalies des muscles intertransversaires.

Le muscle incline la tête en avant, et ramène un peu la face de son côté. En agissant avec son homonyne, il fléchit directement la tête.

2° Le *muscle petit droit antérieur de la tête*, ou *petit trachélo-sous-occipital* (*rectus capitis anticus minor*) (1), naît, par de fortes fibres tendineuses, sur la face antérieure de l'atlas, à la réunion de la racine antérieure de l'apophyse transverse avec la partie latérale de la vertèbre. Là il se rencontre avec le premier intertransversaire an-

____

(1) ALBINUS, tab. 17, fig. 6. — WÉBER, II, x.

térieur. Il devient promptement charnu et plus large, monte au-devant de l'articulation de la tête, en se dirigeant un peu en dedans, et s'attache à la portion basilaire de l'os occipital, entre les condyles de cet os, l'orifice externe du trou condyloïdien antérieur et l'insertion du muscle grand droit antérieur : en cet endroit les muscles des deux côtés ne sont séparés l'un de l'autre que par une distance de six lignes.

Il est couvert par le grand droit antérieur de la tête.

Il incline la tête en avant.

Muscle sacro-coccygien antérieur.

Le *muscle sacro-coccygien antérieur*, ou *fléchisseur du coccyx* (*curvator coccygis, sacro-coccygeus anticus*) (1), est grêle, et naît de la partie inférieure et latérale de la dernière vertèbre sacrée et de la première pièce du coccyx. Il descend, de dehors en dedans, sur la face antérieure des pièces coccygiennes, à la dernière desquelles il s'insère, réuni à celui du côté opposé. Il envoie aussi parfois des faisceaux d'insertion à la partie latérale de la seconde et de la troisième pièce du coccyx.

Ce muscle ne contient jamais que peu de fibres charnues : il est en grande partie, la plupart du temps même, entièrement tendineux.

Il fléchit les pièces du coccyx.

Muscle coccygien.

Le *muscle coccygien* (*coccygeus*) (2), mince et triangulaire, correspond à l'ischio-coccygien des mammifères, qui est beaucoup plus robuste. Il naît du bord supérieur et du sommet de l'épine sciatique, passe au-devant du ligament sacro-sciatique, en devenant toujours de plus en plus large, se dirige en dedans, et s'attache au bord, ainsi qu'à la face antérieure des os coccygiens supérieurs et de la pièce inférieure du sacrum. Il a des connexions intimes avec le ligament sacro-sciatique, d'où proviennent même une partie de ses fibres.

Il est étroitement uni à la partie postérieure du releveur de l'anus.

Il aide à fléchir le coccyx en avant.

CHAPITRE XV.

DES MUSCLES DU CÔTÉ ANTÉRIEUR DU TRONC.

Les muscles du côté antérieur du tronc peuvent être divisés, d'après

(1) GUENTHER et MILDE, *Chirurgische Muskellehre*, tab. 34, I, 6; tab. 31, III, 6.

(2) ALBINUS, tab. 17, fig. 7, 8.

les trois régions de ce dernier, en *muscles superficiels du cou, muscles de la poitrine*, et *muscles du bas-ventre*.

ARTICLE PREMIER.

DES MUSCLES SUPERFICIELS DU COU.

Ici se rangent le *peaucier* et le *sterno-cléido-mastoïdien*, outre lesquels nous aurons encore à examiner l'*aponévrose cervicale*.

Muscle peaucier.

Le *muscle peaucier*, ou *thoraco-facial* (*latissimus colli, subcutaneus colli, platysmamyoides*) (1), est mince et large. Il occupe la partie antérieure et latérale du cou. Il naît, inférieurement, dans toute la largeur de la clavicule et de l'acromion, même un peu au-dessous de ces parties, par des fibres, d'abord éparses, alternativement longues et courtes, qui proviennent et des enveloppes fibreuses des muscles et des os eux-mêmes. Les fibres antérieures et internes descendent, par intervalles, au-devant du grand muscle pectoral, jusqu'à la troisième et même à la quatrième côte; elles se dirigent de bas en haut et un peu de dehors en dedans vers le menton. Les internes reposent en partie sur le deltoïde ; elles marchent d'abord transversalement et presque horizontalement en dedans, pour gagner le cou, après quoi elles se portent également en haut et en dedans. C'est pourquoi, à partir de son origine, le muscle devient plus étroit et en même temps un peu plus épais; mais il conserve la même largeur tout le long du cou.

Les deux peauciers s'atteignent, par leurs bords internes, au bord du menton, et là même quelques unes de leurs fibres se croisent, de manière que celui du côté droit est plus rapproché de la superficie. Mais les fibres les plus internes s'attachent à la lèvre externe du bord de la mâchoire inférieure, depuis le menton jusqu'à la partie la plus externe de l'origine du triangulaire des lèvres. Les suivantes se rendent à la face, en passant sur le bord de la mâchoire inférieure, se réunissent, en partie, au-dessous du triangulaire des lèvres, avec le bord externe du carré du menton ; d'autres cependant se portent en haut et en dedans vers le coin de la bouche, en passant sur le buccinateur. Les plus postérieures varient eu égard à leur terminaison en haut ; toutefois la plupart passent sur le bord de la mâchoire, pour

---

gagner la face, et montent pendant quelque temps sur l'aponévrose parotidéo-massetérine.

Le muscle couvre la partie inférieure du sterno-cléido-mastoïdien, une partie du trapèze, le cartilage thyroïde, le ventre antérieur du digastrique de la mâchoire inférieure, et la glande sous-maxillaire. L'aponévrose cervicale, sur laquelle il se trouve assez solidement appliqué, le sépare de ses parties. Il n'est couvert que par la peau et par un tissu cellulaire peu chargé de graisse. Chez les mammifères, on le trouve immédiatement sous la peau, et le panicule adipeux est au-dessous de lui (1) : aussi Meckel ne le compare-t-il pas au muscle cutané des mammifères, mais aux intercostaux et aux larges muscles du bas-ventre.

Anomalies. Quelquefois on remarque inférieurement, sous la peau, un faisceau charnu transversal, qui naît de la clavicule, et se perd sur le muscle deltoïde ; mais, d'après la direction de ses fibres, ce faisceau peut à peine être rapporté au peaucier ; il correspond plutôt au muscle cutané des mammifères. — Zagorsky (2) a trouvé les deux peauciers, non pas plats, mais arrondis et épais; chacun d'eux se dirigeait en arrière, et s'attachait à l'os occipital, entre le trapèze et le sterno-cléido-mastoïdien.

Ce muscle plisse la peau du cou en long. Sa partie antérieure peut aussi contribuer un peu à abaisser la mâchoire. Les fibres qui aboutissent au coin de la bouche, le tirent en bas et dehors.

Muscle sterno-cléido-mastoïdien.

On désigne sous le nom de *muscle sterno-cléido-mastoïdien (sterno-cleido-mastoideus)* (3) une masse musculaire qui marche obliquement de haut en bas et d'arrière en avant, sur le côté du cou. Mais cette masse se compose de deux muscles, complétement séparés dans toute leur longueur, et se couvrant en partie, que je désignerai sous

(1) Santorini, *Obs. anat.*, cap. I, § 33.
(2) *Mém. de l'Acad. de Pétersbourg*, t. I, p. 357, tab. 12.
(3) Le muscle correspond, dans son ensemble, aux élévateurs des côtes, aux scalènes et au cervical descendant ; donc, d'après toute analogie, la portion qui s'implante à l'apophyse mastoïde c'est-à-dire à une apophyse transverse), doit être décrite comme l'origine, ainsi que l'a déjà fait Sœmmerring, en contradiction pour cela avec les autres anatomistes. Évidemment, l'action la plus saillante de chaque muscle est telle qu'on doit lui assigner l'extrémité opposée pour point fixe. Mais, quand tous deux agissent de concert, ils font manifestement l'office de muscles inspirateurs, et alors leur point fixe se trouve à l'apophyse mastoïde. C'est ce que prouve leur contraction involontaire, perceptible au toucher, quand nous voulons faire une inspiration profonde en te-

le nom d'*abaisseurs de la tête* (*nutatores capitis*), les distinguant en interne et externe.

1° Le *muscle abaisseur interne* ou *nutateur interne de la tête, sterno-mastoïdien* (*nutator capitis internus s. anticus, sterno-mastoideus*), naît, par un tendon mince et large, de la base de l'apophyse mastoïde et de la partie externe de la ligne courbe supérieure de l'os occipital, jusqu'à l'origine du muscle trapèze. Les fibres charnues commencent très haut sur la face externe du tendon. Elles forment un large ventre, qui peu à peu se rétrécit, en acquérant plus d'épaisseur, descend vers la poignée du sternum, et s'attache à la face supérieure de cet os, par des fibres tendineuses, depuis l'articulation de la clavicule jusqu'à la ligne médiane. Le tendon terminal est libre, dans l'étendue de deux pouces, sur la face antérieure du muscle, et, à son insertion, il touche celui du côté opposé.

C'est par exception seulement que le tendon terminal contient un cartilage ou un os sésamoïde, à l'endroit de son insertion. Otto (1) regarde comme tels les os que Breschet a décrits sous le nom d'*ossa suprasternalia s. episternalia*, qu'on rencontre quelquefois, en nombre double, au-dessus de l'échancrure claviculaire de la partie supérieure du sternum, et qui, suivant ce dernier, seraient des rudiments antérieurs de côtes pour la septième vertèbre cervicale.

Le muscle sterno-mastoïdien repose supérieurement sur le cléido-mastoïdien, et son bord antérieur est en contact avec la glande parotide ; inférieurement il se trouve situé sur les muscles qui couvrent la glande thyroïde, et dont le sépare un tissu cellulaire chargé de graisse. Il est couvert par le muscle peaucier, et tant en haut qu'en bas par la peau seulement.

Anomalies. Une fois je l'ai trouvé, du côté gauche, pour ainsi dire digastrique à son origine ; la partie postérieure de son tendon y recevait

nant la tête droite. L'ancien nom est frappé d'inexactitude d'après cette manière de voir ; on peut cependant le conserver sans nul inconvénient. Mais c'est violer l'analogie que de considérer simplement comme deux ventres ou deux têtes d'un seul et même muscle des portions qui sont distinctes et séparées dès leur origine. La myologie comparée justifie aussi l'opinion de ceux qui en font deux muscles à part, et Albinus les avait déjà décrits comme tels. La pathologie semble également confirmer cette manière de voir. En effet, d'après Jules Guérin, la tête interne agit surtout pour tourner et fléchir la tête, tandis que l'externe agit comme muscle inspirateur ; suivant lui, dans la plupart des cas de torticolis, il n'y a que la tête interne qui soit affectée. *Bulletin de l'Académie royale de Médecine*, Paris, 1838, t. II, p. 590.)

(1) *De rarioribus quibusdam sceleti humani cum animalium sceleto analogiis.* Breslau, 1830, p. 20.

un faisceau musculaire, long d'un demi-pouce, large de trois lignes, et épais d'une, qui marchait presque transversalement, couvert par le trapèze, et qui naissait, plus en dedans, de la ligne courbe supérieure. — On voit quelquefois une languette charnue ou tendineuse se rendre de! 'angle de la mâchoire au bord interne du muscle, forme qui sert de transition au sterno-maxillaire des solipèdes. — Il n'est pas rare que le sterno-mastoïdien soit divisé en deux muscles, qui partent de l'apophyse mastoïde, distincts l'un de l'autre, ou qui ne se séparent qu'inférieurement; le surnuméraire s'attache plus en dehors au sternum, ou à l'extrémité sternale de la clavicule. — On doit considérer comme une anomalie appartenant au sterno-mastoïdien seul (et non au cléido-mastoïdien), la présence assez commune du *muscle thorachique*, ou *sternal droit (thoracicus, rectus sternalis, sternalis brutorum)* (1), qui passe sur plusieurs côtes, le long du sternum, plus superficiellement que le grand pectoral. Ce muscle est plus ordinaire à rencontrer d'un seul côté que des deux à la fois, ou du moins il n'acquiert pas un égal développement des deux côtés. La plupart du temps il part, tendineux, de l'insertion du sterno-mastoïdieu, plus rarement de la première côte, ou de la seconde, ou de sternum; son tendon, en montant, dégénère en un ventre charnu, qui a depuis quelques lignes jusqu'à deux pouces de large, et qui, inférieurement, se réunit avec l'oblique externe du bas-ventre, ou avec le sternum, ou avec le cartilage de la cinquième, de la sixième ou de la septième côte, ou aussi avec le muscle droit du bas-ventre. Mais quelquefois il n'y a qu'une languette tendineuse qui descend du sterno-mastoïdien à l'extrémité inférieure du sternum. J'ai trouvé les accessoires des deux côtés réunis, dans leur partie tendineuse supérieure, par deux languettes tendineuses transversales.

Lorsqu'on fait une inspiration profonde, le sterno-mastoïdien contribue à élever la cage de la poitrine. Il tourne la tête sur son axe, et porte la face du côté opposé. On le sent se contracter lorsqu'on ne fait que pencher la tête de côté. Les deux muscles des deux côtés, agissant ensemble, fléchissent la tête en avant.

1. SANDIFORT, *De masculis nonnullis, qui rarius occurunt*, dans les *Exerc. acad.*, L. I, cap. 6, p. 82-88. — MECKEL, *De monstrosa duplicitate*, 1815, p. 38-40. — KELCH, *Beitraege zur pathologischen Anatomie*, Berlin, 1813, p. 33 (Trois cas; l'auteur les donne à tort comme des variétés du triangulaire du sternum). — WEITBRECHT, dans *Comm. Petrop.*, t. IV, p. 259. — WILDE, *Ibid.*, t. XII, tab. 8, fig. 5. — ABR. KAAU-BOERHAAVE, *Novi Comm. Petrop.*, t. II, tab. II, fig. 2; tab. 12. — ISENFLAMM, *Beitraege fuer die Zergliederungskunst*, t. 2, p. 92. — R. WAGNER (FLEISCHMANN), dans HEUSINGER, *Zeitschrift*, t. III. p. 349.

2° *Le muscle abaisseur* ou *nutateur externe de la tête*, ou *cléido-mastoïdien* (*nutator capitis externus s. posticus, cleido-mastoideus*), naît, tendineux, de l'apophyse mastoïde, au bord antérieur et au sommet de cette apophyse. Là il est entièrement couvert par l'origine du muscle précédent, mais on peut l'en séparer. Il acquiert rapidement un ventre charnu, qui, d'abord large et mince, se porte de haut en bas et d'arrière en avant, moins obliquement que le sterno-mastoïdien, devient peu à peu plus épais et plus étroit, et s'insère, dans l'étendue d'un pouce à peu près, à la partie supérieure de la clavicule, près de l'articulation de cet os avec le sternum. A son attache, il est charnu en arrière, mais offre de courtes fibres tendineuses en devant.

A mesure qu'il descend, le muscle gagne le bord postérieur du sterno-mastoïdien, et inférieurement il se trouve tout-à-fait à découvert dans une certaine étendue, de manière qu'entre les deux muscles reste un espace triangulaire, plein de tissu cellulaire.

Le cléido-mastoïdien repose, à son origine, sur l'attache du splénius de la tête. A la région des apophyses transverses des vertèbres cervicales, il est séparé des muscles de la nuque par une grande quantité d'un tissu cellulaire dense et chargé de graisse; plus bas, il couvre le ventre postérieur de l'omoplat-hyoïdien. Il est couvert supérieurement par le sterno-mastoïdien, inférieurement par le peaucier.

Son insertion à la clavicule fait qu'à proprement parler il fait déjà partie des muscles du membre supérieur; on le voit aussi, chez les mammifères privés de clavicule, se réunir avec le deltoïde.

Anomalies. Dans certains cas, il est double. Le muscle surnuméraire, plus petit, vient de la ligne courbe, et va gagner la clavicule, derrière le muscle normal, ou bien celui-ci ne fait que se diviser inférieurement en deux ventres. — Dans un cas de duplication, que j'ai observé, le muscle surnuméraire se fixait à la clavicule, sous la forme d'une couche large et très mince, qui commençait dès l'attache du sterno-mastoïdien, passait devant le cléido-mastoïdien, et s'avançait d'un pouce plus en dehors que ce dernier. Supérieurement cette couche devenait plus étroite; elle était située au bord du sterno-mastoïdien, avec lequel elle communiquait par un faisceau descendant de celui-ci. Mais le muscle s'attachait, tendineux, à la ligne courbe de l'os occipital. Ce muscle superficiel avait, d'après tout son aspect, la plus grande analogie avec une prétendue anomalie du peaucier que Zagorsky a décrite et figurée, et dont j'ai parlé plus haut.

L'action du cléido-mastoïdien est la même que celle du sterno-mastoïdien ; cependant il ne peut pas faire tourner aussi fortement que lui la tête sur son axe.

Aponévrose cervicale.

Entre plusieurs des muscles situés au cou se trouve, de chaque côté, une double fossette triangulaire, que le peaucier couvre. La supérieure (*trigonum cervicale superius*) forme un triangle, dont l'un des angles est tourné en bas ; elle est bornée en haut par le ventre postérieur et le tendon intermédiaire du muscle digastrique de la mâchoire, en devant par le ventre supérieur de l'omoplat-hyoïdien, en arrière par le bord antérieur du sterno-cléido-mastoïdien. L'inférieure (*trigonum cervicale inf rius, fovea supraclavicularis*) est limitée en bas par la clavicule, en avant et en arrière par le sterno-cléido-mastoïdien et le trapèze ; c'est de haut en bas qu'elle a le plus de longueur ; elle est parcourue obliquement par le ventre inférieur de l'omoplat-hyoïdien, qui la partage en deux portions, l'une inférieure plus petite, l'autre supérieure plus grande.

L'aponévrose cervicale (fascia cervicalis s. colli) n'est pas tant composée de fibres tendineuses que de fibres élastiques et de fibres de tissu cellulaire. Ses fibres naissent du ventre antérieur du digastrique maxillaire, en remontant jusqu'au menton, de l'os hyoïde, et de tout le tendon intermédiaire du muscle. Au-dessous de la glande sous-maxillaire, elles se réunissent avec un prolongement de l'aponévrose parotidéo-massétérine, d'où résulte, pour cette glande, une enveloppe particulière, qui se trouve close en arrière par une disposition particulière, tenant à ce que l'aponévrose cervicale naît, en même temps, entre les glandes sous-maxillaire et parotide, par de fortes fibres qui viennent de l'angle de la mâchoire jusqu'à la ligne oblique interne. Plus loin, il vient encore d'autres fibres du ligament stylo-maxillaire, et, derrière la parotide, de l'apophyse styloïde et de ses muscles. Les fibres ainsi nées suivent en général une direction verticale, et descendent vers le bord supérieur de la cage thorachique, mais sont fortifiés par d'autres qui marchent transversalement et obliquement.

L'aponévrose, couverte par le peaucier et par la veine jugulaire externe, est étendue sur les muscles implantés à l'hyoïde et au larynx, ainsi que sur le sterno-cléido-mastoïdien. Pour envelopper ce dernier, elle se partage de chaque côté en deux feuillets, l'un antérieur, l'autre postérieur, qui sont intimement unis avec le muscle, et qu'on a coutume de désigner par les épithètes de superficiel et de profond. Le feuillet superficiel, auquel on doit rapporter toute la partie moyenne de l'aponévrose entre les bords des deux sterno-mastoïdiens, s'attache inférieurement au ligament interclaviculaire, à la poignée du sternum et à la partie interne de la clavicule. Le feuillet profond, qui enveloppe en même temps le ventre inférieur du muscle omoplat-hyoïdien, s'attache (et par là fixe aussi ce muscle) à la face interne de la poignée du sternum et à la partie interne du bord supérieur de la première côte. En passant derrière le sterno-cléido-mastoïdien, il forme des gaînes particulières, à fibres transversales, pour la veine jugulaire interne et l'artère carotide primitive. Mais en devant l'aponévrose cervicale produit encore des duplicatures pour envelopper le muscle sterno-hyoïdien, le sterno-thyroïdien et la glande thyroïde elle-même, et supérieurement elle se prolonge aussi sur l'enveloppe du pharynx.

Les deux feuillets de l'aponévrose cervicale se réunissent, en arrière et au-dessous du muscle sterno–cléido-mastoïdien, avec une masse considérable de tissu cellulaire dense, qui est située, le long des apophyses transverses du cou, sur l'angulaire de l'omoplate et les sur costaux. Ils s'unissent aussi avec ce qu'on nomme l'*aponévrose prévertébrale* (*aponeurosis prævertebralis*), c'est-à-dire l'enveloppe de tissu cellulaire qui entoure le muscle long du cou et le grand droit antérieur de la tête. Cette masse de tissu cellulaire, située sur le côté du cou, se charge inférieurement d'une grande quantité de graisse, et remplit toute la fosse sus-claviculaire. Il en part des feuillets de séparation qui s'introduisent entre les divers muscles dont l'origine ou l'insertion se rapporte aux apophyses transverses du cou. Mais, par la base, elle s'attache à la plus grande partie de la région externe du bord supérieur de la clavicule jusqu'à l'acromion, à l'apophyse coracoïde, et aussi, de concert avec le muscle omoplat-hyoïdien, au bord supérieur de l'omoplate. Si l'on considère cette expansion dans la fosse sus-claviculaire, qui, au bord du muscle trapèze, se divise en deux feuillets pour l'envelopper, comme une continuation de l'aponévrose cervicale, alors cette dernière sépare la fosse sus-claviculaire de la fosse axillaire.

ARTICLE II.

DES MUSCLES DE LA POITRINE.

Les muscles qui meuvent les parois du thorax sont les *intercostaux*, les *sous-costaux*, et le *triangulaire du sternum*. On peut y joindre aussi le *sous-clavier*.

Muscles intercostaux.

Dans chacun des onze espaces intercostaux se trouve une masse musculaire fixée aux bords des côtes, qui, d'après la direction de ses fibres, se partage en deux muscles courts, mais fort larges, l'*intercostal externe* et l'*intercostal interne*. Il y a donc de chaque côté onze intercostaux externes et onze internes, en tout quarante-quatre intercostaux.

1° Les *muscles intercostaux externes* (*intercostales externi*) (1) naissent du bord inférieur d'une côte supérieure, et se portent obliquement, de haut en bas, et d'arrière en avant, au bord supérieur et un peu aussi à la face antérieure de la côte située immédiatement au-dessus. Ils sont en grande partie charnus, mais parsemés de quelques stries tendineuses. Leur origine à la côte supérieure est plus rapprochée de la colonne vertébrale que leur insertion à la côte inférieure. Les muscles intercostaux externes supérieurs commencent immédiatement auprès de la tubérosité de la côte ; les inférieurs, à la région seulement de l'angle. Le bord antérieur de chaque muscle se reporte de plus en plus en avant dans l'espace intercostal, à mesure que le muscle devient plus inférieur ; dans les quatre espaces intercostaux supérieurs, il reste éloigné d'un pouce à un pouce et demi du cartilage costal ; ensuite il atteint ce cartilage ; au septième, au huitième et au neuvième, il se trouve dans l'intervalle des cartilages; enfin au dixième et au onzième, il s'étend jusqu'au sommet de la onzième et de la douzième côte. Du reste, les fibres perdent peu à peu de leur obliquité en se rapprochant de ce bord antérieur. Chacun des muscles est plus épais en arrière et dans le milieu de sa largeur qu'en devant.

Les muscles intercostaux externes reposent en dedans sur les internes et les sous-costaux. Ils sont couverts en dehors par les différents muscles qui garnissent les parois du thorax. A leur bord postérieur ils sont toujours unis d'une manière très intime avec les surcostaux.

Anomalies. Quelquefois le premier s'étend beaucoup plus en avant, même jusqu'au sternum.

Chacun d'eux rapproche l'une de l'autre les deux côtes auxquelles il s'insère. Quand tous ceux des deux côtés agissent ensemble dans l'inspiration, la seconde côte se trouve un peu soulevée vers la première, la seconde vers la troisième, etc., de manière que la cage

____

(1) ALBINUS, tab. 17, fig. 9, 10. — WEBER, II et IV, E.

thorachique perd latéralement de sa hauteur, mais acquiert plus d'étendue d'avant en arrière, parce que les cartilages des côtes, qui suivent le mouvement de la partie inférieure du sternum, se reportent un peu en avant.

2° Les *muscles intercostaux internes* (*intercostales interni*) (1) sont moins tendineux que les externes, et leurs fibres affectent une direction inverse, de haut en bas et d'avant en arrière, de manière qu'ils rencontrent ces derniers presque à angle droit sur les côtes. À la côte supérieure, ils naissent de la lèvre interne du bord inférieur, et s'attachent de même à la lèvre interne du bord supérieur de l'inférieure. Mais les muscles supérieurs, à l'exception du premier, proviennent aussi en même temps de la face interne des côtes. Les intercostaux internes diffèrent des externes, par les points suivants, indépendamment de leur direction; ils sont plus minces, et leur épaisseur est la même dans toute leur largeur, sinon même un peu plus considérable en devant; leurs fibres sont plus courtes, parce qu'elles suivent une marche moins oblique dans l'espace intercostal; elles ne se rapprochent pas autant de la colonne vertébrale en arrière, mais en devant se portent beaucoup plus loin.

Le bord postérieur des muscles moyens reste à un pouce et demi ou deux pouces de distance des apophyses transverses des vertèbres. Les inférieurs se rapprochent davantage de la colonne vertébrale; les supérieurs s'en rapprochent peu à peu, au point de toucher presque aux apophyses transverses.

En devant, les muscles intercostaux internes s'étendent jusqu'à l'extrémité interne des cartilages. C'est pourquoi les six supérieurs, placés entre les vraies côtes, atteignent presque le sternum. Le septième et le huitième s'étendent au moins jusqu'à l'endroit où les appendices des cartilages divisent l'espace intercostal en une portion interne et une portion externe; souvent on trouve encore plusieurs fibres charnues dans cette dernière portion. Les neuvième, dixième et onzième arrivent jusqu'au sommet des cartilages des trois côtes inférieures. Le dixième et le onzième sont ordinairement plus épais à leur bord antérieur, et là se confondent plus ou moins avec le muscle oblique interne du bas-ventre.

Les muscles intercostaux internes sont couverts en dedans par une petite partie du triangulaire du sternum, par les sous-costaux, et inférieurement aussi par la face supérieure du diaphragme, mais dans une bien plus grande étendue par la plèvre. Leur face antérieure est

____

(1 ALBINUS, tab. 17, fig. 11, 12, 13. — WEBER, I, II et IV, F.

presque entièrement couverte par les intercostaux externes ; cependant elle l'est aussi en devant par le grand pectoral, le droit et l'oblique externe du bas-ventre.

Anomalies. On voit quelquefois des fibres venant du sternum qui se joignent au premier, au second ou au troisième. — Le premier manque parfois, à ce qu'on dit. — Le onzième et même aussi le dixième sont si minces, chez certains sujets, qu'ils semblent presque ne point exister.

Leur action ressemble à celle des intercostaux externes.

Muscles sous-costaux.

Sur la face interne des côtes, à un pouce et demi environ de l'articulation de leurs têtes, on trouve, dans une largeur d'un pouce et demi à deux pouces, des languettes musculaires, tendineuses aux deux extrémités, et charnues dans le milieu, qui portent le nom de *muscles sous-costaux* (*subcostales, infracostales*) (1). Ces languettes, qui suivent la direction des intercostaux internes, naissent de la face interne d'une côte supérieure, se portent en bas et en dedans, et s'attachent au bord supérieur ainsi que la face interne d'une côte inférieure. Dans l'état de complet développement, on compte dix muscles sous-costaux. Le premier va de la première côte à la troisième, et le dixième de la dixième à la douzième. Les supérieurs n'ont que quelques lignes de large ; la largeur des deux inférieurs est bien de deux pouces.

Je les ai trouvés, des deux côtés du corps, offrant cette régularité, sauf toutefois que le supérieur, venant de la première côte, manquait : au reste, celui-là est si rare, qu'il serait peut-être plus exact

1. Albinus, tab. 17, fig. 13, *f, g, h.* — Je dois me ranger à l'avis de Krause, de M. J. Weber et de Bock le jeune, qui ont reproduit ces muscles, dans leurs manuels, comme autant de muscles distincts. Sans doute ils correspondent, dans leur trajet entier, aux intercostaux internes, parmi lesquels on a coutume de les compter, mais ils n'ont pas moins droit à être décrits comme des muscles épars que les surcostaux longs, eu égard aux surcostaux courts. Jusqu'à présent, chaque fois que je les ai cherchés, jamais je ne les ai trouvés tous absents, et ils paraissent même être, chez la majorité des sujets, développés dans presque toute la longueur de la paroi interne postérieure du thorax. A ma connaissance, la première description en a été faite par Douglas (dans sa *Myographia comparata*, publiée en 1707, et dont une version latine a paru à Leyde, en 1729, p. 82, sous le nom assez mal choisi de *depressores costarum proprii.* Douglas en attribue la découverte à Cowper. Verheyen les admet, dans la seconde édition de son Anatomie, imprimée en 1710, et les appelle *infracostales.* D'après leur position, ils correspondent au carré des lombes parmi les muscles du bas-ventre.

de ne compter que neuf muscles. Il y avait en même temps, au bord
vertébral de tout le groupe des muscles, des faisceaux musculaires
longitudinaux, qui ne s'étendaient que d'une côte à celle située immédiatement au-dessous, et qui répondaient manifestement aux intercostaux internes proprement dits, placés plus en dehors.

Anomalies. Il est rare que ces muscles soient disposés parfaitement
de la même manière des deux côtés du corps. Très souvent il en manque quelques uns des supérieurs, mais pas précisément ceux qui s'a-
voisinent ; les trois inférieurs paraissent ne jamais être absents. Dans
beaucoup de cas, un muscle saute deux côtes, mais alors il se réunit ordinairement avec celui qui naît de la côte immédiatement inférieure. On doit sans doute rapporter aux anomalies de ces muscles
ceux que Kelch (1) a décrits sous le nom de *musculi serrati interni.*

Les muscles sous-costaux rapprochent les côtes les unes des autres,
comme les intercostaux.

Muscle triangulaire du sternum

Sur la paroi interne de la cage thoracique, entre le sternum et la
plupart des vraies côtes, se trouve, de chaque côté, un muscle, qui
est l'un des plus inconstants sous le rapport de son étendue, et qui
d'ordinaire n'est même pas parfaitement symétrique des deux côtés.
On l'appelle *triangulaire du sternum, petit dentelé antérieur*, ou
sterno-costal (sterno-costalis, triangularis sterni) (2). Inférieurement il fait toujours corps avec le transverse du bas-ventre, dont on
peut le regarder, avec Albinus, comme une continuation, ou avec
Meckel, comme une répétition. D'après cette manière de voir, l'insertion costale serait l'origine, et l'insertion sternale l'attache du
muscle. Rosenmuller (3) le considère comme ne faisant, avec le
transverse du bas-ventre, qu'un seul muscle, auquel il donne le nom
de *sterno-abdominalis.*

On peut, avec Albinus, regarder la disposition suivante comme
normale. Le muscle naît, largement tendineux, de la face interne des
cinquième, quatrième, troisième et seconde côtes, en partie de l'extrémité antérieure de la portion osseuse, en partie de l'extrémité
externe de la portion cartilagineuse, mais au total plus de celle-ci que

(1) *Beitrage zur pathologis hen Anatomie*, p. 41.

(2) ALBINUS, tab. 14, fig. 1. — WEBER, tab. 3, fig. 5, p. q, r. s, t. u; tab.
17, fig. 8, G.

(3) ROSENMULLER, *De nonnullis musculorum corporis humani varietatibus.*
Léipzick, 1804, p. 9, avec figures.

de celle-là. Les quatre faisceaux charnus qui proviennent des origines tendineuses ne tardent pas à se réunir en un ventre commun, qui augmente d'abord d'épaisseur, puis s'amincit de nouveau, finit par devenir tendineux, et s'attache au bord de l'appendice xiphoïde et du corps du sternum, jusqu'au troisième cartilage costal, mais la plupart du temps aussi prend son insertion aux extrémités internes des cartilages costaux, depuis le sixième, ou même le septième, jusqu'au troisième. Les fibres du faisceau le plus inférieur marchent à peu près en travers; les supérieures descendent de plus en plus obliquement en dedans, d'où il résulte que le muscle va en se rétrécissant vers la partie interne. Inférieurement il reste charnu jusqu'à son insertion; supérieurement celle-ci a lieu par des fibres tendineuses de plus en plus longues.

Le muscle est situé entre les intercostaux internes et les cartilages costaux en devant, la plèvre en arrière. Son bord inférieur tient, par des fibres tendineuses ou plus fréquemment charnues, à la partie supérieure de l'oblique du bas-ventre.

Anomalies. Souvent il naît depuis la sixième jusqu'à la troisième côte, et même provient du bord supérieur du cartilage de la septième. Le faisceau de la seconde côte manque fréquemment, même sans que ce dernier cas ait lieu. — Ailleurs, il ne s'étend que jusqu'au quatrième cartilage costal. Mais on l'a vu aussi se porter plus loin qu'à l'ordinaire vers le haut. Ainsi, par exemple, M.-J. Weber (1) a observé de chaque côté un muscle aplati, demi-circulaire et assez fort, entre l'extrémité interne de la clavicule et la face postérieure de la poignée du sternum. — Chez certains sujets, les faisceaux demeurent séparés, les supérieurs surtout, ou bien deux d'entre eux se réunissent pour former un muscle distinct. — On a vu le tendon terminal se partager en plusieurs faisceaux. — On rencontre parfois des faisceaux musculaires qui viennent de la seconde ou même de la première côte, à l'endroit de l'origine normale du triangulaire, et qui descendent en ligne droite, pour aller se fixer à la côte suivante, ou à celle qui vient immédiatement après : est-ce là une anomalie du muscle?

Le triangulaire du sternum rétrécit l'espace compris entre les extrémités des vraies côtes et le bord du sternum, parce qu'il tire les cartilages costaux en bas et en dedans. Il est donc antagoniste des intercostaux, et muscle expirateur. Il resserre le diamètre transversal et probablement aussi le diamètre antéro-postérieur de la poitrine.

---

1. *Handbuch der Anatomie*, 1839, t. I, p. 560.

Par son faisceau le plus inférieur il peut tirer le cartilage xiphoïde un peu en dedans.

Muscle sous-clavier.

Le *muscle sous-clavier*, ou *costo-claviculaire* (*subclavius*) (1), est court et conique. Il naît, par des fibres charnues et tendineuses, d'une grande étendue de la face inférieure de la clavicule, depuis son milieu à peu près jusqu'aux ligaments coraco-claviculaires. Les fibres, qui sont courtes, suivent la direction de la clavicule, c'est-à-dire se portent en dedans et un peu en bas, et gagnent un fort tendon, qui, après s'être élargi, prend son attache sur la face antérieure de la première côte, à l'endroit où la portion osseuse se réunit avec la portion cartilagineuse.

Ce muscle est situé entre la clavicule, en devant, la veine sous-clavière et le plexus brachial, en arrière. Couvert aussi un peu par le grand pectoral, il est enveloppé en partie par une masse fortement fibreuse, presque ligamenteuse, qui part de l'apophyse coracoïde et des ligaments coraco-claviculaires, et s'attache également à la première côte.

Anomalies. On le trouve quelquefois double (2), un second faisceau partant de la clavicule, ou de l'apophyse coracoïde, ou de l'acromion, pour se rendre à la première côte. J'ai vu un muscle beaucoup plus petit, et tout-à-fait distinct, qui naissait charnu du bord antérieur de la clavicule, en-deçà du milieu, et se fixait par un tendon au cartilage de la première côte. Entre les deux muscles passait une veine thorachique. — Quelquefois le muscle entier n'est que ligamenteux (3). — Dans certains cas on trouve une bourse muqueuse entre son tendon et la première côte (4).

Il rapproche l'une de l'autre la clavicule et la première côte. C'est pourquoi il soulève cette dernière quand l'épaule est fixée ; mais si, au contraire, la côte se trouve fixée, il peut aider à abaisser l'é-paule.

ARTICLE III.

DES MUSCLES DU BAS-VENTRE.

Les muscles du bas-ventre sont : *l'oblique externe*, *l'oblique in-*

---

(1) ALBINUS, tab. 17, fig. 20. — WEBER, I, C.

(2) ROSENMULLER, *Beitraege fuer die Zergliederungskunst*, t. I, cah. 3, tab. 2. — R. WAGNER, dans HEUSINGER, *Zeitschrift*, t. III, p. 335.

(3) HALLER, *De corp. hum. fabric.*, t. VI, p. 76.

(4) KOCH, *De bursis mucosis*, p. 34.

terne, le *transverse*, le *droit*, le *pyramidal*, le *carré des lombaires*, et le *diaphragme*, qui sépare les cavités pectorale et abdominale l'une de l'autre. Il faut y joindre les aponévroses de ces muscles.

Muscle oblique externe du bas-ventre.

Le *muscle oblique externe*, *oblique descendant*, ou *grand oblique du bas-ventre*, *costo-abdominal* (*obliquus abdominis externus s. descendens*) (1), le plus considérable des trois muscles larges de l'abdomen, se compose de deux parties, l'une musculeuse, qui occupe la région latérale et un peu la partie antérieure du bas-ventre, ainsi que la région inférieure de la cage thorachique, l'autre tendineuse et large, qui s'étend sur toute la hauteur de l'abdomen. Les portions tendineuses des deux côtés se réunissent en devant, sur la ligne médiane, et s'attachent ensemble au pubis; la portion charnue s'insère aux côtes et en partie à la crête iliaque. Les fibres de ces deux portions suivent une direction généralement oblique de haut en bas et de dehors en dedans. On a coutume de regarder l'attache aux côtes comme l'origine du muscle : la large aponévrose est alors son tendon terminal; de là l'épithète de *descendant* qu'on lui donne. Cependant il serait plus exact de considérer l'aponévrose comme son origine.

Portion charnue. Elle a une forme allongée et pentagone, ou trapézoïdale si l'on ne compte pas le petit bord supérieur. Elle naît des huit côtes inférieures, par autant de dentelures, qui ne sont isolées qu'à leur origine, et qui s'appliquent de suite les unes sur les autres. Cette origine constitue le bord supérieur ou postéro-supérieur, qui se dirige de haut en bas et de dedans en dehors. Les dentelures proviennent, dans une largeur de deux à trois pouces, d'une ligne courbe qui commence, en arrière, au bord inférieur de la côte de chacune, mais qui, en devant, gagne sa face externe, et atteint même le bord supérieur. C'est à l'endroit où elles commencent, en arrière, qu'elles ont le plus d'épaisseur, et elles s'amincissent de plus en plus par devant. Elles sont charnues sur le champ; quelques unes seulement des supérieures et la dernière sont fortement tendineuses à leur sommet pointu. Enfin l'origine se rapproche d'un pouce et demi à un demi-pouce, en devant, du cartilage de la côte. Du moins est-ce là la disposition qu'affectent les dentelures qui viennent de la sixième, de la septième, de la huitième et de la neuvième côte.

La dentelure supérieure, qui émane de la cinquième côte, naît du

____

(1) ALBINUS, tab. 13, fig. 1, 2. — WEBER, I, et III, A.

bord inférieur de l'os, dans une étendue en largeur moins considérable.

Les trois dentelures inférieures ne viennent que du bord des côtes, et non de leur face externe. Celle de la dixième côte atteint jusqu'au cartilage. Celle de la onzième s'insère jusqu'au sommet du cartilage. Celle de la douzième n'a qu'un demi-pouce à un pouce de large, et naît du sommet de la côte, ou, quand celle-ci est fort courte, de l'expansion tendineuse postérieure du muscle transverse.

Comme les dentelures occupent une largeur considérable, elles doivent nécessairement se couvrir en partie. En effet, la supérieure s'étend toujours sur la partie antérieure de celle qui vient immédiatement après. Elles sont, en outre, situées entre d'autres digitations musculaires, qui viennent des côtes à la même région, savoir, les quatre supérieures de celles du grand dentelé, et les quatre inférieures de celles que le grand dorsal reçoit des côtes. La supérieure est unie d'une manière assez intime avec le grand pectoral.

Les fibres charnues de la dentelure supérieure se dirigent en dedans et un peu en bas. Les suivantes descendent de plus en plus en ligne droite, de manière que celles qui viennent de la douzième côte se portent en bas, et très peu seulement en avant, et forment le bord postérieur du muscle entier. Les fibres des dentelures inférieures s'attachent, charnues, et en partie aussi tendineuses, à la lèvre externe de la crête iliaque (en devant, à proprement parler, à la face externe de l'os, quatre ou cinq lignes au-dessous de cette crête), à peu près dans la moitié antérieure de sa longueur; c'est ce qui forme le bord inférieur de la portion charnue. Les fibres charnues des dentelures supérieures et moyennes se terminent en une ligne qui descend verticalement, à trois pouces environ de la ligne médiane, dont cependant elle est un peu plus rapprochée en haut qu'en bas; c'est ce qui constitue le bord antérieur de la portion charnue, qui, au-dessus de l'épine iliaque antérieure et supérieure, s'arrondit et se continue avec le bord inférieur. En ce dernier endroit se terminent les fibres musculaires provenant de la neuvième côte, qui sont les plus longues.

La dentelure supérieure forme le bord supérieur de la portion charnue, qui est le plus court.

Portion tendineuse. Du bord antérieur de la portion charnue partent des fibres tendineuses, qui suivent la même direction que les fibres charnues, et auxquelles s'en viennent joindre d'autres provenant de l'angle antérieur inférieur du corps du muscle. De là résulte l'aponévrose antérieure de ce dernier. Le bord externe de l'aponévrose répond au bord antérieur du corps du muscle. L'interne se termine, à proprement parler, en devant, dans la ligne médiane du ventre : seulement on ne peut point isoler le tendon jusque là, parce qu'il adhère intimement au feuillet aponévrotique du muscle oblique interne sous-jacent. Il suit de là qu'au-dessus de l'ombilic l'aponévrose n'est pas libre dans l'étendue de plus d'un demi-pouce, qu'au-dessous elle l'est dans celle d'un pouce, et que c'est seulement tout-à-fait dans le bas qu'on parvient à la détacher jusqu'auprès de la ligne médiane, parce que, sur ce point, l'oblique interne est charnu jusque là. Le bord supérieur de l'aponévrose n'est point distinct; il fait corps avec le grand pectoral, et les fibres tendineuses se perdent, supérieurement, dans la partie antérieure des cartilages des sixième et septième côtes, ainsi qu'au bord de l'appendice xiphoïde.

L'aponévrose se comporte d'une manière toute particulière à son bord inférieur. Ce bord forme une languette tendineuse, dirigée en dedans et en bas, qui semble naître de l'épine iliaque antérieure supérieure, et qui s'attache à la tubérosité du pubis. Cette languette fait corps en dehors avec l'aponévrose crurale, dans une étendue d'environ deux pouces, et constitue là une arcade dont la concavité regarde en bas; plus loin, elle passe, en forme de pont, sur les vaisseaux et les nerfs cruraux. On la nomme *arcade crurale* (*arcus cruralis*), et l'on peut y distinguer deux portions, l'une externe adhérente, l'autre interne libre. Le nom de *ligament de Poupart* ou *de Fallope* (*ligamentum Fallopii s. Pouparlii*), sous lequel on la désigne aussi, est inconvenant, parce qu'elle ne se compose que de fibres tendineuses provenant du muscle oblique externe du bas-ventre.

Déjà les fibres les plus antérieures du bord inférieur du ventre charnu s'attachent à l'os iliaque par de courtes fibres tendineuses. Celles qui suivent immédiatement, par-devant, sont tendineuses dans une plus grande étendue. Mais les fibres tendineuses se réunissent avec l'aponévrose crurale dans l'étendue de deux pouces et le long d'une ligne oblique de dehors en dedans et de bas en haut. (Cette portion adhérente de l'arcade crurale renferme réellement une languette ligamenteuse, mais qui fait partie, à proprement parler, de l'aponévrose iliaque, et qui sert d'insertion aux fibres de l'aponévrose crurale et du muscle oblique externe du bas-ventre.) Les fibres tendineuses suivantes, qui partent d'une portion du bord antérieur du muscle, forment la partie libre de l'arcade crurale. Les fibres appartenant à cette dernière partie se fixent, en dedans, dans l'étendue d'un pouce environ, et en arcade, au pubis, depuis sa crête jusqu'à sa face antérieure, en passant sur le sommet externe de la tubérosité. La tubérosité du pubis est située dans le milieu de cette insertion. Mais celles des fibres de l'arcade qui viennent, de bas en haut, du bord antérieur du muscle, s'attachent en devant à la face antérieure du pubis; celles qui viennent de haut en bas du même bord, à côté de celles de la portion adhérente de l'arcade, se fixent en arrière à la crête du pubis. En effet, les fibres tendineuses, considérées isolément, se réfléchissent sous un angle aigu lorsqu'elles atteignent le bord inférieur libre de l'arcade pubienne, et de là résulte un petit feuillet aponévrotique triangulaire, situé derrière la portion libre de l'arcade. Le bord adhérent et le plus considérable de ce feuillet réfléchi est la portion libre de l'arcade elle-même, là où ses fibres se réfléchissent; son bord libre regarde en haut; l'interne, qui est le plus petit, s'attache à la crête du pubis. Entre le feuillet réfléchi et la partie inférieure de l'aponévrose du muscle oblique externe du bas-ventre existe donc une gouttière, dont la concavité regarde en dehors, dont la plus grande profondeur correspond en dedans, et qui se perd peu à peu en s'étendant jusqu'à la portion adhérente de l'arcade crurale.

Au reste, le bord supérieur du feuillet triangulaire réfléchi n'est point libre dans toute sa longueur. Sa portion interne s'unit, dans l'étendue d'un demi-pouce environ, et par des fibres tendineuses éparses, les unes droites, les autres arquées, avec la portion la plus interne de la crête du pubis, ou plus exactement avec les fibres qui portent le nom de *ligamentum cristæ pubis*. Ces fibres de jonction sont appelées *ligament de Gimbernat (ligamentum Gimbernati)*. Ce ligament est situé horizontalement et triangulaire ; deux de ses bords sont droits et adhérents; le troisième, externe, est libre et échancré en demi-lune.

Dans l'endroit où l'arcade crurale s'attache au pubis, elle est séparée des fibres tendineuses qui viennent ensuite, en dedans et en haut, par un vide, qu'on nomme *anneau inguinal (annulus abdominalis)*, ou *ouverture externe du canal inguinal (apertura externa canalis inguinalis)*. L'ouverture de l'anneau inguinal est plus longue que large. Elle est entourée, dans le sens de son diamètre longitudinal, par deux bords tendineux; le troisième bord, horizontal, répond à la tubérosité du pubis. Les bords tendineux sont aussi appelés *piliers de l'anneau inguinal*. Le pilier externe a douze ou quinze lignes de long, et n'est autre chose que la partie la plus interne de l'arcade crurale. Le pilier interne a quinze ou dix-huit lignes de long; ses fibres s'attachent, dans la longueur de six à neuf lignes, à

la face antérieure de la symphyse pubienne. Ordinairement il y en a
une partie qui se croisent et vont s'attacher à la tubérosité pubienne
du côté opposé. Les fibres du côté gauche sont plus superficielles
dans cette décussation. L'endroit où les deux piliers s'écartent l'un de
l'autre est l'angle externe ou supérieur de l'anneau : cet angle a la
forme d'un arc ; sa distance de la symphyse pubienne est de deux pouces
chez l'homme, et d'environ un pouce et demi chez la femme.

La portion tendineuse du muscle oblique externe du bas-ventre est
encore fortifiée, sur deux points, par des fibres tendineuses, placées
plus près de la superficie, et qui affectent une direction inverse, de
dehors en dedans et de bas en haut. D'abord, il part de la portion
fixée à l'arcade crurale des fibres éparses, qui affectent cette direction, mais qui n'arrivent cependant pas jusqu'à la ligne médiane ; les
plus internes gagnent l'angle supérieur de l'anneau inguinal, dont
elles contribuent essentiellement à fortifier les deux piliers, qui s'é-
cartent l'un de l'autre. Ensuite, il y a une couche fibreuse plus dense,
au-dessus de l'ombilic, sur le tendon du muscle oblique externe.

Le muscle oblique externe du bas-ventre couvre l'oblique interne
et une partie des intercostaux. Toute sa surface est couverte par la
peau, à l'exception du bord postérieur, qui l'est ordinairement par
le bord antérieur du grand dorsal. Mais, parfois, les bords des deux
muscles sont séparés l'un de l'autre par un espace triangulaire,
dans lequel alors l'oblique interne entre en contact avec la peau.

Anomalies. On voit quelquefois manquer la dentelure supérieure,
venant de la cinquième côte. — Ou bien le muscle naît par neuf dentelures, de la quatrième côte. — Il n'est pas rare que son feuillet tendineux offre inférieurement des vides, qui affectent la même direction
que les fibres, et à travers lesquels on aperçoit le muscle oblique interne.

Ce muscle prend ordinairement son point d'appui aux os pelviens
et à la ligne blanche, de sorte qu'il tire la poitrine vers le bassin.
Quand celui d'un côté agit seul, il peut aider à tourner le tronc de ce
côté. En se contractant ensemble, les deux muscles rétrécissent la
cavité pectorale de haut en bas, parce qu'ils en abaissent la cage ;
mais ils la diminuent aussi dans d'autres dimensions. Le muscle peut
prendre son point d'appui au thorax, par exemple, dans le décubi-
tus sur le dos, et alors il concourt à soulever le bassin ; mais probablement il ne peut agir isolément, et son action est toujours combinée
avec celle des deux autres muscles larges du bas-ventre.

Muscle oblique interne du bas-ventre.

Le *muscle oblique interne*, *petit oblique*, ou *oblique ascendant du bas-ventre*, ou *iléo-abdominal* (*obliquus abdominis internus*) (1), exige également qu'on décrive à part sa portion charnue et sa portion tendineuse.

Portion charnue. Comme celle de l'oblique externe, elle est située sur le côté des parois du ventre, mais elle diffère et par la direction inverse de ses fibres, et parce qu'elle ne monte que jusqu'aux bords des côtes inférieures, tandis qu'inférieurement elle descend beaucoup plus bas, jusqu'à l'arcade crurale et au pubis. Elle naît, charnue, des deux tiers antérieurs de la crête iliaque. Viennent ensuite, en arrière, plusieurs fibres, qui partent du tendon du muscle transverse, entre les côtes et l'os des iles, là où ce tendon s'unit avec l'aponévrose lombo-dorsale, au bord du muscle ilio-costal (2). En devant, il s'y joint encore des fibres qui tirent leur origine de l'arcade, le long de toute sa partie fixe, et aussi d'une certaine étendue de sa portion libre. Les fibres charnues les plus postérieures se dirigent presque en ligne droite vers le haut ; les suivantes se portent peu à peu et de plus en plus en dedans, de manière que celles qui naissent de l'épine iliaque antérieure supérieure se dirigent déjà transversalement. Enfin celles qui viennent de l'arcade crurale marchent en dedans et en bas, et les dernières sont parallèles à l'arcade crurale elle-même.

Les fibres musculaires les plus postérieures s'attachent au sommet de la douzième côte et au bord inférieur de la portion saillante des onzième et dixième ; elles sont là étroitement unies avec les muscles intercostaux externes. Les autres se terminent au bord interne du ventre du muscle, le long d'une ligne qui descend du sommet du dixième cartilage costal, se dirige en bas et en dedans, et inférieurement se rapproche de la ligne médiane assez pour n'en plus être séparée

(1) Albinus, tab. 13, fig. 3, 4, 5. — Weber, I et III, B.

2 L'origine au tendon du muscle transverse a lieu par des fibres tendineuses, qui sont parfois plus développées, de sorte qu'on pourrait croire que l'oblique interne naît, à la région lombaire, par une aponévrose fixée, avec celle du transverse, non seulement aux apophyses transverses des vertèbres des lombes, mais encore à leurs apophyses épineuses, après avoir passé pardessus la troisième couche des muscles du dos. Mais M. J. Weber fait remarquer avec raison que cette aponévrose postérieure du muscle manque parfois totalement, et que le muscle a là un bord libre et lisse. La vérité est qu'il n'existe pas d'aponévrose postérieure dans le sens propre du mot, et qu'à juger d'après la direction des fibres, il n'en peut même point exister.

que par une distance d'un pouce. Cependant ce bord antérieur du ventre musculaire n'est pas droit : il offre une échancrure semi-lunaire à la région ombilicale.

Le ventre du muscle est plus épais que partout ailleurs en haut et en arrière, plus mince en bas et en dedans.

Quelques unes des fibres charnues les plus inférieures, nées de l'arcade crurale, traversent l'anneau inguinal, chez l'homme, arrivent au-dehors, et contribuent à la formation de la portion externe du muscle crémaster. Du reste, parmi ces fibres, il s'en trouve toujours, en dedans, quelques unes qui restent fixées à l'oblique interne.

Portion tendineuse. Elle part du bord antérieur du ventre du muscle ; ses fibres suivent la même direction que les fibres charnues. Mais elle se partage sur-le-champ en un feuillet antérieur et un feuillet postérieur, qui comprennent entre eux le muscle droit. Le feuillet antérieur s'attache encore au bord du neuvième cartilage costal tout entier (endroit où la division en deux feuillets est le plus facile à observer), se réunit avec le tendon de l'oblique externe, et s'étend, au-devant du muscle droit, depuis l'appendice xiphoïde jusqu'à la symphyse pubienne. Cependant les fibres charnues les plus inférieures, qui marchent parallèlement au ligament de Poupart, ne se terminent point, à proprement parler, à ce feuillet tendineux, mais dégénèrent en fibres tendineuses isolées, par le moyen desquelles elles se fixent à la tubérosité du pubis, derrière le pilier externe de l'anneau inguinal et derrière le ligament de Gimbernat. Le feuillet postérieur naît encore en partie du bord inférieur et de la face interne du huitième et du septième cartilage costal, jusqu'à l'appendice xiphoïde, se réunit sur-le-champ avec le tendon du muscle transverse, et marche vers la ligne blanche, derrière le muscle droit. Mais il n'y a qu'une certaine étendue, depuis l'appendice xiphoïde jusqu'au-dessous de l'ombilic, où il se termine par un bord convexe en haut, le *pli de Douglas* (*plicus semi-circularis Douglassii*). Depuis le pli de Douglas jusqu'à la symphyse pubienne, le tendon de l'oblique interne ne forme qu'un feuillet simple, qui se dirige en dedans, par-devant le muscle droit.

L'oblique interne est situé entre l'oblique externe et le transverse.

Anomalies. Sœmmerring a vu, au-dessous de la dixième côte, une languette tendineuse transverse dans le muscle. — Quelquefois on rencontre, entre les deux obliques, ou entre l'interne et le transverse, un muscle médian, qui part de l'arcade crurale, et se perd dans le transverse (1); c'est sans doute là un commencement de duplication du muscle. — Je range également ici une languette musculeuse, observée par Kelch (2), qui s'étendait de la dixième côte à la crète iliaque, entre les deux obliques.

L'action de ce muscle est la même que celle de l'oblique externe.

Muscle transverse du bas-ventre.

Le *muscle transverse du bas-ventre*, ou *lombo-abdominal* (*transversus abdominis*) (3), se compose de fibres qui marchent transversalement autour des parois abdominales, dans toute l'étendue comprise entre l'appendice xiphoïde et la symphyse pubienne. On peut donc y distinguer principalement un bord externe et un bord interne. Le premier peut aussi être regardé comme son origine, et le second comme sa terminaison. Ce muscle est plus mince que les deux obliques.

Il naît, charnu, de la face interne des cartilages costaux, depuis le septième jusqu'au dixième ou onzième ; tendineux, du bord inférieur de la onzième côte, du sommet de la douzième, de la languette tendineuse située entre l'apophyse transverse de la première vertèbre lombaire et la douzième côte, et du sommet des apophyses transverses des quatre vertèbres supérieures des lombes; enfin, charnu encore, de la lèvre interne des deux tiers antérieurs de la crète iliaque, et le long de la portion adhérente de l'arcade crurale. A l'arcade crurale, les fibres sont unies étroitement avec celles de l'oblique interne, de manière que celles de la portion externe du crémaster naissent aussi en partie de ce muscle. La portion tendineuse d'origine se compose, surtout aux vertèbres lombaires, de languettes isolées, qui ne tardent pas à devenir plus larges, se réunissent, et dégénèrent en fibres charnues au bord externe du muscle ilio-costal.

Les fibres du ventre musculaire se dirigent généralement d'une manière transversale de dehors en dedans; toutefois les inférieures sont aussi un peu obliques de haut en bas. Son bord interne est échancré en demi-lune (*linea semilunaris Spigelii*), de manière qu'un peu au-dessous de l'ombilic se trouve le point où les fibres sont le plus distantes de la ligne médiane (environ un pouce plus en dehors que celles de l'oblique interne), mais qu'à partir de là elles se rap-

---

(1) Gunz, *De herniis*, Léipzick, 1744, p. 18.

(2) *Loc. cit.*, p. 41.

(3) Albinus, tab. 14, fig. 1, 2, 3. — Weber, II et IV, C, tab. 17, fig. 8, C; fig. 9, C; fig. 10, *a-d*.

prochent de cette ligne, tant vers le haut que vers le bas. Supérieurement, le ventre du muscle atteint le bord de l'appendice xiphoïde, auquel il s'attache. Dans tout le reste de sa longueur, il dégénère en une expansion tendineuse. Celle-ci se réunit, en haut, avec le feuillet tendineux postérieur du muscle oblique interne, et descend jusqu'au pli de Douglas, derrière le muscle droit, pour gagner la ligne médiane. Mais, au-dessous de l'ombilic, elle s'écarte de ce muscle, en s'avançant vers la ligne médiane, de concert avec le feuillet, ici simple, de l'oblique interne, auquel elle est réunie. Du reste, le bord interne du ventre musculaire ne s'étend pas aussi loin en dedans, vers la partie inférieure, que les fibres charnues de l'oblique interne. En outre, les fibres les plus inférieures ne sont pas, dans leur trajet, aussi rapprochées du bord libre de l'arcade crurale que celles de ce dernier muscle; cependant il s'en trouve bien quelques unes dans le nombre qui atteignent la tubérosité du pubis.

Aux quatrième et cinquième côtes inférieures, l'origine du muscle est intimement unie avec le diaphragme ; aux côtes situées au-dessus, elle est ordinairement inséparable du triangulaire du sternum.

Le muscle transverse est situé entre l'oblique interne et le péritoine ; près des vertèbres lombaires, il se trouve aussi compris entre l'ilio-costal et le carré des lombes.

Comme les muscles des deux côtés forment en quelque sorte, par leur réunion, une ceinture en dedans des parois molles de l'abdomen, ils rapetissent la cavité ventrale, surtout dans la direction du plan horizontal.

Muscle droit du bas-ventre.

Le *muscle droit du bas-ventre*, ou *sterno-pubien* (*rectus abdominis*) (1), est allongé, suit la direction de l'axe longitudinal du corps, et naît, au pubis, par deux languettes tendineuses. La languette interne, plus petite, tire son origine de la face antérieure de la symphyse, dans l'étendue de quelques lignes, et se réunit ou se croise en partie avec celle du côté opposé. L'externe, plus large, vient de la tubérosité du pubis, à l'exception de l'extrémité de son sommet. Les deux languettes deviennent promptement charnues, et forment un ventre musculaire commun, qui monte sur les côtés de la ligne médiane, et va s'attacher, par trois larges digitations charnues, aux cartilages des cinquième, sixième et septième côtes. La dentelure externe, celle qui monte le plus haut, s'attache,

____

(1) Albinus, tab. 13, fig. 6. — Weber, I, n.

dans une largeur d'environ deux pouces, au bord supérieur du cartilage de la cinquième côte ; elle atteint, en dehors, la portion osseuse de la côte. La digitation moyenne gagne la face externe du sixième cartilage costal, mais reste séparée de la portion osseuse de la côte par une distance de plus d'un pouce. L'interne, celle qui se termine le plus tôt, se rend à la face antérieure et au bord interne du septième cartilage costal, parfois aussi au ligament costo-xiphoïdien, à l'appendice xiphoïde lui-même, et au cartilage de la huitième côte, quand celle-ci est une vraie côte.

Le muscle est aplati d'avant en arrière, et plus large à sa partie supérieure que dans le reste de son étendue, parce qu'il s'élargit un peu à mesure qu'il monte ; mais, en revanche, il a un peu plus d'épaisseur par le bas. Du reste, de courtes fibres tendineuses (*inscriptiones tendineæ*) le convertissent incomplétement en un muscle à plusieurs ventres. Ces intersections sont des languettes tendineuses, dont la hauteur varie depuis quelques lignes jusqu'à un pouce, qui s'étendent transversalement en zigzag sur la face antérieure du muscle, et qui n'interrompent qu'une partie des fibres musculaires. Ordinairement, on en compte quatre. Les trois supérieures sont séparées par des distances à peu près égales : la plus élevée de toutes, qui n'est souvent développée qu'au côté interne du muscle, correspond à la région de l'appendice xiphoïde, et la troisième à celle de l'ombilic. Une quatrième, située au-dessous de l'ombilic, n'occupe que le bord externe du muscle.

Le muscle droit du bas-ventre est enveloppé par les tendons des deux obliques et du transverse, qui lui forment une sorte de gaîne. Le feuillet antérieur de cette gaîne couvre le muscle dans toute sa longueur ; il est formé par tout le feuillet tendineux antérieur de l'oblique externe, par celui de l'oblique interne, et, au-dessous de l'ombilic, par celui aussi du transverse. Il offre, pour le passage de vaisseaux et de nerfs cutanés, une douzaine de petites ouvertures, formant deux séries longitudinales qui alternent assez régulièrement ensemble. Les intersections du muscle sont constamment adhérentes à ce feuillet antérieur. Le feuillet postérieur de la gaîne est formé par le feuillet tendineux postérieur de l'oblique interne et par le tendon du transverse. Entre lui et le péritoine on trouve, en haut, une assez grande quantité de graisse. Supérieurement, ce feuillet ne s'étend que jusqu'au bord inférieur de la paroi thorachique, de sorte qu'en cet endroit la partie supérieure du muscle droit repose immédiatement sur les cartilages costaux. Inférieurement, le feuillet postérieur se termine au milieu de l'espace compris entre l'ombilic et la symphyse pubienne, ou même plus près de l'ombilic, par un bord demi-circulaire, dont la concavité regarde en bas, et qu'on appelle le *pli de Douglas* (*plica semicircularis Douglassii*). Plus bas, l'aponévrose transversale du bas-ventre prend la place du feuillet postérieur de la gaîne, et sépare le muscle du péritoine.

Le feuillet antérieur et le feuillet postérieur de la gaîne du muscle droit se réunissent au bord interne de ce dernier, et les portions tendineuses des deux côtés entre-croisent leurs fibres sur la ligne médiane. Il résulte de là, entre les deux muscles, une ligne tendineuse que l'on nomme *ligne blanche* (*linea alba*). La ligne blanche s'étend depuis l'appendice xiphoïde jusqu'à la symphyse pubienne. Sa largeur est deux ou trois lignes en haut et d'un demi-pouce à l'ombilic. Jusqu'au pli de Douglas, elle est convertie en une languette fort étroite, suffisante seulement pour empêcher les deux muscles de se toucher. Lorsque l'abdomen vient à être fortement distendu, par exemple dans la grossesse, dans l'ascite, la ligne blanche acquiert plus de largeur. Cruveilhier a trouvé, chez une femme morte peu de temps après l'accouchement, qu'elle avait trois pouces de diamètre au niveau de l'ombilic, et quinze lignes dans la partie la plus étroite. La disposition de la gaîne du muscle droit fait que la ligne blanche manquerait inférieurement, entre les deux muscles, s'il ne naissait pas du pubis un ligament indépendant des muscles abdominaux, qu'on appelle *ligament triangulaire de la ligne blanche* (*ligamentum triangulare s. adminiculum lineæ albæ*). En effet, dans toute la largeur du tubercule du pubis, il se détache postérieurement, du bord supérieur de l'os, des fibres tendineuses qui montent sous la forme d'un ligament triangulaire, ayant son sommet dirigé en haut, dont le bord interne est placé entre les deux muscles droits, et qui se réunissent avec le feuillet tendineux commun des muscles larges du bas-ventre.

Anomalies. Le muscle droit est plus fort à son origine quand le pyramidal n'existe pas. —Quelquefois ses trois digitations terminales ne sont point distinctes l'une de l'autre, et il semble s'attacher en droite ligne depuis la cinquième côte jusqu'à l'appendice xiphoïde. —On voit parfois manquer la digitation qui s'insère à la cinquième côte. —Ou bien il y en a une quatrième, qui prend son attache à la quatrième côte. —On parle d'une portion de la digitation externe qui montait sur la quatrième côte, pour aller gagner le bord inférieur de la troisième (1).

---

1) A. KAAU-BOERHAAVE, *Novi Comm. Petrop.*, t. II, tab. II, fig. 1.

Le *muscle droit du sternum* (*rectus sternalis*), qu'il n'est pas rare de rencontrer, passe ordinairement pour une continuation du droit de l'abdomen, parce que, chez beaucoup de mammifères, celui-ci s'étend régulièment jusqu'aux côtes les plus antérieures; cependant il est situé, non pas au-dessous, mais au-dessus du grand pectoral (1), ce qui me fait croire qu'il se rapporte au sterno-mastoïdien. Kelch (2) a trouvé, des deux côtés, un muscle large d'un pouce, qui naissait du milieu du bord inférieur de la dixième côte, et qui descendait en ligne droite, vers le milieu de la crête iliaque, en passant sur la onzième côte, et marchant entre les deux obliques : il le considère comme un muscle droit latéral du bas-ventre, et Meckel le regarde aussi comme une duplication du muscle droit de l'abdomen. Je vois en lui une portion de l'oblique interne, attendu qu'il n'était pas renfermé dans la gaîne du droit.

Le muscle droit du bas-ventre abaisse énergiquement sur le bassin la partie antérieure de la cage thorachique, et par là contribue à rétrécir la cavité abdominale.

Muscle pyramidal.

Le *muscle pyramidal*, ou *pubio-sous-ombilical* (*pyramidalis*) (3), est allongé et triangulaire. Il naît, par de courtes fibres tendineuses, dans une étendue de trois à cinq lignes, au-dessous du tubercule du pubis, mais dans toute sa largeur, provient de la face antérieure de l'os, monte le long de la ligne médiane, en se rétrécissant toujours, jusqu'au milieu de l'espace compris entre l'ombilic et la symphyse, ou un peu plus haut, et, dans la moitié supérieure de sa longueur, s'attache à la ligne blanche, par des fibres tendineuses minces.

Il est situé sur la face antérieure du muscle droit, avec lequel il se trouve étroitement uni en partie. Le faisceau antérieur de la gaîne de ce muscle le couvre. Il a aussi des connexions intimes avec ce feuillet. Proportion gardée, il est beaucoup plus considérable chez les jeunes enfants que chez l'adulte.

Anomalies. Fort souvent il manque d'un seul côté ou des deux

(1) D'après la figure de Vésale (*De corp. hum. fabrica*, lib. II, tab. 5 , le muscle droit du bas-ventre se prolonge bien jusqu'à la première côte, au-dessous du grand pectoral; mais Vésale ne voulait donner par là qu'un aperçu idéal de la manière dont il se comporte chez le singe : *Galenum intelligendi gratia delineavimus*, dit-il.

(2) *Beitræge*, p. 41.

(3) Albinus , tab. 13, fig. 7. — Weber , 1, E.

côtés à la fois, anomalie à laquelle conduit sa petitesse extrême. — Il est plus rare de le rencontrer double d'un côté ou des deux.

Il aide l'action du muscle droit.

Muscle carré des lombes

Le *muscle carré des lombes*, ou *iléo-costal* (*quadratus lumborum*) (1), est aplati et a la forme d'un carré long. Il est situé le long de la portion lombaire de la colonne vertébrale, entre l'os des iles et la dernière côte. On peut y distinguer une portion externe et une portion interne.

La portion externe, plus considérable que l'autre, naît, dans une largeur d'environ deux pouces, et par des fibres tant charnues que tendineuses, de la lèvre interne de la crête iliaque et du ligament coxo-lombaire inférieur, ou transverse du bassin. Le ventre musculaire monte sur le côté et un peu en devant des apophyses transverses des vertèbres lombaires, en se rétrécissant un peu, et s'attache, par des faisceaux tendino-charnus, distincts les uns des autres, au sommet et au bord inférieur des apophyses transverses des quatre vertèbres supérieures des lombes, ou même des cinq, et par des fibres plus tendineuses à la partie latérale du corps de la douzième vertèbre dorsale, ainsi qu'à la partie la plus interne du bord inférieur de la douzième côte. Il y a aussi un faisceau qui se rend à l'apophyse transverse de la dernière vertèbre du dos.

La portion interne naît, tendineuse, du sommet des apophyses transverses des trois vertèbres lombaires moyennes, ou des quatre inférieures. Ses fibres se dirigent en haut et un peu en dehors, croisent en partie celles de la couche postérieure, mais sont situées, pour la plupart, au-devant d'elles, et s'insèrent au bord inférieur de la douzième côte.

Le muscle entier se rétrécit un peu aussitôt après son origine : mais il conserve ensuite la même largeur dans la plus grande partie de son trajet.

Son bord externe est libre. Sa face postérieure est couverte par le tendon du transverse de l'abdomen, qui naît, derrière lui, des apophyses transverses des vertèbres lombaires. Sur sa face antérieure se trouve une membrane celluleuse qui, vers le bas, est parcourue par des fibres tendineuses transversales. Mais ces fibres tendineuses n'émanent pas du tendon du muscle transverse ; elles viennent de la

____

(1) ALBINUS, tab. 15, fig. 12. 13. — WEBER, II et IV, K.

racine des apophyses transverses des deux ou trois vertèbres lombaires
inférieures, et se portent en dehors vers la crête iliaque.

Anomalies. La portion postérieure du muscle passe quelquefois sur
la douzième côte, pour aller gagner le corps et l'apophyse transverse
de la onzième vertèbre dorsale, ou même la onzième côte.

Ce muscle fléchit latéralement la portion lombaire de la colonne
vertébrale, et tire en bas la dernière côte. Il peut ramener le bassin
en haut, lorsque le membre inférieur de son côté n'aide pas à fixer
le tronc. Quand il agit en même temps que son homonyme du côté
opposé, il contribue à fixer la colonne vertébrale. Les deux muscles
aident aussi, dans les inspirations profondes, l'action des dentelés
postérieurs inférieurs, car ils fixent les côtes inférieures, et par là
favorisent les contractions efficaces du diaphragme.

Diaphragme.

Le *diaphragme* (*diaphragma*, *septum transversum*) (1) est un
appareil musculeux tendu entre les cavités thorachique et abdominale,
qui diffère de tous les autres muscles, le releveur de l'anus excepté,
par sa disposition particulière. En effet, considéré d'une manière générale, il naît de tout le pourtour inférieur de la cage thorachique, et
ses fibres charnues se dirigent de bas en haut vers le milieu de cette
cavité, où elles aboutissent en rayonnant à une masse tendineuse. De
cette manière il forme un muscle plat, occupant un plan courbe, dont
la face convexe est tournée en haut, vers l'excavation de la poitrine.
Il se compose de fibres musculaires périphériques rayonnantes, et d'un
tendon médian aplati, auquel on a donné le nom de *centre tendineux*
(*centrum tendineum*), à cause de sa situation, et celui de *miroir de*
Van Helmont (*speculum Helmontii*), en raison de son éclatante
blancheur. Cette portion tendineuse médiane est triangulaire. Son
bord postérieur offre une échancrure profonde. Les deux bords latéraux, qui se rencontrent par-devant en pointe arrondie, sont aussi
un peu échancrés. Il résulte de là que le tout offre jusqu'à un certain
point la forme d'une feuille de trèfle, à laquelle on peut distinguer

______

(1) ALBINUS, tab. 14, fig. 4, 5, 6, 7. — HALLER, *Nova icon septi transversi*,
Gœttingue, 1741. La même figure, qui représente le diaphragme vu par sa
face inférieure, a été reproduite dans le premier fascicule de ses *Icones ana-*
tomicæ. On en trouve aussi une copie dans les *Opera minora*, t. I, p. 263. —
SANTORINI, *Tabul. septemdecim*, tab. 10, fig. 1. Cette figure, parfaitement
exacte, et au-dessous de nature, représente la face inférieure du diaphragme
séparé des os. — WEBER, II, i, tab. 3, fig. 5, *z*, 1, 2, 3.

une partie antérieure et deux parties latérales, l'une à droite, l'autre à gauche.

Les fibres musculaires qui aboutissent au centre tendineux peuvent être divisées, d'après les régions d'où elles proviennent, en portions lombaire, costale et sternale, qui diffèrent aussi par leur direction. On considère ordinairement la portion sternale comme une partie de la costale, mais elle n'en est pas moins distincte que la lombaire ne l'est de celle-ci.

C'est à tort qu'autrefois on regardait le centre tendineux, non comme l'aboutissant commun de toutes les fibres musculaires, mais comme la terminaison d'une certaine série de fibres et le commencement d'une autre série. Dans cette hypothèse, le diaphragme était un muscle double, ou au moins (d'après Stenon) digastrique ; on donnait à sa portion lombaire le nom de petit diaphragme, ou diaphragme inférieur, et à tout le reste celui de grand diaphragme, ou diaphragme antérieur (*musculus diaphragmatis minor s. inferior, musculus diaphragmatis major s. superior.*) Le diaphragme est bien plutôt un muscle symétrique, formé de deux moitiés latérales.

Outre la partie charnue et la partie tendineuse de ce muscle, il y a encore à décrire trois grandes ouvertures livrant passage à des organes qui se rendent de la cavité pectorale dans l'abdominale, ou de celle-ci dans celle-là.

I. *Partie charnue du diaphragme.* Comme nous l'avons dit, elle se partage en trois portions, lombaire, costale et sternale.

1° La *portion lombaire* (*pars lumbaris*) est composée d'une moitié droite et d'une moitié gauche, qui sont tout-à-fait séparées l'une de l'autre inférieurement. Chaque moitié naît par plusieurs faisceaux, qu'on appelle *piliers, jambes,* ou *appendices* du diaphragme (*crura, appendices,* Haller ; *capita,* Albinus). L'origine de ces faisceaux présente diverses variétés individuelles peu importantes, et n'est pas tout-à-fait la même des deux côtés. Certains anatomistes comptent aussi quatre piliers de chaque côté ; d'autres trois, ou même seulement deux. Le mieux paraît être d'en admettre trois, un interne, un moyen et un externe, dont l'origine se succède ainsi de bas en haut ; cependant l'externe descend plus bas que le médian.

Portion lombaire droite. Le *pilier interne* naît, par un fort tendon, sur la face antérieure du corps des vertèbres, près de la ligne médiane ; il provient du ligament intervertébral des troisième et quatrième vertèbres lombaires, de la troisième vertèbre elle-même, et du ligament intervertébral de la seconde et de la troisième. Les fibres descendent parfois plus bas encore , sur la quatrième vertèbre lombaire, ou plus fréquemment encore elles viennent du corps de la seconde , même de la première. De la face postérieure de cette masse tendineuse, et en haut aussi des vertèbres lombaires elles-mêmes, viennent des fibres musculaires nombreuses, de sorte que l'épaisseur de ce pilier augmente rapidement.

Le *pilier moyen*, plus faible que le précédent, naît de la partie latérale et du corps de la seconde vertèbre lombaire, ainsi que du cartilage compris entre elle et la première. Fréquemment il provient davantage du corps de la première vertèbre lombaire.

Régulièrement, c'est entre ces deux piliers que le grand nerf splanchnique passe pour pénétrer dans la cavité abdominale ; quelquefois il est accompagné par le tronc du grand sympathique. Les deux piliers se réunissent promptement en une masse musculaire, qui monte au-devant de la colonne vertébrale, s'étale en forme de triangle, et va gagner la partie droite du bord postérieur du centre tendineux, à l'exception de la région externe de ce bord. La portion interne de la masse musculaire réunie monte obliquement, l'externe en ligne droite et parallèlement à la face latérale de la colonne vertébrale.

Le *pilier externe* naît, charnu , de la région latérale de la première vertèbre lombaire : puis d'un arc tendineux, dont la convexité regarde en haut, qui est tendu au-devant de la partie supérieure du muscle grand rond , et qui marche le long du bord externe du pilier moyen, pour gagner le sommet des apophyses transverses de la première ou de la seconde vertèbre lombaire ; ensuite de l'apophyse transverse de la première vertèbre lombaire elle-même, de l'expansion tendineuse qui s'étend entre l'apophyse transverse de cette vertèbre et le bord inférieur de la dernière côte, enfin de la partie interne de la douzième côte, jusqu'à un pouce environ de la colonne vertébrale, en dehors. Il résulte de là que , dès le commencement, ce pilier forme une couche musculaire large, mais mince, qui se dirige vers le bord postérieur du centre tendineux, en conservant la même largeur, et s'insère à sa partie externe. Dès l'origine il fait corps avec les deux autres piliers, mais s'en distingue par la direction de son trajet. En effet, il monte en suivant un plan correspondant à la paroi postérieure de la poitrine, et par conséquent rencontre en quelque sorte à angle droit la portion voisine de la partie lombaire. Les fibres sont aussi plus rapprochées de la verticale, tandis que celles des deux autres piliers s'inclinent un peu en devant.

Entre le pilier externe et le moyen passent régulièrement le tronc du nerf grand sympathique et la veine azygos.

Le pilier externe descend parfois, non pas seulement jusqu'à l'apophyse transverse de la seconde vertèbre lombaire, mais même jusqu'à celle de la troisième. Quelquefois aussi, lorsqu'il s'étend si bas, il provient, non pas de la douzième côte, mais d'une aponévrose située au-dessous et qui couvre le carré des lombes.

Portion lombaire gauche. Le *pilier interne* et le *moyen* naissent assez souvent ici plus haut que du côté droit, d'une demi-hauteur ou d'une hauteur entière de corps de vertèbre. En outre, l'interne est moins volumineux que celui de droite, et son tendon s'étend plus haut, par cela même que son origine est plus élevée. Le *pilier externe* se comporte comme celui du côté droit. Entre lui et le moyen passent régulièrement le tronc du nerf grand sympathique et la veine azygos.

2° La *portion costale* (*pars costalis*) est parfaitement semblable à droite et à gauche. Elle naît de la face interne des six côtes inférieures, par de larges faisceaux qu'on ne parvient à séparer les uns des autres qu'à leur origine. Aux trois ou quatre côtes inférieures, chaque faisceau vient à la fois de l'extrémité antérieure et du cartilage de la côte; aux septième et huitième, chacun ne s'attache qu'à la région externe du cartilage. L'origine est musculeuse : elle n'est en partie tendineuse qu'aux cartilages des côtes inférieures. Les faisceaux du muscle transverse du bas-ventre s'insinuent, comme les dents d'un peigne, entre ceux de la portion costale du diaphragme, et l'on aperçoit même parfois des languettes qui vont sans interruption d'un muscle à l'autre. La portion costale constitue une couche musculaire d'épaisseur uniforme, dont les fibres montent le long de la paroi du thorax, puis se réfléchissent pour aller gagner toute la partie latérale du centre tendineux, jusqu'au sommet de la feuille antérieure. En ce dernier endroit les fibres des deux portions se confondent ensemble.

Il arrive quelquefois que la portion costale du diaphragme monte plus haut, jusqu'au cartilage de la sixième côte. Mais ce n'est point là une particularité propre au sexe féminin, comme le prétend Jeitteles (1). Lorsque la dernière côte est fort courte, la partie la plus inférieure de la portion costale ne naît point d'elle, mais du ligament qui s'étend de son sommet à la onzième. Le faisceau antérieur, provenant du cartilage de la septième côte, s'insère parfois à la face in-

____

(1) *Elemente der Anthropophysiologie*, Vienne, 1838, t. I, p. 46.

terne de l'appendice xiphoïde, et alors ce n'est que le suivant qui gagne la pointe de la feuille antérieure du centre tendineux. C'est ce que j'ai vu du côté droit, tandis que le côté gauche offrait la conformation ordinaire.

Les fibres les plus postérieures de la portion costale, en montant de dehors en dedans, s'appliquent sur la face antérieure de la portion lombaire, notamment du pilier externe ; elles deviennent tendineuses dès cette hauteur, du moins au côté droit, et arrivent à la partie postérieure externe de la feuille correspondante du centre tendineux. Entre les bords des portions lombaire et costale, il reste quelquefois un espace assez considérable, ayant la forme d'un triangle appuyé sur la douzième côte, et qui est rempli, non par des fibres musculaires, mais seulement par des fibres tendineuses. Celles-ci affectent une direction transversale; elles reposent en dehors sur la face postérieure de la portion costale, en dedans sur la face postérieure de la portion lombaire. Ailleurs, les fibres musculaires des portions lombaire et costale se confondent presque entièrement ensemble à leur origine, de manière qu'il n'y a point d'espace fibreux triangulaire. Ou bien cet espace est rempli aussi par des fibres charnues décrivant un arc dont la convexité regarde en haut. C'est du côté droit qu'on remarque le plus fréquemment l'absence des fibres musculaires.

3° La *portion sternale* (*pars sternalis s. xiphoidea*) naît de la partie inférieure de la face postérieure de l'appendice xiphoïde, jusqu'au sommet de ce dernier. Les fibres charnues, après avoir monté quelque temps, se courbent un peu d'avant en arrière, pour aller s'attacher à la pointe du centre tendineux.

Un espace triangulaire reste donc entre les portions sternale et costale, de même qu'entre les lombaire et costale. La base du triangle regarde en bas le cartilage de la septième côte et le dernier faisceau du triangulaire du sternum. Cependant les fibres musculaires ne manquent pas entièrement en cet endroit; mais on y trouve une couche musculaire mince, affectant la direction de la portion costale, qui, inférieurement, paraît n'être fixée qu'au péritoine, et qui supérieurement s'attache au feuillet tendineux antérieur, et même un peu aussi à la portion adhérente du péricarde. Au reste, la cloison entre la poitrine et le bas-ventre est toujours incomplète sur ce point.

Les faisceaux provenant de l'appendice xiphoïde sont souvent fort minces, ou même manquent entièrement, et alors la cloison entre les deux cavités splanchniques est encore plus incomplète en devant.

Les fibres musculaires de la portion costale sont les plus longues de

toutes ; elles ont environ cinq pouces de long ; cependant celles qui
viennent de la douzième côte sont plus courtes, et celles de la septième côte diminuent de longueur à mesure qu'elles se rapprochent
du sternum. Celles de la portion lombaire ont trois à quatre pouces
de long , et celles de la portion sternale dix-huit lignes à deux pouces.

II. *Partie tendineuse du diaphragme.* L'expansion tendineuse du
diaphragme a plus d'étendue en travers que dans tout autre sens : les
extrémités postérieures externes de la feuille droite et de la feuille
gauche sont éloignées d'environ sept pouces l'une de l'autre. Les fibres
tendineuses forment plusieurs couches, qui diffèrent dans les diverses
ailes. Les couches principales sont constantes ; les autres, plus superficielles, varient, moins cependant sous le rapport de la direction
que sous celui de la quantité de leurs fibres. La feuille droite et la
feuille gauche sont oblongues, et ont leur plus grand diamètre oblique
d'arrière en avant et de dehors en dedans, de manière que leurs extrémités postérieures sont les deux points les plus écartés l'un de
l'autre. L'aile antérieure est interceptée entre leurs extrémités antérieures, de manière qu'elle contribue à former en arrière l'échancrure du centre tendineux.

1° *Aile droite.* Elle commence au trou destiné à la veine cave. Longue de deux pouces, sur trois de large, elle est presque toujours un peu
plus courte en dehors. La principale couche de fibres suit la direction
longitudinale, en avant et en dehors de l'aile, comme si elle servait de
tendon intermédiaire aux portions lombaire et costale. Sur sa face
inférieure se trouve une languette tendineuse, dirigée dans le sens de
la largeur, et qui se prolonge jusqu'au bord antérieur du trou destiné
à la veine cave (1). Une autre languette, inconstante, la recouvre
obliquement, plus en dedans. Sur la face supérieure de la feuille
droite, les fibres musculaires de la portion lombaire cessent, en arrière, trois à six lignes plus tôt que les autres ; on remarque sur la
principale couche de fibres une sorte de languette tendineuse, qui
marche dans le sens de la largeur, et qui gagne en dedans le bord postérieur du trou destiné à la veine cave.

2° *Aile gauche.* Elle a trois pouces à trois pouces et demi de large,
sur un à un et demi de long, attendu qu'elle s'allonge un peu plus
que l'autre du côté de son extrémité externe. Sa principale couche de
fibres se dirige également en devant et en dehors, comme si elle jouait
le rôle de tendon intermédiaire entre les portions lombaire et costale.

1 SANTORINI, fig. 1, d.

A sa face inférieure, elle est couverte par une languette tendineuse qui en longe le bord antérieur, dans le sens de la largeur ; une autre, analogue, mais plus faible, parcourt le bord postérieur. Sur la face supérieure on voit une lame tendineuse qui occupe presque toute la hauteur de la feuille gauche, dont elle suit la direction en largeur,

3° *Aile antérieure.* Large de quatre pouces à quatre pouces et demi, elle en a deux et demi à trois depuis le sommet antérieur jusqu'à l'échancrure du bord postérieur. La principale couche de fibres se dirige du bord postérieur à l'antérieur, et en même temps un peu de droite à gauche, comme l'indique Santorini. Sur la face inférieure cette couche est couverte encore par des fibres arquées, qui forment assez souvent une couche droite et une couche gauche, congerventes vers le sommet et l'échancrure de la feuille antérieure. Sur la face supérieure on trouve, à droite, une couche tendineuse, qui part du bord droit, se porte en arrière et à gauche, et se perd vers le milieu de l'aile antérieure.

III. *Grandes ouvertures du diaphragme.* Ces ouvertures sont au nombre de trois, la fente aortique, la fente œsophagienne et le trou carré.

1° La *fente aortique*, ou *trou inférieur gauche* (*hiatus aorticus, foramen sinistrum inferius*), est formée par les piliers internes des deux portions lombaires. Ces piliers montent d'abord parallèlement l'un à l'autre, puis convergent en décrivant une courbe, et se touchent à la hauteur du ligament intervertébral compris entre la dernière vertèbre dorsale et la première lombaire. De là résulte une fente, longue de trois pouces, sur neuf lignes à un pouce de large, qui se termine supérieurement par un angle aigu. Quelquefois aussi elle se termine inférieurement de la même manière, parce que les origines tendineuses des deux piliers internes se rapprochent l'une de l'autre, ou même arrivent réellement à se toucher sur la ligne médiane. La fente aortique n'occupe pas exactement la ligne médiane. Sa partie supérieure est inclinée un peu à gauche. Elle livre passage à l'aorte, et du côté droit aux troncs principaux du canal thorachique.

On voit quelquefois des faisceaux charnus obliques passer en arrière et au-devant de l'aorte.

2° La *fente œsophagienne*, ou *trou supérieur gauche* (*hiatus œsophageus, foramen sinistrum superius, foramen œsophagrum*). Les piliers internes des deux portions lombaires ne se bornent pas à s'appliquer l'un contre l'autre, à l'angle supérieur de la fente aortique ; ils se croisent encore par une partie de leurs fibres, dans une étendue de neuf lignes à un pouce; après quoi les fibres s'écartent de nouveau, et laissent entre elles une fente, à travers laquelle passe l'œsophage. Cette fente, placée un peu à gauche, et qui s'étend jusqu'au bord postérieur du centre tendineux, a près de deux pouces de long, mais n'a que trois ou quatre lignes de large, et se termine, tant en haut qu'en bas, par un angle arrondi. Son pilier gauche est formé par les fibres charnues les plus internes de la portion lombaire gauche, ainsi que par un fort faisceau de la portion lombaire droite, qui passe à gauche, entre les fentes aortique et œsophagienne. Son pilier droit est produit principalement par les fibres les plus internes de la portion lombaire droite, auxquelles se joint un faisceau grêle de la portion lombaire gauche, qui est le plus superficiel de tous à la face inférieure du diaphragme.

Quelquefois l'angle supérieur de la fente œsophagienne est déjà tendineux. Dans certains cas, les deux piliers lombaires internes ne se croisent qu'à l'angle supérieur. On voit parfois des fibres charnues partir du pourtour de la fente, pour aller se jeter dans la tunique musculeuse de l'œsophage. Ailleurs, la portion lombaire gauche n'envoie pas de fibres au pilier droit de la fente œsophagienne.

3° Le *trou carré* (*foramen venæ cavæ s. dextrum s. quadrilate- rum*) a partout un diamètre d'un pouce à un pouce et demi, quand on l'a exactement débarrassé de la veine cave qui le traverse. Il est situé en entier dans la partie tendineuse du diaphragme, au côté droit, entre l'aile droite et l'antérieure. En dedans ou à gauche, il atteint jusqu'à la ligne médiane du corps; en arrière, il touche au bord postérieur du centre tendineux. De là résulte que ses bords sont tendineux partout. On peut surtout y distinguer un bord antérieur et un bord postérieur, tous deux échancrés, et qui se rencontrent de chaque côté sous un angle obtus. L'ouverture ressemble par conséquent à celle des paupières ou à une coupe du cristallin. Mais chaque bord est entouré, à droite et à gauche, de fibres tendineuses qui affectent des directions diverses, et lorsqu'on prend cette particularité en considération, on trouve que le trou a réellement une forme carrée, c'est-à-dire deux bords antérieurs et deux bords postérieurs. Santorini a parfaitement indiqué la marche des fibres tendineuses. Le bord droit antérieur est limité par la couche tendineuse qui marche sur la face inférieure de l'aile droite, dans le sens de la largeur, et se perd ensuite dans l'aile antérieure. Cette couche tantôt demeure entièrement tendineuse, tantôt, ce qui n'est pas rare, contient des fibres charnues entre le trou carré et la portion costale antérieure droite.

Le bord antérieur gauche est borné par la couche fibreuse qui garnit superficiellement la face inférieure de l'aile gauche, tout près du bord postérieur. Le bord postérieur droit limite la couche fibreuse qui fait la base de l'aile droite. Le bord postérieur gauche est la continuation de la couche fibreuse qui parcourt la face supérieure de l'aile droite, près du bord postérieur, et dans le sens de la largeur ; il s'y joint encore des fibres, en partie tendineuses, en partie charnues, venant du pilier droit de la fente œsophagienne.

La face inférieure du diaphragme est partout revêtue par le péritoine, excepté à droite, où le bord mousse du foie repose sur elle. La face supérieure est tapissée tant par la plèvre que par le péricarde. La portion adhérente avec le péricarde a trois ou quatre pouces dans un sens, et un et demi à deux dans l'autre. Son plus grand diamètre est situé en travers sur l'aile tendineuse antérieure, et plus à gauche qu'à droite, de sorte que, du côté gauche, l'adhérence comprend aussi la partie charnue du muscle. Les plèvres, en quittant les parois de la poitrine, gagnent la face supérieure du diaphragme, de telle sorte qu'une partie de la périphérie de cette dernière n'est point tapissée par elles, et ne tient à la cage thorachique que par du tissu cellulaire contenant une certaine quantité de graisse. L'endroit où les plèvres se réfléchissent sur le diaphragme, et qui forme en même temps la limite inférieure de la poitrine, représente, de chaque côté, une ligne arquée qui descend de la dernière vertèbre du dos, jusqu'au cartilage de la dixième côte, et monte de là jusqu'à la réunion de l'appendice xiphoïde avec le corps du sternum, de manière que la partie la plus profonde de la cavité thorachique se trouve latéralement, au niveau du cartilage de la dixième côte. Cependant la cavité thorachique ne descend pas toujours si bas : je l'ai vue, chez un individu, s'étendre seulement à gauche jusqu'au bord inférieur de la neuvième côte, et à droite jusqu'à celui de la huitième.

Lorsque l'on contemple le diaphragme du côté de l'abdomen, sans avoir ouvert la poitrine, on trouve que sa portion costale s'applique exactement aux parois thorachiques, à peu près jusqu'à une ligne entourant circulairement la poitrine et coupant le milieu de l'appendice xiphoïde. Les fibres qui naissent des dernières côtes montent en ligne droite pendant un espace de quatre pouces à quatre pouces et demi, et c'est seulement alors qu'elles prennent une direction horizontale.

Le diaphragme ne fait pas une saillie symétrique, dans la poitrine, des deux côtés. A droite, il s'élève d'un demi-pouce ou un pouce plus qu'à gauche, à peu près jusqu'à une hauteur correspondante à la réunion de la cinquième côte avec le sternum. Ce point le plus élevé se trouve en devant, entre l'aile tendineuse droite et la portion costale droite. Du côté gauche, c'est l'aile tendineuse gauche qui fait le plus de saillie; cette élévation de l'aile gauche est parfois assez considérable pour que la moitié gauche du diaphragme soit plus proéminente que la droite dans la poitrine; mais même alors les proportions normales subsistent, la moitié droite continuant toujours de s'élever plus que la gauche *en avant*.

Comme toutes les fibres charnues prennent leur point d'appui au bord inférieur de la cage thorachique, soit immédiatement, soit par le moyen des fibres tendineuses d'origine, le centre tendineux se trouve abaissé, ce qui agrandit la cavité pectorale et rapetisse l'abdominale. Mais l'inégalité de longueur des fibres fait que l'abaissement du diaphragme n'a pas lieu d'une manière uniforme sur tous les points. Les parties latérales doivent être plus abaissées que toutes les autres, la portion située au-devant de la colonne vertébrale doit l'être moins, et celle qui se trouve derrière le sternum moins qu'aucune autre. Quelques auteurs, par exemple M.-J. Weber et Cruveilhier, conçoivent autrement l'action du diaphragme; ils admettent que les parties désignées sous les noms de petit et de grand diaphragme n'agissent pas de la même manière. Quand le muscle se contracte, la portion lombaire doit, suivant eux, abaisser et fixer le bord postérieur du centre tendineux, en sorte que la portion costale puisse prendre son point d'appui, et soulever les côtes selon Weber, les tirer en dedans selon Cruveilhier. Un soulèvement simple ne saurait avoir lieu dans l'hypothèse du mode d'action attribué à la portion costale, parce que le centre tendineux est beaucoup plus petit que le diamètre de la poitrine; les côtes devraient, à coup sûr, être simultanément élevées et tirées en dedans. Mais ce dernier mouvement ferait perdre une partie des avantages de l'agrandissement vertical de la poitrine; d'ailleurs, il suffit d'observer les mouvements respiratoires pour reconnaître que l'inspiration ne s'accompagne pas d'un resserrement de la poitrine à sa partie inférieure. Enfin cette manière d'agir attribuée à la portion costale du muscle serait inconciliable avec celle des intercostaux. Or, il est hors de doute que ceux-ci et le diaphragme agissent en même temps dans la respiration. Je dois donc considérer comme erronée cette opinion sur l'action du diaphragme.

Le péricarde et la veine cave inférieure doivent suivre le mouvement du diaphragme, puisque la veine adhère intimement aux bords du trou carré; le cœur s'abaisse donc un peu. Parmi les viscères, le foie à droite, l'estomac et la rate à gauche, doivent être reportés un peu en bas et en avant, par le mouvement de ce muscle.

Le diaphragme, en se contractant, ne saurait ni comprimer ni dilater la veine cave inférieure, parce que le trou carré a des bords tendineux formés de plusieurs couches superposées. Tout au plus le faisceau musculaire qu'on trouve assez fréquemment sur la face inférieure du centre tendineux, au bord antérieur droit du trou carré, pourrait-il exercer une faible compression sur ce vaisseau. L'aorte ne peut point non plus être comprimée d'une manière notable, attendu que les piliers qui l'embrassent sont en grande partie tendineux. Mais la contraction du diaphragme semble pouvoir comprimer un peu l'œsophage.

Parties aponévrotiques des muscles du bas-ventre.

On trouve une *aponévrose superficielle* sur la face externe des muscles du bas-ventre, et l'*aponévrose transverse de l'abdomen* sur leur face interne. Nous avons encore à décrire une troisième partie, le *canal inguinal,* à la formation de laquelle les aponévroses concourent, du moins partiellement (1).

I. *Aponévrose superficielle (fascia superficialis abdominis).*

Le muscle oblique externe est couvert par une enveloppe résistante de tissu cellulaire, qui renferme des fibres tendineuses et des fibres élastiques éparses, et qui se continue sans interruption sur les muscles voisins provenant des côtes. Cette enveloppe ne forme qu'une couche mince sur la portion charnue du muscle; sur la portion tendineuse, à laquelle elle tient davantage, elle devient plus épaisse, surtout au-dessous de l'ombilic. Au-devant de l'anneau inguinal et au-dessus du cordon spermatique, elle se continue dans le scrotum. Au-dessus de l'arcade crurale, elle se continue avec l'aponévrose crurale superficielle.

II. *Aponévrose transverse du bas-ventre, ligament inguinal postérieur,* ou *interne (fascia transversalis abdominis, ligamentum inguinale posterius s. internum).*

Entre le ligament triangulaire de la ligne blanche et les muscles du bas-ventre, il naît, du tubercule du pubis et du ligament de la crête pubienne, jusqu'à l'angle interne de l'arcade crurale, des fibres tendineuses, qui montent à peu près en ligne droite derrière les muscles.

(1) A.-C. HESSELBACH, *Die Erkenntniss und Behandlung der Eingeweidebrueche,* Nuremberg, 1840, in-fol.

Le bord externe de ce feuillet tendineux limite l'orifice interne du canal inguinal en dedans. Mais, entre ce feuillet et les muscles du bas-ventre, on trouve encore une seconde couche fibreuse, qui naît du tubercule du pubis, du ligament de Gimbernat et de l'arcade crurale, se porte en dehors et en haut, dans la direction de l'arcade, derrière les muscles larges de l'abdomen, et forme le bord externe de l'orifice interne du canal inguinal.

Ces deux feuillets se réunissent au-dessus de l'orifice interne du canal inguinal. Mais il vient s'y joindre aussi les fibres du feuillet antérieur de l'aponévrose iliaque, qui, partant de la portion adhérente de l'arcade crurale, monte derrière les muscles abdominaux, et s'étend jusqu'aux cartilages, ou même jusqu'à la face inférieure du diaphragme.

Ces expansions tendineuses, prises ensemble, forment la portion qu'on a nommée *aponévrose abdominale transverse*, qui, par conséquent, considérée d'une manière générale, part de l'arcade crurale, et monte entre les muscles du bas-ventre et le péritoine. Cette aponévrose est plus forte à sa partie inférieure que partout ailleurs; presque toujours il se détache de la région du ligament de Gimbernat une forte languette, qui s'infléchit de bas en haut dans le pli de Douglas. Elle remplace inférieurement le feuillet postérieur de la gaîne du muscle droit.

III. *Canal inguinal* (*canalis inguinalis*). À la partie inférieure des muscles larges du bas-ventre se trouve un conduit qui se porte obliquement de haut en bas et de dehors en dedans, dans la direction de l'arcade crurale. On distingue à ce canal deux ouvertures, l'une interne, qui mène dans l'abdomen, l'autre externe, tournée vers la peau. L'ouverture interne (*apertura interna canalis inguinalis*) porte aussi le nom d'*anneau inguinal postérieur* ou *interne* (*annulus inguinalis posterior s. internus*). L'externe est appelée encore *anneau inguinal antérieur* ou *externe* (*annulus inguinalis anterior s. externus*). Les deux anneaux sont bornés par un pilier interne et un pilier externe. Le pilier interne de l'anneau interne forme un pli semi-lunaire, qui se continue inférieurement avec le pilier externe; mais ce dernier n'est pas séparé des parois abdominales par une ligne de démarcation. Les plans des deux anneaux coupent l'axe du canal, non pas à angle droit, mais fort obliquement, de manière qu'on aperçoit une portion de la paroi postérieure entre les deux piliers de l'antérieur, et une portion de la paroi antérieure entre ceux du postérieur. Hesselbach donne à cette portion visible le nom de *face intercrurale de l'anneau inguinal antérieur et de l'anneau inguinal postérieur (facies intercruralis annuli inguinalis anterioris et posterioris).*

La face intercrurale de l'anneau inguinal antérieur est formée de dehors en dedans par les fibres charnues les plus inférieures de l'oblique interne du bas-ventre, celles qui se rendent au pubis, par quelques unes de celles du transverse, et par l'aponévrose transversale. La face intercrurale de l'anneau inguinal postérieur l'est de dedans en dehors, d'abord par l'aponévrose transversale, dont, à partir de l'anneau, les fibres pénètrent, en forme d'entonnoir, dans le canal, ensuite par les fibres charnues inférieures de l'oblique interne et un peu aussi du transverse, enfin par l'expansion tendineuse de l'oblique externe.

Si l'on ne comprend pas les deux surfaces intercrurales dans l'anneau inguinal, celui-ci a une longueur d'un pouce à un pouce et demi. Sa paroi inférieure est formée par le feuillet réfléchi de l'arcade crurale, notamment par le ligament de Gimbernat ; la postérieure, par l'aponévrose transversale ; l'antérieure, par le tendon de l'oblique externe et la portion charnue de l'oblique interne, notamment la partie externe du crémaster ; enfin la supérieure, par le bord inférieur de l'oblique interne et en partie aussi par celui du transverse.

CHAPITRE XVI.

DES MUSCLES DU MEMBRE SUPÉRIEUR.

Les nombreux muscles qui meuvent les os du membre supérieur peuvent être rapportés à quatre catégories, lorsqu'on a égard à leur situation, savoir, ceux de l'épaule, du bras, de l'avant-bras et de la main. A quoi il faut joindre l'aponévrose qui les revêt. Celle-ci devrait être décrite la première si l'on ne considérait que la situation ; mais je ne la décrirai qu'en dernier lieu, parce qu'on ne la comprend bien qu'autant qu'on connaît la musculature entière du membre.

ARTICLE PREMIER.

DES MUSCLES DE L'ÉPAULE.

Les muscles que je range dans cet article sont destinés à mouvoir, les uns l'épaule, et les autres le bras. Les premiers ont, pour la plupart, été déjà décrits précédemment, parce qu'ayant leur point de départ au tronc, ils ne font qu'aboutir aux os de l'épaule ; tels sont le trapèze, les rhomboïdes, et l'angulaire de l'omoplate. Le sterno-cléido-mastoïdien, du moins sa portion cléido-mastoïdienne, et le sous-clavier, pourraient aussi, jusqu'à un certain point, être rangés ici. Quelques uns des muscles destinés au mouvement du bras naissent également du tronc, et, parmi ceux-là, j'ai déjà décrit le grand dorsal; mais le plus grand nombre tirent leur origine des os de l'épaule. Il ne reste donc plus à examiner que les suivants : le *grand pectoral*, le *petit pectoral*, le *grand dentelé antérieur*, le *deltoïde*, le *sus-épineux*, le *sous-épineux*, le *petit rond*, le *grand rond*, le *sous-scapulaire*, et le *coraco-brachial*.

Muscle grand pectoral.

Le *muscle grand pectoral*, ou *sterno-huméral* (*pectoralis major*) (1), grand, épais, et d'une forme généralement presque triangulaire, s'étend de la partie supérieure de la cage thorachique à la partie supérieure du bras. Il naît, par des fibres charnues ou par des fibres tendineuses très courtes, de la face antérieure de la clavicule, depuis le tiers ou même la moitié de cet os ; de la poignée du sternum, de son corps, et sans interruption des cartilages de la seconde, de la troisième, de la quatrième, de la cinquième et de la sixième côte, sur lesquels son origine se reporte d'autant plus en dehors qu'elle devient plus inférieure, en sorte qu'à la sixième côte elle atteint la portion osseuse de cette dernière. L'insertion au sternum se fait par de courtes fibres tendineuses et par des fibres charnues, tantôt plus près du bord, de manière que les muscles des deux côtés restent séparés l'un de l'autre, tantôt plus près de la ligne médiane, en sorte que les deux muscles se touchent, croisent en partie leurs fibres tendineuses, ou même s'envoient réciproquement des fibres charnues. Le muscle vient des côtes par des languettes tendineuses minces.

D'après l'analogie, le grand pectoral doit être considéré comme un muscle à deux têtes ; car la portion supérieure, qui vient de la clavicule (*portio clavicularis*), est toujours séparée du reste (*portio sterno-costalis*), à son origine, par un intervalle qui peut avoir quelques lignes de large. Lorsque cet intervalle semble ne pas exister, on voit au moins une portion de l'enveloppe celluleuse du muscle pénétrer entre les deux têtes. À la tête inférieure, on distingue les fibres venant du sternum et des côtes inférieures, sous le nom de *portion sternale* (*portio sternalis*) ; celles qui naissent des côtes inférieures,

1 ALBINUS, tab. 18, fig. 4, 5. — WEBER, I, A,

sous celui de *portion costale* (*portio costalis*). Ces deux portions ne sont pas distinctes l'une de l'autre à leur origine, mais elles se rendent à l'insertion sous la forme de deux faisceaux bien manifestement séparés.

Toutes les fibres du muscle convergent vers le bras, de dedans en dehors, mais ne conservent pas, dans le trajet, la même disposition à l'égard les unes des autres que celle qu'elles affectaient au moment de leur origine ; car elles forment trois couches superposées, dont la plus antérieure appartient à la tête supérieure, la moyenne à la portion sternale de la tête inférieure, et la plus postérieure à la portion costale de cette dernière tête.

La portion sternale se dirige transversalement en dehors ; à un pouce et demi ou deux pouces du bras, sa face tournée vers le creux de l'aisselle se couvre d'un large tendon, à la surface duquel s'implantent les fibres charnues. La tête supérieure, un peu plus épaisse depuis le commencement jusqu'à la fin, se porte en dehors et en bas, s'avance toujours de plus en plus sur la portion sternale, à la face antérieure du tendon de laquelle elle s'insère de telle sorte que ses fibres supérieures ou externes correspondent au bord supérieur de ce tendon, et les inférieures à son bord inférieur, oùque même elles descendent encore un peu plus bas. Ainsi, au voisinage du bras, on trouve déjà, l'une derrière l'autre, deux couches de fibres, auxquelles s'en joint une troisième postérieure, qu'à la vérité il n'est pas toujours facile d'isoler aussi bien qu'elles. En effet, les fibres de la portion costale proprement dite se dirigent en dehors et en haut, arrivent derrière la portion sternale, et s'attachent à un large tendon particulier, qui est visible dans une plus grande étendue que celui de la portion sternale. Mais, en même temps, les fibres de cette portion éprouvent une torsion telle que les supérieures, celles qui avoisinent l'origine de la portion sternale, aboutissent au bord inférieur du tendon, et les inférieures à son bord supérieur. Les tendons de la portion sternale et de la portion costale sont adhérents dans toute la longueur de leurs bords inférieurs ; mais, supérieurement, ils laissent entre eux un intervalle dans lequel s'amasse du tissu cellulaire graisseux. On pourrait donc dire qu'une partie du tendon de la portion sternale se porte directement de bas en haut, à partir du bord inférieur, et sert d'attache aux fibres de la portion costale.

Le tendon commun du muscle entier s'attache, dans l'étendue d'un pouce et demi à deux pouces, à la ligne âpre qui descend de la grosse tubérosité de l'humérus ; la plupart du temps, il se prolonge en haut et en bas, sous la forme de languettes. Immédiatement à son insertion, il est couvert par un faisceau tendineux qui suit la direction de l'os. Ses fibres revêtent en partie, avec celles du tendon du grand dorsal, la gouttière dans laquelle glisse la longue tête du biceps brachial.

Le grand pectoral couvre le petit pectoral et le sous-clavier. Son bord inférieur forme le bord antérieur de l'aisselle. Sa portion claviculaire touche au bord interne du deltoïde. Au bras, le muscle se porte de dedans en dehors, au-devant du coraco-brachial et de la courte tête du biceps, et pénètre dans la profondeur entre ce dernier et le biceps brachial. Il est couvert par la glande mammaire et par la peau ; supérieurement, il l'est aussi par quelques fibres du peaucier.

Anomalies. On trouve parfois la portion sternale divisée en deux ou plusieurs autres. —Une anomalie très commune consiste en ce que l'origine descend plus bas, à la septième ou huitième côte, ou même à l'aponévrose superficielle des muscles du bas-ventre. Lorsque ces faisceaux surnuméraires, qui peuvent même être rendus digastriques par un tendon intermédiaire, se réunissent avec le grand pectoral, avant son insertion à l'humérus, ils en font incontestablement partie. Mais assez fréquemment on voit naître, immédiatement au-dessous de l'origine normale du grand pectoral, des faisceaux musculaires qui, bien qu'ils semblent faire partie de celui-ci, finissent cependant par passer derrière lui, et aller se perdre dans le coraco-brachial ou la petite tête du biceps : il serait peut-être plus exact de les considérer comme des languettes anormales du grand pectoral, puisque à son insertion celui-ci a normalement des connexions avec ces deux muscles. — Suivant Cruveilhier, il n'est pas rare (?) que la longue tête du biceps brachial passe entre la lame antérieure et la lame postérieure du tendon du grand pectoral. — On trouve, chez certains sujets, au bord inférieur de ce muscle, une languette musculaire qui va gagner le bras, et se perd dans son aponévrose, ou au bord supérieur du grand dorsal, ou dans la courte tête du biceps, ou qui enfin dégénère en un prolongement tendineux, lequel descend le long du côté interne du bras, et s'attache à la tubérosité interne de l'humérus. — Tiedemann (1) a rencontré, des deux côtés, un second pectoral, plus profond, séparé du normal par une couche épaisse de tissu cellulaire, et qui, né des côtes, depuis la seconde jusqu'à la cinquième, allait se réunir, au-devant de l'insertion à l'humérus, avec le tendon du muscle normal.

____

(1) MECKEL, *Deutsches Archiv*, t. IV, p 112.

Le grand pectoral, quand le bras pend le long de la poitrine, le tire
à lui, et le fait tourner un peu de dehors en dedans, mouvement auquel
peuvent coopérer la portion claviculaire descendante, la portion sternale
transverse, et la portion costale ascendante, en agissant chacune dans
sa direction. Lorsque son action n'est point gênée par celle d'autres
muscles, il amène le bras sur la face antérieure de la poitrine, de
manière que l'articulation du coude réponde à l'ombilic. C'est pourquoi les deux muscles réunis opèrent la superposition croisée des deux
membres supérieurs. Le bras étant élevé, le grand pectoral l'abaisse,
ou le ramène vers la poitrine ; si alors l'extrémité inférieure de l'humérus se trouve fixée, la tête de cet os peut être luxée par la forte
adduction de la partie supérieure, ce qui arrive par exemple quand
on tombe sur le coude du bras un peu écarté du corps. Quand l'humérus sert de point fixe, le muscle peut attirer de son côté la face antérieure de la poitrine ; s'il agit en même temps que celui du côté
opposé, la partie supérieure du tronc se trouve tirée en avant ou en
arrière, suivant la situation du corps, ou bien les muscles aident à
l'inspiration, leurs portions inférieures élevant un peu les côtes.

Muscle petit pectoral.

Le *muscle petit pectoral*, ou *petit dentelé antérieur*, ou *costo-
coracoïdien* (*pectoralis minor, serratus anticus minor*) (1), qui est
presque triangulaire, naît, soit par des fibres charnues, soit par des
fibres tendineuses grêles, et par trois ou quatre digitations, qui s'appliquent sur-le-champ l'une à l'autre, de la face antérieure et du bord
supérieur des troisième, quatrième et cinquième côtes, ou des
deuxième, troisième et quatrième, ou des deuxième, troisième, quatrième et cinquième, ou des troisième, quatrième, cinquième et
sixième, et provient de la partie voisine du cartilage, ou en partie de
ce dernier lui-même, surtout en ce qui concerne les digitations supérieures. Comme ses fibres sont convergentes, il diminue bientôt de
largeur, mais augmente d'épaisseur. Il monte de dedans en dehors, et
par un fort tendon, qui ne devient visible sur la face antérieure qu'au
voisinage de l'insertion, il s'attache au bord interne et au sommet de
l'apophyse coracoïde, comme aussi, dans une étendue sujette à varier,
au bord interne du commencement du muscle coraco-brachial.

Il est situé sur une partie des intercostaux externes et du grand
dentelé ; cependant la graisse située dans l'aisselle le sépare de ce der-

(1) ALBINUS, tab. 17, fig. 22. — WEBER, I, B.

nier. Une couche de tissu cellulaire adipeux l'isole du grand pectoral étendu sur lui. Dans certains cas au moins, on trouve au-dessous de lui une bourse muqueuse, à l'apophyse coracoïde.

Anomalies. Quelquefois on rencontre, couverts par le petit pectoral, des faisceaux musculaires qui naissent d'une ou de plusieurs côtes supérieures, et vont s'attacher seuls à l'apophyse coracoïde ou au ligament capsulaire de l'articulation scapulo-humérale. Meckel les regarde comme l'analogue du troisième pectoral des oiseaux. — Il est plus commun de voir naître, au-dessous de l'origine normale, un faisceau distinct, qui va s'insérer, non pas à l'apophyse coracoïde, mais à la circonférence de l'humérus. C'est une analogie avec les mammifères, dont le petit pectoral, quand il existe, descend fréquemment plus bas, et prend son attache à l'humérus. J'ai trouvé chez un homme la disposition suivante des deux côtés : au-dessous du grand pectoral et du petit, on voyait un muscle triangulaire, naissant, par trois languettes, de l'extrémité osseuse antérieure des cinquième, sixième et septième côtes, et de l'aponévrose des muscles du bas-ventre ; ce muscle montait à côté du petit pectoral, couvert par le grand, et se perdait, par une languette tendineuse, sur la face externe des deux muscles provenant de l'apophyse coracoïde. Dans d'autres cas, il n'y a que de minces faisceaux charnus, qui tirent leur origine, auprès du grand pectoral, de la sixième côte ou de l'aponévrose des muscles abdominaux, et se perdent également dans le bras. Une fois, à ces fascicules s'en réunissait, avant son attache au coraco-brachial, un autre provenant du grand dorsal.

Le petit pectoral tire l'épaule en devant, en dedans et en bas. Quand elle est fixée, il élève les côtes auxquelles il s'insère, et agit comme muscle inspirateur.

Muscle grand dentelé.

Le *muscle grand dentelé,* ou *grand dentelé antérieur,* ou *costo-scapulaire* (*serratus magnus s. anticus*) (1), est large et a la forme d'un trapèze, dont trois bords sont droits et le quatrième courbe. Ce dernier, le plus long de tous, se trouve à l'origine du muscle. Celui-ci naît par des digitations charnues, larges d'un pouce à un pouce et demi, de la face externe et du bord inférieur des huit côtes supérieures, à un pouce et demi ou deux pouces du cartilage. La plupart du temps, au lieu de huit digitations seulement on en compte neuf,

____

(1 Albinus, tab. 17, fig. 21. — Weber, I, D.

parce qu'il en vient deux de la seconde côte, de manière qu'à ce niveau l'origine est beaucoup plus rapprochée de la colonne vertébrale qu'elle ne l'est aux côtes inférieures. Les dentelures moyennes sont, comme les côtes auxquelles elles appartiennent, celles qui se portent le plus en avant. A la première et à la seconde côte, l'origine se trouve au-devant des scalènes moyen et postérieur, ou coïncide avec l'attache de ces muscles.

Toutes les fibres du muscle montent sur la paroi latérale de la poitrine, pour gagner le bord interne de l'omoplate, dans toute la longueur duquel elles s'attachent charnues. Comme ce bord est beaucoup plus court que l'espace compris entre la première et la huitième côte, les fibres sont obligées de converger. De là résulte que les digitations supérieures marchent presque horizontalement en arrière et en dedans, que les suivantes montent de plus en plus, et que la direction ascendante prédomine dans les dernières. De là vient aussi que le bord supérieur du muscle est court et le supérieur assez long. La première et la seconde digitation sont plus fortes que les autres, et en partie parcourues par des fibres tendineuses. Les trois supérieures se réunissent promptement en une masse homogène, qui s'attache vers le quart supérieur de l'omoplate, à son bord interne et à sa face antérieure, immédiatement au-dessous de son bord supérieur. Là, l'insertion s'étend quelquefois presque jusqu'au muscle omoplat-hyoïdien. Les digitations inférieures peuvent être séparées les unes des autres presque jusqu'à l'omoplate ; mais ici les quatre dernières se réunissent ensemble, et s'attachent, en partie tendineuses, à la face antérieure de l'angle de l'omoplate ; il ne reste donc plus pour la partie moyenne du bord interne de l'omoplate, qui est la plus grande, que les digitations venant de la troisième et de la quatrième côte. Il résulte de là que le muscle est très épais au haut et au bas de l'omoplate, mais assez mince à la partie moyenne de cet os.

Le grand dentelé est situé sur les côtes supérieures et les muscles intercostaux externes, de l'enveloppe tendineuse desquels il naît en partie ; un tissu cellulaire très lâche le sépare de la cage thorachique. Il est couvert en haut et en avant par le petit et le grand pectoral, en arrière par le sous-scapulaire, en bas et en devant par le grand dorsal et en partie immédiatement par la peau. Entre ses digitations d'origine s'insinuent celles du muscle oblique externe du bas-ventre, avec lequel il se confond même tout-à-fait en bas. A l'omoplate, un tissu cellulaire serré l'unit intimement avec les rhomboïdes et avec le sous-scapulaire.

Anomalies. Assez souvent pour qu'on puisse à peine regarder ce cas comme une anomalie, on voit une digitation naître de la neuvième côte, quelquefois même, mais plus rarement, de la dixième. — Dans bien des cas, la seconde côte ne fournit qu'une seule digitation, ou bien il manque celle qui tire son origine de la première côte. Il paraît être assez commun que le muscle descende plus bas qu'à l'ordinaire, et qu'en même temps la digitation supérieure manque. Dans d'autres cas, qui ne sont pas très rares, la portion charnue moyenne, qui se rend à l'omoplate, et qui est déjà fort mince dans l'état normal, manque entièrement; le muscle se divise alors, comme chez les chéiroptères, en deux portions, l'une supérieure, l'autre inférieure. Le vide est rempli en partie par des fibres tendineuses parallèles et par d'autres qui se croisent à angle droit. — J'ai trouvé derrière le faisceau ordinaire de la seconde côte (qui était simple), un large faisceau charnu, naissant de cette côte, passant derrière le grand dentelé, dont il demeurait distinct jusqu'à son insertion, se dirigeant vers l'omoplate, en augmentant toujours de largeur, et s'attachant à la base de cet os, depuis l'origine de l'épine jusqu'à l'angle. — J'ai rencontré, en outre, chez un homme, et du côté droit, un faisceau charnu arrondi, considérable, séparé du reste du muscle, qui naissait de la première côte, à la réunion de l'os et du cartilage, pénétrait entre les muscles sus-épineux et sous-scapulaire, et s'attachait, dans une assez grande largeur, au bord supérieur de l'omoplate, dans l'endroit d'où provient ordinairement l'omoplat-hyoïdien, qui n'existait pas chez ce sujet.

Le muscle tire l'omoplate et l'épaule entière en dehors et en devant. Sa portion inférieure porte l'angle de cet os en bas et en avant. Quand l'omoplate est fixé, le muscle peut élever et tirer en dehors les côtes, notamment les moyennes, et aider ainsi à l'inspiration.

Muscle deltoïde.

Le *muscle deltoïde*, ou *élévateur du bras*, ou *sous-acromio-huméral* (*deltoideus, attollens humeri*) (1), est considérable et triangulaire. Il naît, par un bord large et en quelque sorte excavé, de la portion scapulaire de la clavicule, du sommet et du bord externe de l'acromion, et d'une grande partie de l'épine de l'omoplate elle-même, et s'attache, à peu près vers le milieu de l'humérus, en dehors, à une empreinte raboteuse de l'humérus, dans une longueur d'environ deux pouces, sur neuf lignes de large. L'origine et la terminaison

(1) ALBINUS, tab. 18, fig. 11, 12. — WEBER, I et III, I.

sont en partie charnues, en partie tendineuses. Le muscle se compose, non d'une masse charnue homogène, mais de plusieurs gros faisceaux, dont les moyens descendent en ligne droite vers l'humérus, tandis que les antérieurs s'y portent d'avant en arrière, et les postérieurs d'arrière en avant.

On décrit souvent ce muscle comme composé de sept faisceaux, formant deux catégories lorsqu'on les compte de la clavicule à l'acromion. La première catégorie comprend quatre faisceaux triangulaires, dont la base étroite correspond à l'origine du muscle, et est charnue, tandis que le sommet, dirigé vers son insertion, dégénère en un prolongement tendineux; elle comprend le premier, le troisième, le cinquième et le septième faisceau. L'autre catégorie se compose des second, quatrième et sixième faisceaux, qui seraient tendineux et étroits à leur origine, iraient en s'élargissant un peu à mesure qu'ils descendent, et s'attacheraient, charnus, aux extrémités tendineuses inférieures des faisceaux de la première catégorie.

En réalité, on peut presque toujours démontrer, dans le deltoïde, sept faisceaux, dont le premier et le septième sont d'ordinaire les plus faciles à isoler; seulement les deux ordres n'alternent pas ensemble d'une manière si régulière. Mais ils se réunissent, vers l'humérus, de telle sorte qu'à l'insertion du muscle on peut toujours distinguer trois segments, plus considérables que les autres, un antérieur, un moyen et un postérieur, qui diffèrent aussi quant à leur manière d'agir.

1° Le segment *antérieur* est triangulaire : il se rétrécit de haut en bas, et son insertion pointue à l'humérus est tendineuse sur le côté antérieur. Il comprend les trois premiers faisceaux, dont le premier naît, charnu, de la clavicule, le troisième, également charnu, du bord antérieur de l'acromion, et le second, d'abord tendineux, tantôt de la clavicule, tantôt du sommet de l'acromion.

2° Le segment *moyen* est à peine plus étroit supérieurement qu'inférieurement, où il s'attache par une insertion en grande partie charnue. Il se compose du quatrième et du cinquième faisceau, qui viennent du bord externe de l'acromion. Les fibres du quatrième se réunissent toujours en partie inférieurement avec le premier segment, auquel ce faisceau semble parfois appartenir entièrement.

3° Le segment *postérieur* est triangulaire, se rétrécit de haut en bas, et inférieurement acquiert, à son côté postérieur, une forte lame tendineuse. Les deux derniers faisceaux lui appartiennent. La sixième, à sa naissance du bord externe de l'acromion, est en grande partie charnu, et en cet endroit se trouve uni d'une manière intime avec le cinquième, situé au-dessous de lui. Le septième naît, large et tendineux à sa face externe, du bord de l'acromion, presque jusqu'à la base de l'omoplate, et en partie aussi de l'aponévrose qui couvre le sous-épineux ; il se rétrécit en descendant, et dégénère, au-dessous du milieu du muscle, en un tendon qui termine inférieurement celui-ci.

Le deltoïde enveloppe en manière de capsule la tête de l'humérus, et couvre en partie le petit pectoral, le coraco-brach'al, le biceps brachial, le sous-épineux, le petit rond, et le commencement de la longue portion du triceps. Son bord antérieur touche à la portion claviculaire du grand pectoral, dont le tendon fait souvent corps avec lui. Il est couvert par la peau, et un peu aussi en haut par le muscle peaucier.

Entre le commencement du muscle (ou, à proprement parler, la face concave de l'acromion) et le ligament capsulaire de l'articulation scapulo-humérale, on trouve une bourse muqueuse très considérable, quelquefois partagée en deux, auquel cas il y en a une plus en dedans, vers l'apophyse coracoïde.

Anomalies. Meckel a trouvé plusieurs fois un faisceau, séparé du reste du muscle, qui naissait de l'aponévrose du sous-épineux et de la base de l'omoplate, par un tendon large et mince, et se réunissait avec le bord postérieur du deltoïde. — Du bord antérieur de l'omoplate naît parfois, entre le sous-épineux et le grand rond, un faisceau qui se réunit avec le deltoïde. — On a vu l'origine de ce dernier s'étendre en devant (aux dépens du grand pectoral?) jusqu'à l'extrémité sternale de la clavicule (1), ou, au contraire, sa moitié antérieure manquer tout-à-fait. — Je crois pouvoir ranger parmi les anomalies de ce muscle un petit muscle, totalement distinct, que j'ai trouvé, des deux côtés du corps, chez une femme fortement musclée : du ligament capsulaire de l'articulation scapulo-humérale et du tendon du sous-scapulaire, naissait, derrière l'acromion, un muscle plat, large de près d'un pouce, qui croisait l'insertion du sous-scapulaire, et s'attachait à l'humérus, en dehors de ce dernier, par de courtes fibres tendineuses formant une ligne longitudinale. Ce muscle avait environ un pouce et demi de long. Peut-être doit-on le considérer comme un second deltoïde profond. Dans un autre cas, un petit muscle analogue naissait à la racine de l'apophyse coracoïde, et s'attachait à la ligne qui descend de la petite tubérosité de l'humérus.

(1) SEILER, *Observationes anatomicæ*, fasc. I, Wurtemberg, 1808.

Le deltoïde lève le bras, et le porte en dehors. Cette action appartient surtout à sa partie moyenne. La partie antérieure tourne simultanément le bras en devant, surtout s'il était porté en arrière ; l'antérieure le tourne en arrière, s'il regardait en devant. Lorsque l'humérus est fixé, comme lorsqu'on se suspend par les mains, le muscle concourt à maintenir les os de l'articulation de l'épaule.

Muscle sus-épineux.

Le *muscle sus-épineux*, ou *petit sus-scapulo-trochitérien* (*supraspinatus*) (1), est court et épais. Il naît, charnu, de toute la fosse sus-épineuse, depuis le bord interne de l'omoplate jusqu'à la base de l'apophyse coracoïde. Ses fibres convergent en dehors, et s'attachent aux deux faces d'un tendon, d'abord caché dans l'intérieur, qui ne tarde pas à devenir visible à son bord supérieur, mais ne reçoit les dernières fibres charnues qu'au voisinage de l'insertion. Le muscle passe, au-dessous du ligament coraco-acromial, sur la partie supérieure de l'articulation de l'épaule, pour aller gagner la grosse tubérosité de l'humérus, dans la fossette supérieure de laquelle il s'insère. En cet endroit, son bord inférieur est presque toujours réuni, dans une petite étendue, avec le tendon voisin du sous-épineux, de manière que les deux muscles forment une sorte de capsule qui entoure une grande partie de l'articulation scapulo-humérale.

Le muscle est séparé du col de l'omoplate par un tissu cellulaire lâche ; mais il tient étroitement à la capsule articulaire. Son commencement est couvert par une aponévrose particulière, dont les fibres partent, les unes du bord interne de l'omoplate, les autres de l'épine de cet os, se dirigeant, les premières en dehors et en bas, les autres en dehors et en haut.

Du reste, le muscle est couvert par le trapèze.

Il peut aider tant le sous-épineux, quand il tourne le bras en dehors, que le deltoïde, quand il élève ce membre.

Muscle sous-épineux.

Le *muscle sous-épineux*, ou *grand sus-scapulo-trochitérien* (*infraspinatus*) (2), de forme triangulaire, naît, charnu, de toute la fosse sous-épineuse de l'omoplate, ainsi que de l'épine elle-même, à l'exception du bord externe et de l'angle, où s'insèrent le grand rond et le petit. Ses fibres convergent vers le col de l'os : les supérieures s'y

(1) Otto, *Lehrbuch der pathologischen Anatomie*, 1830, p. 249.
(2) Albinus, tab. 18, fig. 16, 17. — Weber, III, II.

rendent transversalement, et les inférieures obliquement de bas en haut. Elles s'y attachent par un fort tendon, qui couvre le muscle en arrière. Ce tendon s'insère, par une large surface, à l'impression moyenne qu'on remarque sur la grosse tubérosité de l'humérus. Mais, au bord supérieur du muscle, on peut encore soulever partiellement un faisceau, qui vient principalement de la face interne de l'aponévrose du sous-épineux et de l'épine de l'omoplate, et qui se fixe à la face postérieure du tendon, de manière que celui-ci est presque entièrement couvert de fibres charnues du côté de la tête de l'humérus. Au bord inférieur du muscle, une partie des fibres charnues s'attache aussi à la face externe du tendon, et une autre portion va même, en cet endroit, gagner la tubérosité de l'humérus, sans l'intermédiaire du tendon.

Le muscle sous-épineux couvre l'omoplate et la partie postérieure du ligament capsulaire de l'articulation de l'épaule, où son tendon est partiellement confondu avec le muscle sus-épineux et le petit rond. Son bord antérieur touche au grand rond et au petit, et la plupart du temps on a de la peine à le séparer de ce dernier. Le muscle est couvert par le grand dorsal, le trapèze et le deltoïde. Mais il est enveloppé immédiatement par une forte aponévrose particulière, l'*aponévrose sous-épineuse* (*fascia infraspinata*), qui s'insère à l'épine de l'omoplate, à la base de cet os, et à la crête située entre le sous-épineux et les ronds.

Une bourse muqueuse se trouve entre la capsule articulaire de l'épaule et le muscle.

Anomalies. On a vu naître, de la face externe du deltoïde, et vis-à-vis du milieu de l'épine de l'omoplate, une languette musculaire, qui se réunissait avec le tendon du sous-épineux. — Le cas observé par Meckel (1), des deux côtés du corps, cas dans lequel un muscle triangulaire, oblong, couvrant la partie supérieure du sous-épineux, mais séparé de lui et du deltoïde, se portait de tout le bord inférieur de l'épine au milieu de la grosse tubérosité de l'humérus et à la capsule articulaire, n'était sans doute qu'un isolement plus prononcé de ce faisceau, qui, la plupart du temps, naît, surtout en haut, de l'épine de l'omoplate.

Le muscle sous-épineux fait tourner le bras en dehors.

Muscle petit rond.

Le *muscle petit rond*, ou *plus petit sus-scapulo-trochitérien*

_____
1. *Deutsches Archiv*, t. V, p. 115.

(*teres minor*) (1), est court. Il naît, par des fibres charnues et tendineuses, à peu près tout le long des deux tiers supérieurs du bord
externe de l'omoplate, de sa lèvre externe et de l'aponévrose du sous-
épineux. Il suit le bord antérieur de ce dernier, pour aller gagner,
en haut et en dehors, la rugosité inférieure de la grosse tubérosité de
l'humérus et le corps de l'os, où il s'attache perpendiculairement,
dans l'étendue d'un pouce. L'insertion a lieu au moyen d'un fort
tendon, qui est visible sur la face postérieure et dans le milieu du
muscle : car, au bord supérieur, et surtout au bord inférieur, une
partie des fibres musculaires se rend à l'os sans tendon intermédiaire.

A son origine, le muscle est plat de dehors en dedans; mais, à son
insertion, il l'est d'avant en arrière. Les fibres qui naissent le plus
bas de l'omoplate gagnent le bord supérieur près de l'attache ; celles
qui tirent leur origine des environs du col de l'os, passent au-devant
des autres, pour se rendre dans le bord inférieur.

Le petit rond est situé, à son origine, entre le sous-épineux et la
longue tête du biceps brachial, supérieurement sur la capsule de
l'articulation scapulo-humérale. Il est couvert en haut par le deltoïde,
et uni avec le sous-épineux, non seulement à son origine, mais encore à son insertion, d'une manière si intime que parfois on ne peut
parvenir à l'en séparer.

Il tourne le bras en dehors, comme fait le sous-épineux ; il le tire
en arrière et en bas par ses fibres inférieures d'origine, en arrière
et en haut par les supérieures. Il aide à abaisser le bras, quand celui-ci est levé.

Muscle grand rond.

Le *muscle grand rond*, ou *anguli-scapulo-huméral* (*teres major*) (2), est allongé, arrondi et aplati. Il naît, charnu, de la face
postérieure de l'angle de l'omoplate, du bord externe de cet os, et,
par plusieurs fibres aussi, de la portion avoisinante de l'aponévrose
sous-épineuse. Ses fibres, parallèles entre elles, se portent en dehors,
en avant et en haut, au côté interne du bras, et, à un pouce ou un
pouce et demi du muscle, s'insèrent à un tendon large et mince, d'a-
bord infundibuliforme. Ce tendon s'attache, dans l'étendue de quelques pouces, à la ligne rugueuse qui descend de la petite tubérosité
de l'humérus. Sa partie supérieure est tout-à-fait séparée du grand

1. ALBINUS, tab. 18, fig. 13, 14. — WEBER, III, IV.
2. ALBINUS, tab. 18, fig. 9, 10. — WEBER, I, II, III et IV, V.

dorsal situé au-devant d'elle, et entre eux se trouve une bourse muqueuse allongée. Mais sa partie inférieure se réunit entièrement avec le tendon de ce muscle.

La masse tendineuse commune des deux muscles est, au reste, plus large à l'insertion même, attendu que le bord du haut se prolonge en une languette supérieure, et celui du bas en une languette inférieure. La première appartient au tendon du grand dorsal, et l'autre à celui du grand rond.

Le grand rond est couvert en bas et en devant par le grand dorsal. En arrière, l'aponévrose de ce dernier passe sur lui. Son bord supérieur touche au petit rond, ainsi qu'à la longue portion du triceps brachial, et est retenu par des fibres tendineuses, qui, détachées de son enveloppe aponévrotique, pénètrent entre le petit rond et le triceps, pour aller se fixer au bord de l'omoplate. Par son bord inférieur, il concourt à la formation du bord postérieur de l'aisselle.

Entre son tendon et l'humérus se trouve une bourse muqueuse, dont la surface est rendue inégale par des plis falciformes saillants.

Il tourne l'humérus en dedans, et le tire, par-devant le dos, vers la ligne médiane, de manière que son axe devienne à peu près parallèle au bord antérieur de l'omoplate. En conséquence, son action est la même précisément que celle de la portion supérieure du grand dorsal, et il mériterait, à plus juste titre que ce dernier, le nom d'*anitersor*. Quand le bras est levé, il aide à l'abaisser.

Muscle sous-scapulaire.

Le *muscle sous-scapulaire*, ou *sous-scapulo-trochinien* (*subscapularis*) (1), est considérable, et a une forme généralement triangulaire. Il naît de toute la face antérieure de l'omoplate, à l'exception de l'angle supérieur et de l'angle inférieur, où s'attachent les portions les plus épaisses du grand dentelé, et aussi du col de l'os. Il commence, mince, au bord interne de l'omoplate, vers le col duquel ses fibres convergent de dedans en dehors, les supérieures descendant un peu, les moyennes marchant transversalement, et les inférieures montant de plus en plus. Par conséquent, il va toujours en augmentant d'épaisseur, passe sur la partie antérieure de l'articulation scapulo-humérale, tout en continuant de se porter en dehors, et s'attache, tendineux en haut, charnu en bas, à la petite tubérosité de l'humérus, un peu aussi à la crête qui descend de cette éminence, dans l'étendue d'un pouce et demi à deux pouces.

(1) Albinus, tab. 18, fig. 15. — Weber, I, II et IV, vi.

Son origine, à l'omoplate, est disposée de telle sorte qu'on y peut distinguer deux ordres de faisceaux alternants.

Le premier ordre forme une masse tendineuse et étroite à son origine, qui bientôt acquiert davantage d'épaisseur. Elle comprend ordinairement cinq faisceaux, dont les tendons se fixent à autant de saillies visibles sur l'omoplate, qui convergent du bord interne de l'os vers son col. La supérieure de ces saillies est située immédiatement au-dessous de l'enfoncement correspondant à l'épine; les autres se trouvent à des distances égales les unes des autres, de manière que la plus inférieure atteint le bord antérieur de l'omoplate, du moins à la région de l'angle. De ces lames tendineuses, l'inférieure est la plus développée. Sur une de ses faces naissent les fibres charnues des faisceaux de premier ordre.

Le second ordre se compose d'un égal nombre de faisceaux, qui, à leur origine, sont charnus et larges, mais qui ensuite se rétrécissent, et dans l'intérieur desquels se développe un tendon caché. Mais ils naissent, dans l'espace compris entre les tendons, de chaque couple de faisceaux du premier ordre et de celle des faces d'un des tendons qui les regarde; le supérieur provient de l'espace correspondant à la fosse sus-épineuse. Les prolongements tendineux de ces cinq faisceaux se réunissent, au col de l'omoplate, en un large tendon commun, qui est d'abord caché, parce que les faisceaux du premier ordre s'insèrent en partie au tendon particulier et en partie au tendon général.

Le faisceau le plus inférieur du premier ordre est le plus fort de tous; ses fibres charnues aboutissent au tendon commun; mais une portion de ces fibres, qui ne naît qu'au voisinage du col de l'omoplate, se rend immédiatement à l'humérus, à côté du tendon commun.

Les faisceaux qui viennent d'être décrits ne sont jamais qu'imparfaitement séparés les uns des autres, et il n'existe pas de troisième ordre intercalé entre les faisceaux du premier et au-dessous de ceux du second. Assez souvent, au lieu de cinq doubles faisceaux, on n'en trouve que quatre bien développés; mais leur nombre s'élève parfois aussi à six et même à huit.

Le sous-scapulaire est séparé du col de l'omoplate par du tissu cellulaire, et toujours il adhère d'une manière assez intime à la capsule de l'articulation scapulo-humérale. Sa face antérieure est couverte par une aponévrose mince, et un tissu cellulaire très lâche la sépare du grand dentelé, qui se trouve au-devant d'elle. La partie

externe du muscle e t couverte par le coraco-brachial et la **courte
tête du biceps.**

A la base de l'apophyse coracoïde, on trouve, sous le tendon commun, une bourse muqueuse considérable, qui s'abouche avec la capsule synoviale de l'épaule par une ouverture de grandeur diverse, ou qui même n'en est réellement qu'un prolongement. Une seconde existe quelquefois, sur la face antérieure, entre le tendon du muscle, l'apophyse coracoïde et l'origine du coraco-brachial ; mais parfois aussi, au lieu de cette seconde bourse, on voit celle du deltoïde s'étendre sur le tendon du sous-scapulaire.

Anomalies. Peut-être faut-il rapporter aux anomalies de ce dernier un muscle arrondi, et épais de deux lignes, que j'ai rencontré des deux côtés du corps d'une femme. Il naissait du bord externe de l'omoplate, au-devant de la longue portion du triceps, gagnait le côté interne du bras, en passant sur la capsule articulaire, à laquelle il adhérait intimement, et s'insérait à l'humérus, entre le sous-scapulaire et le grand rond.

Le sous-scapulaire fait tourner le bras en dedans ; il rapproche l'humérus et l'omoplate l'un de l'autre, et contribue par conséquent à abaisser le bras quand il est levé. Si l'humérus se trouve fixé, il tire l'omoplate en dehors et en avant.

Muscle coraco-brachial.

Le *muscle coraco-brachial,* ou *coraco-huméral* (*coraco-brachialis*) (1), naît du sommet de l'apophyse coracoïde, par des fibres la plupart charnues ; cependant on y remarque aussi un court tendon en arrière. Il provient également, par des fibres charnues, et dans une longueur de quelques pouces, de la face postérieure du tendon d'origine de la courte tête du biceps brachial. Sa partie la plus épaisse correspond à l'endroit où il se sépare de la courte tête. En effet, à partir de ce point, ses fibres charnues s'attachent à un tendon qui descend le long du bord interne du muscle presque aplati, et qui, dans l'étendue d'un pouce, s'insère à peu près au milieu du côté interne de l'humérus. Les fibres charnues inférieures descendent encore plus bas, et s'attachent immédiatement à l'os.

Mais le coraco-brachial est, à proprement parler, un muscle à deux têtes, entre lesquelles passe le nerf musculo-cutané (ce qui lui a valu le nom de *perforé de Casserius*). La tête antérieure, un peu plus

1 ALBINUS, tab. 10, fig. 7, 8. — WEBER, I et II, B.

grosse que l'autre, naît, charnue, de l'apophyse coracoïde et du tendon du biceps; la postérieure provient, tendineuse, de la même apophyse, et ne s'étend pas aussi loin sur le tendon du biceps. Le tendon inférieur, produit par la réunion de deux autres qui appartiennent aux faces contiguës, tantôt naît des deux têtes, et tantôt n'appartient qu'à la tête antérieure seule.

Le muscle est situé sur l'attache du sous-scapulaire, ainsi que sur les extrémités du grand rond et du grand dorsal. Il se trouve, plus loin, entre la courte tête du biceps et les vaisseaux et nerfs axillaires. Le grand pectoral passe au-devant de lui, pour aller gagner l'humérus. Son insertion a lieu entre la portion interne du triceps et le brachial antérieur.

Anomalies. Il est quelquefois divisé en deux muscles totalement distincts, comme chez les singes. Fréquemment, une petite partie de ses fibres ne va pas gagner l'humérus, mais se jette immédiatement dans le brachial antérieur.

Il applique l'omoplate et l'humérus l'un contre l'autre, et contribue ainsi à consolider l'articulation scapulo-humérale. Il aide à appliquer le bras sur le côté de la poitrine. Il s'oppose aux trop grands écarts de l'humérus dans les mouvements de torsion en dedans et en dehors.

ARTICLE II.

DES MUSCLES DU BRAS.

Le bras est parcouru, dans le sens de la longueur de l'os, par des muscles qui sont destinés à mouvoir l'avant-bras à l'articulation du coude. Au côté antérieur se trouvent le *biceps brachial* et le *brachial antérieur*. Au côté postérieur le *triceps brachial*, le *sous-anconé* et l'*ancône*. Ce dernier, bien que placé à l'avant-bras, doit, en raison de son action, être rangé parmi les muscles du bras.

Muscle biceps brachial.

Le *muscle biceps brachial*, ou *fléchisseur du radius*, ou *scapulo-radial* (*biceps brachii, flexor radii*) (1), est considérable, et situé au côté antérieur et interne de l'avant-bras. Il naît de l'omoplate par deux portions ou têtes séparées, l'une externe, l'autre interne, qu'on nomme, la première longue tête, et la seconde courte tête. Ces deux têtes s'appliquent l'une contre l'autre, à peu près dans le milieu de l'hu-

____
(1) ALBINUS, tab. 19, fig. 3, 4. — WEBER, I, A.

mérus, et s'attachent au radius, immédiatement au-dessous de l'articulation huméro-cubitale, par un tendon commun.

1° La *longue tête* (*caput longum*, *gleno-radialis*) naît, au bord supérieur de la cavité glénoïde et à la lèvre cartilagineuse qui la borde, par une masse tendineuse épaisse et large, qui se convertit sur-le-champ en un tendon arrondi. Ce tendon traverse la cavité de l'articulation scapulo-humérale, en passant sur la tête de l'humérus et suivant la gouttière creusée entre les deux tubérosités de l'os. A un pouce et demi ou deux pouces de l'articulation, il commence à s'étaler et à former un espace infundibuliforme, qui n'est point clos en dedans. Les fibres tendineuses les plus longues descendent jusqu'au milieu du bras. De la cavité de l'entonnoir naissent les fibres musculaires, qui forment un ventre musculaire arrondi, rendu fusiforme par l'amincissement de ses deux extrémités, et dont la plus grande épaisseur correspond à la partie moyenne du bras. L'extrémité inférieure de la longue tête varie. Tantôt un large tendon commence déjà très haut dans l'intérieur du muscle, et les fibres charnues descendent jusqu'à l'articulation du coude sur sa face postérieure, celle qui regarde l'os ; tantôt il n'y a pas de tendon terminal particulier, mais les fibres charnues s'insèrent à celui de la petite tête ; parfois enfin il naît tout-à-fait en bas un tendon, qui se réunit avec un tendon analogue de la petite tête, et qui va gagner son attache entre les deux têtes.

2° La *courte tête* (*caput breve*, *coraco-radialis*), située plus en dedans, naît du sommet de l'apophyse coracoïde, par un tendon aplati, qui sert aussi d'origine, dans une étendue de deux ou trois pouces, à une partie des fibres du coraco-brachial. Les fibres de ce tendon descendent presque jusqu'au milieu du bras. De la face postérieure naissent les fibres charnues de la petite tête, qui est arrondie, aplatie, et qui ordinairement s'applique de suite au côté interne de la longue tête, sans que cependant les fibres viennent à se confondre ensemble. Ce n'est que tout-à-fait à la partie inférieure qu'on voit ses fibres aboutir à la face antérieure du tendon de la longue tête, ou acquérir un tendon spécial, qui marche entre les deux têtes. Mais constamment une partie des fibres dégénère, en dedans, en une expansion tendineuse plus mince, qui toutefois fait corps avec le tendon principal et commun des deux têtes.

L'extrémité inférieure du biceps brachial se compose donc de deux parties tendineuses. Le tendon principal, qui est arrondi et aplati, passe sur l'articulation huméro-cubitale, et s'attache, en devenant plus large, au bord postérieur de la tubérosité bicipitale, ainsi qu'à la face postérieure du radius. L'expansion tendineuse mince qui provient d'une partie de la courte tête, et reçoit en outre des fibres du tendon principal lui-même, se dirige obliquement en bas et en dedans, et se perd dans l'aponévrose de l'avant-bras, au côté interne de cette portion du membre.

Le tendon d'origine de la longue tête est entouré, dans l'articulation scapulo-humérale, et même en partie encore dans la coulisse bicipitale, d'une gaîne synoviale, qui, chez le fœtus, se trouve fixée, jusqu'au cinquième mois, par une sorte de mésentère, à la paroi supérieure de la capsule articulaire. Les deux têtes reposent sur le brachial antérieur, et sont couvertes par la peau. Supérieurement, le muscle grand pectoral passe sur elles.

Avant de s'attacher au radius, le tendon passe sur une bourse muqueuse considérable, qui repose en partie sur la tubérosité bicipitale de l'os.

Anomalies. Il n'est pas rare que les deux têtes ne s'appliquent point l'une contre l'autre, et qu'elles ne se rencontrent qu'inférieurement, au tendon terminal. — Assez souvent (une fois sur huit ou neuf) on trouve une troisième tête, provenant de l'humérus; celle-là naît, en général, du milieu de l'os, en dehors ou en dedans de l'insertion du coraco-brachial; plus rarement vient-elle de la surface des muscles situés en cet endroit; mais, dans un cas comme dans l'autre, elle se réunit, en totalité ou en partie, tantôt avec la longue, tantôt avec la courte tête. Elle est presque toujours plus petite que les deux autres têtes. Dans certains cas, il y a deux têtes surnuméraires, qui naissent séparées l'une de l'autre. Mais la tête surnuméraire se rend aussi isolément au radius; dans un cas, elle se composait de trois faisceaux, deux nés de l'humérus, et un troisième provenant du tendon de la courte tête, de sorte qu'ici le muscle avait, à proprement parler, cinq têtes; ou bien elle se perd dans l'aponévrose de l'avant-bras. — Chez une femme, une portion venait de la longue tête, et se perdait dans la capsule de l'articulation du coude. — Chez un homme, où existait une troisième tête venant de l'humérus, j'ai observé en outre une duplication de la longue tête; en effet, du tendon d'origine de celle-ci se détachait, au haut du bras, une languette mince, qui ne devenait charnue que bien au-dessous de la longue tête, formait un ventre arrondi et épais d'environ deux lignes, descendait le long du côté interne de la longue tête, jusqu'à l'articulation huméro-cubitale, et là dégénérait en un tendon mince, qui se réunissait avec le tendon inférieur du biceps, peu avant son insertion. En outre, le tendon de la tête surnuméraire envoyait une languette, en dedans, à la mince expansion aponévrotique. — On a vu la courte tête se fortifier, tout-à-fait en haut, d'une masse provenant de la capsule de l'articulation scapulohumérale, par de larges fibres tendineuses. — Cette tête manque dans certains cas rares (1), et la longue aussi (2). — M. J. Weber a vu le pli mésentériforme subsister encore, au tendon supérieur de la longue tête, chez un jeune garçon de quinze ans.

Le biceps meut l'avant-bras sur le bras et le bras sur l'avant-bras; en même temps il amène le radius et la main de la pronation dans la supination. Quand le radius est fixé à l'articulation du coude, la longue tête peut éloigner le membre du tronc, ou le soulever en dehors, tandis que la courte l'applique contre le tronc et le porte un peu en avant.

Muscle brachial antérieur.

Le *muscle brachial antérieur*, ou *interne*, ou *fléchisseur du cubitus*, ou *huméro-cubital* (*brachialis s. brachiæus internus*) (3), naît, charnu, de la moitié inférieure de l'humérus, sur les deux faces de cet os séparées par un bord obtus, et jusqu'aux deux condyles, endroit où il a le plus de largeur. Sa partie supérieure forme deux digitations, qui embrassent l'attache du deltoïde, et dont l'externe monte, la plupart du temps, un peu plus haut que l'interne. C'est au-dessous du milieu de sa hauteur que le muscle a le plus d'épaisseur, et là son tendon inférieur devient visible sur la face antérieure. Ce tendon est infundibuliforme, reçoit les fibres charnues dans sa cavité, descend sur l'articulation huméro-cubitale, et s'attache, dans l'étendue d'un pouce, à la partie supérieure du cubitus, depuis le bord interne de l'apophyse coronoïde jusqu'à la tubérosité interne ou cubitale. Les fibres musculaires, dont les superficielles sont plus longues que les profondes, ne se terminent cependant pas toutes de cette manière. Les inférieures, nées au côté radial, s'insèrent en arrière et en dehors, au côté externe du tendon infundibuliforme; il y en a même quelques unes qui ne se réunissent point à ce tendon, et qui vont gagner immédiatement le cubitus.

Le muscle repose sur l'os même, et il est couvert par le biceps. Un tissu cellulaire dense l'unit intimement avec la capsule de l'articula-

---

(1) MECKEL., *Deutsches Archiv*, t. VIII, p. 587.
(2) OTTO, *Neue seltene Beobachtungen*, 1820, p. 40.
(3) ALBINUS, tab. 19, fig. 1, 2. — WEBER, I et II, C.

tion huméro-cubitale. Son bord externe touche inférieurement au long supinateur, avec lequel il est même parfois tellement uni que plusieurs de ses fibres passent en totalité dans ce muscle. Quelques faisceaux du tendon inférieur se réunissent avec le rond pronateur, ou se jettent dans l'aponévrose de l'avant-bras.

Anomalies. Les deux languettes d'origine demeurent quelquefois distinctes plus longtemps que de coutume. — On a vu se détacher de la partie interne du muscle une portion qui allait se réunir avec le biceps brachial. — Chez certains sujets, une portion du muscle se sépare entièrement, et va s'unir, tendineuse, avec le long supinateur. — Enfin on a trouvé, au côté radial, un faisceau distinct du reste du muscle, qui s'attachait également au cubitus.

Le brachial antérieur fléchit le bras et l'avant-bras l'un sur l'autre.

Muscle triceps brachial.

Le *muscle triceps brachial,* ou *extenseur de l'avant-bras,* ou *scapulo-huméro-olécrânien* (*triceps brachii, extensor cubiti, brachialis externus s. posterior*) (1), forme une masse charnue située à la partie postérieure du bras, et destinée à étendre l'avant-bras. Cette masse s'attache inférieurement par un tendon commun; mais, en haut, elle est partagée en trois têtes, plus ou moins distinctes l'une de l'autre, qu'on nomme *muscles olécrâniens,* ou *anconés* (*anconæi*). Deux de ces muscles naissent de l'humérus; on les distingue, d'après leur situation, en *externe* et *interne;* le troisième, placé en partie entre eux, est appelé le *long,* parce qu'il prend son origine au-dessus du bras, à l'omoplate.

1° La *longue portion du triceps,* ou *anconé long* (*anconæus longus*), naît, tendineux, au bord externe de l'omoplate, immédiatement au-dessous de la cavité glénoïde. Son tendon, fort et large d'un pouce, se divise sur-le-champ en deux feuillets, un postérieur plus court et un antérieur plus long, qui se réunissent ensemble par les deux bords; les fibres du feuillet antérieur descendent en partie jusqu'au milieu du muscle. Dans la cavité infundibuliforme de ce tendon naissent les fibres charnues, qui se rendent au tendon terminal. Celui-ci commence dès au-dessus du milieu du bras, et d'après la disposition générale des tendons, il devrait être visible plus haut sur la face postérieure; c'est une pure apparence si le contraire semble avoir lieu, car le muscle décrit en haut un demi-tour sur son axe, ce qui

____

(1) ALBINUS, tab. 19, fig. 5, 6, 7. — WEBER, I, II, III et IV, D.

fait que le feuillet tendineux antérieur, qui est le plus long, se place en arrière, et que le bord externe devient interne. Par suite de cet état de choses, le tendon terminal de la tête musculaire est libre dans une plus grande étendue sur la face antérieure, celle qui regarde l'os. Supérieurement, des fibres charnues aboutissent à ses deux faces; plus bas, ces fibres ne s'attachent qu'à sa face postérieure, où les dernières s'étendent, au bord interne, jusqu'auprès de l'olécrâne.

2° La *portion externe*, ou *anconé externe* (*anconæus externus*), que Cruveilhier appelle aussi *vaste externe*, par analogie avec le muscle crural correspondant, forme une couche musculaire dont les fibres, longues de trois à quatre pouces, se dirigent de haut en bas, et en même temps un peu de dehors en dedans. Cette portion naît, au côté externe de l'humérus, le long d'une ligne qui commence au-dessus de l'insertion du petit rond, et qui descend jusqu'au-dessous du milieu de l'os (1). L'origine n'est charnue que tout en haut; plus loin elle est tendineuse, et la substance tendineuse forme non seulement une expansion à la surface de la tête, mais encore des faisceaux qui pénètrent dans son intérieur, et qui inférieurement sont plus forts à son bord externe. Les fibres charnues supérieures s'attachent, par de courtes fibres tendineuses, à la face libre du tendon terminal de la longue portion; les autres se rendent à un feuillet tendineux, d'abord caché dans la profondeur du muscle, mais qui ne tarde pas à devenir libre sur sa surface postérieure, et qui ne reçoit les dernières fibres charnues qu'au voisinage de l'articulation du coude. Ce feuillet tendineux gagne le bord externe du tendon terminal de la longue portion, en sorte que quand on regarde le muscle triceps entier par derrière, on aperçoit, entre les fibres charnues de la longue tête et celles de l'externe, un feuillet tendineux triangulaire, dont le sommet regarde en haut, et qui se compose de fibres verticales.

3° La *portion interne*, ou *anconé interne* ou *court* (*anconæus internus s. brevis*), *vaste interne* de Cruveilhier, ne s'étend pas si

---

1. On décrit généralement cette tête comme si son origine descendait, le long du bord externe de l'humérus, jusqu'au condyle externe de l'os. Mais il ne faut pas prendre beaucoup de peine pour se convaincre que les fibres charnues qui naissent au bord externe de l'humérus appartiennent à la tête interne, et que leur direction, jointe à leur moindre longueur, les distingue de celles des fibres les plus inférieures de la tête externe qui sont tendineuses à leur origine. Le nerf radial et les vaisseaux profonds du bras sont situés entre la tête externe et la tête interne. La meilleure manière d'isoler les deux têtes consiste toujours à pénétrer simultanément de haut et de bas, dans la direction du nerf et des vaisseaux. THEILE, dans MULLER, *Archiv*, 1839, p. 420.

haut que l'externe. Son origine commence au côté interne de l'humérus, près l'insertion du grand rond et du grand dorsal. De là elle
descend le long du bord interne de l'os et du ligament intermusculaire
interne, presque jusqu'au condyle interne. Dans ce trajet, elle est
charnue et tendineuse. Le muscle naît encore, par des fibres charnues,
vers la moitié inférieure de l'humérus, de toute la face postérieure
triangulaire de cet os, et de son bord externe, jusqu'au condyle
externe. Les fibres musculaires supérieures sont un peu plus longues.
Toutes se dirigent de haut en bas; celles qui proviennent de la partie
interne de l'humérus se portent aussi un peu en dehors, et celles qui
tirent leur origine de la partie externe un peu en dedans. Les fibres
charnues supérieures s'attachent, au-dessous du milieu de l'humérus,
à la face antérieure du tendon terminal de la longue tête. Les suivantes, nées du côté interne de l'os, gagnent également la face antérieure, mais surtout la face postérieure de ce tendon. Les plus
inférieures ont, en partie, une expansion tendineuse propre, qui
descend le long du côté cubital du tendon terminal commun, et s'insère à l'olécrâne. Enfin les moyennes et les externes s'attachent immédiatement à la face antérieure du tendon terminal commun des
portions longue et externe, de manière toutefois que le côté externe
de ce tendon soit exempt d'insertions. Les plus inférieures, au côté
externe de l'humérus, commencent cependant aussi à devenir tendineuses avant d'atteindre le tendon commun.

Le tendon terminal commun des trois têtes reçoit les fibres charnues, sur sa face antérieure, jusqu'à l'olécrâne, au bord supérieur et
à la face postérieure duquel il s'attache par de fortes fibres tendineuses, mais aux deux bords latéraux duquel il prend simultanément
aussi des insertions. Du côté externe, il se confond avec l'extrémité
inférieure de l'aponévrose brachiale.

La longue tête a son commencement situé entre le grand rond et
le petit; son ventre proprement dit repose sur les deux autres têtes,
et est couvert par la peau. La tête externe se trouve placée supérieurement entre le deltoïde et le brachial interne en dehors, la tête interne
en dedans; inférieurement, elle couvre une partie de la tête interne;
elle-même est couverte partiellement par la longue tête, et dans le
reste de son étendue par la peau seulement. La tête interne touche au
coraco-brachial et au brachial interne; la longue tête et l'externe la
recouvrent en partie, et la peau dans le reste de son étendue.

Sur le sommet de l'olécrâne on trouve, au-dessous du tendon terminal commun, une petite bourse muqueuse, qui parfois a plus de

volume et s'étend sur la capsule articulaire. Cette bourse est souvent rendue celluleuse par des saillies intérieures, qui la font paraître ou la rendent réellement multiple.

La tête interne et la tête externe ne peuvent avoir qu'un mode d'action, celui de mettre le bras et l'avant-bras en ligne droite, quel que soit celui des deux segments du membre qui sert de point fixe. La longue tête peut aider à cette action quand le bras est fixé dans l'articulation scapulo-humérale ; mais elle peut aussi agir indépendamment des deux autres têtes. En effet, si l'avant-bras se trouve fixé à un degré quelconque de flexion, elle peut, suivant que l'extrémité supérieure ou l'inférieure est fixée, abaisser le bras levé, appliquer le bras pendant contre le tronc, ou rapprocher du bras l'omoplate et médiatement le tronc.

Muscle sous-anconé.

Lorsqu'on coupe transversalement le triceps, un peu au-dessus de l'articulation du coude, et qu'on renverse complétement la portion inférieure sur l'avant-bras, on découvre sans peine deux faisceaux musculaires, l'un externe, l'autre interne, dont tantôt l'un, tantôt l'autre est plus prononcé, qui naissent, au-dessus de la fosse olécrânienne, près du bord externe et du bord interne de l'humérus, descendent en ligne directe, et s'attachent à la capsule de l'articulation du coude, tout-à-fait séparés du biceps. C'est là ce que je nomme le *mus le sous-anconé (subanconœus)* (1), qui est manifestement l'analogue du sous-crural.

Ce muscle sert à tendre la capsule de l'articulation huméro-cubitale.

Muscle petit anconé.

Le *muscle petit anconé*, ou *épicondylo-cubital (anconœus, anconœus parvus s. quartus)* (2), est petit et triangulaire. Il naît, tendineux, sur la face postérieure du condyle externe de l'humérus, à sa partie inférieure et interne. Le tendon se dirige, le long du bord externe du muscle, vers le bord postérieur du cubitus, et les fibres charnues proviennent de ses deux faces. Celles-ci s'attachent, charnues, au bord postérieur et à la face externe du cubitus, au tiers supérieur de l'os, à partir de l'olécrâne. Les supérieures sont pres-

---

(1) Je crois être tout aussi fondé à reconnaître le sous-anconé pour un muscle distinct, qu'on l'est à admettre un sous-crural.

(2) ALBINUS, tab. 19, fig. 8. — WEBER, III, XIII.

que transversales ; les suivantes descendent de plus en plus. Suivant Isenflamm (1) , le muscle est , proportion gardée , plus volumineux chez les enfants.

Ce muscle repose sur l'articulation du coude et sur les os , couvert seulement par la peau. Son bord supérieur est tellement en rapport avec la partie la plus inférieure du biceps brachial , que souvent on ne parvient pas à l'en séparer d'une manière nette. Le bord externe est tendineux , et correspond au cubital externe.

Une petite bourse muqueuse existe sous son tendon d'origine.

Il contribue à consolider l'avant-bras dans l'extension ; seul , il agit comme extenseur entre le bras et l'avant-bras.

ARTICLE III.

DES MUSCLES DE L'AVANT-BRAS.

La plupart des muscles de l'avant-bras (2) suivent la longueur des os de cette portion du membre ; quelques uns cependant , qui doivent mouvoir les os de l'avant-bras l'un sur l'autre , ont une direction oblique ou même transversale. Les plus rapprochés de la superficie naissent de l'extrémité inférieure de l'humérus , les profonds du cubitus et du radius , depuis leur extrémité supérieure jusqu'à l'inférieure. Ils s'attachent soit aux os de l'avant-bras (muscles proprement dits de l'avant-bras) , soit à ceux du carpe et à la base des métatarsiens (muscles de la main) , soit aussi aux phalanges des doigts (muscles des doigts). Ceux qui occupent le côté externe et le côté postérieur de l'avant-bras , et qui , en général (les premiers exceptés) , sont extenseurs , peuvent être distingués de ceux qui occupent le côté interne et antérieur , et qui sont , pour la plupart , des fléchisseurs. On trouve , en dehors et en arrière , le *long supinateur,* le *long radial externe,* le *court radial externe,* l'*extenseur commun des doigts,*

1) *Anatomische Untersuchungen,* 1822, p. 64.

(2) La marche la plus naturelle à suivre , pour la description des muscles de l'avant-bras , serait de considérer comme normale la situation que cette portion du membre affecte quand le bras pend librement , le pouce en devant , et la paume de la main en dedans , c'est-à-dire la situation intermédiaire entre la pronation et la supination. Cependant , la torsion du radius qui a lieu alors rendrait souvent la description obscure , ou obligerait à des longueurs pour éviter de tomber dans cet inconvénient. C'est pourquoi j'ai toujours supposé l'avant-bras en supination , la paume de la main tournée en devant et le pouce en dehors. A la vérité , il résulte de là que les épithètes d'interne et d'externe , appliquées aux doigts , prennent alors une signification inverse de celle qu'elles ont pour les orteils.

l'*extenseur* propre du petit doigt, le *cubital externe*, le *court supinateur*, le *long abducteur du pouce*, le *court extenseur du pouce*, le *long extenseur du pouce*, et l'*extenseur* propre du doigt indicateur; en dedans et en devant, le *palmaire grêle*, le *cubital interne*, le *radial interne*, le *rond pronateur*, le *fléchisseur sublime des doigts*, le *fléchisseur profond des doigts*, le *long fléchisseur du pouce*, et le *carré pronateur*.

Muscle long supinateur.

Le *muscle long supinateur*, ou *brachio-radial*. ou *brachio-susradial* (*brachio-radialis*, Sœmmerring, *supinator longus*) (1), naît, par de courtes fibres tendineuses, du bord externe de l'humérus, depuis le dernier tiers de sa longueur jusqu'auprès de son condyle, entre le brachial interne et la tête interne du triceps. Les fibres tendineuses forment incomplétement un feuillet externe et un feuillet interne, des surfaces correspondantes desquels proviennent les fibres charnues. Le muscle ne tarde par conséquent point à acquérir son plein et entier volume. Il se dirige vers l'avant-bras, en passant, au côté radial, sur le pli du bras. D'abord plat de dehors en dedans, il s'arrondit au-dessus de l'articulation, puis s'aplatit de nouveau à l'avant-bras, mais ici d'avant en arrière. Le tendon inférieur commence dans son intérieur dès le voisinage de l'articulation. Il a d'abord la largeur du muscle, mais se rétrécit en descendant, et devient arrondi, aplati. Les fibres charnues s'insèrent à sa face tournée vers l'os, de manière que les plus inférieures descendent jusqu'au-dessus du milieu de l'avant-bras. Ce tendon s'attache à l'extrémité inférieure du radius, au-dessus de l'apophyse styloïde. Une partie des fibres charnues du côté radial du muscle ne se rendent pas à la face antérieure du tendon inférieur, mais acquièrent des fibres tendineuses minces, qui, passant sur le radius, vont gagner le dos de l'avant-bras, et se confondre avec l'aponévrose de cette portion du membre.

Le muscle est situé sur le brachial antérieur, le long radial externe, le rond pronateur et le long extenseur du pouce. Il est couvert par la peau; la partie inférieure seule de son tendon se trouve cachée sous l'abducteur et le court extenseur du pouce. Son long tendon n'est point mobile dans un gaine qui l'enferme, mais des fibres de l'aponévrose antibrachiale le retiennent en position.

On l'a vu quelquefois double (2).

1) ALBINUS, tab. 19, fig. 16. — WEBER, I et III, IV.
2) *Hallische Literaturzeitung*, 1808, n° 153.

Lorsque la main se trouve fortement en pronation, il agit comme supinateur; mais si elle est en forte supination, il agit comme pronateur. Ce dernier effet de sa part est même plus saillant que l'autre. Dans les deux cas, la main est amenée à une situation intermédiaire entre la pronation et la supination. Le nom ordinaire de long supinateur ne lui convient donc pas, et ceux qu'ont proposé Sœmmerring et Chaussier méritent la préférence. La principale action de ce muscle consiste à rapprocher l'avant-bras et le bras l'un de l'autre, quand le premier se trouve dans un état intermédiaire entre la pronation et la supination; il aide donc les fléchisseurs de l'avant-bras.

Muscle long radial externe.

Le *muscle long radial externe*, ou *premier radial externe*, ou *huméro-sus-métacarpien (extensor radialis longus, radialis externus longus)* (1), naît, par de courtes fibres tendineuses, mais principalement par des fibres charnues, du bord externe de l'humérus, au-dessous du long supinateur, et du condyle externe de cet os jusqu'au ligament annulaire du radius. Ses fibres inférieures sont intimement unies avec le court radial externe. Le ventre charnu ainsi produit est d'abord plat, puis s'arrondit dans l'endroit où il correspond au côté externe de l'articulation du coude, et descend jusqu'au second quart de la longueur de l'avant-bras. Là, son tendon inférieur, d'abord assez large, devient libre; après quoi il descend sur la face antérieure de l'avant-bras, contourne le radius, pour gagner le dos de cet os, sur lequel il descend, et va gagner la base du second os métacarpien, auquel il s'attache.

Ce muscle est situé sur le court radial externe. Il est couvert en partie, supérieurement, par le long supinateur, et son tendon inférieur passe sous les longs muscles du pouce, pour se rendre au dos de la main.

A l'extrémité inférieure de l'avant-bras, le tendon est logé dans une gaîne lisse. Avant de prendre son attache, il passe encore sur une petite bourse muqueuse.

Anomalies. On a vu le long radial externe se partager en deux ventres, et le tendon du second se porter au troisième os métacarpien, soit immédiatement, soit en se réunissant, sur le dos de la main, avec celui du court radial externe. — Chez certains sujets, il fournit, de sa partie supérieure même, un faisceau tendineux qui se réunit de suite

____

(1) ALBINUS, tab. 19, fig. 14, 14. — WEBER, II, III et IV, x.

avec le tendon du court radial externe. — Ailleurs, le tendon se divise en trois languettes.

Ce muscle étend la main. Lorsque la main est fixée sur l'avant-bras, il peut aider aussi à la flexion du bras et de l'avant-bras l'un sur l'autre.

Muscle court radial externe.

Le *muscle court radial externe,* ou *second radial externe,* ou *épicondylo-sus-métacarpien* (*extensor radialis brevis, radialis externus brevis*) (1), naît, par des lamelles tendineuses, du ligament annulaire du radius et du condyle externe de l'humérus. Ces lamelles font corps avec le tendon de l'extenseur commun des dogits et avec les autres feuillets tendineux qui tirent leur origine de la même éminence ; elles forment ainsi, en quelque sorte, un entonnoir long d'environ deux pouces, qui néanmoins présente une interruption là où le court radial externe rencontre le long et se confond avec lui. Les fibres charnues qui naissent de l'entonnoir tendineux forment un ventre arrondi, aplati, descendant à peu près jusqu'au milieu de l'avant-bras. Le tendon terminal, fort, aplati, et qui s'arrondit peu à peu, devient libre, gagne le dos de la main, avec celui du long radial externe, et va s'y fixer à la base du troisième os métacarpien.

Le muscle est situé sur le court supinateur et la partie inférieure du rond pronateur ; le long radial externe le couvre dans toute sa longueur. Son tendon inférieur se trouve renfermé, jusqu'au carpe, dans la même gouttière que celui du long radial externe, et il est entouré d'une gaîne lisse.

Entre le commencement du muscle et le court supinateur, on voit une bourse muqueuse mince, mais considérable. Une autre, plus petite, se trouve placée sous son tendon, en avant de l'insertion à l'os du métacarpe.

Anomalies. Il est parfois si bien réuni avec le long radial externe, qu'il semble manquer chez quelques sujets. — Son tendon se divise en deux languettes, destinées toutes deux au doigt médius, ou à ce doigt et à l'indicateur : dans ce dernier cas, le muscle entier est quelquefois double. — On a vu un petit faisceau de ce muscle acquérir un tendon spécial, qui se réunissait avec celui du long radial externe. — On a trouvé le tendon partagé en trois languettes.

Le court radial externe sert à étendre la main.

(1) ALBINUS, tab. 19, fig. 11, 12. — WEBER, II, III et IV, XI.

Muscle extenseur commun des doigts.

Le muscle extenseur commun des doigts, ou *épicondylo-sus-pha-langien des doigts* (*extensor digitorum communis*) (1), naît au moyen de deux lames tendineuses, qui se rencontrent sous un angle aigu à son bord radial, et qui, supérieurement, partent toutes deux du bord inférieur et externe du condyle externe de l'humérus. L'insertion de l'une s'étend de ce point au bord externe du cubitus, en passant sur le ligament annulaire du radius ; ce feuillet descend, au bord interne du muscle, jusqu'au-dessous du milieu de l'avant-bras. L'insertion de l'autre feuillet va du point précité en avant vers le ligament annulaire du radius, et se continue sans interruption avec le feuillet tendineux profond du court radial externe. De la face interne des deux feuillets naissent les fibres charnues du muscle, qui est large à sa partie supérieure, mais qui se rétrécit promptement, et qui, vers le milieu de l'avant-bras, ou même plus haut déjà, se partage en trois ventres. Chaque ventre dégénère en un long tendon. Le premier tendon est destiné au doigt indicateur, le second au médius, le troisième à l'annulaire et au petit doigt. Le volume des tendons croît ordinairement du premier au troisième.

Le tendon du ventre moyen est déjà libre au-dessus de la moitié de l'avant-bras ; mais il se trouve couvert par les deux autres ventres. Les fibres charnues du premier ventre descendent plus bas. Celles du troisième arrivent presque jusqu'à l'extrémité inférieure du radius.

Les trois tendons pénètrent, conjointement avec l'extenseur propre de l'indicateur, dans une gouttière située à l'extrémité inférieure du radius, sur le dos de la main ; après quoi ils divergent, deviennent plus larges, et vont gagner la face dorsale de leurs doigts. A la première articulation digitale, chaque tendon est supérieurement retenu en place par des fibres annulaires, qui, des deux côtés, se rendent des muscles lombricaux et de la première phalange elle-même au bord et à la face dorsale du tendon. Plus bas, les tendons des muscles lombricaux eux-mêmes, et en partie aussi ceux des inter-osseux, ga-gnent les bords des tendons, qui se partagent ensuite en trois fais-ceaux ; le médian, plus court que les autres, s'attache à la base de la seconde phalange ; les deux latéraux, qui reçoivent encore des fibres de la tête de la première phalange, passent sur l'articulation de la seconde phalange, se réunissent sur cette dernière, et s'attachent en-suite à la base de la troisième.

(1) Albinus, tab. 20, fig. 1. — Weber, III, xiv.

Le premier tendon marche obliquement sur le second os métacarpien, pour gagner le doigt indicateur, en dehors du tendon de l'extenseur propre de ce doigt, avec lequel il se réunit à la première articulation digitale.

Le second descend en ligne droite sur le troisième os métacarpien, reçoit ordinairement une languette du troisième avant d'atteindre la première articulation digitale, et se réunit là encore avec une autre languette qui lui envoie parfois l'extenseur propre de l'index.

Le troisième tendon, quand il ne s'était pas déjà partagé au-dessus du poignet, se divise au carpe, ou sur le métacarpe, en deux autres tendons destinés au quatrième et au cinquième doigt. Celui du quatrième fournit généralement, au-dessus de l'articulation digitale, un faisceau qui va gagner transversalement ou obliquement celui du doigt médius, et un autre analogue qui se rend à celui du petit doigt. Le tendon de ce dernier donne également une languette transversale ou oblique à celui du quatrième doigt, et se réunit ensuite avec le tendon propre de l'extenseur du petit doigt.

Les anastomoses entre les tendons du cinquième et du quatrième doigt ne manquent jamais; il est rare qu'on ne trouve pas celles entre les tendons du quatrième et du troisième. Mais, en outre, on rencontre encore, sur le métacarpe, de minces languettes aponévrotiques transversales, qui servent à réunir ensemble deux tendons voisins.

L'extenseur commun des doigts couvre le court supinateur, les longs muscles du pouce, et en partie aussi l'extenseur propre de l'index. Il est situé entre les deux radiaux externes en dehors, le cubital et l'extenseur propre du petit doigt en dedans, et couvert seulement par la peau.

Les tendons ont des gaînes plates, qui commencent là où ils deviennent libres, et, passant sur l'articulation radio-carpienne, s'étendent jusqu'à la base des os métacarpiens. Une petite bourse muqueuse est placée sous chaque tendon, à la première articulation digitale.

Anomalies. La division du muscle en trois ventres commence quelquefois très haut. Il est plus commun de voir le troisième ventre se partager, à une grande hauteur, en deux autres plus petits, de sorte que le muscle offre déjà quatre ventres à l'avant-bras. Dans certains cas même, il y en a cinq, le troisième se partageant en trois, dont le premier acquiert un tendon libre avant les deux autres, et le troisième n'en reçoit un qu'en dernier lieu. Les deux premiers tendons du troisième ventre se rendent ensuite au doigt annulaire, et le troisième au petit doigt; ou bien le médian appartient en commun aux deux doigts.

Le muscle étend les quatre doigts externes dans leurs trois articulations, et les écarte en même temps un peu les uns des autres. Cependant l'extension de quelques articulations peut être empêchée par les antagonistes, sans préjudice pour les autres articulations. Ainsi le muscle peut étendre les premières phalanges des quatre doigts, tandis que la seconde et la troisième sont fléchies par le fléchisseur commun. Il peut étendre la seconde et la troisième phalange des quatre doigts pendant que la première est fléchie par les muscles lombricaux. Mais le fléchisseur commun superficiel des doigts et le profond ne peuvent point agir isolément en sens inverse de l'extenseur.

Muscle extenseur propre du petit doigt.

Le *muscle extenseur propre du petit doigt*, ou *épicondylo-susphalangettien du petit doigt* (*extensor digiti minimi*) (1), est mince et long. Il naît, charnu, immédiatement au-dessous de l'articulation huméro-cubitale, presque jusqu'au milieu de l'avant-bras, et provient en partie du tendon du cubital externe, en partie du côté cubital de l'expansion tendineuse de l'extenseur commun des doigts, de manière qu'une partie des fibres tendineuses descend jusqu'à une certaine distance sur son ventre. Les fibres charnues s'attachent inférieurement à un tendon qui commence déjà à une grande hauteur dans l'intérieur du muscle, et devient visible au-dessous du milieu de l'avant-bras, mais reçoit encore des fibres charnues jusqu'auprès de l'articulation radio-carpienne. Le muscle descend en ligne droite sur la face dorsale de l'avant-bras; son tendon entre dans une gouttière située entre le radius et le cubitus; parvenu sur le cinquième os du métacarpe, il devient plus large, et souvent se divise, mais pour se réunir de nouveau bientôt après; enfin il descend sur le dos du petit doigt; là il se comporte absolument de même que les tendons de l'extenseur commun destinés aux trois doigts du milieu. Sur le carpe, il fournit régulièrement une languette tendineuse qui va gagner le tendon extenseur du quatrième doigt; mais là aussi se réunit à lui la portion de tendon de l'extenseur commun qui est destinée au petit doigt.

Ce muscle est situé supérieurement entre l'extenseur commun des doigts et le cubital externe, inférieurement sur l'extenseur propre du doigt indicateur, et il n'est couvert que par la peau.

Depuis l'endroit où il commence à devenir libre jusqu'au milieu du métacarpe, le tendon inférieur est renfermé dans une gaîne lisse.

(1) ALBINUS, tab. 20, fig. 1. — WEBER, III, XX.

Anomalies. L'extenseur du petit doigt manque quelquefois, et alors il est suppléé par l'extenseur commun des doigts. Plus fréquemment son tendon se divise beaucoup plus haut, ou le muscle lui-même est séparé en deux ventres distincts, dont les tendons suivent tantôt un canal commun, et tantôt chacun un canal spécial, sur le dos de la main, et sont destinés, soit tous deux au petit doigt, cas dans lequel ils se réunissent au niveau de la première articulation, soit au quatrième et au cinquième doigt.

Il étend le petit doigt.

Muscle cubital externe.

Le *muscle cubital externe*, ou *cubito-sus-métacarpien* (*extensor carpi ulnaris*, *ulnaris externus*) (1), naît du bord inférieur du condyle externe de l'humérus, par une languette tendineuse qui, supérieurement, est unie au tendon de l'extenseur commun des doigts, dont on ne peut parvenir à la séparer. Cette languette descend, sur la face du muscle tournée vers l'os, jusqu'au-dessous du milieu de l'avant-bras, et sert d'origine aux fibres charnues. Mais une lame plus mince et plus courte s'étend aussi sur sa face postérieure, et reçoit encore les insertions de plusieurs fibres charnues. Le faible ventre qui a pris ainsi naissance, descend dans la gouttière de la face postérieure du cubitus, presque jusqu'au carpe. Son tendon inférieur, qui est fort, commence assez haut déjà dans l'intérieur du muscle, et ne tarde pas non plus à se montrer extérieurement, mais ne devient tout-à-fait libre que peu au-dessus du carpe ; il pénètre, sur le dos de la main, dans la gouttière située derrière l'apophyse styloïde du cubitus, et s'attache au côté cubital de la base du cinquième os métacarpien.

Le muscle est placé supérieurement entre l'extenseur commun des doigts et l'anconé : il se trouve en rapport, dans la plus grande partie de sa longueur, avec l'extenseur propre du petit doigt. La portion de l'aponévrose antibrachiale qui provient du bord postérieur du cubitus, est appliquée très exactement sur sa face postérieure, ce qui produit en quelque sorte le même aspect que si le muscle lui-même naissait en partie de cet os.

Toute la portion libre du tendon inférieur est logée dans une gaîne lisse.

Anomalies. Du tendon inférieur s'isole parfois une languette tendineuse qui descend sur le dos du cinquième os métacarpien, et se joint

(1) ALBINUS, tab. 19, fig. 15. — WEBER, III, XV.

au tendon de l'extenseur propre du petit doigt, ou devient plus large et va s'attacher au côté radial de la base de la première phalange.

Le cubital externe étend la main, et l'incline un peu sur le côté cubital de l'avant-bras.

Muscle court supinateur.

Le *muscle court supinateur*, ou *épicondylo-radial* (*supinator brevis*) (1), court, large et volumineux, naît de tout le côté externe du ligament annulaire du radius jusqu'à la petite échancrure sigmoïde du cubitus, puis, à partir de là, le long du quart supérieur du bord externe du cubitus, et de l'espace triangulaire situé immédiatement au-dessous de la petite échancrure sigmoïde de ce dernier os. L'origine a lieu en partie par des fibres charnues, en partie par une lame aponévrotique qui s'étend sur la plus grande partie de la face par laquelle le muscle regarde l'os. Le muscle s'attache, par des fibres charnues, au tiers supérieur du côté externe du radius; son insertion occupe en haut tout le pourtour du radius, à l'exception de la tubérosité bicipitale, tandis qu'en bas elle se rétrécit peu à peu et s'étend jusqu'à l'attache du rond pronateur. Quand la main se trouve dans la supination, les fibres antérieures, qui sont les plus courtes, descendent en ligne droite, et les suivantes se portent un peu obliquement du cubitus au radius; si la main est en pronation, les premières ont une marche oblique, et sont en même temps un peu contournées.

Le court supinateur se compose toujours, à sa partie supérieure, de deux couches, entre lesquelles passe une branche du nerf radial : de ces couches, l'une, superficielle, est plus mince, et naît par une large expansion tendineuse; l'autre, profonde, est plus épaisse.

Le muscle est situé immédiatement sur le radius. Il est couvert, en arrière, par l'anconé, l'extenseur commun des doigts et le cubital externe; en dehors, par le court radial externe.

Anomalies. Les deux couches qui le composent sont parfois assez développées pour le faire paraître réellement double; dans un de ces cas, la tête supérieure provenait du condyle externe de l'humérus (2).

Il porte le radius dans la supination. Quand l'avant-bras est en pronation, ce sont surtout ses fibres antérieures qui agissent. Ses fibres inférieures se contractent principalement lorsqu'il s'agit de fixer dans sa position le radius amené à l'état de supination.

(1) ALBINUS, tab. 19, fig. 17, 18. — WEBER, I et II, XII.
(2) SANDIFORT, *Exercitationes academicæ*, 1783, p. 93.

Muscle long abducteur du pouce.

Le *muscle long abducteur du pouce*, ou *cubito-sus-métacarpien du pouce* (*abductor pollicis longus*) (1), est des quatre muscles profonds de la face dorsale de l'avant-bras celui qui monte le plus haut. Il naît du bord externe du cubitus, dans le second tiers de sa longueur, ayant supérieurement des connexions avec le court supinateur; mais il provient également de la face postérieure du radius, au-dessous de l'insertion du court supinateur, parfois jusqu'au tiers inférieur de sa longueur; enfin il reçoit aussi quelques fibres du ligament inter-osseux, entre ces deux premières origines. Partout il est charnu à son origine : seulement, du cubitus naît, en même temps que lui, une expansion tendineuse, qui descend assez loin sur sa face postérieure. Le ventre formé peu à peu par la réunion de ces fibres se dirige en bas, et en même temps se contourne peu à peu autour du radius, de manière que, vers l'extrémité inférieure de cet os, il en occupe tout-à-fait la face externe. Le tendon inférieur commence assez haut dans l'intérieur du muscle; quelquefois cependant les dernières fibres charnues n'y arrivent qu'à la hauteur de l'articulation radio-carpienne. Il passe dans la gouttière située sur l'apophyse styloïde du radius, conjointement avec le tendon du court extenseur du pouce, et s'attache au côté radial de la base du premier os métacarpien, ainsi qu'à l'os trapèze.

Le muscle est couvert par l'extenseur commun des doigts. En bas, il passe, obliquement, avec le court extenseur du pouce, sur les tendons des deux radiaux externes, et là n'est couvert que par la peau. La portion libre du tendon inférieur est contenue, jusqu'au carpe, dans une gaîne lisse.

Anomalies. Très souvent une languette du tendon inférieur se rend au court abducteur du pouce. Cette scission s'étend fréquemment à une grande partie du tendon, ou même remonte jusqu'au ventre charnu, qui alors se termine par deux tendons; ceux-ci aboutissent au point ordinaire de l'os métacarpien et du trapèze, ou bien l'un d'eux se réunit avec le court abducteur du pouce. Le tendon qui va se joindre à ce dernier muscle reçoit parfois encore un petit ventre charnu avant la jonction. — On a vu le long abducteur du pouce partagé en deux dans toute sa longueur; en pareil cas, l'un des muscles se confond entièrement avec le court abducteur (2), qui, alors, au lieu d'être petit

---

(1) ALBINUS, tab. 20, fig. 18, 19. — WEBER, I et III, XVI.
(2) ROSENMULLER, p. 7.

comme à l'ordinaire, devient long et digastrique. — Chez certains sujets, il n'y a pas moyen de séparer le ventre musculaire du court extenseur du pouce.

Le long abducteur du pouce écarte ce doigt des autres, rapproche
la main du bord radial de l'avant-bras, agit comme antagoniste de
l'opposant du pouce, et aide l'action des extenseurs de ce doigt.

Muscle court extenseur du pouce.

Le *muscle court extenseur du pouce*, ou *cubito-sus-phalangien
du pouce* (*extensor brevis pollicis s. minor*) (1), est petit, et naît,
au troisième quart environ de la hauteur de l'avant-bras, du ligament
inter-osseux, et du cubitus ou du radius, par des fibres charnues, qui
se dirigent en bas et en même temps vers le radius. Les inférieures
seules sont tendineuses, et s'épanouissent sur la face postérieure de
la main. Celui-ci se rétrécit promptement en fuseau, et dégénère
en un tendon arrondi, qui devient libre au-dessus de l'articulation du
carpe, passe en cet endroit dans la gouttière située sur l'apophyse
styloïde du radius, où il se trouve au côté interne du tendon du long
abducteur, et descend sur l'os métacarpien du pouce. Ce tendon est
retenu, sur la première articulation digitale, par des fibres annulaires, qui partent du côté radial de l'articulation. Lui-même se réunit avec celui du long extenseur du pouce, à son côté radial, et l'accompagne jusqu'à la phalange onguéale, ou s'attache en grande partie
à la base de la première phalange, et n'envoie qu'une petite portion
se joindre au tendon du long extenseur.

Le muscle est situé entre le long abducteur et le long extenseur du
pouce, couvert par l'extenseur commun des doigts.

Son tendon inférieur est logé dans une gaîne lisse, sur l'extrémité
inférieure du radius, jusqu'à la base du premier os métacarpien, et
quoiqu'il traverse la même gouttière du radius que celui du long abducteur, cependant les gaînes des deux tendons sont toujours séparées
par une cloison fibreuse.

Anomalies. Il arrive fréquemment qu'on parvient avec peine à séparer le muscle du long abducteur, à son origine, parce qu'une expansion tendineuse commune les couvre tous les deux.

Il étend les phalanges du pouce, et agit comme antagoniste de l'opposant de ce doigt, lorsque celui-ci est élevé vers le dos de la main.

____

(1) ALBINUS, tab. 20, fig. 23. — WEBER, I et III, XVII.

Muscle long extenseur du pouce.

Le *muscle long extenseur du pouce*, ou *cubito-sus-phalangettien du pouce* (*extensor pollicis longus s. major*) (1), prend naissance, par des fibres presque partout charnues, au second et au troisième quart de la longueur de l'avant-bras. Il provient du bord externe du cubitus, et inférieurement aussi du ligament inter-osseux. Un petit nombre seulement de fibres tendineuses s'épanouissent sur sa face externe. Les fibres supérieures naissent aussi en partie du commencement tendineux du long abducteur du pouce. Toutes se réunissent en un ventre charnu, qui devient de plus en plus étroit, et elles s'attachent à un tendon qui commence très haut dans l'intérieur du muscle, descend au côté radial de ce dernier, commence à devenir libre de ce côté, et ne cesse de recevoir des fibres charnues qu'au-dessus de l'articulation de la main. Le tendon se dirige obliquement vers le côté externe ; au milieu de l'extrémité inférieure du radius il s'insinue dans une gouttière particulière, descend, plus rapproché du côté cubital, sur le dos du premier os métacarpien et de la première phalange du pouce, et s'insère à la base de la seconde phalange. Il ne se divise pas en languettes latérales, comme ceux de l'extenseur commun des orteils ; mais des fibres annulaires le fixent aux os, au niveau de la première articulation du pouce, du côté cubital, et plus loin il est fortifié par des fibres tendineuses des petits muscles de ce doigt.

Assez ordinairement le tendon du long extenseur du pouce reçoit, en totalité, ou du moins en partie, celui du court extenseur, au côté radial.

Le muscle est situé, à l'avant-bras, entre le long abducteur et le court extenseur du pouce en dehors, l'extenseur propre de l'index en dedans. Il est couvert par l'extenseur commun des doigts. Son tendon inférieur passe sur ceux des muscles radiaux externes, pour arriver au pouce.

Le tendon est enveloppé par une gaîne lisse, qui s'étend depuis le ligament dorsal du carpe jusqu'à la base du premier os métacarpien, et qui communique quelquefois, par une ouverture ronde, avec la gaîne des radiaux externes, située au-dessous. Plus loin, il est renfermé dans une gaîne de tissu cellulaire lâche ; mais, à la première articulation du pouce, on trouve de nouveau une bourse muqueuse au-dessous de lui.

Anomalies. Le muscle est parfois plus ou moins complétement

____

(1) ALBINUS, tab. 20, fig. 22. — WEBER, III, XVIII.

double, son extrémité inférieure se partageant en deux tendons, dont l'un gagne la première phalange du pouce.

Il étend la phalange onguéale du pouce, agit comme antagoniste de l'opposant, et remplit les fonctions d'extenseur du pouce, alors même que la dernière phalange de ce doigt est fléchie.

Muscle extenseur propre du doigt indicateur.

Le *muscle extenseur propre du doigt indicateur*, ou *cubito-sus-phalangettien de l'index* (*extensor indicis*, *indicator*, *indicato-rius*) (1), naît, au troisième quart de la longueur de l'avant-bras, du bord externe et de la face postérieure du cubitus, et un peu aussi du ligament inter-osseux. La plupart de ses fibres sont charnues à leur origine ; de la crête cubitale seule part une expansion tendineuse qui s'étale sur la face postérieure du muscle. Les fibres se réunissent en un ventre qui devient de plus en plus étroit, et aboutissent à un tendon qui commence déjà très haut dans l'intérieur du muscle. Ce tendon ne devient tout-à-fait libre qu'au-dessous ou même à la hauteur du carpe. Il s'engage, avec ceux de l'extenseur commun des doigts, dans une gouttière particulière du radius, et descend sur le métacarpe, pour gagner la base de la première phalange du doigt indicateur. Là il se confond en totalité avec celui des tendons de l'extenseur commun qui est destiné au doigt indicateur, et auquel il s'unit sur son côté cubital.

A son origine, le muscle est placé à côté et en partie au-dessus du long extenseur du pouce. Il est couvert par l'extenseur commun des doigts, et aussi, à son origine, par le cubital externe. Son tendon a, dans la gouttière du radius, une gaîne lisse, qui communique avec celle de l'extenseur commun des doigts, et qui descend jusqu'à la base du métacarpe.

Anomalies. Les anomalies de ce muscle sont assez fréquentes, et consistent la plupart du temps en une duplication plus ou moins complète. En pareil cas, une partie du muscle se rend au doigt médius, comme il est de règle chez plusieurs mammifères, ou bien le muscle se distribue même au second, au troisième et au quatrième doigt. Par cette anomalie, jointe à la présence du court extenseur du pouce, se trouve parfaitement reproduit le court extenseur des orteils, du membre inférieur. On rencontre les variétés suivantes : — Le tendon se bifurque inférieurement, mais les deux languettes vont au doigt indicateur. — Le ventre est double, mais les tendons sont réunis avant

---

(1) ALBINUS, tab. 20, fig. 20. — WEBER, III, XIX.

l'arrivée au doigt. — Il y a deux ventres, dont l'un vient du radius, ou du ligament dorsal de la paume de la main, et l'insertion se fait à l'index. — Le tendon terminal est double, et il y en a un qui se rend au doigt médius. — On observe un muscle propre du doigt médius, qui, toujours plus petit que celui de l'indicateur, est peut-être charnu jusqu'au milieu du carpe, et provient du cubitus, ou plus rarement du radius (Meckel), notamment de la gouttière destinée aux tendons des extenseurs des doigts (1). — Le tendon du muscle du doigt médius se divise pour aller gagner en même temps l'indicateur, ou même le quatrième doigt (Meckel). — Le muscle offre un tendon mitoyen, qui le partage en deux ventres, dont l'inférieur repose sur l'os du métacarpe (2). — L'extenseur propre de l'index manque ; on l'a trouvé une fois remplacé par un muscle plus court, qui naissait du ligament dorsal du carpe, et demeurait charnu jusqu'au milieu de l'os métacarpien (3).

Ce muscle étend le doigt indicateur et l'incline en même temps vers le médius.

Muscle palmaire grêle.

Le *muscle palmaire grêle*, ou *petit palmaire*, ou *épitrochlo-palmaire* (*palmaris longus*) (4), mince et fusiforme, naît, charnu, de l'expansion tendineuse commune au fléchisseur sublime des doigts et au radial interne, du condyle interne de l'humérus, dans une étendue d'environ deux pouces, et d'une lame aponévrotique qui part de cette même éminence, s'étale sur lui, et tient des deux côtés aux muscles dont l'énumération vient d'être donnée. Le tendon inférieur, long, arrondi, aplati, et très considérable proportionnellement au ventre, est d'abord caché dans l'intérieur du muscle ; mais il ne tarde pas à devenir tout-à-fait libre, et il descend sur le milieu de l'avant-bras, jusqu'au carpe, où il se divise ; un faisceau, plus petit, se porte en dehors, et se réunit avec l'origine des petits muscles du pouce ; le reste du tendon, devenant plus large, se continue avec l'aponévrose palmaire, comme si celle-ci en était le prolongement.

Le ventre du muscle est logé dans un enfoncement en forme de gouttière du fléchisseur sublime des doigts et du radial interne, couvert par la peau. Le tendon inférieur repose sur le fléchisseur sublime

---

(1) SANDIFORT, *Obs. anat. pathol.*, lib. IV, c. 4, p. 39.

(2) ROSENMULLER, *De nonnullis masculorum varietatibus*, p. 7.

(3) MOSER, dans MECKEL, *Deutsches Archiv*, t. VII, p. 225.

(4) ALBINUS, tab. 20, fig. 26. — WEBER, I, II.

des doigts, entouré par une gaîne, et couvert par l'aponévrose de l'avant-bras, que perce cependant sa partie la plus inférieure.

Anomalies. Très souvent le palmaire grêle manque à un bras ou aux deux. Cependant, même alors, l'aponévrose palmaire existe, ce qui prouve que le muscle ne fait que s'y perdre par son tendon, et qu'il ne la produit pas. Son absence est quelquefois suppléée par un tendon du fléchisseur sublime des doigts. —J'ai trouvé au bras gauche d'un homme, chez lequel le palmaire grêle n'existait pas, la disposition suivante : Au milieu du radius, là où s'attache le rond pronateur, et d'où part le faisceau le plus inférieur du fléchisseur sublime, naissait un mince tendon, long de deux pouces, auquel succédait un ventre charnu, grêle et fusiforme, terminé lui-même par un autre petit tendon, qui se continuait avec l'aponévrose palmaire. Le muscle entier était situé au-dessous du fléchisseur sublime, le long du nerf médian. — On a vu le palmaire grêle charnu jusqu'au carpe, ou tendineux en haut et en bas, et charnu dans le milieu, ou tendineux en haut et charnu à son insertion inférieure. —Quelquefois le tendon inférieur n'atteint pas l'aponévrose palmaire, et s'insère soit au cubitus, soit au carpe.—Le muscle a été trouvé double. J'ai vu, au côté gauche, partir, tout au haut du muscle normal, un fort tendon qui descendait le long de son bord interne, et dégénérait, au-dessous du milieu de l'avant-bras, en un gros ventre charnu, lequel se perdait dans l'aponévrose palmaire. De l'autre côté du corps, le muscle était charnu dans la plus grande partie de sa longueur ; il n'offrait de tendon qu'en haut et en bas.

Le palmaire grêle tend l'aponévrose palmaire, et peut en même temps contribuer à fléchir la main.

Muscle cubital interne.

Le *muscle cubital interne,* ou *cubito-carpien* (*flexor carpi ulnaris, ulnaris internus*) (1), long et aplati, a deux origines, ou deux têtes, réunies sur-le-champ ensemble, entre lesquelles le nerf cubital descend à l'avant-bras. La plus grosse tête est une expansion aponévrotique, qui commence au bord interne de l'olécràne, et d'un côté s'étend en devant vers la grande échancrure semi-lunaire, d'un autre côté descend le long du bord postérieur, jusqu'au tiers inférieur du cubitus, et là consiste en des fibres qui suivent une direction à peu près verticale de haut en bas. L'autre tête est une languette ten-

(1) ALBINUS, tab. 19, fig. 10, 11.—WEBER, I et III, IV.

dineuse, qui s'insère à la partie inférieure interne du condyle interne de l'humérus, et descend au bord antérieur du muscle aplati, où elle est intimement unie avec l'origine tendineuse du fléchisseur sublime des doigts. Les fibres charnues qui naissent des deux têtes, principalement de la plus grosse, se fixent à un fort tendon, plus aplati que rond, qui commence dans l'intérieur du muscle, peu au-dessous de l'articulation du coude, apparaît extérieurement au tiers inférieur de l'avant-bras, mais continue jusqu'au poignet de recevoir des fibres charnues à son bord interne. Le muscle est donc semi-penné à sa partie inférieure. Le tendon s'attache à l'os pisiforme, d'où partent des expansions fibreuses allant à d'autres os du carpe et au cinquième métacarpien, qu'on peut en partie considérer comme des prolongements de ce tendon.

Le muscle repose en manière de capsule sur la partie interne du cubitus et celle du fléchisseur profond des doigts, en haut aussi sur celle du fléchisseur sublime. Il n'est couvert que par la peau.

Au-devant de l'attache à l'os pisiforme, on trouve parfois une petite bourse muqueuse sous son tendon.

Il fléchit la main sur l'avant-bras, en même temps qu'il la tourne un peu en dehors.

Muscle radial interne.

Le *muscle radial interne*, ou *radial antérieur*, ou *grand palmaire*, ou *épitrochlo-métacarpien* (*radialis internus s. anterior, palmaris magnus*) (1), dont le ventre est plat à sa partie supérieure, et presque triangulaire inférieurement, naît, par de fortes fibres tendineuses, au bord du condyle interne de l'humérus, entre le rond pronateur et le fléchisseur sublime des doigts. Ce tendon enveloppe les fibres charnues en manière d'entonnoir, et descend, en dehors, jusqu'au milieu de l'avant-bras. Du reste, il est uni avec les tendons d'origine du rond pronateur et du fléchisseur sublime, le premier surtout, dont, sur une certaine étendue, on ne peut parvenir à le séparer. Le tendon inférieur, épais et aplati, commence déjà à très peu de distance au-dessous de l'articulation huméro-cubitale, dans l'intérieur du muscle; mais jusqu'au-dessous du milieu de l'avant-bras, il continue de recevoir des fibres charnues sur sa face tournée vers l'os et sur son bord radial. Il descend sur l'avant-bras, gagne le carpe, où il se place dans la gouttière de l'os trapèze, étale ensuite ses fibres pour s'insérer à la base du second os du mé-

____

(1) ALBINUS, tab. 19, fig. 9. — WEBER, I, III.

tacarpe, et fournit aussi une languette transversale qui se porte à la base du troisième ou même du quatrième. Assez fréquemment une partie des fibres aboutit au crochet de l'os trapèze.

Le muscle, situé supérieurement dans une gouttière formée par le fléchisseur sublime et le rond pronateur, est couvert par le palmaire grêle et la peau. Son tendon inférieur est tout-à-fait superficiel à l'avant-bras; mais il se trouve renfermé dans une gaîne lâche qui, dès au-dessus même du carpe et jusqu'à la fin, a tous les caractères d'une véritable gaîne tendineuse.

Il fléchit la main sur l'avant-bras, et la tourne un peu du côté cubital.

Muscle rond pronateur.

Le *muscle rond pronateur*, ou *épitrochlo-radial* (*pronator teres*) (1), est court et fort. Il naît par deux faisceaux, qu'on peut regarder comme autant de têtes. Le faisceau supérieur vient de toute la face antérieure du condyle interne de l'humérus, soit immédiatement par des fibres charnues, soit au moyen d'une expansion tendineuse, qui, partant du bord de cette éminence, marche principalement sur le bord postérieur du muscle, et fait corps avec les origines tendineuses du cubital externe et du fléchisseur superficiel des doigts. Le faisceau inférieur naît, en partie charnu, en partie tendineux, du ligament latéral interne de l'articulation huméro-cubitale et de l'apophyse coronoïde du cubitus. Le ventre, de forme arrondie, mais aplati, se dirige en bas et en dehors. Le fort tendon plat auquel les fibres charnues s'attachent est d'abord caché dans l'intérieur du muscle, mais il ne tarde pas à devenir libre sur sa face radiale; il prend son insertion, dans l'étendue d'un pouce ou d'un pouce et demi, au côté externe du milieu du radius.

Le rond pronateur est situé sur la partie la plus inférieure du brachial antérieur, et sur une partie du court supinateur. Il a des rapports en dedans avec le fléchisseur superficiel des doigts, en dehors avec le long supinateur. Il est couvert en partie par le radial interne, et dans le reste de son étendue par la peau.

Anomalies. Le faisceau inférieur semble parfois manquer; mais alors il est remplacé par une portion charnue qui part de la face interne du tendon d'origine. Il n'est pas rare que ce faisceau soit séparé du reste du muscle dans toute sa longueur, jusqu'à l'attache au radius, de sorte que le muscle paraisse double. Chez certains sujets, ce faisceau passe,

____

(1) ALBINUS, tab. 19, fig. 19, 20. — WEBER, I, 1.

comme le reste du muscle, au-devant du nerf médian, tandis qu'ordinairement c'est derrière qu'on le trouve. — On voit parfois le muscle à deux têtes, parce qu'au-dessus du rond pronateur normal, il naît de l'humérus un faisceau distinct, qui se réunit avec ce dernier par un tendon, au-dessous de l'articulation du coude. — La portion fixée au condyle externe de l'humérus renferme parfois, dit-on, un os sésamoïde. — Dans quelques cas, le muscle reçoit encore des faisceaux qui proviennent de l'expansion tendineuse du fléchisseur superficiel des doigts.

Le rond pronateur fait tourner le radius sur son axe, et met ainsi la main en pronation. Quand le radius est fixé, dans quelque situation d'ailleurs que se trouve la main, il peut fléchir le bras et l'avant-bras l'un sur l'autre.

Muscle fléchisseur superficiel des doigts.

Le *muscle fléchisseur superficiel*, *sublime*, ou *perforé des doigts*, *épitrochlo-phalangien commun* (*flexor digitorum sublimis s. perforatus*) (1), est considérable, et fort large à sa partie supérieure. Il a deux têtes, l'une grosse et l'autre petite. La grosse tête naît principalement du bord inférieur du condyle interne de l'humérus, puis du ligament latéral interne de l'articulation du coude, au côté interne du cubitus, depuis la ligne demi-circulaire jusqu'au-dessous de l'insertion du brachial antérieur, entre l'insertion de ce dernier muscle et le radius, enfin du bord antérieur tendineux du cubital interne. Cette origine a lieu par des fibres, les unes charnues et les autres tendineuses ; on remarque surtout, sur la face antérieure du muscle, d'épais faisceaux tendineux qui font corps avec les origines tendineuses des autres muscles provenant du condyle interne de l'humérus. La petite tête, séparée de la précédente par le nerf médian, naît, au moyen de fibres tendineuses isolées, du bord du radius qui répond à l'attache du court supinateur ; elle commence au-dessous de la tubérosité de l'os, et, vers le milieu de l'avant-bras, gagne le côté radial.

La grosse tête se divise sur-le-champ en une portion superficielle et une portion profonde.

La portion superficielle occupe toute la largeur de cette tête. Elle se partage, au milieu de l'avant-bras, ou même déjà plus haut, en deux ventres, dont les fibres se rendent aux tendons destinés pour le troisième et le quatrième doigt. Mais régulièrement, il se détache aupa-

____

(1) ALBINUS, tab. 20, fig. 4, 5. — WEBER, I, V, 1-8.

ravant, du bord radial de cette portion, un faisceau musculaire, né des parties profondes, qui dégénère en un mince tendon, et qui va gagner le long fléchisseur du pouce, dont il forme le faisceau supérieur.

La portion profonde, enveloppée par la première, comme par une sorte de gaîne, est, à proprement parler, un muscle digastrique. Le ventre supérieur, court et conique, dégénère en un fort tendon aplati, qui est tout-à-fait libre dans l'étendue de quelques lignes à quelques pouces, et sert ensuite d'origine au muscle inférieur. Celui-ci se partage immédiatement en un faisceau supérieur et un faisceau inférieur. Le faisceau supérieur est composé de fibres courtes, qui, d'ordinaire, n'aboutissent qu'au tendon destiné aux quatre doigts. Le faisceau inférieur se partage encore en un petit ventre pour le cinquième doigt, et un autre plus volumineux pour le second ; ces ventres sont totalement distincts dès leur origine même, et ne tardent pas à acquérir leurs tendons terminaux propres.

La petite tête forme une couche musculaire mince et large, qui se réunit avec la portion superficielle de la grosse tête, notamment avec le ventre charnu destiné au doigt médius.

Comme les fibres musculaires destinées au troisième doigt et au quatrième sont plus superficielles que celles qui appartiennent au second et au cinquième, les tendons de ces deux dernières sont couverts, jusqu'au creux de la main, par ceux du troisième doigt et du quatrième. Le tendon du troisième doigt est ordinairement le plus gros ; ceux du second et du quatrième ont à peu près le même volume ; celui du cinquième est le plus grêle. Celui du quatrième devient déjà tout-à-fait libre à quelques pouces au-dessus de l'articulation de la main ; les trois autres reçoivent des fibres charnues jusqu'au carpe.

Les quatre tendons passent, au-dessous du ligament annulaire antérieur du carpe, dans la gouttière des os carpiens, se rendent en divergeant à leurs doigts respectifs, et pénètrent, au-dessus de l'articulation de la première phalange, dans le canal formé d'abord par l'aponévrose palmaire, puis plus loin par une gaine fibreuse spéciale. Déjà, dans le creux de la main, on aperçoit, sur la face antérieure de chacun d'eux, un sillon qui devient plus profond en descendant, de manière qu'au milieu de la première phalange, il divise réellement le tendon en deux languettes, l'une externe, l'autre interne. Ces languettes éprouvent une torsion telle que les bords opposés se touchent sur la tête de la première phalange, et se réunissent de nouveau ensemble. De là résulte une fente oblongue, par laquelle passe le tendon du fléchisseur profond. Ensuite le tendon se divise encore une fois en deux languettes, qui s'insèrent au bord cubital et au bord radial de la seconde phalange, sur une crête qui en parcourt la longueur.

Le muscle est situé sur le fléchisseur profond. Il est couvert en partie par le rond pronateur, le radial interne et le palmaire grêle. En dedans, il touche au cubital interne.

Les tendons sont logés dans une double gaîne. La supérieure commence au-dessus du carpe, mais n'atteint pas l'articulation de la première phalange. Elle appartient en commun aux tendons du fléchisseur superficiel, du fléchisseur profond des doigts et du long fléchisseur du pouce; elle revêt le canal situé entre le carpe et le ligament annulaire antérieur, et envoie des prolongements aux divers tendons. L'inférieure est commune aux tendons du fléchisseur sublime et du fléchisseur profond de chaque doigt. Elle tapisse un canal creusé entre les phalanges et la gaîne tendineuse des fléchisseurs des doigts, et commence à quelques lignes au-dessus de l'articulation de la première phalange. Mais le tendon du fléchisseur superficiel n'est pas libre dans ce canal jusqu'à son attache; de distance en distance on y remarque des duplicatures de la gaîne muqueuse, qui portent le nom de *freins des tendons* (*vincula tendinum*). Les longs freins sont filamenteux; ils s'étendent des deux bords de la première phalange aux deux languettes du tendon du fléchisseur sublime, et manquent fréquemment d'un côté, ou même des deux; ils ont l'apparence de ligaments, quoique, d'après les recherches de Sœmmerring, ils ne servent qu'à guider de petits vaisseaux vers les tendons, de sorte qu'ils seraient mieux nommés freins des vaisseaux. Les freins courts ne manquent jamais; ils naissent, sous la forme d'une lame verticale, du milieu de la partie inférieure de la première phalange, se rétrécissent promptement, puis redeviennent plus larges, et gagnent la face postérieure du tendon, à la réunion de ses languettes; chacun d'eux, outre les deux bords par lesquels il est fixé, a encore deux autres bords, l'un supérieur, l'autre inférieur, qui sont libres et semi-lunaires.

Maslieurat-Lagémard (1) a fait, d'ailleurs, une observation, dont j'ai eu maintes fois l'occasion du constater la justesse en injectant de l'eau dans la gaîne commune supérieure des tendons; c'est qu'il n'y a que les trois doigts du milieu qui aient des gaînes inférieures spéciales et distinctes, la gaîne générale se prolongeant par des languettes jusqu'à l'extrémité du petit doigt et du pouce. Lorsqu'on ampute les

____

(1) *Gazette médicale*, 1839, n° 18.

phalanges unguéales des cinq doigts, et qu'on pousse de l'eau dans la gaîne commune supérieure, le liquide ne coule que par les plaies du pouce et du petit doigt, et il ne sort pas par celles des autres doigts. Cette particularité explique le danger des panaris au petit doigt et au pouce.

Anomalies. Le fléchisseur sublime est sujet à de très fréquentes anomalies, mais dont on ne peut qu'à peine donner un exposé satisfaisant, parce que l'anomalie d'une certaine portion du muscle est ordinairement accompagnée, dans une autre portion, d'une anomalie spéciale qui compense la première, en sorte qu'il faudrait souvent faire la description du muscle entier. Voici quelles sont celles que je connais. — le fléchisseur sublime des doigts envoie une languette tendineuse à l'un des tendons du profond ; — le faisceau destiné au long fléchisseur du pouce manque très fréquemment ; — la portion superficielle de la grosse tête ne contribue que peu à la formation du faisceau destiné au quatrième doigt, lequel provient principalement de la portion profonde ; — la portion profonde ne se rend pas seulement au quatrième doigt, mais envoie aussi au médius un faisceau charnu, qui, la plupart du temps, plus faible que celui du quatrième doigt, l'égale cependant quelquefois en volume. — J'ai vu se rendre au faisceau du doigt indicateur une tête séparée du muscle, qui naissait tendineuse du radius, entre le long fléchisseur du pouce et le court supinateur ; dans ce cas, le quatrième doigt était presque entièrement pourvu par la portion profonde de la grosse tête. — La portion profonde donne le faisceau destiné au doigt annulaire, et devient ensuite en totalité le faisceau de l'indicateur, en sorte que le fléchisseur sublime ne fournit pas de faisceau au cinquième doigt ; ce faisceau manquant est alors (Meckel) remplacé par un tendon provenant du fléchisseur profond. Moi-même, j'ai observé, dans un cas de ce genre, la disposition suivante, qui s'accorde avec une autre décrite par Moser (1) : du ligament annulaire antérieur du carpe et de la face interne de l'aponévrose palmaire (dans l'espace compris entre les tendons des doigts médius et indicateur) naissait un faisceau, charnu sur le champ, de la forme à peu près d'un muscle lombrical, qui se rendait à la première phalange du cinquième doigt, et là dégénérait en un tendon qui se partageait comme celui du fléchisseur sublime. (Sur l'autre bras, la même disposition existait sans doute ; car le faisceau du su-

(1) MECKEL, *Deutsches Archiv*, t. VII, p. 231.

blime allant au cinquième doigt manquait, quoique ce doigt offrît un tendon perforé) (1).

Le fléchisseur sublime fléchit la seconde phalange des quatre doigts internes, et rapproche ces doigts l'un de l'autre, quand ils étaient écartés. Si les extenseurs ne s'y opposent pas, la première phalange doit aussi être entraînée dans la flexion. Les ventres peuvent agir isolément, mais à des degrés fort inégaux de perfection. L'index, le médius et l'annulaire sont susceptibles de se fléchir isolément; mais la flexion du petit doigt suit toujours celle de l'annulaire. Le médius et l'annulaire, pourvus par la portion superficielle, peuvent aisément être fléchis sans les deux autres; mais l'indicateur et le petit doigt, pourvus par la portion profonde, suivent toujours l'annulaire, à cause du faisceau musculaire qui se rend de cette couche à l'annulaire. L'indicateur et le médius entraînent constamment un peu l'annulaire; l'annulaire et l'auriculaire, le médius. On peut faire agir ensemble l'index et l'annulaire par un mouvement lent; l'annulaire suit le médius et l'auriculaire. La combinaison de trois doigts n'exige aucune peine, quand l'indicateur reste étendu; elle est facile dans l'extension de l'auriculaire, plus difficile dans celle du médius, et presque impossible dans celle de l'annulaire (2).

Muscle fléchisseur profond des doigts.

Le *muscle fléchisseur profond des doigts, cubito-phalangettien commun* (*fl-xor digitorum profundus s. perforans*) (3), est considérable. Il naît, par des fibres charnues, des deux tiers supérieurs du cubitus, de la crête de cet os, jusqu'à l'olécrâne (où il provient en partie de l'expansion aponévrotique du cubital interne), et de la face antérieure et interne de l'os, du ligament interosseux, dans l'étendue qui vient d'être indiquée, et supérieurement encore, par quelques fibres, de la face antérieure du radius. Les plus nombreuses de ses fibres viennent du cubitus, le long du tendon du brachial antérieur. Ainsi né, le muscle se partage, vers le milieu environ de l'avant-bras, en trois ventres, dont les tendons deviennent libres de suite sur la

(1) Meckel (*Manuel d'anatomie*, trad. par A.-J.-L. Jourdan, t. II, p. 175) ne décrit que la disposition normale en disant : « Il n'est pas rare qu'un ventre » de ce muscle, notamment celui qui appartient à l'index, soit séparé des » autres dans toute sa longueur, et divisé, en outre, par un long tendon mi-» toyen, en deux portions charnues, l'une supérieure, l'autre inférieure. »

(2) Theile, dans Müller, *Archiv*, 1839, p. 429.

(3) Albinus, tab. 20, fig. 2. 3. — Weber, II, vi, *a, b, c, d*.

face antérieure, mais qui ne cessent de recevoir des fibres charnues qu'au voisinage de l'articulation de la main. Chaque ventre forme en quelque sorte un muscle demi-penné, dont les fibres s'insèrent à la face postérieure de son tendon. Le premier ventre, ou externe, est destiné au doigt indicateur; ses fibres viennent principalement du ligament interosseux. Le second, ou moyen, pour le doigt médius, contient surtout les fibres qui naissent en haut du cubitus. Au troisième, ou interne, se rendent les fibres nées au côté interne du cubitus; il se partage lui-même en deux ventres plus petits, l'un pour le quatrième et l'autre pour le cinquième doigt; cette scission commence parfois si haut, que le muscle lui-même se divise de suite en quatre ventres. Le tendon destiné au doigt du milieu a coutume d'être plus fort que les autres.

Les quatre tendons passent dans le creux de la main, en suivant la gouttière du carpe, y deviennent un peu plus larges, et s'anastomosent assez régulièrement ensemble, par de minces languettes qui s'isolent des tendons principaux. Après avoir servi d'origine aux muscles lombricaux, ils se rendent, en divergeant, chacun à la base de son doigt.

Là, chaque tendon pénètre, avec le tendon correspondant du muscle fléchisseur superficiel, dans le canal formé par une gaîne tendineuse. Il est couvert immédiatement par le tendon du fléchisseur superficiel, traverse, en arrivant à la première phalange, la fente de ce tendon, arrive ainsi à se placer sur lui, descend sur la seconde phalange, et atteint la base de la troisième, à toute la largeur de laquelle il s'attache. Après qu'il a franchi la fente du tendon du fléchisseur superficiel, on commence à apercevoir, sur sa face antérieure, un sillon qui continue jusqu'à l'insertion, et qui est plus marqué que partout ailleurs sur la seconde phalange. Les fibres tendineuses des deux côtés se dirigent d'arrière en avant et de dehors en dedans vers ce sillon, comme si le tendon avait été roulé sur lui-même des deux côtés.

Le muscle fléchisseur profond des doigts couvre le ligament interosseux et le carré pronateur. Il est enveloppé, en dedans, par le cubital interne, qui lui forme une sorte de capsule. En dehors, il touche au long fléchisseur du pouce. Dans tout le reste de son étendue, il est couvert par le fléchisseur superficiel.

Ses tendons sont logés dans les mêmes gaînes supérieures et inférieures que ceux du fléchisseur superficiel. Dans la gaîne inférieure, chacun d'eux est muni, avant son insertion, d'un court frein triangulaire, à bord supérieur échancré en demi-lune, qui s'étend du milieu de la partie inférieure de la seconde phalange à la face postérieure du tendon.

Anomalies. Quelquefois une tête particulière naît du condyle interne de l'humérus, marche entre les deux fléchisseurs des doigts, et se réunit avec le profond. Ou bien on voit naître, d'un point quelconque du radius (en haut, dans le milieu, en bas), un faisceau musculaire qui se réunit avec le fléchisseur profond, spécialement avec le ventre destiné au doigt indicateur. Cette anomalie rappelle la courte tête du long fléchisseur des orteils. — On a vu le muscle recevoir un faisceau du fléchisseur superficiel des doigts. — Dans certains cas, le long fléchisseur du pouce envoie, à la hauteur du carpe, un faisceau au ventre destiné au doigt indicateur. — Il n'est pas rare que le nombre des ventres augmente; que, par exemple, le quatrième et le cinquième doigt reçoivent trois ventres, dont le moyen est commun aux deux doigts.

Le muscle fléchit les dernières phalanges des quatre doigts externes, mais il ne peut produire cet effet sans que la seconde phalange se fléchisse en même temps.

Poulies et gaines fibreuses des tendons des fléchisseurs des doigts.

Les longs tendons des fléchisseurs des doigts (et des orteils) diffèrent essentiellement de ceux d'autres muscles, en ce qu'ils passent sur plusieurs articulations. Ils possèdent pour cela un double appareil particulier, savoir, des *poulies fibro-cartilagineuses* (*trochleæ fibro-cartilagineæ*) et des *gaines tendineuses* (*vaginæ tendineæ*). Ces parties sont construites absolument de la même manière pour les quatre doigts internes.

I. *Poulies.* Au-devant de chacune des trois articulations phalangiennes se trouve une partie fibro-cartilagineuse, dont les fibres affectent une direction transversale. Sa face postérieure est adhérente à la capsule synoviale; les tendons des fléchisseurs glissent sur sa face antérieure. La direction de ses fibres suffit déjà pour prouver qu'elle n'appartient pas à l'articulation, à titre de ligament.

Les *poulies des premières articulations digitales* forment une lame fibro-cartilagineuse commune, qui s'étend transversalement au-devant des quatre doigts; car les ligaments antérieurs du métacarpe (*ligamentum capitulorum ossium metacarpi*) (1) se continuent sans in-

---

1) WEITBRECHT, *Sundesmologia*. tab. VI, fig. 21. E.

terruption, des deux côtés, avec ces poulies, par la plus grande partie de leurs fibres. Sur la lame reposent les os sésamoïdes qui appartiennent aux premières articulations des doigts. Elle-même est fixée, en dedans, à l'extrémité antérieure du cinquième os métacarpien, sur son côté cubital; en dehors, au bord radial du second métacarpien, et un peu aussi au premier muscle interosseux externe. Inférieurement, elle s'étend, au-devant des quatre premières articulations digitales, un peu plus loin que dans les intervalles des doigts; le bord inférieur repose là sur la base des premières phalanges. Supérieurement, elle devient peu à peu plus mince, mais monte en partie à un pouce au-dessus de l'articulation, et se perd dans l'enveloppe aponévrotique des muscles interosseux. Cette lame fibro-cartilagineuse se trouve placée entre les tendons fléchisseurs et les muscles lombricaux sur la face palmaire, les interosseux sur la face dorsale. Du côté de la face dorsale, elle se fixe aux têtes des os métacarpiens par des fibres tendineuses, qui appartiennent aux ligaments antérieurs du métacarpe; à sa face palmaire s'attachent, en ligne verticale, et correspondant à chaque doigt, les deux languettes profondes de l'aponévrose palmaire (1).

Les *poulies des secondes articulations digitales* sont situées en travers sur l'articulation. Leur bord inférieur est fixé à la base de la seconde phalange. Le supérieur est échancré, et retenu par deux languettes tendineuses, qui s'attachent en haut au bord radial et au bord cubital de la première phalange.

Les *poulies des troisièmes articulations digitales* sont plus épaisses et plus cartilagineuses. Elles sont placées en travers sur toute l'articulation, et fixées de chaque côté, par des fibres ligamenteuses, dans de petites fossettes de l'extrémité inférieure de la seconde phalange.

II. *Gaînes tendineuses* (2). Pour que les tendons des fléchisseurs ne se déplacent pas le long des doigts eux-mêmes, ils sont enveloppés par une forte gaîne tendineuse, dont, à chacune des trois phalanges, les fibres s'étendent en demi-cercle du bord radial au bord cubital. Mais une gaîne non interrompue gênerait la flexion; c'est pourquoi les fibres tendineuses forment des ligaments distincts, qui ont reçu des noms particuliers.

(1) Bichat paraît avoir décrit le premier la poulie de la première articulation digitale, sous le nom de ligament antérieur de l'articulation elle-même. Plus tard, on lui donna aussi le nom de ligament transverse ou inférieur. Cruveilhier l'appelle ligament glénoïdien.

(2) WEILBRECHT, *Syndesmologia*, tab. V, fig. 15. — WEBER, I, 9, 10, 11, 12.

1° *Ligaments transverses*, ou *annulaires* (*annuli*). Au-devant de chacune des trois articulations se trouve une étroite languette tendineuse, simple ou parfois double, qui s'insère à la base des phalanges, en partie aussi au bord des poulies, de chaque côté, et qui passe transversalement sur les tendons. Ces ligaments, très forts sur les premières articulations, sont très faibles sur les troisièmes.

2° *Ligaments vaginaux* (*ligamenta vaginalia*). Sur le corps de la première phalange et de la seconde, on trouve une languette plus large, et qui s'étend en travers, du bord radial au bord cubital. Le ligament vaginal est plus large sur la première phalange que sur les autres.

3° *Ligaments croisés* (*ligamenta cruciata*). À la partie inférieure de la première phalange et de la seconde sont situées deux minces languettes, qui se croisent, et qui se fixent en haut aux deux bords du corps de la phalange, en bas aux deux côtés de sa tête. La plupart du temps, surtout à la seconde phalange, une seule languette est développée, de sorte qu'au lieu du ligament croisé, c'est un *ligament oblique* (*ligamentum obliquum*) qu'on aperçoit.

Muscle long fléchisseur du pouce.

Le *muscle long fléchisseur du pouce*, ou *radio-phalangettien du pouce* (*flexor pollicis longus*) (1), naît, charnu, des deux tiers supérieurs de la face antérieure du radius. Son origine commence, fort étroite, au-dessous du biceps brachial; mais, en descendant, elle s'élargit toujours, de manière qu'elle atteint en dedans le ligament interosseux, et en dehors le côté externe du radius. En outre, on observe assez régulièrement, à la partie supérieure, un faisceau qui naît, tendineux, du cubitus, en dehors de l'attache du brachial antérieur. Enfin, on doit encore regarder comme appartenant à l'origine normale du muscle un faisceau charnu, qui se sépare, tout en haut, du bord externe du fléchisseur superficiel des doigts, ne tarde pas à devenir tendineux, et se continue, par un tendon, tantôt plus long et tantôt plus court, avec le tendon inférieur du muscle (2). Le muscle est demi-penné; les courtes fibres se dirigent en bas et un peu en dedans, et s'insèrent à un fort tendon, régnant le long de tout son bord cubital, qui reçoit des fibres charnues jusqu'au voisinage de l'articulation de la main. Ce tendon entre, avec ceux des fléchisseurs communs des

---

(1) ALBINUS, tab. 20, fig. 21. — WEBER, I et II, VII.

(2) WEBER, VII, VII, sur le bras droit; mais le faisceau est rarement aussi volumineux qu'ici.

doigts, dans la gouttière du carpe, passe ensuite sur le court fléchisseur du pouce, arrive dans la gouttière comprise entre les deux os sésamoïdes du pouce, descend sur la première phalange de ce doigt, et s'attache, en passant, sur un petit os sésamoïde simple, à la base de la phalange unguéale. Il ressemble à ceux du fléchisseur profond des doigts, sous le rapport de la structure, en ce qu'inférieurement sa face antérieure offre un sillon, vers lequel les fibres tendineuses sont en quelque sorte roulées des deux côtés.

Le muscle est situé en haut sur le radius, en bas sur le carré pronateur, et il a des rapports en dedans avec le fléchisseur profond des doigts. Il est couvert supérieurement par le rond pronateur, inférieurement par le long supinateur. En bas, à la main, son tendon est placé entre l'opposant et le court fléchisseur du pouce.

Le tendon inférieur se trouve enfermé, à partir de l'articulation de la main, dans une gaîne qui se réfléchit des tendons des fléchisseurs communs des doigts sur lui, et qui se prolonge sans interruption jusqu'à la seconde phalange du pouce.

A la première articulation du pouce, le tendon du long fléchisseur de ce doigt est couvert par un ligament annulaire fibreux, tendu d'un os sésamoïde à l'autre (les deux os sésamoïdes sont situés sur une forte poulie fibro-cartilagineuse qui correspond aux poulies des premières articulations des autres doigts). Sur la première phalange du pouce, ce tendon est enveloppé par un ligament vaginal étroit, auquel succède inférieurement un ligament oblique, qui descend du côté cubital de la première phalange à son côté radial. Enfin la forte poulie tendineuse placée au-devant de la seconde articulation du pouce est toujours pourvue d'un petit os sésamoïde simple.

Anomalies. On a vu le long fléchisseur du pouce double. — Quelquefois une portion de ce muscle dégénère en un tendon, qui se réunit avec le tendon du fléchisseur profond des doigts destiné à l'indicateur.

— Dans certains cas, il naît du condyle interne de l'humérus une languette tendineuse qui acquiert un ventre charnu, arrondi, au-dessous de l'articulation huméro-cubitale; ce ventre redevient tendineux, et son tendon inférieur s'unit à celui du long extenseur du pouce, vers le milieu de l'avant-bras.

Le muscle fléchit la dernière phalange du pouce; la première suit presque toujours ce mouvement, et parfois même aussi l'os métacarpien du pouce.

Muscle carré pronateur.

Le muscle carré pronateur, ou *cubito-radial* (*pronator quadra-*

tus) (1), court , épais et quadrilatère, est situé en travers sur le côté antérieur de l'avant-bras , au-dessus de l'articulation de la main. Il naît, par des fibres charnues , de la face antérieure du dernier quart du cubitus : les fibres les plus internes sont les seules qui forment une couche tendineuse mince à sa surface. Dirigées transversalement de dedans en dehors, les autres s'attachent , dans une étendue égale à celle de leur origine, à la face antérieure du radius , jusqu'à la base de l'apophyse styloïde ; mais les plus inférieures, qui sont aussi les plus courtes, prennent leur insertion à la petite surface triangulaire qui monte de l'extrémité inférieure du radius vers le bord tranchant de cet os.

Le muscle est appliqué immédiatement sur les os, et couvert par le fléchisseur profond des doigts, le long fléchisseur du pouce, le radial externe et le cubital externe.

Anomalies. Meckel a rencontré un sujet chez lequel il n'existait pas. — Plus souvent il est multiple jusqu'à un certain point, ses fibres affectant des directions diverses, qui en font des couches plus ou moins distinctes. Ainsi la couche profonde est plus oblique d'un os à l'autre que la superficielle ; ou les fibres supérieures montent et les inférieures sont transversales ; ou les supérieures montent, les inférieures descendent, et les médianes marchent en travers ; ou enfin les supérieures sont beaucoup plus courtes que les inférieures.

Ce muscle fait rouler le radius sur le cubitus de dehors en dedans, de sorte qu'il amène la main à l'état de pronation.

ARTICLE VI.

DES MUSCLES DE LA MAIN.

Tous les muscles de la main sont petits , et ne dépassent point en haut les premières phalanges. L'un d'eux est un muscle peaucier , situé au côté interne de la paume de la main. Deux servent à soulever le premier et le cinquième os métacarpien , et à procurer ainsi à la paume de la main une concavité plus prononcée. Tous les autres sont destinés aux premières phalanges des doigts, sur lesquelles ils agissent comme fléchisseurs , abducteurs et adducteurs. Tous les muscles de la main sont situés dans la paume ou entre les os métacarpiens ; du moins ne s'en trouve-t-il aucun qui , du côté opposé, dépasse le niveau du métacarpe. Ceux qui se rendent au pouce sont plus développés, en raison des mouvements plus énergiques de ce doigt, et ils forment, au côté palmaire de son os métacarpien , une élévation

(1) ALBINUS, tab. 19, fig. 21, 22. — WEBER, II, VIII.

arrondie et oblongue, qu'on appelle *thénar*. Les muscles destinés au petit doigt forment une saillie analogue, mais moins marquée, l'*hy-pothénar*. La main renferme en tout dix-neuf muscles, qui sont : le *palmaire cutané*, les quatre *lombricaux*, le *court abducteur*, l'*opposant*, le *court fléchisseur* et l'*adducteur du pouce*, l'*abducteur*, le *court fléchisseur* et l'*opposant du petit doigt*, enfin les sept *interosseux*, dont quatre externes et trois internes.

Si l'on fait abstraction du palmaire cutané, comme aussi des opposants du pouce et du petit doigt, qui sont destinés au métacarpe, et qui se correspondent aux deux bords, externe et interne, de la main, les autres sont répartis d'une manière parfaitement symétrique. En effet, chaque doigt reçoit, pour sa première phalange, trois petits muscles, deux qui le portent de côté (abducteur, adducteur), et un qui le fléchit (fléchisseur). Comme le médius, à travers lequel passe l'axe fictif de la main, est susceptible d'abduction à droite et à gauche, mais ne saurait l'être d'adduction, on compte six abducteurs (court abducteur du pouce, quatre interosseux externes, abducteur du petit doigt), tandis qu'il n'y a que quatre adducteurs (adducteur du pouce et les trois interosseux internes). Les fléchisseurs sont le court fléchisseur pour le pouce et les quatre lombricaux pour les quatre autres doigts. Le petit doigt possède encore un second fléchisseur spécial, son court fléchisseur. Mais deux circonstances contribuent à atténuer cette anomalie ; la première est que le court fléchisseur du petit doigt a souvent très peu de volume, ou manque tout-à-fait ; la seconde, que le court fléchisseur du pouce s'attache toujours par deux ventres, et qu'il arrive fréquemment au médius d'avoir deux fléchisseurs, par la division des lombricaux.

Muscle palmaire cutané.

Le *muscle palmaire cutané* (*palmaris brevis*) (1) est petit, situé au côté cubital de la paume de la main, et formé par un assez grand nombre de faisceaux plus ou moins isolés de fibres musculaires transversales. Ces faisceaux naissent, en partie tendineux, du bord cubital de l'aponévrose palmaire, et, au-dessous d'elle, de l'enveloppe tendineuse des petits muscles du pouce. Ils se dirigent en dedans et un peu en bas, vers le bord cubital du carpe et du métacarpe, où ils se perdent, par quelques faibles stries tendineuses, sur l'abducteur du petit doigt et dans la peau, depuis l'os pisiforme jusque presque à la première phalange de l'articulation.

1) ALBINUS, tab. 20, fig. 26. — WEBER, I, A.

Jusqu'au-dessous du milieu du cinquième os métacarpien, les faisceaux du muscle sont plus considérables, et logés entre les muscles des doigts et le pannicule adipeux; plus bas, ils manquent, ou sont très grêles, très courts, et logés dans le pannicule adipeux lui-même.

Le palmaire cutané tire en dedans la peau du bord de la paume de la main, et par là contribue à rendre cette dernière plus creuse.

Muscles lombricaux.

Les *muscles lombricaux*, ou *palmi-phalangiens (lumbricales)* (1), naissent de la face antérieure et des bords des tendons du fléchisseur profond des doigts, au niveau de la base des os métacarpiens. Ces quatre muscles grêles acquièrent promptement un ventre arrondi, et se rendent, avec les tendons des fléchisseurs, aux quatre doigts qui suivent le pouce; mais, arrivés à la première articulation, ils gagnent le côté radial de ces doigts, et à la première phalange ils se perdent, par une masse tendineuse élargie, dans le côté radial du tendon extenseur de chaque doigt.

En général, chacun des quatre lombricaux naît du tendon du fléchisseur profond qui se rend au même doigt que lui, et de son côté radial. Le premier suit cette règle sans exception, et le second s'en écarte rarement aussi; il arrive assez souvent au troisième et au quatrième de provenir de deux tendons contigus, ou aussi du tendon du doigt précédent.

Ces muscles sont très peu tendus, et situés dans le creux de la main, le long et au-dessus des tendons des fléchisseurs des doigts; leur longueur augmente, ainsi que leur tension, et par suite leur action devient plus énergique, quand le fléchisseur profond se contracte.

Anomalies. Quelquefois, au-dessus de l'origine du lombrical, il naît, des tendons du fléchisseur profond, une languette tendineuse, qui se réunit avec ce petit muscle. — On a vu manquer le quatrième lombrical. — Parfois, l'un de ces muscles se divise inférieurement en deux ventres, qui se fixent à l'endroit accoutumé et au côté cubital du doigt précédent. Cette anomalie s'observe surtout assez fréquemment au troisième lombrical. Il peut même arriver qu'on rencontre un cinquième lombrical tout entier au côté cubital de troisième doigt (2). Meckel a vu plusieurs fois six de ces muscles; il en a même, une fois, compté

(1) ALBINUS, tab. 20, fig. 3. — WEBER, I et II. B.
(2) MECKEL, *Deutsches Archiv*, t. V, p. 116.

sept bien distincts à l'extrémité inférieure (1). — Dans quelques cas, le lombrical tout entier se rend au côté cubital du doigt précédent, spécialement le quatrième au doigt annulaire, ou le troisième au doigt du milieu. — Mais Moser (2) a vu aussi le premier et le second s'insérer à la fois au côté radial du médius. J'ai vu, des deux côtés du corps, le premier lombrical se diviser; le second ventre se réunissait au second lombrical. — J'ai rencontré naguère une anomalie intéressante du premier de ces muscles; il naissait, demi-penné, du tiers moyen de la crête du radius, à côté du long fléchisseur du pouce, et dégénérait en un tendon arrondi et grêle, long de deux pouces et demi, qui descendait, avec le fléchisseur des doigts, sur l'avant-bras et le carpe, puis, à l'endroit où commencent les lombricaux, acquérait un nouveau ventre charnu, dont l'insertion avait lieu, comme de coutume, au côté radial du doigt indicateur.

Les muscles lombricaux fléchissent la première phalange des quatre doigts qui suivent le pouce, et chacun d'eux peut agir indépendamment des autres.

Muscles du pouce.

Le pouce a quatre petits muscles (3), un court abducteur, un opposant, un court fléchisseur et un adducteur.

1° Le *muscle court abducteur du pouce*, ou *carpo-sus-métacarpien*

(1) MECKEL, *De duplicitate monstrosa*, 1815, p. 46.
(2) MECKEL, *Deutsches Archiv*, t. VII, p. 230.
(3) Les anatomistes sont loin de s'accorder ensemble dans la description qu'ils donnent des petits muscles du pouce. Sous le point de vue de leur origine, ces muscles se partagent bien positivement en deux classes : 1° ceux dont les fibres viennent de la face externe du ligament annulaire de la paume de la main, et de la saillie radiale du carpe, savoir, l'abducteur et l'opposant ; 2° ceux dont les fibres naissent au-dessous du ligament annulaire de la paume, de la seconde rangée des os du carpe et des os métacarpiens, savoir, le court fléchisseur et l'abducteur. Ainsi, l'opposant et le court fléchisseur, à l'égard desquels on trouve tant de dissidences dans les manuels, sont parfaitement distincts l'un de l'autre à leur origine. La séparation de la classe première en abducteur et opposant ne présente aucune incertitude ; mais on n'en peut dire autant des limites entre le court fléchisseur et l'adducteur. La plupart du temps, on ne suit pas Albinus, et l'on accroît le volume de l'adducteur aux dépens du fléchisseur. Cruveilhier ne regarde même comme véritable fléchisseur que le ventre externe de ce dernier, et reporte à l'adducteur toutes les fibres qui se rendent au côté cubital du pouce. Mais la partie externe de son muscle adducteur (c'est-à-dire le ventre interne du fléchisseur) ne saurait agir comme adducteur. On ne peut faire valoir comme une objection contre la juste et exacte détermination de ces muscles, que celui auquel je donne le nom de court fléchisseur se divise bientôt en deux ventres séparés dans toute leur longueur, et qui, avant leur attache, se réunissent intimement avec d'autres muscles : car les muscles

du pouce (*abductor pollicis brevis*) (1), est le plus superficiel des petits muscles du pouce. Il naît, en grande partie charnu, du ligament annulaire de la paume de la main, vers la réunion des deux rangées des os du carpe, du côté radial de ce ligament, jusqu'au milieu du carpe, et de l'éminence de l'os trapèze; en outre, il provient ordinairement d'une languette tendineuse qui se détache du tendon du long abducteur et va gagner le côté radial du court. Le muscle est plat, mince et triangulaire, parce qu'il se rétrécit peu à peu en descendant. Mais, au côté palmaire du thénar, il se dirige en bas et en dehors, et s'insère, par une large extrémité tendineuse, au côté radial de la première phalange du pouce.

Il couvre l'opposant du pouce, et n'est lui-même couvert que par la peau, avec une mince couche de graisse.

Il écarte le pouce du doigt indicateur; mais il peut aussi aider un peu l'action du court fléchisseur et de l'opposant.

2° Le *muscle opposant du pouce*, ou *carpo-métacarpien du pouce* (*opponens pollicis*) (2), est beaucoup plus considérable que le court abducteur. Il naît, en grande partie charnu, de la face externe du ligament annulaire de la paume de la main, à son côté radial, jusqu'à son bord libre inférieur, et de l'éminence du trapèze. Ses fibres se dirigent en bas et en dehors, et s'attachent, la plupart charnues, au côté radial de la face palmaire du premier os métacarpien et à l'os sésamoïde externe du pouce. Une partie de ses fibres s'insère à l'os sésamoïde, ordinairement d'une manière médiate, par le moyen du tendon terminal du ventre externe du court fléchisseur, et les inférieures sont intimement unies avec l'extrémité du court abducteur.

Le muscle ne tarde pas à pouvoir être plus ou moins facilement divisé en deux couches. La couche superficielle ou externe, moins considérable que l'autre, se compose de fibres à peu près verticales, et s'attache au bord radial du premier os métacarpien. La couche profonde se compose, auprès du carpe, de fibres très obliques de dedans en dehors, et s'insère aux autres points du pouce qui ont été indiqués plus haut.

L'opposant du pouce couvre le court extenseur et le tendon du long.

qui se partagent en plusieurs ventres sont très communs dans cette région du corps, où rien n'est plus fréquent non plus que la réunion des extrémités de muscles différents.

(1) ALBINUS, tab. 20, fig. 16 ; *Hist. muscul.*, tab. I, F. — WEBER, I, E.

(2) ALBINUS, tab. 20, fig. 15 ; *Hist. muscul.*, tab. II, E; tab. I, G (et aussi K). — WEBER, I, G.

Il est couvert par le court abducteur, qui cependant en laisse la portion interne sous la peau seulement.

Il fait tourner le pouce à l'articulation carpo-métacarpienne, de telle sorte que ce doigt présente sa face palmaire aux autres.

3° Le *muscle court fléchisseur du pouce*, ou *carpo-phalangien du pouce* (*flexor pollicis brevis*) (1), est le plus considérable des petits muscles du pouce. Il naît, plus profondément que les deux qui précèdent, des ligaments étalés sur la seconde rangée des os du carpe, notamment du trapézoïde et du grand os, comme aussi de la base du second métacarpien et du troisième. Mais son origine s'étend souvent aussi jusqu'au côté cubital de la base du premier métacarpien, ou même, en dedans, jusqu'au quatrième. Il est en partie charnu et en partie tendineux à son origine; dans son intérieur, plus près de la face palmaire que de l'autre, on remarque une expansion aponévrotique de laquelle naissent encore une certaine quantité de fibres.

Le muscle, court, épais, large à son origine, descend le long du pouce, et se divise en deux ventres, un externe et l'autre interne, dont le second est trois à cinq fois plus gros que l'autre. Le *ventre externe*, en même temps le plus rapproché de la superficie, parce que la plupart de ses fibres naissent de l'expansion aponévrotique située dans l'intérieur du muscle, ne tarde pas à dégénérer en un large et mince tendon, qui se fixe à l'os sésamoïde externe. Là il fait corps avec la couche profonde de l'opposant, et quelques unes de ses fibres vont aussi gagner le côté radial de la première phalange. Le *ventre interne* s'attache, charnu et tendineux, à l'os sésamoïde interne et au côté cubital de la première phalange, après que l'extrémité de l'abducteur du pouce s'est en grande partie réunie avec lui. La portion de ce ventre qui naît du troisième os métacarpien, est la plupart du temps un peu distincte, et semble parfois appartenir davantage à l'adducteur du pouce. Le ventre interne est donc à proprement parler muni de deux têtes.

Le court fléchisseur du pouce repose sur le premier interosseux externe, en partie aussi sur le second externe et le premier interne. Il est couvert par l'opposant du pouce, et sur lui marche le tendon du long fléchisseur de ce doigt.

Anomalies. On l'a vu s'attacher tout entier à l'os sésamoïde interne.

Il fléchit la première phalange du pouce, et surtout aide l'action de l'opposant.

---

(1) ALBINUS, tab. 20, fig. 20; *Hist. muscul.*, tab. I, I. (et non K). — WEBER, II, F.

4° Le *muscle adducteur du pouce*, ou *métacarpo-phalangien du pouce* (*adductor pollicis*) (1), naît, en partie par des fibres charnues, et en partie par de courtes fibres tendineuses, de la région inférieure du côté palmaire du troisième os métacarpien, se porte transversalement de dedans en dehors, vers le pouce, est d'abord large et mince, mais devient peu à peu plus étroit et plus épais, et offre par conséquent une forme triangulaire. Se réunissant plus ou moins intimement avec le ventre interne du court fléchisseur, il s'attache, en partie charnu et en partie tendineux, au côté cubital de la base de la première phalange du pouce.

Il passe sur quelques muscles interosseux, et est couvert par la partie interne des tendons des fléchisseurs des doigts. Son bord supérieur touche au ventre interne du court fléchisseur.

Anomalies. Quelquefois il naît du quatrième os du métacarpe (2).

Il ramène le pouce vers le doigt indicateur.

Muscles du petit doigt.

Le petit doigt a trois muscles qui lui sont propres, un abducteur, un court fléchisseur et un opposant.

1° Le *muscle abducteur du petit doigt*, ou *pisi-phalangien* (*abductor digiti minimi*) (3), naît, par des fibres charnues et tendineuses, de l'os pisiforme et de ses ligaments. Affectant la forme d'un ventre arrondi et aplati, il se dirige de haut en bas, au côté cubital du carpe, plus près de la paume de la main que du bord, et s'attache, par des fibres en grande partie tendineuses, au côté cubital de la base de la première phalange du petit doigt. Son extrémité inférieure se divise plus ou moins nettement en deux languettes, qui ne sont cachées qu'à cause de la réunion avec le court fléchisseur. Une partie de ses fibres se rend aussi au côté cubital du tendon extenseur de ce doigt.

Il est situé sur l'opposant du petit doigt, à côté du court fléchisseur, et couvert par le palmaire cutané.

Anomalies. Assez souvent il se fortifie d'une seconde tête charnue, qui naît, au-dessus du crochet, du ligament annulaire de la paume de la main, ou prend son origine, au-dessus même du carpe, soit à la surface de l'avant-bras, soit au cubitus (4), descend entre l'os pi-

---

(1) ALBINUS, tab. 20, fig. 24 ; *Hist. muscul.*, tab. I, M trop large, parce qu'une partie du court fléchisseur s'y trouve comprise . — WEBER, I et II, H.

(2) MECKEL, *Deutsches Archiv*, t. V, p. 116.

(3) ALBINUS, tab. 20, fig. 11; *Hist. muscul.*, tab. I, C. tab. IV, Ω. — WEBER, I, K.

(4) GUNTHER et MILDE, *Die chirurgische Muskellehre*, tab. 30, fig. V, 18.

siforme et l'os crochu, et s'unit ensuite, par des fibres tendineuses, avec la tête interne.

Ce muscle écarte le petit doigt de l'annulaire, et aide à la flexion de sa première phalange.

2° Le *muscle court fléchisseur du petit doigt*, ou *carpo-phalangien du petit doigt* (*flexor brevis digiti minimi*) (1), naît du ligament annulaire de la paume de la main, du crochet de l'os crochu, et des ligaments situés en cet endroit. Il descend, dans la paume de la main, sur le cinquième os du métatarse, s'unit presque toujours, d'une manière intime, avec l'extrémité de l'abducteur, et s'attache à la base de la première phalange, ainsi qu'à l'os sésamoïde du petit doigt. Quelques fibres, qui appartiennent soit à lui, soit à l'abducteur, vont aussi gagner la tête du cinquième os métacarpien.

Il est situé sur l'opposant du petit doigt, et couvert par le palmaire cutané.

Anomalies. Souvent, presque toujours même, il est faible et en grande partie tendineux ; il peut même manquer entièrement. Dans ce dernier cas, du moins quelquefois, l'abducteur est beaucoup plus fort que de coutume.

Il fléchit la première phalange du petit doigt.

3° Le *muscle opposant du petit doigt*, ou *carpo-métacarpien du petit doigt* (*opponens digiti minimi, adductor ossis metacarpi digiti minimi*) (2), naît, par des fibres charnues et tendineuses, du crochet de l'os crochu, et du ligament annulaire de la paume de la main, comme aussi des ligaments tendus entre l'os pisiforme, l'os crochu et le cinquième os du métacarpe. Mais il s'attache à toute la longueur du côté cubital de ce dernier os, de manière que ses fibres supérieures en gagnent presque transversalement la base, tandis que les suivantes se rapprochent d'autant plus de la verticale qu'elles s'insèrent plus près de la tête. Le muscle est tellement parcouru par des languettes tendineuses, qu'on peut, sur l'os métacarpien, le séparer en plusieurs faisceaux. Mais, la plupart du temps, il se divise, d'une manière plus marquée, en une portion supérieure profonde, et une portion inférieure plus considérable, entre lesquelles passent des vaisseaux et des nerfs. L'attache supérieure de la portion inférieure est ordinairement

______

(1) ALBINUS, tab. 20, fig. 10 ; *Hist. muscul.*, tab. I, D (rarement il est aussi considérable). — WEBER, I, L.

(2) ALBINUS, tab. 20, fig. 25 ; *Hist. muscul.*, tab. II, D ; tab. I, EE. — WEBER, II, M.

indiquée par un petit tubercule situé au-dessus du milieu de l'os métacarpien.

Le muscle couvre en partie le troisième os du métacarpe : il est couvert par l'abducteur et le court fléchisseur du petit doigt.

Il fait tourner un peu le cinquième os du métacarpe vers la paume de la main, qu'il contribue ainsi à creuser davantage.

Muscles interosseux.

Entre les os du métacarpe se trouvent sept petits muscles, appelés *interosseux*, ou *métacarpo-phalangiens latéraux* (*interossei*) (1), qui naissent tantôt d'un seul de ces os, tantôt de deux contigus, descendent sur le côté dorsal des poulies fibro-cartilagineuses des premières articulations des doigts, arrivent au côté de ces articulations, et s'attachent d'une part à la base des premières phalanges, tandis que, d'une autre part, ils s'unissent avec les tendons du muscle extenseur des doigts. Ils inclinent la première phalange, et par suite le doigt entier, d'un côté ou de l'autre, en sorte qu'ils agissent comme adducteurs et abducteurs; mais, en même temps, ils aident aussi, le cas échéant, tantôt à la flexion et tantôt à l'extension de leurs doigts. Comme le pouce a déjà un adducteur et un abducteur propres, et que le petit doigt possède un abducteur, il n'y avait plus besoin que de sept interosseux. Mais, pour se faire une idée de l'abduction et de l'adduction, eu égard à la main entière, il faut concevoir un axe passant par le doigt médius : les muscles qui éloignent latéralement un doigt de cet axe sont abducteurs ; ceux qui l'en rapprochent sont adducteurs 2).

Les ventres charnus des sept interosseux font saillie dans le creux de la main ; quatre d'entre eux remplissent en même temps les intervalles compris entre chaque couple d'os métacarpiens jusqu'au dos de la main. On les distingue donc en *externes*, au nombre de quatre, et *internes*, au nombre de trois, et on les compte du pouce au petit doigt.

Leurs tendons, du moins ceux des internes, passent quelquefois, à la première articulation digitale, sur une petite bourse muqueuse.

I. Les *muscles interosseux externes* (*interossei externi s. bici-*

---

(1) ALBINUS, *Hist. muscul.*, tab. I, II, III, IV.

2 Depuis 1834, je professe cette division physiologique des muscles interosseux dans mes cours d'anatomie. Cruveilhier l'a exposée aussi dans son *Anatomie descriptive* (1834, t. II, p. 207).

pites) (1) naissent toujours de deux os métacarpiens contigus, et se distinguent des internes tant par ce caractère que parce qu'ils sont visibles sur le dos de la main. Leur tendon terminal s'attache davantage à la première phalange, et se confond moins avec celui de l'extenseur des doigts. Des deux têtes, la plus grosse est celle qui fait saillie dans le creux de la main, et qui vient de l'os métacarpien au doigt duquel le muscle se rend inférieurement. Au premier seulement, les deux têtes sont égales, ou même l'autre est plus volumineuse. Les interosseux externes sont abducteurs des trois doigts du milieu, et il y en a quatre, parce que le médius peut être écarté de l'axe de la main tant du côté du pouce que du côté du petit doigt. De là se déduit aussi le lieu qu'occupe leur attache inférieure : deux doivent s'insérer au côté radial de l'indicateur et du médius, deux au côté cubital de l'annulaire et du médius. Conjointement avec les abducteurs du pouce et du petit doigt, ils opèrent l'écartement des cinq doigts de la main.

1° Le *premier interosseux externe* (*interosseus externus primus*) (2) est le plus fort, et ses deux têtes demeurent plus long-temps séparées que celles des autres. La tête externe naît, charnue, de la moitié supérieure du côté cubital du premier os du métacarpe, et aussi de l'os trapèze. L'interne naît, charnue également, du côté radial du second os métacarpien, dans presque toute sa longueur. Les fibres de ces deux têtes s'attachent peu à peu à un tendon qui court entre elles deux, et qui va gagner le côté radial du doigt indicateur.

Il opère l'abduction du doigt indicateur (3).

2° Le *second interosseux externe* (*interosseus externus secundus*) (4) naît, par sa petite tête, du côté cubital du second os métacarpien, par la grosse, qui fait saillie dans la paume de la main, du côté radial du troisième. Les fibres des deux têtes se réunissent, d'assez bonne heure, à la façon des barbes d'une plume, comme

(1) ALBINUS, tab. 20, fig. 8, 9. — WEBER, III et IV, D.

(2) ALBINUS, *Hist. muscul.*, tab. I, T, V, tab. II, F, G ; tab. III, G. La tête interne, tab. IV, Γ, Δ.

(3) Le premier interosseux externe a été divisé en deux par Albinus, et par d'autres anatomistes, d'après lui. La tête provenant du premier os métacarpien reçut le nom d'*abductor indicis* ; celle qui naît du second métacarpien fut appelée *interosseus internus primus*. Albinus ne comptait donc que trois interosseux externes, mais il en admettait quatre internes. Le rapport de ces muscles avec l'adduction et l'abduction prouve la justesse de la division adoptée aujourd'hui.

(4) ALBINUS, *Hist. muscul.*, tab. I, R ; tab. II, I ; tab. III, E, F ; tab. IV, Θ, Λ.

il arrive à celles des deux autres muscles externes. Le tendon infé-rieur s'insère au côté radial du doigt indicateur.

Anomalies. Meckel a vu ce muscle s'attacher au côté cubital du doigt indicateur, de sorte qu'il devait agir comme adducteur ; mais alors le premier interosseux interne s'insérait, comme abducteur, au côté radial de l'index.

3° Le *troisième interosseux externe* (*interosseus externus ter-tius*) (1) naît, par sa petite tête. du côté radial du quatrième os mé-tacarpien, et par sa grosse tête, saillante dans la paume de la main, du côté cubital du troisième. Son tendon inférieur se rend au côté cubital du doigt médius.

Il ramène le doigt du milieu vers le petit doigt, de sorte qu'il agit comme abducteur.

4° Le *quatrième interosseux externe* (*interosseus externus quar-tus*) (2) a sa petite tête qui naît du côté radial du cinquième os mé-tacarpien, et la grosse, saillante dans la paume de la main, du côté cubital du quatrième. Son tendon inférieur s'attache au côté cubital du doigt annulaire.

Il opère l'abduction du doigt annulaire.

II. Les *muscles interosseux internes* (*interossei interni*) (3) ne naissent que d'un seul os métacarpien, au doigt duquel ils aboutis-sent aussi. Leur ventre charnu est renfermé presque en entier dans la paume de la main. Ils agissent comme des adducteurs, dont trois seulement sont nécessaires, parce que le pouce a déjà le sien propre, et que le médius, occupant l'axe fictif de la main, n'en a pas be-soin. Ainsi ils se rendent à l'index, à l'annulaire et à l'auriculaire, et se réunissent presque entièrement avec les tendons extenseurs de ces doigts. Conjointement avec l'adducteur du pouce, ils opèrent le rap-prochement de tous les doigts.

1° Le *premier interosseux interne* (*interosseus internus pri-mus*) (4) est situé dans le creux de la main, entre le premier et le second interosseux externe. Il naît, au côté cubital du second os mé-tacarpien, depuis le carpe jusqu'auprès de la tête de cet os. Son tendon inférieur gagne le côté cubital du doigt indicateur.

Anomalies. On l'a vu s'attacher au côté radial de l'index.

Il rapproche le doigt indicateur du médius.

(1) ALBINUS , *loc. cit.*, tab. I, Q ; tab. II, K ; tab. III, C, D ; tab. IV, Ξ, Π.
(2) ALBINUS, *loc. cit.*, tab. I, O ; tab. II, M ; tab. III, B ; tab IV, Ξ, Φ.
(3 ALBINUS , tab. 20, fig. 6, 7. — WEBER, II, III et IV, C.
(4 ALBINUS , *Hist. muscul.*, tab. I, S ; tab. II, H.

2° Le *second interosseux interne* (*interosseus internus secundus*) (1) est placé, dans la paume de la main, entre le troisième et le quatrième interosseux externe. Il naît du côté radial du quatrième os métacarpien, dans la même étendue que le premier. Son tendon inférieur se rend au côté radial du quatrième doigt.

Il rapproche le doigt annulaire du médius.

3° Le *troisième interosseux interne* (*interosseus internus tertius*) (2) est situé, dans le creux de la main, entre le quatrième interosseux externe et l'opposant du petit doigt. Il naît du côté radial du cinquième os métacarpien, dans la même étendue que les deux premiers, et va gagner le côté radial du cinquième doigt.

Il rapproche le doigt auriculaire de l'annulaire.

ARTICLE V.

DES APONÉVROSES DU MEMBRE SUPÉRIEUR.

Pour la commodité de la description, j'examinerai successivement les aponévroses du membre supérieur dans les quatre segments de ce dernier.

I. *Aponévroses axillaires* (*fasciæ axillares*).

Chaque muscle presque de la région scapulaire est enveloppé d'une gaîne spéciale. Ces gaînes ont déjà été décrites en partie ; mais il reste à les considérer dans leurs relations réciproques.

1° Le deltoïde n'est pas seulement revêtu, à sa surface libre, d'un mince feuillet tendineux, qui se compose en grande partie de fibres transversales ; il est encore séparé de l'os et de l'articulation scapulo-humérale par un autre feuillet. De là résulte qu'il se trouve enfermé dans une gaîne complète. Le feuillet interne de cette gaîne provient en devant du grand pectoral. En effet, l'enveloppe fibreuse de ce dernier pénètre, tout-à-fait en haut, entre les deux muscles, et s'attache à l'apophyse coracoïde ; plus loin, le grand pectoral et le deltoïde sont appliqués l'un contre l'autre, et séparés seulement par une très mince lamelle ; mais du bord supérieur du tendon d'insertion du grand pectoral partent des fibres tendineuses qui s'attachent au-devant du biceps et du coraco-brachial, à la hauteur du ligament coraco-acromial. A ces fibres se réunit, en arrière, l'extrémité de l'aponévrose sous-épineuse. Le feuillet interne de la gaîne du grand deltoïde est situé entre le muscle et la bourse muqueuse qu'on lui

____

(1) ALBINUS, *Hist. muscul.*, tab. I, P, tab. II, L.
(2) ALBINUS, *Hist. muscul.*, tab. I, N ; tab. II, N ; tab. III, A.

attribue ; de sorte que, comme la remarque en a été faite précédemment, la bourse muqueuse appartient à peine au deltoïde.

2° Le feuillet tendineux qui couvre le muscle sus-épineux se perd dans l'articulation acromio-claviculaire et le ligament coraco-acromial.

3° Le fort feuillet tendineux du muscle sous-épineux (*fascia infraspinata*) enveloppe ce muscle et le petit rond. Ses fibres sont situées au bord postérieur et à l'épine de l'omoplate, ainsi qu'au bord antérieur de cet os, entre le grand rond et le petit. Au bord postérieur du deltoïde, il se divise pour produire le feuillet superficiel et le feuillet profond de la gaîne de ce muscle.

4° Le grand pectoral est séparé du petit.

5° Le petit pectoral a aussi sa gaîne propre. Le feuillet postérieur de cette gaîne est une partie de l'aponévrose coraco-claviculaire (*fascia coraco-clavicularis s. clavicularis*). De la clavicule et du muscle sous-clavier descendent, sous la forme d'une membrane en partie interrompue, des fibres tendineuses qui se dirigent entre le petit pectoral en avant, les vaisseaux et les nerfs axillaires en arrière. La portion interne de ce feuillet tendineux, qui est la plus grande, se réunit avec le pilier antérieur de l'arcade axillaire ; l'externe, qui naît immédiatement de l'articulation de l'épaule, enveloppe les muscles provenant de l'apophyse coracoïde, et se continue ainsi avec l'aponévrose du bras.

6° Le grand dentelé a, sur sa face externe, des fibres tendineuses particulières, qui croisent ses fibres charnues, et il est couvert, en outre, par les feuillets réunis du grand pectoral et du grand dorsal.

7° Le sous-scapulaire a une aponévrose formée de fibres verticales et transversales, qui s'étend, derrière les muscles provenant de l'apophyse coracoïde, jusqu'au ligament capsulaire de l'articulation scapulo-humérale.

8ᵉ Le grand dorsal, et supérieurement le grand rond, sont couverts d'un feuillet composé de fibres transversales, qui se prolonge dans la fosse axillaire, au-dessus du bord inférieur de ces muscles.

La *fosse axillaire* (*fossa axillaris*) a la figure d'une pyramide quadrangulaire creuse et ouverte par le bas quand le bras pend tranquillement à peu de distance du tronc. Sa paroi antérieure est formée par le muscle grand pectoral, la postérieure par le grand dorsal et le grand rond, l'externe par les muscles provenant de l'apophyse coracoïde, l'interne par le grand dentelé. Dans cette fosse, l'aponévrose du muscle grand dorsal se réunit avec celle du grand pectoral ; mais la réunion ne s'effectue pas en manière de pont du bord postérieur de l'aisselle à son bord antérieur, et de telle sorte que l'ouverture de la pyramide se trouve bouchée : elle n'a lieu que dans le fond de la fosse axillaire, qui, par conséquent, n'en demeure pas moins ouverte. En effet, les deux aponévroses se terminent, sur la paroi interne de l'aisselle, par des fibres tendineuses bien développées, qui forment une arcade, dont la concavité regarde en haut, et à laquelle on peut admettre deux piliers, l'un antérieur, l'autre postérieur. Par analogie avec ce qu'on voit au membre inférieur, je donnerai à cette partie le nom de prolongement falciforme (*processus falciformis axillaris*). Les fibres du pilier antérieur, avec lesquelles se réunit le feuillet postérieur du muscle petit pectoral, passent sous le grand pectoral, pour gagner l'apophyse coracoïde et les muscles qui en naissent. Celles du pilier postérieur, d'un côté se continuent avec l'aponévrose brachiale, de l'autre passent derrière les vaisseaux et les nerfs axillaires, pour gagner le bras, où elles se perdent au-devant de l'insertion du grand dorsal et du grand rond. Entre le prolongement falciforme et la paroi externe de l'aisselle reste une ouverture assez grande pour admettre un œuf de poule, et qui conduit à la fosse axillaire.

II. *Aponévrose brachiale (fascia brachialis).*

Les muscles qui suivent la longueur du bras sont entourés d'une gaîne tendineuse, médiocrement épaisse, mais appliquée étroitement sur eux, et qui se compose de fibres tant longitudinales qu'annulaires. Les premières partent du bord inférieur du grand dorsal et du grand pectoral, ainsi que du muscle deltoïde ; en outre, une partie des fibres de l'aponévrose coraco-claviculaire descend de la fosse axillaire, le long des muscles qui naissent de l'apophyse coracoïde.

En réunissant sa face interne avec le bord libre des ligaments intermusculaires, l'aponévrose brachiale, dont on doit les considérer comme faisant partie, plutôt que de voir en eux des fibres longitudinales partant des deux bords de l'humérus, cette aponévrose forme deux gaînes, l'une antérieure, pour les muscles fléchisseurs, l'autre postérieure, pour les extenseurs. Quant aux ligaments intermusculaires eux-mêmes, l'interne (*ligamentum intermusculare internum*) consiste en forts faisceaux tendineux, qui descendent verticalement, naissent des deux tiers inférieurs du bord interne de l'humérus, et s'attachent au bord du condyle interne ; l'externe (*ligamentum intermusculare externum*) a les mêmes relations avec le bord et le condyle externes de l'humérus ; il commence, en haut, entre l'attache du deltoïde et de la portion externe du triceps brachial.

La gaîne antérieure de l'aponévrose brachiale donne naissance, par le moyen de prolongements qu'elle envoie en dedans, à d'autres gaînes particulières : 1° pour les vaisseaux brachiaux et le nerf médian; celle-là monte très haut dans la fosse axillaire; la veine cubitale en perce le feuillet superficiel, tantôt plus haut et tantôt plus bas; 2° pour le muscle biceps; 3° pour le coraco-brachial; 4° pour le brachial antérieur.

La gaîne postérieure n'est partagée que supérieurement, la longue portion du triceps étant séparée des deux autres; en bas elle enveloppe le triceps tout entier, et en même temps aussi la petite portion du triceps.

En effet, derrière la portion externe du triceps, l'aponévrose brachiale s'unit avec le bord externe du tendon commun de ce muscle, s'insère en dedans au bord de l'olécrâne et au bord postérieur du cubitus, en dehors au condyle externe de l'humérus, et se continue, derrière le triceps, avec l'aponévrose de l'avant-bras, mais envoie aussi dans la profondeur un feuillet qui sépare ce dernier muscle et le cubital antérieur. Derrière le condyle interne de l'humérus, elle se fixe au bord de l'olécrâne et à l'humérus, et se perd dans la portion de l'aponévrose antibrachiale qui couvre le muscle cubital.

Sur la face antérieure les fibres de l'aponévrose brachiale se perdent en dehors dans le condyle externe de l'humérus et la portion de l'aponévrose de l'avant-bras qui couvre les origines des muscles extenseurs, tandis qu'en dedans les fibres, qui descendent obliquement du condyle de l'humérus, se perdent sur le rond pronateur. Il s'y joint aussi l'expansion tendineuse du biceps brachial, qui se rend principalement en dedans sur le rond pronateur, mais se réunit aussi en dehors avec la gaîne du long supinateur. Mais la partie supérieure de l'aponévrose brachiale est située sur cette expansion tendineuse du biceps, et forme un pont au-dessus de la fosse cubitale (*fovea cubitalis*), dont la profondeur est fort peu considérable.

III. *Aponévrose de l'avant-bras (fascia antibrachii).*

Une partie de cette aponévrose naît immédiatement de celle du bras, comme il vient d'être dit; mais les fibres annulaires qui paraissent la constituer presque seules au-dessous de son extrémité supérieure, s'insèrent le long de tout le bord postérieur du cubitus. Sur la face antérieure de l'avant-bras, elle a des fibres larges et plus isolées, et elle est plus forte en haut. Sur la face postérieure, elle se compose de fibres serrées les unes contre les autres, mais minces, qui se croisent bientôt et s'entrelacent en manière de réseau ; en cet endroit elle a une épaisseur uniforme dans toute sa longueur, et cette épaisseur est plus considérable qu'en haut. L'aponévrose antibrachiale forme, tout le long de l'avant-bras, une gaîne fort serrée, de la face interne de laquelle les muscles naissent en partie, et, par des feuillets qu'elle envoie à l'intérieur, elle produit de nombreuses gaînes particulières, tant sur le côté antérieur que sur le côté postérieur du membre.

Au côté antérieur on trouve les gaînes suivantes :

1° Le muscle long supinateur a pour son ventre charnu une gaîne qui l'entoure d'une manière lâche, et qu'on doit plutôt considérer en haut comme appartenant à l'aponévrose brachiale. En bas, cette gaîne reçoit des fibres obliques particulières qui naissent du cubitus, auprès de l'insertion du brachial interne, et se rendent sur le ventre charnu du long supinateur, en passant au-dessous du tendon du biceps. Mais le tendon du muscle est renfermé dans une gaîne fibreuse fort étroite, ou plutôt il adhère à l'aponévrose de l'avant-bras dans toute sa longueur. Une partie des fibres musculaires se terminant toujours à l'aponévrose antibrachiale, le long supinateur se comporte jusqu'à un certain point comme muscle tenseur de cette aponévrose.

2° Pour le palmaire grêle, dont le tendon perd, au-dessus de l'articulation du poignet, la lamelle fibreuse antérieure.

3° L'artère radiale est située en haut, dans la fosse cubitale, entre le rond pronateur et l'expansion aponévrotique du biceps ; à partir du milieu du rond pronateur, elle acquiert une gaîne spéciale.

4° Pour le rond pronateur.

5° Pour le radial interne.

6° Pour le cubital interne.

7° Pour les deux fléchisseurs communs des doigts et le fléchisseur du pouce.

Au côté postérieur se remarquent les gaînes suivantes :

1° Pour les deux radiaux externes.

2° Pour le court supinateur.

3° Pour l'extenseur commun des doigts, l'extenseur propre du doigt indicateur et le long extenseur du pouce.

4° Pour l'extenseur du petit doigt.

5° Pour le cubital externe.

6° Pour le long abducteur et le court extenseur du pouce.

A l'extrémité inférieure de l'avant-bras, le nombre des fibres transverses ou annulaires qui appartiennent à l'aponévrose antibrachiale augmente, et de là résultent le ligament annulaire dorsal du poignet et le ligament annulaire antérieur du carpe.

Le *ligament annulaire dorsal du carpe* (*ligamentum carpi dorsale s. annulare*) est une languette fibreuse, large de six à huit lignes, composée en partie de faisceaux isolés, qui naît, à l'extrémité inférieure du radius, de l'apophyse styloïde, se dirige en dedans et un peu en bas, et s'attache au bord cubital du carpe, notamment à l'os triangulaire et même au pisiforme. Le bord supérieur de ce ligament se perd insensiblement dans l'aponévrose de l'avant-bras : l'inférieur est plus distinct de la faible aponévrose du dos de la main. De la face interne partent des prolongements qui vont aux os de l'avant-bras, et lui-même reçoit des fibres qui naissent de la face postérieure de l'extrémité supérieure du radius. Il se produit de la sorte six canaux tubuliformes, dans lesquels les tendons des muscles, enveloppés de leurs gaînes, sont retenus en situation. Si l'on compte ces canaux du radius vers le cubitus, on trouve que le premier, situé à l'apophyse styloïde du radius, renferme le long abducteur et le court extenseur du pouce ; le second, les deux radiaux externes ; le troisième, le long extenseur du pouce ; le quatrième, l'extenseur commun des doigts et l'extenseur propre de l'index ; le cinquième, l'extenseur du petit doigt ; le sixième, le cubital externe. Les quatre premiers sont situés sur le radius, le cinquième entre cet os et le cubitus, le sixième sur le cubitus.

Le *ligament annulaire antérieur du carpe* (*ligamentum carpi volare commune*) est situé sur l'articulation de la main. Il consiste en fibres obliques, qui s'attachent en dehors au scaphoïde, en dedans au pisiforme et au tendon du cubital externe. Mais il est beaucoup plus faible que le ligament annulaire postérieur. Son bord supérieur se continue sans interruption avec l'aponévrose de l'avant-bras ; l'inférieur avec le *ligament palmaire propre du carpe*. Ce dernier n'est à proprement parler non plus qu'une expansion aponévrotique, et non un ligament véritable ; cependant l'artère cubitale le sépare du ligament annulaire antérieur au côté cubital. Du côté radial, les deux ligaments du carpe se partagent en un feuillet superficiel et un feuillet profond, entre lesquels marche le tendon du muscle radial.

IV. *Aponévroses de la main* (*aponeuroses manus*).

On peut distinguer ces aponévroses en dorsales et palmaires.

1° *Aponévroses dorsales de la main* (*aponeuroses dorsales manus*).

L'*aponévrose dorsale superficielle de la main* (*aponeurosis dorsalis manus superficialis*) est un feuillet fibreux, la plupart du temps fort mince, situé sur les tendons de l'extenseur commun des doigts, et dont les fibres obliques s'attachent tant au cinquième qu'au second os du métacarpe. Du côté des doigts, elle est remplacée par les languettes intermédiaires des tendons de l'extenseur commun.

L'aponévrose dorsale profonde de la main (*aponeurosis dorsalis manus profunda*) couvre les muscles interosseux; mais elle est unie à tous les os métacarpiens, de sorte que chaque espace interosseux a son feuillet tendineux propre. On remarque surtout un semblable feuillet sur le premier muscle interosseux externe, entre le premier os du métacarpe et le second.

2° *Aponévroses palmaires de la main* (*aponeuroses volares manus*).

On peut les distinguer en moyenne, externe, interne et profonde.

L'aponévrose palmaire moyenne de la main, ordinairement appelée tout court *aponévrose palmaire* (*aponeurosis palmaris*), est une expansion fibreuse, triangulaire, qui occupe la région des quatre os métacarpiens internes. Ses fibres descendantes commencent, sous la forme d'une étroite languette, au carpe, où elles sont la continuation immédiate du tendon du muscle palmaire grêle; mais elles naissent aussi en même temps de la face externe du ligament annulaire antérieur, et du ligament propre du carpe, et ces dernières sont même les seules qu'on rencontre quand le palmaire grêle n'existe point. Cette languette tendineuse s'élargit peu à peu en descendant; mais, au milieu du creux de la main, les fibres commencent à devenir plus minces sur trois points, ce qui fait que l'aponévrose se partage incomplétement en quatre faisceaux. Avant que ceux-ci atteignent les premières articulations des quatre doigts qui suivent le pouce, ils sont unis par une couche de fibres transversales, large de trois lignes, dont le bord inférieur correspond au sillon transverse de la peau de la paume de la main. De la face externe de l'aponévrose partent plusieurs faisceaux tendineux isolés, qui se perdent dans les téguments de la paume. Du bord externe et du bord interne s'en détachent aussi de petits, qui vont gagner les aponévroses des muscles du pouce et du petit doigt.

Chacun des quatre faisceaux principaux se partage incomplétement, à son tour, en une languette médiane ou superficielle, et deux latérales ou profondes. La languette superficielle se perd dans la peau de la paume de la main et à la base de son doigt. Les latérales enveloppent les tendons des fléchisseurs des doigts, et s'attachent en ligne perpendiculaire, dans une étendue variable de trois à douze lignes, à la face palmaire de la poulie tendineuse de la première articulation digitale; en sorte que cette insertion s'étend inférieurement jusqu'à la première phalange, où commence la gaîne fibreuse proprement dite des tendons fléchisseurs. Les languettes latérales de l'aponévrose palmaire entourent donc supérieurement plus haut les tendons de leurs muscles fléchisseurs, tout comme les gaînes tendineuses les enveloppent plus loin vers le bas. Au médius et à l'indicateur, l'attache de la languette cubitale à la poulie tendineuse se trouve placée plus haut; au petit doigt annulaire, les deux languettes ont une égale longueur. La couche des fibres transversales de l'aponévrose palmaire, dont il a été parlé plus haut, se confond avec la languette radiale de l'index et la languette cubitale du petit doigt.

L'*aponévrose palmaire externe* (*aponeurosis palmaris externa*) enveloppe les petits muscles du pouce. Elle est beaucoup plus mince que la moyenne, avec laquelle elle fait corps en dedans, et se compose de fibres entrelacées, qui se dirigent du premier os métacarpien et du tendon du long abducteur du pouce en bas et en dedans, du ligament propre du carpe en bas et en dehors. Elle envoie des feuillets profonds entre les divers muscles du pouce.

L'*aponévrose palmaire interne* (*aponeurosis palmaris interna*) se compose principalement de fibres transversales, qui naissent du bord cubital du cinquième os métacarpien, enveloppent les muscles du petit doigt, et s'enfoncent entre ceux-ci et les interosseux. Elle envoie un feuillet profond entre l'opposant et le court fléchisseur du petit doigt.

L'*aponévrose palmaire profonde* (*aponeurosis palmaris profunda*) couvre les muscles interosseux et l'arcade palmaire profonde. Elle tient en haut aux ligaments du carpe, en bas aux poulies tendineuses de la première articulation digitale et aux os du métacarpe.

CHAPITRE XVII.

DES MUSCLES DU MEMBRE INFÉRIEUR.

Les muscles du membre inférieur peuvent, comme ceux du membre supérieur, être rapportés à quatre classes, d'après leur situation, ceux de la région coxale, ceux de la cuisse, ceux de la jambe et ceux du pied. A quoi il faut joindre les aponévroses destinées à ces différents muscles.

ARTICLE PREMIER.

DES MUSCLES DE LA RÉGION COXALE.

Comme les os du bassin, considérés d'une manière générale, sont

immobiles sur le tronc, les muscles auxquels ils donnent attache servent tous au mouvement de la cuisse, à l'exception du petit psoas,
qui existe rarement. Mais il faut naturellement aussi ranger ici les
muscles qui se terminent à la cuisse, et qui ont pour destination essentielle de la mouvoir. C'est pourquoi je comprends les adducteurs
de cette région du membre pelvien parmi les muscles de la région
coxale, quoique l'un d'eux descende jusqu'au genou, ce qui les a
fait mettre par d'autres au nombre des muscles de la cuisse. Les
muscles compris dans cet article naissent en partie de la région inférieure des os du tronc, et en plus grande partie des os latéraux du
bassin, analogues des omoplates. Ils s'insèrent au fémur, depuis son
col jusqu'au grand trochanter, à l'exception d'un qui se termine à
l'aponévrose crurale, et du petit psoas.

L'articulation coxo-fémorale étant libre, plusieurs des muscles qui
agissent sur elle peuvent produire un effet différent selon la situation
de la cuisse. Mais lorsqu'on prend la station droite pour point de départ, et qu'on détermine d'après elle le principal mode d'action, on
peut diviser les muscles cruraux en abducteurs (élévateurs, extenseurs), rotateurs, fléchisseurs et adducteurs. Les abducteurs, dont
le mode d'action est le moins bien dessiné, sont le *muscle du fascia-
lata*, le *grand fessier*, le *moyen fessier* et le *petit fessier*; les rotateurs,
le *pyriforme*, l'*obturateur interne* les *jumeaux*, le *carré de la cuisse*
et l'*obturateur externe*: les fléchisseurs, le *crural*, et par appendice
le *petit psoas*; les adducteurs, l'*iliaque*, le *long adducteur*, le *court
adducteur* et le *grand adducteur*.

Muscle du fascia-lata.

Le *muscle du fascia-lata*, ou *ilio-aponécrosi-fémoral* (*tensor
fasciæ latæ, fascialis*)(1), s'étend, chez l'homme qui se tient debout,
de l'extrémité antérieure de la crête iliaque au second tiers environ
du fémur, en ligne droite, dans la direction du côté externe de la
cuisse, et par conséquent au-devant du grand trochanter. Ce n'est
qu'en apparence qu'il augmente de largeur de haut en bas; car, supérieurement, il est plat d'avant en arrière, tandis qu'au milieu il est
à peu près triangulaire, et inférieurement aplati de dehors en dedans.
Son origine a plus d'étendue qu'on ne lui en assigne ordinairement.
Il naît, non seulement du côté externe de l'épine iliaque antérieure et
supérieure, mais encore du bord antérieur de l'os des iles, jusqu'à
l'épine iliaque antérieure et inférieure. Son origine à l'épine iliaque

(1) ALBINUS, tab. 23, fig. 8. — WEBER, I et III. x11.

supérieure a lieu uniquement par des fibres charnues ; mais de l'épine inférieure proviennent et des fibres charnues et une expansion tendineuse qui couvre la face antérieure du muscle. A quoi il faut joindre plusieurs fibres postérieures, qui s'attachent au bord antérieur du moyen fessier.

Toutes les fibres charnues se fixent inférieurement, dans une largeur d'un pouce et demi à deux pouces, à l'aponévrose crurale, là où elle repose sur le vaste externe, mais en ligne obliquement descendante, de manière que le bord antérieur du muscle s'étend plus bas que le postérieur.

Le muscle du fascia-lata repose supérieurement sur le grand fessier et le moyen fessier, inférieurement sur le vaste externe ; en dedans, il est en rapport avec l'iliaque et le muscle droit de la cuisse. Sa face libre est couverte partout par l'aponévrose crurale et la peau.

L'action principale de ce muscle considérable consiste à écarter la cuisse de celle du côté opposé, par conséquent à la porter dans l'abduction, but pour lequel son insertion à l'aponévrose fortement tendue du membre offre assez de solidité. Du moins cette expansion fibreuse n'a-t-elle point besoin d'appareil musculaire spécial pour la tendre. Le muscle peut en outre, comme antagoniste des rotateurs, ramener la cuisse en dedans. Quand la cuisse est fléchie sur le bas-ventre, ou réciproquement, ou quand l'impulsion à ce mouvement est donnée, il peut aider l'action des fléchisseurs, et peut-être surtout empêcher que le membre, en se fléchissant, ne soit simultanément entraîné dans la rotation en dehors.

Muscle grand fessier.

Le *muscle grand fessier*, ou *sacro-fémoral* (*glutæus maximus*) (1), est aplati, presque rhomboïdal, épais de plus d'un pouce, et composé de faisceaux charnus très délicats, entre lesquels se trouve un tissu cellulaire dense, qui contient un peu de graisse. Il naît, sur la face externe de l'os iliaque, de la partie située derrière la ligne demi-circulaire postérieure, puis en décrivant, sur l'expansion fibreuse qui couvre le sacrum, une ligne courbe dont la convexité regarde en arrière, depuis l'épine iliaque postérieure supérieure jusqu'à la corne de la dernière vertèbre sternale, enfin des bords du coccyx. Toutes les fibres se dirigent, à peu près parallèlement, en dehors et un peu en bas ; elles se terminent le long d'une ligne qui descend du sommet

____

(1) ALBINUS, tab. 21, fig. 1. — WEBER, III, I.

du grand trochanter, jusque près du milieu de la cuisse. Le muscle est donc un peu plus large à sa terminaison qu'à son origine.

Immédiatement à son origine, il a autant d'épaisseur que dans le reste de son trajet, et l'on peut, sur ce point, le diviser en un grand nombre de faisceaux, qui naissent séparément les uns des autres, ont pour la plupart une forme aplatie ou rubanée, et le parcourent de telle sorte que la face postérieure de chaque faisceau supérieur est couverte par la face antérieure de celui qui vient immédiatement après : on n'aperçoit donc, sur la face externe du muscle, que les bords supérieurs de ces faisceaux. Tous sont presque entièrement charnus dès leur origine même; la portion musculaire venant de l'os iliaque est la seule sur la face antérieure de laquelle on remarque une expansion aponévrotique, de laquelle naît une partie des fibres charnues.

Le muscle se termine de diverses manières à la cuisse. La moitié supérieure, qui est la plus petite, se réunit, tendineuse, et à partir du sommet du grand trochanter, avec la large aponévrose crurale, par le moyen de laquelle elle s'attache à la lèvre externe de la ligne âpre du fémur. La moitié inférieure se fixe immédiatement, par un fort tendon, à toute la largeur de cette ligne âpre, dans l'étendue de quelques pouces, sans que cependant l'insertion atteigne supérieurement le grand trochanter. Mais les faisceaux les plus inférieurs n'aboutissent pas non plus à la ligne âpre : ils se perdent dans l'espace compris entre le vaste externe et la longue tête du biceps crural, où ils s'insèrent à la large aponévrose crurale.

Le grand fessier couvre la partie inférieure du moyen fessier, les muscles rotateurs fixés au grand trochanter, le ligament sacro-sciatique, avec lequel il est intimement uni, et le nerf sciatique, dont il est séparé par un tissu cellulaire membraneux et chargé de graisse; son bord inférieur couvre encore les muscles qui viennent de la tubérosité sciatique. Lui-même n'est couvert que par la peau, avec une épaisse couche de graisse.

A la base du grand trochanter, une bourse muqueuse considérable se trouve sous sa portion antérieure et supérieure, unie avec l'aponévrose crurale. Plus bas, on en rencontre une seconde, parfois double, entre le tendon du vaste externe et la partie de la large aponévrose avec laquelle le grand fessier s'unit en cet endroit.

Anomalies. Tiedemann (1) l'a vu double des deux côtés, chez un homme dont le trapèze, le grand pectoral et le petit pectoral l'étaient également.

(1) MECKEL, *Deutsches Archiv*, t. IV, p. 412.

Quand le membre inférieur est mobile, il fait tourner la cuisse, sur son axe, dans la cavité cotyloïde, et agit comme rotateur en dehors du fémur. Sa partie inférieure peut alors rapprocher le membre de l'autre ; la supérieure, au contraire, qui agit dans la direction du tendon externe descendant, peut amener un peu la cuisse dans l'abduction et l'étendre en arrière. Cette extension ou abduction est opérée par le muscle entier, lorsque la cuisse se trouve fléchie sur le bas-ventre. Quand on se tient sur une seule jambe, le muscle de ce côté tourne légèrement la face antérieure du corps vers le côté opposé. Si les deux membres inférieurs sont fixes, et qu'en même temps le tronc soit fléchi en avant, les fibres du grand fessier doivent subir un allongement ; dans cette attitude donc, les deux muscles peuvent contribuer à redresser le tronc, en exerçant sur la paroi postérieure du bassin une traction qui le porte en bas et en devant. C'est pourquoi aussi ils agissent d'une manière essentielle pour balancer le tronc sur les deux articulations des hanches, lorsqu'on se tient debout.

Muscle moyen fessier.

Le *muscle moyen fessier*, ou *grand ilio-trochantérien* (*glutæus medius*) (1), aplati, recourbé et quadrilatère, est limité par un bord antérieur et un bord postérieur droits, un bord supérieur convexe et un bord inférieur concave. Il naît, sur la face externe de l'os des iles, de l'espace compris entre les deux lignes demi-circulaires, puis, plus en devant, de la lèvre externe de la crête iliaque, de la portion épaisse de l'aponévrose crurale qui descend de cette crête au côté externe de la cuisse, enfin d'un feuillet tendineux, long d'un pouce et demi, qui fait corps avec l'aponévrose crurale, et qui descend entre lui et le muscle du fascia-lata. Ce muscle a, en général, un pouce d'épaisseur. Ses fibres convergent toutes vers le grand trochanter, les postérieures de haut en bas et de dedans en dehors, vers son sommet, les moyennes verticalement, les antérieures de haut en bas et d'avant en arrière, vers sa base. L'attache à cette éminence se fait effectivement le long d'une ligne courbe qui s'étend depuis son sommet jusqu'à sa base, en se dirigeant d'arrière en avant, et passant sur la face externe.

Du reste, on peut distinguer, dans le moyen fessier, du moins à son attache au grand trochanter, trois portions, une postérieure, une moyenne et une antérieure.

A la portion postérieure appartiennent toutes les fibres musculaires

____

(1) Albinus, tab. 21, fig. 2 et 3. — Weber, I et III, II.

postérieures, jusqu'au point le plus élevé de la crête iliaque. A peu près vers le milieu de la longueur du muscle il naît dans son intérieur un large tendon, qui se rétrécit promptement, et va se fixer au sommet du grand trochanter. Les fibres charnues les plus postérieures et les plus profondes gagnent la face antérieure et le bord postérieur de ce tendon; les antérieures et superficielles, sa face postérieure.

La portion moyenne comprend les fibres suivantes, jusqu'à l'épine iliaque antérieure. Elles s'attachent au grand trochanter, dans toute l'étendue de la ligne d'insertion précédemment indiquée, en couvrant le tendon de la portion postérieure. Les fibres de cette portion ne dégénèrent en fibres tendineuses que peu avant de se fixer; mais, au-dessus de cette couche de fibres tendineuses perpendiculaires, on trouve encore, sur la face antérieure, une autre couche épaisse, et large d'un pouce, de fibres de même nature, qui décrit une arcade dans le sens de la ligne d'insertion, croise la première, et ne se continue avec aucun faisceau charnu. De là résulte que le tendon de la portion moyenne est très considérable.

La portion antérieure se compose des fibres restantes. Parmi ces fibres, les unes gagnent, charnues, la base du grand trochanter; les autres ne s'insèrent que médiatement à cette éminence, parce qu'elles se fixent au tendon du petit fessier.

Le moyen fessier couvre le petit fessier, dont il est séparé en haut par les vaisseaux fessiers et peu de tissu cellulaire, en bas par un tissu cellulaire abondant et chargé de graisse. Son bord postérieur touche au bord supérieur du muscle pyriforme, l'antérieur au muscle du fascia-lata. Il est couvert en arrière et en bas par le grand fessier; mais sa partie antérieure et supérieure l'est immédiatement par un tissu cellulaire ferme, membraniforme et adipeux, qui remplit surtout la gouttière comprise entre lui et le bord du grand fessier, et au-dessus duquel seulement sont étendus le panicule adipeux et la peau.

Une bourse muqueuse existe sous le muscle, au grand trochanter.

Si, dans la station droite, la cuisse est mobile, le muscle moyen fessier tire le grand trochanter en haut, de manière qu'il écarte le membre de celui du côté opposé. Cet effet a lieu principalement par sa portion moyenne. La postérieure peut, dans cette même attitude, contribuer à la rotation en dehors, et l'antérieure à celle en dedans. Quand l'individu se tient sur une seule jambe, le muscle incline le tronc sur elle; la portion antérieure le tourne aussi du même côté, et la portion postérieure du côté opposé. Si les deux membres pelviens sont fixés, la portion antérieure des deux muscles peut aider à fléchir le corps en avant; les fibres de la portion postérieure s'allongent, et cette portion est peut-être alors en état de contribuer à redresser le tronc fléchi, parce qu'elle tire de haut en bas la paroi postérieure du bassin.

Muscle petit fessier.

Le *muscle petit fessier,* ou *petit ilio-trochantérien* (*glutæus minimus s. tertius*) (1), est triangulaire, avec deux bords droits, l'antérieur et le postérieur, et un bord convexe, le supérieur. Il naît, charnu, de toute la partie antérieure et inférieure de la face externe de l'os des iles. Ses fibres s'étendent supérieurement jusqu'à la ligne demi-circulaire antérieure, et à l'endroit où le moyen fessier naît de la crête iliaque, en devant, jusqu'à l'épine iliaque inférieure, en arrière, jusqu'à la réunion de l'ilion et de l'ischion dans l'échancrure sciatique, en bas, jusqu'à l'insertion de la capsule de l'articulation coxo-fémorale. Les fibres charnues convergent vers la face antérieure du grand trochanter, se portant, les postérieures en avant et en bas, les antérieures directement en bas. Une partie de ces fibres s'attache au ligament capsulaire de l'articulation; toutes les autres se rendent à un tendon triangulaire, situé sur la face postérieure du muscle, qui devient plus étroit, mais plus épais, par le bas, et qui s'attache en devant au grand trochanter, jusqu'à sa base.

Il s'y joint encore un faisceau antérieur, plus ou moins distinct du reste du muscle à son origine, dont les fibres charnues s'insèrent en partie à la face postérieure tendineuse du muscle du fascia-lata, et se confondent en partie avec la portion antérieure du moyen fessier. Ce faisceau marche de haut en bas, le long du bord antérieur du muscle, et s'attache à la face postérieure de son tendon, presque jusqu'au grand trochanter. On peut donc admettre dans le muscle deux portions, l'une antérieure, plus considérable, et l'autre postérieure, plus petite.

Le petit fessier est situé sur la partie supérieure et antérieure du ligament capsulaire de l'articulation coxo-fémorale. Son bord antérieur touche au muscle du fascia-lata. Il est couvert en arrière, dans une petite étendue, par le pyriforme, et, en outre, partout par le moyen fessier. Sa portion antérieure est si peu distincte de la portion antérieure du moyen fessier, qu'on pourrait tout aussi bien la rapporter à ce dernier, d'autant plus que la plupart de ses fibres s'insè-

(1) ALBINUS, tab. 24. fig. 4, 5. — WEBER, I, II et IV, III.

rent également au tendon de la portion postérieure du petit fessier.

Une bourse muqueuse se trouve au-dessous du muscle, à la partie supérieure du grand trochanter.

Il écarte la cuisse de celle du côté opposé, en même temps qu'il la fait tourner un peu en dehors, et que les fibres attachées au ligament capsulaire tirent ce ligament de bas en haut. Dans la station sur une jambe, il fait pencher le tronc de ce côté, et lui imprime un mouvement de torsion. Quand les deux membres sont fixés, sa portion antérieure peut aider à la flexion du tronc, si l'impulsion est donnée à ce mouvement, et, à mesure que la flexion s'accroît, la portion postérieure du muscle peut aussi agir de la même manière.

Muscle pyriforme.

Le *muscle pyriforme*, *pyramidal*, *iliaque externe*, ou *sacro-trochantérien* (*pyriformis*, *iliacus externus*) (1), est aplati, allongé et triangulaire. Il naît de la face antérieure des deuxième, troisième et quatrième vertèbres sacrées, depuis le bord jusqu'au-dessus des trous sacrés antérieurs en dedans, de la symphyse sacro-iliaque et de l'épine iliaque postérieure inférieure, de la face antérieure du ligament sacro-sciatique, et du bord supérieur du ligament sacro-épineux. Son origine est presque partout charnue de suite. Les fibres traversent le trou sciatique supérieur, pour se diriger transversalement en dehors et un peu en bas, vers le grand trochanter. Le muscle se rétrécit rapidement, et devient aussi plus mince, parce qu'il se produit de très bonne heure, dans son intérieur, un large tendon, qui perd de sa largeur en cheminant, mais acquiert plus d'épaisseur et une forme arrondie. La plupart des fibres charnues s'insèrent à la face postérieure et au bord inférieur de ce tendon, qui, par conséquent, devient d'abord libre en avant et en haut, puis, plus loin, se réunit avec le tendon commun du jumeau supérieur et de l'obturateur interne, tout-à-fait au haut de la fossette du grand trochanter.

La face antérieure du muscle est tournée vers la cavité pelvienne, et repose, plus en dehors, sur une partie du petit fessier, ainsi que sur l'articulation coxo-fémorale. Le bord supérieur touche au moyen fessier, et l'inférieur au jumeau supérieur. La face postérieure est entièrement couverte par le grand fessier. Du reste, on voit sur sa

______

(1) ALBINUS, tab. 21, fig. 6 7. — WEBER, III, IV. — Riolan, Cowper et autres, emploient le nom d'iliaque externe comme synonyme du pyriforme; mais je ne l'ai jamais trouvé synonyme du moyen fessier, ainsi que le dit M. J. Weber.

face postérieure un feuillet fibreux, qui part du ligament sacro-sciatique, et se prolonge sur le moyen fessier.

Anomalies. Le faisceau supérieur, celui qui naît de la seconde vertèbre sacrée, manque quelquefois. — Il n'est pas rare que le muscle
se divise en deux portions, l'une supérieure, l'autre inférieure, entre
lesquelles passe une partie du nerf sciatique, tandis que le reste du
nerf sort, comme à l'ordinaire, au-dessous du muscle. Dans un cas
de ce genre, que j'ai observé, la portion qui perçait le pyriforme était
le nerf péronier : elle ne tardait pas à se réunir de nouveau avec la
portion inférieure, de sorte que le tronc ne se divisait que plus bas
en nerfs tibial et péronier ; mais toutes les fibres de la portion supérieure se rendaient inférieurement, et elles seules, au nerf péronier.

Le muscle agit comme rotateur sur la cuisse mobile ; mais quand
le membre est fortement fléchi, il peut aider à l'écarter de l'autre.
Si le corps repose sur une jambe, il tourne le tronc du côté opposé.
Quand les deux jambes sont fixées, les deux pyriformes contribuent
à balancer le tronc sur les articulations coxo-fémorales, ou bien ils
aident à redresser le tronc fléchi en arrière, parce qu'ils tirent le sacrum de haut en bas.

Muscle obturateur interne.

Le *muscle obturateur interne*, ou *sous-pubio-trochantérien interne (obturator internus)* (1), naît, dans la cavité pelvienne, au
pourtour du trou obturateur, des deux branches du pubis, en partie
même de la branche ascendante de l'ischion, de la portion de l'os
ilion qui appartient au petit bas in, jusqu'à l'échancrure sciatique,
et de la partie supérieure et antérieure du ligament obturateur. Entre
l'ilion et le pubis, l'attache est interrompue, pour former une ouverture livrant passage aux vaisseaux et aux nerfs obturateurs ; de là
résultent, jusqu'à un certain point, une portion iliaque et une portion pubienne distinctes. Partout le muscle est charnu sur-le-champ.
Ses fibres convergent vers le trou sciatique inférieur, entre le ligament sacro-spinal, le ligament sacro-sciatique et l'ischion : celles
de la portion pubienne sont horizontales, et même ascendantes ; celles
de la portion iliaque, descendantes. Jusque là il devient plus épais,
mais plus étroit ; puis il se réfléchit horizontalement en dehors, sous
un angle presque aigu, et marche alors derrière le col du fémur, dans
la gouttière des deux jumeaux, pour aller gagner, en s'amincissant,

____

(1) ALBINUS, tab. 21, fig. 10. — WEBER, III et IV, VII.

le grand trochanter, à la fossette duquel il s'insère par des fibres tendineuses. Son tendon est ordinairement uni en haut avec celui du
muscle pyriforme, en bas avec celui de l'obturateur externe.

Le tendon extérieur du muscle commence à paraître déjà dans la
cavité pelvienne, sur la face tournée vers l'os, et consiste là en quatre
ou cinq faisceaux distincts. La portion pubienne et la portion iliaque
ont d'abord chacune un tendon distinct, et les deux tendons ne se
réunissent que hors du bassin. Celui de la portion pubienne naît lui-
même, dans le bassin, par trois faisceaux distincts, qui résultent en
partie de la réunion d'autres faisceaux plus petits. Celui de la portion
iliaque se forme, dans l'intérieur du bassin, de deux faisceaux séparés, dont le supérieur est le plus gros. Tous les faisceaux subalternes sont d'abord cachés dans l'intérieur du muscle.

Hors du bassin, les fibres charnues cessent bientôt aussi, sur la
face postérieure du tendon aplati et arrondi, qui là également peut,
sans beaucoup de peine, se diviser en plusieurs faisceaux distincts. Il
est d'abord placé dans une gouttière formée par les deux muscles jumeaux, qui, plus loin, l'embrassent en façon de capsule.

Dans l'intérieur du bassin, le muscle est couvert par l'aponévrose
pelvienne et le muscle releveur de l'anus ; le grand fessier couvre sa
portion réfléchie extérieure.

Le tendon glisse, à l'ischion, sur deux bourses muqueuses. L'interne est située précisément au point d'insertion du muscle ; l'ischion
offre, en cet endroit, une couche fibro-cartilagineuse, sur laquelle
une saillie transversale marque la limite entre la portion pubienne et
la portion iliaque. La bourse externe, de forme oblongue, repose dans
la gouttière formée par les deux muscles jumeaux. Les deux bourses
sont rapprochées l'une de l'autre, et il leur arrive quelquefois de se
confondre en une seule.

Quand la cuisse est mobile, le muscle agit dans la direction de sa
portion réfléchie, c'est-à-dire de la même manière que les jumeaux,
comme rotateur (surtout sa portion pubienne), comme adducteur,
et, si la cuisse est fléchie, comme abaisseur (surtout sa portion iliaque).
Lorsque les deux membres inférieurs sont fixés, les deux muscles
aident à balancer le tronc, ou à le redresser s'il est penché en arrière.
Quand le tronc repose sur une seule jambe, le muscle pyriforme de
celle-ci peut en tourner la face antérieure de l'autre côté.

Muscles jumeaux.

On appelle *jumeaux de la cuisse*, ou *ischio-trochantériens* (*gemini, gemelli*) (1), deux petits muscles arrondis, dont le *supérieur* (*gemellus superior*) naît au bord inférieur et à la face externe de l'épine sciatique, tandis que l'*inférieur* (*gemellus inferior*) provient de l'angle postérieur de l'ischion, depuis la tubérosité jusqu'à l'épine. Parfois l'origine des deux muscles contourne le bord de l'ischion, et s'étend sur sa face interne, où elle entre en rapport avec les fibres de l'obturateur interne. L'inférieur est le plus fort. Tous deux sont charnus de suite : mais l'inférieur a cependant une languette tendineuse, de laquelle naissent une partie de ses fibres. Ils ne tardent pas à se toucher par leurs bords, et forment ainsi une gouttière antérieure, pour la portion externe de l'obturateur interne ; mais, plus en dehors, ils couvrent le tendon de ce muscle en manière de capsule.

Le jumeau supérieur n'a pas de tendon terminal ; ses fibres s'attachent à la face postérieure de celui de l'obturateur interne. L'inférieur en offre quelquefois un, qui, à la vérité, fait corps avec celui de l'obturateur interne, mais qui s'attache, séparément de lui, dans la cavité digitale du grand trochanter : chez certains sujets, cependant, il s'insère tout entier à la face antérieure du tendon de l'obturateur interne. Les deux muscles ne représentent donc, à proprement parler, qu'une courte tête externe de ce dernier : aussi manquent-ils chez quelques mammifères, qui n'ont pas non plus d'obturateur interne.

Le jumeau supérieur touche au bord inférieur du pyriforme, et l'inférieur au bord supérieur du carré de la cuisse. Tous deux sont couverts par le grand fessier.

La bourse muqueuse externe et oblongue de l'obturateur interne repose sur eux.

Anomalies. Le supérieur manque parfois, comme chez certains singes. — Ailleurs, on ne trouve ni l'un ni l'autre, comme chez les chéiroptères, le kanguroo, l'ornithorhynque. — Chez certains sujets, au contraire, l'inférieur est double.

Ces muscles font tourner la cuisse en dehors.

Muscle carré de la cuisse.

Le *muscle carré de la cuisse*, ou *ischio-sous-trochantérien* (*quadratus femōris*), est quadrilatère, court, aplati, et situé transversalement. Il naît sur la face externe de l'ischion, entre la tubérosité

1) ALBINUS, tab. 21, fig. 11. — WEBER, III, v et vi.
2 ALBINUS, tab. 21, fig. 8, 9. — WEBER, III, viii.

sciatique et le bord du trou obturateur, et s'attache à la face postérieure du fémur, le long d'une ligne qui descend perpendiculairement de la base du grand trochanter à la ligne âpre. Il est charnu
dans toute sa longueur. A l'origine, il n'offre que quelques stries tendineuses sur sa face postérieure; et à son extrémité externe, sa partie
inférieure, plus mince que l'autre, est tendineuse sur la face antérieure.

En devant, il est placé sur l'obturateur externe. En arrière, il est
couvert, à son origine, par le grand adducteur et le demi-membraneux; plus loin, par le grand fessier. Supérieurement, il touche au
jumeau inférieur, et inférieurement, il est en rapport avec le bord
supérieur oblique du grand adducteur.

Entre lui et le petit trochanter existe une bourse muqueuse.

Anomalies. On l'a vu très petit, et surtout non développé en haut;
ou bien il manque entièrement, ce qui est de règle chez les chéiroptères et le fourmilier : alors les jumeaux ont plus de volume. Dans certains cas, il se compose d'un grand nombre de faisceaux distincts (1).

Ce muscle tourne la cuisse en dehors, alors même qu'elle est fléchie sur le tronc. Quand le corps repose sur une seule jambe, il le
fait tourner du côté opposé. Si le tronc est en même temps penché
en avant, il aide à le redresser, en ramenant l'ischion vers le fémur.
Lorsque le corps est appuyé sur les deux jambes, les deux muscles
carrés contribuent puissamment à le balancer, ou à le redresser s'il
est penché en arrière.

Muscle obturateur externe.

Le *muscle obturateur externe*, ou *sous-pubio-trochantérien externe*
(*obturator externus*) (2), est plat, triangulaire, et situé en travers.
Il naît, au côté externe du bassin, sur la partie antérieure et inférieure du trou obturateur, depuis l'endroit par lequel sortent les
vaisseaux obturateurs jusqu'à la tubérosité sciatique, où s'insère le
carré de la cuisse. Charnu de suite, il n'offre quelques fibres tendineuses qu'à sa face antérieure. Ses fibres sont retenues solidement
par du tissu cellulaire à la surface de la membrane obturatrice, mais
aucune d'elles n'en provient : un tissu cellulaire dense les unit aussi
à la capsule de l'articulation coxo-fémorale. Elles convergent en
passant, sous l'articulation, vers le côté postérieur du col du fémur.
Chemin faisant, le muscle devient plus étroit, mais plus épais, et son

(1) JANCKE, *De caps. tend. artic.*, Léipzick, 1753, p. XVI.
(2) ALBINUS, tab. 22, fig. 7, 8, — WEBER, II et IV, XXIV.

tendon aplati s'attache tout au bas de la cavité digitale du grand trochanter. Ce tendon commence de très bonne heure, large et mince, dans l'intérieur du muscle, et les fibres charnues s'étendent sur ses deux bords, le supérieur surtout, plus loin que sur ses deux faces.

Le muscle est couvert en dedans par le pectiné et le court adducteur, en arrière par le carré de la cuisse. Entre lui et ce dernier il n'y a presque pas de tissu cellulaire. En dehors, son bord supérieur touche au muscle jumeau inférieur.

Si la cuisse est mobile, il la fait tourner en dehors, même quand elle est fléchie sur le tronc. Si les deux jambes sont fixées, les deux muscles peuvent aider à fléchir le tronc en avant.

Muscle fléchisseur de la cuisse.

Sous le nom de *muscle fléchisseur de la cuisse* (*flexor femoris*) (1), je désigne un muscle considérable, muni de deux têtes, qui sont toujours réunies par le bas, et qu'on a coutume de décrire comme deux muscles distincts, appelés alors l'un le *grand psoas*, l'autre l'*iliaque interne*. Indépendamment de ces deux têtes, je décrirai l'*aponévrose lombo-iliaque*.

1° Le *grand psoas*, ou *prélombo-trochantinien* (*psoas major s. magnus, lumbaris, lumbaris internus*) (2), ou la tête interne du fléchisseur de la cuisse, naît, en partie par des fibres charnues, et en partie par des languettes tendineuses, de la face latérale du corps de la dernière vertèbre dorsale et de ceux des cinq vertèbres lombaires. Mais ses fibres ne proviennent pas sans interruption de toutes ces parties; à l'échancrure de chaque corps de vertèbre se trouve un vide pour le passage des vaisseaux, en sorte que le muscle semble naître du rachis par cinq portions distinctes, dont la supérieure s'implante à la dernière vertèbre dorsale, à la première lombaire et au ligament

---

(1) Comme le grand psoas et l'iliaque interne s'attachent au petit trochanter par un tendon commun, non seulement chez l'homme, mais encore chez tous les mammifères, à l'exception des chéiroptères, et que leur action sur la cuisse est la même, on doit, d'après l'analogie, n'en faire qu'un seul muscle, marche que Cruveilhier (*Anat. descript.*, t. II, p. 72) a suivie, et qu'avaient déjà indiquée Haller, Sœmmerring, Meckel. Le nom de psoas-iliaque, dont Haller et Cruveilhier se sont servis pour le désigner, et qu'ils ont tiré de ses deux têtes, est insuffisant, parce qu'il n'indique pas l'insertion au petit trochanter. J'ai donc été obligé d'en choisir un nouveau. Quelque peu convenable qu'il soit, dans beaucoup de cas, d'instituer des dénominations de muscles d'après la manière d'agir, il me paraît ici sans inconvénient d'adopter celle dont j'ai fait choix.

(2) ALBINUS, tab. 39, fig. 12, 13, 15. — WEBER, I et II, 6.

intervertébral ; l'inférieure, à la quatrième vertèbre lombaire, à la cinquième et au ligament intervertébral. L'origine se prolonge ensuite sans interruption, en arrière, sur la face antérieure et le bord inférieur des apophyses transverses. Là encore on peut distinguer cinq portions, qui proviennent des apophyses transverses de toutes les vertèbres lombaires. La supérieure atteint généralement aussi le bord inférieur de la dernière côte.

Ainsi nées, les fibres descendent, dans la direction du rachis, jusqu'à la cinquième vertèbre lombaire, où le muscle, de plat qu'il était, acquiert une forme arrondie et un volume supérieur à celui qu'il offre dans le reste de son étendue. A partir de ce point il s'amincit, devient fusiforme, se porte en bas et en dehors, vers la limite du grand bassin et du petit, va passer sous le ligament de Poupart, au-dessus de la réunion des os ilion et pubis, et sort du bas-ventre pour gagner la face antérieure de la cuisse. La portion charnue ne se compose pas de faisceaux, et les fibres charnues n'y sont partout retenues les unes aux autres que par un tissu cellulaire très délicat. Avant que le psoas ait quitté le bassin, il se montre sur sa face postérieure un tendon, dont le côté antérieur reçoit encore des fibres charnues pendant un espace de quelques pouces. Du reste, ce tendon commence assez haut dans l'intérieur du muscle, ce qui explique l'amincissement de celui-ci à partir de la cinquième vertèbre lombaire. Le tendon, qui s'élargit à mesure qu'il descend, passe sur l'articulation coxo-fémorale, et va gagner le petit trochanter, à toute la surface duquel il s'attache ; mais il n'est libre que sur la face postérieure, car les fibres de l'iliaque interne s'insèrent à sa face antérieure et à ses bords.

2° *L'iliaque interne*, ou *iliaco-trochantinien* (*iliacus, iliacus internus*) (1), est large et triangulaire. Il naît, charnu, de toute la face interne de l'ilion et du ligament ilio-lombaire. Son origine atteint, en haut, la lèvre interne de la crête iliaque ; en devant, l'épine iliaque antérieure inférieure, et la capsule articulaire au bord de la cavité cotyloïde ; en arrière, quelques fibres s'étendent jusqu'au sacrum, à la symphyse sacro-sciatique, et à la paroi interne du petit bassin, au-dessus du trou ovale. Toutes les fibres convergent vers le point de réunion des os ilion et pubis, où le muscle sort du bassin, au-dessous du ligament de Poupart, pour gagner la cuisse, et se diriger en bas, en arrière et en dedans, vers le petit trochanter.

1 ALBINUS, tab. 21, fig. 14, 15. — WEBER, I et II. 1

L'iliaque interne n'a point de tendon terminal propre; ses fibres gagnent les bords latéraux et la face antérieure du tendon du grand psoas, à la suite des fibres charnues duquel elles se placent immédiatement. Mais toutes ne s'attachent pas au petit trochanter par l'intermédiaire de ce tendon; beaucoup d'entre elles, qui viennent des épines iliaques et de la cavité cotyloïde, descendent le long de ce tendon, et s'attachent immédiatement au petit trochanter, tant à côté qu'au-dessous de lui.

La tête interne du fléchisseur de la cuisse a son sommet placé entre le pilier moyen et le pilier externe de la portion lombaire du diaphragme; son bord externe ou postérieur touche au carré des lombes ; sa face libre est tapissée par le péritoine. Avant qu'elle se réunisse à la tête externe, le muscle crural passe entre elle et cette dernière, à son côté externe. La tête externe est couverte, sur sa face libre, par une aponévrose particulière, qui enveloppe aussi l'interne avant sa sortie du bassin, et s'attache à la partie externe du ligament de Poupart. Une masse de graisse, la plupart du temps assez considérable, repose sur cette aponévrose, et après elle seulement vient le péritoine. À la cuisse, le fléchisseur de ce membre est situé entre le couturier et le droit en dehors, les adducteurs en dedans. La tête externe est très étroitement unie au ligament capsulaire de l'articulation coxo-fémorale, par un tissu cellulaire serré.

Entre la partie tendineuse du fléchisseur de la cuisse et la capsule de l'articulation coxo-fémorale, se trouve toujours une bourse muqueuse très considérable. Plusieurs fibres musculaires de la tête externe sont situées en partie au fond de cette cavité muqueuse. Ce n'est qu'exceptionnellement qu'on observe, dans l'endroit où la bourse muqueuse couvre la capsule articulaire, une ouverture plus ou moins grande, qui les fait communiquer ensemble.

Anomalies. Les faisceaux de la tête interne qui naissent des apophyses transverses des deux autres vertèbres lombaires supérieures (1) ou inférieures, constituent quelquefois une portion musculaire à part, qui s'unit plus loin avec le tendon du muscle principal, ou même va gagner séparément le petit trochanter. — De la paroi latérale du bassin provient une petite portion, tout-à-fait distincte, qui reste charnue presque jusqu'au trochanter, finit cependant par devenir tendineuse, et se joint au tendon commun, qui alors semble être double en quelque sorte. — On assure avoir trouvé la tête externe absolument sépa-

____

(1) MECKEL, *Deutsches Archiv*, t. V, p. 116. — Meckel regarde à tort ce faisceau comme une anomalie du petit psoas qui naît des corps des vertèbres.

rée du muscle psoas. — Il n'est pas rare que les fibres qui naissent de l'épine iliaque antérieure inférieure et de la capsule articulaire forment une portion de muscle à peu près isolée, qui descend au côté externe de l'iliaque, et s'attache, charnue, à la partie antérieure du petit trochanter.

Les deux têtes ensemble, et chacune d'elles en particulier, ont la même manière d'agir. Le tronc étant fixe, elles élèvent la cuisse vers l'abdomen; si la cuisse est fixe, elles abaissent le tronc en avant. Le muscle psoas semble donner la première impulsion lorsqu'il s'agit de fléchir aussi la cuisse étendue; mais l'iliaque interne paraît soutenir énergiquement la flexion quand une fois elle s'est opérée (1).

3° *Aponévrose lombo-iliaque* (*fascia iliaca s. lumbo-iliaca*). Cette expansion fibreuse entoure à la fois le grand psoas, l'iliaque interne et le petit psoas, lorsque celui-ci existe. Les fibres naissent supérieurement de l'arcade tendineuse de la portion lombaire du diaphragme qui couvre le commencement du grand psoas, ainsi que de la partie latérale des corps des vertèbres lombaires, et descendent en ligne droite sur la tête interne. Pour la partie inférieure de cette tête, d'autres fibres naissent de la ligne de démarcation entre le grand et le petit bassin, jusqu'à la crête pubienne, et se dirigent de haut en bas et un peu de dedans en dehors. Les fibres qui se répandent sur la tête externe naissent le long de toute la lèvre interne de l'ilion, et suivent la direction des fibres charnues du muscle iliaque, de manière que les plus antérieures sont à peu près parallèles au ligament de Poupart. Supérieurement, l'aponévrose entière est fort mince; en bas, non seulement elle acquiert plus de force, mais encore elle est plus serrée contre le muscle.

Au ligament de Poupart, la portion externe de l'aponévrose, qui est la plus considérable, se divise, depuis l'épine iliaque jusqu'à l'angle

____

(1) Le fléchisseur de la cuisse ne peut pas, à lui seul, imprimer au membre le plus grand degré de flexion que la disposition de l'articulation coxo-fémorale rende possible; il a besoin, pour cela, d'être aidé par l'action d'autres muscles. En effet, si la jambe est étendue, la flexion de la cuisse rencontre une limite insurmontable, mais qu'il devient facile de franchir lorsqu'on ploie le genou. Dans le premier cas, on sent un obstacle bien prononcé dans les fléchisseurs tendus de la jambe, qui, à chaque effort, doivent s'allonger; mais ce ne saurait être là une cause suffisante. Car les personnes qui ont la cuisse amputée se trouvent dans le même cas que celles qui veulent fléchir la cuisse, le genou étant tendu; ce n'est qu'en s'aidant des mains qu'elles parviennent à lui donner le plus grand degré possible de flexion. Le couturier n'exercerait-il pas une influence essentielle dans la flexion aussi étendue que possible de la cuisse ?

externe de l'anneau inguinal, en deux feuillets, l'un antérieur, l'autre postérieur, entre lesquels passent les vaisseaux iliaques. Le feuillet antérieur se réfléchit de bas en haut sur la face postérieure des muscles du bas-ventre, et se continue avec l'aponévrose transverse de ces derniers. Le feuillet postérieur se réunit avec la portion externe et adhérente du ligament de Poupart. La portion interne de l'aponévrose descend sur la portion du muscle qui arrive à la cuisse, reçoit encore de nouvelles fibres de l'éminence ilio-pectinée, et se réunit, en dehors, avec le feuillet de l'aponévrose crurale situé entre le muscle couturier et le fléchisseur de la cuisse. Mais les fibres de ce dernier feuillet naissent au bord antérieur de l'ilion, depuis l'épine antérieure et supérieure jusqu'au tendon du grand droit antérieur.

Muscle petit psoas

Le *muscle petit psoas*, ou *prélombo-pubien* (*psoas minor*) (1), naît, en dedans du grand, à la partie supérieure de la portion lombaire du rachis, par des fibres charnues et par de courtes fibres tendineuses, qui ne sont pas toujours disposées de la même manière. Il vient de la région de la douzième vertèbre dorsale, du ligament intervertébral situé au-dessous, et aussi de la première vertèbre lombaire elle-même, indépendamment d'un faisceau qui s'insère à l'apophyse transverse de la dernière dorsale ; ou il naît principalement de la partie latérale de la première vertèbre lombaire ; ou il tire surtout son origine de la seconde et du ligament placé entre elle et la première. D'abord plat, ensuite arrondi, il descend sur le côté interne du grand psoas, et, à peu près au milieu de la région lombaire, il dégénère en un fort tendon, qui va toujours en s'élargissant. Ce tendon s'attache à la partie postérieure de la ligne de démarcation entre le grand bassin et le petit, et s'y unit intimement à l'aponévrose lombo-iliaque.

Le muscle est situé supérieurement entre le grand psoas et la colonne vertébrale. Son tendon s'épanouit, en bas, au-devant du fléchisseur de la cuisse.

Anomalies. Je dois considérer l'absence du petit psoas comme l'état normal chez l'homme. Sur environ vingt cadavres, où je l'ai cherché exprès, je ne l'ai rencontré qu'une seule fois. Suivant Meckel, il manquerait rarement ; mais cette assertion est contredite par tous les autres anatomistes. La présence et l'absence du muscle ne constituent pas non plus une différence sexuelle, ce qui ressort clairement de la dissi-

(1) ALBINUS, tab. 15, fig. 14. — WEBER, II, k.

dence des opinions émises à cet égard. Car, tandis que Riolan prétend qu'on ne le trouve pas chez les femmes (1), Winslow l'a observé beaucoup plus fréquemment chez elles que chez les hommes (2). — J'ai vu, des deux côtés du corps, son tendon terminal se diviser en deux portions; l'une s'attachait au ligament intervertébral compris entre la dernière vertèbre lombaire et le sacrum; l'autre à la ligne de démarcation de l'os ilion et de la cavité cotyloïde, jusqu'à la symphyse sacro-iliaque.

Ce muscle élève le bassin, ou fléchit le rachis en avant; dans ce dernier cas, il aide à l'action du fléchisseur de la cuisse, quand celui-ci prend son point d'appui au fémur.

Muscle pectiné.

Le *muscle pectiné*, ou *sus-pubic-fémoral* (*pectineus, pectinalis*) (3), naît le long de la crête entière du pubis, jusqu'à l'éminence pectinée, et tire son origine, soit immédiatement de l'os, soit du feuillet horizontal du ligament de la crête pectinéale, c'est-à-dire des fibres tendino-ligamenteuses qui naissent de l'ilion, à la région de la cavité cotyloïde, et vont gagner l'éminence pectinée, en suivant la crête du pubis. Le muscle est charnu sur le champ; on ne remarque de courtes et faibles stries tendineuses que sur sa face tournée vers le pubis et sur son bord interne. Il a plus d'épaisseur à ce dernier bord. En descendant sur le pubis, il se rétrécit d'une manière rapide, après quoi il se porte, sous la forme d'un muscle plat, large et d'égale épaisseur partout, de haut en bas et un peu d'avant en arrière et de dedans en dehors, pour atteindre le fémur. Chemin faisant, sa situation subit un changement tel que la face qui était d'abord antérieure devient externe, et la postérieure interne. La face externe se couvre d'une expansion aponé-vrotique, à laquelle se joignent aussi quelques fibres tendineuses nées sur la face interne. De cette manière il s'attache, par un tendon mince, à la lèvre interne de la ligne âpre du fémur, dans une étendue d'un pouce et demi à deux pouces, à partir du petit trochanter.

Le muscle est placé, en haut, sur la face convexe de la branche horizontale du pubis, le court adducteur, l'obturateur externe, et la capsule de l'articulation coxo-fémorale, à laquelle il tient fortement par du tissu cellulaire graisseux. En dedans, il touche au long adducteur; en dehors, au fléchisseur de la cuisse.

(1) *Anth. topographia*, lib. V, p. 598.
(2) *Expos. anatom. structur. corp. hum.*, Francfort, 1753, t. II, p. 211.
(3) Albinus, tab. 22, fig. 5, 6. — Weber, I, v.

Entre son tendon terminal et le fémur se trouve une bourse muqueuse.

Anomalies. Quelquefois il offre une portion postérieure, qui ne s'unit à lui que par le moyen du tendon inférieur.

Quand la cuisse est mobile, il la rapproche de l'axe du corps, et la croise au-devant de l'autre, parce que la direction de ses fibres lui permet de contribuer aussi à la flexion du membre. Il aide à lancer le membre inférieur tout entier en avant, comme par exemple quand on pousse un corps avec la pointe du pied. Si les deux membres sont fixes, les deux pectinés concourent à la flexion du corps en avant.

Muscle long adducteur.

Le *muscle long adducteur,* ou *pubio-fémoral* (*adductor longus, caput longum tricipitis*) (1), est aplati et triangulaire. Il naît, par un tendon étroit, de la partie supérieure du pubis, entre la symphyse et la crête. Ce tendon augmente rapidement de largeur, ne tarde pas à devenir charnu sur son bord externe, mais demeure visible, au bord interne, dans l'étendue de quelques pouces. Les fibres charnues viennent d'abord de celle de ses faces qui regarde le pubis, puis aussi de sa face antérieure, ce qui fait que le tendon continue de s'étendre encore dans l'intérieur du muscle, alors même qu'il n'est déjà plus visible au-dehors. Le muscle croît promptement en volume, s'élargit peu à peu, en descendant de dedans en dehors, et, par le moyen d'un fort tendon, qui résulte de deux feuillets fibreux étalés sur les deux faces, il s'attache à la lèvre interne de la ligne âpre du fémur, à peu près au tiers moyen de la longueur de l'os. Le feuillet tendineux antérieur s'étend plus haut que le postérieur. Mais du bord interne du muscle se détache, par le bas, un faisceau très tendineux, qui va gagner la face antérieure du grand adducteur, et se perd sur le vaste interne par des fibres descendantes; de là résulte que le long adducteur possède en quelque sorte, à la cuisse, une seconde insertion antérieure. À cela il faut encore ajouter que son tendon ne demeure pas libre

1 ALBINUS, tab. 22, fig. 1, 2. — WEBER, I, XXI. — Les trois muscles suivants se ressemblent, eu égard à leur manière d'agir comme adducteurs de la cuisse, ce qui les a fait souvent décrire comme un seul muscle à trois têtes. Mais ces prétendues têtes sont totalement séparées l'une de l'autre depuis l'origine jusqu'à l'insertion : ce sont des muscles distincts. D'ailleurs, le muscle différerait de tous ceux qui ont plusieurs têtes, en ce qu'il s'étalerait beaucoup à son insertion, au lieu de s'y resserrer. En outre, le pectiné ne devrait pas être séparé des trois autres adducteurs et alors il faudrait au moins admettre un adducteur à quatre têtes.

jusqu'à la ligne âpre, mais qu'environ vis-à-vis de la face antérieure
du fémur, il s'unit à l'expansion tendineuse du vaste interne, par un
tissu cellulaire ferme et par des fibres tendineuses, et qu'à partir de
là jusqu'à la ligne âpre il est intimement confondu avec l'origine tendineuse de ce muscle.

Le long adducteur est situé, en haut, sur le court adducteur; dans
le milieu et en bas, sur le grand adducteur. Il est couvert inférieurement par le couturier; supérieurement, son bord interne touche au
droit interne, et l'externe au pectiné.

Anomalies. Quelquefois il se divise en deux portions, l'une supérieure, l'autre inférieure.

Son action est la même que celle du muscle pectiné; seulement il
ne peut pas croiser autant que ce dernier la cuisse sur celle du
côté opposé.

Muscle court adducteur.

Le *muscle court adducteur*, ou *sous-pubio-fémoral* (*adductor
brevis, caput breve tricipitis*)(1), naît, en ligne verticale, du pubis,
le long de la symphyse, et un peu aussi de la branche descendante,
tant par des fibres charnues que par le moyen d'un mince tendon
caché dans son intérieur. Son épaisseur n'augmente que peu à partir
du pubis; mais, à mesure qu'il descend de dedans en dehors, il devient plus large. Inférieurement, ses deux faces sont couvertes d'un
feuillet aponévrotique. Les deux feuillets se réunissent en un tendon
mince, qui s'attache à la lèvre interne de la ligne âpre du fémur, à
peu près au tiers supérieur de la longueur de l'os, depuis le petit
trochanter jusque derrière l'insertion du long adducteur.

Ce muscle est situé entre le grand adducteur en arrière et le long
en avant. Ses rapports avec le pectiné sont tels qu'il ne fait qu'y
toucher à son origine, mais que bientôt il dirige sa partie supérieure
derrière lui, et que les tendons de tous deux se réunissent avant l'insertion au fémur. A son origine, il confine encore au droit interne
en dedans.

Anomalies. Les cas ne sont pas rares où on le trouve divisé,
dans presque toute sa longueur, en deux portions, qu'on peut, à
l'insertion, distinguer en supérieure et inférieure.

Il exerce la même action que le pectiné.

____

1 ALBINUS, tab. 22, fig. 3. 4. — WEBER, II, XXII.

Muscle grand adducteur.

Le muscle grand adducteur, ou *ischio-fémoral (adductor magnus, caput magnum tricipitis)* (1), naît de la partie antérieure de la face inférieure de la tubérosité sciatique, ainsi que de la face externe et du bord inférieur tant de la branche ascendante de l'ischion que de la branche descendante du pubis, jusqu'à la symphyse pubienne.

Les fibres qui naissent le long des branches du pubis et de l'ischion forment une portion externe ou supérieure, plus ou moins complétement distincte du reste du muscle ; leur origine a lieu, par des fibres tendineuses courtes, vers le trou ovale, tandis que, vers le bord des os, elle est charnue sur-le-champ. Le reste de la masse du muscle peut encore, à son origine, être assez facilement divisé en deux autres larges portions : l'une interne, ou inférieure, qui est plus rapprochée de la peau, au côté interne de la cuisse ; l'autre moyenne, plus voisine du fémur, qui naît, entre la supérieure et l'inférieure, de la branche ascendante et de la tubérosité de l'ischion. La portion moyenne et l'inférieure ont, immédiatement à leur origine, leurs bords internes, ceux par lesquels elles regardent la symphyse pubienne, séparés l'un de l'autre par du tissu cellulaire ; leurs bords externes, au contraire, se réunissent avec un fort tendon, qui naît de la tubérosité sciatique, est visible pendant longtemps à la partie postérieure du muscle, et finit par se perdre dans la masse charnue. Lorsqu'on sépare l'une de l'autre les portions moyenne et inférieure à leur origine, depuis leurs bords internes jusqu'à ce tendon, on rencontre du tissu cellulaire, souvent chargé de graisse. Le tendon lui-même est aplati d'avant en arrière, de sorte qu'on peut y admettre un bord externe, tourné vers la cuisse, et un bord interne, qui regarde le pubis. La portion moyenne aboutit au bord externe de ce tendon, et reçoit de là de nouvelles fibres musculaires : l'inférieure se porte à son bord interne, qui lui envoie également des fibres charnues. Cependant il ne tarde pas à naître de la face extérieure du tendon, et bientôt après de la postérieure, des fibres musculaires destinées aux deux portions, l'inférieure surtout : de cette manière, le tendon se cache peu à peu dans l'intérieur du muscle, et enfin cesse tout-à-fait au-dessus du milieu de la cuisse.

Le grand adducteur s'attache au fémur dans toute l'étendue de la ligne âpre. L'insertion commence en haut derrière le petit trochanter,

1 ALBINUS, tab. 21, fig. 16, 17. — WEBER, I, II, III et IV, XXIII.

à la base du grand ; elle se termine inférieurement à la base du condyle interne du fémur, au bord qui sépare les faces interne et postérieure de l'os. Mais elle n'est pas uniforme dans toute cette longueur, et l'on peut ici, comme à l'origine du muscle, distinguer trois portions.

La portion supérieure est, la plupart du temps, complétement séparée du reste du muscle, dans toute sa longueur. Elle va toujours en s'élargissant du côté du fémur, passe derrière le petit trochanter, et s'attache à peu près au tiers supérieur de la ligne âpre, par le moyen d'une courte aponévrose, qui naît sur la face antérieure, tournée vers l'os de la cuisse, et devient de plus en plus courte vers le bas. Du reste, les fibres charnues de cette portion supérieure subissent une torsion particulière. Lorsqu'on regarde le muscle par devant, les fibres nées de la symphyse pubienne se portent, à sa surface, transversalement en dehors, et forment le bord supérieur libre de la portion musculaire; celles qui tirent leur origine de la tubérosité sciatique passent, au contraire, derrière les précédentes, se dirigent en bas et en dehors, et forment le bord libre interne ou inférieur de la portion musculaire.

La portion moyenne ne peut être séparée de l'inférieure dans la plus grande partie de sa longueur : cependant l'une et l'autre sont distinctes à leur origine, comme je l'ai indiqué plus haut, et, à leur insertion, l'ouverture destinée au passage des vaisseaux cruraux marque la limite entre elles. En descendant, elle devient également plus large, et elle s'attache à environ le second et le troisième tiers de la longueur de la ligne âpre. L'insertion a lieu par des fibres charnues et par des fibres tendineuses. Peu avant qu'elle s'opère, on voit paraître sur les deux faces de la portion moyenne, mais principalement sur la postérieure, quelques stries tendineuses plus prononcées, qui marchent sur les fibres charnues, en suivant, du moins quelques unes, la direction de l'os, et qui se fixent à la ligne âpre, de manière à laisser, entre elles et l'os, trois ouvertures, garnies de fibres en arcades, par lesquelles passent les vaisseaux cruraux profonds. La portion moyenne est attachée à la ligne âpre derrière la supérieure et l'inférieure, de sorte qu'elle en couvre une partie. Dans toute l'étendue où elle couvre la supérieure, elle fait corps avec elle. Du reste, sa face antérieure n'est point libre jusqu'à la ligne âpre : elle est intimement unie au long adducteur dans toute la longueur de l'adhérence de ce dernier au vaste interne.

La portion inférieure descend à peu près en ligne droite au côté

interne de la cuisse. Ses fibres charnues dégénèrent en fort tendon,
sur la face postérieure duquel elles s'insèrent presque jusqu'au condyle
interne du fémur. Inférieurement, où le tendon devient plus large,
il s'insère au bord interne du fémur, jusqu'au condyle interne; supérieurement, il se rétrécit pour passer, en manière de pont, sur les
vaisseaux cruraux.

Le grand adducteur couvre une partie de l'obturateur externe. Lui-
même est couvert en devant par le court et le long adducteur, en
dedans par le droit interne, en arrière par le demi-tendineux et la
longue tête du biceps. Le bord supérieur horizontal de la portion supérieure touche au bord inférieur du carré de la cuisse.

La bourse muqueuse du carré de la cuisse est en partie située sous
la portion supérieure du grand adducteur.

Le muscle entier agit puissamment comme adducteur de la cuisse.
Sa portion supérieure produit la même action que le pectiné et le
court adducteur, et la moyenne que le long adducteur; mais l'inférieure ne produit que l'adduction. Cependant le grand adducteur ne
peut pas, comme les trois autres, contribuer à la flexion de la cuisse;
au contraire, sa portion inférieure au moins se comporte comme antagoniste du fléchisseur de ce membre.

ARTICLE II.

DES MUSCLES DE LA CUISSE.

Les muscles de la cuisse suivent la direction du fémur. Ils naissent,
les uns des os formant les parois latérales du bassin, les autres du
fémur, et s'attachent à la partie supérieure de la jambe, qu'ils meuvent dans l'articulation du genou. C'est pourquoi je range le poplité
parmi eux, quoiqu'il naisse tout-à-fait au bas du fémur, et par conséquent ne marche pas le long de cet os.

Comme l'articulation du genou, à part la rotation possible dans
certaines attitudes, est essentiellement une charnière, les muscles qui
meuvent la jambe agissent surtout à titre d'extenseurs et de fléchisseurs; les premiers sont situés sur la face antérieure du fémur, et
les autres sur sa face postérieure. Mais à ces muscles s'en joignent
encore deux autres qui, selon la situation de la jambe, peuvent
agir comme fléchisseurs et extenseurs; ceux-là, qui occupent le côté
interne de la cuisse, et sont tout-à-fait superficiels, doivent par conséquent être décrits les premiers : ce sont le *couturier* et le *droit interne*. On trouve, au côté antérieur, *l'extenseur de la jambe* et le

sous-crural; au côté postérieur, le *demi-tendineux*, le *demi-mem-braneux*, le *biceps* et le *poplité.*

Muscle couturier.

Le *muscle couturier*, ou *iléo-prétibial* (*sartorius*) (1), est aplati en forme de ruban, mais épais, et le plus long de tous ceux du corps : c'est aussi celui qui a les plus longues fibres charnues, puisque les siennes s'étendent sans interruption d'une extrémité à l'autre. Il doit en conséquence pouvoir se raccourcir considérablement.

Il naît, tendineux, et presque dans la largeur d'un pouce, le long du bord de l'os qui s'étend de l'épine iliaque antérieure supérieure à l'inférieure. Les fibres tendineuses se partagent sur-le-champ en deux feuillets, sur et entre lesquels naissent les fibres charnues. Le muscle est d'abord aplati transversalement; mais il ne tarde pas à devenir triangulaire, puis aplati d'avant en arrière, et ensuite il conserve la même largeur jusqu'à son tendon inférieur. Sa direction est de haut en bas, et en même temps, depuis son origine, de dehors en dedans, de manière que tandis qu'il marche supérieurement sur la face antérieure de la cuisse, il en occupe inférieurement le côté interne. Au condyle interne du fémur, il commence à diminuer de largeur, et sur sa face tournée vers l'os apparaît un tendon, dont la face opposée continue de recevoir des fibres charnues jusqu'à l'articulation du genou. Lorsque la jambe est étendue, ce tendon descend sur la partie postérieure de la face interne du condyle, décrit une arcade pour se porter en avant, et s'insère, en s'élargissant, à la crête du tibia. Mais ce n'est point là le seul mode de terminaison du muscle, car dès auparavant il se détache du bord antérieur du tendon plusieurs faisceaux tendineux, qui se dirigent en avant, et qui s'unissent avec la portion terminale de l'aponévrose crurale; le bord postérieur envoie aussi des faisceaux tendineux à l'aponévrose de la jambe.

Le couturier est situé, en haut, dans l'enfoncement qui sépare l'un de l'autre le muscle du fascia-lata et la tête externe du fléchisseur de la cuisse; ensuite il se place sur le droit de la cuisse, puis sur le long adducteur, que son bord postérieur atteint à un travers de main au-dessous du ligament de Poupart; enfin, inférieurement, sur une partie du grêle interne. Partout il est couvert par la peau et l'aponévrose crurale.

La bourse muqueuse appartenant au grêle interne s'étend aussi en

(1) ALBINUS, tab. 23, fig. 1. — WEBER, I et III, XIII.

haut sous le tendon de couturier, avant qu'il prenne son insertion au tibia.

Anomalies. On a vu ce muscle double : le surnuméraire aboutissait inférieurement, tantôt au tendon du muscle normal, et tantôt aussi au fémur. — Dans certains cas rares il n'existe point. — Il a été trouvé digastrique, par suite d'un tendon médian, long d'un pouce et demi, qui tenait intimement à l'aponévrose crurale (1).

Il opère la flexion simultanément dans l'articulation coxo-fémorale et dans celle du genou, par exemple, lorsqu'on s'accroupit. Ce n'est que de cette manière qu'il peut arriver à un degré suffisant de contraction : car quand l'accroupissement est porté aussi loin que possible, la distance entre l'épine iliaque antérieure supérieure et le genou diminue de près d'un tiers, et celle entre cette même épine et la tubérosité sciatique d'un plein tiers. En conséquence, il joue le rôle de fléchisseur à l'égard de deux articulations situées l'une au-dessus de l'autre. Mais il paraît ne remplir fréquemment cet office qu'à l'égard de la hanche. Quand la cuisse est fixée, il fléchit le tronc en avant, et si l'autre jambe est levée, il le tourne en même temps un peu du côté opposé. Lorsqu'au contraire c'est le tronc qui se trouve fixé, comme par exemple lorsqu'il agit sur la jambe mobile, il aide à l'action du fléchisseur de la cuisse. Dans le cas où la jambe est fléchie, il peut aider les fléchisseurs de ce segment du membre, tout comme il vient au secours de ses extenseurs quand elle est étendue. On peut aussi le regarder comme tenseur de l'aponévrose crurale. Mais il ne saurait produire le mouvement qu'on lui attribue, et qui lui a même valu son nom, celui de croiser la jambe sur celle du côté opposé, ou du moins il n'y contribue que d'une manière fort peu sensible ; car, dans cette situation de la jambe, la distance entre les deux attaches du muscle est un peu plus grande que quand le membre a sa direction verticale, d'où il s'ensuivrait que le couturier, s'il y donnait lieu, devrait s'allonger en se contractant.

Muscle droit interne.

Le *muscle droit interne*, *grêle interne*, ou *sous-pubio-prétibial* (*gracilis, rectus internus*) (2), naît, par un large et mince tendon, du corps du pubis, depuis le milieu de la symphyse pubienne, immédiatement auprès du ligament suspenseur de la verge et du bord antérieur de la branche descendante de cet os, jusqu'à la branche

(1) KELCH, *loc. cit.*, p. 42.
(2) ALBINUS, tab. 23, fig. 5. — WEBER, I, II, III et IV, XIX.

ascendante de l'ischion. Ce tendon plat descend d'un pouce et demi environ sur le bord antérieur du muscle ; il est beaucoup plus court en arrière ; mais il se partage sur-le-champ en deux feuillets, des faces correspondantes desquels proviennent les fibres charnues. C'est donc en haut que le muscle a le plus d'épaisseur, et il y est aplati. En descendant, il devient arrondi, et au-dessous du milieu de la cuisse il commence à s'amincir, parce qu'à partir de ce point ses fibres gagnent peu à peu un tendon arrondi qui marche le long de son bord postérieur ou interne. Le tendon inférieur ne devient complétement libre qu'au-dessus du genou : il descend derrière le condyle interne du fémur, et s'épanouit alors de manière à envoyer une large expansion fibreuse à l'aponévrose de la jambe, tandis que le reste de sa masse, passant au-dessous du condyle interne du tibia, sur le ligament interne de l'articulation du genou, décrit une arcade pour se porter en avant, s'unit en bas avec l'expansion tendineuse du demi-tendineux, en haut, avec celle du couturier, et finit par s'attacher, dans une assez grande largeur, à la crête du tibia, quelques pouces au-dessous du genou.

En haut, le muscle est placé sur le court adducteur et un peu aussi sur le long, plus loin sur le grand adducteur, et en bas sur le demi-membraneux. Son bord antérieur touche supérieurement au long adducteur, inférieurement au couturier, qui plus loin vient même se placer sur lui. Du reste, il n'est couvert partout que par l'aponé-vrose crurale et la peau.

Le tendon inférieur est entouré d'une gaîne muqueuse jusqu'au dessous du genou. Entre lui et la face interne du tibia on trouve une bourse muqueuse, qui dépasse son bord supérieur, et qui sert en même temps à l'expansion aponévrotique du couturier.

Le droit interne tire la jambe en dedans, vers celle du côté opposé, surtout lorsque les cuisses sont écartées, comme chez l'homme à cheval. Si la jambe est fléchie, il peut aider à la flexion, et avec d'autant plus d'énergie, que celle-ci est déjà commencée. Il peut même à lui seul fléchir la jambe ; car si, après avoir fixé la cuisse et le bassin d'un cadavre dont la jambe demeure pendante, on tire sur le muscle dans la direction de ses fibres, on remarque un commencement de flexion de cette dernière. Quand la jambe est fixée et étendue sur la cuisse, il peut aider l'action des extenseurs.

Muscle extenseur de la jambe.

La masse musculaire considérable qui étend la jambe se compose de quatre têtes séparées l'une de l'autre, à leur origine, dans une plus ou moins grande étendue, mais réunies toutes ensemble à leur extrémité inférieure. Il répugne à l'analogie de décrire ces quatre têtes comme autant de muscles distincts : cependant on peut conserver, pour les désigner, les dénominations reçues de droit antérieur, vaste externe, vaste interne et crural. On pourrait aussi les distinguer en superficielle ou longue, externe, interne, et profonde.

1° Le *droit antérieur*, ou *ilio-rotulien* (*rectus femoris*) (1), fusiforme et aplati d'avant en arrière, occupe le devant de la cuisse, vers le milieu de laquelle il atteint sa plus grande largeur et sa plus grande épaisseur. Il prend naissance, au-dessus de l'articulation coxo-fémorale, par deux fortes languettes tendineuses, qui se réunissent ensemble à angle droit; l'externe, longue de plus d'un pouce, prend son origine au-dessus du milieu du bord supérieur de la cavité cotyloïde, et rencontre en bas l'interne ou supérieure, qui est insérée à l'épine iliaque antérieure inférieure. Au-dessous de la languette externe, près du bord supérieur de la cavité articulaire, existe, suivant Isenflamm (2), une bourse muqueuse. Cette forte masse tendineuse devient plus large et plus mince en descendant; elle est située d'abord sur la face antérieure du muscle; mais, dans la plus grande partie de son étendue, elle se cache au milieu des fibres charnues. Celles-ci commencent sur la face postérieure du tendon, aussitôt après la réunion des deux languettes fibreuses, et se portent directement en bas; celles qui naissent plus loin descendent aussi obliquement en dehors. A peu de distance du commencement du muscle, il en vient d'autres encore de la partie interne et antérieure du tendon, qui affectent une direction oblique de haut en bas et de dehors en dedans. De là résulte qu'au milieu de sa longueur, et plus bas, le muscle a une forme pennée sur sa face antérieure. Au reste, le tendon supérieur descend dans son intérieur presque jusqu'au tiers inférieur de la longueur du fémur. Inférieurement toutes les fibres charnues s'insèrent au fort tendon occupant la face postérieure du muscle, qui commence dès le second tiers de la hauteur de la cuisse, ne tarde pas à occuper la largeur entière du muscle, se rétrécit ensuite, et, à environ un travers de main de la rotule, reçoit les dernières fibres charnues en devant et en dedans. Depuis ce point jusqu'à la rotule, il s'élargit de nouveau, et devient triangulaire; mais

1 ALBINUS, tab. 23, fig. 2, 3. — WEBER, I, XIX
2 *Anatomische Untersuchungen*, 1822, p. 83.

on aperçoit, sur sa face antérieure, plusieurs fibres tendineuses obliques, provenant des parties voisines des deux vastes.

Le muscle est situé en haut sur la partie inférieure du fléchisseur de la cuisse, et plus loin sur les trois autres têtes de l'extenseur de la jambe. Il est couvert un peu par le couturier vers le haut du membre ; du reste, c'est immédiatement sous l'aponévrose crurale qu'on le rencontre.

2° Le *vaste externe* (*vastus externus, extensor cruris externus*) (1) est une masse musculaire épaisse et plate, dont les fibres descendent à peu près en ligne droite, au côté externe de la cuisse. Il naît de la partie antérieure de la base du col du fémur, de la partie antérieure et externe de celle du grand trochanter, et de la moitié supérieure de la lèvre externe de la ligne âpre (2). Son origine n'est charnue qu'au col du fémur ; dans tout le reste de sa largeur, elle a lieu par une forte lame tendineuse, de la face interne de laquelle, celle qui regarde l'os, partent les fibres charnues. Cette lame fibreuse couvre le muscle presque entier, car elle descend jusqu'au dernier tiers de la hauteur de la cuisse. Du reste, à son origine, le tendon est très intimement uni avec le ligament intermusculaire, de manière que le muscle semble naître aussi de ce dernier.

Les fibres charnues aboutissent inférieurement à une lame tendineuse, qui devient visible sur la face du muscle tournée vers l'os, après avoir été quelque temps cachée dans son intérieur. Cette lame repose sur le muscle crural. Son bord interne n'est libre qu'à la partie supérieure ; car, plus bas, elle se réunit avec le tendon du vaste interne, pour former un large feuillet tendineux, situé derrière le muscle droit de la cuisse, et qui s'attache au bord supérieur de la rotule. Le bord externe du muscle et de son tendon inférieur est libre

(1) Albinus, tab. 23, fig. 6, c, d ; fig. 7, e, f. — Weber, I et III, xx.

(2) Communément, on décrit cette tête du muscle extenseur de la jambe comme si elle naissait de toute la longueur de la ligne âpre jusqu'au condyle ; on y fait par conséquent entrer une partie des fibres du crural, ce qui est cause qu'on ne peut plus distinguer les deux têtes l'une de l'autre. Mais la séparation s'effectue lorsqu'on dissèque avec soin : on enlève l'aponévrose crurale qui couvre les extenseurs, et l'on cherche une languette tendineuse située au bas du côté externe de la cuisse, entre des fibres charnues qui descendent à peu près verticalement et d'autres qui se dirigent obliquement en avant et en bas ; si alors on soulève les fibres charnues perpendiculaires, et qu'en même temps on les sépare à partir du point où le vaste externe et le crural sont tout-à-fait distincts, on parvient quelquefois à les isoler sans léser un seul faisceau, et l'on trouve que l'origine du vaste externe atteint tout au plus jusqu'au milieu du fémur.

au-dessous du milieu de la cuisse ; plus bas, le bord du tendon est couvert par les fibres du muscle crural qui viennent s'y insérer ; cependant on voit ses propres fibres parvenir au bord externe de la rotule.

Toutes les fibres charnues ne prennent pas leur attache à ce tendon, qui s'unit avec celui du vaste interne ; les superficielles et les inférieures s'insèrent au bord et à la face antérieure du tendon qui termine le muscle droit de la cuisse. Les plus inférieures parmi celles-là prennent leur insertion à environ un pouce et demi de la rotule ; les supérieures, parfois dès le milieu de la cuisse, mais presque toujours beaucoup plus bas. Au reste, une partie des fibres de cette portion du muscle commence par dégénérer en un tendon tourné vers l'os, avant de se réunir avec le tendon du droit de la cuisse.

D'après cela, on pourrait dire aussi que le vaste externe se partage en deux couches, ayant chacune leur tendon particulier, savoir, la couche principale ou profonde, qui s'unit avec le vaste interne, et la couche superficielle, d'un volume variable, qui se jette dans le droit de la cuisse.

Le vaste externe couvre le crural ; lui-même est placé immédiatement sous l'aponévrose crurale et la peau.

3° Le *vaste interne* (*vastus internus, extensor cruris internus*) (1) a moins de volume que l'externe. Ses fibres sont moins verticales aussi ; elles se dirigent obliquement en bas et en avant, et contournent le fémur d'arrière en avant. Ce muscle augmente peu à peu de volume jusqu'à son extrémité inférieure. Son origine commence par des fibres charnues, immédiatement au-dessous de la base du col du fémur ; il naît aussi, par des fibres tendineuses, d'une espèce d'arcade étendue depuis le petit trochanter jusqu'à la ligne âpre, et de la lèvre interne de cette dernière elle-même jusqu'au dernier quart de la longueur de la cuisse. Son large tendon se compose de faisceaux interrompus, qui marchent de haut en bas et d'arrière en avant, dans la direction du muscle entier et sur sa face externe. De celle de ses faces qui regarde l'os naissent les fibres charnues. Le tendon inférieur commence de très bonne heure dans l'intérieur du muscle, reçoit d'abord les fibres charnues sur ses deux faces, mais plus loin devient libre du côté de celle qui regarde l'os. Ce tendon se confond en haut avec le feuillet tendineux du crural, à tel point qu'il n'y a pas moyen de séparer les deux muscles l'un de l'autre ; mais, plus bas, son bord

<hr>

(1) ALBINUS, tab. 23, fig. 6, *a*, *b*; tab. 7, *b*. — WEBER, I et III, XVI.

antérieur devient libre ; d'abord il ne tient que par du tissu cellulaire au tendon inférieur du vaste externe, mais bientôt il s'unit complétement avec lui, et de là résulte un large feuillet tendineux, commun aux deux muscles, qui descend vers la rotule, derrière le tendon du droit de la cuisse.

Les fibres charnues n'aboutissent pas toutes à ce tendon inférieur. Les inférieures et superficielles s'insèrent au bord, et plus bas à la face antérieure du tendon du muscle droit de la cuisse. Le commencement de cette réunion des deux muscles varie beaucoup, quant à sa hauteur ; mais les fibres inférieures du vaste interne ne s'unissent jamais qu'au genou avec le droit de la cuisse ; leur attache a donc lieu plus bas que celle des fibres du vaste externe.

Le vaste interne entoure, comme une sorte de gouttière, le côté interne du fémur, et couvre en partie le muscle crural. Il est couvert par les extrémités inférieures de tous les adducteurs ; le long adducteur surtout se trouve intimement accolé à son tendon d'origine dans une largeur considérable, et la portion inférieure du grand adducteur est si intimement unie avec la partie inférieure de ce même tendon, que les dernières fibres charnues qui naissent de celui-ci semblent provenir du tendon terminal du long adducteur. Plus en devant il est couvert par le muscle couturier.

4° Le *muscle crural* (*cruralis*) (1) est situé en devant, immédiatement sur le fémur, des faces antérieure et externe duquel il prend naissance. Ses fibres supérieures commencent au-dessous de l'origine du vaste interne, sur la face antérieure de l'os ; les inférieures cessent en dedans au dernier quart de la longueur de la cuisse, et en dehors descendent presque jusqu'au condyle. En dedans, le bord interne du fémur forme la limite de son origine, et là les fibres sont complétement séparées de l'origine du vaste interne. En dehors, au contraire, elles touchent immédiatement à celles du vaste externe. En effet, la ligne d'origine passe bientôt de la face antérieure à la face externe du fémur, et même, au-dessous de l'origine du vaste externe, elle se porte en arrière sur la ligne âpre et le ligament intermusculaire externe. Du reste, toutes les fibres naissent sur-le-champ charnues de la face antérieure et de la face externe du fémur, ainsi que de la face antérieure du ligament intermusculaire. Les internes et les antérieures se portent directement en bas ; les externes marchent obliquement de haut en bas et d'arrière en avant, et descendent d'autant moins

<hr>

(1) ALBINUS, tab. 23, fig. 7, q, r. — WEBER, I. XXII.

qu'elles prennent naissance plus bas, ce qui fait que les inférieures sont aussi les plus courtes.

Sur la face antérieure du crural naît, à une grande hauteur déjà, un large et mince feuillet tendineux, à la face postérieure duquel s'attachent les fibres charnues. Le commencement de ce feuillet fait corps supérieurement avec le tendon terminal du vaste interne ; plus loin, les deux lames tendineuses demeurent séparées, et le tendon du vaste interne se trouve alors au-devant du crural.

Le feuillet tendineux antérieur du crural se termine inférieurement de la manière suivante. Au-dessous du milieu ou au niveau du dernier quart de la longueur de la cuisse, sa portion externe se confond avec la face postérieure du tendon inférieur du vaste externe ; de sorte qu'à partir de là les fibres charnues du crural s'insèrent à ce dernier. Cette insertion devient de plus en plus large par le bas ; à un pouce et demi ou deux pouces de la rotule, elle atteint le bord externe tendineux, jusque là libre, du vaste externe ; les fibres les plus inférieures qui viennent du côté externe passent même sur le bord pour aller gagner la face antérieure du tendon du vaste externe. Quant à la partie interne du tendon du crural, on peut la suivre, derrière le tendon commun des deux vastes, avec lequel elle n'est unie que par un tissu cellulaire dense, jusqu'au bord supérieur de la rotule, auquel elle s'attache. Du reste, tant ici qu'en dehors, du côté du vaste externe, les fibres charnues descendent jusqu'auprès du bord de la rotule.

Le muscle crural est situé immédiatement sur l'os ; les deux vastes l'enveloppent en manière de capsule.

Inférieurement on trouve, entre lui et le fémur, une bourse muqueuse, qui touche à la capsule synoviale du genou, avec laquelle elle s'anastomose sans doute, lorsqu'elle semble manquer, ce qui n'est pas rare.

5° *Insertion de l'extenseur de la jambe.* Les quatre têtes du muscle s'attachent inférieurement ensemble à la partie supérieure de la rotule, mais de manière que le tendon du droit de la cuisse vient occuper la lèvre antérieure de ce bord, que le feuillet tendineux des deux vastes s'insère en demi-cercle à la lèvre postérieure ou supérieure, jusqu'aux bords latéraux, et que derrière ce feuillet une portion du tendon du crural vient gagner le bord supérieur et même la face postérieure de l'os. De l'extrémité inférieure de la rotule naît ensuite un cordon tendineux, large, épais et à bords arrondis, appelé *ligament rotulien* (*ligamentum patellæ*), qui descend en ligne droite, passe sur une bourse muqueuse considérable, et s'attache à la crête du tibia. Le ligament rotulien doit être considéré comme le tendon terminal proprement dit de l'extenseur de la jambe, et la rotule comme un grand os sésamoïde. Sur les bords latéraux de cet os se trouvent en outre des fibres tendineuses étalées en manière de membrane, auxquels je donne le nom de *ligaments latéraux de la rotule* (*ligamenta patellæ lateralia, internum et externum*). L'interne, plus fort que l'autre, part du bord latéral de la rotule, passe sur la capsule synoviale, et va gagner le condyle interne du fémur, le ligament interne de la rotule et le condyle interne du tibia, jusqu'au ligament rotulien proprement dit; sa partie supérieure est en connexion non interrompue avec la partie inférieure du vaste interne. Le ligament externe, qui se compose davantage de faisceaux distincts, part du bord externe de la rotule, et s'étend au condyle externe du fémur, au ligament externe de la rotule, et au sommet du condyle externe du tibia, jusqu'au ligament rotulien proprement dit. En outre, il part de l'extenseur commun de la jambe, au-dessus de la rotule, une expansion tendineuse, qui se compose de fibres descendantes obliques, en partie croisées, couvre la rotule, et se réunit tant avec les ligaments rotuliens qu'avec le tibia. Tantôt ce ligament tendineux superficiel adhère d'une manière très intime à la face antérieure de la rotule, tantôt on trouve des espaces cellulaires plus ou moins considérables entre lui et l'os. Son union avec la portion de l'aponévrose crurale qui passe sur la rotule, n'a pas non plus toujours la même force. On est généralement dans l'usage de considérer ce feuillet superficiel, mais surtout le ligament interne et le ligament externe de la rotule, comme des parties de la capsule membraneuse de l'articulation du genou.

Anomalies. J'ai trouvé deux fois, et chaque fois d'un côté seulement, des cavités en forme de bourses muqueuses dans l'intérieur de l'extenseur de la jambe. Le premier sujet m'offrit deux de ces excavations : l'une, de la grosseur d'un œuf d'oie, était située à un travers de main au-dessus de la rotule, entre le crural et les tendons réunis des deux vastes; la seconde, plus considérable, et longue de quatre pouces, existait dans la substance du crural, à deux pouces au-dessus de la rotule. Chez l'autre sujet, l'excavation, assez grande pour loger un œuf, occupait la partie inférieure du vaste externe.

Les quatre têtes du muscle, réunies ensemble, agissent comme extenseur de la jambe, lorsque celle-ci n'est point fixée. Mais le droit de la cuisse, qui passe sur deux articulations, diffère des trois autres eu égard à sa manière d'agir. Quand la cuisse est fixée dans l'articulation coxo-fémorale, il agit comme extenseur de la jambe ou de la cuisse, suivant que c'est l'origine ou la terminaison qui forme le point d'appui. Mais si la cuisse est mobile, il peut en même temps aider l'action du fléchisseur de cette portion du membre. Les trois autres têtes agissent uniformément comme extenseur de la jambe ou de la cuisse, suivant qu'elles prennent pour point d'appui ou leur origine ou leur terminaison. Peut-être le muscle crural, dont les fibres descendent en ligne droite, a-t-il pour usage de donner la première impulsion au mouvement d'extension lorsque la jambe est fortement fléchie, et peut-être aussi les vastes contribuent-ils surtout à entretenir la flexion déjà obtenue.

Muscle sous-crural.

Le *muscle sous-crural*, ou *articulaire du genou* (*subcruralis, articularis genu*) (1), se compose de quelques faisceaux charnus, qu'on observe toujours au quart inférieur de la face inférieure **du fémur**, et qui, la plupart du temps, sont séparés par un intervalle des fibres les plus inférieures du crural, bien qu'il leur arrive souvent d'être unis d'une manière assez intime avec ce dernier. Inférieurement aussi elles ne se réunissent point avec les tendons de l'extenseur de la jambe, mais se terminent, par des fibres éparses, à la partie supérieure de la capsule synoviale de l'articulation du genou. Dans le plus grand nombre des cas, on trouve deux faisceaux latéraux distincts, dont l'externe a coutume d'être plus considérable que l'interne ou antérieur. Le muscle paraît être plus volumineux chez les enfants, proportion gardée (2).

Il aide l'extenseur de la cuisse, en ce sens que, quand celui-ci agit, il tire de bas en haut la capsule synoviale.

Muscle demi-tendineux.

Le *muscle demi-tendineux*, ou *ischio-prétibial* (*semi-tendinosus*) (3), est effilé, et se termine inférieurement par un long tendon. Il naît du bord interne de la tubérosité sciatique, par des fibres en partie charnues et en partie tendineuses. Le tendon est situé en de-

1 Weber, II, XVIII.

2 J.-F. Isenflamm et J.-C. Rosenmuller, *Beitraege zur der Zergliederungskunst*, t. I, cah. 3, p. 372. — Isenflamm, *Anatomische Untersuchungen*, 1822, p. 64.

3 Albinus, tab. 22, fig. 11, 12. — Weber, III, X.

vant sur le muscle, et une partie encore des fibres charnues en proviennent. Il faut ajouter de plus celles qui, dans l'étendue de quelques pouces, tirent leur origine du tendon d'origine de la longue tête du biceps. Le muscle est d'abord plat, et montre deux faces, l'une externe, l'autre interne; mais il s'arrondit en approchant du genou. Son tendon inférieur commence au-dessous du milieu de la cuisse, sur le côté interne. Il est d'abord large et entièrement caché dans l'intérieur du muscle, mais peu à peu il devient plus étroit et plus arrondi; ce n'est toutefois qu'au voisinage du condyle interne du fémur qu'on le voit tout-à-fait libre. Il passe derrière ce condyle, renfermé dans une gaîne celluleuse, et s'épanouit en triangle à partir du condyle interne du tibia. Un faisceau considérable va se jeter dans l'aponévrose de la jambe; les autres fibres se recourbent en arcade, d'arrière en avant, au côté interne du tibia, de manière que les supérieures, qui sont, à proprement parler, la continuation du tendon, se placent au côté inférieur du tendon du droit de la cuisse, et, après s'être réunies avec lui, s'attachent à la crête du tibia.

Mais le muscle n'est point aussi simple que je viens de le décrire : il appartient réellement à la catégorie de ceux qui ont deux têtes. En effet, on remarque sur sa face postérieure une languette tendineuse étroite, longue d'environ quatre pouces, qui commence au côté interne du muscle, quelques pouces au-dessous de la tubérosité sciatique, et se dirige obliquement en bas et en dehors, pour aller gagner son côté externe. Sur la face antérieure se voit une ligne pareille, qui suit la même direction. Cette direction est celle qu'affecte, dans toute l'épaisseur du muscle, un feuillet tendineux dont les fibres se portent, en arrière, vers sa partie inférieure; à ce feuillet s'attachent toutes les fibres charnues nées au-dessus de lui, et il en naît d'autres qui s'attachent au tendon inférieur. Le muscle se trouve donc partagé par lui en deux ventres, l'un supérieur, l'autre inférieur. Cependant on remarque constamment, sur sa face antérieure, quelques fibres qui passent sans interruption du premier de ces ventres au second.

Le demi-tendineux est situé dans un espace compris entre la longue tête du biceps et le demi-membraneux. Supérieurement, il couvre en entier le demi-membraneux, qui, à partir du milieu de la cuisse, le déborde en dedans. La longue tête du biceps occupe son côté externe jusqu'au quart inférieur de la cuisse, mais s'éloigne de lui sous un angle aigu. En arrière, il est couvert supérieurement par le grand fessier, et dans tout le reste de son étendue par la peau seulement.

Entre son origine et la tubérosité sciatique, se trouve une petite bourse muqueuse, simple et parfois aussi double. Le tendon inférieur est entouré par une gaîne de tissu cellulaire. La gaîne muqueuse destinée au tendon du droit interne descend aussi, sur la face interne du tibia, au-dessous du tendon du demi-tendineux.

Ce muscle plie la cuisse et la jambe l'une sur l'autre. Il est, en outre, antagoniste du fléchisseur de la cuisse. C'est pourquoi il aide à redresser et à balancer le tronc fléchi en avant, lorsque l'extrémité inférieure est fixée : il tire en bas et en arrière la cuisse mobile et soulevée, et, par exemple, agit de cette manière quand on marche en arrière.

Muscle demi-membraneux.

Le *muscle demi-membraneux*, ou *ischio-popliti-tibial* (*semi-membranosus*) (1), naît, par un fort et large tendon, de la face postérieure et du bord externe de la tubérosité sciatique, de sorte qu'il touche en haut au jumeau inférieur. Ce tendon s'élargit en descendant, mais s'amincit aussi, surtout à son bord interne. Les fibres charnues naissent d'abord de sa face antérieure ; puis, un pouce plus bas, elles proviennent aussi de sa face postérieure, en suivant une ligne fort oblique, qui descend du bord interne au bord externe. Les supérieures, parmi ces fibres, commencent à environ trois pouces de distance de la tubérosité sciatique ; les inférieures ne commencent, à partir du bord externe du tendon, qu'à un travers de main au-dessus de l'articulation du genou. C'est là aussi que le muscle, assez considérable, acquiert sa plus grande épaisseur ; il y est arrondi, au lieu de la forme aplatie qu'il présente supérieurement, comme son tendon d'origine.

Le tendon inférieur commence, dès au-dessous du milieu de la cuisse, à se montrer au bord interne et sur la face antérieure du muscle. Il gagne aussi peu à peu la face postérieure, mais ne devient complétement libre qu'à l'articulation du genou, et se montre là sous la forme d'un cordon arrondi, aplati, composé parfois de plusieurs faisceaux fibreux, dont la plupart ne sont que fort lâchement unis ensemble. Tandis que ce tendon descend sur la partie postérieure du condyle interne du fémur, ses faisceaux s'écartent les uns des autres ; une partie d'entre eux se dirigent transversalement en dehors et en haut, derrière le genou et immédiatement au-dessous, et se perdent sur la capsule articulaire qui couvre le condyle externe du fémur, après avoir reçu en arrière d'autres fibres encore qui suivent une

(1) ALBINUS, tab. 22, fig. 9, 10. — WEBER, III et IV, xI.

marche transversale entre les deux condyles, et couvrent postérieurement l'articulation. Une autre portion se porte en bas, et s'attache,
en s'élargissant, à la face postérieure du tibia ; mais la portion la
plus considérable, à proprement parler continuation et terminaison
du tendon, décrit un coude entre le condyle interne du tibia et le
ligament interne du genou, se dirige en avant, et s'attache au côté
interne du tibia.

Le muscle est couvert en devant par le grand adducteur, en arrière
par le demi-tendineux et le droit de la cuisse. Sa partie la plus inférieure couvre la tête interne des gastrocnémiens.

Entre son tendon inférieur, le condyle interne du fémur et le
muscle péronier interne, se trouve une bourse muqueuse considérable; il y en a une seconde entre son tendon inférieur et le tibia.

Son action est la même que celle du muscle demi-tendineux ; mais
il peut en outre faire tourner la cuisse sur son axe de dehors en dedans.

Muscle biceps crural.

Le *muscle biceps crural*, ou *ischio-fémoro-péronien* (*biceps femoris, flexor cruris externus s. fibularis*) (1), d'un volume considérable, est situé en arrière et en dehors, sur le fémur. Il résulte de
deux têtes complétement distinctes, qui ne se réunissent que tout-à-
fait en bas.

1° La *longue tête* (*caput longum bicipitis*) s'étend de la tubérosité sciatique à la tête du péroné. Elle naît, par un fort tendon, à la
partie externe et supérieure de la tubérosité sciatique, entre le demi-
membraneux et le demi-tendineux. Le tendon ne tarde pas à devenir
plus grêle, arrondi, et il descend sur le bord interne du ventre charnu,
jusqu'au-dessous du milieu de la cuisse, s'élargissant peu à peu de
plus en plus, et formant une gouttière tournée en dehors. De la partie
supérieure de ce tendon naît une partie des fibres charnues du demi-
tendineux ; là seulement où elles cessent, et parfois plus haut déjà,
les fibres charnues de la longue tête commencent, d'abord dans la
gouttière, puis aussi sur la face convexe du tendon, de manière qu'inférieurement ce dernier est tout-à-fait caché dans l'intérieur du muscle.
Les fibres s'appliquent les unes contre les autres, de manière à produire un ventre qui, dans sa situation naturelle, a une forme triangulaire, dont la plus grande épaisseur correspond au milieu de la
cuisse, et qui s'amincit tant par le haut que par le bas; mais elles

---

(1) ALBINUS, tab. 22, fig. 10, 11, 12. — WEBER, III et IV, IX.

s'attachent à un tendon étalé sur la face externe de ce ventre, tendon qui commence, mince et large, dans l'endroit où le muscle est le plus épais, et qui reçoit les dernières d'entre elles à environ un pouce et demi de l'articulation du genou. Cependant le tendon n'est point encore libre sur ce point, car c'est alors seulement que les fibres charnues de la courte tête viennent y aboutir.

2° La *courte tête* (*caput breve bicipitis*) naît, par des fibres tendineuses courtes, de la ligne âpre du fémur et du ligament intermusculaire externe, à peu près au second et au troisième quart de la longueur de la cuisse, c'est-à-dire dans toute l'étendue de l'insertion de la portion moyenne du grand adducteur. Les fibres, en descendant, forment un ventre un peu aplati, mais plus arrondi vers le bas, dont le bord externe est occupé par celles qui naissent le plus haut, et l'interne par celles qui naissent le plus bas. A partir du point où le tendon terminal de la longue tête reçoit les dernières fibres charnues de cette dernière, celles de la longue viennent successivement aboutir à sa face antérieure, de sorte que les plus inférieures n'y prennent leur attache qu'au-dessous du genou.

Le tendon commun aux deux têtes descend, en arrière et en dehors, sur le condyle externe du fémur, et là il s'élargit. Une partie de ses fibres se perd en arrière dans l'aponévrose de la jambe ; une autre, qui passe tant devant que derrière le ligament latéral externe du genou, au-dessus du péroné, se porte en avant, vers le côté externe du tibia, et un peu aussi vers le cartilage demi-circulaire externe de l'articulation fémoro-tibiale. Mais la masse principale du tendon s'attache, en arrière et en dehors, à la tête du péroné.

La longue tête est située en avant sur le grand adducteur et sur la courte tête ; sa face interne touche au demi-tendineux ; l'externe est couverte par l'aponévrose crurale et la peau. Tout-à-fait en haut, une partie du muscle se trouve couverte par le grand fessier. La courte tête s'applique au ligament inter-musculaire externe, par conséquent au vaste externe, et est couverte en arrière par la longue tête.

Entre le tendon inférieur et le ligament latéral externe du genou existe une bourse muqueuse, qui communique parfois avec la capsule synoviale de l'articulation.

Anomalies. La courte tête manque chez certains sujets, comme chez la plupart des mammifères, les singes déjà, par exemple. Mais parfois aussi on trouve une troisième tête grêle, dont la manière de se comporter présente des différences. Elle naît de la tubérosité sciatique, et se réunit inférieurement avec le tendon commun : de là résulte une analogie avec le biceps brachial, dont les deux têtes viennent de l'omoplate, comme aussi avec l'organisation des mammifères, chez lesquels la longue tête offre fréquemment une seconde portion naissant des vertèbres caudales. — Ou bien elle provient de la face postérieure du fémur. — Ou elle tire son origine de la partie supérieure de la longue tête, descend sur le creux du jarret, derrière les muscles du mollet, et se réunit, par de fortes fibres tendineuses, avec l'extrémité inférieure du tendon d'Achille, ainsi que Kelch (1) l'a observé, chez un homme, des deux côtés du corps. C'est encore là un trait de ressemblance avec les mammifères; car, chez ces animaux, ce muscle descend généralement plus bas à la jambe, et chez les carnassiers il va gagner, en partie, ou même tout entier, le tendon d'Achille et le calcanéum.

Le muscle, considéré dans son ensemble, opère la flexion de la cuisse et de la jambe l'une sur l'autre, et peut aussi faire tourner le membre sur son axe de dedans en dehors. La courte tête ne saurait avoir d'autre action. La longue, qui peut encore agir sur l'articulation coxo-fémorale, est en même temps antagoniste du fléchisseur de la cuisse, comme le demi-tendineux et le demi-membraneux.

Muscle poplité

Le *muscle poplité*, ou *fémoro-popliti-tibial* (*popliteus*) (2), est court et triangulaire, avec son sommet tourné en haut et en dehors. Il naît, par de fortes fibres tendineuses, sur la face externe du condyle externe du fémur, dans la fossette qu'on remarque tout-à-fait en bas et en arrière. Il provient aussi de la portion voisine du cartilage semi-circulaire externe de l'articulation du genou. Le tendon tourne aussitôt sur le coin du condyle, pour gagner le côté postérieur du genou, à la capsule articulaire duquel il adhère; et, devenant plus large, il se dirige en dedans et en bas. De sa face postérieure d'abord, puis, plus loin, de l'antérieure aussi, naissent de courtes fibres charnues, qui s'attachent à la face postérieure du tibia, immédiatement au-dessous de la tubérosité interne, et dans une étendue de deux pouces en largeur.

Ce muscle est situé sur l'articulation du genou, couvert par le soléaire et les deux jumeaux. Sur sa face postérieure on voit une aponévrose formée par des fibres croisées. Ses fibres se dirigent, les unes de la tubérosité interne du tibia en dehors et en bas, les autres de dehors en dedans et de haut en bas.

(1) *Beitrage zur pathologischen Anatomie*, Berlin, 1813, p. 12.
(2) ALBINUS, tab. 23, fig. 1. — WEBER, III et IV, K.

Au-dessous de son tendon d'origine, on trouve une bourse muqueuse qui communique ordinairement avec l'articulation du genou.

Anomalies. On dit avoir trouvé le poplité double (1).

Probablement il concourt à fléchir le genou, et, en produisant cette action, il tire le cartilage semi-circulaire externe en arrière. La jambe étant fléchie, il peut la faire tourner sur son axe de dehors en dedans, de manière que, sous ce point de vue, il correspond au rond pronateur du membre pectoral. Si ce dernier effet de sa part l'emportait sur les autres, le muscle devrait être rangé parmi ceux de la jambe.

ARTICLE III.

DES MUSCLES DE LA JAMBE.

Les deux os longs de la jambe n'étant point mobiles l'un sur l'autre, comme ceux de l'avant-bras, on ne trouve point ici de muscles dont l'extrémité inférieure s'attache à ces os : tous passent sur l'articulation tibio-tarsienne, pour aller gagner le pied. Mais ils naissent en haut, les uns du fémur, les autres des os de la jambe ; ils se dirigent vers le bas, en suivant la longueur du membre, et s'attachent, soit aux os du tarse ou du métatarse, soit aux orteils. Parmi ces muscles, quelques uns occupent la face antérieure de la jambe et la face dorsale du pied. Ceux-là rapprochent le dos du pied ou les orteils du devant de la jambe. Ce sont le *tibial antérieur,* le *long extenseur propre du gros orteil,* le *long extenseur commun des orteils,* et le *troisième péronier.* Les autres, en plus grand nombre, sont situés sur le côté postérieur de la jambe et la face plantaire du pied ; ils tournent la plante du pied ou les orteils en arrière. Ce sont : l'*extenseur du pied,* le *plantaire,* le *tibial postérieur,* le *long fléchisseur commun des orteils,* le *long fléchisseur propre du gros orteil,* le *long péronier,* et le *court péronier* (2). La masse principale de ces deux derniers se trouve bien placée à la partie externe et antérieure de la jambe, mais leurs tendons descendent derrière la malléole externe, ce qui fait qu'au total ils agissent comme les autres muscles situés à la face postérieure du membre.

(1) FABRICE D'AQUAPENDENTE, *Opera,* p. 359.

(2) De même qu'au membre pectoral, les muscles qui occupent la partie antérieure de la jambe sont en général des extenseurs, et ceux qui en couvrent la partie postérieure des fléchisseurs. Cependant on ne peut point faire usage ici de ces désignations, parce que, chose singulière, les mots de flexion et d'extension ont reçu, en ce qui concerne l'articulation tibio-tarsienne, une acception inverse de celle qu'on leur attribue quand il s'agit de la main.

Muscle tibial antérieur.

Le *muscle tibial antérieur, jambier antérieur,* ou *tibio-sus-tarsien* (*tibialis anticus, hippicus*) (1), est le plus robuste et en même temps le plus interne de ceux qui occupent le côté antérieur de la jambe. Son ventre a la forme d'une pyramide triangulaire, rétrécie vers le bas, dont les faces interne et externe sont plus grandes que l'antérieure. Il naît, charnu, de toute la moitié supérieure de la face externe du tibia et du ligament interosseux, presque jusqu'au tiers inférieur de la jambe. En outre, une petite portion de ses fibres vient aussi de la face interne d'un feuillet tendineux qui s'insère à la partie supérieure de la crête du tibia, et à la tubérosité externe de cet os, jusqu'à la tête du péroné. Ce feuillet est inséparable des fibres dépendantes de l'aponévrose de la jambe : il ne tarde pas à se perdre sur la face externe du ventre charnu, mais descend, sur la face antérieure, jusqu'au second tiers de sa longueur. Toutes les fibres charnues sont courtes, et s'insèrent à un fort tendon aplati, qui commence très haut dans l'intérieur du muscle, devient visible sur sa face antérieure, au tiers inférieur de la jambe, et ne reçoit cependant les dernières fibres qu'à la hauteur de l'articulation tibio-tarsienne. Les fibres charnues nées dans la profondeur se dirigent effectivement en bas et en avant, et s'attachent, comme dans un muscle demi-penné, à la partie postérieure de ce tendon; les superficielles, au contraire, surtout celles qui viennent des feuillets tendineux, se portent en bas et un peu en arrière, et s'insèrent à la région antérieure du tendon, de sorte que le muscle n'offre l'aspect semi-penné qu'à sa partie inférieure. Le tendon lui-même marche sur l'extrémité inférieure du tibia, gagne le côté interne du pied, et, après s'être élargi, s'attache à toute la face interne du premier os cunéiforme, ainsi qu'à la partie supérieure et interne de la base du premier os métatarsien. Quelques unes de ses fibres se rendent aussi en dedans au scaphoïde, en devant et en dehors au tendon du long extenseur propre du gros orteil.

Le muscle, couvert par la peau, est situé entre le tibia en dedans, l'extenseur commun des orteils et l'extenseur propre du gros orteil en dehors. Son tendon se trouve renfermé dans une gaîne muqueuse qui commence au-dessus de la région malléolaire et descend presque jusqu'à l'attache inférieure.

A la jonction de ce tendon avec le premier cunéiforme et le premier os du métatarse, on trouve encore, au-dessous de lui, une bourse

(1) ALBINUS, tab. 24, fig. 6, 7. — WEBER, I, A.

muqueuse qui communique avec la capsule synoviale placée entre ces deux os, et qui n'en est même, à proprement parler, qu'un simple prolongement.

Le muscle fléchit le pied sur la jambe, et en élève le bord interne, de manière que la plante soit tournée plus en dedans. Quand le pied est appuyé, par exemple dans la station, il fléchit la jambe en avant. Si le pied et la jambe sont fixes, il élève (conjointement avec le tibial postérieur?) le bord interne du pied, et par conséquent fait tourner ce dernier en dedans sur son axe.

Muscle long extenseur propre du gros orteil.

Le *muscle long extenseur propre du gros orteil*, ou *péronéo-sus-phalangettien du pouce* (*extensor hallucis longus*) (1), naît, charnu, le long des trois cinquièmes moyens de la longueur de la jambe; il provient du ligament interosseux, et tout en haut du péroné; quelques unes de ses fibres les plus inférieures tirent aussi leur origine du tibia. Ces fibres, assez courtes, descendent en avant et en dedans. Elles s'attachent à un tendon qui marche le long du bord antérieur ou interne du muscle demi-penné, et qui ne reçoit les dernières qu'au-dessous de l'articulation tibio-tarsienne. Le tendon, de forme arrondie, se dirige en devant, sur l'astragale, le scaphoïde et le premier cunéiforme, puis marche sur le dos du premier os métatarsien et du gros orteil, à la base de la phalange unguéale duquel il s'attache.

Le muscle est tout-à-fait caché, en haut, entre le tibial antérieur et le long extenseur commun des orteils; au bas de la jambe et sur le dos du pied, il se trouve placé entre ces deux muscles.

Son tendon marche dans une gaîne muqueuse depuis l'articulation du pied jusqu'à la première du gros orteil.

Anomalies. On voit quelquefois une languette de ce tendon se porter au côté interne de la première phalange du pouce, ou aussi au tendon que le court extenseur envoie à cet orteil. —Dans certains cas, le muscle est plus ou moins complétement double; en dehors, il naît du péroné et du ligament interosseux un muscle, plus petit que lui, qui se dirige vers le gros orteil, et dont le tendon se réunit avec celui du long extenseur propre, ou avec celui que le court extenseur fournit au gros orteil, gagne parfois le premier os métatarsien, ou même se perd dans le tissu cellulaire de cette région.

Le muscle étend les deux phalanges du gros orteil. Il aide à fléchir le pied et la jambe l'un sur l'autre.

(1) ALBINUS, tab. 25, fig. 11. — WEBER, I, C.

Muscle long extenseur commun des orteils.

Le muscle long extenseur commun des orteils, ou *péronéo-sus-phalangettien commun* (*extensor digitorum communis longus*) (1), naît, charnu, du haut de la face externe du tibia et du ligament interosseux, de la face antérieure du péroné, depuis la tête jusqu'au cinquième inférieur de la longueur de la jambe, et de l'enveloppe tendineuse du long péronier. Ce n'est que tout-à-fait en haut qu'il est tendineux par devant. Les fibres supérieures, qui naissent des deux os, s'attachent à un tendon intérieur, qui devient visible assez haut sur le bord antérieur ou interne du muscle, et reçoit ensuite les autres fibres charnues; celles-ci sont courtes; elles se dirigent de haut en bas et de dehors en dedans; les dernières n'arrivent au tendon qu'au niveau de l'articulation du pied. Celles qui tirent leur origine de la partie moyenne et inférieure du péroné, tout auprès du ligament interosseux, forment une couche mince, qui est intimement unie avec les fibres du troisième péronier.

Le tendon se divise de très bonne heure, et presque toujours, d'abord en deux faisceaux, l'un interne, l'autre externe, destinés, le premier au second orteil et au troisième, le second au quatrième et au cinquième. Ces faisceaux se subdivisent à leur tour vers la région de l'articulation tibio-tarsienne, l'externe avant l'interne, et s'anastomosent ensemble par de plus petites languettes. Le muscle entier arrive sur le dos du pied, dans l'espace compris entre les deux malléoles, et là il montre quatre tendons aplatis, de grosseur égale, qui se rendent, en divergeant, aux quatre orteils externes.

Si l'on suit les fibres charnues qui appartiennent à chaque tendon, on voit que le second et le troisième orteil reçoivent les fibres supérieures du muscle, ce qui fait aussi que leurs tendons deviennent libres les premiers. Les fibres provenant de la partie supérieure du péroné se rendent au quatrième. Le cinquième reçoit celles qui sont intimement unies avec le troisième péronier, et leur tendon n'est complétement libre qu'à l'articulation tibio-tarsienne.

Parvenus à la première articulation digitale, les trois tendons internes se réunissent avec les tendons correspondants du court extenseur des orteils. Le quatrième arrive isolément sur le dos du cinquième orteil, ou se réunit également avec une languette tendineuse qui vient soit du troisième péronier, soit du court péronier. Sur la première articulation digitale, les tendons reçoivent encore, de chaque côté,

(1) ALBINUS, tab. 25, fig. 1. — WEBER, I, B.

des fibres tendineuses provenant des muscle lombricaux et des interosseux, et qui augmentent leur largeur. Alors ils se divisent incomplétement en trois languettes; la moyenne s'attache à la base de la
seconde phalange, et les deux latérales se portent en avant à la base
de la phalange unguéale.

L'extenseur commun des orteils est situé, en haut entre le tibial
antérieur et le long péronier, au milieu de la jambe entre le long extenseur propre du gros orteil et le court péronier, inférieurement
entre le troisième péronier et l'extenseur du gros orteil. Il est couvert par l'aponévrose de la jambe et par la peau. Sur le dos du pied,
ses tendons sont placés au-dessus du court extenseur.

Une bourse muqueuse courte et large appartient en commun, sur
le dos du pied, à ses tendons et à celui du troisième péronier. Chacun d'eux reçoit ensuite une gaîne muqueuse spéciale, qui s'étend
jusqu'à la première articulation digitale.

Anomalies. Quelquefois la portion destinée aux trois orteils internes
se sépare davantage de celle du cinquième, qui semble alors appartenir
plutôt au troisième péronier; dans ce cas, les trois premiers tendons
peuvent être isolés l'un de l'autre à une assez grande hauteur déjà;
mais, plus bas, il vient toujours s'y joindre une mince couche musculaire tirant son origine de la portion destinée au cinquième orteil.
— Ailleurs la portion destinée au second orteil et au troisième se détache très haut du reste du muscle, mais reçoit inférieurement une
couche musculaire large et mince. — Le ventre destiné au quatrième
orteil est parfois tout-à-fait séparé; en pareil cas, le tendon se partage,
sur le dos du pied, en quatre faisceaux pour les os métatarsiens et les
trois phalanges des orteils (1).

Le muscle étend les trois phalanges des quatre orteils externes, et
aide à la flexion du pied.

Muscle troisième péronier.

Le *muscle troisième péronier*, ou *péronier antérieur* (*peroneus
tertius*)(2), naît, charnu, de la face antérieure du péroné et de la por-

---

(1) MECKEL, *Deutsches Archiv*, t. V, p. 117.

(2) Ce muscle est toujours décrit comme faisant partie du long extenseur
commun, quoiqu'on le désigne par le nom particulier de troisième péronier,
ou péronier antérieur. Son action spéciale, différente de celle de l'extenseur,
et son analogie évidente avec le cubital externe, autorisent à en faire un muscle
à part. Assez souvent il ne le cède point au long extenseur commun sous le
rapport du volume. Sa réunion même avec ce dernier ne suffit pour l'en faire
regarder comme une partie intégrante; car, par exemple, le long extenseur

tion de l'aponévrose de la jambe qui s'attache au péroné, entre lui et le court péronier. Les fibres inférieures viennent aussi en partie du ligament interosseux, près de son extrémité inférieure. Toutes se dirigent en bas, en devant et un peu en dedans; elles s'insèrent à un tendon qui parcourt le bord antérieur ou interne du muscle, et auquel les dernières n'arrivent que sur le dos du pied. Ce tendon passe, en s'élargissant, sur le dos du pied, et gagne obliquement, d'arrière en avant et de dedans en dehors, la base du cinquième os du métatarse. Là il s'attache à la face dorsale de l'os, immédiatement auprès du quatrième os métatarsien, et la plupart du temps aussi à la base de ce dernier lui-même.

Le muscle est adossé en dedans au long extenseur des orteils, avec lequel il se trouve uni de la manière la plus intime; il touche le court péronier en dehors. Son tendon repose sur le court extenseur des orteils.

Sur le dos du pied, il a une gaîne muqueuse, qui lui appartient en commun avec le long extenseur des orteils, et à laquelle succède encore une gaîne particulière.

Anomalies. La réunion intime de l'origine de ce muscle avec la partie inférieure du long extenseur commun des orteils, notamment avec la portion destinée au cinquième orteil, peut à peine être considérée comme une anomalie. — Le muscle semble quelquefois manquer, parce qu'on n'aperçoit pas de tendon spécial pour la partie postérieure du métatarse; mais les fibres musculaires n'en sont pas moins alors dispersées comme à l'ordinaire : seulement elles aboutissent aux tendons externes du long extenseur commun des orteils. — Il n'est pas rare qu'aux environs de son attache, le troisième péronier envoie en avant une languette tendineuse mince, qui s'unit avec le tendon du long extenseur commun destiné au petit orteil.

Ce muscle fléchit le pied, dont en même temps il élève le bord externe. Quand le pied est fixé, il peut contribuer à faire pencher la jambe en avant.

Muscle extenseur du pied.

A l'extension du pied entier est assigné un muscle considérable,

du gros orteil est très intimement uni aussi à l'extenseur commun, dont on ne peut même pas séparer une partie de ses fibres à son origine. Sans l'acception singulière que les mots de flexion et d'extension ont reçue au pied, je lui aurais donné le nom d'*extensor tarsi fibularis*, par analogie avec l'*extensor ulnaris*, ou cubital externe. — *Voyez* ALBINUS, tab. 25, fig. 1. — WEBER, I, D.

l'*extenseur du pied*, ou *triceps sural* (*triceps suræ, extensor pedis*) (1), auquel on peut distinguer une tête superficielle et une tête profonde. La première, qui naît de la cuisse, porte le nom de *jumeaux*, et la seconde, plus profonde, qui vient de la jambe, est appelée *soléaire*. Toutes deux aboutissent inférieurement à un tendon commun, le *tendon d'Achille*, qui s'attache au calcanéum.

1° Les *muscles jumeaux*, ou *gastrocnémiens*, *muscle bifémoro-calcanien* (*gemellus suræ, gastrocnemius*) (2), constituent le muscle proprement dit du mollet, ou la tête superficielle de l'extenseur du pied. Ce muscle est composé lui-même de deux têtes, l'une externe, l'autre interne, qui naissent, des deux côtés, au-dessus des condyles du fémur, descendent en convergeant, arrivent à se rencontrer au-dessous de l'articulation du genou, et acquièrent là un large tendon commun.

Le *jumeau externe* (*gemellus externus*) naît, par un fort tendon, sur la face externe du condyle externe du fémur, le long d'une crête osseuse située en cet endroit, et va gagner de suite la face postérieure du condyle. L'origine du tendon renferme un os sésamoïde, dont le volume égale parfois celui d'un pois, mais qui, assez souvent, même chez les personnes avancées en âge, est simplement fibro-cartilagineux de l'un ou de l'autre côté, ou des deux côtés à la fois, et qu'on ne peut séparer de la capsule articulaire, sur laquelle il repose. Les fibres charnues commencent de suite au bord interne du tendon, et très promptement à son bord externe; cependant le tendon descend, en s'élargissant, jusqu'au-dessous du milieu de la face postérieure de la tête, et sert d'origine à d'autres fibres charnues. De là résulte un ventre qui devient plus large, mais plus mince, en descendant, et qui s'attache à la moitié externe du tendon commun.

Le *jumeau interne* (*gemellus internus*) prend naissance, dans la

(1) Les anatomistes ne s'accordent point ensemble relativement à la nomenclature de ce muscle. Cependant Riolan (*Anthropographia*, lib. V, c. 42) avait déjà indiqué le seul nom qui soit exact. En effet, la portion venant du fémur doit être distinguée de celle qui prend naissance à la jambe. Cette dernière a été appelée *soleus* d'après sa forme?. La portion qui naît du fémur forme seule la saillie ventrue du mollet; le nom de *gastrocnémien* la désigne donc parfaitement. Mais le gastrocnémien a deux têtes d'abord distinctes, qui se ressemblent, et pour cette raison on l'a appelé aussi *gemellus*. D'après la situation, on distingue un gastrocnémien ou jumeau externe, et un gastrocnémien ou jumeau interne. Mais il y a une inexactitude manifeste à désigner le soléaire sous le nom de gastrocnémien interne, et de réserver celui de gastrocnémien externe pour l'ensemble des deux jumeaux.

(2) ALBINUS, tab. 24, fig. 10. — WEBER, I, II et III, G.

largeur d'un pouce, et par des fibres tendineuses, non réunies en cordon, mais disposées à côté les unes des autres, sur la face postérieure du fémur, immédiatement au-dessus du condyle interne, et tout près du bord interne de l'os. Le tendon se rétrécit de suite un peu, descend sur la face postérieure du condyle, occupe surtout le bord interne du muscle, s'étale aussi sur les deux faces de ce dernier, et s'étend jusqu'au-dessous du milieu de sa longueur. Il est rare qu'on trouve un cartilage ou un os sésamoïde dans l'origine tendineuse de cette tête (1). Mais, entre son commencement et la capsule de l'articulation du genou, existe toujours une bourse muqueuse considérable, offrant, dans son milieu, un étranglement qui la fait paraître double ; cette bourse s'étend en bas jusqu'au péroné, et en haut communique avec l'articulation, ce qui, du reste, n'a pas lieu d'une manière constante. Du tendon d'origine qui vient d'être décrit, viennent les fibres charnues, qui forment un ventre dont la largeur augmente et l'épaisseur diminue en descendant, et qui s'attache à la moitié interne du tendon commun inférieur.

Le tendon commun inférieur des deux têtes commence très haut sur leur face antérieure ; il constitue d'abord un feuillet interne et un feuillet externe, qui ne tardent pas à se rejoindre et à former une seule lame indivisible. Cette lame se rétrécit à mesure qu'elle descend ; supérieurement, elle est unie d'une manière lâche avec le soléaire, mais elle se confond peu à peu avec le large tendon de celui-ci. La portion moyenne est celle qui se soude la première ; le bord externe s'unit vers le milieu de la jambe, et le bord interne au tiers inférieur du membre, dans l'endroit où le tendon du plantaire grêle devient apparent au-dehors. Sur la face externe du tendon commun, les deux têtes s'appliquent l'une contre l'autre, le long de la ligne médiane, sans que leurs fibres se croisent ou se confondent, et chacune d'elles se termine, au-dessous du milieu de la jambe, par une languette ar-

(1) Vésale (Opera, 1725, t. I, p. 291) a décrit le premier, dans les jumeaux, les os sésamoïdes, dont le tendon de chacun en possède un, suivant lui. D'après Riolan, Fallope avait déjà remarqué qu'un de ces os manque fréquemment. Heister (Compendium anatomicum, 1732, tab. I, fig. 2, D, E ; fig. 3, 4) figure un os sésamoïde externe et un interne, mais fait remarquer, avec justesse, que le dernier, plus petit, existe fort rarement. Suivant Hirtl (Jahrbuecher, t. XXVI, p. 24-32), on en trouve dans les deux têtes ; mais celui de la tête externe est plus commun et plus gros ; il les dit aussi plus fréquents chez les hommes que chez les femmes. Camper (De fractura patellæ, 1789) n'a pu voir l'os sésamoïde que dans le jumeau externe.

rondie et oblongue. La tête interne descend toujours plus bas que l'autre.

2° *Le muscle soléaire*, ou *tibio-calcanien* (*soleus*) (1), a des fibres dont on ne peut bien comprendre la disposition compliquée qu'en se le figurant formé de deux portions, l'une tibiale, l'autre péronière, qui, en haut, sont réellement séparées l'une de l'autre dans une certaine étendue.

De la partie interne ou postérieure de la tête du péroné, et du bord postérieur de l'os, jusqu'à son milieu, naît une lame tendineuse, formée de fibres descendantes, qui est située transversalement de dehors en dedans. De même aussi, de la face postérieure du tibia, près du bord inférieur du muscle poplité, de ce dernier lui-même, et du bord postérieur de l'os, jusqu'à peu près vers son milieu, provient une autre lame tendineuse, à fibres également descendantes, qui est disposée en travers, de dedans en dehors. Les deux lames se confondent bien un peu en une seule, tout-à-fait à la partie supérieure; mais elles demeurent distinctes, sur la ligne médiane, vers le bas et dans la plus grande partie de leur étendue. De leur face postérieure et de leur face antérieure, naissent des fibres charnues, qui réclament une description spéciale, à cause des différences qu'elles présentent dans leur direction et dans leur manière de se convertir en fibres tendineuses.

La face postérieure de la lame tendineuse péronière, de la lame tibiale, et même aussi des os, le tibia au moins, produit, dans toute sa largeur, des fibres charnues nombreuses, qui se dirigent en bas, et qui s'insèrent successivement à un feuillet tendineux, commun aux deux moitiés. Ce feuillet commence très haut, et occupe toute la largeur du soléaire. Il descend sur la face postérieure du muscle, et le tendon commun des jumeaux s'unit avec lui de la manière qui a été indiquée précédemment.

De la face antérieure du feuillet péronier, comme aussi du côté interne du péroné, naissent des fibres charnues, qui n'ont pas beaucoup plus d'un pouce de long, et qui ne descendent pas dans la direction de la cuisse, mais marchent obliquement de dehors en dedans et un peu de haut en bas. Il en provient également, de la face antérieure du feuillet tibial, d'autres, dont la longueur n'excède pas non plus un pouce, et qui, au lieu de descendre verticalement, se dirigent obliquement en dehors et un peu en bas. Ces deux séries de fibres abou-

(1) ALBINUS, tab. 24, fig. 8, 9. — WEBER, I et III, II. — *Voyez*, pour la face antérieure de cette tête, BIDLOO, tab. 84, et COWPER, tab. 84, F.

tissent à un tendon particulier, placé sur la face antérieure du muscle, et qui se réunit inférieurement avec les autres tendons. Ce tendon est foliacé ; sa situation à la surface et dans l'intérieur du muscle est telle qu'on y peut distinguer une face antérieure, une face postérieure, un bord tibial et un bord péronier. Son bord péronier se confond par le bas avec la face antérieure de la lame tendineuse commune des fibres charnues postérieures. La portion péronière des fibres charnues antérieures s'attache à la face antérieure de ce tendon, et descend jusqu'au milieu de la jambe : la portion tibiale s'insère principalement à sa face postérieure, mais passe aussi sur le bord tibial du tendon un peu roulé sur lui-même, pour en gagner la face antérieure, et s'étend jusqu'au dernier quart de la jambe.

Les couches postérieures et antérieures de fibres charnues ne se distinguent d'une manière aussi précise que sur les deux faces du muscle. Dans l'intérieur, celles de la portion péronière et de la portion tibiale se confondent ensemble, parce que les tendons d'origine qui les séparent ne s'atteignent pas l'un l'autre dans le milieu. Mais la description qui vient d'être donnée rend raison de l'aspect particulier que présente la face antérieure du soléaire. Les courtes fibres des portions tibiale et péronière antérieures s'attachent à une masse tendineuse médiane, comme dans un muscle penné, et sur les deux bords on aperçoit encore de la substance tendineuse, c'est-à-dire les deux tendons d'origine de la tête entière.

La réunion des diverses masses tendineuses des jumeaux et du soléaire produit, au quart inférieur de la jambe, un tendon arrondi et aplati, qu'on appelle *tendon d'Achille*, et qui, en descendant, se rétrécit peu à peu, jusqu'à ce qu'il atteigne le calcanéum. Là il redevient plus large, et s'attache à toute la tubérosité de cet os, sa partie supérieure exceptée.

Le soléaire couvre les muscles profonds du côté postérieur de la jambe. Il est couvert par les deux jumeaux. La tête externe de ceux-ci couvre le plantaire grêle, et les deux têtes couvrent le poplité. Elles-mêmes sont recouvertes par la peau ; mais l'interne l'est de plus, à sa partie supérieure, par le demi-membraneux, et l'externe par le biceps.

Entre le tendon d'Achille et la partie supérieure de la tubérosité du calcanéum se trouve toujours un bourse muqueuse.

Anomalies. Le jumeau interne ou externe est parfois double en quelque sorte, parce qu'au-dessus du ventre normal, ou à côté de lui, s'en développe un plus petit, qui, après un assez court trajet, se réunit avec l'une ou l'autre des deux têtes. Ou bien la tête accessoire se joint, par des fibres tendineuses, avec le tendon commun des jumeaux. Ou enfin, elle se perd dans l'aponévrose de la jambe, comme si elle en était le muscle tenseur. Dans un cas que j'ai observé, chez un homme, à quinze lignes au-dessus du jumeau interne, et dans l'étendue d'un pouce en longueur, on voyait naître, de la lèvre interne de la ligne âpre, des fibres charnues, qui se réunissaient en un ventre épais de trois lignes; ce ventre descendait dans le creux du jarret, et, sur l'articulation, dégénérait en un mince tendon, qui devait se terminer de l'une des manières qui viennent d'être indiquées, ce dont je ne pus juger, parce qu'il avait été coupé. Ce faisceau ne pourrait-il pas aussi être une seconde tête du plantaire grêle?

Le muscle sert à étendre le pied, en ce qu'il détache le talon du sol quand on se tient debout. Les jumeaux peuvent aussi ployer le genou lorsque la jambe n'est point fixée par ses extenseurs. Si le talon sert de point d'appui, les jumeaux agissent toujours de cette manière, par exemple, quand on s'accroupit. Quand le soléaire agit pendant que le talon est fixé, la jambe est tirée en arrière, par exemple lorsqu'on marche à reculons.

Muscle plantaire grêle.

Le *muscle plantaire grêle*, ou *petit fémoro-calcanien (plantaris)* (1), est petit, et prend naissance, par des fibres charnues, au fémur et à la capsule de l'articulation du genou, en dedans de l'origine du jumeau externe, et un peu plus haut. Il est intimement uni en partie avec le tendon du jumeau externe, notamment avec son os sésamoïde. Le ventre, fusiforme, descend dans le creux du jarret, et dégénère en un tendon plat et mince, qui commence très haut dans l'intérieur du muscle, au bord externe duquel il devient d'abord visible. Ce tendon est déjà complétement libre parfois à la hauteur de l'articulation fémoro-tibiale. Pendant qu'il descend, entre le soléaire et le jumeau interne, son bord interne reçoit, vers le milieu de la jambe, quelques languettes tendineuses, qui naissent du bord postérieur du tibia, et se dirigent obliquement en dedans et en bas. Le degré de développement de ces languettes varie beaucoup, mais n'est jamais très considérable. Au tiers inférieur de la jambe, le tendon atteint le côté interne du tendon d'Achille, et il finit par se perdre, en éparpillant ses fibres, entre ce tendon et le calcanéum.

Le plantaire grêle est situé supérieurement le long du jumeau ex-

---

1) ALBINUS, tab. 24, fig. 11. — WEBER, I, III et IV, 1.

terne ; il descend entre l'interne et le soléaire, en passant sur le poplité. Le tendon est étroitement uni avec le jumeau interne, dans toute sa longueur.

Anomalies. Ce muscle manque parfois, et, suivant Meckel, plus souvent que le palmaire grêle, auquel on a coutume de le comparer. — Il possède quelquefois une seconde tête, qui naît du fémur (1).

On ignore quelle est sa manière d'agir. Suivant Fourcroy (2) et Monro (3), il agirait sur la bourse muqueuse du tendon d'Achille. D'autres pensent qu'il sert à tendre la portion de l'aponévrose de la jambe située au côté interne de l'articulation du pied, ou même l'aponévrose plantaire ; mais il n'atteint pas cette dernière. Il ne saurait non plus exercer d'action sur la capsule articulaire du genou. Comme une partie de ses fibres tendineuses s'unit toujours avec le tendon d'Achille, et qu'il est lui-même placé entre les muscles péroniers, peut-être aide-t-il à l'action de ces derniers.

Muscle tibial postérieur.

Le *muscle tibial postérieur*, ou *jambier postérieur, tibio-sous-tar-sien* (*tibialis posticus, nauticus*) (4), est le moyen des trois muscles profonds situés à la partie postérieure de la jambe. Il est demi-penné : on peut y distinguer un bord externe adhérent, et un bord interne libre. Il naît, charnu, tant de la face interne du péroné, immédiatement au-dessous de sa tête, et jusqu'au cinquième inférieur de sa longueur, qu'inférieurement aussi de la portion tendineuse voisine du fléchisseur propre du gros orteil ; il provient, en outre, par des fibres charnues et tendineuses, du tiers supérieur de la face postérieure du tibia, tout à côté du ligament interosseux, d'où quelques unes même de ses fibres tirent leur origine. On peut donc y distinguer jusqu'à un certain point une portion péronière et une portion tibiale. Ses fibres convergent en bas, en arrière et en dedans, et s'attachent à un tendon, qui commence assez haut dans son intérieur, devient visible à son bord interne, vers le milieu de la jambe, et ne reçoit les dernières fibres charnues qu'à la base de la malléole interne. Ce tendon, fort, arrondi, aplati, descend dans la gouttière de la malléole, passe ensuite sur le côté interne de la tête de l'astragale, endroit où il renferme un cartilage sésamoïde, arrive à la plante du pied, et s'y partage en deux languettes ; l'in-

(1) *Hallische Literaturzeitung*, 1808, n° 153.
(2) *Mém. de l'Acad. des sciences*, 1787, p. 307.
(3) *On bursæ mucosæ*, p. 19.
(4) ALBINUS, tab. 24, fig. 12, 13, 14. — WEBER, I, II, III et IV, N.

terne, plus courte, s'attache, sur le bord interne du pied, à l'os scaphoïde et au premier cunéiforme ; l'externe pénètre dans la gouttière des os du tarse, et se divise incomplétement en plusieurs faisceaux. Ceux-ci prennent leur attache au second cunéiforme, au troisième, au cuboïde, à la face interne du premier cunéiforme, et à la base des second et troisième métatarsiens : il s'en trouve un aussi qui va gagner le court fléchisseur du gros orteil.

Le tibial postérieur est situé dans la gouttière des deux os de la jambe, entre le fléchisseur commun des orteils et le fléchisseur propre du gros orteil ; plus bas, il repose sur la face postérieure du tibia, et, à la malléole, il est couvert par les tendons du fléchisseur commun. L'aponévrose de la jambe envoie une cloison entre ses deux tendons ; la même chose arrive à l'apophyse interne du calcanéum.

Son tendon glisse dans une gaîne muqueuse qui commence à la base de la malléole interne et descend jusqu'au scaphoïde.

Quand le pied est mobile, il contribue à s'étendre, mais en agissant avec plus de force sur le bord interne, ce qui arrive, par exemple, dans la natation ; en même temps il reporte un peu l'axe du pied en dedans, sur le plan horizontal. Si le pied entier repose sur le sol, il renverse la jambe sur lui en arrière. Quand l'articulation tibio-tarsienne est fixée, soit parce que le calcanéum se trouve appuyé, soit parce que les muscles de la région antérieure agissent, il élève le bord interne du pied, et tourne la plante un peu en dedans. Lorsque le pied est supporté par les orteils, il agit comme extenseur de cette portion du membre.

Muscle long fléchisseur commun des orteils.

Le *muscle long fléchisseur commun des orteils*, ou *tibio-phalangettien commun* (*flexor digitorum communis longus*) (1), correspond au fléchisseur profond des doigts, et est destiné aux quatre orteils externes. Mais il diffère essentiellement de ce muscle, en ce qu'il se compose de deux têtes charnues distinctes, l'une plus longue, qui naît de la jambe, le fléchisseur proprement dit des orteils, l'autre plus courte, qui provient du tarse, l'accessoire du long fléchisseur commun.

1° Le *long fléchisseur proprement dit des orteils* est le plus interne des muscles situés au côté postérieur de la jambe. Il naît par des fibres charnues et par des fibres tendineuses. Sa portion tendineuse est un

(1) ALBINUS, tab. 25, fig. 6, 7, 8. — WEBER, II, III et IV, L.

feuillet vertical, qui provient du tibia, près de l'insertion du ligament interosseux, et de ce dernier lui-même, depuis le bord du muscle poplité jusqu'au-dessous du milieu de la jambe. Ce feuillet est situé au côté externe du muscle, et descend en partie jusqu'à la base de la malléole interne. C'est de lui que naissent une partie des fibres charnues; les autres proviennent de la face postérieure du tibia, dans la même étendue, et de telle sorte que l'origine va toujours en se rétrécissant par le bas. Le tendon inférieur, auquel se fixent toutes les fibres charnues, commence déjà très haut dans l'intérieur du muscle, au côté interne duquel on l'aperçoit, à un travers de main au-dessus de l'articulation tibio-tarsienne; mais c'est seulement derrière la malléole interne qu'il cesse de recevoir des fibres charnues. Il est fort et arrondi, descend derrière la malléole, pour se placer au côté interne de l'articulation, et arrive à la plante du pied, en passant sur la face interne de l'astragale, à côté de la saillie du calcanéum. Là, il se dirige en avant et un peu en dehors, devient plus large, et se divise en quatre languettes, pour les quatre orteils externes. A l'endroit de la division, il vient s'y joindre une languette tendineuse, qui se détache du tendon du long fléchisseur du gros orteil, à la plante du pied, et qui se jette ordinairement tout entière dans le tendon du second orteil; en outre, la seconde tête du muscle se réunit avec lui, tantôt avant qu'il se divise, tantôt seulement après.

2° L'*accessoire du long fléchisseur commun des orteils* (*accessorius, caput secundum, caro quadrata Sylvii*) naît, charnu, ou tendineux et charnu à la fois, de la partie antérieure de la face interne du calcanéum. Son origine descend, en arrière, jusqu'à la tubérosité interne de l'os, en devant, jusqu'au ligament calcanéo-cuboïdien. Il s'y joint ordinairement une seconde portion externe, qui, couverte par l'abducteur du cinquième orteil, naît au côté externe du calcanéum, soit au niveau de la tubérosité externe, soit plus en devant, au voisinage du cuboïde. Cette portion offre, à son origine, des fibres tendineuses minces, plus rarement des fibres charnues, et ne tarde pas à se réunir avec la portion interne. Le ventre charnu, arrondi et aplati, qui naît de là, se dirige d'arrière en avant, à la plante du pied, devient en partie tendineux à la hauteur de l'articulation tibio-tarsienne, et ne tarde point à s'attacher, par des fibres tendineuses et charnues, au tendon de la longue tête. Ordinairement, une languette distincte se rend au tendon du second orteil, de manière que celui-ci est formé presque entièrement par l'accessoire et le long fléchisseur du gros orteil.

Les quatre tendons par lesquels se termine le long fléchisseur commun des orteils marchent, en divergeant, le long des os métatarsiens de leurs orteils, pénètrent, avec les tendons du court fléchisseur, dans le canal tendineux situé à la face plantaire de leurs orteils, traversent, sur la première phalange, les tendons fendus du court fléchisseur, et s'insèrent à la base des phalanges unguéales. Les tendons offrent, comme ceux de la main, une fissure longitudinale sur la surface plantaire, ce qui les divise incomplétement en une languette tibiale et une languette péronière.

La longue tête du fléchisseur commun des orteils est couverte, dans sa partie supérieure, par le muscle soléaire. Elle est située en haut entre le tibial postérieur et la face postérieure du tibia ; plus bas, entre ce muscle et le bord postérieur du tibia ; et à la hauteur de la malléole interne, son tendon se trouve placé derrière celui du tibial postérieur. Au côté interne du pied, des fibres qui font corps avec l'aponévrose de la jambe forment un canal pour le tendon qui, là, se trouve plus en dehors que celui du tibial postérieur, et, par conséquent, le croise. Le tendon passe à la plante du pied, entre le calcanéum et l'abducteur du gros orteil, et, en cet endroit, il est séparé de l'os par celui du long fléchisseur du gros orteil, qui le croise. Le court fléchisseur des orteils le couvre, ainsi que la courte tête. Au tarse, les tendons sont situés sur les muscles interosseux, et ils servent d'origine aux lombricaux.

Le tendon du fléchisseur commun des orteils possède, derrière la malléole interne, une gaîne tendineuse, qui s'étend jusqu'à la réunion avec la courte tête. Les tendons terminaux offrent, immédiatement au-devant de l'origine des muscles lombricaux, et conjointement avec les tendons correspondants du court fléchisseur, des gaînes muqueuses particulières pour chaque orteil. Le petit orteil (et le gros) ne diffèrent pas des trois moyens sous le rapport des gaînes muqueuses de leurs tendons. Les choses sont donc autrement disposées au pied qu'à la main. Au-devant de l'insertion à la phalange unguéale, chaque tendon est muni d'un frein tendineux, qui ressemble parfaitement, pour l'origine et la forme, à celui qu'on remarque au membre supérieur.

Anomalies. La portion externe de la courte tête, qui égale rarement l'interne en volume, se compose fréquemment d'un très petit nombre de fibres, ou bien manque tout-à-fait ; des dissections répétées m'ont convaincu que son absence est une anomalie. — Quelquefois, l'origine de la courte tête remonte jusqu'à la face postérieure de la jambe. J'ai trouvé, des deux côtés d'un cadavre de femme, un muscle qui naissait charnu du tiers inférieur du bord postérieur du tibia, et dégénérait, à l'articulation tibio-tarsienne, en un tendon grêle; ce dernier passait sur le côté interne du calcanéum, pour aller gagner la courte tête. — Meckel (1) a trouvé, des deux côtés, un faisceau naissant du péroné, dont le tendon simple s'attachait, en dehors, à celui de la longue tête. Dans d'autres cas, un faisceau né de la même manière se rendait à la courte tête (2), ou bien un faisceau détaché de la longue tête se réunissait inférieurement avec la courte. Dans un cas, un faisceau musculaire naissait, tendineux, du péroné, entre le long péronier et le long fléchisseur du gros orteil, et se terminait, dans la graisse comprise entre le tendon d'Achille et l'articulation tibio-tarsienne, à un petit os arrondi, situé en cet endroit (3). — La courte tête envoie un faisceau au tendon du long fléchisseur du gros orteil. — Les tendons terminaux, celui au moins du petit orteil, sont confondus avec ceux du court fléchisseur. — Le muscle fournit, pour le petit orteil, un ventre particulier, qui correspond au ventre manquant du court fléchisseur commun, et part de la face inférieure du tendon commun. — Le cinquième orteil n'est pourvu que par la courte tête, et cela par la portion interne de celle-ci. (Dans un cas de ce genre, le quatrième lombrical naissait de la masse commune des deux têtes réunies.)

Le muscle fléchit la phalange unguéale des quatre derniers orteils, et par conséquent aussi les orteils entiers, que les deux têtes agissent, ou qu'il n'y en ait qu'une seule qui se contracte. Si les orteils sont fixés, par exemple quand le pied appuie sur le sol, la longue tête peut contribuer à l'extension dans l'articulation tibio-tarsienne.

3° *Poulies et gaines tendineuses pour les tendons du long et du court extenseur commun des orteils.* Somme totale, ces parties ressemblent à celles qui sont destinées aux doigts de la main.

A. *Poulies (trochleæ).* Sur la face plantaire des trois articulations digitales, se trouvent des poulies fibro-cartilagineuses, adhérentes à la capsule synoviale.

Les *poulies des premières articulations digitales* des quatre orteils externes font corps ensemble, et forment de cette manière une large plaque, alternativement fibreuse et fibro-cartilagineuse, qui s'attache en dedans à l'os sésamoïde interne du gros orteil, en dehors au côté péronier du cinquième os métatarsien. Les poulies transver-

(1) *Deutsches Archiv*, t. IV, p. 480.
(2) *Hall'sche Literaturzeitung*, 1808, n° 153.
(3) Rosenmuller, p. 8.

sales destinées à chaque orteil ont une largeur de huit à neuf lignes ; on y remarque une face supérieure concave, qui correspond à la tête de l'os métatarsien, et une face inférieure un peu convexe. Leurs bords antérieurs sont attachés par deux courts ligaments à la base de la première phalange. Les bords latéraux sont en rapport avec des fibres de trois sortes. D'abord, de la partie antérieure, près de la tête de l'os métatarsien, il monte une languette fibreuse, qui s'attache à la face latérale du tubercule ; cette languette est inséparable du ligament latéral de l'articulation métatarso-phalangienne. Ensuite la partie postérieure du bord latéral est unie avec la poulie tendineuse voisine par un faisceau transversal bien prononcé ; c'est là ce qu'on nomme les ligaments transverses des têtes des os du métatarse. Enfin, il s'y attache en devant les fibres d'un faisceau latéral homologue de l'aponévrose plantaire moyenne, en arrière une languette du faisceau latéral de cette aponévrose qui est destiné à l'orteil voisin.

Les *poulies des secondes articulations digitales* sont placées en travers au-devant de leur articulation ; elles s'insèrent en avant à la base de la seconde phalange, et de chaque côté elles tiennent à la partie latérale de la tête de la première phalange par un petit ligament, qui est tout-à-fait distinct du ligament latéral de l'articulation.

B. *Gaines tendineuses (vaginæ)*. Elles consistent, comme aux doigts, en ligaments transverses ou annulaires, ligaments vaginaux, et ligaments obliques ou croisés. Ces derniers n'existent qu'aux premières phalanges, surtout à celle du second orteil.

Muscle long fléchisseur du gros orteil.

Le *muscle long fléchisseur du gros orteil*, ou *péronéo-phalangien du pouce* (*flexor hallucis longus*) (1), est le plus considérable des trois muscles profonds du côté postérieur de la jambe, quoiqu'il ne s'étende point aussi haut que les deux autres. Il naît du second tiers de la jambe, sur la face interne et postérieure du péroné, jusqu'à la base de la malléole. Son origine s'élargit peu à peu de haut en bas. Mais le muscle est composé, à proprement parler, de deux couches plates, l'une externe, l'autre interne. L'externe a, sur sa face externe, un faible feuillet tendineux, duquel et du péroné proviennent ses fibres charnues. L'interne en a, sur sa face interne, un plus fort, d'où ses fibres charnues naissent, ainsi que de la partie interne du péroné. Toutes les fibres charnues se dirigent en bas et en arrière,

____

1 ALBINUS, tab. 25, fig. 8, 10. — WEBER, III et IV, M.

et, après un court trajet, s'insèrent à un tendon, d'abord caché dans l'intérieur, puis visible au bord postérieur ou interne, et qui ne devient tout-à-fait libre qu'à l'articulation du pied. De là résulte que le muscle se termine en pointe par le haut et par le bas, et qu'il est à demi penné. Le tendon inférieur, de forme arrondie, passe sur la face postérieure du tibia, dans la gouttière creusée au bord postérieur de l'astragale, puis plus loin dans la gouttière située entre la face interne du calcanéum et la saillie de cet os; à partir de ce point, il se dirige d'arrière en avant, au fond de la plante du pied, parallèlement au bord interne de celui-ci. Avant d'atteindre les os métatarsiens, il envoie toujours en dehors une languette tendineuse qui va se joindre au tendon du long fléchisseur des orteils; mais son prolongement gagne le gros orteil, entre les deux sésamoïdes duquel il passe, acquiert un os sésamoïde sur la seconde articulation de cet orteil, et s'attache, en s'élargissant, à la base de la phalange unguéale. Sa face inférieure présente un sillon, comme celle des tendons du fléchisseur commun des orteils.

Le muscle est situé entre les péroniers et le tibial postérieur; il couvre en partie ce dernier. Son tendon est retenu, à l'astragale et au calcanéum, par des prolongements de l'aponévrose de la jambe. A la plante du pied, il croise celui du long fléchisseur commun, sur lequel il passe, et au métatarse il repose sur le court fléchisseur du gros orteil.

Depuis l'articulation du pied jusqu'à l'extrémité antérieure du tarse, le tendon parcourt une gaîne muqueuse. Une seconde gaîne muqueuse s'étend depuis le milieu du premier os métatarsien jusqu'à l'extrémité du tendon. A la première phalange, celui-ci se trouve fixé par un ligament vaginal, et plus en devant, il l'est par un ligament oblique, dirigé d'arrière en avant, et allant du bord péronier au bord tibial. A la seconde articulation il a une poulie tendineuse et un court frein triangulaire.

Anomalies. Le faisceau tendineux qui se rend au fléchisseur commun des orteils passe quelquefois tout entier au tendon du second orteil, ou se partage pour le second et le troisième, ou se réunit avec la courte tête du long fléchisseur commun. — Quelquefois son tendon reçoit un faisceau du long fléchisseur commun.

Ce muscle fléchit le gros orteil dans ses deux articulations, et agit en même temps sur les autres orteils, ou du moins sur le second. Si le pied est levé ou appuyé sur les orteils, il peut agir en même temps comme extenseur du pied. Il aide à tirer la jambe en arrière lorsque le pied entier repose sur le sol.

Muscle long péronier latéral.

Le *muscle long péronier latéral*, ou *péronéo-sous-tarsien* (*peroneus longus*) (1), est, à proprement parler, muni de deux têtes. On en peut presque toujours distinguer une externe ou supérieure, et une postérieure ou inférieure, qui sont séparées l'une de l'autre par le nerf péronier (2).

1° La *tête supérieure* ou *externe* (*caput superius*) naît en devant de la tête du péroné et du quart supérieur de cet os, parfois aussi, tout en haut, du tibia. Elle est plus large que partout ailleurs à son origine, et se termine en pointe au bord antérieur de l'os. Les fibres charnues proviennent, pour la plupart, de l'os lui-même ; mais on en voit aussi naître d'un feuillet tendineux situé sur la face externe et antérieure du muscle. Toutes les fibres se dirigent de haut en bas, et s'attachent à un large tendon, qui est déjà visible au second tiers de la hauteur de la jambe, vers le milieu de laquelle il reçoit les dernières d'entre elles. Ce tendon devient peu à peu plus étroit, s'aplatit jusqu'à sa terminaison, et descend parallèlement au péroné.

2° La *tête inférieure* ou *postérieure* (*caput inferius s. posterius*) naît du péroné, immédiatement au-dessous de sa tête, et jusqu'à son quart inférieur. L'origine est pointue en haut et en bas, élargie dans le milieu, et presque entièrement tendineuse. Mais les fibres charnues naissent en haut, du bord externe du péroné, dans le milieu de ses faces antérieure et postérieure, en bas de son bord postérieur. Elles n'ont qu'un pouce et demi à deux pouces de long. Les supérieures se dirigent directement en bas, les autres en bas, en dehors et un peu en avant. Elles s'attachent successivement à la face interne et au bord postérieur du tendon terminal de la tête supérieure ; c'est pourquoi ce tendon ne devient totalement libre qu'au-dessus de la base de la malléole externe.

Le tendon commun aux deux têtes passe derrière la malléole externe, sur le côté externe du calcanéum, se dirige ensuite en avant dans la gouttière située au-devant de l'éminence oblique du cuboïde, et à partir de ce point marche obliquement en devant et en dedans, à la plante du pied, au-dessus de l'abducteur du petit orteil. Il s'attache, par des faisceaux isolés, à la partie antérieure de la face externe du

---

(1) ALBINUS, tab. 27, fig. 3, 4. — WEBER, I, III et IV, E.

2 Albinus *Hist. mus. ed.*, lib. III, cap. CCXII a déjà très bien distingué ces deux têtes : *Principium ei geminum, quorum alterum superius est, crassius..... alterum inferum, latum, tenuius.*

premier os cunéiforme, à la base du premier métatarsien, et même aussi à celle du second.

La tête supérieure touche en devant au long extenseur des orteils ; l'inférieure est située, à son origine, entre le long fléchisseur du gros orteil et le court péronier latéral. Le muscle entier couvre le court péronier latéral en dehors, et se trouve immédiatement sous la peau. Le tendon inférieur est placé, derrière la malléole, sur celui du court péronier latéral, et à la plante du pied immédiatement sur les os du tarse.

Le tendon du muscle occupe, de concert avec celui du court péronier latéral, derrière la malléole externe, une gaîne muqueuse, qui se partage inférieurement en deux portions, une pour chaque tendon. Pour le long péronier latéral, elle s'étend depuis la base de la malléole jusqu'au cuboïde ; mais là commence aussitôt une seconde gaîne muqueuse, qui s'étend jusqu'à l'attache du tendon. A la malléole, l'aponévrose de la jambe passe sur le tendon, et le maintient dans sa situation. Au calcanéum, ce tendon est enveloppé, dans l'étendue d'un demi-pouce, par un anneau ou canal, fixé à cet os, dont le bord postérieur fait saillie dans la gaîne muqueuse commune des deux muscles péroniers latéraux. Sur l'éminence oblique du cuboïde, le tendon devient plus large et plus épais ; il contient un cartilage sésamoïde en cet endroit. Derrière la malléole, il est également fibro-cartilagineux chez certains sujets, caractère qu'il offre parfois aussi dans le canal calcanien, et même à la plante du pied.

Anomalies. On a vu un second muscle plus petit naître en haut, du péroné, entre le long péronier latéral et le court ; son tendon ne se réunissait que très bas avec celui du premier de ces muscles.

Le long péronier latéral étend le pied, et en tourne la plante un peu en dehors, parce qu'il soulève légèrement le bord externe, mais surtout abaisse un peu le bord interne. Si le pied est fixé, il en applique plus fortement le bord interne contre le sol, ou tire la jambe en arrière.

Muscle court péronier latéral.

Le *muscle court péronier latéral,* ou *grand péronéo-sous-méta-tarsien* (*peroneus brevis*) (1), naît, charnu, du péroné, depuis le second tiers de cet os jusqu'à la malléole externe. Il se termine en pointe vers le haut et vers le bas, et offre un renflement dans son milieu. Il s'insère en haut au bord antérieur du péroné, dans le mi-

---

1) ALBINUS, tab. 24, fig. 1, 2. — WEBER, I, II, II et IV, F.

lieu à sa face externe, en bas à son bord postérieur. En avant et en haut, il reçoit aussi quelques fibres du feuillet tendineux qui se rend de l'aponévrose jambière au péroné, entre lui et le troisième muscle péronier. Les fibres ont environ deux pouces de long; elles se dirigent de haut en bas, au côté externe du péroné, et s'attachent à un tendon caché supérieurement dans l'intérieur du muscle; ce tendon apparaît sur sa face externe, au dernier tiers de la jambe, mais ne reçoit les dernières fibres charnues, sur son bord postérieur, qu'à la hauteur de l'articulation tibio-tarsienne. Il descend dans la gouttière de la malléole externe, passe sur le ligament externe de l'articulation, arrive en devant sur le calcanéum, se trouve placé là au-dessus de l'anneau fibro-cartilagineux destiné au tendon du long péronier latéral, et gagne enfin, en passant sur le cuboïde, la base du cinquième os du métatarse, à la tubérosité et à la face dorsale duquel il s'insère, en devenant plus large.

Ce muscle repose sur le péroné, entre le troisième péronier en devant, le long péronier latéral et le long fléchisseur du gros orteil en arrière. Il est couvert par le long péronier latéral jusqu'à l'articulation tibio-tarsienne. La partie antérieure de son ventre est la seule qui se trouve immédiatement sous la peau.

A la malléole, son tendon possède, conjointement avec celui du long péronier latéral, une gaine muqueuse, qui se divise à la hauteur de l'anneau cartilagineux situé au côté externe du calcanéum, et accompagne le tendon jusqu'au cuboïde.

Anomalies. Le muscle court péronier latéral est rarement double. Dans ce cas, le surnuméraire naît entre le normal et le long fléchisseur propre du gros orteil, soit dans toute la longueur du muscle ordinaire, soit seulement au quart inférieur du péroné. Il acquiert un tendon grêle, qui descend, avec celui du muscle normal, dans la gouttière de la malléole, et s'attache au milieu de la face externe du calcanéum, ou, comme je l'ai vu des deux côtés du corps, se prolonge jusqu'à la base du cinquième os métatarsien. Dans un cas que j'ai rencontré, il y avait deux petits muscles surnuméraires, dont l'antérieur envoyait son tendon séparément à la base du cinquième os métatarsien, tandis que celui du postérieur, plus petit que l'autre, se perdait dans le tissu cellulaire, au côté externe du calcanéum. — Quelquefois une languette tendineuse, couverte par le tendon du troisième péronier, marche d'arrière en avant, sur le dos du pied, pour gagner le petit orteil.

Le court péronier latéral étend le pied, comme fait le long péronier latéral, et le tire un peu en dehors dans le plan horizontal. Il soulève aussi le bord externe du pied, et écarte légèrement le petit orteil des autres.

ARTICLE IV.

DES MUSCLES DU PIED.

Les muscles du pied diffèrent de ceux de la main en ce qu'on ne trouve, parmi eux, ni l'analogue du palmaire cutané, ni l'opposant, soit du pouce, soit du petit doigt. Mais le dos du pied présente, en revanche, un extenseur particulier des orteils, et l'analogue du fléchisseur sublime des doigts s'est raccourci au point de compter parmi les muscles, non de la jambe, mais du pied. Les autres muscles de ce dernier correspondent à ceux de la main, et sont également disposés d'une manière symétrique ; la première phalange de chaque orteil reçoit un fléchisseur et deux muscles agissant comme abducteur et adducteur. On trouve la même anomalie qu'à la main, le petit orteil ayant deux fléchisseurs, un lombrical et un court fléchisseur propre. Les muscles qui vont être décrits sont : le *court extenseur commun des orteils*, le *court fléchisseur commun des orteils*, les quatre *lombricaux*, les muscles du gros orteil, savoir, un *abducteur*, un *court fléchisseur* et un *adducteur;* les muscles du petit orteil, savoir, un *abducteur* et un *court fléchisseur*, enfin sept *interosseux*.

Muscle court extenseur des orteils.

Le *muscle court extenseur des orteils*, ou *pédieux*, ou *calcanéo-sus-phalangettien commun* (*extensor digitorum brevis*) (1), est court et large. Il naît, en partie par des fibres charnues, en partie par un tendon situé sur sa face interne, provient de la face supérieure de l'apophyse antérieure du calcanéum, se dirige d'arrière en avant, sur la rangée antérieure des os du tarse, et se partage en quatre ventres, terminés chacun par un tendon faible et arrondi. Ces quatre ventres sont destinés aux quatre orteils internes. Le tendon du gros orteil s'attache à la base de la première phalange ; ceux des trois orteils suivants se réunissent, au niveau de la première articulation digitale, avec les tendons correspondants du long extenseur commun, au côté externe desquels ils se placent. Ils arrivent ainsi à la seconde et surtout à la troisième phalange ; mais déjà sur la première ils sont fixés par des fibres tendineuses qui naissent du bord péronier de l'os, en arrière, en décrivant une arcade pour atteindre le tendon.

(1) ALBINUS, tab. 25, fig. 9. — WEBER, II, O et P.

Le ventre charnu de la portion destinée au gros orteil est le plus gros de tous ; il égale même les trois autres réunis , et la plupart du temps on parvient à le séparer d'eux jusqu'à son origine. Il commence à devenir tendineux sur le tarse, tandis que, la plupart du temps, les trois autres demeurent charnus jusque sur le métatarse. D'après cela, il serait peut être plus exact de le considérer comme un muscle à part.

Le court extenseur des orteils est situé immédiatement sur le dos du pied, couvert par les tendons du long extenseur commun et du troisième péronier.

Anomalies. On voit assez souvent le ventre de la portion destinée au quatrième orteil séparée jusqu'à son origine. —Ailleurs, les quatre ventres sont distincts les uns des autres dans presque toute leur longueur. —Quelquefois une portion du muscle manque : elle est remplacée par un tendon du péronier latéral. —Dans certains cas, le second ventre se divise en deux tendons pour le second orteil ; ou bien , entre les deux ventres internes, s'en trouve un plus petit, dont le tendon s'attache soit à l'os métatarsien , soit au côté tibial du second orteil. Le troisième et le quatrième ventre offrent aussi parfois chacun un double tendon. — Chez quelques sujets , il se développe un petit ventre particulier pour le cinquième orteil.

Ce muscle étend les quatre orteils internes, et les tire un peu en dehors.

Muscle court fléchisseur commun des orteils.

Le *muscle court fléchisseur commun des orteils, ou calcanéo-sous-phalanginien commun (flexor digitorum brevis)* (1), naît, par des fibres tendineuses, de la tubérosité antérieure interne du calcanéum , et par des fibres charnues de la face supérieure de l'aponévrose plantaire , à sa partie postérieure. Au côté externe de l'aponévrose plantaire, l'origine se prolonge plus en avant. Le muscle se dirige directement en avant, à la plante du pied, devient plus épais et plus large, et se divise, sur le métatarse , en quatre ventres, qui ne tardent pas à dégénérer en autant de tendons arrondis. Ceux-ci se rendent aux quatre orteils externes. Leur volume diminue depuis celui qui appartient au second orteil jusqu'à celui qui est destiné au cinquième. Les tendons des deux ventres internes se montrent d'abord sur la face qui regarde l'os, et ceux des deux autres sur la face tournée vers la peau. Tous se rendent, de concert avec ceux du

____

(1) ALBINUS , tab. 25, fig. 5. — WEBER, III, R.

long fléchisseur, mais plus superficiellement qu'eux, à leurs orteils
respectifs, et se divisent, même déjà derrière la première phalange,
en deux languettes, qui laissent passer entre elles les tendons du
long fléchisseur. Les deux languettes se réunissent de nouveau sur la
première phalange, mais par ceux de leurs bords qui ne se regar-
daient pas primitivement, attendu que la languette péronière envoie
à la tibiale une portion considérable qui se croise parfois avec une
portion plus petite, allant de la portion tibiale à la péronière. Ensuite le tendon continue de s'avancer sur la seconde articulation digitale, et s'attache à la base de la seconde phalange. Le muscle correspond donc parfaitement au fléchisseur sublime des doigts de la
main, quant à la scission et à l'insertion de ses tendons.

Le court fléchisseur des orteils est situé, à son origine, entre l'abducteur du gros et celui du petit. Il couvre la portion plantaire du
long fléchisseur, et est couvert par l'aponévrose plantaire.

Chaque tendon est renfermé, le long de l'orteil, dans une gaîne
muqueuse qui lui est commune avec le tendon correspondant du long
fléchisseur. On y remarque les mêmes freins, longs et courts, qu'au
membre thorachique, et ici également les courts manquent fréquemment, soit d'un seul côté, soit des deux côtés à la fois.

Anomalies. Souvent le tendon destiné au petit doigt manque, et
alors il est remplacé ordinairement par un petit ventre charnu qui se
détache du tendon commun du long fléchisseur des orteils. Ou bien,
indépendamment des quatre lombricaux normaux, on trouve un cinquième muscle, tout-à-fait analogue, dont le tendon se comporte, à
l'égard du petit doigt, de la même manière absolument que le font
ceux du court fléchisseur (1).

Ce muscle fléchit la seconde phalange des quatre orteils externes.

Muscles lombricaux.

Les *muscles lombricaux*, ou *planti-sous-phalangiens* (*lumbricales*) (2), au nombre de quatre, et de forme arrondie, naissent,
comme à la main, du long fléchisseur ou fléchisseur profond des orteils, et se rendent aux quatre orteils externes. Le premier ne vient
que du bord tibial du tendon du second orteil; les trois externes
naissent toujours de deux tendons contigus. Ils deviennent tendineux
derrière la première articulation digitale, passent au côté tibial de
leurs orteils, et là contractent des adhérences intimes avec la première

1) Moser, dans Meckel, *Deutsches Archiv*, t. VII, p. 230.
2. Albinus, tab. 25, fig. 8. — Weber, IV. S.

phalange, ce qui n'empêche cependant pas le tendon proprement dit d'arriver sur la face dorsale de son orteil, et de se réunir avec celui de l'extenseur.

Anomalies. Quelquefois il manque un des lombricaux ; ainsi, dans un cas qui s'est offert à moi, le second n'existait pas. D'après une note manuscrite de Sœmmerring, Behrends a observé l'absence des deux du milieu, chez un homme avancé en âge.

Ces muscles fléchissent les premières phalanges des quatre orteils externes.

Muscles du gros orteil.

Le gros orteil a trois petits muscles qui lui sont propres : un *abducteur*, un *court fléchisseur* et un *adducteur*. Ces muscles correspondent à leurs homonymes de la main. Mais le pied n'a pas d'opposant du gros orteil.

1° Le *muscle abducteur du gros orteil*, ou *calcanéo-sous-phalangien du gros orteil* (*abductor hallucis*) (1), est situé le long du bord interne du pied. Il naît, par des fibres charnues, mais surtout par des fibres tendineuses, de l'apophyse interne du calcanéum, entre le court fléchisseur commun et la courte tête du long fléchisseur commun, de la portion de l'aponévrose jambière qu'on appelle ligament lacinié interne, et des parties tendineuses situées au bord interne du pied, jusqu'à l'os scaphoïde. La portion du muscle qui provient du calcanéum est nommée sa tête longue ou postérieure : le reste constitue la tête courte ou antérieure. La longue tête est fortement tendineuse sur celle de ses faces qui regarde la peau ; l'autre l'est sur celle qui regarde les os.

Les fibres charnues aboutissent à un large tendon, caché d'abord dans l'intérieur du muscle, et qui commence, tout-à-fait en arrière, par plusieurs faisceaux. Ce fort tendon devient visible extérieurement sur la face plantaire du muscle, à la base du premier os métatarsien, mais ne reçoit les dernières fibres charnues de la courte tête qu'au voisinage de la première articulation phalangienne. Il s'attache à l'os sésamoïde interne, et surtout au côté interne de la base de la première phalange du gros orteil ; mais, auparavant, les fibres charnues de la tête interne du court fléchisseur se réunissent avec lui, dans presque toute la longueur du premier os du métatarse.

(1) ALBINUS, tab. 25, fig. 12, 13. — WEBER, III, T. — Les anatomistes français, à l'exception de Lauth, donnent le nom d'adducteur à l'abducteur du gros orteil, et celui d'abducteur à l'adducteur de ce doigt.

L'abducteur du gros orteil est tellement fixé au bord interne du pied, par un tissu cellulaire dense et par les aponévroses du dos du pied, qu'il semble naître aussi du scaphoïde, du grand cunéiforme, et même du premier os métatarsien. Les tendons du long fléchisseur commun des orteils et du long fléchisseur propre du gros orteil passent sur sa partie postérieure, pour se rendre à la plante du pied. Il touche, en dehors, au court fléchisseur commun des orteils et au court fléchisseur propre du gros orteil. La peau la couvre dans toute sa longueur.

Il agit comme abducteur sur le pouce, en l'écartant de l'axe du pied; mais sa principale action, chez l'adulte, est celle de fléchisseur.

2° *Le muscle court fléchisseur du gros orteil*, ou *tarso-sous-phalangien du gros orteil* (*flexor hallucis brevis*) (1), est petit, et se compose de deux ventres charnus, l'un interne, l'autre externe, qui, depuis le milieu de leur longueur, sont complétement séparés l'un de l'autre.

Le *ventre interne* naît, par un fort tendon, de la crête du troisième os cunéiforme et des ligaments ou tendons situés en cet endroit, notamment du tendon du muscle tibial postérieur. Les fibres charnues se rendent à sa face interne, produisent un ventre fusiforme, et s'attachent à la partie antérieure du tendon de l'abducteur, ainsi qu'à l'os sésamoïde interne.

Le *ventre externe* naît, charnu, de la face externe du tendon d'origine du ventre interne, du troisième os cunéiforme, et même aussi du cuboïde et du ligament de cette région du pied. Ses fibres s'attachent à l'os sésamoïde externe, tantôt immédiatement, tantôt au moyen d'un tendon qui court sur le côté externe, mais qui atteint aussi (de concert avec l'adducteur) la base de la première phalange.

Le court fléchisseur est situé sur le premier os du métatarse, entre l'abducteur et l'adducteur du gros orteil. Sur lui et en avant, entre ses deux ventres, se trouve le tendon du long fléchisseur du gros orteil.

Il fléchit la première phalange du gros orteil.

3° *Le muscle adducteur du gros orteil*, ou *métatarso-sous-phalangien du gros orteil* (*adductor hallucis*) (2), se compose de deux têtes, qui ne sont réunies qu'à leur insertion, l'une longue et l'autre

---

(1) ALBINUS, tab. 25, fig. 12. — WEBER, III et IV, U.

(2) ALBINUS, tab. 25, fig. 14, *f*, *g*, *h* la grosse tête, *i* la tête transverse. — WEBER, IV, V et VI, *a*.

transverse. Ces deux têtes sont fréquemment décrites comme des muscles distincts (1).

La *longue* ou *grosse tête* (*caput longum s. magnum, adductor longus*) naît, par des fibres charnues et tendineuses, de la base du troisième os métacarpien, du quatrième, et même du second, comme aussi des parties tendineuses fixées aux os voisins du tarse, et du tendon du long péronier, ou du tibial postérieur. Large d'abord, elle devient plus étroite, mais plus large, en se dirigeant d'arrière en avant et de dehors en dedans, se divise incomplétement en deux ou trois faisceaux, devient tendineuse en bas et en dehors, et s'attache, par des fibres tant charnues que tendineuses, à l'os sésamoïde externe, mais principalement au côté péronier de la base de la première phalange.

La *courte tête*, ou *tête transverse* (*caput breve s. transversum, transversus pedis*), est beaucoup plus petite que l'autre. Elle naît, par des fibres charnues et tendineuses, à l'extrémité antérieure du quatrième os du métatarse, provient de la poulie tendineuse de la première articulation digitale, et de l'aponévrose plantaire médiane, marche obliquement de dehors en dedans, en se rétrécissant, derrière les premières articulations du troisième orteil et du second, et se réunit, par des fibres tendineuses, avec la longue tête, peu avant son attache à la première phalange.

La longue tête est située dans l'enfoncement q... rque entre les trois os métatarsiens internes. Elle couvre une partie des muscles interosseux, et est couverte elle-même par le long fléchisseur commun des orteils. La courte tête est placée entre les extrémités antérieures de la plupart des interosseux en haut, les tendons des fléchisseurs et les muscles lombricaux en bas.

Anomalies. On a vu la courte tête naître aussi du cinquième orteil, comme elle fait du quatrième. Son origine est quelquefois reportée fort en avant sur l'articulation.

---

(1) L'analogie avec les muscles de la main ne permet pas d'admettre deux muscles distincts, considérés tous deux comme adducteurs. Du reste, il serait certainement plus exact de regarder la longue tête de l'adducteur comme une portion du court fléchisseur propre du gros orteil. Sans doute, les deux têtes se réunissent généralement ensemble un peu plus tôt que ne le font la longue tête et le court fléchisseur; mais les vaisseaux et nerfs profonds de la plante du pied les séparent l'un de l'autre, comme à la main ils passent entre l'adducteur et le court fléchisseur. Dans cette hypothèse aussi il y aurait entre les deux ventres du court fléchisseur, sous le rapport du volume, un rapport semblable à celui qui existe entre les deux ventres du court fléchisseur du pouce.

Les deux têtes, mais surtout la transverse, rapprochent le gros orteil de l'axe du pied. La longue agit en même temps comme fléchisseur.

Muscles du petit orteil.

Le petit orteil a un abducteur et un court extenseur propres, qui correspondent aux muscles homonymes du petit doigt de la main. Il lui manque également l'analogue de l'opposant du doigt, à moins qu'on ne veuille regarder comme tel le ventre externe du court fléchisseur, ce qui serait vraisemblablement plus exact, d'après l'insertion de l'extrémité antérieure de ce dernier.

1° Le *muscle abducteur du petit orteil*, ou *calcanéo-sous-phalangien du petit orteil* (*abductor digiti quinti*) (1), naît, par une base charnue et large, de la grosse tubérosité interne du calcanéum, immédiatement au-dessous de la courte tête du fléchisseur commun des orteils, et un peu aussi de la petite tubérosité externe de l'os. Il se dirige en avant, au-dessus de l'aponévrose plantaire externe, de la face supérieure de laquelle, jusqu'au cinquième os du métatarse, lui viennent également des fibres charnues. Le tendon terminal commence fort en arrière, dans son intérieur, par des faisceaux épars, ne tarde pas à se montrer sur sa face antérieure et son bord externe, mais ne reçoit les dernières fibres charnues, à la face inférieure, que derrière la première articulation digitale. Il s'attache au côté externe de la première phalange du petit orteil et à la capsule articulaire.

Le muscle occupe le bord externe du pied. En arrière, il couvre une partie du muscle accessoire et le tendon du long péronier latéral, comme aussi, le long du tarse, le court fléchisseur du petit orteil. A son origine postérieure, il est couvert par le court fléchisseur commun des orteils.

Anomalies. J'ai vu la portion externe, celle qui vient du calcanéum, s'insérer à la tubérosité du cinquième os du métatarse. L'origine du muscle à l'aponévrose externe de la plante du pied s'étend parfois jusqu'au cinquième os métatarsien lui-même.

Ce muscle écarte le petit orteil de l'axe du pied, en même temps qu'il le fléchit.

2° Le *muscle court fléchisseur du petit orteil*, ou *tarso-sous-phalangien du petit orteil* (*flexor brevis digiti quinti*) (2), est beaucoup plus petit que le précédent, et situé tout entier sur la face plan-

(1) ALBINUS, tab. 25, fig. 17, 18. — WEBER, III, W.
(2) ALBINUS, tab. 25, fig. 15, 16. — WEBER, III et IV, X.

taire du cinquième os du métatarse. Il naît, par des fibres charnues
et tendineuses, de la base de cet os, et des parties tendineuses situées
entre et derrière le cinquième et le quatrième métatarsien. Dirigé
d'arrière en avant, il peut être partagé en deux ventres. Le ventre
externe est plus fortement tendineux à sa partie postérieure, et s'attache antérieurement, par des fibres charnues, au bord externe du
cinquième os du métatarse, jusqu'au pourtour de la première articulation digitale. Le ventre interne devient tendineux en avant, et se
perd dans la poulie fibro-cartilagineuse de la première articulation du
premier orteil.

Le muscle touche en dedans au dernier interosseux interne, et il
est couvert par l'abducteur du petit orteil.

Son nom n'indique pas suffisamment sa manière d'agir. L'attache
qu'il prend à l'extrémité antérieure de l'os métatarsien fait que le ventre
externe ressemble à l'opposant du cinquième métacarpien ; il tire le
bord externe du pied en bas et en dedans, comme pour creuser la
plante. Mais, d'un autre côté, il peut, surtout son ventre interne, fléchir un peu la première phalange de l'orteil.

Muscles interosseux.

Entre les cinq os du métatarse se trouvent sept petits muscles, qui
en naissent, et qu'on nomme *interosseux* (*interossea*). Tous sont
un peu aplatis, et ensemble ils font saillie, à la plante du pied, au-
dessus des os ; mais, au dos du pied, on n'en voit que quatre, contenus chacun dans un espace inter-métatarsien. Par leur extrémité antérieure, ils s'attachent sur le côté d'une première phalange ou d'une
première articulation digitale ; mais ils se confondent aussi en partie,
par des fibres tendineuses, avec les tendons des extenseurs des orteils,
sur la première phalange. D'après cela, leur action consiste à mouvoir
les orteils latéralement, comme abducteurs et adducteurs ; cependant
ils peuvent aussi contribuer à les étendre ou à les fléchir, quand ces
appendices sont fléchis ou étendus. Si, en s'écartant de la disposition
admise, pour la main, mais en se réglant d'après le volume des orteils, on conçoit l'axe du pied passant par le gros orteil, l'adduction,
pour les quatre orteils externes, consiste à les rapprocher du gros,
et l'abduction à les en écarter. Le petit orteil possède déjà un abducteur spécial ; donc, parmi les sept interosseux, trois sont abducteurs et quatre adducteurs. Ici, comme à la main, les trois abducteurs
sont plus près du dos du pied, et les quatre adducteurs, situés à la

plante ; les premiers sont des interosseux externes, et les autres des interosseux internes (1).

I. *Muscles interosseux externes* (*interossei externi s. bicipites*) (2).

Les trois muscles interosseux externes occupent le second espace interosseux du tarse, le troisième et le quatrième. Ils naissent toujours, par deux têtes, des deux os métatarsiens contigus, et la plus grosse tête est visible sur le dos du pied. Ils se rendent à la base de la première phalange, et se perdent, par des fibres tant charnues que tendineuses, mais sans former de tendon libre, au côté péronier de la première articulation, notamment sur la poulie fibro-cartilagineuse. Tous ont à peu près le même volume.

1° Le *premier interosseux externe* (*interosseus externus primus*) naît, par sa grosse tête, du côté péronier du second os du métatarse, dans toute sa longueur. La seconde tête se compose seulement de quelques fibres, qui proviennent, en arrière et en haut, du côté tibial du troisième métatarsien. Il s'insère au côté péronier du second orteil.

Anomalies. On l'a vu naître seulement du côté péronier du second os du métatarse.

Il agit comme abducteur du second orteil.

2° Le *second interosseux externe* (*interosseus externus secundus*) a sa plus grosse tête qui vient du côté tibial du quatrième os du métatarse, et qui est visible sur le dos du pied. Il devient tendineux en avant, et y reçoit la petite tête charnue, qui naît du côté péronier du troisième métatarsien. Il s'attache au côté péronier du troisième orteil.

Anomalies. Quelquefois les deux têtes sont égales en volume, ou même la péronière est plus grosse.

Il est abducteur du troisième orteil.

(1) On admet généralement quatre interosseux externes tr ois internes, et en effet quatre de ces muscles sont visibles sur le dos du pied. Mais c'est là aussi le seul caractère qui leur appartienne en commun ; car celui qu'on appelle le premier externe s'attache, comme les trois internes, au côté tibial de son orteil, et les trois autres se fixent au côté péronier des leurs. D'ailleurs la disposition anatomique du premier externe ne ressemble pas moins que son insertion à celle des trois internes ; car il n'a qu'une seule tête, et se fixe par un tendon terminal bien marqué à la première phalange même de l'orteil. Mon premier interosseux externe est le second externe des Manuels, mon second externe leur troisième externe, mon troisième externe leur quatrième externe, mon premier interne leur premier externe, mon second interne leur premier interne, mon troisième interne leur second interne, mon quatrième interne leur troisième interne.

(2) ALBINUS, tab. 25, fig. 2, 3. — WEBER, II et IV, Q.

3° Le *troisième interosseux externe* (*interosseus externus tertius*) naît, par sa grosse tête, le long de tout le côté tibial du cinquième os du métatarse, principalement du côté du dos du pied. En devant, il devient tendineux, et reçoit la petite tête charnue qui vient du côté péronier du quatrième os du métatarse. Il s'attache au côté péronier du quatrième orteil.

Il agit comme abducteur du quatrième orteil.

II. *Muscles interosseux internes* (*interossei interni s. simplices*) (1).

Les quatre muscles interosseux internes, adducteurs des quatre orteils externes, occupent les quatre intervalles des os du métatarse. Ils ne naissent que d'un seul de ces os, et au côté tibial de celui à l'orteil duquel ils se fixent. Par devant, ils dégénèrent en un tendon marqué, qui passe sur le côté interne de la première articulation digitale, pour gagner la base de la première phalange, et moins sur le pourtour de l'articulation. Ils sont plus petits que les externes, et visibles seulement à la plante du pied, le premier excepté, qui égale les externes en volume, et qui s'aperçoit comme eux au dos du pied.

1° Le *premier interosseux interne* (*interosseus internus primus*) naît de tout le côté tibial du second os du métatarse, depuis le bord dorsal jusqu'au bord plantaire : tout-à-fait en arrière, il reçoit même un faisceau du premier cunéiforme. Devenant tendineux en avant, il s'attache au côté tibial du second orteil.

Il est adducteur du second orteil.

2° Le *second interosseux interne* (*interosseus internus secundus*) naît du côté tibial du troisième os du métatarse, surtout du côté de la plante du pied, et se fixe, par son tendon antérieur, au côté tibial du troisième orteil.

Il est adducteur du troisième orteil.

3° Le *troisième interosseux interne* (*interosseus internus tertius*) naît du côté tibial du quatrième os métatarsien, du côté de la plante du pied, et s'attache, par son tendon antérieur, au côté tibial du quatrième orteil.

Il est adducteur du quatrième orteil.

4° Le *quatrième interosseux interne* (*interosseus internus quartus*) naît de la moitié inférieure du côté tibial du cinquième os du métatarse, et s'insère, par son tendon antérieur, au côté tibial du cinquième orteil.

Il est adducteur du cinquième orteil.

(1) ALBINUS, tab. 25, fig. 4. — WEBER, II et IV, Y

ARTICLE V.

DES APONÉVROSES DU MEMBRE INFÉRIEUR.

La méthode la plus commode paraîtrait être également ici de décrire les aponévroses du membre abdominal d'après les divers segments qui constituent ce membre. Cependant, une portion importante, qui appartient à la région coxale, a pu déjà être examinée avec le muscle fléchisseur de la cuisse, et les autres portions aponévrotiques de cette même région sont tellement unies avec celles de la cuisse qu'on ne saurait les en séparer. Il ne reste donc plus à passer en revue que l'aponévrose fémorale, celle de la jambe et celles du pied.

1. *Aponévrose fémorale* ou *crurale* (*fascia femoris*, communément appelée *fascia-lata*) (1).

Les fibres de cette aponévrose naissent de tout le pourtour de l'os des îles, où les muscles du membre inférieur prennent leur origine ; mais elles n'ont pas la même force partout.

En arrière, la crête iliaque, dans toute la portion qui donne naissance au muscle grand fessier, ne fournit que des fibres tendineuses rares, qui descendent en ligne droite, suivant la direction du fémur, sur le muscle grand fessier et sur la face postérieure de la cuisse. Mais, depuis la partie antérieure de la crête jusqu'à l'épine antérieure supérieure, naît la plus forte couche fibreuse de l'aponévrose, qui a une demi-ligne et même jusqu'à une ligne d'épaisseur en cet endroit, et qui, par son étendue, mérite bien le nom particulier sous lequel on la désigne, celui d'aponévrose *fascia-lata*. Cette couche passe sur le muscle moyen fessier, qui naît d'elle en partie, descend le long du grand trochanter, dont elle est séparée par une bourse considérable, sert là d'insertion à la partie supérieure du grand fessier, puis descend, sur l'insertion de ce muscle, tout le long du côté externe de la cuisse. Les fibres suivantes, qui proviennent de l'épine iliaque antérieure supérieure, descendent sur la face antérieure de la cuisse, dans la direction du muscle droit de ce membre. On en trouve d'autres ensuite, dans l'étendue d'un pouce et demi environ, qui font corps avec la partie externe adhérente de l'arcade crurale, par conséquent aussi avec la portion la plus forte de l'aponévrose iliaque ; celles-là marchent

---

(1) Le nom de *fascia-lata* ne saurait s'appliquer à l'aponévrose entière qui enveloppe les muscles de la cuisse en forme de gaine. C'est pourquoi je préfère imiter Cruveilhier, qui réserve cette dénomination pour la partie externe de l'aponévrose, c'est-à-dire pour la plus forte ou la plus épaisse.

de haut en bas et un peu de dehors en dedans. A partir de ce point, et dans la largeur que le fléchisseur de la cuisse occupe, en dedans, sur le pubis, l'origine des fibres est interrompue, mais la portion interne de l'aponévrose iliaque y tient lieu de l'aponévrose crurale. Après quoi, viennent les fibres qui naissent le long de la crête pubienne, et se dirigent vers le bas et en dehors, comme le muscle pectiné ; puis celles qui naissent de la tubérosité pubienne, de la symphyse et de la branche descendante du pubis, et qui forment une couche mince, presque celluleuse, au côté interne de la cuisse ; enfin d'autres, bien manifestement tendineuses, qui naissent du bord de la branche ascendante de l'ischion et du bord interne de la tubérosité sciatique, jusqu'au bord inférieur du grand fessier. Mais ces dernières fibres, c'est-à-dire celles qui tirent leur origine de l'ischion, n'appartiennent déjà plus aux descendantes ; elles font partie des annulaires, qui croisent celles-ci dans toute l'étendue de l'aponévrose crurale, sont pour la plupart couvertes par elles, et contribuent surtout à la formation de ses feuillets profonds.

Sur le grand fessier, la couche annulaire se compose de fibres clairsemées, et croisant les descendantes à angle droit, qui n'acquièrent plus de force qu'en devant, sur la portion de l'aponévrose appelée à proprement parler *fascia-lata*. Il s'y joint celles qui viennent de la tubérosité sciatique et de la branche ascendante de l'ischion, et qui, décrivant des arcs dont la concavité regarde en bas, se portent de dedans en dehors sur la face postérieure de l'aponévrose crurale. Puis viennent, sur la face postérieure de la cuisse, des fibres annulaires plus fortes, qui semblent partir du bord antérieur du *fascia-lata* proprement dit, dans la direction du muscle biceps, et qui, sur la face postérieure de la cuisse, gagnent, en dedans, le bord du grêle interne, où elles se divisent en un feuillet superficiel et un feuillet profond, enveloppant le muscle, si ce n'est au tiers supérieur de sa longueur, où elles ne constituent qu'un feuillet profond, pénétrant entre lui et les adducteurs. Les fibres supérieures se dirigent simultanément un peu en haut, les moyennes sont transversales, et les inférieures sont légèrement descendantes. Sur la face antérieure de la cuisse, les fibres annulaires, qu'on peut également suivre jusqu'au bord antérieur du fascia-lata, ont plus d'épaisseur dans le milieu que partout ailleurs, sont beaucoup plus faibles inférieurement, et manquent tout-à-fait en haut.

Parmi les fibres d'origine de l'aponévrose crurale, il faut encore compter quelques parties tendineuses, en forme de ligaments, dont les fibres prennent leur insertion profondément aux os, et qui se jettent dans la couche superficielle, ou aussi proviennent en partie de cette couche. L'aponévrose a trois de ces lames ligamentiformes, une supérieure, et deux ligaments intermusculaires.

1° La lame supérieure est située entre le muscle droit de la cuisse et celui du fascia-lata. Elle naît le long du bord antérieur de l'os coxal, jusqu'au tendon du premier de ces muscles, puis, plus bas, de la portion transversale du tendon d'origine du muscle, le long du bord supérieur de la cavité cotyloïde. Cette dernière portion descend en avant, sur l'articulation coxo-fémorale et le col du fémur, se réunit, au-dessous du grand trochanter, avec le bord du fascia-lata, et forme en quelque sorte un frein antérieur pour cette portion de l'aponévrose crurale quand le muscle grand fessier agit sur elle. On pourrait lui donner le nom de *ligament iliaque* (*ligamentum iliacum*).

2° Le *ligament intermusculaire externe* (*ligamentum intermusculare externum*), qui sépare les muscles extenseurs et les fléchisseurs les uns des autres, au côté externe, s'attache à la ligne âpre du fémur, depuis l'insertion du grand fessier jusqu'à la base du condyle externe. On y distingue une face antérieure et une face postérieure. Son bord externe se réunit (à environ un pouce et demi du fémur) avec le bord du *fascia-lata*. Mais on reconnaît distinctement deux sortes de fibres dans ce ligament : les unes, qui descendent de dehors en dedans, viennent du *fascia-lata*, et s'insèrent à la ligne âpre, depuis le milieu du fémur jusqu'au condyle externe de cet os ; les autres, également descendantes, mais de dedans en dehors, naissent de toute la longueur de la ligne âpre, sont toutefois plus fortes en haut qu'en bas, croisent les premières, au-devant desquelles elles sont placées, et se continuent inférieurement avec l'aponévrose crurale. Entre ces deux séries de fibres il reste, tout auprès de l'os, plusieurs ouvertures, qui livrent passage à des vaisseaux.

3° Le *ligament intermusculaire interne* (*ligamentum intermusculare internum*) s'étendrait, d'après les descriptions, du petit trochanter au condyle interne du fémur, le long de la ligne âpre, et séparerait le vaste interne des adducteurs. Mais il n'a certainement pas cette étendue. Je n'ai pu le trouver, en quelque sorte rudimentaire, que tout-à-fait en bas, où quelques fibres tendineuses naissent au-dessus du condyle interne, et vont gagner l'aponévrose crurale, en passant au-devant du tendon du grand adducteur.

Les diverses gaînes qui proviennent de l'aponévrose crurale sont :

1° La gaîne du grand fessier, un feuillet profond de cette aponévrose pénétrant entre le moyen fessier et le bord supérieur du grand, jusqu'au bord inférieur duquel il descend ;

2° La gaîne pour le moyen fessier et le petit ;

3° La gaîne pour le muscle du *fascia-lata* ;

4° La gaîne pour le couturier, dans toute sa longueur ;

5° La gaîne pour le grêle interne ;

6° La gaîne pour le muscle droit ; elle s'étend depuis l'origine de ce muscle jusqu'à sa réunion avec les autres extenseurs de la jambe ; elle est plus forte que partout ailleurs en haut et en dedans, où elle se continue avec la portion de l'aponévrose iliaque qui vient gagner la cuisse ;

7° La gaîne commune du vaste externe, du vaste interne et du crural, dans laquelle se trouve renfermé aussi le muscle droit. Cette gaîne est complète au côté externe, où elle est formée par le ligament intermusculaire externe ; au côté interne, elle n'est formée, tout en bas, que par l'incomplet ligament intermusculaire interne. Mais, dans la plus grande partie de la région supérieure de la cuisse, elle n'atteint point l'os : les extenseurs et les adducteurs se trouvent là presque en contact ensemble, dans une certaine largeur, sans qu'aucun feuillet de l'aponévrose crurale pénètre entre eux jusqu'à l'os ;

8° Les vaisseaux cruraux sont renfermés dans une gaîne triangulaire, depuis l'extrémité inférieure du canal crural jusqu'à l'endroit où ils arrivent sur la face postérieure du fémur ;

9° Les adducteurs et les fléchisseurs sont logés dans une grande gaîne commune, de laquelle partent quelques faibles fibres transversales, qui se rendent entre les adducteurs, auxquels elles forment des gaînes incomplètes.

Anneau crural et *canal crural*. L'origine de l'aponévrose crurale étant interrompue, supérieurement, à la partie libre de l'arcade crurale, ou du ligament de Poupart, il en résulte que cette aponévrose contribue à la formation de ces deux parties, dont l'histoire ne peut, par conséquent, être mieux placée qu'ici. Je les décrirai telles qu'elles se montrent lorsqu'on a enlevé les vaisseaux, les nerfs, les glandes lymphatiques et le tissu cellulaire, de manière qu'il ne reste que les portions tendineuses qui les constituent.

L'*anneau crural* (*annulus cruralis*) est une ouverture triangulaire, large de dix-huit à vingt pouces, un peu moins profonde que les vaisseaux cruraux qui la traversent pour passer de la cavité abdominale sur la face antérieure de la cuisse. Des trois bords de l'ouverture, l'antérieur, qui est le plus long, correspond à la partie libre de l'arcade crurale, l'interne à l'enveloppe tendineuse du muscle pectiné, et l'externe à la portion de l'aponévrose iliaque qui ne se réunit point avec l'aponévrose crurale. Les angles sont arrondis ; l'interne correspond au bord libre et concave du ligament de Gimbernat, l'externe à la réunion de l'arcade crurale avec les aponévroses crurale et iliaque, le postérieur à la limite entre le muscle fléchisseur de la cuisse et le pectiné.

Le *canal crural* (*canalis cruralis*) est l'espace qui s'étend depuis l'anneau jusqu'à l'endroit où le feuillet antérieur de la gaîne triangulaire destinée aux vaisseaux cruraux, commence par un bord échancré supérieurement. Mais ce feuillet antérieur se continue avec l'aponévrose crurale, en dehors au bord du muscle couturier, en dedans à celui du pectiné. La longueur du canal, depuis le ligament de Gimbernat jusqu'à l'échancrure du feuillet antérieur, est d'environ deux pouces moins un quart. Il constitue une sorte de gouttière, qui va en se rétrécissant depuis l'anneau crural jusqu'au commencement de la gaîne des vaisseaux cruraux, et qui offre deux parois, l'une interne, formée par le muscle pectiné, l'autre externe, qui provient du fléchisseur de la cuisse et aussi en dedans du couturier. Cette gouttière porte le nom particulier de *fosse ilio-pectinée* (*fossa ilio-pectinea*). Elle est convertie en canal par une paroi antérieure incomplète que lui forme un feuillet tendineux triangulaire appelé *prolongement falciforme* (*processus falciformis*). Ce prolongement falciforme fait corps avec l'aponévrose crurale par son bord externe et le long du bord du muscle couturier ; son bord supérieur occupe la partie libre de l'arcade crurale, jusqu'au ligament de Gimbernat ; l'interne, qui est libre et échancré en demi-lune, s'étend depuis ce dernier point jusqu'au commencement du feuillet antérieur de la gaîne des vaisseaux cruraux. Le prolongement falciforme n'est non plus qu'une partie de l'aponévrose crurale, dont les fibres ne sont pas toujours développées au même degré. Il fait que le canal crural, dirigé de haut en bas et de dehors en dedans, et qui commence supérieurement par l'ouverture simple de l'anneau crural, se termine, inférieurement, en quelque sorte par deux ouvertures : l'une, plus petite, inférieure, est l'entrée de la gaîne des vaisseaux cruraux ; l'autre, plus grande, antérieure, est limitée par le bord libre du prolongement falciforme, la partie libre la plus interne de l'arcade crurale, la portion saillante du muscle pectiné, et le bord supérieur échancré du feuillet antérieur de la gaîne des vaisseaux cruraux. Cette dernière ouverture ressemble, pour ainsi dire, au pourtour d'un œuf dont le gros bout serait dirigé en bas et en dehors, le petit en haut et en dedans, ce qui lui fait donner aussi le nom spécial de *fosse ovale* (*fovea ovalis*). Elle a généralement quinze lignes de haut chez l'homme ; chez la femme, elle est plus grande de moitié environ.

Mais la grande ouverture ovale, à la partie supérieure antérieure de l'aponévrose crurale, est encore close par l'*aponévrose superficielle* (*fascia superficialis*). Celle-ci est surtout très développée à la partie supérieure antérieure de la cuisse ; elle se laisse diviser en plusieurs feuillets, qui font corps supérieurement avec l'arcade crurale, tandis qu'en bas ils ne tardent pas à se confondre avec l'aponévrose crurale proprement dite, et ne forment des gaînes que pour les nerfs et les veines de la peau. La portion de l'aponévrose superficielle située au-devant de la fosse ovale a reçu le nom de *lame criblée* (*lamina cribrosa*), parce qu'elle offre de nombreuses ouvertures destinées à des vaisseaux, des nerfs, des glandes et des vaisseaux lymphatiques.

Manière dont l'aponévrose crurale se comporte au genou. Sur la face postérieure de la cuisse, il reste inférieurement, entre les muscles, un espace vide, appelé *fosse poplitée* (*fovea poplitea*). C'est une excavation quadrilatère, longue d'environ trois pouces, dont la forme ressemble à celle de la grande fontanelle. Les deux côtés longs et l'angle aigu sont tournés vers le haut, entre le biceps et le demi-membraneux ; les deux courts sont formés par les jumeaux et le soléaire ; l'angle obtus compris entre ces deux derniers se trouve au niveau de l'articulation du genou, ou un peu au-dessus. Cette fosse est couverte, en manière de pont, par la partie inférieure de l'aponévrose crurale. Ses fibres transversales augmentent de force depuis quelques pouces au-dessus de l'articulation fémoro-tibiale jusqu'à son niveau ; elles partent du ligament intermusculaire externe, passent sur les trois longs fléchisseurs de la jambe, et aboutissent aux gaînes du couturier et du grêle interne. Cette couche transversale couvre d'ailleurs déjà, vers le bas, le commencement de la partie postérieure de l'aponévrose jambière.

Au côté antérieur, les fibres du *facia-lata* descendent sur le côté externe de l'articulation du genou, et s'attachent à la tubérosité externe du tibia, depuis la tête du péroné jusqu'au ligament rotulien. Sur la gaîne de l'extenseur de la jambe, la couche de fibres annulaires devient plus forte ; mais ses fibres sont plus obliques de dehors en dedans et de haut en bas ; elles forment un feuillet tendineux, qui descend sur la rotule, se réunit, au côté interne de l'articulation du genou, avec le feuillet tendineux superficiel de l'extenseur de la jambe et le ligament interne de la rotule, s'entrelace plus bas avec des fibres ascendantes du couturier, et se termine tant en s'attachant au tibia qu'en se confondant immédiatement avec l'aponévrose crurale.

II. *Aponévrose jambière* (*fascia cruralis*).

Cette aponévrose enveloppe la jambe entière ; comme les muscles, elle manque sur la face interne du tibia.

Au côté postérieur de la jambe elle naît, sur les deux côtés du genou, des tendons des muscles qui se terminent en cet endroit : au côté externe, du tendon du biceps, jusqu'à la tête du péroné ; au côté interne, des tendons du couturier, du grêle interne et du demi-membraneux. Les supérieures de ces fibres se réunissent, des deux côtés, en arcade, complètent la couverture tendineuse de la fosse poplitée, et sont couvertes par la partie inférieure de l'aponévrose crurale ; les suivantes prennent rapidement une direction de plus en plus descendante sur les muscles du mollet. Du bord interne du tibia, au-dessous de l'origine du soléaire, jusqu'à la malléole, naissent aussi des fibres tendineuses transversales, dont le nombre augmente de haut en bas, et qui se divisent promptement en deux feuillets ; le superficiel passe, avec les fibres longitudinales, au-devant du tendon d'Achille ; le profond, plus considérable, passe sur le fléchisseur des orteils, le tibial postérieur et le fléchisseur du gros orteil, se réunit de nouveau avec le feuillet superficiel, et s'attache au bord postérieur du tibia. Ainsi les trois muscles qui viennent d'être nommés sont séparés des péroniers et des muscles du mollet. Un feuillet superficiel s'étend d'ailleurs du péroné sur les muscles péroniers, s'attache au bord antérieur de l'os, et enveloppe par conséquent ces muscles.

Sur le côté antérieur de la jambe, les fibres de l'aponévrose jambière naissent de la tubérosité externe du tibia et le long de la crête de cet os. Ici l'aponévrose enveloppe le muscle tibial antérieur, l'extenseur commun des orteils (qui tous deux naissent en partie d'elle), et l'extenseur propre du gros orteil : elle s'attache, entre ces trois muscles et les péroniers, au bord antérieur du péroné.

L'aponévrose jambière forme par conséquent quatre grandes gaines musculaires, une superficielle postérieure, une profonde postérieure, une externe et une antérieure. Le muscle poplité en a une cinquième, qu'on peut dériver du tendon du demi-membraneux. En effet, ce tendon envoie, au-dessous du condyle interne du fémur, une forte expansion fibreuse, qui se dirige en dehors et en haut, et passe sur l'articulation du genou, à travers la fosse comprise entre les deux condyles, tandis qu'un autre se porte en bas sur le muscle poplité. Cette expansion forme, conjointement avec la couverture fibreuse de la fosse poplitée, une sorte de canal pour les vaisseaux et les nerfs de la région poplitée.

Les quatre grandes gaînes musculaires de l'aponévrose jambière se comportent de la manière suivante à l'articulation tibio-tarsienne.

1° La superficielle postérieure cesse, avec le tendon d'Achille, à la tubérosité du calcanéum.

2° La profonde postérieure produit, en se prolongeant, le *ligament lacinié interne* (*ligamentum laciniatum internum*). Ce ligament naît de tout le bord inférieur de la malléole interne. Les fibres les plus postérieures se rendent presque transversalement à l'insertion du tendon d'Achille ; les suivantes descendent d'abord obliquement, puis en ligne droite, vers le bord interne du pied. Là une partie de ces fibres se terminent dans la peau et sur la face inférieure de l'abducteur du gros orteil ; un fort faisceau se réunit toujours avec le tendon d'origine de ce muscle. Mais les fibres profondes, qui sont situées immédiatement sur les tendons des trois muscles, forment des cloisons entre ceux-ci, et se réunissent avec leurs freins annulaires propres.

3° La gaîne externe, qui appartient aux muscles péroniers, forme, en se prolongeant, le *ligament lacinié externe* (*ligamentum laciniatum externum*). Ce ligament est plus faible que l'interne. Ses fibres se dirigent de la malléole externe à l'attache du tendon d'Achille, à la face externe du calcanéum, et au bord externe du pied, où elles se perdent en partie dans la peau, en partie sur l'abducteur du petit orteil. Des fibres plus profondes se réunissent avec les freins annulaires du long et du court péronier latéral, à la partie antérieure du calcanéum.

4° La gaîne antérieure forme, au-dessus de l'articulation du pied, et sur cette articulation même, deux ligaments, composés de fibres très serrées, et qui servent à assujettir les tendons.

a. Le *ligament transverse* (*ligamentum transversum*) est une couche fibreuse, large d'environ un pouce et demi, qui se trouve au-dessus de la malléole, et dont les fibres s'étendent transversalement, du bord antérieur du tibia au bord antérieur du péroné.

b. Le *ligament croisé* (*ligamentum cruciatum*) est composé de deux languettes fibreuses qui passent obliquement sur l'articulation tibio-tarsienne, où elles se croisent et sont réunies ensemble à l'endroit de la décussation. Elles ont un demi-pouce à un pouce de large. La languette interne naît du bord antérieur de la malléole interne, et s'attache, en dehors de l'origine du court extenseur des orteils, à la face supérieure et un peu aussi à la face externe de l'apophyse antérieure du calcanéum. La languette externe part du bord antérieur de la malléole externe ; elle s'attache inférieurement au bord interne du pied, au scaphoïde et au grand cunéiforme. La portion supérieure de cette languette est toujours très peu développée, mais l'inférieure l'est constamment beaucoup. Au reste, une portion des fibres tendineuses affecte la forme d'arcade dans les portions inférieures de la languette interne et de l'externe. La languette interne naît de la malléole interne par un feuillet superficiel et un feuillet profond, entre lesquels passe le tendon du muscle tibial antérieur ; le feuillet profond est toujours le plus fort. De l'endroit où les deux languettes se croisent part un fort faisceau, qui pénètre entre les tendons de l'extenseur propre du gros orteil et du long extenseur commun des orteils, et qui s'attache à la face supérieure de l'apophyse antérieure du calcanéum, à côté de la portion inférieure de la languette interne.

III. *Aponévroses du pied (aponeuroses pedis).*

On peut les distinguer en celles du dos et celles de la plante du pied.

1° *Aponévroses dorsales du pied (aponeuroses dorsales pedis).*

Il s'en trouve d'abord, sur les tendons des muscles extenseurs, une superficielle et mince, qui est la continuation de la gaîne musculaire antérieure de la jambe. Elle fait corps avec le ligament croisé, s'attache au bord interne et au bord externe du pied, et couvre les tendons du long extenseur des orteils, ainsi que la partie postérieure du court. Ses fibres longitudinales se dirigent obliquement en avant et en dehors. Elle est fortifiée, du côté des orteils, par des fibres affectant la même direction, qui partent du bord péronier des tendons du long extenseur des orteils, au moins des externes.

Une autre moyenne couvre la partie antérieure du court extenseur des orteils, dont elle sépare les tendons de ceux du long extenseur, jusqu'aux orteils.

Une profonde, composée de fibres transversales, couvre les muscles interosseux.

Les aponévroses moyenne et superficielle sont réunies avec la profonde dans les interstices de deux os métatarsiens, de manière que les tendons de chaque orteil se trouvent séparés de ceux qui leur sont contigus. Cette cloison est plus forte que partout ailleurs entre le gros orteil et le second, où elle commence déjà sur les os du tarse à s'enfoncer.

2° *Aponévroses plantaires du pied (aponeuroses plantares pedis)*.

On compte trois expansions tendineuses à la plante du pied, une moyenne, une interne et une externe, toutes trois situées dans le même plan.

L'*aponévrose plantaire moyenne* (*aponeurosis plantaris media*) est la plupart du temps décrite comme la seule qui existe à la plante du pied : aussi est-ce elle qu'on entend lorsqu'il s'agit de l'aponévrose plantaire en général et sans restriction aucune. Cette forte masse fibreuse, composée de fibres longitudinales, naît de la partie antérieure de la tubérosité interne du calcanéum. Aussitôt après son origine, elle devient un peu plus étroite : mais, plus loin, tout en se portant en avant, elle augmente uniformément de largeur, de manière à finir par égaler celle des cinq orteils pris ensemble. En arrière, sa face supérieure est creusée en forme de gouttière, tandis que l'inférieure est convexe. En devant, elle est aplatie. La peau de la plante des pieds et une couche de graisse la couvrent ; elle-même couvre le court et le long extenseur des orteils. Du côté des orteils, où elle se partage en plusieurs faisceaux, la couche de graisse pénètre de bas en haut entre les faisceaux et les fibres, ce qui fait qu'il n'est jamais possible de nettoyer complétement l'aponévrose en devant.

De sa face inférieure libre, à un ou deux pouces de l'origine, partent plusieurs forts faisceaux, qui traversent la couche de graisse, pour gagner la peau de la plante du pied, celle surtout du bord interne. De son bord interne elle envoie, à l'enveloppe tendineuse de l'abducteur du gros orteil, des fibres dont quelques unes passent sur ce muscle, c'est-à-dire plus près de l'os, et vont se rendre au bord interne du pied ; il résulte de là, entre l'aponévrose plantaire et l'abducteur du gros orteil, une gouttière qui disparaît à la région des os métatarsiens, parce qu'à partir de là le bord interne s'applique sur le muscle lui-même. Du bord externe se détachent sur-le-champ des fibres qui vont à l'aponévrose externe de la plante du pied, et plus loin à la base du cinquième os du métatarse. Jusqu'à ce dernier une gouttière règne également entre l'aponévrose plantaire et l'abducteur du petit orteil.

Sur le métatarse, l'aponévrose se partage en cinq faisceaux, un pour chaque orteil. D'abord il s'en détache, au côté externe, le faisceau destiné au cinquième orteil, et qui plus loin donne encore une languette pour le faisceau du quatrième orteil. Vient ensuite, en dedans, le faisceau pour le gros orteil, qui fournit également une languette à celui du second orteil. Les faisceaux du second orteil, du troisième et du quatrième demeurent unis jusqu'au voisinage de la première articulation digitale, et cette réunion est favorisée par des fibres transversales ou arquées, qui reposent sur les trois faisceaux. Du reste, le faisceau du quatrième orteil reçoit encore une languette qui se détache de l'aponévrose plantaire externe en dedans, et qui se dirige en avant, entre les fléchisseurs des orteils et les muscles inter-osseux.

On peut distinguer trois portions dans chaque faisceau destiné à un orteil. La moyenne ou superficielle se compose de plusieurs minces languettes tendineuses, qui se perdent dans la peau de la première articulation digitale, jusqu'à la commissure des orteils. Les deux latérales ou profondes laissent passer entre elles les tendons fléchisseurs des orteils. Les fibres les plus antérieures de chaque portion profonde atteignent le bord de la phalange; les suivantes s'attachent au bord latéral de la poulie tendineuse de la première articulation digitale; les postérieures, enfin, s'atteignent réciproquement des deux côtés, se croisent en partie, et, après s'être de nouveau écartées, vont s'attacher à la partie postérieure de la poulie tendineuse de l'orteil contigu. Au gros orteil et au petit, les portions profondes aboutissent en partie aux os sésamoïdes. Il suit donc de là qu'au pied aussi les faisceaux latéraux de l'aponévrose plantaire moyenne se joignent immédiatement aux gaînes tendineuses proprement dites des fléchisseurs des orteils.

De l'aponévrose plantaire médiane on doit distinguer une languette tendineuse transversale, qui, marchant le long de la commissure cutanée des orteils, décrit une arcade tournée en devant, entre cette aponévrose et les gaînes tendineuses des fléchisseurs. Elle naît au côté péronier de la première phalange du petit orteil, et s'insère au côté tibial de la première phalange du second orteil. Ce n'est qu'exceptionnellement qu'on voit un prolongement de cette languette atteindre le côté tibial de la première phalange du gros orteil.

L'*aponévrose plantaire externe* (*aponeurosis plantaris externa*) naît, comme la moyenne, qui la couvre en partie à son origine, de la partie antérieure de la tubérosité interne du calcanéum. Elle se dirige en devant et un peu en dehors, enveloppant l'abducteur du petit orteil. En dehors, elle tient au ligament lacinié externe et à l'aponévrose superficielle du dos du pied; en dedans, à l'aponévrose moyenne; en devant, elle s'attache au tubercule du cinquième os du métatarse. Mais toujours elle fournit en dedans un faisceau qui se dirige, en devant, sur les muscles interosseux, et va gagner le quatrième ou même le troisième orteil (1).

L'*aponévrose plantaire interne* (*aponeurosis plantaris interna*) enveloppe l'abducteur du gros orteil. Elle naît de la tubérosité du calcanéum, et est fortifiée par des fibres qui viennent, en dedans, du ligament lacinié interne et de l'aponévrose superficielle du dos du pied, en dehors, de l'aponévrose plantaire moyenne.

(1) La portion la plus forte de cette aponévrose, celle qui se trouve tendue entre le calcanéum et le cinquième os du métatarse, est évidemment une partie plutôt ligamenteuse, à laquelle correspond, à la main, un ligament véritable, le *ligamentum rectum* ALBINUS, *Hist. muscul.*, tab. II, C. —WEITBRECHT, tab. VI, fig. 21, X , situé entre l'os pisiforme et la base du cinquième métacarpien.

LIVRE SECOND.

ANGÉIOLOGIE.

—

Au système vasculaire (1) appartiennent tous les organes creux, en forme de canaux, qui charrient, soit le liquide nourricier général du corps, le sang, soit un liquide différent du sang, mais qui vient se mêler directement avec lui, la lymphe. On appelle les premiers *vaisseaux sanguins* (*vasa sanguinea*), et les autres *vaisseaux lymphatiques* (*vasa lymphatica*). Mais les vaisseaux sanguins sont de deux espèces, sous le point de vue tant anatomique que physiologique, les *artères* (*arteriæ*), qui poussent le sang du centre à la circonférence dans toutes les parties du corps, et les *veines* (*venæ*), qui le ramènent de la périphréie vers un centre commun. Le centre avec lequel tous les vaisseaux communiquent, directement ou indirectement, est le *cœur*. On peut donc, pour la commodité de l'étude, diviser le système vasculaire en quatre sections, le cœur, les artères, les veines et les lymphatiques. L'anatomiste ne doit pas avoir égard à la différence physiologique qui existe entre les artères et les veines de la grande et de la petite circulation.

(1) Je citerai comme ouvrages spéciaux sur le système vasculaire en général ou sur quelques unes de ses principales parties, P. SENAC, *Traité de la structure du cœur*, Paris, 1783, 2 vol. in-4°.—HALLER, *Icones anatomicæ*, fasc. I-VIII, Gœttingue, 1743-1756. — J.-C.-A. MAYER, *Anatomische Beschreibung der Blutgefaesse des menschlichen Kœrpers*, Berlin et Léipzick, 1777, 2ᵉ édit., 1788. — F.-A. WALTER, *Angiologisches Handbuch*, Berlin, 1789.—CRUIKSHANK, *Anatomy of the absorbing vessels of the human body*, Londres, 1790 ; trad. par Petit Radel, Paris, 1787, in-8. — MASCAGNI, *Vasorum lymphaticorum corporis humani historia et iconographia*, Sienne, 1787, in-fol. — A. MURRAY, *Descriptio arteriarum corporis humani*, Upsal, 1798, in-4°. — J. BARCLAY, *A description on the arteries of the human body*, Edimbourg, 1812, in-8. — R. HARRISON, *Surgical anatomy of the arteries*, Dublin, 1833. — F. TIEDEMANN, *Tabulæ arteriarum corporis humani*, Carlsruhe, 1822. — L.-J. BIERKOWSKY, *Abbildungen der Puls-Blut-und Saugadern*, Berlin, 1825. — J. BOUILLAUD, *Traité des maladies du cœur*, 2ᵉ édit., Paris, 1841, t. I, pag. 1 à 285.

PREMIÈRE PARTIE.

DU COEUR ET DE SES ENVELOPPES.

Le cœur est un organe musculeux, creux, formé de plusieurs compartiments, et enveloppé par une membrane séreuse, qui l'entoure comme une sorte de capsule. Il reçoit les troncs principaux des veines, et fournit ceux du système artériel, de manière qu'il est le centre de tout le système vasculaire.

CHAPITRE PREMIER.

DU COEUR.

En décrivant le *cœur* (*cor*) (1), je le supposerai dans un état tel que ses diverses parties soient plus rapprochées du maximum de leur distension que de celui de leur contraction.

Forme, volume et poids du cœur.

Le cœur a une forme imparfaitement conique lorsqu'on n'en considère que la partie principale, les ventricules; mais si l'on a égard aussi aux oreillettes, on lui trouve plutôt celle d'un œuf aplati et tronqué à l'un de ses bouts. On peut y distinguer deux faces, dont l'une est à peu près plane, et l'autre convexe dans la plus grande partie de son étendue. La rencontre de ces deux faces produit d'un côté un bord épais et convexe, de l'autre côté un bord plus tranchant. On y distingue aussi une base (2), qui est ovalaire, et un sommet, qui est arrondi.

Le volume du cœur présente non seulement des différences absolues considérables chez les individus divers, mais encore des différences relatives. Sous ce dernier rapport, on peut distinguer des cœurs longs et des cœurs larges. En général, les femmes ont le cœur plus petit d'une manière absolue. Terme moyen, on peut, dans l'état de distension modérée des cavités, évaluer la longueur de l'organe, depuis la base jusqu'au sommet, à environ quatre pouces trois quarts;

(1) TIEDEMANN, tab. 2, fig. 1, 2. — WEBER, tab. 20.

(2) Le nom de base n'a pas toujours la même acception dans les descriptions du cœur. Tandis qu'en retraçant l'ensemble de la forme extérieure de l'organe, on entend par là celle de ses portions qui est opposée au sommet, on applique souvent ensuite le même nom à l'extrémité la plus large des ventricules.

sa plus grande largeur, dans un point plus rapproché de la base que du sommet, a trois pouces et demi ; enfin sa plus grande épaisseur, de la face convexe à la face plane, à deux pouces et demi (1).

D'après les recherches de Clendinning (2), qui ont été faites sur près de quatre cents individus des deux sexes, le poids du cœur augmente non seulement jusqu'après l'époque du complet développement du corps, mais encore jusqu'après la soixantième année, âge auquel celui de tous les autres organes a coutume de diminuer. Suivant Clendinning, le poids moyen est :

	Hommes.	Femmes.
De quinze à trente ans. . . .	8 1/2 onces. . .	8 1/7 onces.
De trente à cinquante. . . .	9 1/2.	8 1/3
De cinquante à soixante et dix.	10 1/6. . envir.	8
Au-delà de soixante et dix ans.	10 1/2. . envir.	8

C'est sans doute au poids troy que ces indications sont exprimées, et la valeur de la livre troy en poids français est d'environ 373,202 grammes (3).

Clendinning a trouvé le poids moyen du cœur, comparé à celui du corps, $= 1 : 158$ chez les hommes, $= 1 : 149$ chez les femmes.

Division du cœur.

Plus près de la base du cœur que de sa pointe, on aperçoit, sur la face externe de cet organe, et sans avoir besoin de recourir à au-

(1) Bouillaud (*Traité des maladies du cœur*, t. 1, p. 52) fixe de la manière suivante les dimensions du cœur : *circonférence*, mesurée chez sept sujets, moyenne 8 pouces 9 lignes 3/7, maximum 10 pouces 6 lignes, minimum 8 pouces ; *longueur*, de la base du ventricule gauche et de l'origine de l'aorte à la pointe du cœur, mesurée chez neuf sujets, moyenne 3 pouces 7 lignes 1/3, maximum 4 pouces, minimum 3 pouces 2 lignes 1/2 ; *largeur* d'un des bords à l'autre, à la base des ventricules ou un peu au-dessous, mesurée chez huit sujets, moyenne 3 pouces 7 lignes 1/2, maximum 4 pouces 6 lignes, minimum 3 pouces 5 lignes ; *épaisseur* de la face antérieure à la postriéure, à la base, dans le sillon qui sépare les deux ventricules, mesurée chez six sujets, moyenne 1 pouce 11 lignes 1/6, maximum 2 pouces 7 lignes, minimum 1 pouce 5 lignes. (*Note du traducteur.*)

(2) *Medico-chirurgical Transactions*, seconde série, vol. III, 1838.

(3) Suivant Bouillaud (*loc. cit.*, p. 51), la moyenne du poids du cœur, d'après des pesées faites sur treize sujets, est de 262 grammes $=$ 8 onces 3 gros, le maximum de 350 grammes $=$ près de 11 onces, le minimum de 200 grammes $=$ 6 onces 2 gros ; mais le maximum a été obtenu chez un sujet de taille colossale et très fortement constitué, et le minimum chez un sujet de seize ans, qui n'avait pas encore acquis tout son développement. D'après cela, Bouillaud établit que le poids moyen du cœur, chez l'adulte de vingt-cinq à soixante ans,

cune préparation, un *sillon circulaire* (*sulcus circularis*), qui le divise en deux parties. La partie qui se trouve à la base communique avec les troncs principaux du système veineux, ce qui lui a fait donner le nom de *cœur veineux* (*cor venosum*); l'autre fournit les troncs du système artériel, et on l'appelle pour cette raison *cœur artériel* (*cor arteriosum*). Mais une cloison médiane, qui s'étend de la face convexe à la face plane, et qui descend de la base jusqu'à la pointe, divise la cavité du cœur en deux moitiés latérales, qu'on désigne sous les noms de cœur droit et cœur gauche. Le *cœur droit* (*cor dextrum*) envoie le sang de sa partie artérielle dans les poumons, ce qui l'a fait nommer aussi *cœur pulmonaire* (*cor pulmonale*); le *gauche* (*cor sinistrum*) chasse ce liquide de sa partie artérielle dans l'aorte, et de là dans toutes les régions du corps, ce qui lui a valu la dénomination de *cœur aortique* (*cor aorticum*). La portion droite et la portion gauche du cœur veineux sont appelées *oreillettes* (*atria s. sinus*), et celles du cœur artériel *ventricules* (*ventriculi*). L'emplacement que la cloison occupe entre le cœur droit et le cœur gauche est marqué à l'extérieur par un faible *sillon longitudinal* (*sulcus longitudinalis*), qui descend, sur la face convexe de l'organe, depuis le sillon transversal jusqu'à la pointe, et revient, sur la face plane, au sillon transversal, ou même à la base. Le sillon longitudinal n'occupe pas exactement le milieu de la pointe du cœur; il est placé à la droite de cette pointe, de manière qu'outre la pointe proprement dite du cœur, qui appartient au cœur gauche, il y en a encore une, à droite, plus ou moins prononcée.

Krause évalue à trente-deux pouces cubes, terme moyen, la capacité de toutes les cavités réunies du cœur.

Situation du cœur.

Le cœur est logé dans la cavité pectorale, entre les deux poumons, mais il occupe plus d'espace dans la moitié gauche de la poitrine que

peut être fixé à 8 ou 9 onces, qu'il peut être moindre de 1 à 2 onces chez les sujets de seize à vingt-cinq ans, et qu'il peut s'élever jusqu'à 10 et 12 onces chez les sujets très forts et très grands. Il ne parle pas de l'augmentation progressive du poids de l'organe, signalé par Clendinning; et tout en reconnaissant que ce poids est moindre chez la femme, il ajoute que le chiffre approximatif de la différence ne lui est pas bien connu. Du reste, il fait remarquer que la substance du cœur, sous un volume donné, n'a pas le même poids chez tous les sujets, et que pour se former une idée exacte de l'état de cet organe, on doit, non pas le mesurer en bloc ou en masse, mais mesurer individuellement chacune des parties dont il se compose. (*Note du traducteur.*)

dans la droite. Si l'on conçoit un axe s'étendant de la base de l'organe à sa pointe, et qu'on veuille déterminer, d'après cet axe, quelle est la situation du cœur dans un cadavre étendu sur le dos, on voit que la base se trouve à droite, en haut et en arrière, la pointe à gauche, en bas et en avant. La face convexe du cœur est antérieure, et un peu aussi supérieure ; la face plane est postérieure ou inférieure. Le bord convexe occupe le côté gauche, et appartient au cœur gauche ; il s'étend, comme bord gauche, de la base vers le bas et la gauche, de manière à couper l'axe du corps sous un angle d'environ trente-cinq degrés. L'autre bord appartient au cœur droit, et il est le plus inférieur sur toute la longueur du cœur, ce qui fait qu'on doit lui donner le nom d'inférieur : sa direction est presque transversale de droite à gauche, et il se porte très peu de haut en bas. La portion de ce bord, et par conséquent de tout le cœur, qui est située le plus bas, se trouve de niveau avec le corps de la neuvième ou de la dixième vertèbre dorsale. La portion la plus élevée du cœur, savoir, la partie supérieure gauche de l'oreillette gauche, est de niveau avec la cinquième vertèbre du dos.

Le cœur dépasse la ligne médiane du corps d'un pouce à un pouce et demi à droite, de trois pouces à trois pouces et demi à gauche. Sa pointe correspond au cartilage de la sixième côte gauche, ou à l'espace compris entre les cartilages de la cinquième et de la sixième ; son sillon longitudinal antérieur est éloigné d'environ un pouce du bord gauche. Par conséquent, le ventricule droit dépasse la ligne médiane à gauche de deux pouces à deux pouces et demi sur la face antérieure du cœur, et considéré dans son ensemble il est situé plus en devant que le gauche. Voilà pourquoi on l'a appelé *ventricule antérieur*, par opposition avec l'autre, qui a reçu le nom de *ventricule postérieur*.

Dans cette situation du cœur, l'ouverture de l'artère pulmonaire se trouve derrière le cartilage de la troisième côte gauche, immédiatement au bord du sternum, et l'ouverture de l'aorte dans l'espace compris entre les cartilages de la troisième et de la quatrième côte gauche, également tout près du bord du sternum.

Comme le cœur est enveloppé de tous côtés par le péricarde, il ne se trouve en contact immédiat avec aucune autre partie de la cavité thorachique. Son bord inférieur et une partie de sa face postérieure ou inférieure sont tournés vers la face convexe du diaphragme ; sa face convexe antérieure regarde le sternum et la paroi gauche de la poitrine ; sa face postérieure plane couvre les parties situées dans le médiastin postérieur, notamment l'œsophage, l'aorte, le canal thorachi-

que, la veine azygos, la veine demi-azygos, et en haut, à gauche, une
portion de la bronche gauche. Des deux côtés, il se trouve logé dans
l'excavation des poumons, qui couvre aussi un peu sa face postérieure
et sa face antérieure.

Structure du cœur en général.

Outre les vaisseaux et les nerfs, quatre tissus différents concourent
à formation du cœur : des filaments fibro-cartilagineux, des fibres
musculaires striées en travers, une membrane interne et une membrane externe.

Languettes fibro-cartilagineuses.

Lower regardait déjà ces languettes comme servant de tendon aux
fibres musculaires du cœur. Elles ont été décrites avec soin par C.-F.
Wolff. On les trouve dans le sillon circulaire creusé entre les oreillettes et les ventricules, ainsi que dans la cloison qui sépare ces cavités.
Chaque moitié du cœur offre une languette antérieure et une languette postérieure, transversales toutes deux, qui sont plus marquées
près de la cloison que partout ailleurs.

La languette antérieure droite part du côté postérieur et droit de
l'aorte, par une partie plus forte, qu'on appelle le tubercule droit.
Elle parcourt quelques lignes, de gauche à droite, dans le sillon qui se
remarque entre l'oreillette et le ventricule du côté droit. C'est toujours la moins développée de toutes, et souvent l'œil nu a de la peine
à l'apercevoir.

L'antérieure gauche part du côté postérieur et gauche de l'aorte,
par une partie plus forte, qu'on nomme le tubercule gauche. Elle se
dirige de droite à gauche, dans le sillon compris entre l'oreillette et
le ventricule du côté gauche, de sorte qu'on peut quelquefois la suivre
très distinctement jusqu'au milieu de la largeur de la moitié gauche
du cœur. C'est toujours la plus développée de toutes ; le tubercule
arrondi surtout, qui a une ligne et demie à deux lignes d'épaisseur,
se distingue très bien du reste de la substance du cœur.

Les deux languettes postérieures partent d'une large languette médiane commune, qui commence également à la partie postérieure de
l'aorte, parcourt quelques lignes d'avant en arrière sur le bord supérieur de la cloison des ventricules, et se divise ensuite en deux filaments, l'un droit, l'autre gauche, qui se rendent de chaque côté, en
arrière, dans le sillon transversal. Le filament droit est moins développé que le gauche.

En outre, on trouve encore un filament entre le tubercule gauche et le commencement de la languette médiane commune; Wolff lui donne le nom de *ramus anastomoticus*.

Toutes ces parties fibro-cartilagineuses ont donc le pourtour de l'orifice de l'aorte pour point de départ. Elles sont situées tout au fond du sillon circulaire, comme aussi entre la cloison des oreillettes et des ventricules, de sorte qu'elles se trouvent en contact avec la membrane interne du cœur. Elles sont aussi en relation avec un grand nombre de fibres musculaires. L'endroit où elles entrent en contact avec la membrane interne du cœur est aussi celui où s'insère la base des valvules tendues entre les oreillettes et les ventricules, et elles pénètrent un peu, en forme de lame, entre les deux feuillets de ces valvules. Cette disposition est surtout très prononcée dans la languette antérieure de la valvule mitrale.

Fibres musculaires du cœur.

Les fibres musculaires du cœur (1) forment la portion la plus importante du cœur, sous le rapport et de la masse et de l'énergie vitale. Elles sont striées en travers; mais les fibres et les faisceaux n'ont pas de ces gaînes de tissu cellulaire qu'on trouve dans les muscles ordinaires; ils sont étroitement accolés les uns aux autres, et de là résulte la grande densité de la substance charnue du cœur.

Les fibres musculaires du cœur veineux et celles du cœur artériel sont complétement séparées les unes des autres. Aucune fibre ne passe de l'un à l'autre, ni dans le sillon circulaire, ni dans la cloison. Le tissu fibro cartilagineux est le point de départ ou de terminaison d'un grand nombre de fibres charnues des deux portions de l'organe; mais il y a aussi des parties musculaires dans lesquelles on ne peut pas les suivre jusqu'à ce tissu.

Les fibres striées en travers se réunissent en amas plus ou moins considérables, qu'on peut réduire à deux formes principales; les uns, arrondis, constituent des faisceaux; les autres, plus larges qu'épais, représentent des bandes. Ces deux formes sont caractéristiques pour certaines régions. Ainsi, par exemple, la face externe du ventricule gauche se compose de faisceaux, et celle du ventricule droit de bandes. La plupart du temps on ne parvient à isoler les faisceaux et les bandes

---

(1) C.-F. WOLFF, *De ordine fibrarum muscularium cordis*, dix dissertations, dans les *Acta Acad. Petropolit.*, 1780-1792. — GERBY, *Recherches d'anatomie*, Paris, 1823. — E.-H. WEBER, dans HILDEBRANDT, *Anatomie*, t. III, p. 139-158. — H. SEARLE, *Cyclopædia of anatomy*, t. II, p. 619-629.

que dans une très courte étendue; ni les uns ni les autres ne dégénèrent en tendons, mais il leur arrive presque toujours de s'entrelacer diversement avec ceux qui leur sont contigus. Suivant Wolff, la réunion et l'intrication des faisceaux et bandes contigus a lieu soit aux extrémités (par engrènement réciproque, par disposition analogue à celles des barbes d'une plume, ou par mélange confus), soit sur les côtés (par des fibres obliques ou transversales donnant lieu à une sorte de réseau).

La répétition continuelle de cet engrènement, de cette intrication des faisceaux musculaires, et l'absence de gaînes celluleuses isolantes, font qu'il est très difficile de suivre le cours des fibres cardiaques, surtout dans le milieu des épaisses parois des ventricules.

Sur toute la superficie du cœur, les faisceaux et les bandes sont disposés au-dessus et à côté les uns des autres, de manière à former une surface qui n'offre point d'élévations ni de dépressions sensibles. Les petits enfoncements auxquels donnent lieu, çà et là, les scissions et les réunions des faisceaux, sont remplis par de la graisse, ou destinés à des vaisseaux afférents ou efférents.

Au contraire, sur la face interne de l'organe, les faisceaux et bandes sont généralement séparés les uns des autres par des intervalles, de sorte que tantôt on les trouve libres de tous côtés, dans leur longueur entière ou dans une partie de cette longueur, tantôt ils ont une de leurs faces adhérente, tandis que l'autre est libre, ainsi que les deux bords. La plupart de ces faisceaux saillants sont réunis, à leurs deux extrémités, avec les parois des cavités cardiaques : on les nomme *colonnes charnues* (*trabeculæ carneæ*). D'autres, qui ne se rencontrent que dans les deux ventricules, ne tiennent aux parois du cœur que par l'une de leurs extrémités, l'autre, qui regarde la base de l'organe, se terminant en une pointe unique et libre : on les appelle *muscles papillaires* (*musculi papillares*).

L'épaisseur de la couche musculeuse varie beaucoup suivant les régions du cœur. Elle peut atteindre sept à huit lignes sur certains points du ventricule gauche ; tandis qu'aux oreillettes, il y a des endroits où la membrane interne et la membrane externe se touchent.

Membrane interne du cœur.

La membrane interne des gros troncs veineux qui s'abouchent dans les oreillettes se prolonge sans interruption sur la face interne de ces dernières, d'où elle passe dans les ventricules, et de là au commencement des troncs artériels. On lui donne, dans le cœur, le nom d'en-

docarde (*endocardium*). A la limite qui sépare les oreillettes des ventricules, et à l'origine des gros troncs artériels, elle produit des plis ou des valvules, qui font saillie dans la cavité, et qui sont formés par deux de ses feuillets, entre lesquels on trouve encore des fibres de tissu cellulaire, ou des fibres tendineuses, et même des prolongements du tissu fibro-cartilagineux. Les valvules des orifices artériels sont libres; celles des orifices auriculo-ventriculaires sont retenues par des cordons tendineux, que l'endocarde entoure également, et au moyen desquels elles se trouvent en connexion avec les muscles papillaires et les colonnes charnues des ventricules.

L'endocarde n'est pas le même partout. Il a moins d'épaisseur dans les oreillettes et dans le cœur droit que dans le cœur gauche. Sa minceur est telle, sur les colonnes charnues des deux ventricules, de l'oreillette droite et des appendices auriculaires, que parfois on peut à peine le détacher sous la forme d'un feuillet membraneux. Il est plus épais dans les ventricules, là où les parois offrent le moins d'inégalités, comme aussi sur les gros muscles papillaires, vers la pointe (1). Dans les deux oreillettes, la gauche surtout, son épaisseur va jusqu'à un quart de ligne, et là on réussit presque toujours sans peine à la diviser en deux lamelles, l'une interne, plus mince, l'autre externe, plus épaisse, et formée de fibres élastiques, de tissu cellulaire uni avec la couche fibreuse. Cette lame externe cesse sur les valvules auriculo-ventriculaires; il n'y a que l'interne qui se prolonge sur elles, pour passer dans les ventricules (2).

Membrane externe du cœur.

L'enveloppe extérieure du cœur est formée par le *péricarde*, qui

(1) Suivant Portal, la membrane interne des ventricules est plus épaisse chez les personnes avancées en âge.

(2) M.-H. Deschamps (*Gazette médicale*, 1840, n° 10) prétend qu'entre l'endocarde et la couche musculeuse, le cœur possède encore une membrane élastique particulière, continuation immédiate de la tunique moyenne de l'artère pulmonaire et de l'aorte. Mais cette assertion manque de justesse, car on ne saurait démontrer, dans les ventricules, une seconde couche fibreuse indépendante de l'endocarde proprement dit. Purkinje et Raeuschel (RAEUSCHEL, *De arteriarum et venarum structura*, Breslau, 1836) n'ont pu non plus trouver de fibres élastiques, ni dans la cavité des ventricules, ni dans les valvules semi-lunaires, si ce n'est aux tubercules; mais les deux oreillettes leur ont offert, au-dessous de la membrane cardiaque interne, une couche distincte de fibres élastiques, qui s'entremêlent de fibres celluleuses d'autant plus nombreuses qu'elles se rapprochent davantage de la substance musculaire, et qui se prolongent sur les deux valvules veineuses.

se réfléchit des gros troncs vasculaires sur les oreillettes et les ventricules, et qui revêt le cœur entier, à l'exception d'une petite étendue de l'oreillette gauche. Le péricarde est uni à la couche musculaire par du tissu musculaire plus dense sur les oreillettes que sur les ventricules. Ce tissu cellulaire unissant contient toujours de la graisse, dont la quantité est généralement relative à l'embonpoint du sujet ; on en trouve davantage, proportion gardée, chez les sujets âgés, et plus aussi sur le cœur droit que sur le gauche. La graisse abonde toujours plus que partout ailleurs dans le sillon circulaire, surtout en devant et à droite. C'est en elle que marchent les vaisseaux propres du cœur, et de là vient que, sur le sillon circulaire, le péricarde passe des oreillettes aux ventricules sans offrir de dépression sensible. La graisse est plus abondante aussi le long du bord inférieur du cœur, dans les sillons longitudinaux, antérieur et postérieur, des ventricules, qu'à la pointe de l'organe.

Oreillettes.

Les deux *oreillettes* (*atria*, *sinus*) occupent la base du cœur, où elles sont situées à droite, et en haut et en arrière. Toutes deux, prises ensemble, ont une largeur d'environ trois pouces dans le sens transversal du cœur ; mais leur plus grande largeur correspond au sillon circulaire, et elles se rétrécissent à partir de ce point vers la base. La hauteur, depuis la base jusqu'au sillon circulaire, est d'environ un pouce trois quarts à deux pouces, ce qui est aussi la mesure de l'épaisseur d'avant en arrière, abstraction faite de la saillie des appendices auriculaires. Une *cloison* (*septum atriorum*) sépare l'oreillette droite de la gauche. Chaque oreillette, indépendamment de sa cavité propre, possède encore un appendice conique, terminé en cul-de-sac, qu'on appelle *appendice auriculaire* (*auricula cordis*).

Les parois des oreillettes ont en général une ligne à une ligne et demie d'épaisseur ; mais elles sont si minces en certains points que l'endocarde et le péricarde se touchent (1).

1) Bouillaud (*loc. cit.*, p. 55), d'après des mesures prises sur quatre sujets, assigne aux parois des deux oreillettes l'épaisseur suivante : pour la droite, moyenne une ligne, maximum une ligne et demie, minimum une demi-ligne ; pour la gauche, moyenne une ligne et demie, maximum deux lignes, minimum trois quarts de ligne. D'où il suit que la gauche aurait des parois d'un tiers plus épaisses que celles de la droite. Il ajoute (*loc. cit.*, p. 57) que la capacité de l'oreillette droite est en général supérieure à celle de la gauche. *Note du traducteur.*

Oreillette droite.

L'oreillette droite, ou *antérieure* (*atrium d'xtrum s. anterius s. venarum cavarum*), en y comprenant l'appendice, a une forme générale qu'on peut comparer en quelque sorte à celle d'une pyramide triangulaire, dont la base (dans la situation naturelle du cœur) regarde en arrière, en bas et à droite, le sommet en avant, en haut et à gauche. Les trois faces sont : une droite, convexe partout, qui se confond avec la base, sans limite appréciable ; une gauche, qui est formée par la cloison des oreillettes et par le côté gauche de l'appendice auriculaire ; une inférieure, qui correspond à la base du ventricule droit, et qui est encore complétée en haut par la partie inférieure de l'appendice auriculaire.

Ordinairement néanmoins l'appendice auriculaire, de figure triangulaire, et qui fait saillie, du côté droit, en avant, tout près de l'aorte, n'est point comprise dans la détermination qu'on donne de la forme générale de l'oreillette ; alors celle-ci représente un cube imparfait, auquel on peut distinguer une paroi antérieure, une postérieure, une supérieure, une inférieure, une droite et une gauche.

La paroi droite est celle qui a les contours les plus vagues ; car l'antérieure et la postérieure se continuent l'une avec l'autre d'une manière si insensible, qu'il ne reste qu'un bord arrondi, à la base du ventricule droit, pour indiquer cette paroi.

La paroi postérieure est percée en haut et à gauche par la veine cave inférieure. L'ouverture a un pouce à quinze lignes de diamètre ; elle confine du côté gauche à la cloison, en haut à la paroi supérieure, et inférieurement elle est éloignée d'environ neuf lignes du sillon circulaire du cœur.

La veine cave supérieure s'abouche à la paroi supérieure. Son ouverture a un diamètre de huit à douze lignes. Ses limites sont, à gauche la cloison, et en devant la paroi antérieure de l'oreillette droite.

Les orifices des deux veines caves sont séparées extérieurement par une distance d'un pouce environ, quand l'oreillette est parvenue à un certain degré de distension.

Sur la paroi antérieure, à trois ou quatre lignes au-dessus du sillon circulaire, et du côté gauche, s'élève l'appendice auriculaire (*auricula cordis dextra*), dont le volume et la forme varient. En général, on peut le comparer à une pyramide triangulaire, ayant un bord supérieur, un inférieur et un gauche, dont les deux premiers offrent plusieurs dentelures ou incisures. La hauteur et la largeur de la pyramide sont à peu près les mêmes; elles varient entre un pouce et un pouce et demi.

La paroi gauche se compose d'une portion postérieure et d'une portion antérieure. La première n'est point visible à l'extérieur, et correspond à la cloison des oreillettes. L'autre, visible au-dehors, s'étend depuis le bord antérieur de la cloison jusqu'à la base de l'appendice auriculaire droit, mais ne se trouve pas tout-à-fait dans le plan de la cloison, étant un peu recourbée à droite. C'est pourquoi l'oreillette droite dépasse la gauche de six à neuf lignes en devant, et de là naît, sur la face antérieure des oreillettes, une dépression profonde et transversale, qui loge l'aorte ascendante.

La paroi inférieure correspond à l'orifice auriculo-ventriculaire du cœur droit.

La cavité de l'oreillette droite (1) est à peu près lisse dans les deux parties de la paroi gauche et à la paroi supérieure, entre les deux veines caves, si l'on excepte plusieurs ouvertures livrant passage à de petites veines cardiaques (*foramina Thebesii*). A l'orifice auriculo-ventriculaire, on trouve une languette lisse, haute de quatre à six lignes, du bord supérieur de laquelle partent, à droite et en arrière, des faisceaux musculeux, appelés *musculi pectinati auriculæ*. Ces faisceaux sont des colonnes charnues, larges d'une ligne et demie à deux lignes, parallèles, assez rapprochées les unes des autres, unies ensemble par de minces languettes obliques et transversales, qui se dirigent de bas en haut vers la paroi supérieure. La cavité de l'appendice auriculaire offre, en outre, depuis la base jusqu'au sommet, des colonnes charnues, de volume divers, réunies en manière de réseau, et fréquemment libres dans toute leur circonférence. Mais au-dessous de ces colonnes on remarque toujours deux formations particulières : 1° quatre à six fortes colonnes, divisées en façon de pinceau, qui entrent d'avant en arrière et de bas en haut dans l'appendice auriculaire; 2° une masse transversale, située à la base de l'appendice, et parallèle au sillon circulaire du cœur, qui divise plus ou moins nettement la cavité de l'appendice en deux portions, l'une supérieure, l'autre inférieure.

Sur la cloison des deux oreillettes on remarque, à droite, une dépression appelée *fosse orale* (*forca oralis*) (2), dont le diamètre,

<hr>

1 WEBER, fig. 5, C; fig. 7, E.
2 WEBER, fig. 5, D.

indépendant du volume du cœur, varie entre six et douze lignes. En cet endroit, les membranes internes des deux oreillettes se touchent, ou du moins ne sont séparées que par une couche mince de fibres musculaires, ce qui fait que la cloison y jouit d'une grande transparence. Tout autour de la fosse règne un relief de fibres musculaires, appelé *isthme* ou *anneau de Vieussens* (*limbus fossæ ovalis, annulus s. isthmus Vieussenii*). En haut et en devant, la fosse pénètre un peu au-dessous de ce rebord saillant, et s'y termine par un cul-de-sac, ou assez fréquemment par une petite fente communiquant avec l'oreillette gauche. La partie membraneuse tendue au milieu du cadre porte le nom de *valvule du trou ovale* (*valvula foraminis ovalis*). À partir du point où la valvule se glisse au-dessous d'elle, la saillie descend régulièrement vers la base des ventricules, sous la forme de deux piliers, l'un antérieur, l'autre postérieur, de sorte que peu à peu la valvule arrive à n'être plus dépassée par un bord en relief, et que la fosse ovale s'efface graduellement vers le bas. Quelquefois cependant l'anneau de Vieussens règne sur tout le pourtour de la fosse. (Au reste, l'endroit où la valvule se prolonge, en forme de cul-de-sac ou de canal plat, sous la partie la plus saillante de l'isthme, n'étant presque jamais précisément en haut, mais se trouvant d'ordinaire reporté un peu en devant, les deux piliers seraient alors mieux nommés, l'un supérieur, l'autre inférieur.)

On trouve encore dans la cavité de l'oreillette droite la *valvule d'Eustache* (*valvula Eustachii s. foraminis ovalis anterior*) (1), qui n'a sa pleine importance fonctionnelle que pendant la vie embryonnaire, et qui, chez l'adulte, n'est qu'un débris d'une importante formation antérieure. De là vient aussi que son degré de développement varie beaucoup suivant les sujets. Sa forme est semilunaire ou semblable à celle d'une faux : elle a un bord libre et un bord adhérent. Celui-ci, en supposant le cœur dans sa situation naturelle, part de la partie antérieure ou droite du pourtour de l'orifice de la veine cave inférieure, passe sur la partie inférieure de ce même orifice, et se porte à gauche sur la cloison, c'est-à-dire sur le pilier antérieur ou inférieur de l'anneau de Vieussens. Le bord libre, qui est concave, fait saillie en haut dans la cavité auriculaire. La hauteur de la valvule, d'un bord à l'autre, est presque toujours de deux à trois lignes, et ne varie pas dans la longueur entière, qui va environ à deux pouces : parfois, cependant, la valvule acquiert une hauteur de six lignes,

____

(1) Weber, fig. 5, E; fig. 7, F, f

tandis que, dans d'autres cas, elle en a si peu qu'elle semble presque ne point exister. Elle résulte d'une double lamelle de la membrane interne du cœur; mais de la corne antérieure, c'est-à-dire de celle qui correspond à la cloison, part toujours un faisceau musculaire, plus ou moins considérable, qui s'insinue entre les deux lamelles. D'autres fibres musculaires venant de la corne postérieure, sont moins constantes. Très souvent la lame antérieure de la valvule, et plus rarement la postérieure, celle qui regarde la veine cave, sont percées de trous, ou même la valvule est perforée dans toute son épaisseur, et comme réticulée. Les perforations se voient surtout dans la portion déjà normalement plus mince, c'est-à-dire à la corne postérieure.

La valvule d'Eustache avait, chez le fœtus, des rapports intimes avec la fosse ovale, qui, à cette époque de la vie, représentait un véritable trou, entre les deux oreillettes, le *trou ovale* (*foramen ovale*). En effet, comme Wolff (1) l'a démontré de la manière la plus péremptoire, la veine cave inférieure du fœtus s'ouvre simultanément dans les deux oreillettes, à l'endroit où doit exister plus tard la cloison. La valvule d'Eustache est la continuation de la membrane interne du côté droit et un peu aussi du côté antérieur de cette veine; celle du trou ovale est la continuation de la membrane interne du côté gauche et un peu aussi du côté postérieur de la veine; l'isthme de Vieussens a des connexions avec les deux valvules; il correspond à l'éperon qu'en remarque dans les vaisseaux qui se bifurquent sous un angle aigu, et divise l'ouverture de la veine cave en deux canaux, l'un droit, l'autre gauche. La valvule d'Eustache est, chez le fœtus, très haute d'un bord à l'autre, mais courte d'une corne à l'autre; elle se rétrécit peu à peu à partir de la corne postérieure.

La cavité de l'oreillette droite présente encore l'orifice, arrondi ou ovale, et large de quatre à six lignes, de la grande veine cardiaque (*orificium venæ coronariæ magnæ*). Cet orifice est situé à la réunion de la cloison avec la paroi postérieure de l'oreillette, entre la corne antérieure de la valvule d'Eustache en haut, et l'orifice auriculo-ventriculaire en bas. À droite il est couvert par une valvule membraneuse semi-lunaire, appelée *valvule de Thebesius* (*valvula Thebesii*) (2), dont le bord libre, qui est concave, regarde la cloison. Mais comme le canal auquel appartient l'ouverture marche de gauche à droite, il se produit, sous la valvule, un petit enfoncement en forme de cul-

----

(1) *De foramine ovali*, dans *Comment. Acad. Petrop.*, t. XX, p. 357-430 (1776).

(2) Weber, fig. 5, F.

de-sac. Il n'est pas rare que cette valvule soit percée de plusieurs trous. Ses dimensions varient aussi beaucoup suivant les individus ; chez quelques uns elle semble ne point exister.

Enfin on doit encore signaler, dans la cavité de l'oreillette droite, une partie sur le rôle physiologique de laquelle Retzius (1) a tout récemment appelé l'attention, savoir, le *tubercule de Lower* (*tuberculum Loweri*). La partie supérieure de la cloison, qui se compose d'une forte couche de fibres musculaires, n'est point, à partir du bord de la fosse ovale, située dans le même plan que l'inférieure ; ces deux parties forment là, par leur réunion, un angle obtus saillant dans l'oreillette. La saillie ainsi produite, ou, pour être plus précis, la portion tout-à-fait supérieure de la cloison, comprise entre la fosse ovale et l'orifice de la veine cave supérieure, est ce qu'on appelle le tubercule de Lower. Cette disposition exerce une grande influence sur le courant du sang versé par les deux veines caves, dont les orifices sont si voisins l'un de l'autre. En effet, comme la partie inférieure de la cloison couvre un peu, par le haut, l'orifice de la veine cave inférieure, le flot de sang amené par celle-ci ne peut pas se porter en haut vers l'orifice de la veine cave supérieure, et il se trouve dirigé en avant et à droite, vers l'appendice auriculaire. Celui qui vient de la veine cave supérieure, au contraire, reçoit du tubercule de Lower une direction telle qu'au lieu d'aller gagner l'orifice de la veine cave inférieure, il va se jeter sur la partie postérieure et inférieure de l'oreillette.

Oreillette gauche

L'*oreillette gauche* (*atrium sinistrum s. posterius s. pulmonale*) est située entre l'oreillette droite et le ventricule gauche. Si l'on fait abstraction de son appendice auriculaire, elle a, comme celle du côté droit, la forme d'un cube, ce qui permet d'y distinguer des parois antérieure, postérieure, gauche, droite, supérieure et inférieure. Sa largeur et sa hauteur sont un peu plus considérables que son épaisseur d'avant en arrière.

La paroi postérieure est uniformément et faiblement convexe.

L'antérieure offre, dans le sens transversal, une légère dépression qui loge l'aorte ascendante.

La supérieure reçoit les quatre veines pulmonaires. Les deux veines du côté droit s'abouchent à droite, près de la cloison ; les deux gauches, à gauche, immédiatement auprès de la paroi gauche. Mais,

---

1 MULLER, *Archiv.* 1855, p. 161.

pour parler avec plus de précision, l'oreillette forme un léger cul-de-sac à l'endroit où les deux veines pulmonaires gauches s'ouvrent dans son intérieur. Les orifices des veines droites et des gauches sont à environ un pouce et demi de distance ; mais les veines du même côté s'ouvrent tout près les unes des autres.

Sur la paroi gauche on remarque l'appendice auriculaire (*auricula cordis sinistra*), long de deux pouces à peu près, et aplati, de manière qu'on y peut distinguer un bord supérieur et un bord inférieur : ce dernier est courbé en S et entaillé. Sa face droite regarde l'artère pulmonaire.

La paroi droite est tout-à-fait cachée à l'extérieur : elle répond à la cloison des oreillettes.

La paroi inférieure correspond à l'orifice auriculo-ventriculaire gauche.

La cavité de l'oreillette gauche (1) est lisse partout. La cloison seule, qui est un peu concave de haut en bas, offre, à son bord antérieur, un repli semi-lunaire (2), qui est le bord libre de la valvule du trou ovale (*valvula foraminis ovalis*), laquelle se dirige de bas en haut et d'arrière en avant. Ce repli couvre tantôt un petit cul-de-sac, tantôt un canal aplati, qui mène dans l'oreillette droite.

L'appendice auriculaire offre aussi, en dedans, sur sa face droite, celle qui regarde l'artère pulmonaire, un espace lisse et triangulaire, partant de sa base. Des bords de ce triangle se détachent des colonnes charnues, qui ne tardent ordinairement pas à se diviser, et qui passent sur l'autre face de l'appendice, au-devant de son bord supérieur et de son bord inférieur. De là résultent, entre les colonnes, des enfoncements dont le fond correspond aux bords de l'appendice, et où ce dernier est fort mince, ainsi qu'à sa surface gauche. Abstraction faite de ces points et de la valvule du trou ovale, les parois de l'oreillette gauche ont partout une ligne à une ligne et demie d'épaisseur.

Fibres musculaires des oreillettes.

Chaque oreillette possède des fibres musculaires qui lui sont propres, mais indépendamment desquelles il y a aussi des couches superficielles, communes à toutes deux.

Oreillette gauche. Sur tout le pourtour de l'orifice veineux, il naît, des parties fibro-cartilagineuses, une couche de fibres musculaires,

(1) WEBER, fig. 7, Q.
(2) WEBER, fig. 7, P.

dont la marche diffère suivant les points où on les examine. La portion la plus forte de la couche est celle qui naît des languettes fibrocartilagineuses communes, entre la cloison des oreillettes et celle des ventricules (1). Celles des fibres de cette portion qui sont le plus antérieures, et qui viennent de la paroi de l'aorte, se rendent au renflement musculaire sur lequel repose la valvule d'Eustache; les suivantes se dirigent obliquement en arrière et en haut, au côté gauche de la cloison, et forment, dans la paroi postérieure de l'oreillette gauche, une couche de fibres obliquement ascendantes, ou presque transversales de droite à gauche, et à laquelle se joignent les fibres qui partent de la partie postérieure de l'orifice veineux. Sur cette couche, on trouve, en arrière, la grande veine coronaire, et une partie aussi de l'artère coronaire gauche. Là où la veine se rapproche de la cloison, elle est complétement entourée d'une couche de fibres longitudinales, et, sur la cloison elle-même, elle reçoit encore un faisceau vertical appartenant à l'oreillette gauche, qui descend sur elle jusqu'à la petite veine cardiaque, et surtout jusqu'à la paroi postérieure de l'oreillette droite. L'artère coronaire est parfois aussi couverte, au-dessus de l'appendicule auriculaire, par un faisceau de fibres tendu en manière de pont.

Les autres fibres de la couche qui naît de l'orifice veineux, savoir, celles qui sortent en avant et à gauche, ont une autre marche, mais qui n'est point uniforme. Près de l'extrémité antérieure de la languette fibro-cartilagineuse commune, il part de l'aorte, ou du *ramus anastomoticus*, une portion qui monte directement en avant, au bord de la cloison. La seconde portion, provenant du *ramus anastomoticus*, se recourbe légèrement, et se dirige en haut et un peu à gauche. Une troisième, également peu recourbée, se porte en haut et légèrement à droite. Enfin, on trouve, à la gauche de l'aorte, une

(1) Pour mettre cette partie en évidence, il faut, à la paroi postérieure de l'oreillette gauche, près de la cloison, et à la base des ventricules, détacher la grande veine coronaire de la couche musculaire sous-jacente, et suivre celle-ci en devant, dans la direction de la cloison. On aperçoit alors, entre la base de la cloison ventriculaire et les deux moitiés latérales de la cloison auriculaire, un canal triangulaire, qui se dirige d'arrière en avant, et qui est rempli par du tissu cellulaire, avec une branche de l'artère coronaire gauche. Suivant Wolff, ce canal s'ouvrirait en devant, derrière l'aorte; mais je trouve que les fibres musculaires des oreillettes naissent là sans interruption, ce qui me porte à croire que le canal se termine en cul-de-sac antérieurement. Si, maintenant, on coupe la paroi droite d'arrière en avant, on met à découvert une partie fibreuse qui appartient à l'oreillette gauche et qui naît de la cloison.

large couche, partant du filament fibro-cartilagineux gauche, qui monte au côté droit et au bord inférieur de l'appendice auriculaire gauche. A cette couche se rallient les fibres déjà mentionnées, qui tirent leur origine, en arrière, du sillon circulaire.

La face supérieure de l'oreillette gauche offre, du côté gauche, une large couche transversale, dont les fibres se dirigent de droite à gauche, entre et derrière les veines pulmonaires gauches. Les deux veines pulmonaires reçoivent, dans l'étendue d'environ quatre lignes, une couche de fibres annulaires, qui leur vient en partie de cette couche, en partie d'autres points.

A la face supérieure de l'oreillette gauche, on remarque encore, près des veines pulmonaires droites, une couche superficielle de fibres, qui marchent d'avant en arrière. Sur le côté droit de ces mêmes fibres, s'avancent, en suivant la même direction, d'autres fibres qui appartiennent à la cloison. Enfin, il y a encore des fibres transversales entre les veines pulmonaires droites. De cette manière, celles-ci sont entourées, dans une étendue peu considérable à la vérité, d'une couche incomplète de fibres annulaires.

La paroi postérieure de l'oreillette gauche présente, du côté de la cavité, une couche musculaire dont les fibres, venant de la partie postérieure du sillon circulaire, se portent, les unes directement en haut, les autres de bas en haut et de droite à gauche, ou de gauche à droite, et ne tardent pas à produire une couche uniforme, qui se dirige, sur la paroi postérieure, d'abord en haut, puis en avant, se resserre davantage entre l'appendice de l'oreillette gauche et la cloison, et se jette ensuite en partie dans les fibres de la couche précédemment décrite, qui naissent du *ramus anastomoticus*, derrière l'aorte. On est donc fondé à considérer cette couche comme un grand arc musculaire tendu sur les parois antérieure, supérieure et postérieure de l'oreillette gauche, et qui rétrécit celle-ci de haut en bas.

A la base de l'appendice auriculaire gauche se trouve, au-dessous de la membrane interne du cœur, une couche annulaire de fibres charnues, constituant une sorte de sphincter, dont les unes peuvent être dérivées de celles qui ont été décrites jusqu'ici, et dont les autres appartiennent en propre à l'appendice.

Enfin, quant à celles des fibres de la partie supérieure de la cloison qui appartiennent à l'oreillette gauche (de haut en bas, il est facile de séparer, jusqu'au bord supérieur de la fosse ovale, une couche droite et une couche gauche, placées dans le tubercule de Lower), elles proviennent en partie du pilier antérieur de l'isthme de Vieussens, en partie de la couche transversale antérieure qui est commune aux deux oreillettes. Elles décrivent une arcade d'avant en arrière, au côté gauche de la cloison, entre la partie droite des veines pulmonaires droites et la fosse ovale, descendent ensuite le long de la cloison, et vont se jeter en partie dans la couche superficielle qui couvre la grande veine coronaire du cœur.

Oreillette droite. Les parties fibro-cartilagineuses lui fournissent également une couche musculaire, qui naît au pourtour de l'orifice veineux. Les fibres, en tant qu'elles prennent leur origine dans le sillon circulaire lui-même, montent, les unes en ligne droite, les autres obliquement, et se réunissent bientôt pour produire les muscles pectinés saillants dans la cavité de l'oreillette. Les fibres de ces muscles se réunissent, d'arrière en avant, en une forte languette, qui passe auprès de l'orifice de la veine cave inférieure et de celui de la veine cave supérieure, et pénètre dans l'appendice auriculaire droit. Cette languette rétrécit l'oreillette droite de haut en bas.

Les fibres qui naissent le long de la cloison peuvent être distinguées en une portion antérieure et une portion postérieure. L'antérieure, très considérable, part du tubercule du filament fibro-cartilagineux antérieur droit, de la partie postérieure de l'aorte, et du côté droit du filament fibro-cartilagineux commun, se continue sans interruption avec la couche de fibres musculaires de l'oreillette gauche, et monte entre la cloison proprement dite et l'appendice auriculaire droit : une partie de ses fibres se jette peu à peu dans la couche qui appartient en haut à la moitié droite de la paroi de la cloison ; les autres fibres, en plus grand nombre, décrivent une arcade d'avant en arrière, entre l'orifice de la veine cave supérieure et la fosse ovale, ou dans le tubercule de Lower, et tandis que quelques unes d'entre elles s'étalent entre les deux veines caves, les autres, bien plus nombreuses, descendent peu à peu en devant, comme pilier postérieur de l'isthme de Vieussens. De là résulte un large et complet anneau musculaire autour du ci-devant trou ovale. La portion postérieure et plus mince des fibres qui naissent le long de la cloison, monte comme paroi droite du canal triangulaire en cul-de-sac de la cloison. Ces fibres laissent une fente entre elles, pour la grande veine coronaire, et les unes se réunissent avec les fibres musculaires qui suivent la direction longitudinale de cette veine, les autres entrent en connexion avec celles du pourtour de l'isthme de Vieussens et avec la couche transversale postérieure de l'oreillette droite.

En effet, sur les fibres qui ont été décrites jusqu'ici, se trouve, dans toute l'étendue de l'oreillette droite (la cloison exceptée), et auprès du ventricule, une couche musculaire, large de quatre à six lignes, dont les fibres suivent une direction transversale. Postérieurement, cette couche s'insère en partie au filament fibro-cartilagineux postérieur droit, et fait corps aussi avec celles des fibres de l'oreillette gauche qui descendent, le long de la cloison, sur la grande veine coronaire ; en avant, elle a des rapports avec la bande transversale commune des oreillettes. Elle rétrécit l'oreillette droite dans le sens transversal.

La veine cave supérieure est entourée, dans l'étendue d'un pouce, d'une couche de fibres annulaires, plus forte toutefois sur sa face antérieure que sur la postérieure. La veine cave, au contraire, n'offre une couche de fibres annulaires, insignifiante d'ailleurs, qu'à son abouchement même.

On peut désigner, avec Wolff, sous le nom de *fascia coronalis anterior*, ou sous celui de bande transversale commune, une couche musculaire transversale, étalée en devant sur les deux oreillettes. Cette couche part un peu de la base de l'oreillette gauche, mais reçoit aussi un faisceau courant entre l'appendice et les veines pulmonaires gauches. Elle se rend transversalement à droite, et envoie, surtout en haut, des fibres à la moitié supérieure gauche de la cloison et à la partie postérieure de la veine cave supérieure ; elle fournit des faisceaux à la partie antérieure de cette veine, et d'autres à la base de l'appendice auriculaire droit ; enfin, elle s'unit en partie avec la couche propre et antérieure de fibres transversales de l'oreillette droite.

Ventricules.

Les *ventricules* (*ventriculi*) forment, sous le point de vue du volume, une portion du cœur bien plus considérable que les oreillettes, et ce sont eux principalement qui donnent à cet organe sa forme générale. Leur face postérieure est dans le même plan que celle des oreillettes ; mais l'antérieure dépasse celles-ci, la gauche surtout. Leur longueur est de trois à quatre pouces, leur plus grande largeur, au-dessous de la base, de trois pouces et demi, et leur épaisseur de deux pouces à deux pouces et demi. Mais la longueur est plus considérable, à droite, sur la face antérieure que sur la postérieure, parce que la partie antérieure droite des ventricules dépasse la gauche et la postérieure entière d'environ trois quarts de pouce en haut.

Les ventricules ont des parois plus épaisses que les oreillettes, et sur aucun point de leur étendue, la couche de fibres musculaires ne manque entre la membrane interne et la tunique extérieure du cœur. Le ventricule droit a des parois beaucoup plus minces que le gauche. La cloison est en harmonie avec ce dernier, sous le rapport de l'épaisseur (1).

Chaque ventricule possède deux ouvertures pourvues de valvules, un *orifice veineux* (*ostium venosum*), qui le fait communiquer avec l'oreillette, et un *orifice artériel* (*ostium arteriosum*), qui mène à un tronc artériel. Les deux orifices sont très rapprochés l'un de l'autre dans chaque ventricule, et situés à la réunion des oreillettes avec les ventricules, le veineux en arrière, l'artériel en devant, sur la face convexe du cœur, près de la cloison. Ainsi, en ayant égard à la marche que le sang doit suivre d'après la situation de son entrée et de sa sortie, la cavité de chaque ventricule représente un canal qui descend de l'oreillette vers la pointe du cœur, où il se réfléchit pour regagner la base des ventricules, en suivant la face antérieure et la cloison de l'organe.

Les valvules des orifices veineux et artériels sont des replis de la membrane interne du cœur ou des vaisseaux, entre les deux lames desquels on découvre aussi des fibres tendineuses, et, pour ce qui concerne les orifices veineux, des prolongements du tissu fibro-cartilagineux (2). La valvule veineuse a une forme particulière dans chaque ventricule. L'artérielle, au contraire, présente la même forme dans les deux ; l'artère pulmonaire et l'aorte sont, en effet, munies chacune de trois valvules semi-lunaires ou sigmoïdes.

(1 Bouillaud *loc. cit.*, p. 53) assigne l'épaisseur suivante aux ventricules : le *gauche* (mesuré sur dix sujets), moyenne 6 lignes 1/2, maximum 8 lignes, minimum 5 lignes ; le *droit* (mesuré sur dix sujets), moyenne 2 lignes 3/5, maximum 3 lignes et 1/2, minimum 1 ligne et 1 2 à 2 lignes. Il lui paraît qu'on peut, chez l'adulte, évaluer, terme moyen, l'épaisseur du ventricule gauche à 7 lignes, et celle du droit à 2 lignes 1/2, en supposant d'ailleurs que leur cavité n'est ni augmentée ni diminuée. La proportion de l'épaisseur des parois du ventricule droit est, en général, à celle des parois du gauche = 2 : 5 ou même = 1 : 3. L'âge, la taille, la force, le sexe des individus influent notablement sur cette épaisseur. A partir de seize ou dix-huit ans jusqu'à vingt-cinq, trente, et même quarante, elle augmente. La plupart du temps, elle est plus considérable chez un sujet fortement constitué et de haute taille que dans les conditions inverses ; mais il y a des exceptions à cette règle. L'épaisseur de la cloison inter-ventriculaire, mesurée chez un seul sujet, a été trouvée de 11 lignes. (*Note du traducteur.*)

(2) Kurschner (FRORIEP, *Neue Notizen*, t. XV, n° 8) a parlé dernièrement de fibres musculaires dans les valvules veineuses. Suivant lui, elles s'éten-

Chaque valvule sigmoïde tient à la face interne de l'artère pulmonaire ou de l'aorte par un bord arqué, dont la partie moyenne correspond à la limite des fibres musculaires du ventricule, tandis que les deux parties latérales se terminent à cinq ou huit lignes au-dessus de cette limite. Les parties latérales des deux valvules contiguës finissent séparément, et tout près l'une de l'autre ; entre elles et la limite musculeuse du ventricule, reste un espace triangulaire. Entre les deux lames de la membrane vasculaire interne on trouve des languettes arquées de substance fibreuse, qui partent du bord adhérent, lequel est plus épais que l'autre, et fibro-cartilagineux à l'aorte. Le bord libre de la valvule offre, dans le milieu de sa longueur, un petit épaississement, parfois très peu prononcé (*nodulus*), de la présence duquel il résulte que la cellule tendue fait un peu plus de saillie en cet endroit, et que le bord libre se compose pour ainsi dire de deux moitiés latérales, insensiblement échancrées. Chaque valvule possède un degré de tension tel que quand la colonne du sang s'éloigne de la paroi du vaisseau et la chasse dans l'intérieur de celui-ci, son bord libre dépasse l'axe de la cavité ; par conséquent, les trois valvules se touchent alors par leurs faces tournées vers l'intérieur des vaisseaux,

draient, entre les deux lamelles de l'endocarde, jusqu'auprès du bord libre des valvules, sur la face externe desquelles leurs faisceaux les plus forts s'uniraient avec les terminaisons des stries tendineuses. Kurschner se fonde principalement sur ce qui a lieu chez le veau. Lorsque je détachais les valvules du cœur de cet animal, exactement à leur bord adhérent, en pénétrant depuis le sillon circulaire entre les oreillettes et les ventricules jusqu'aux parties fibro-tendineuses et à l'endocarde, je trouvais réellement, sur la face interne de la valvule mitrale, mais non de la tricuspide, une certaine largeur de fibres musculaires striées en travers. Les choses sont disposées de la même manière dans le cœur humain. Mais ces fibres musculaires ne sont pas propres à la valvule, elles ne constituent pas un muscle de la valvule, et je ne puis même approuver la manière dont Kurschner les désigne en les appelant fibres musculaires qui se rendent de l'oreillette à la valvule. Elles font partie des fibres musculaires des oreillettes, qui naissent des filaments fibro-tendineux. Comme des prolongements de ces filaments pénètrent dans la valvule, entre les deux feuillets de l'endocarde, prolongements qui sont surtout très marqués à la languette antérieure de la valvule mitrale, il vient aussi des fibres musculaires de la valvule elle-même, c'est-à-dire de la face interne des prolongements. Quelque chose d'analogue arrive également à la face externe de ces derniers. Là on voit, de distance en distance, des faisceaux musculaires appartenant aux ventricules, qui dépassent le bord libre de la valvule et s'insèrent à sa surface. Au reste, J. Reid parle déjà de fibres musculaires dans les deux valvules veineuses du bœuf et du cheval, tandis qu'il n'a pu rien trouver de semblable chez l'homme (TODD, *Cyclopædia of anatomy and physiology*, t. II, 1839, p. 589).

et forment une cloison complète, dans laquelle il n'existe point de vide.

Ventricule droit.

Quand on considère le *ventricule droit, antérieur*, ou *pulmonaire* (*ventriculus dexter s. anterior s. pulmonalis*), à l'extérieur, on peut y distinguer, outre la base, trois parois; l'antérieure, convexe, s'étend du sillon longitudinal antérieur des ventricules jusqu'au bord convexe du cœur; la postérieure, plane, depuis le bord inférieur du cœur jusqu'au sillon longitudinal postérieur des ventricules; la gauche, convexe, mais cachée, est formée par la cloison interventriculaire. Si, au contraire, on a égard à la cavité, qui, sur la coupe transversale des ventricules, offre une forme semi-lunaire, il est plus commode de n'admettre que deux parois : la *gauche*, bombée du côté de la cavité, ou la cloison des deux ventricules; la *droite, inférieure*, ou *antérieure*, beaucoup plus grande, qui est concave du côté de la cavité, et qui a, en général, deux lignes d'épaisseur.

A la base du ventricule, l'ouverture semi-lunaire de la cavité est partagée en deux parties par une masse charnue, large de plus d'un pouce, qui s'étend de la base de l'aorte à la face antérieure convexe du cœur; la postérieure, plus grande, est l'orifice veineux du ventricule droit, et l'antérieure, plus petite, est son orifice artériel.

La cavité entière du ventricule droit est couverte de colonnes et de papilles charnues, mais qui ne sont pas disposées partout de la même manière. Les colonnes charnues se dirigent, en général, de la base au sommet. Sur la paroi convexe gauche descendent, de la base au sommet, des faisceaux larges, séparés par des sillons proportionnellement étroits, qui ne deviennent libres dans tout leur pourtour qu'au voisinage du sommet, et qui passent pour la plupart à la paroi droite; là il suivent la même direction jusqu'au sommet; mais quelques uns, et ce sont ceux qui se rapprochent le plus du côté gauche, montent sur la paroi droite du sommet, vers la base, et décrivent une arcade dès qu'ils ont atteint le bord de la cloison. Presque toujours aussi, sur la paroi gauche, on voit saillir cinq ou six petites papilles musculaires, qui sont implantées plus près de la base que du sommet, mais qui parfois ne sont indiquées que par des languettes tendineuses partant du même point; la plus considérable est ordinairement située au-devant de l'orifice de l'artère pulmonaire. La paroi droite du ventricule est parfois assez lisse à gauche et en haut, près de l'orifice de l'artère pulmonaire; du moins, les colonnes charnues ne font-elles pas beaucoup de saillie en cet endroit ; mais de tout le pourtour de l'orifice veineux partent des colonnes qui, pour la plupart, sont libres dans toute leur circonférence, et unies pas des faisceaux transverses arqués. Il s'y joint encore une multitude de languettes tendineuses, qui sont également tendues entre diverses colonnes charnues. De là résulte un réseau très développé, surtout du côté du cœur, dont les intervalles creux se rapprochent souvent d'une demi-ligne de la face externe de la couche musculeuse. Les papilles musculaires qui partent de la paroi droite sont en général plus grosses que celles qui se trouvent sur la cloison, et leur base est plus rapprochée de la pointe du cœur. Une antérieure, plus grosse que les autres, et auprès de laquelle peuvent s'en trouver encore une ou deux plus petites, est implantée près du sillon longitudinal antérieur du cœur, et tient parfois tellement aux faisceaux de la cloison, qu'elle semble en naître ; une grosse, postérieure, que peuvent aussi remplacer deux ou plusieurs petites, part de la réunion des parois droite et gauche du ventricule droit.

L'*orifice veineux*, ou *auriculo-ventriculaire* (*ostium venosum s. atrio-ventriculare dextrum*), a une forme elliptique et une circonférence de trois pouces et trois quarts (1). A tout son pourtour s'attache la *valvule tricuspide*, ou *triglochine* (*valvula tricuspidalis s. triglochis*) (2), qui pend dans la cavité du ventricule, de manière qu'on peut y distinguer une face interne, ou tournée vers le centre de la cavité, et une face externe, ou regardant les parois du ventricule. Le bord libre de cette valvule offre des saillies et des échancrures alternatives, qui le divisent en dentelures. Le plus naturel est d'admettre deux languettes, plus prononcées ou plus distinctes que les autres : une *interne*, qui naît de toute la paroi de la cloison interventriculaire, et un peu aussi de la partie postérieure de l'orifice auriculo-ventriculaire ; une *antérieure*, qui part de tout le reste du pourtour de cet orifice. Mais cette dernière se partage elle-même incomplétement en deux à la hauteur du bord inférieur du cœur ; l'antérieure proprement dite, qui est plus considérable, et contribue en outre à séparer l'orifice veineux de l'orifice artériel ; la postérieure ou externe, qui est plus petite. De là le nom de *tricuspide*, imposé à la valvule. Cependant la languette antérieure a toujours son sommet

____

(1) Bouillaud (*loc. cit.*, p 58), d'après des mesures prises sur trois sujets, fixe ainsi la circonférence de cet orifice : moyenne 3 pouces 10 lignes, maximum 4 pouces, minimum 3 pouces 9 lignes. Cet orifice est plus grand que le gauche. (*Note du traducteur.*)

(2) WEBER, fig. 5, G ; fig. 7, *g, h, i, i.*

plus ou moins profondément échancré ou divisé, et la postérieure ou externe est également divisée presque toujours en deux dents égales par une échancrure. La languette antérieure a neuf à onze lignes depuis son bord adhérent jusqu'à son sommet libre, l'interne six à huit, et la postérieure en général un peu moins (1). L'incisure la plus profonde existe régulièrement entre l'interne et l'antérieure, de manière que, sur ce point, la valvule n'a qu'environ trois lignes de haut. La face interne de la valvule tricuspide est lisse depuis le bord adhérent jusqu'au bord libre : mais, sur toute la longueur de ce dernier, et à de petites distances les unes des autres, ainsi qu'à la face externe, en partie jusqu'au bord adhérent, s'attachent des filaments tendineux, semblables à des cordages arrondis, qui partent des muscles papillaires, ou même aussi des colonnes charnues, se divisent pour la plupart en plusieurs languettes, et s'amincissent, mais en même temps s'élargissent, avant d'atteindre le bord ou la face de la valvule. Les cordages de la dentelure interne de la valvule naissent des muscles papillaires de la cloison. La dentelure antérieure en reçoit toujours quelques uns, à son côté gauche, de la partie la plus antérieure de la cloison ; mais la plupart lui viennent du grand muscle papillaire antérieur. Les cordages de la dentelure postérieure proviennent du grand muscle papillaire postérieur.

L'orifice artériel (*ostium arteriosum*), ou l'orifice de l'artère pulmonaire, n'est point circulaire, mais un peu aplati d'avant en arrière. Sa circonférence est d'environ deux pouces et demi (2). Les trois valvules sigmoïdes ou semi-lunaires qui le garnissent (3) sont disposées de telle manière qu'on peut les distinguer en gauche, droite,

(1) Suivant Bouillaud (*loc. cit.*, p. 60), qui n'établit pas de distinction entre les diverses languettes de la valvule, celle-ci, mesurée sur trois sujets, a 9 lignes de hauteur moyenne (représentée par une perpendiculaire abaissée d'une des pointes à la base). Le maximum était de 9 lignes et 1/2, le minimum de 8 lignes. Chez un des sujets, la valvule était transparente et même comme une feuille de papier joseph ; chez les deux autres, elle était mince comme une toile d'araignée. (*Note du traducteur.*)

(2) WEBER, fig. 6, *c* ; fig. 9.

(3) Bouillaud (*loc. cit.*, p. 59) assigne à cette circonférence, mesurée sur quatre sujets, une moyenne de 2 pouces 7 lignes 3/4, maximum 2 pouces 10 lignes, minimum 2 pouces 6 lignes. L'orifice artériel a été généralement trouvé par lui moins étendu que l'orifice veineux, dans la proportion de 2 pouces 7 lignes 3/4 à 3 pouces 10 lignes, ce qui donne une différence de 1 pouce 2 lignes 1/4 en plus pour celui-ci. Mais il reconnaît avoir opéré sur un trop petit nombre de faits pour pouvoir généraliser ce résultat. *Note du traducteur.*

et antérieure. La gauche correspond à la cloison, la droite à la masse musculaire qui sépare l'orifice artériel de l'orifice veineux. Les petits renflements de ces valvules (*noduli Morgagnii*) sont, la plupart du temps, fort peu prononcés. Quelquefois l'une des trois valvules est beaucoup plus grande que l'autre. Certains sujets n'en offrent que deux, et d'autres quatre (1).

Wolff distingue encore, sous des noms particuliers, quelques unes des parties du ventricule droit mis à découvert :

1° Le *cône artériel* (*conus arteriosus*), partie située le plus en haut et à gauche, qui est limitée à droite par la couche musculaire, large d'un pouce, située entre l'orifice artériel et l'orifice veineux, et qui, du côté gauche, dépasse le commencement du sillon longitudinal antérieur et la cloison ;

2° L'*angle* (*angulus*), partie saillante, arrondie, qu'on remarque à l'extrémité droite du bord inférieur du cœur, près du sillon circulaire ;

3° L'*entonnoir* (*infundibulum*), dont la partie inférieure, la plus large, est limitée par une ligne qu'on supposerait s'étendre de l'angle vers le sillon longitudinal antérieur, un peu au-dessous du milieu de sa longueur, et dont la partie supérieure, la plus étroite, se confond avec la base du cône artériel ;

4° La *partie basilaire* (*pars basilaris*), ou le bord antérieur de la base du ventricule droit, depuis le cône artériel jusqu'à l'angle. Elle forme une surface triangulaire, un peu concave, attendu qu'elle va en se rétrécissant vers l'angle.

Ventricule gauche.

Le *ventricule gauche, postérieur, ou aortique* (*ventriculus sinister s. posterior s. aorticus*), si l'on a égard aux limites extérieurement visibles du cœur, se compose d'une paroi gauche ou postérieure, plus grande, qui est bornée par les sillons longitudinaux antérieur et postérieur, et d'une paroi droite ou antérieure, plus petite, qui correspond à la cloison des deux ventricules. Les deux parois sont convexes en dehors, et concaves du côté de la cavité ; elles se confondent ensemble sans ligne de démarcation tranchée, et la cavité du ventri-

---

(1) WEBER, fig. 6, *e, f, a*. — Bouillaud (*loc. cit.*, p. 62) évalue la hauteur moyenne de ces valvules mesurées chez trois sujets à 5 lignes 1/2, maximum 6 lignes, minimum 5 lignes. Il compare leur épaisseur à celle de l'arachnoïde. (*Note du traducteur.*)

cule gauche représente, sur la coupe transversale du cœur, une ouverture presque circulaire. Ce cercle a plus d'étendue que partout ailleurs à environ un pouce au-dessous de la base de l'organe, car la cavité, considérée dans son ensemble, a une forme incomplétement ovalaire. Du reste, l'excavation est moins considérable, dans le sens de la longueur, du côté de la cloison que du côté opposé, ce qui fait que sa longueur, de la base au sommet, a un pouce de moins que la paroi située directement en face, qu'on mesure d'ailleurs ou la courbe elle-même, ou la ligne étendue de la base au sommet.

L'ouverture située à la base du ventricule gauche est partagée en deux sections par la partie de la valvule ventrale qui s'étend depuis l'extrémité antérieure de la cloison des oreillettes jusqu'à celle de la cloison inter-ventriculaire ; la postérieure est l'orifice veineux ; l'intérieure, plus petite, est l'orifice artériel.

Les parois du ventricule gauche ont partout environ cinq lignes d'épaisseur moyenne, immédiatement au-dessous de la base ; elles conservent cette épaisseur jusqu'à environ un pouce de la pointe. De là, jusqu'à la pointe elle-même, leur épaisseur diminue peu à peu, de sorte qu'elle se réduit à une ligne et demie ou une ligne.

La disposition des faisceaux musculaires suit, en général, un type un peu plus constant dans la cavité du ventricule gauche que dans celle du ventricule droit. À la base de la cloison, se trouve un espace à peu près lisse, qui, devenant plus étroit et triangulaire, s'avance vers la pointe du cœur, et envoie des colonnes charnues tant de ses deux bords que de son extrémité inférieure. À l'exception de cet espace lisse, la cavité entière est couverte de colonnes charnues rondes, qui, surtout vers la pointe, deviennent libres dans toute leur circonférence, marchent un peu obliquement de gauche à droite, se croisent, s'anastomosent en arcades, ou aussi s'unissent ensemble par des cordons tendineux. De là résulte un réseau interrompu par des fosses profondes. Régulièrement, on aperçoit deux muscles papillaires plus gros que les autres, un antérieur et un postérieur, qui sont implantés plus ou moins près du bord antérieur et du bord postérieur de la cloison, mais qui ne s'insèrent jamais sur cette dernière elle-même. Outre ces deux grosses papilles, on en trouve une ou deux plus petites, ou bien la plus grosse se partage en deux ou trois de volume moyen.

L'*orifice veineux*, ou *auriculo-ventriculaire* (*ostium venosum s. atrio-ventriculare sinistrum*), a une forme elliptique, et son plus plus grand diamètre correspond à la direction transversale du cœur.

Sa circonférence est de trois pouces et demi (1). Il est formé par toute la base du ventricule gauche, excepté la portion qui s'étend du bord antérieur de la cloison inter-auriculaire au bord antérieur de la cloison inter-ventriculaire, espace dans lequel la paroi postérieure de l'aorte contribue à sa formation. De tout son pourtour naît la *valvule bicuspide*, ou *mitrale* (*valvula mitralis*) (2), qui pend dans la cavité du ventricule, et à laquelle on peut distinguer deux surfaces, l'une interne, l'autre externe. Son bord libre offre des saillies dentelées et des échancrures ; la partie surtout qui s'étend du sillon longitudinal antérieur au postérieur, et qui part de l'aorte et de la cloison, est séparée du reste de la valvule par deux échancrures profondes, d'où résultent en quelque sorte deux languettes, l'une antérieure, correspondant à la cloison, et l'autre postérieure. La languette antérieure n'est point tout-à-fait aussi large que la postérieure : son bord libre est uniformément convexe ; elle a huit à douze lignes depuis le bord adhérent jusqu'au bord libre (3). La languette postérieure a environ quatre lignes dans le même sens ; mais elle est encore profondément échancrée en trois ou quatre endroits. La valvule entière a des parois un peu plus épaisses que ne le sont celles de la valvule tricuspide : ce qui est vrai surtout de son bord libre, qui offre aussi, dans l'état parfaitement sain, des renflements noueux de distance en distance. Sa face interne est libre partout ; mais le bord libre et une partie de la face externe sont en connexion avec des filets tendineux qui partent des muscles papillaires, et parfois aussi, exceptionnellement, d'une colonne charnue. En effet, des gros muscles papillaires partent dix à vingt cordages tendineux, d'inégale épaisseur, qui ne tardent ordinairement pas à se diviser, et qui, avant d'arriver à la valvule, s'élargissent de manière à présenter une surface triangulaire. Les deux gros muscles papillaires envoient des cordons à la languette

---

(1) Bouillaud *loc. cit.*, p. 57 évalue la moyenne de cette circonférence, mesurée sur trois individus, à 3 pouces 6 lignes 1/3, maximum 3 pouces 10 lignes, minimum 3 pouces 3 lignes. Elle est moindre que celle de l'orifice auriculo-ventriculaire droit.

(2 WEBER, fig. 7, *r*, *s* ; fig. 8, B.

3 Suivant Bouillaud (*loc. cit.*, p. 61), la largeur, ou largeur moyenne de la valvule mitrale, mesurée sur trois sujets, comparativement à celle de la tricuspide, était de 8 lignes, maximum 9 lignes 1/2, minimum 5 lignes. Quoiqu'il y ait une différence d'une ligne à l'avantage de la tricuspide, Bouillaud pense qu'en général il y en a peu entre les deux valvules, sous le rapport de la largeur. La valvule mitrale est en général plus épaisse, plus forte, moins transparente que l'autre. Les colonnes charnues et les tendons destinés à son mouvement ont aussi plus de grosseur et de force. (*Note du traducteur.*)

postérieure ; la languette antérieure reçoit les siens de l'antérieur à son bord gauche, et du postérieur à son bord droit. Par conséquent, les deux muscles papillaires forment, de concert avec la languette antérieure de la valvule, un arc dont la convexité regarde la base du ventricule gauche, et qui sépare l'orifice veineux de l'orifice artériel.

L'orifice artériel (*ostium arteriosum*), ou orifice de l'aorte, n'est point circulaire, mais un peu aplati d'avant en arrière. Sa circonférence ne va pas tout-à-fait à deux pouces et demi (1). Les trois *valvules s mi-lunaires* ou *sigmoïdes* (2) sont situées de telle sorte qu'on peut les distinguer en postérieure, qui regarde le bord antérieur de la cloison, droite ou antérieure, et gauche. Elles sont un peu plus épaisses que celles du ventricule droit, et leurs tubercules (*noduli Arantii*) font presque toujours un peu plus de saillie. Quelquefois on n'en trouve que deux ; mais parfois aussi il y en a quatre (3).

Wolff signale, dans le ventricule gauche, l'*angle* (*angulus*), partie saillante, arrondie, qui est située à l'extrémité supérieure du bord gauche, près du sillon circulaire.

Fibres musculaires des ventricules.

La plupart des fibres musculaires appartiennent en propre à chacun des ventricules ; quelques unes cependant, qui sont voisines de la superficie, s'étalent à la fois sur tous deux. En effet, le long du sillon

---

(1) Cette circonférence, mesurée par Bouillaud (*loc. cit.*, p. 58) sur quatre sujets, a donné pour moyenne 2 pouces 5 lignes 1/2, maximum 2 pouces 8 lignes, minimum 2 pouces 4 lignes. L'orifice artériel ou aortique est en général moins grand que l'orifice veineux ou auriculo-ventriculaire. Dans les cas observés par Bouillaud, la différence a été de 1 pouce 4 lignes 1/2 à l'avantage de ce dernier, mais il pense qu'en opérant sur une plus grande masse de mesures, la différence serait un peu moins grande. Quant au rapport de la circonférence de l'orifice ventriculo-aortique à celle de l'orifice auriculo-palmaire, il a trouvé cette dernière plus grande de deux lignes 1/4 ; mais il ajoute qu'on rencontre des cas où les deux orifices ont exactement le même diamètre. *Note du traducteur.*

(2) WEBER, fig. 8, D, E, F.

(3) La hauteur de ces valvules, mesurée sur trois sujets (BOUILLAUD, *loc. cit.*, p. 62), était, en moyenne, de 5 lignes 2 3, maximum 6 lignes 1/2, minimum 5 lignes. La moyenne de cette hauteur l'emportait donc d'un sixième de ligne sur celle des valvules sigmoïdes de l'artère pulmonaire. Mais, dans beaucoup de cas, elle est parfaitement égale de part et d'autre. Bouillaud fait remarquer qu'elle est inférieure à celle des valvules auriculo-ventriculaires, de sorte que l'étendue de la surface des valvules est réellement proportionnée à la grandeur de l'orifice auquel elles sont adaptées pour y remplir l'office de soupapes. *Note du traducteur.*

longitudinal, tant antérieur que postérieur, on voit une partie des fibres musculaires superficielles avoir évidemment des connexions avec les deux ventricules. Suivant Wolff, le sillon longitudinal postérieur est parcouru, depuis la base des ventricules jusqu'à l'échancrure (*vallecula*) qu'il offre près de la pointe du cœur, par un faisceau musculaire longitudinal (*stria*), qui sépare l'une de l'autre les couches fibreuses superficielles des deux ventricules; mais il ne m'a pas été plus possible qu'à Meckel et à E.-H. Weber d'apercevoir ce faisceau. Wolff lui-même ne l'a pas toujours vu régner dans toute sa longueur, et il ne l'a trouvé quelquefois que dans la moitié supérieure du sillon. Là, en effet, existe un fascicule en forme de languette, mais qui, d'après son origine et sa marche, appartient à la couche fibreuse superficielle, et n'en diffère un peu que par sa direction : il naît du ventricule droit, près de la cloison, descend quelque temps en ligne à peu près droite dans le sillon longitudinal, ensuite envoie manifestement une partie de ses fibres sur le ventricule gauche.

La couche fibreuse superficielle ou commune fait corps, à la base des ventricules, avec le tissu fibro-cartilagineux, et cet endroit peut très bien en être regardé comme l'origine. Mais lorsqu'on part de la partie antérieure du ventricule droit, elle naît des points suivants : du bord gauche et de la face antérieure de la base de l'artère pulmonaire, de la partie antérieure de la base de l'aorte, du filament fibro-cartilagineux antérieur droit et de la masse qui l'unit avec le postérieur, du filament fibro-cartilagineux postérieur droit, du point de division du filament fibro-cartilagineux commun, du filament fibro-cartilagineux postérieur gauche et de la masse qui l'unit avec l'antérieur, du filament fibro-cartilagineux antérieur gauche, et de la partie gauche de l'aorte. Les fibres provenant de ces divers points marchent généralement d'une manière oblique, de la base du cœur vers la pointe, en tournant à gauche (1), et forment sur toute la face extérieure des ventricules une couche qui dépasse rarement une ligne, mais dont l'épaisseur reste presque toujours au-dessous. Cependant la direction n'est pas parfaitement la même partout.

La couche superficielle est beaucoup plus oblique sur tout le ven-

<hr>

1 Je prends ici le mot *tour* dans l'acception reçue en mécanique. Si l'on imagine une vis placée droit devant soi, que la tête soit en haut ou en bas, et qu'on suive la portion visible des pas de cette vis dans la direction de leur marche de bas en haut, la direction va ou de gauche à droite (vis tournant à droite), ou de droite à gauche (vis tournant à gauche).

tricule droit que sur le gauche. A la face postérieure de ce ventricule, les fibres suivent une direction presque parallèle à la base des deux cavités ventriculaires. En devant, les supérieures, qui appartiennent au cône artériel et à l'entonnoir, c'est-à-dire celles qui naissent depuis la base de l'artère pulmonaire jusqu'à l'angle du ventricule droit, se portent transversalement vers l'angle de l'entonnoir ; les suivantes, visibles depuis l'angle jusqu'à l'échancrure des deux ventricules, vont gagner transversalement l'axe de la cavité du ventricule droit (1).

Au ventricule gauche, les fibres superficielles tournant à gauche se rapprochent plus, en général, de la direction droite (celle de la base au sommet) que de la direction transversale (2).

Dans le sillon longitudinal antérieur et postérieur, on remarque une intrication, visible à l'extérieur, entre les faisceaux de la couche fibreuse superficielle commune et les faisceaux de la couche profonde propre : des fascicules de la première pénètrent dans la profondeur, et des fascicules profonds viennent gagner la surface. Mais on trouve aussi des faisceaux de la couche superficielle qui passent manifeste-

(1) Wolff considérait la portion de la couche musculaire superficielle, située sur le ventricule droit, comme si ses fibres naissaient de l'artère pulmonaire, de l'aorte, de la base du ventricule droit, et de la languette située sur le sillon longitudinal postérieur, et s'attachaient dans l'échancrure du sillon longitudinal antérieur. Mais il y distinguait huit groupes de fibres, auxquels il attribuait des fonctions différentes : 1° *fibræ circumflexæ sinistræ*, en haut, à la base de l'artère pulmonaire ; 2° *fibræ pulmonales anteriores*, en avant, près de la base de l'artère pulmonaire ; 3° *fibræ circumflexæ dextræ superiores s. pulmonales posteriores*, à droite, à la base de l'artère pulmonaire ; 4° *fibræ circumflexæ dextræ inferiores s. fibræ aorticæ*, au-dessous des précédentes, au cône artériel ; 5° *fascia magna infundibuli*, situées à la portion basilaire et marchant en devant sur l'entonnoir ; 6° *fascia annularis*, situées à l'angle, et allant de là à la face antérieure du ventricule droit ; 7° *fascia ventralis*, naissant à la languette, et marchant sur la face postérieure et la partie inférieure de la face antérieure ; 8° *apicis fasciola*, à la pointe du ventricule droit *Dissertatio tertia et Dissertatio sexta. Pars prior*.

(2) Wolff considérait cette portion de la couche superficielle de fibres musculaires, située sur le ventricule gauche, comme naissant de la base entière de ce dernier et de l'échancrure du sillon longitudinal antérieur, et s'attachant aux languettes qui se voient sur le sillon longitudinal postérieur. Mais il distinguait quatre groupes : 1° *fibræ ordinis primi*, les fibres qui partent de la région postérieure du ventricule gauche ; 2° *fibræ ordinis secundi*, celles dont le point de départ est à la région antérieure de ce ventricule ; 3° *fibræ ordinis tertii*, celles qui partent du quart ou du tiers supérieur du sillon longitudinal antérieur ; 4° *fibræ ordinis quarti*, celles qui viennent du reste de l'étendue du sillon longitudinal antérieur *Dissertatio quarta et Dissertatio sexta. Pars posterior*).

ment sur les sillons. Ainsi, par exemple, il arrive fréquemment qu'au sillon longitudinal antérieur, un faisceau plus ou moins large s'étende en manière de pont sur la branche de l'artère coronaire qui descend en cet endroit.

La couche des fibres musculaires superficielles affecte une disposition toute particulière à la pointe du cœur. Les faisceaux qui se rendent de toute la périphérie à cette dernière acquièrent effectivement une forte flexion en S ou en spirale, sans pour cela perdre leur direction primitive qui les fait tourner de droite à gauche. De là résulte que la pointe du cœur, qui appartient au ventricule gauche, offre l'apparence d'un tourbillon, ou forme en quelque sorte le centre d'une étoile, dont les rayons contigus sont tous fortement et uniformément infléchis vers le même côté.

Quant aux fibres propres des deux ventricules, chacun de ceux-ci possède une couche musculaire interne, tournée vers la cavité, dont les fibres suivent en général une direction longitudinale entre la base et le sommet de cette dernière, tant dans la cloison que dans le reste des parois. Ces fibres s'insèrent également au tissu fibro-cartilagineux, savoir, au filament commun, qui repose sur la cloison; mais on ne peut pas les dériver toutes directement de ce point, puisque, par exemple, les muscles papillaires tournent leur extrémité libre vers la base. Cette couche offre aussi une épaisseur fort inégale sur différents points : ainsi, elle est mince à la cloison, surtout près de la base, dans les deux cavités, mais elle est extrêmement épaisse dans les endroits où de forts muscles papillaires se prononcent. Plus elles sont rapprochées du sommet des cavités, plus aussi, en général, les fibres de cette couche font saillie sous la forme de colonnes charnues libres, qui sont unies les unes avec les autres en façon de réseau. Mais fréquemment on voit très distinctement un faisceau descendant qui passe à la paroi située en face, et là monte vers la base; de sorte que cette couche se compose en partie d'arcades, dont les deux jambages sont fixés à la base des ventricules. Au sommet de la cavité ventriculaire gauche, une partie des fibres de la couche externe, qui, là, sont réunies en manière de tourbillon, semble se réfléchir sur elle-même, et devenir la couche interne du ventricule gauche.

Entre la couche commune extérieure et la couche interne propre, on trouve encore, dans chaque ventricule, d'autres fibres musculaires spéciales.

Au ventricule droit, ces fibres forment une seule couche, la couche fibreuse moyenne du ventricule entier. Suivant Wolff, cette couche diffère de l'externe du même ventricule par sa mollesse et sa fragilité plus grandes. Les fibres marchent transversalement ou obliquement, mais, dans ce dernier cas, en sens inverse de celles de la couche externe, c'est-à-dire en tournant à droite, de la base vers le sommet. Quelques unes seulement tournent encore obliquement à gauche, comme celles de la couche externe. E.-H. Weber dit qu'à la cloison interventriculaire cette couche n'existe qu'au bord postérieur et non à l'antérieur. Elle manque aussi en certains points de la paroi antérieure du ventricule droit. Elle est étroitement unie avec la couche externe, mais surtout avec la couche interne (1).

Au ventricule gauche, la couche musculaire située entre l'externe et l'interne est beaucoup plus épaisse, et c'est d'elle que dépend la plus grande épaisseur des parois de ce ventricule. D'après Wolff, ses fibres ne diffèrent pas de celles de la couche externe, sous le rapport de la solidité, mais elles affectent des directions diverses, eu égard auxquelles on peut la subdiviser elle-même en plusieurs couches subalternes. Wolff admet trois de ces dernières, de sorte que le ventricule gauche aurait cinq couches de fibres musculaires, en y comprenant l'externe et l'interne. Dans la couche qui succède immédiatement à l'externe, les fibres sont presque transversales, mais tournent toujours de droite à gauche (2). Cette couche tient en haut à la base des ventricules, mais, par le bas, elle n'atteint pas le sommet du ventricule gauche, et se termine en formant un trou, au-dessous duquel la couche interne et l'externe reposent l'une sur l'autre. La troisième couche, ou la moyenne, du ventricule entier, se compose de fibres presque transversales, mais tournant de gauche à droite : elle ne descend pas aussi bas que la précédente. Vers le sommet du cœur, et à partir de la base, la quatrième couche est formée de fibres obliques, tournant à droite, dont la direction devient peu à peu celle presque verticale de la couche interne ; elle s'étend encore bien moins vers le sommet de l'organe. Cette disposition des couches moyennes fait que

1 Suivant Wolff, les fibres de la couche moyenne du ventricule droit naissent de la languette du sillon longitudinal postérieur, et s'attachent en partie à la base du ventricule droit, en partie dans le sillon longitudinal antérieur. Mais il les distingue en vingt groupes, à chacun desquels il assigne des noms particuliers (*Dissertatio octava*).

(2) Wolff a décrit et figuré cette couche, mais non les deux suivantes. Suivant lui, elle naît, comme la couche externe, de la base du ventricule gauche et du sillon longitudinal antérieur, et s'attache aux languettes du sillon longitudinal postérieur. Il distingue, comme à la couche externe, quatre groupes de faisceaux.

l'épaisseur du ventricule gauche va en diminuant peu à peu de la base au sommet.

Ainsi, dans un point du ventricule gauche où toutes les couches existent, la marche des fibres est telle que les superficielles vont de la base au sommet en tournant à gauche ; les suivantes se rapprochent peu à peu de la direction transversale, et celles qui viennent après tournent à droite, faisant ainsi le passage à la couche interne, qui s'étend presque en ligne droite de la base au sommet.

Suivant que l'on considère la quatrième couche et la troisième comme n'en formant qu'une seule, ou comme en constituant deux, on peut ou réduire le nombre des couches du ventricule gauche à quatre, ou l'élever à six.

Les trois couches moyennes du ventricule gauche se prolongent sans interruption dans la cloison. Là elles sont couvertes par la couche interne tant du ventricule droit que du ventricule gauche. Mais il n'y a qu'une partie de la couche moyenne du ventricule droit qu'on puisse suivre du bord postérieur de la cloison sur cette dernière.

CHAPITRE II.

DU PÉRICARDE.

Le *péricarde* (*pericardium*) est un sac membraneux qui enveloppe le cœur et une portion des gros troncs vasculaires. On peut y distinguer, comme dans les membranes séreuses, deux parties, l'une libre, qui forme une espèce de capsule au cœur entier, avec laquelle elle n'a aucune connexion, et une adhérente, qui forme le revêtement extérieur de cet organe. Le passage d'une de ces deux parties à l'autre s'opère sur des points déterminés des gros vaisseaux, où la portion libre se réfléchit pour faire suite à la portion adhérente. La face interne de la première et la face externe de la seconde sont lisses.

La portion libre du péricarde se compose de deux feuillets : l'un externe, plus fort et fibreux ; l'autre interne, séreux. Le feuillet fibreux a plus d'épaisseur en haut et en devant que partout ailleurs ; généralement aussi il est plus fort chez les personnes avancées en âge. Ses fibres suivent en grande partie la direction longitudinale du cœur. La portion adhérente ne contient que le feuillet séreux.

La portion libre est adhérente inférieurement à la convexité du diaphragme. L'étendue de l'adhérence n'est pas toujours la même ; elle a trois à quatre pouces (trois et demi, terme moyen) dans le sens transversal, et un à deux d'avant en arrière. Cette partie adhérente naît toujours principalement de la moitié gauche du diaphragme, car du côté droit elle ne dépasse la ligne médiane que d'un pouce tout au plus. L'adhérence a lieu avec la partie antérieure du muscle, derrière le sternum et tout près de l'os. À son pourtour, les fibres du feuillet fibreux se réunissent avec les fibres tendineuses du diaphragme.

La portion libre du péricarde monte sur la face antérieure du cœur, jusqu'à deux pouces ou deux pouces et demi au-dessus de la base des ventricules, ou même jusqu'à la convexité de la crosse de l'aorte. Le feuillet séreux, en se réfléchissant, forme une gaîne, libre dans tout son pourtour, qui appartient en commun à l'aorte et à l'artère pulmonaire, dont les parois correspondantes ne sont unies ensemble que par du tissu cellulaire. Les autres troncs vasculaires ne reçoivent pas du feuillet séreux réfléchi des gaînes qui soient libres dans toute leur circonférence. Mais, sur la veine cave supérieure, le péricarde se réfléchit en devant, à un demi-pouce ou un pouce au-dessus de l'oreillette droite, sur la veine cave inférieure et les veines pulmonaires, tant droites que gauches. Sa réflexion a lieu presque aux endroits où ces vaisseaux rencontrent les parois du cœur. Mais partout les fibres du feuillet séreux se réunissent, au point d'inflexion, avec la tunique externe des vaisseaux, et il n'y a que le feuillet séreux qui se prolonge sur la surface du cœur.

À l'oreillette droite, on remarque un grand enfoncement en cul-de-sac entre les veines caves supérieure et inférieure et la portion libre du péricarde. Au fond de cet enfoncement sont situées l'artère et les veines pulmonaires droites, entre lesquelles et la veine cave supérieure se trouvent d'autres culs-de-sac plus petits.

Sur la face postérieure de l'oreillette gauche, on aperçoit, entre les veines pulmonaires gauches et la veine cave inférieure, un grand cul-de-sac, dont le fond se divise en deux autres culs-de-sac, l'un entre les veines pulmonaires droites et gauches, l'autre entre les veines pulmonaires droites et la veine cave inférieure.

Le côté gauche de l'oreillette gauche offre également un enfoncement canaliforme et un cul-de-sac entre les deux veines pulmonaires gauches. Cet enfoncement est limité aussi par la bronche gauche. Il s'étend transversalement, de gauche à droite, jusqu'à l'oreillette droite.

Entre la face antérieure des deux oreillettes et celle de la gaîne qui enveloppe l'artère pulmonaire et l'aorte, se voit un canal transversal, ouvert des deux côtés, qui est limité en haut par l'artère pulmonaire droite, en bas par la base des ventricules. Ce canal s'ouvre à gauche entre le côté gauche de l'artère pulmonaire et l'oreillette gauche, à droite entre le côté droit de l'aorte, l'oreillette droite et la veine cave supérieure. Du côté droit, et en haut, il mène dans un cul-de-sac situé entre la veine cave supérieure, l'aorte et la face antérieure de l'artère pulmonaire droite. Du côté gauche, et en haut, il est borné par un pli transversal, semi-circulaire, tendu entre la bifurcation de l'artère pulmonaire primitive et la paroi antérieure de l'oreillette gauche. Au-dessus de ce pli, on trouve encore un étroit cul-de-sac, long d'environ un demi-pouce, qui s'étend vers la droite.

La portion libre du péricarde est en contact, des deux côtés, avec les plèvres. À la vérité, les deux plèvres se touchent, sur la face antérieure, dans le milieu de la longueur de cette portion; mais, inférieurement, une certaine étendue du péricarde est unie au sternum par du tissu cellulaire, et supérieurement, la membrane est séparée de cet os par le thymus placé sur elle. En arrière, le péricarde repose immédiatement sur l'œsophage.

SECONDE PARTIE.

DES ARTÈRES.

Les artères sont en connexion avec les deux ventricules du cœur. Du ventricule gauche part l'*aorte*, tronc commun de toutes les artères de la grande circulation, et du ventricule droit l'*artère pulmonaire*, tronc commun de toutes celles de la petite circulation. Cette dernière a un cours bien plus simple que l'aorte. En effet, l'aorte se divise successivement en un grand nombre de canaux, qui, pris isolément, ont un calibre inférieur au sien : les canaux secondaires se divisent de la même manière en canaux tertiaires, à l'égard desquels se reproduit encore la division, qui peut ainsi continuer à plusieurs reprises. Le nombre des divisions qui se répètent est en rapport avec le volume des canaux qui naissent immédiatement de l'aorte ; cependant elle l'est aussi, d'un autre côté, avec la composition des parties dans lesquelles les artères se distribuent. La division elle-même est souvent dichotomique, surtout dans les gros troncs, tels que la carotide primitive, l'iliaque primitive, la brachiale, la poplitée; mais, dans le plus grand nombre des cas, elle est ramescente, c'est-à-dire que d'un canal secondaire, par exemple, il en part successivement plusieurs tertiaires.

En général, la nomenclature usitée pour les ramifications des végétaux (tronc, branche, rameau, ramuscule, etc.) convient à celles des canaux provenant de l'aorte ; mais, fréquemment, elle ne suffit pas, de sorte qu'on n'en peut point faire une application rigoureuse.

Les troncs, branches, rameaux, etc., sont, jusqu'à un certain terme de division, considérés comme des artères particulières, auxquelles on assigne des noms propres. Ces noms sont généralement tirés des parties dans lesquelles se répandent les dernières ramifications ; mais souvent aussi ils se rapportent à la région que l'artère occupe, à la manière dont elle parcourt son trajet, etc.

La limite jusqu'à laquelle on regarde les divisions successives de l'aorte comme des artères particulières, n'est déterminée ni par le volume absolu du vaisseau, ni d'après le nombre des divisions qui se sont accomplies jusqu'à lui. En général, elle l'est plutôt par la nature des organes que les canaux doivent alimenter. Plus les éléments morphologiques associés ensemble et susceptibles d'être séparés les uns des autres sont nombreux dans une partie, plus aussi on détaille les noms imposés aux artères que celle-ci reçoit. Voilà pourquoi des branches d'une ligne à une ligne et demie de diamètre ne portent pas de nom spécial au foie, à la rate, au rein, tandis qu'à l'œil, à l'oreille, d'autres d'un sixième de ligne de diamètre, et même moins, ont reçu des dénominations qui leur sont propres.

Le point où une artère naît soit de l'aorte elle-même, soit d'une branche de ce tronc principal, est appelé son *origine (origo)*. Les canaux artériels se détachent ainsi sous des angles tantôt aigus, tantôt droits ou même obtus. Mais le type fondamental est sans contredit l'angle droit, ou celui qui s'en rapproche beaucoup ; c'est du moins ce qu'on observe presque partout à l'aorte.

En général, le lieu d'origine de chaque artère est déterminé avec précision ; cependant il peut varier de deux manières, suivant que l'artère naît d'un point ou plus rapproché ou plus éloigné de l'aorte ou du cœur. Dans les deux cas, cette artère peut provenir isolément du tronc, ou s'en détacher conjointement avec d'autres qui tirent leur origine de la même région.

Outre cette source de variétés dans le système artériel, il y en a encore une seconde. En effet, chaque artère a régulièrement un champ déterminé, dans les limites duquel se répandent ses branches plus ou moins nombreuses. Cependant chaque organe particulier ne possède pas toujours une artère principale. Ce dernier cas a lieu fréquemment, par exemple dans plusieurs viscères (œil, foie, rein), plusieurs muscles (masséters), etc. Mais il ne fait pas règle, puisque l'organe olfactif, par exemple, reçoit ses vaisseaux de plusieurs artères, que le muscle couturier a cinq ou six branches de volume à peu près égal. Partout il y a communication plus ou moins libre, *anastomose* (*anastomosis*), entre les ramifications appartenant à des champs contigus, ou même les troncs destinés à ces champs sont déjà réunis ensemble par des anastomoses à une certaine distance de leur origine. Cette disposition donne lieu à un genre particulier d'anomalie, consistant en ce qu'une artère ne remplit pas la totalité du champ qu'elle est normalement destinée à pourvoir, et s'y trouve remplacée en partie par les artères des champs voisins. Le remplacement mutuel peut même aller jusqu'au point qu'une artère manque tout-à-fait.

Rigoureusement parlant, cette seconde forme principale de variétés du système artériel ne diffère pas essentiellement de la première; on peut la réduire à un déplacement partiel ou total de l'origine. Cependant l'une des deux formes principales est souvent tout-à-fait propre à telle ou telle artère. Ainsi, par exemple, l'artère obturatrice n'offre guère que le déplacement de son origine, mais qui y est extrêmement commun, tandis que, dans les artères du membre inférieur, les anomalies du champ d'extension sont fort ordinaires, malgré même l'état normal de l'origine.

Certaines artères doivent régulièrement naissance à la réunion de deux branches ou racines; telle est la basilaire. Dans d'autres, par exemple l'obturatrice, la vertébrale, une disposition de ce genre n'est guère qu'une anomalie.

Au reste, toutes les artères qui portent un nom particulier n'ont point un lieu d'origine dans le sens qui vient d'être assigné à ce mot. Aux membres, par exemple, le canal principal, bien qu'il ne forme qu'un tout continu, est supposé par la pensée divisé en un certain nombre de segments, dont chacun est regardé comme une artère spéciale.

Chaque artère a ordinairement une forme cylindrique dans l'étendue comprise entre deux branches qui émanent d'elle. Cependant on en rencontre qui, dans cette étendue, offrent des dilatations régulières; toutefois celles-ci ne règnent la plupart du temps que sur une portion de leur circonférence, qu'elles rendent ventrue; c'est ce qu'on observe, par exemple, à l'aorte ascendante, à la carotide interne. D'autres, par exemple les artères labiales et les terminaisons des artères digitales sur la phalange unguéale, augmentent de capacité en parcourant leur trajet.

La direction des artères, à partir de leur origine, dépend surtout de la situation des parties auxquelles elles sont destinées. La plupart du temps elles naissent au voisinage de l'organe dans la sphère duquel elles s'épanouissent : seulement, certaines parties qui, dans le principe, étaient fort rapprochées de l'origine de leur artère, s'en trouvent placées ensuite à une grande distance, par l'effet du développement. Ce phénomène n'est nulle part plus sensible qu'aux artères spermatiques.

En général, les artères suivent le plus court chemin qui conduit à leur sphère d'expansion, quoiqu'elles ne s'y rendent pas toujours en droite ligne, et que souvent elles décrivent des flexuosités plus ou moins grandes. Lorsqu'elles passent entre des parties molles, elles ne les percent pas d'une manière régulière, mais se glissent dans les espaces pleins de tissu cellulaire, par exemple dans les interstices des muscles, et là il leur arrive fréquemment de recevoir des enveloppes vaginiformes spéciales, qui sont fournies par les parties aponévrotiques, de sorte qu'on peut, la plupart du temps, déterminer avec exactitude leur situation relative. Fréquemment aussi elles traversent des conduits ou des gouttières creusés dans les os, qui presque toujours alors resserrent leur dilatation dans d'assez étroites limites, soit parce qu'un tissu cellulaire dense les unit aux parois des canaux (carotide), soit parce qu'elles sont encore couvertes par des parties fibreuses spéciales (sous-orbitaire).

Les artères sont généralement situées à une plus grande profondeur que les veines et les vaisseaux lymphatiques. On en a surtout la preuve dans les endroits où elles ne sont point accompagnées par des troncs veineux, comme au cerveau. Cependant il est de règle que les veines et les lymphatiques correspondants marchent auprès d'elles. Fréquemment aussi on remarque une correspondance entre elles et les nerfs qui se distribuent à la même région. Il règne aussi un type régulier par rapport au squelette ; les gros troncs vasculaires occupent surtout le côté vers lequel s'opère la flexion des articulations.

SECTION PREMIÈRE.

DE L'ARTÈRE PULMONAIRE.

L'*artère pulmonaire* (*arteria pulmonalis, vena arteriosa*)(1) sort du ventricule droit du cœur, en haut et en devant, sous la forme d'un canal ayant environ un pouce de diamètre. Elle marche de bas en haut et de droite à gauche, dans la direction du cône artériel du ventricule droit, et se recourbe autour de l'aorte, de manière à présen-

____
(1 WEBER, tab. 8 et tab. 20.

ter une convexité en devant et à gauche, une légère concavité en arrière et à droite. À son origine, elle est placée sur la face antérieure de l'aorte, entre les deux appendices auriculaires ; mais elle se porte brusquement au côté gauche et un peu postérieur de l'aorte, et alors se trouve au-devant de l'oreillette gauche. Conjointement avec l'aorte elle reçoit du feuillet réfléchi du péricarde une enveloppe en forme de gaîne. Son origine, comme celle de l'aorte, présente trois légères saillies, ou sinus, qui correspondent aux espaces couverts par les valvules semi-lunaires.

Vis-à-vis de la troisième ou de la seconde vertèbre dorsale, à un pouce et demi ou deux pouces de son origine, elle se divise en deux branches, de volume à peu près égal, qui s'écartent presque à angle droit, et vont gagner transversalement les poumons. Mais de la bifurcation, ou de la branche gauche, part un cordon tendineux, souvent ossifié en partie, qui a une à deux lignes de diamètre, sur quatre lignes de long, et qui se réunit avec l'aorte, sur la limite de la crosse et de la portion descendante. Ce cordon porte le nom de *ligament artérieux* (*ligamentum arteriosum, chorda ductus arteriosi*) (1) ; c'est le reste, oblitéré, du *canal artériel* (*ductus arteriosus Botalli*), qui, chez le fœtus, s'étendait de l'artère pulmonaire à l'aorte.

L'*artère pulmonaire droite* (*arteria pulmonalis dextra*)(2) marche vers la racine du poumon droit, derrière l'aorte ascendante et la veine cave supérieure, au-devant de la bronche droite, et au-dessus de la veine pulmonaire droite supérieure ; arrivée là, elle se partage en deux branches, ou de suite en trois, qui pénètrent dans la substance du poumon. L'artère pulmonaire droite a environ neuf lignes de diamètre à son origine ; sa longueur, jusqu'à sa division, est de neuf à quinze lignes.

L'*artère pulmonaire gauche* (*arteria pulmonalis sinistra*) (3) passe devant l'aorte descendante et la bronche gauche, au-dessus de la veine pulmonaire gauche supérieure, pour gagner la racine du poumon gauche, dans lequel elle pénètre, après s'être partagée en deux branches. Elle est plus courte que la droite, et n'a pas non plus tout-à-fait autant de volume qu'elle.

Anomalies. Elles se rapportent en partie à l'origine de l'artère, ce qui fait qu'il vaut mieux les considérer comme des états pathologiques du cœur lui-même. Je n'en mentionnerai ici que deux : 1° le canal

(1) WEBER, tab. 20, fig. 1, *d.*
(2) WEBER, tab. 3, fig. 3, 17 ; fig. 4, 16 ; tab. 20, fig. 1, D ; fig. 2, F.
(3) WEBER, tab. 3, fig. 3, 18 ; fig. 4, 17 ; tab. 20, fig. 1, E ; fig. 2, G.

artériel demeure ouvert ; mais ce cas est bien plus rare que la persistance du trou ovale ; 2° outre l'artère pulmonaire normale, il en existe une secondaire, qui vient de l'aorte pectorale, ou même de l'aorte ventrale, et se répand dans une portion du poumon droit, ou du gauche, ou de tous deux, à la manière des artères pulmonaires. Des cas de ce genre ont été observés par Huber (1), Maugars (2) et Meckel (3).

On rencontre aussi cette anomalie chez les animaux. Le cabinet de Berlin possède une préparation du système artériel de la martre, dans laquelle l'aorte abdominale produit, au-devant de la cœliaque, un vaisseau qui traverse le diaphragme pour aller se rendre au lobe postérieur du poumon gauche.

SECTION SECONDE.

DE L'AORTE.

L'*aorte* (*aorta*), tronc commun de toutes les artères de la grande circulation, sort du ventricule gauche, en haut et en devant, dans l'angle compris entre la cloison interventriculaire et la valvule mitrale. Elle se dirige de bas en haut, ne tarde pas à passer au côté gauche, marche de haut en bas le long et en partie au-devant de l'aorte, et descend ordinairement jusqu'à la partie inférieure de la quatrième vertèbre lombaire, où elle paraît se diviser en trois troncs, les deux artères iliaques primitives et la sacrée moyenne. Son diamètre est d'un pouce, ou même un peu plus, à son origine, mais il diminue depuis l'origine jusqu'à l'extrémité, où il n'est plus que de sept à huit lignes. Depuis son origine jusqu'au point où elle est située le plus à gauche, elle décrit une courbure ; à partir de là elle descend presque en ligne droite. C'est pourquoi on distingue la *crosse de l'aorte* et l'*aorte descendante*. Sur la limite de ces deux portions est placé le *ligament artérieux,* dû à l'oblitération du *conduit de Botal,* qui existe chez le fœtus.

I. La *crosse de l'aorte* (*arcus aortæ*) (4) monte d'abord un peu de gauche à droite et aussi d'arrière en avant, dans l'étendue d'un pouce et demi environ ; puis elle s'élève en ligne droite, et à gauche ; mais ce n'est que derrière le cartilage de la seconde côte droite que com-

(1) *Act. Helvet.,* t. VIII, p. 85.
(2) CORVISART, *Journal de médecine,* an x, pluviôse.
(3) *Deutsches Archiv,* 1820, t. VI, p. 453, tab. 3.
(4) TIEDEMANN, tab. I, 36, 37 ; tab. 19, 20, 21. — WEBER, tab. 36, fig. 1, 7, 8.

mence sa forte courbure à gauche. Le point culminant de la convexité
de cette crosse est à trois ou quatre pouces de l'origine de l'artère,
dans le même plan horizontal que la réunion de la seconde et de la
troisième vertèbre dorsale. De là jusqu'à l'aorte descendante, la crosse
descend très peu; mais en cet endroit l'inflexion de haut en bas s'o-
père brusquement.

Cependant la crosse de l'aorte n'est pas située tout-à-fait en travers dans la cavité pectorale. Au contraire, là où commence sa plus
forte arqûre, elle s'écarte du tronc innominé, non seulement de droite
à gauche, mais encore, et à un bien plus haut degré, d'avant en arrière, de sorte que son inflexion pour produire l'aorte descendante
s'opère, à proprement parler, dans cette dernière direction. Le degré de cette obliquité de la crosse aortique devient bien sensible lorsqu'on imagine un plan horizontal passant par la partie la plus saillante à droite de la crosse et par l'aorte descendante; les bords opposés de celles-ci, vus par devant, semblent être éloignés l'un de l'autre
d'environ deux pouces, tandis que la distance réelle est de trois à
quatre pouces. Je ne saurais partager l'opinion de Sœmmerring, qui
prétend que cette obliquité n'existe pas chez l'enfant, et que la crosse
de l'aorte y est presque transversale; celle du nouveau-né, au moins,
m'a paru tout aussi oblique d'avant en arrière, et même, rigoureusement parlant, plus oblique encore.

Si l'on a égard aux vaisseaux émergents, on peut distinguer de la
crosse proprement dite, et sous le nom d'aorte ascendante, le commencement de l'aorte jusqu'à l'origine du tronc innominé.

1° L'*aorte ascendante* (*aorta adscendens*) a depuis deux pouces
jusqu'à deux pouces et demi de long. A son origine, elle offre une
partie un peu plus épaisse, appelée *bulbe de l'aorte* (*bulbus aortæ*),
qui doit naissance à ce que l'artère présente trois dilatations ou espèces
de poches (*sinus Valsalvæ*), correspondantes à l'attache des valvules
sigmoïdes. Au-dessus des trois sinus, la coupe transversale de l'aorte
est circulaire; une coupe pratiquée au voisinage de la crosse proprement dite l'est également; mais, dans la plus grande partie de son
étendue, l'aorte ascendante est elliptique ou ovalaire. Son côté bombé
fait une saillie plus forte, et forme le quatrième sinus (*sinus quartus
s. maximus*), également décrit par Valsalva, qu'on trouve ordinairement plus considérable, proportion gardée, chez l'adulte, mais qui,
d'après la juste remarque de Neubauer (1), existe déjà chez le nou-

(1) ERDMANN (*praes.* NEUBAUER), *Diss. de arteria innominata et thyreoidea
ima*, Iéna, 1772, p. 11. On trouve une figure du grand sinus, tab. 2, fig. 1.

veau-né, et même, selon Morgagni, chez le fœtus. La concavité et la convexité de l'arc de l'aorte ascendante ne sont donc point parallèles, et, sous le rapport de la capacité, le vaisseau représente en quelque sorte un double cône. L'aorte ascendante est revêtue par le péricarde, à droite et en devant, dans toute sa longueur, parfois aussi seulement jusqu'à la moitié de cette longueur (1). A son origine, elle est couverte par l'artère pulmonaire, qui d'ailleurs passe sur-le-champ à son côté gauche. A droite, l'appendice auriculaire droit repose inférieurement sur elle, tandis que, supérieurement, la veine cave supérieure descend à son côté ; cependant l'aorte est d'un demi-pouce environ plus rapprochée du sternum que la veine cave. La branche droite de l'artère pulmonaire et les veines pulmonaires droites sont situées derrière l'aorte ascendante.

2° La *crosse aortique* proprement dite a un pouce et demi à deux pouces de long. Elle se trouve presque tout entière hors du péricarde, dont il n'y a que le feuillet fibreux qui adhère à sa convexité ou à sa face antérieure. Il n'est pas rare que la portion comprise entre la naissance de l'artère sous-clavière gauche et l'embouchure du conduit de Botal offre un étranglement très sensible chez le fœtus et le nouveau-né. La crosse de l'aorte repose sur la partie inférieure de la trachée-artère, immédiatement au-dessus de la division de celle-ci, et en partie aussi au-devant de la bronche droite. Au-devant d'elle se trouvent les débris du thymus, avec de la graisse. Le bord inférieur de la veine innominée gauche est en contact avec sa convexité.

II. L'*aorte descendante* (*aorta descendens*) est située, tout le long du côté gauche, auprès et au-devant de la colonne vertébrale, et en général la partie droite de son pourtour répond à la ligne médiane du corps. C'est presque toujours au moment de son passage à travers le diaphragme qu'elle est le plus rapprochée de cette ligne ; au-delà, sur les vertèbres lombaires, elle se reporte plus à gauche ; d'où il suit que, considérée dans son ensemble, elle décrit une légère courbure, dont la convexité regarde à droite. En outre, elle participe aussi un peu aux inflexions naturelles de la colonne vertébrale dans les régions dorsale et lombaire. Si l'on a égard aux vaisseaux qu'elle fournit, on peut la diviser en portion thorachique et portion abdominale.

____

(1) Le mince revêtement fourni par le péricarde remplace, sur l'aorte ascendante, la tunique celluleuse des autres artères. De là vient que quand un anévrisme crève, il ne se forme pas d'anévrisme faux, mais survient sur-le-champ un épanchement mortel de sang dans le péricarde. On peut voir à ce sujet le traité de Hope sur les maladies de cœur.

1° La *portion thoracique de l'aorte* (*aorta thorachica*) (1) s'étend depuis la troisième ou la quatrième vertèbre dorsale jusqu'à la douzième, où l'artère traverse le diaphragme, dont les piliers l'embrassent étroitement. Une masse de graisse l'entoure dans toute sa longueur. Son diamètre diminue fort peu jusqu'à son extrémité inférieure, parce qu'elle ne fournit aucune branche considérable. Au côté gauche, elle est enveloppée par la plèvre gauche, qui la sépare du bord obtus du poumon gauche. A droite, la veine azygos et le canal thorachique marchent auprès d'elle ; cependant le canal est situé plutôt derrière elle, surtout en haut, où il tourne à gauche. L'œsophage en longe supérieurement le côté droit, tandis qu'inférieurement il arrive peu à peu à se placer au-devant d'elle. Du reste, l'aorte thorachique est couverte en avant par le péricarde et la racine du poumon gauche. La veine *demi-azygos* passe derrière elle pour se porter du côté gauche au côté droit.

2° L'*aorte abdominale* ou *ventrale* (*aorta abdominalis*) (2) est beaucoup plus grosse à sa partie supérieure qu'à sa partie inférieure, après qu'elle a fourni le tronc cœliaque et l'artère mésentérique supérieure. Elle est couverte par le ganglion cœliaque, le pancréas, la région inférieure de la partie transverse du duodénum, la veine rénale gauche et la racine du mésentère. Supérieurement elle se trouve placée sur les gros troncs lymphatiques dont la réunion produit le canal thorachique. A droite, elle est en contact avec la veine cave inférieure. A gauche, le péritoine la tapisse inférieurement.

Anomalies. L'aorte présente d'assez nombreuses anomalies. — Sa crosse se porte en arrière par dessus la bronche droite (3), et passe derrière l'œsophage et la trachée-artère pour gagner le côté gauche de la colonne vertébrale, ou bien elle reste pendant quelque temps, même jusqu'au trou aortique du diaphragme, sur le côté droit du rachis. — Dans le cas d'inversion des viscères, cette crosse se dirige de gauche à droite, et l'aorte descendante occupe le côté droit de la colonne vertébrale. — L'aorte ventrale se divise en ses branches terminales dès avant d'atteindre la quatrième vertèbre lombaire. Dans un cas de ce genre, les deux artères iliaques primitives étaient réunies de nouveau ensemble par une branche transversale située plus bas (4).

---

(1) TIEDEMANN, tab. 19, 29. — WEBER, tab. 36, fig. I, 16 ; tab. 3, fig. 1 et 2.
(2) TIEDEMANN, tab. 20, 24. — WEBER, tab. 12, 25.
(3) MECKEL, *Pathologische Anatomie*, t. II, P. I, p. 97.
(4) PETSCHE, *Sylloge observationum anatomicarum*, dans HALLER, *Disp. anat.*, t. VI, p. 781.

— L'aorte se partage, peu après son origine, en deux branches, qui se réunissent de nouveau à une certaine distance, et produisent alors l'aorte descendante (1). L'anneau qui résulte de là correspond à la crosse aortique. La trachée-artère et l'œsophage, ou, comme dans le cas cité par Zagorski, la trachée seule, traversent cet anneau, ou bien, comme dans le cas dont parle Siebold, l'aorte se contourne derrière la bronche droite, pour devenir l'aorte descendante. — Klinz (2) a vu la crosse aortique manquer chez un soldat âgé de vingt ans : immédiatement après sa sortie du cœur, l'artère se divisait en un tronc ascendant et en aorte descendante.

CHAPITRE PREMIER.

DES ARTÈRES QUI NAISSENT DE L'AORTE ASCENDANTE.

De l'aorte ascendante, et généralement au-dessus même des valvules sigmoïdes, il ne naît, dans la règle, que les deux *artères coronaires du cœur* (*coronariæ cordis, cardiacæ*), qui fournissent le sang à tout le cœur et au commencement des gros vaisseaux. Ces artères, considérables toutes deux, puisqu'elles ont une ligne et demie à deux lignes de diamètre, se ressemblent à peu près sous le point de vue de la grosseur; quand il y a inégalité entre elles, c'est tantôt la droite et tantôt la gauche qui a le plus de volume.

Anomalies. Haller (3) a vu, trois fois au moins, l'artère thymique droite naître de l'aorte ascendante.

Artère coronaire droite du cœur.

L'artère coronaire droite, antérieure, ou *inférieure du cœur*, ou *cardiaque droite* (*coronaria cordis dextra s. anterior s. inferior*) (4), naît au-dessus ou au niveau du sinus de Valsalva droit ou antérieur, entre l'artère pulmonaire et l'appendice auriculaire droit. Elle marche, entourée de graisse, dans le sillon transversal du cœur droit, sur sa face inférieure ou postérieure, se contourne là pour

---

(1) HOMMEL, dans *Commerc. litterat. Norimb.*, 1737, tab. 2, fig. 1, 2 (TIEDEMANN, tab. 4, fig. 6). — MALACARNE, *Osservazioni in cirurgia*, Turin, 1784, t. II, p. 119, fig. 1, 2 (TIEDEMANN, tab. 4, fig. 7). — C. TH. SIEBOLD, dans SIEBOLD, *Journal*, t. XVI, cah. 2. — ZAGORSKY, *Mém. de l'Acad. de Pétersb.*, t. IX, p. 387.

(2) *Abhandlungen der Josephinischen medicinisch-chirurgischen Akademie*, Vienne, 1787, t. I, p. 271, tab. 6 (TIEDEMANN, tab. 2, fig. 3).

(3) *Icon. anat.*, fasc. 3 p. 25, note 9, et fasc. 6, p. 1.

(4) TIEDEMANN, tab. 19, 18; tab. 2, fig. 1, *a*; fig. 2, 1, 3. — WEBER, tab. 20, fig. 3, *n*; fig. 4, *i*.

passer dans le sillon longitudinal postérieur, entre les deux ventricules, et descend jusqu'à la pointe de l'organe.

Elle donne sur-le-champ de petites branches à la graisse environnante, à la racine de l'aorte et à l'origine de l'artère pulmonaire; ces dernières s'anastomosent sans doute avec les artères trachéennes. Pendant son trajet dans le sillon transversal, elle fournit quatre à six rameaux, qui se rendent, sous des angles droits, à l'oreillette droite, et d'autres, en aussi grand nombre, mais plus gros, qui vont au ventricule du même côté. Les rameaux auriculaires traversent en partie la cloison, pour gagner la partie postérieure de l'oreillette droite, même aussi de la gauche, et parviennent également à la veine cave supérieure, ainsi qu'à l'inférieure; ils s'anastomosent avec les vaisseaux du thymus. Les ramifications du ventricule droit s'anastomosent avec l'artère coronaire gauche du cœur.

Elle s'anastomose, à l'endroit où elle s'infléchit sur la face inférieure du cœur, avec la branche circonflexe de l'artère suivante. En descendant, elle fournit encore des ramifications au ventricule droit, à la cloison interventriculaire, et sans doute aussi au ventricule gauche.

Artère coronaire gauche du cœur.

L'*artère coronaire gauche, postérieure* ou *supérieure du cœur,* ou *cardiaque gauche, coronaria cordis sinistra s. posterior s. superior*) (1), naît du sinus de Valsalva gauche, ou au-dessus de lui, entre l'artère pulmonaire et l'appendice auriculaire gauche, se contourne à gauche pour gagner le sillon transversal du cœur gauche, envoie sur-le-champ de petites ramifications à l'artère pulmonaire et à l'aorte, et ne tarde pas à se diviser en deux branches, de calibre à peu près égal.

La *branche antérieure (ramus anterior s. descendens)* descend dans la graisse du sillon longitudinal du cœur, jusqu'à la pointe de cet organe, où elle s'anastomose avec l'artère coronaire droite. Elle envoie de forts rameaux à la cloison interventriculaire, et de plus petits à la partie voisine du ventricule droit et du gauche.

La *branche postérieure, transversale;* ou *circonflexe (ramus posterior s. circumflexus)*, marche dans le sillon transverse du cœur gauche, sur sa face postérieure, et s'y anastomose avec la partie descendante de l'artère coronaire droite. Il s'en détache à angle droit plusieurs rameaux qui vont à l'oreillette gauche; l'un d'eux arrive aussi

<hr>

1. TIEDEMANN, tab. 13, 19, tab. 2, fig. 1, *b.* — WEBER, tab. 20, fig. 3, *o,* fig. 4, *k, l.*

sur la face antérieure de l'oreillette droite, dont il gagne la face postérieure, en tournant à droite, le long de la veine cave supérieure. Trois à six forts rameaux descendent au ventricule gauche. Parmi ces derniers, il y en est un très considérable, qui naît parfois de si bonne heure que l'artère coronaire gauche semble se partager en trois branches, deux descendantes et une transverse. Enfin la branche circonflexe donne assez constamment, au voisinage du sillon longitudinal postérieur, un rameau qui se dirige en avant, dans le canal compris entre la cloison des ventricules et celle des oreillettes.

Anomalies. Il arrive quelquefois que l'une des deux artères coronaires est d'une petitesse extrême. Cette anomalie fait le passage au cas dans lequel l'aorte ne fournit qu'une seule artère cardiaque (1).— On a trouvé trois artères coronaires, provenant sans doute, la plupart du temps, de ce que les deux branches naissaient très haut. Meckel en a même vu quatre. — Chez certains sujets, l'artère cardiaque droite cesse entre les ventricules et les oreillettes ; alors la branche circonflexe de la gauche descend, dans le sillon longitudinal inférieur, jusqu'à la pointe du cœur. — Chez d'autres, les artères cardiaques naissent de l'aorte plus haut qu'à l'ordinaire : on en a même vu une provenir de la sous-clavière droite (2). — Plus fréquemment l'une de ces artères naît si près de la racine de l'aorte que son orifice peut être plus ou moins complétement caché par la valvule sigmoïde qui s'applique dessus.

CHAPITRE II.

DES ARTÈRES QUI NAISSENT DE LA CROSSE DE L'AORTE.

Du côté concave de la crosse de l'aorte il ne provient régulièrement que quelques branches très petites, qui se distribuent à la partie inférieure de la trachée-artère et aux bronches (*arteriæ bronchicæ superiores*) (3), aux glandes bronchiques, au péricarde et au thymus.

Mais le côté convexe de cette même crosse donne de gros troncs, dont les ramifications fournissent le sang à toutes les parties de la tête et du cou, aux membres supérieurs, et à la partie antérieure de la poitrine, jusqu'à l'ombilic.

Régulièrement, ces gros troncs sont au nombre de trois, séparés les uns des autres par quelques lignes seulement de distance, sa-

---

(1) THEBESIUS, *Diss. de circulo sanguinis in corde*, Leyde, 1716, p. 6.
(2) MAYER, dans GRAEFE et WALTHER, *Journal*, t. X, p. 14.
(3) TIEDEMANN, tab. 19, 27, 28.

voir, de droite à gauche, le *tronc innominé*, *l'artère carotide gauche* et *l'artère sous-clavière gauche*. La carotide gauche n'est pas tout-à-fait aussi grosse que la sous-clavière; le tronc innominé les surpasse de beaucoup en volume. L'origine de ces trois vaisseaux est disposée de telle sorte qu'ils forment un angle obtus avec la crosse aortique du côté de l'origine de l'aorte, et un angle aigu ou presque droit du côté de l'aorte descendante.

Le tronc innominé monte à droite; il a un ou deux pouces de long; d'ordinaire il ne fournit aucune artère dans son trajet, et se divise seulement à son extrémité en deux branches, la sous-clavière droite et la carotide droite, dont la distribution correspond à celle des artères homonymes du côté opposé. Il est situé au-devant de la trachée-artère, couvert par la veine innominée gauche, et en contact à droite avec la veine innominée droite.

Anomalies (1). L'origine des artères qui naissent de la crosse de l'aorte varie si souvent, qu'au dire de Meckel un cadavre sur huit offre des anomalies sous ce rapport. Une telle proportion est exagérée sans doute; mais les variétés sont beaucoup plus communes que ne le croyait Haller (2) qui, sur quatre cents sujets, n'a pas une seule fois rencontré l'accroissement du nombre des troncs, assertion que, du reste, il fut lui-même obligé de retirer plus tard (3). Le rapprochement des trois troncs est l'indice d'une première série d'anomalies, qui comprend leur fusion ou diminution de nombre. Leur écartement plus grand que de coutume est celui d'une autre série embrassant leur augmentation de nombre, c'est-à-dire les cas dans lesquels des artères subalternes naissent immédiatement de la crosse aortique. Il faut encore ajouter une troisième série, à laquelle se rapporte la succession insolite ou le déplacement des troncs. Cependant on ne peut rapporter les anomalies des artères provenant de la crosse de l'aorte à ces trois catégories de diminution, d'augmentation et d'inversion, parce que, dans la moitié peut-être des cas, il y a complication. Le mieux est donc d'avoir égard au nombre des troncs, qui peut être augmenté, diminué ou normal.

1. *Augmentation du nombre des troncs.*

C'est l'anomalie qui se présente le plus fréquemment. Le cas le plus ordinaire alors est celui dans lequel il y a quatre troncs; plus rarement en trouve-t-on cinq ou même six.

(1) TIEDEMANN, tab. 2, 3 et 4.
(2) *Elem. physiol.*, t. II, p. 162.
(3) *Icones anatomicæ*, fasc. 6, p. 1.

A. *Quatre troncs* peuvent être le résultat d'une double disposition des vaisseaux que fournit la crosse de l'aorte.

1° Une artère qui d'ordinaire naît de la sous-clavière vient immédiatement de la crosse aortique. On rencontre moins souvent cette anomalie à droite qu'à gauche, où la précocité de la scission est déjà de règle, si l'on a égard aux deux grosses artères que l'aorte fournit de ce côté.

a. L'artère vertébrale gauche naît de la crosse de l'aorte. Avec Meckel, je considère cette anomalie comme la plus commune de toutes. Ordinairement, l'origine de l'artère est placée entre les deux troncs du côté gauche (1) ; plus rarement elle l'est à la gauche de la sous-clavière gauche (2) ; plus rarement encore, l'artère naît à la fois, par deux racines, de la crosse aortique et de la sous-clavière gauche (3).

b. L'artère thyroïdienne inférieure provient de la crosse de l'aorte. La plupart du temps, c'est la droite qui naît entre le tronc innominé et la carotide (4) ; bien plus rarement, c'est la gauche dont l'origine se trouve placée entre les deux troncs gauches (5), ou entre le tronc innominé et la carotide gauche.

c. Suivant Meckel, une artère thorachique interne naît de la crosse aortique.

2° Le tronc innominé manque, et les deux vaisseaux du côté droit sont implantés immédiatement sur la crosse de l'aorte. La succession offre alors les variantes qui suivent.

a. Les quatre troncs se succèdent de droite à gauche dans l'ordre normal (6). Ce cas est fréquent.

b. La sous-clavière droite naît entre les deux carotides, et passe derrière la droite, pour gagner le bras droit (7). Cette anomalie est rare.

c. La sous-clavière droite naît entre les deux troncs du côté gauche, et passe derrière les deux carotides, pour se rendre au bras (8). Ce cas est rare également.

d. La sous-clavière droite est celui des quatre troncs qui naît le plus

(1) Tiedemann, tab. 3, fig. 8.
(2) Tiedemann, tab. 3, fig. 10.
(3) Tiedemann, tab. 3, fig. 9.
(4) Tiedemann, tab. 3, fig. 11.
(5) Tiedemann, tab. 3, fig. 12.
(6) Tiedemann, tab. 3, fig. 3.
(7) Tiedemann, tab. 3, fig. 4.
(8) Tiedemann, tab. 3, fig. 5.

à gauche de la crosse aortique (1), ou même, comme Tiedemann l'a observé une fois (2), elle tire son origine de l'aorte descendante. Cette variété est plus commune que les autres. Alors l'artère sous-clavière droite gagne le côté droit en passant derrière les trois autres troncs, rarement entre eux et la trachée-artère, le plus souvent entre elle et l'œsophage, ou derrière ces deux conduits. Dans ce dernier cas, elle peut, à ce qu'on a prétendu, devenir une cause de dysphagie (*dysphagia lusoria*).

Suivant Meckel, la scission du tronc innominé s'accompagne généralement du déplacement des autres troncs, de sorte que la carotide gauche naît de la droite, ou que la sous-clavière gauche est le tronc qui se détache le plus à droite.

B. *Cinq troncs.* Ici également il y a en général deux types :

1° Outre les trois troncs normaux, la crosse de l'aorte fournit encore immédiatement deux artères subalternes.

a. A gauche, la vertébrale gauche; à droite, la mammaire interne (3).

b. A gauche, la vertébrale gauche; à droite, la thyroïdienne inférieure.

c. A gauche, la vertébrale gauche ; à droite, la vertébrale droite (4).

2° Le tronc innominé est divisé (ce qui peut s'accompagner aussi des déplacements dont il vient d'être parlé), et de plus la crosse de l'aorte fournit encore une artère subalterne, savoir :

a. La vertébrale gauche (5).

b. La thyroïdienne la plus inférieure.

C. *Six troncs.* Cette anomalie a été observée dans deux cas.

a. Le tronc innominé manquait, et les deux artères vertébrales provenaient immédiatement de la crosse aortique (6).

b. Dans le cas observé par Malacarne, d'une crosse aortique annulaire, la portion droite de l'anneau donnait la sous-clavière, la carotide externe et la carotide interne du côté droit ; la portion droite fournissait les trois vaisseaux du côté gauche.

II. *Diminution du nombre des troncs.*

Dans cette circonstance, la réunion de troncs qui sont habituelle-

<hr>

1 Tiedemann, tab. 3, fig. 7.
2 Tiedemann, tab. 2, fig. 6.
(3) Tiedemann, tab. 4, fig. 3.
(4) Tiedemann, tab. 4, fig. 4.
(5) Tiedemann, tab. 4, fig. 1 et 2.
(6) Tiedemann, tab. 4, fig. 5.

ment distincts fait qu'il n'en provient que deux, ou même qu'un seul, de la crosse de l'aorte.

A. *Deux troncs*. Trois cas peuvent se présenter ici :

1° La carotide gauche naît du tronc innominé, et passe devant la trachée-artère, pour gagner obliquement le côté gauche (1). Cette disposition est normale chez la plupart des mammifères, notamment presque tous les quadrumanes, les carnassiers, les marsupiaux et les rongeurs.

2° Les deux troncs du côté gauche forment également un tronc innominé (2). Cet état de choses est normal chez les chéiroptères, le hérisson, la taupe.

3° Le tronc du côté droit est la sous-clavière droite, et celui du côté gauche comprend les trois autres artères (3). Ici la carotide droite passe obliquement au-devant de la trachée-artère pour se rendre au côté droit.

Meckel parle encore d'une quatrième forme se rapportant ici, mais à l'égard de laquelle j'ignore si elle a été réellement observée ; elle consiste en ce que le tronc droit se partage en deux carotides, et le gauche en deux sous-clavières.

B. *Un seul tronc* existait dans le cas observé par Klinz (4), où il n'y avait pas de crosse aortique. Cette disposition est normale chez les ruminants et les solipèdes.

III. *Nombre normal des troncs.*

Les anomalies qui appartiennent à cette classe forment deux séries.

A. Les trois vaisseaux sont ceux qui proviennent normalement de la crosse de l'aorte, et il n'y a que le mode d'origine qui diffère.

1° Le tronc innominé droit est divisé, et la carotide droite forme un tronc commun avec la gauche, ainsi qu'on le voit chez l'éléphant. Le tronc carotidien commun est situé entre les deux artères sous-clavières (5), et, ce qui arrive plus souvent, la sous-clavière droite est le tronc qui naît le plus à gauche (6).

2° Le tronc innominé droit est divisé ; mais les vaisseaux du côté gauche n'en forment qu'un seul tronc. Alors tantôt la série est nor-

(1) TIEDEMANN, tab. 2, fig. 5.
(2) TIEDEMANN, tab. 2, fig. 4.
(3) TIEDEMANN, tab. 4, fig. 8.
(4) TIEDEMANN, tab. 2, fig. 3.
(5) TIEDEMANN, tab. 3, fig. 2.
(6) TIEDEMANN, tab. 2, fig. 8.

male (1), tantôt la sous-clavière droite est l'artère qui naît le plus à gauche, ou même elle provient de l'aorte descendante (2).

B. Le nombre des vaisseaux normaux se trouve réduit à deux par la réunion de la carotide gauche avec le tronc innominé ; mais une artère subalterne naît immédiatement de la crosse de l'aorte. D'après les observations recueillies jusqu'à présent, cette artère est la vertébrale gauche. Ici, par conséquent, on trouve réunis les cas les plus fréquents de la diminution et de l'augmentation des troncs provenant de la crosse aortique. Du reste, l'artère verticale naît tantôt entre les deux troncs principaux (3), tantôt plus à gauche que tous les autres (4).

Outre les anomalies mentionnées jusqu'ici, le tronc innominé droit en offre encore quelques unes. On en a vu naître une thyroïdienne inférieure (5), ou bien il donne une thymique droite (6), ou enfin il fournit la mammaire interne droite (7).

ARTICLE PREMIER.

DE L'ARTÈRE CAROTIDE.

L'artère carotide primitive (*carotis communis s. primitiva*) (8) a environ quatre lignes de diamètre ; la droite est plus courte que la gauche d'à peu près la longueur du tronc innominé : elle est située un peu plus près qu'elle de la face antérieure du cou, et la plupart du temps un peu plus grosse. Les deux artères s'écartent d'abord un peu l'une de l'autre, en montant de dedans en dehors ; mais bientôt elles deviennent à peu près parallèles, et s'élèvent jusqu'au bord supérieur du cartilage thyroïde, ou jusqu'à la grande corne de l'os hyoïde. En cet endroit, la carotide primitive forme toujours un renflement d'où partent deux vaisseaux qui continuent de suivre la même direction, savoir, la carotide externe et la carotide interne. Ces deux branches ont presque le même calibre chez l'adulte ; mais, chez l'enfant, l'interne est plus volumineuse que l'externe.

(1) TIEDEMANN, tab. 4, fig. 9.
(2) TIEDEMANN, tab. 2, fig. 6.
(3) TIEDEMANN, tab. 2, fig. 7 et 19.
(4) TIEDEMANN, tab. 3, fig. 1.
(5) TIEDEMANN, tab. 4, fig. 11. — NEUBAUER, dans ERDMANN, *Diss. de arteria innominata et thyreoidea ima*, tab. 1.
(6) HALLER, *Icon. anat.*, fasc. 3, p. 35, not. 9. (Il l'a vu deux fois). — NEUBAUER, *loc. cit.*, p. 36
(7) TIEDEMANN, tab. 14, fig. 10.
(8) TIEDEMANN, tab. 1, 39, 47; tab. 5, 66 (WEBER, tab. 29, fig. I, 1); tab. 6, 65 (WEBER, tab. 29, fig. 2, 1). — WEBER, I, 1.

L'artère carotide primitive est contenue dans une gaîne formée par l'aponévrose du col. Elle repose sur le muscle grand droit antérieur de la tête, sur la portion cervicale du grand sympathique, et plus en dehors sur le nerf pneumo-gastrique. L'artère thyroïdienne inférieure passe aussi derrière elle. En dedans, elle est appliquée à la trachée-artère, et, du côté gauche, à l'œsophage ; plus en haut, elle touche le pharynx, le larynx et la glande thyroïde : cette dernière la couvre en partie. En dehors, elle se trouve en contact avec la veine jugulaire interne. Au-devant d'elle sont situés le muscle sterno-thyroïdien, le tendon intermédiaire et le ventre supérieur de l'omoplat-hyoïdien, le sterno-cléido-mastoïdien ; mais, dans la fosse triangulaire supérieure du cou, le peaucier seul la recouvre. La veine innominée gauche passe aussi au-devant de la carotide primitive gauche, inférieurement.

Dans toute sa longueur, l'artère carotide primitive ne fournit, régulièrement, aucune branche qui ait reçu de nom particulier ; elle envoie seulement quelques ramifications peu volumineuses, ou inconstantes, aux parties voisines.

Anomalies. Elle est quelquefois flexueuse. — Son volume est fort inégal à droite et à gauche. — La scission en carotide externe et carotide interne a lieu très bas, parfois même au niveau de la sixième vertèbre cervicale ; ou bien elle ne se bifurque que très haut, au-dessous de la base du crâne, après avoir fourni une partie des branches qui, d'ordinaire, émanent de la carotide externe (1). — La division semble s'opérer plus bas chez l'enfant, parce que la bifurcation est plus distante de l'angle de la mâchoire, à cause de l'imperfection de cette dernière. — Quoiqu'elle se divise comme de coutume, elle fournit des branches de la carotide externe, et surtout très souvent la thyroïdienne supérieure. — Dans des cas plus rares, elle donne naissance, au côté droit, à une thyroïdienne inférieure (2).

I. ARTÈRE CAROTIDE EXTERNE.

L'*artère carotide externe*, ou *faciale* (*carotis externa s. facialis*) (3) est située, au moment de sa naissance, devant l'interne, et même un peu plus en dedans que cette dernière ; mais comme, en

---

1. Allan Burns (*Surgical anatomy of the head and neck*, Édimbourg, 1811, p. 95) parle des deux dernières anomalies.

2. NEUBAUER, *loc. cit.*, p. 31.

3. TIEDEMANN, tab. 5, 68, 9; WEBER, tab. 29, fig. 1, II ; tab. 6, 6; WEBER, tab. 29, fig. 2, II.

montant, elle se dirige aussi en dehors, elle reste plus voisine de la superficie du corps que l'autre, qui peu à peu s'enfonce dans la profondeur des parties molles. Elle traverse d'abord en ligne droite la fosse triangulaire supérieure du cou, puis, au-dessous du muscle digastrique maxillaire, elle se porte en dehors et un peu en arrière, ensuite elle monte tout droit dans l'espace compris entre la mâchoire et l'apophyse mastoïde, jusqu'à ce qu'au-dessus du milieu du bord postérieur de la mâchoire elle se divise en deux branches considérables, l'*artère maxillaire interne*, qui se porte transversalement en dedans, et l'*artère temporale*, qui continue de monter dans la direction du tronc.

Cette artère est située inférieurement sur le pharynx; là elle a pour limite, en arrière, la carotide interne, et n'est couverte que par le muscle peaucier d'abord, puis par le digastrique, le stylo-glosse, et le nerf hypoglosse. Plus haut, elle est enveloppée par la substance de la glande parotide, de la surface faciale de laquelle elle se trouve éloignée d'un demi-pouce environ. Tout-à-fait en haut, elle est logée entre cette glande et la mâchoire inférieure.

Son tronc a depuis deux pouces et demi jusqu'à trois pouces et demi de long, sur un diamètre de deux lignes et demie à l'origine; mais, vers sa terminaison, son volume se trouve réduit à deux lignes. Régulièrement, elle fournit, l'une après l'autre, les neuf branches suivantes : la *thyroïdienne supérieure*, la *pharyngienne ascendante*, la *linguale*, la *maxillaire externe*, l'*occipitale*, l'*auriculaire postérieure*, les *parotidiennes*, la *temporale*, et la *maxillaire interne*. Les quatre premières s'en détachent dès avant qu'elle soit arrivée sous le muscle digastrique; mais la pharyngienne ascendante vient de son côté interne, et les trois autres naissent de son côté antérieur. La cinquième et la sixième tirent leur origine de la partie postérieure du tronc, avant qu'il se plonge dans la glande parotide. Dans l'intérieur de cette glande, et principalement du côté antérieur du tronc, naissent les artères parotidiennes : la temporale et la maxillaire sont, comme il a déjà été dit, ses branches terminales. Ces artères, eu égard à leur volume, forment à peu près la série suivante : les parotidiennes, la pharyngienne ascendante, l'auriculaire postérieure (trois quarts de ligne), la maxillaire externe, la thyroïdienne supérieure, et la maxillaire externe (une ligne et demie à deux lignes).

Anomalies. Quelquefois le tronc de la carotide primitive manque plus ou moins complétement, les branches qu'il a coutume de fournir peu à peu se détachant, pour ainsi dire, en pinceau, de son extrémité supérieure (1). — Chez certains sujets, quelques unes de ses branches ordinaires ne naissent point d'elle, mais proviennent ou de la carotide primitive, ou de la carotide interne, ou ne tirent leur origine d'elle que d'une manière indirecte, parce qu'elles sont confondues avec d'autres branches. — Ailleurs, des branches subordonnées naissent immédiatement de la carotide externe, par exemple la laryngienne, la palatine ascendante, la transverse de la face.

Artère thyroïdienne supérieure.

L'*artère thyroïdienne supérieure* (*thyreoidea superior*) (2) provient ordinairement, d'une manière immédiate, du point de départ de la carotide externe, de manière que la carotide primitive semble se partager en trois branches, ou du moins son origine n'est placée qu'à quelques lignes plus haut. La plupart du temps, elle continue, pendant quelques lignes, de monter en suivant la direction de la carotide; mais ensuite elle se recourbe, et va gagner, en décrivant plusieurs flexuosités, la corne supérieure de la thyroïde, de son côté. Dans ce trajet, elle est située sur la paroi latérale du pharynx et sur le larynx, couverte par le muscle omoplat-hyoïdien. Elle fournit au larynx presque entier, à la partie supérieure de la thyroïde, et aux muscles superficiels du cou. Ses branches sont :

1° L'*artère laryngée supérieure* (*laryngea superior*) (3), qui se détache de la thyroïdienne à quelques lignes de son origine, passe au-dessus de la grande corne de l'hyoïde et au-dessous du muscle thyro-hyoïdien, dans l'espace compris entre la langue et le cartilage thyroïde, perce la membrane tendue entre ces deux organes, se ramifie ensuite dans le larynx, et donne surtout à l'épiglotte un rameau qui monte sur le bord, mais plus encore sur la face antérieure de cette espèce de valvule. Un autre rameau se porte, inférieurement, au muscle thyro-aryténoïdien, au crico-aryténoïdien latéral, et aux cordes vocales. Un troisième se dirige en bas et en arrière, pour aller se distribuer aux parties comprises entre les deux cartilages aryténoïdes.

2° Les *branches musculaires* (*rami musculares*) (4). On en compte toujours plusieurs, mais auxquelles il arrive parfois aussi d'émaner

---

(1) Burns, *loc. cit.*, p. 95.

(2) Tiedemann, tab. 5, 69. Weber, tab. 29, fig. 1, 1, 2 ; tab. 6, 68. Weber, tab. 29, 2, 1, 2. — Weber, tab. 8, fig. 2, p. 6 ; fig. 3, 6, 7.

(3) Tiedemann, tab. 5, 70 ; tab. 6, 69.

(4) Tiedemann, tab. 5, 71 et 72 ; tab. 6, 70.

déjà de la branche laryngée, ou de ne provenir que des rameaux thyroïdiens. Elles fournissent le sang à la peau du cou, au muscle thyro-hyoïdien, au ventre supérieur de l'omoplat-hyoïdien, à la partie supérieure du sterno-hyoïdien et du sterno-thyroïdien, au peaucier, au constricteur inférieur et au constricteur moyen du pharynx. On en remarque une petite, très constante (*arteria crico-thyreoidea*), qui marche sur le bord supérieur du muscle crico-thyroïdien, auquel elle donne des rameaux, jusqu'au ligament conique du larynx, où elle s'anastomose avec la branche de l'autre côté, et envoie aussi des ramuscules dans l'intérieur du larynx. Une autre branche, très constante aussi, est celle qui pénètre dans le bord antérieur du sterno-cléido-mastoïdien, à peu près vers le milieu de sa longueur. Cette branche est parfois très petite, ou même absente, lorsque l'artère carotide externe en envoie directement une grosse au muscle (1); cependant ce dernier cas n'est pas assez ordinaire pour qu'on puisse la regarder comme une branche normale de la carotide externe.

3° Les *branches thyroïdiennes* (*rami thyreoidei*) (2). Arrivé à la thyroïde, ou même auparavant, le tronc de la thyroïdienne supérieure se partage en deux branches, qui bientôt se subdivisent à leur tour, et dont les ramifications pénètrent dans la substance de la glande. De ces branches, une plus forte que les autres descend le long du bord de la thyroïde, et contracte d'amples anastomoses avec la thyroïdienne inférieure. L'autre, transversale, suit le bord supérieur de la glande, dont elle va gagner l'isthme, où elle s'unit en arcade avec la branche correspondante du côté opposé.

Anomalies. Le tronc de l'artère thyroïdienne supérieure naît fréquemment de la carotide primitive, et alors la carotide externe est moins grosse que l'interne; il est plus rare que son origine monte plus haut que de coutume. — Le volume de cette artère est souvent proportionné au développement de la thyroïdienne inférieure (et de celle de Neubauer). Dans des cas plus rares, elle est remplacée par l'artère homonyme du côté opposé, lorsqu'elle est très petite, ou qu'elle manque tout-à-fait. — Fréquemment on la trouve double, ce qui tient à ce qu'une de ses branches naît immédiatement de la carotide. Le plus souvent alors (une fois sur huit, selon Meckel, cinq sur cinquante, d'après Haller (3), la laryngienne naît alors à part, et à une plus grande hauteur : il est moins commun que la branche su-

(1) TIEDEMANN, tab. 6, 74.
(2) TIEDEMANN, tab. 6, 71.
(3) HALLER, *Icon. anatom.*, fasc. 3, p. 3, note 5.

périeure se compose de l'artère laryngée et de quelques autres branches (1) ; il l'est moins encore que la laryngée tire son origine de la branche inférieure ; mais la branche supérieure, et par conséquent aussi presque toujours la laryngée avec elle, est fréquemment confondue avec la linguale, ce qui fait le passage à l'anomalie consistant dans la réunion de cette dernière avec la thyroïdienne supérieure. — Assez souvent, l'artère laryngée pénètre dans le larynx par un trou du cartilage thyroïde, comme chez certains mammifères ; plus rarement elle s'y introduit entre ce cartilage et le cricoïde. Elle peut aussi avoir un très grand volume, de manière que non seulement elle fournisse au larynx, comme de coutume, mais encore sorte entre les cartilages thyroïde et cricoïde, et donne des rameaux tant musculaires que thyroïdiens (2). — Le rameau crico-thyroïdien vient fréquemment de la thyroïdienne inférieure.

Artère pharyngienne ascendante.

L'*artère pharyngienne ascendante*, ou *inférieure*, ou *pharyngoméningée* (*pharyngea adscendens s. inferior*) (3), naît du côté interne de la carotide externe, généralement au-dessous ou à côté de la linguale, et monte en ligne droite vers la base du crâne, située d'abord entre les deux carotides, puis, plus haut, entre la carotide interne et la paroi latérale du pharynx. Ses branches constantes sont :

1° *Branches pharyngiennes* (*rami pharyngei*). On en distingue une inférieure et une supérieure. L'inférieure (branche descendante de M.-J. Weber) se détache presque aussitôt après la naissance de l'artère, gagne la face postérieure du pharynx, et se répand dans les constricteurs moyen et inférieur, où elle s'anastomose avec la thyroïdienne supérieure. La supérieure envoie plusieurs rameaux aux parois latérale et postérieure du pharynx, à l'endroit où ce dernier s'applique à la base du crâne. Elle en donne fréquemment un descendant à la face postérieure du constricteur supérieur ; mais plus souvent encore ce rameau provient de la pharyngienne ascendante, et représente ainsi une pharyngienne moyenne.

2° L'*artère méningée postérieure* (*meningea posterior*) n'est gé-

---

1. TIEDEMANN, tab. 7, fig. 1.

2. F. ARNOLD, *Bemerkungen ueber den Bau des Hirns und Rückenmarks*, Zurich, 1838, tab. 3, fig. 1 et 2.

3. TIEDEMANN, tab. 5, 6. WEBER, tab. 29, fig. 1, II; tab. 6, 84. WEBER, tab. 29, fig. 2, 11.

néralement qu'une branche mince, qui se détache du tronc au-dessus de la branche pharyngienne inférieure, monte sur la carotide interne, mais se porte un peu plus en arrière quand elle est parvenue à une certaine hauteur, et pénètre dans le trou déchiré postérieur, après s'être divisée en plusieurs rameaux. Elle fournit aux nerfs qui sortent par ce trou et à la dure-mère qui le tapisse ; elle envoie aussi des ramuscules descendants au ganglion cervical supérieur.

Anomalies. L'artère pharyngienne ascendante, que Haller a le premier rangée parmi les branches de la carotide externe, est une de celles qui présentent le plus de variétés, d'où il résulte que les descriptions qu'en donnent les auteurs diffèrent beaucoup les unes des autres. Il n'est pas rare que cette artère prenne naissance plus haut, au-dessus de la maxillaire externe, ou qu'elle provienne de cette dernière elle-même (1), ou qu'elle soit une branche de l'occipitale. — On l'a vue naître plus bas, au-dessous de la thyroïdienne supérieure (Tiedemann), ou de la bifurcation de la carotide primitive.—Son origine est parfois placée à la hauteur normale, mais elle vient de la carotide interne. — Très souvent elle forme, avec la palatine ascendante, un tronc commun, dont on comprend que le volume est plus considérable, mais qui, d'après mes observations, provient plus fréquemment encore de la maxillaire externe. Si, avec Krause, on considère la palatine ascendante comme une branche normale de la pharyngienne, cette dernière est double quand, ce qui n'est pas rare, la palatine ascendante naît isolément de la carotide externe. Je ne doute pas que les prétendus cas de duplicité de la pharyngienne ne se rapportent à cette disposition. Cependant l'artère est réellement double dans certains cas où, indépendamment de la branche normale, on en voit encore naître une seconde d'un des points insolites qui viennent d'être signalés, par exemple, l'artère méningée postérieure de l'occipitale. — On dit l'avoir vue fournir la laryngée supérieure. — Le tronc de la pharyngienne ascendante, comme je l'ai vu, ou sa branche méningienne, comme l'a observé Cruveilhier, donne un rameau vertébral qui se porte de bas en haut au-devant des muscles long du cou, grand et petit droits antérieurs, et fournit à ces muscles. — Cruveilhier a vu aussi des rameaux de la branche méningée pénétrer dans le crâne par le trou carotidien et le trou déchiré antérieur. Il arrive plus souvent qu'un de ses ramuscules va gagner le nerf hypoglosse, et s'insinue dans le crâne par le trou condyloïdien antérieur.

1 HALLER, *Icon. anatom.*, fasc. 3, p. 7, note 11. — Haller la nomme bien, en cet endroit, seconde palatine ascendante, mais il ajoute expressément *pharyngeæ locum deficientis suppleris-e*

Artère linguale.

L'*artère linguale* (*arteria lingualis*) (1) naît presque toujours du côté antérieur de la carotide externe, à un demi-pouce ou un pouce de l'origine de cette artère. Elle se dirige en avant, et d'abord aussi un peu de bas en haut, puis se porte horizontalement en avant et un peu en devant, sur la grande corne de l'hyoïde, et, parvenue à la base de la langue, se partage en deux branches, qui la terminent. Peu après son origine, elle est couverte par le muscle digastrique, le stylo-hyoïdien et le nerf hypoglosse ; le long de l'os hyoïde, elle est située entre le muscle hyoglosse en dehors et le constricteur moyen du pharynx en dedans. Ses branches régulières sont la hyoïdienne, l'artère dorsale de la langue, l'artère sub-linguale et l'artère ranine : ces deux dernières sont les branches terminales, qui naissent à la hauteur du corps de l'hyoïde, à environ trois pouces de l'origine. L'artère linguale décrit effectivement des flexuosités pendant son trajet.

1° L'*artère hyoïdienne* (*hyoidea*) (2) se détache à quelques lignes seulement de l'origine. C'est une petite branche, qui marche plus près de la superficie que le tronc, le long de la grande corne de l'hyoïde, sur le muscle hyoglosse, s'anastomose presque toujours en arcade avec celle du côté opposé, et fournit de petits rameaux aux muscles qui s'insèrent à l'hyoïde. Mais ordinairement ces muscles reçoivent aussi le long de l'hyoïde quelques autres ramuscules provenant également de la linguale. Il n'est pas rare non plus que l'artère hyoïdienne envoie au constricteur moyen du pharynx de petits rameaux, qui cependant naissent plus ordinairement du commencement de la linguale elle-même.

2° L'*artère dorsale de la langue* (*dorsalis linguae*) (3) est également une branche peu volumineuse, souvent double. Elle naît au-dessus de la corne de l'hyoïde, se dirigeant en haut et en dedans, sous la membrane muqueuse de la base de la langue. Elle fournit à cette membrane, ainsi qu'aux glandes muqueuses, jusqu'à l'épiglotte, au muscle stylo-glosse, au glosso-palatin, et sans doute aussi à l'amygdale.

(1) Tiedemann, tab. 5, 77. Weber, tab. 29, fig. 1, 5 ; tab. 6, 72. Weber, tab. 29, fig. 2, 5 ; tab. 7, fig. 4, 54. Weber, tab. 30, fig. 2, 6.

(2) Tiedemann, tab. 5, 78 ; tab. 6, 75 ; tab. 7, fig. 4, 55. — Weber, tab. 30, fig. 2, 7.

(3) Tiedemann, tab. 7, fig. 4, 56. — Weber, tab. 30, fig. 2, 8.

3° L'*artère sous-linguale* (*sub-lingualis*) (1), la plus petite des branches terminales, continue de suivre la direction du tronc, se porte en avant sur la base de la cavité buccale, entre le muscle mylo-hyoïdien et la membrane muqueuse de la bouche, couverte en dehors par le canal de Wharton et en devant par la glande sous-maxillaire. Elle fournit principalement à cette dernière glande ; mais elle donne aussi au génio-hyoïdien, au génio-glosse, et à la membrane muqueuse buccale, jusque dans le frein de la langue. Quelques uns de ses rameaux pénètrent dans le trou situé derrière les dents incisives de la mâchoire inférieure ; d'autres percent le muscle mylo-hyoïdien, et se répandent dans le ventre antérieur du digastrique et la peau du menton, où ils s'anastomosent avec la sous-mentale. Parfois l'artère se distribue, au lieu de cette dernière, dans les muscles du menton et de la lèvre inférieure.

4° L'*artère ranine*, ou *profonde de la langue* (*profunda linguæ, ranina*) (2), est encore plus flexueuse que le tronc de la linguale. Elle commence par monter un peu à la base de la langue, puis elle marche entre le muscle génio-glosse et le lingual, à environ un demi-pouce de distance du dos de la langue, et se porte ainsi en avant, où elle s'anastomose en arcade avec celle du côté opposé, au-devant du frein. Dans ce trajet, elle envoie de tous côtés des ramifications très nombreuses, dont quelques unes assez considérables, qui se répandent dans les muscles et la membrane muqueuse de la langue.

Anomalies. Très souvent, sept fois sur cinquante, au dire de Haller (3), l'artère linguale forme un tronc commun avec la maxillaire externe, ou bien elle naît séparément au-dessus de cette dernière. Plus rarement, elle provient de la thyroïdienne supérieure, quand celle-ci est double (4), et même quand elle est simple. — La branche hyoïdienne naît de la carotide externe elle-même, ou de la maxillaire externe (Haller). — La dorsale tire son origine de la thyroïdienne supérieure (5). — La sous-linguale manque, et elle est remplacée par une branche qui se détache de la sous-mentale, au-devant de la glande sous-maxillaire. Haller a vu cette anomalie dans neuf cas (probablement sur cinquante), et parmi ces neuf cas il n'y en avait qu'un où elle n'eût lieu que d'un seul côté. — La linguale donne la palatine ascendante, ou la laryngée.

<hr>

1 TIEDEMANN, tab. 7, fig. 1, 57. — WEBER, tab. 30, fig. 2, 9.

2 TIEDEMANN, tab. 7, fig. 1, 58. — WEBER, tab. 30, fig. 2, 10.

3 HALLER, *Icon. anatom.*, fasc. 3, p. 5, note 9.

4 TIEDEMANN, tab. 7, fig. 1.

5 TIEDEMANN, tab. 7, fig. 1, 11.

Artère maxillaire externe.

L'*artère maxillaire externe*, ou *faciale* (*maxillaris externa s. facialis s. labialis s. angularis*) (1), naît, ordinairement, quelques lignes seulement plus haut que la linguale, de la partie antérieure de la carotide externe. Elle commence par monter, couverte par les muscles digastrique et stylo-hyoïdien, vers l'angle de la mâchoire, où elle se place entre les glandes sous-maxillaire et parotide, séparée cependant de cette dernière par la partie de l'aponévrose cervicale qui s'attache à l'angle de la mâchoire. De là elle se porte en avant et en dedans, entre la mâchoire et la glande sous-maxillaire, couverte par le muscle peaucier. Dans le milieu de l'espace compris entre l'angle de la mâchoire et le menton, ou un peu plus près de l'angle, elle se réfléchit de dedans en dehors sur le bord de la mâchoire, monte le long du bord antérieur du muscle masséter, mais ne tarde pas à marcher obliquement de bas en haut et d'arrière en avant, sur la joue, jusqu'à la réunion de l'aile du nez avec cette dernière. A la face, elle est couverte par le peaucier, par le muscle rieur de Santorini, et par beaucoup de graisse, pendant le trajet qu'elle parcourt sur le muscle buccinateur ; mais, au-dessus du coin de la bouche, elle passe sous les muscles zygomatiques, l'élévateur de la lèvre supérieure et le pyramidal, même sous l'élévateur du coin de la bouche et le tranverse du nez.

Dans tout son trajet, surtout à la face, elle décrit des flexuosités, qui sont plus prononcées chez les personnes avancées en âge. On en compte sept depuis le bord de la mâchoire jusqu'à l'endroit où elle se glisse sous le grand zygomatique.

Jusqu'au moment de son arrivée à la face, elle fournit les branches suivantes :

1° L'*artère palatine ascendante* ou *inférieure*, ou *pharyngopalatine* (*palatina adscendens, pharyngo-palatina*) (2), naît ordinairement à quelques lignes seulement de l'origine de la maxillaire. Elle monte, le long du pharynx, entre les muscles stylo-pharyngien et stylo-glosse, auxquels elle donne des rameaux, ainsi qu'au pharynx, envoie aussi régulièrement un ramuscule au côté interne du ptérygoïdien interne, et se divise presque toujours à sa partie supé-

<hr>

(1) TIEDEMANN, tab. 5, 79. WEBER, tab. 29, fig. 1, 5 ; tab. 6, 75. WEBER, tab. 29, fig. 2, 5 ; tab. 7, fig. 2 et 3. — SCARPA, *Arteriarum capitis superficialium icon nova*, Berlin, 1830.

(2) TIEDEMANN, tab. 6, 76. — WEBER, tab. 29, fig. 2, 6.

rieure, de telle sorte qu'un rameau va gagner la base du voile du palais, en dehors du péristaphylin interne, et se distribue aux muscles et aux glandes de cet appendice, tandis qu'un second va gagner, en dedans du péristaphylin interne, l'orifice de la trompe d'Eustache et la partie voisine du pharynx.

2° L'*artère tonsillaire* (*tonsillaris*) (1) a été regardée avec raison, par Haller (2), comme une artère spéciale. Elle naît à la hauteur de l'angle de la mâchoire, et pénètre dans la base de la langue, à laquelle elle se distribue, ainsi qu'à la paroi latérale du pharynx, mais principalement à l'amygdale.

3° *Branches sous-maxillaires* (*rami submaxillares*). Leur nombre varie de deux à six. Elles pénètrent dans la glande sous-maxillaire, et proviennent parfois en partie d'autres branches de la maxillaire externe, par exemple de la sous-mentale (3).

4° *Branches musculaires* (*rami musculares*) (4). Elles se rendent aux muscles masséter, ptérygoïdien interne, digastrique et stylo-hyoïdien.

5° L'*artère sous-mentale* (*submentalis*) (5) prend naissance à l'endroit où le tronc se trouve placé dans un sillon de la glande sous-maxillaire. C'est presque toujours une branche considérable, qui se dirige d'arrière en avant, entre le stylo-hyoïdien et le ventre antérieur du digastrique, donne des rameaux à ces muscles, au peaucier, à la peau du dessous du menton et au périoste de la mâchoire, s'anastomose avec l'artère sous-linguale, et passe, divisée en deux à quatre rameaux, sur le bord de la mâchoire, pour aller gagner la face (6). Ces rameaux se distribuent aux muscles de la lèvre inférieure, au carré du menton, à la peau du menton, et s'anastomosent tant avec la labiale inférieure qu'avec la mentonnière. Les plus considérables et les plus profonds montent vers le menton, en dehors de l'insertion du muscle digastrique, les superficiels en dedans de ce muscle.

Pendant son trajet à la face, l'artère maxillaire externe donne encore les branches suivantes :

6° Les *artères buccales* (*buccales*), qu'on peut distinguer en in-

---

(1) TIEDEMANN, tab. 6, 77. — WEBER, tab. 29, fig. 2, 10.

(2) *Icon. anat.*, fasc. 3, p. 7, note 12.

(3) TIEDEMANN, tab. 5, 80.

(4) TIEDEMANN, tab. 5, 82 ; tab. 6, 79.

(5) TIEDEMANN, tab. 5, 81 (WEBER, tab. 29, fig. 1, 6), tab. 6, 78 (WEBER, tab. 29, fig. 2, 6).

(6) TIEDEMANN, tab. 7, fig. 2, 16. — SCHLEMM, 24 et 25.

férieures et supérieures : à ces dernières appartiennent celles qui naissent au-dessus de la labiale supérieure. Depuis le bord de la mâchoire jusqu'à l'aile du nez, on en compte huit à douze (1), qui se répandent dans le muscle buccinateur, le muscle masséter, les muscles qui descendent à la lèvre supérieure, l'orbiculaire des paupières, la graisse et la peau de la joue, et s'anastomosent avec l'artère buccale, la transverse de la face, et la sous-orbiculaire.

7° *L'artère coronaire de la lèvre inférieure*, ou *labiale inférieure* (*coronaria labii inferioris, labialis inferior*) (2), naît presque toujours à un pouce environ au dessous du coin de la bouche, au niveau de la troisième ou quatrième inflexion faciale du tronc. Elle pénètre derrière le triangulaire des lèvres, puis plus loin entre la couche musculaire et la membrane muqueuse de la lèvre inférieure. Elle se dirige d'abord de bas en haut, vers le coin de la bouche, dont elle se rapproche jusqu'à la distance de quelques lignes, après quoi elle suit une marche horizontale et court immédiatement le long du bord rouge de la lèvre. Elle est flexueuse dans tout son trajet, et forme une forte anastomose en arcade avec celle du côté opposé. Elle donne aux muscles, à la peau, à la membrane muqueuse et aux glandes mucipares de la lèvre inférieure, et s'anastomose inférieurement tant avec la sous-mentale qu'avec la mentonnière. La plupart du temps elle envoie aussi quelques rameaux vers le bas, dans la lèvre inférieure et la gencive ; un plus gros parcourt le bord adhérent de la lèvre.

8° *L'artère coronaire de la lèvre supérieure*, ou *labiale supérieure* (*coronaria labii superioris, labialis superior*) (3), prend ordinairement naissance au niveau du coin de la bouche, ou un peu plus haut, là où le tronc se trouve placé sous le muscle grand zygomatique. Elle serpente transversalement de dehors en dedans entre la couche musculaire et la membrane muqueuse de la lèvre supérieure, tout près du bord, forme une grande anastomose en arcade avec celle du côté opposé, et donne à toute la lèvre supérieure, mais toujours au voisinage de la ligne médiane, un rameau simple ou plus souvent multiple, qui monte droit entre la membrane muqueuse et la couche musculaire et gagne le bord de la cloison du nez, à la partie inférieure de laquelle il se distribue, jusqu'à la pointe du nez. C'est *l'artère de la cloison du nez* (*arteria septi narium*) (4).

<hr>

(1) TIEDEMANN, tab. 7, fig. 2 et 3. — SCHLEMM, 29, 34.

(2) TIEDEMANN, tab. 7, fig. 2, 57 ; fig. 3. 22. WEBER, tab. 30, fig. 1, 2. —

(3) TIEDEMANN, tab. 7, fig. 2, 58 ; fig. 3, 25. WEBER, tab. 30, fig. 1, 5. — SCHLEMM, 36.

(4) TIEDEMANN, fig. 2, 25 ; fig. 3, 27. — SCHLEMM, 38.

9° *L'artère nasale externe*, ou *latérale*, *artère de l'aile du nez* (*nasalis externa s. lateralis*), termine la maxillaire externe, après qu'elle a fourni la labiale supérieure (1). Elle distribue ses rameaux aux cartilages du nez, à la peau et aux muscles des parties latérales de cette éminence, et contracte des anastomoses avec la sous-orbitaire, l'ophthalmique, la transversale de la face et les nasales internes. Parmi eux on distingue les suivants :

a. Rameaux allant à l'aile du nez (*rami pinnales*). Ils s'étendent jusqu'au bout du nez. Quelquefois ils sont remplacés en partie par la labiale supérieure.

b. Rameaux dorsaux du nez (*rami dorsales nasi*), qui montent en s'étalant sur la partie supérieure des cartilages du nez, jusqu'au dos.

c. L'artère angulaire (*angularis*), la plus forte de toutes les anastomoses entre la maxillaire externe et l'ophthalmique, qui monte le long du bord latéral du nez.

Anomalies. L'artère maxillaire externe est très constante en ce qui concerne son point de départ; mais elle varie souvent eu égard à son volume, et ses diverses branches offrent aussi des variétés. — Elle est plus grosse, lorsque, indépendamment de ses branches normales, elle en fournit encore d'autres insolites, notamment la linguale; sa grosseur n'augmente pas autant quand elle donne la pharyngienne, ce qui est extrèmement rare, ou quand la sous-linguale naît soit de son tronc même, soit de la sous-mentale, ou quand la branche terminale a un grand calibre, remplace en partie l'ophthalmique, tant au nez qu'au grand angle de l'œil, et monte jusqu'au front. — Elle est plus petite, au contraire, quand elle ne donne pas toutes ses branches ordinaires. On l'a vue se terminer à la labiale supérieure (2), ou à la labiale inférieure (3); parfois même ces deux artères manquent, et sont suppléées par la transverse de la face; ou bien la sous-mentale n'envoie pas de rameaux à la lèvre inférieure, qui en reçoit de la sous-linguale; ou enfin, ce qui est le plus commun, la palatine ascendante manque; en effet, celle-ci naît si souvent de la carotide externe elle-même (mais alors, si je ne me trompe, toujours plus haut que la pharyngienne ascendante, ou de la pharyngienne, quelquefois aussi de la linguale), qu'on peut être dans le doute de savoir

---

1. TIEDEMANN, fig. 2, 26 et 59; fig. 3, 26 ; WEBER, tab. 30, fig. 1, 4. — SCHLEMM, 39.

2. HALLER, *Tabulæ anteriorum faciei*, dans le fasc. 3.

3. Par exemple dans la figure de Schlemm.

quelle est sa véritable origine normale. — L'artère tonsillaire est une branche de la palatine ascendante, ou vient immédiatement de la carotide externe. — La labiale inférieure naît plus près du coin de la bouche ; elle a une origine commune avec la labiale supérieure (1) ; elle est très petite ou absente d'un côté, et alors remplacée par celle du côté opposé, comme nous l'avons observé, Cruveilhier et moi, ou bien l'artère qui marche le long du bord adhérent de la lèvre devient ascendante au milieu de cette dernière, au bord libre de laquelle elle se divise en une branche gauche et une branche droite. On a vu la labiale inférieure double. — La labiale supérieure naît parfois au-dessous du coin de la bouche ; elle manque d'un côté, et est remplacée par celle du côté opposé.

Artère occipitale.

L'*artère occipitale* (*occipitalis*) (2) naît la plupart du temps de la partie postérieure de la carotide, en face de la maxillaire externe ; très souvent aussi son origine a lieu un peu plus bas ; rarement elle est située un peu plus haut. Le tronc commence par se diriger en haut et un peu en arrière, dans l'espace compris entre l'apophyse transverse de l'atlas et l'os occipital, et se loge, en dedans de l'échancrure mastoïdienne, dans un sillon qui existe ordinairement en cet endroit. Là il prend une direction horizontale, et marche sur l'os occipital, entre les deux lignes courbes, supérieure et inférieure, mais sans atteindre la ligne médiane. D'après la description fort exacte de M.-J. Weber (3), l'artère a la situation suivante. Sa portion ascendante passe sur la veine jugulaire interne et l'artère carotide interne ; elle est séparée en devant de l'auriculaire postérieure et de la carotide externe par la muscle stylo-hyoïdien, et couverte en dehors par le muscle digastrique et le nerf grand hypoglosse. La portion horizontale se trouve placée d'abord entre le muscle droit latéral de la tête et le petit complexus, plus loin entre l'oblique supérieur et le splénius de la tête. C'est au bord postérieur de ce dernier muscle qu'on peut admettre la fin du tronc.

Sous le rapport de son trajet et de sa distribution, l'artère occipitale correspond à la branche dorsale d'une intercostale. La meilleure manière de répartir les branches qu'elle fournit est de les diviser en

1 HALLER, *Icon. anat.*, fasc. 3, p 13, note 8.

(2) TIEDEMANN, tab. 5, 95 (WEBER, tab. 29, fig. 1, 12); tab. 6, 85 WEBER, tab. 29, fig. 2, 12; tab. 9, 14 ; tab. 10. 25. — SCHLEMM, 42, 45.

3) *Handbuch der Anatomie*, t. II, p. 72.

cervicales et occipitales, qui sont particulièrement, les premières musculaires, et les autres cutanées. Il faut y joindre encore quelques branches méningiennes, correspondantes aux petits rameaux que les intercostales envoient dans le canal rachidien.

1° *Branches cervicales* (*rami cervicales*). Elles viennent de la partie ascendante et de la partie horizontale de l'artère occipitale. De la portion ascendante, en émane toujours une qui se rend à la partie supérieure du muscle sterno-cléido-mastoïdien (1) ; d'autres vont aux glandes lymphatiques de cette région et au muscle digastrique. La portion horizontale fournit plusieurs branches qui se distribuent aux muscles fixés à l'os occipital et à l'apophyse mastoïde, les obliques et droits postérieurs de la tête, les splénius, les droits latéraux de la tête, le petit complexus, le grand complexus, le digastrique cervical et le trapèze, ainsi qu'à la peau de la nuque. Parmi ces branches, généralement descendantes de dehors en dedans, on en distingue presque toujours deux, plus développées que les autres, qu'on peut appeler cervicale supérieure profonde et cervicale supérieure superficielle.

a. L'*artère cervicale supérieure profonde* (*ramus cervicalis profondus superior*) (2) descend, derrière le muscle oblique supérieur de la tête, dans l'espace triangulaire compris entre les obliques et les droits de la tête, donne à ces muscles, ainsi qu'aux autres muscles profonds de la nuque, et s'anastomose avec les branches dorsales de l'artère vertébrale et de la cervicale inférieure profonde.

b. L'*artère cervicale supérieure superficielle* (*ramus cervicalis superficialis superior*) (3) naît plus loin en arrière, pénètre entre le splénius de la tête et les muscles superficiels de la nuque, leur distribue des rameaux, ainsi qu'à la peau, et s'anastomose avec la cervicale transverse.

2° *Branches occipitales* (*rami occipitales*) (4). Au bord postérieur du muscle splénius de la tête, l'artère occipitale, jusque là horizontale, se dirige vers le haut, et arrive entre la calotte aponévrotique du crâne et le cuir chevelu. Tantôt peu de temps après avoir subi cette inflexion, tantôt au moment même où elle la décrit, elle se partage en deux branches, l'une interne, l'autre externe, qui montent sur l'os occipital, jusqu'au pariétal, et fournissent de nombreux ra-

---

1 TIEDEMANN, tab. 6, 86. — SCHLEMM, 13.

2 TIEDEMANN, tab. 6, 89. — WEBER, tab. 29, fig. 2, 15.

3 TIEDEMANN, tab. 9, 16.

4 TIEDEMANN, tab. 5 et 6. WEBER, tab. 29, fig. 1 et 2. — SCHLEMM, 16, 17.

meaux; ceux-ci, arqués comme elles le sont elles-mêmes, et contractant de grandes anastomoses ensemble, en ont aussi avec les artères cervicales, les vaisseaux correspondants du côté opposé, l'artère frontale, la temporale et l'auriculaire postérieure. Ces rameaux se distribuent à la peau et au muscle occipital.

3° *Branches méningiennes* (*rami meningei*). Elles sont petites et inconstantes. Assez souvent une plus grosse que les autres traverse le trou mastoïdien pour aller gagner la dure-mère. D'autres, moins volumineuses, passent par le grand trou occipital, ou par des ouvertures de l'os occipital, et se rendent également à la dure-mère de cette région.

Anomalies. L'artère occipitale naît quelquefois de la carotide interne. — M. J. Weber a observé que celle du côté droit provenait de la sous-clavière (au moyen de la cervicale profonde?) — Schlemm (1) a vu l'artère occipitale naître en quelque sorte par deux racines, savoir, de la carotide externe et de la vertébrale : cette dernière donnait une branche anastomotique d'un calibre insolite à la cervicale profonde, et l'occipitale devenait trois fois plus volumineuse après avoir reçu cette anastomose. On peut rapprocher de ce cas celui que Sœmmerring cite, d'après un manuscrit de Huber, dans lequel l'occipitale, après avoir fourni quelques branches, retournait à la carotide externe, en formant une grande arcade. — L'artère donne parfois l'auriculaire postérieure, et plus souvent la stylo-mastoïdienne, ce qui a fait que beaucoup d'auteurs ont décrit celle-ci comme une de ses branches régulières. — On a vu la pharyngienne ascendante naître d'elle, et plus fréquemment la méningée postérieure (branche de la pharyngienne qui passe par le trou déchiré), que ce motif a également déterminé quelques anatomistes à mettre au nombre des branches qui lui sont propres. — Je trouve, comme Haller, que le volume de la branche cervicale profonde a coutume d'être en raison inverse de celui de la branche dorsale de l'artère vertébrale qui sort entre la première et la seconde vertèbre du cou.

Artère auriculaire postérieure.

L'*artère auriculaire postérieure* (*auricularis posterior*) (2) naît, la plupart du temps, à un pouce au-dessus de la précédente, de la

1 *Loc. cit.*, p. 5, note *a*.
2 TIEDEMANN, tab. 6, 92 — WEBER, tab. 29, fig. 2, 16'; tab. 7, fig. 3, 54. — ARNOLD, *Tabulae anatomicae*, fasc. 2, tab. 5, fig. 9, 10 et 23; tab. 8, fig. 18 et 21.

partie postérieure de la carotide externe, après qu'elle a déjà pénétré dans la glande parotide. Elle se porte en haut, en arrière et en dehors, dans la direction de l'apophyse styloïde, mais en dehors de l'apophyse, le long du bord supérieur du muscle digastrique maxillaire, entre lui et la parotide. Elle atteint ainsi le bord antérieur de l'apophyse mastoïde, sur laquelle elle monte, couverte par les muscles auriculaires postérieurs, s'applique au pavillon de l'oreille, et vient enfin se placer sur la portion squameuse de l'os temporal.

Parmi ses branches on peut distinguer les suivantes :

1° *Branches musculaires* (*rami musculares*), qu'elle fournit peu après son origine, mais qui ne sont pas très constantes. Ces branches se distribuent à la partie supérieure du sterno-cléido-mastoïdien (1) et du digastrique maxillaire, ainsi qu'aux muscles qui proviennent de l'apophyse styloïde ; quelques unes vont à la glande parotide.

2° L'*artère stylo-mastoïdienne* (*stylo-mastoidea*) (2) monte derrière l'apophyse styloïde, en dedans du muscle digastrique maxillaire, atteint le trou mastoïdien, après avoir parcouru un trajet de six lignes à un pouce et avoir peut-être envoyé des ramuscules au conduit auditif, s'engage dans l'aqueduc de Fallope, s'anastomose, sur la face antérieure du rocher, avec l'artère méningée moyenne, et pénètre dans le crâne. Dans l'intérieur de l'aqueduc de Fallope, elle fournit les petits rameaux suivants :

a. Plusieurs ramuscules aux cellules mastoïdiennes (*rami mastoidei*) (3).

b. Un rameau à la membrane muqueuse de la caisse du tympan (*ramus pro cavo tympani*) (4).

c. L'*artère tympanique supérieure* (*tympanica superior*) (5). Elle entre dans la caisse, avec la corde du tympan, descend du bord supérieur de la membrane du tympan, derrière le manche du marteau, jusqu'à l'extrémité de ce manche, couvre la surface entière de la membrane d'un réseau de ramifications, et s'anastomose avec la tympanique inférieure provenant de la maxillaire interne.

d. Un rameau pour le muscle de l'étrier (*ramus pro stapedio*) (6), qui fournit aussi un ramuscule aux cellules mastoïdiennes.

---

(1) Tiedemann, tab. 5, 100.
(2) Arnold, tab. 6, fig. 21, *u* ; fig. 18, 1-7.
(3) Arnold, fig. 18, 2.
(4) Arnold, fig. 18, 3.
(5) Arnold, fig. 18, 4 ; tab. V, fig. 23, *c*.
(6) Arnold, fig. 18, 5.

e. Un rameau pour la fenêtre ovale (*ramus ad fenestram ova-lem*) (1) et pour le vestibule (?).

f. Suivant Haller (2), un rameau pour le canal demi-circulaire externe.

g. Un *rameau méningien* (*ramus meningeus*) (3), qui se distribue à la dure-mère, sur la partie postérieure de la face antérieure du rocher.

3° *Branches auriculaires* (*rami auriculares*) (4), qui fournissent le sang à toute l'oreille externe, son bord antérieur excepté. Généralement, deux branches distinctes gagnent la face interne de l'oreille; une inférieure, qui va au lobule et à la conque; une supérieure, qui se rend à la partie supérieure du pavillon. Mais ces branches ne se répandent pas seulement sur la face interne de l'oreille; des rameaux considérables percent le cartilage, ou traversent l'échancrure située entre l'hélix et l'anthélix, et se distribuent également sur sa face externe. Elles fournissent aussi aux muscles auriculaires postérieurs, ainsi qu'un peu en haut à l'auriculaire supérieur, et s'anastomosent tant avec les branches auriculaires et temporales de l'artère temporale, qu'avec la branche occipitale et avec l'artère occipitale.

4° *Branche occipitale*, ou *mastoïdienne* (*ramus occipitalis s. posterior s. mastoideus*), se dirige en arrière et en haut, sur la base de l'apophyse mastoïde. Elle donne des ramuscules à cette apophyse, aux muscles qui en naissent, à la peau qui la couvre, et s'anastomose avec l'artère occipitale.

Anomalies. Il n'est pas rare que l'artère auriculaire postérieure soit une branche de l'occipitale. — Plus fréquemment encore peut-être la branche mastoïdienne provient de cette dernière (5), disposition que certains anatomistes ont même considérée comme normale. — Schlemm a observé que l'anastomose avec l'artère stylo-mastoïdienne, au lieu d'avoir lieu par un ramuscule de la méningée moyenne, s'opérait par un ramuscule de la carotide interne, que cette artère fournissait près de la selle turcique. — La branche auriculaire est plus fortement développée, et continue de se porter en haut, où elle constitue une artère temporale superficielle postérieure. — La mastoïdienne est quelquefois plus grosse, aux dépens des branches occipitales de

(1) ARNOLD, fig. 18, 6.
(2) *Icon. anatom.*, fasc. 3, p. 8, note 16.
(3) TIEDEMANN, tab. 6, 93. — ARNOLD, tab. 6, fig. 9, fig. 10, *t, t.*
(4) TIEDEMANN, tab. 9, 94.
(5) TIEDEMANN, tab. 6, 88.

l'artère occipitale. — L'artère stylo-mastoïdienne ne pénètre parfois pas, suivant Hyrtl (1), dans l'aqueduc de Falloppe, par le trou stylo-mastoïdien, mais arrive dans la caisse du tympan par une ouverture particulière, y monte entre les deux jambages de l'étrier, et perce la paroi supérieure de la caisse.

Artères parotidiennes.

Pendant que le tronc de l'artère carotide externe monte, enveloppé par la parotide, il s'en détache toujours, sous des angles droits, principalement de sa partie antérieure et de sa partie externe, plusieurs branches, dont les unes, *artères parotidiennes* (*parotideæ*) (2), se répandent dans la glande, tandis que d'autres pénètrent d'arrière en avant dans le muscle masseter (*artères massetérines postérieures, rami masseterici posteriores*), plus rarement dans le ptérygoïdien interne (*rami pterygoidei*).

Artère temporale.

L'*artere temporale* (*temporalis*) (3) naît de la bifurcation terminale de la carotide externe, au-dessous du col de la mâchoire, monte en continuant la direction du tronc principal, mais se portant aussi un peu en devant, décrit quelques légères flexuosités, et se partage, à environ un pouce au-dessus de l'arcade zygomatique, rarement plus tôt, assez souvent un peu plus tard, en deux branches, les artères temporales superficielle antérieure et postérieure. Elle est située sur l'articulation temporo-maxillaire, touche en arrière la portion cartilagineuse du conduit auditif, et se trouve couverte par la glande parotide; mais quand elle atteint l'arcade zygomatique, elle n'est plus placée qu'entre l'aponévrose temporale et la peau. Elle fournit les branches suivantes :

1° L'*artère transversale de la face* (*transversa faciei*) (4) naît de la temporale, immédiatement après son origine, et marche transversalement d'arrière en avant, à quatre ou six lignes de l'arcade zygomatique, au-dessus du canal de Stenon. Elle est située sur la mâchoire inférieure et le muscle masseter, couverte par la glande parotide, à

(1) *OEsterreichische medic. Jahrbuecher*, 1835, t. XIX, cah. 3.

(2) Tiedemann, tab. 6, 96; tab. 7, fig. 3, 56.

(3) Tiedemann, tab. 5, 105 Weber, tab. 29, fig. I, 15); tab. 6, 100 (Weber, tab. 29, fig. 2, 19 ; tab. 7, fig. 2, 50; fig. 3, 57 Weber, tab. 30, fig, I, 8). — Schlemm, 55. — Arnold, fasc. 2, tab. 5, fig. 9, 10.

(4) Tiedemann, tab. 5, 101 et 102 (Weber, tab. 29, fig. 1, 13, 14); tab. 7, fig. 2, 50. — Weber, II, 17. — Schlemm, 51.

laquelle elle ne tarde pas à donner quelques rameaux, outre un plus gros, qu'elle envoie au muscle masseter, mais qu'il est peut-être tout aussi fréquent de voir naître de la temporale elle-même. Ses autres ramifications sont destinées, les unes à la partie inférieure externe de l'orbiculaire des paupières, et aux muscles zygomatiques, jusqu'au canin, les autres à la peau de la joue; il y en a aussi qui s'anastomosent avec l'artère buccale, provenant de la maxillaire interne, avec les branches buccales de la maxillaire externe, et avec la sous-orbitaire.

2° Les *artères auriculaires antérieures* (*auriculares anteriores*)(1) donnent à la partie antérieure de l'oreille externe, qui ne reçoit aucun rameau de l'auriculaire postérieure, c'est-à-dire à une portion du lobe, au tragus, à l'hélix, au muscle auriculaire antérieur et au supérieur. Elles forment de grandes anastomoses avec l'auriculaire postérieure. On en compte toujours plusieurs.

a. Les *auriculaires antérieures inférieures* (*auriculares anteriores inferiores*), la plupart du temps au nombre de deux ou trois, se rendent au lobe de l'oreille, au tragus et un peu aussi à la portion cartilagineuse du conduit auditif.

b. L'*auriculaire antérieure supérieure* (*auricularis anterior superior*) se détache de la temporale au niveau de l'arcade zygomatique, et se répand dans la partie supérieure de l'oreille et ses muscles tant antérieur que supérieur. Fréquemment, le sommet de l'oreille externe reçoit encore, soit du tronc de la temporale (2), soit seulement de la branche temporale superficielle postérieure, un rameau qui ne peut être considéré que comme une seconde artère auriculaire antérieure supérieure. Haller et Schlemm lui ont donné le nom d'*artère auriculaire supérieure* (*auricularis superior*).

3° L'*artère temporale moyenne* (*temporalis media*) part de la partie antérieure ou interne de la temporale, au niveau de l'arcade zygomatique, perce sur-le-champ l'aponévrose temporale, et se répand dans la portion superficielle du muscle que celle-ci recouvre. C'est donc une branche musculaire, qui s'anastomose avec les temporales profondes venant de la maxillaire interne et avec les deux branches cutanées de la temporale.

4° L'*artère zygomato-orbitaire*, ou *sus-orbitaire externe*, ou *orbitaire* (*zygomatico-orbitalis, supra-orbitalis externa*)(3), naît du

1 TIEDEMANN, tab. 5, 104 (WEBER, tab. 29, fig. I, 16, 17). — SCHLEMM, 53, 54. — ARNOLD, tab. 5, fig. 9, *n, o, p, q*; fig. 10, *q*.

2) SCHLEMM, 57.

3 TIEDEMANN, tab. 5, 105 (WEBER, tab. 29, fig. I, 18). — SCHLEMM, 66.

côté antérieur de la temporale, entre la bifurcation terminale de celle-ci et l'arcade zygomatique, se dirige obliquement en avant et en haut, vers le bord supérieur de l'orbite, couverte par la peau d'abord, puis par le muscle orbiculaire des paupières, distribue des ramuscules à toutes ces parties, et s'anastomose avec la transversale de la face, la lacrymale, la frontale et la temporale superficielle antérieure. Tiedemann lui donne le nom de *temporale antérieure* (*temporalis anterior*); les branches terminales de l'artère temporale portent chez lui ceux de temporales superficielles moyenne et postérieure.

5° *L'artère temporale superficielle antérieure* (*temporalis superficialis anterior s. frontalis*) (1), la plus considérable des deux branches terminales du tronc, se dirige en avant et en haut, à partir de la bifurcation, pour gagner le bord antérieur de la fosse temporale; mais elle se recourbe ensuite en haut et en arrière. Dans ce trajet, elle donne des rameaux nombreux à la peau des régions temporale et frontale, et s'anastomose, en avant et en dedans, avec l'artère zygomato-orbitaire, la sus-orbitaire, la frontale et la temporale superficielle antérieure du côté opposé; en arrière et en dehors, avec la temporale superficielle postérieure.

6° *L'artère temporale superficielle postérieure* (*temporalis superficialis posterior s. occipitalis*) (2) va gagner le synciput, en partant de la bifurcation du tronc, et se distribue aux téguments de cette région. Elle s'anastomose, par de petits rameaux, avec l'artère homonyme du côté opposé, et en devant avec la temporale superficielle antérieure; par des rameaux plus volumineux, avec l'auriculaire postérieure et les branches occipitales.

Anomalies. L'artère temporale donne moins de branches que de coutume quand la transversale de la face naît plus bas, de la carotide externe, cas très commun, et qui peut avoir lieu sans que la carotide externe se bifurque plus haut qu'à l'ordinaire. Elle en fournit plus, au contraire, lorsque, ce qui n'est également pas rare, l'auriculaire profonde tire son origine d'elle directement, ou des auriculaires antérieures. — La transversale de la face n'est parfois qu'une très petite branche; dans d'autres cas, elle a plus de volume qu'à l'ordinaire, s'étend plus loin vers le devant de la face, et remplace les branches absentes de la maxillaire externe au nez, ou au nez et à la lèvre supérieure (3). On l'a vue double : alors l'une des deux ou toutes

<hr>

(1) TIEDEMANN, tab. 5, 106 WEBER, tab. 29, fig. I, 19). — SCHLEMM, 60.
2) TIEDEMANN, tab. 5, 108 WEBER, tab. 29, fig. I, 20). — SCHLEMM, 59.
(3) HALLER, *Icon. anat*, fasc. 3, tab. 2, *d*.

deux (1) peuvent naître de la carotide externe. L'origine séparée de la branche massétérine supérieure fait le passage à cette anomalie. — Chez certains sujets, l'artère zygomato-orbitaire est une branche de la temporale superficielle antérieure, surtout lorsque la temporale se divise de bonne heure en ses deux branches terminales. Elle est quelquefois très petite, d'autres fois très considérable, au point d'être principalement celle qui forme les anastomoses antérieures avec la frontale et la sus-orbitaire. Dans certains cas, des rameaux qu'elle a coutume de fournir tirent leur origine du tronc de la temporale. — L'artère temporale superficielle postérieure est très petite, et suppléée par une branche de l'auriculaire postérieure.

Artère maxillaire interne.

Le tronc de l'*artère maxillaire interne* (*maxillaris interna*) (2), l'un de ceux que la carotide externe produit en se bifurquant, se recourbe autour du bord postérieur de la mâchoire inférieure, pour gagner la face postérieure de cet os, et se dirige ensuite en avant et en dedans, en suivant une marche horizontale, plus rarement un peu ascendante, entre les deux muscles ptérygoïdiens. A un pouce environ de son origine, elle se porte de bas en haut, dans une étendue de plusieurs lignes, de manière qu'elle vient se loger entre le muscle ptérygoïdien externe et le temporal ; après quoi elle reprend une direction horizontale, marche en avant, en dedans et un peu en haut, vers la fente orbitaire inférieure, décrit en cet endroit, derrière la mâchoire supérieure, une double courbure brusque, en crochet, et se partage, dans la fosse ptérygo-palatine, en deux branches, qui la terminent. L'étendue de ses inflexions varie beaucoup, ce qui fait que la longueur réelle de son tronc, depuis l'origine jusqu'à la fosse ptérygo-palatine, varie aussi, suivant les individus, entre trois pouces et cinq.

Cette artère fournit au conduit auditif et à la caisse du tympan, à la dure-mère, aux muscles masticateurs, aux dents des deux mâchoires et à la base des lèvres, au voile du palais, au plafond de la cavité buccale et à la gencive, à la partie postérieure et inférieure de la cavité nasale. Ses branches nombreuses sortent dans l'ordre suivant :

1° L'*artère auriculaire profonde* (*auricularis profunda*) (3) naît du côté interne de la maxillaire interne, presque immédiatement

----

1) TIEDEMANN, tab. 6, 97, 98.

(2) TIEDEMANN, *id.*

(3) ARNOLD, fasc. 2, tab. 6, fig. 21, β.

après que celle-ci est émanée de la carotide externe. Elle monte en ligne droite, et se partage en plusieurs rameaux, dont les uns vont à l'articulation temporo-maxillaire, et les autres dans plusieurs ouvertures de la paroi inférieure du conduit auditif osseux, entre l'apophyse styloïde et l'articulation de la mâchoire. Ces rameaux se répandent dans la membrane muqueuse du conduit auditif osseux (1), jusqu'à la portion cartilagineuse du conduit, et, en dedans, gagnent le bord inférieur de la membrane du tympan (2), sur laquelle ils s'étalent, s'anastomosant avec l'artère tympanique fournie par l'artère stylo-mastoïdienne. D'autres ramuscules percent, plus en dedans encore, le fond de la caisse du tympan, pour s'insinuer dans la cavité elle-même (3), à la membrane muqueuse de laquelle ils se distribuent.

On peut regarder comme une branche de l'auriculaire profonde l'*artère de la caisse du tympan* (*arteria cavi tympani*) (4), à laquelle néanmoins il arrive peut-être tout aussi souvent de naître immédiatement de la maxillaire interne, dont, par conséquent, la plupart des anatomistes la considèrent comme une branche, mais qui parfois aussi émane de la méningée moyenne (5), ou de la dentaire inférieure (Cruveilhier). Elle pénètre, par la scissure de Glaser, dans la caisse du tympan, et se distribue également à la membrane muqueuse.

2° L'*artère méningée moyenne, grande méningée*, ou *sphéno-épineuse* (*meningea media s. magna, spheno-spinosa*) (6), la plus forte de toutes les branches de la maxillaire interne, naît ordinairement à trois ou six lignes de l'origine de cette dernière, souvent plus tôt, rarement plus tard (à un pouce de distance). Elle se porte en haut et en dedans, pour pénétrer, à travers le trou sphéno-épineux, dans la cavité du crâne, où elle parcourt, en général, quelques lignes seulement, plus rarement un pouce à un pouce et demi, de dedans en dehors et d'arrière en avant, entre les os du crâne et la dure-mère. Puis elle se divise, la plupart du temps, sur la portion écailleuse du temporal, en deux branches terminales, l'une antérieure, l'autre postérieure. On peut y distinguer les branches suivantes :

(1) ARNOLD, tab. 5, fig. 14, 6.

(2) ARNOLD, tab. 5, fig. 9, 23, *e*.

(3) ARNOLD, tab. 6, fig. 18, 9, 10.

(4) ARNOLD, tab. 5, fig. 14, 7. — Ordinairement on l'appelle *tympanique* tout court; mais ce nom ne convient pas, parce qu'il expose à la confondre avec l'artère tympanique proprement dite, provenant de la stylo-mastoïdienne. Au moins devrait-on l'appeler *tympanique inférieure*.

(5) TIEDEMANN, tab. 7, fig. 3, 41.

(6) TIEDEMANN, tab. 7, fig. 3, 40. — WEBER, tab. 30, fig. 1, 9.

a. La *petite artère méningée* (*meningea parva*) (1). L'artère méningée moyenne donne, avant de pénétrer dans le crâne, et peu après son origine, une branche parfois considérable, qui se dirige également en haut, mais plus en devant, et qui passe entre la troisième branche du cinquième nerf cérébral et les muscles descendant vers le voile du palais. Cette artère fournit des rameaux à l'origine des deux muscles ptérygoïdiens, aux muscles descendants du palais, à la trompe d'Eustache, à la base de l'apophyse ptérygoïde, et à la troisième branche de la cinquième paire de nerfs cérébraux. Un rameau plus gros que les autres passe, avec ce dernier nerf, dans le crâne, par le trou ovale, et se répand dans le ganglion de Gasser, ainsi que sur la dure-mère garnissant les côtés de la selle turcique.

b. Le *rameau pétreux* (*ramus petrosus*) (2). Immédiatement après que l'artère méningée moyenne a pénétré dans le crâne, elle envoie de petits ramuscules au ganglion de Gasser et à la dure-mère voisine de la selle turcique. L'un d'eux, plus considérable et parfois multiple, se dirige en arrière et en dehors, sur la face antérieure du rocher, donne un ramuscule au muscle tenseur de la membrane du tympan, pénètre dans l'ouverture antérieure de l'aqueduc de Fallope, s'anastomose là avec l'artère stylo-mastoïdienne, et envoie des ramifications sur la paroi interne de la caisse du tympan.

c. Le *rameau antérieur* (*ramus anterior*) (3), ordinairement la plus grosse des deux branches terminales, se dirige d'arrière en avant, dans une gouttière de la grande aile du sphénoïde, pour aller gagner l'angle externe de la fente orbitaire supérieure, se recourbe ensuite, à angle droit, de dedans en dehors, et, d'abord enfermé dans un sillon profond ou un véritable canal osseux, monte, immédiatement derrière la suture coronale, jusqu'à la suture sagittale. Dans ce trajet, il fournit de nombreuses ramifications, qui se répandent dans la dure-mère des régions frontale et syncipitale, et pénètrent aussi dans les os de ces deux régions.

(1) Peut-être cette branche naît-elle tout aussi fréquemment de la maxillaire interne elle-même, ou d'une branche musculaire, ce qui fait qu'on a coutume de la décrire comme une ramification directe de celle-ci. Cependant Haller (fasc. 2, p. 9, note 1) fait remarquer expressément qu'elle vient plus souvent de la méningée moyenne. D'après la description de Haller, suivie par Sœmmerring et Meckel, elle naîtrait avant la méningée moyenne, quand elle vient directement de la maxillaire interne ; je l'ai toujours vue naître après, alors même que la méningée moyenne ne se détachait qu'à un pouce de l'origine de la maxillaire interne.

(2) Arnold, tab. 6, fig. 18, 8.

(3) Tiedemann, fig. 3, 40. — Weber, tab. 30, fig. 1, 10.

d. Le *rameau postérieur* (*ramus posterior*) (1) marche de dedans en dehors, dans un sillon de la portion écailleuse de l'os temporal, se trouve ensuite placé à peu près horizontalement au-dessus de la base du rocher, et reprend plus loin une direction ascendante, pour gagner la suture sagittale, en longeant presque la suture lambdoïde, au-devant de laquelle il se trouve. Ses nombreux ramuscules donnent à la dure-mère, en arrière, jusqu'à la tente du cervelet, et aux os, notamment à l'apophyse mastoïde.

3° L'*artère dentaire*, ou *alvéolaire inférieure* (*maxillaris s. dentalis s. alveolaris inferior*) (2), prend naissance à peu près vis-à-vis de la méningée moyenne, parfois plus tôt, mais fréquemment aussi plus tard. Elle descend entre la mâchoire inférieure et le muscle ptérygoïdien interne, pénètre dans le canal dentaire, et le parcourt jusqu'à la ligne médiane, après avoir fourni, à la hauteur de la seconde dent molaire antérieure, l'artère mentale, qui surpasse en grosseur la continuation du tronc. Avant de s'engager dans le canal dentaire, elle donne souvent des ramifications au muscle ptérygoïdien interne, au buccinateur et à l'attache du temporal. Ses rameaux constants sont ceux qui suivent :

a. L'*artère mylo-hyoïdienne* (*mylo-hyoïdea*) naît au moment où le tronc pénètre dans l'orifice postérieur du canal dentaire; se loge, à la face interne de la mâchoire supérieure, dans un sillon, parfois converti en canal sur une partie de son étendue; marche d'arrière en avant, de concert avec le nerf du même nom, au-dessous du muscle mylo-hyoïdien, et se distribue tant à ce muscle qu'à la gencive de la mâchoire inférieure.

b. Les *rameaux alvéolaires* (*rami alveolares*) naissent de toute la longueur du tronc dans l'intérieur du canal dentaire, et se partagent en ramuscules, dont les uns pénètrent dans la substance de l'os maxillaire inférieur, tandis que les autres gagnent les racines des dents; les dents à plusieurs racines en reçoivent autant qu'elles ont de racines.

c. L'*artère mentale,* ou *mentonnière* (*mentalis*) (3), sort par le trou mentonnier. Arrivée sur la face externe de la mâchoire, elle se partage promptement en plusieurs rameaux. Ceux-ci marchent en haut et en avant. Ils se répandent dans les gencives, ainsi que dans le périoste et les parties molles du menton. Ils s'anastomosent avec

(1) TIEDEMANN, fig. 3, 40. — WEBER, tab. 30, fig. 1, 10.
(2) TIEDEMANN, fig. 3, 42. — WEBER, tab. 30, fig. 1, 5.
(3) TIEDEMANN, fig. 2. 23. — WEBER, tab. 30, fig. 1, 5.

l'artère sous-mentale, et avec les branches labiales de la maxillaire externe.

4° Les *branches musculaires* (*rami musculares*) naissent, en général, de la partie moyenne du tronc de la maxillaire interne, entre la méningée moyenne et la dentaire supérieure, et se distribuent aux muscles masticateurs, savoir le temporal, les ptérygoïdiens, le buccinateur et le masséter. La série est disposée de telle manière que l'artère temporale profonde postérieure et la massétérine naissent les premières (quelquefois même avant la méningée moyenne), tandis que la temporale profonde antérieure et la buccale prennent leur origine plus en avant et en dedans.

a. Les *artères temporales profondes* (*temporales profundæ*) sont toujours au nombre de deux, l'une postérieure, l'autre antérieure, qui marchent de bas en haut, et fournissent au muscle temporal.

aa. L'*artère temporale profonde postérieure* (*temporalis profunda posterior*) (1), parfois branche de la méningée moyenne, est toujours plus volumineuse que l'antérieure. Elle tourne autour du bord inférieur du ptérygoïdien externe, entre ce muscle et le temporal, monte derrière la grande aile du sphénoïde, immédiatement sur l'os temporal, et envoie ses ramuscules au muscle ptérygoïdien externe, à la partie supérieure du temporal, au périoste et aux os de cette région. Elle s'anastomose avec la temporale moyenne.

bb. L'*artère temporale profonde antérieure* (*temporalis profunda anterior*) (2) monte dans l'angle antérieur interne de la fosse temporale, derrière la suture zygomato-sphénoïdale, et se distribue à la portion profonde du muscle temporal. Elle fournit, en outre, quelques ramuscules, qui passent par l'angle externe de la fente orbitaire inférieure, ou traversent les os plus en dehors, pénètrent dans l'orbite, s'y perdent dans la graisse et le périoste de la paroi externe, et vont même jusqu'au muscle droit externe et à la glande lacrymale. En général, un de ces deux rameaux est plus gros que les autres : il accompagne le nerf malaire cutané, traverse par conséquent un trou et un canal de l'os jugal, arrive sur la face externe de la pommette, et s'y répand dans le périoste, ainsi que dans les parties environnantes. On peut, avec M. J. Weber, donner à ce rameau le nom d'*artère malaire sous-cutanée* (*subcutanea malæ*). Il naît quelquefois, et selon Weber régulièrement, de la maxillaire interne elle-même.

(1) Tiedemann, fig. 13, 43. — Weber, tab. 30, fig. 1, 12.
(2) Tiedemann, fig. 3, 15. — Weber, tab. 30, fig. 1, 13.

b. L'*artère massétérine* (*masseterica*) est presque toujours une petite branche qui arrive au-dehors par l'échancrure comprise entre le condyle et l'apophyse coronoïde de la mâchoire, et pénètre dans la partie supérieure du muscle masséter. Son volume paraît être proportionné à celui du rameau massétérin qui vient de l'artère transversale de la face. Elle sort fréquemment de l'artère temporale profonde postérieure, ou aussi de l'antérieure; dans ce dernier cas, elle passe au-devant de l'apophyse coronoïde, pour gagner le muscle masséter.

c. Les *artères ptérygoïdiennes* (*pterygoideæ*) (1) sont toujours au nombre de plusieurs, et viennent les unes de la maxillaire interne elle-même, les autres des autres branches musculaires.

d. L'*artère buccale* (*buccinatoria, buccalis*) (2) se porte d'abord de haut en bas, vers le bord postérieur du muscle buccinateur, puis marche horizontalement d'arrière en avant sur ce muscle. Elle lui distribue ses rameaux, ainsi qu'à la membrane muqueuse de la joue et à la gencive de la partie antérieure de la mâchoire supérieure. Elle en donne également au masséter, aux zygomatiques et au canin. Elle s'anastomose avec les branches buccales de la maxillaire externe, la transversale de la face, la sous-orbitaire et la dentaire supérieure. Quelquefois elle est beaucoup plus petite qu'à l'ordinaire, et ne s'étend pas aussi loin en avant; alors, du moins dans certains cas, elle semble être remplacée, à la partie antérieure de la gencive supérieure, par la dentaire supérieure, plus fortement développée.

5° L'*artère dentaire* ou *alvéolaire supérieure* (*supramaxillaris, dentalis s. alveolaris superior*) (3) a très souvent, et même, à proprement parler, d'une manière régulière, une origine commune avec la sous-orbitaire. Elle marche flexueuse, de haut en bas, sur la face postérieure de la mâchoire supérieure, à la face antérieure de laquelle elle passe, au-dessous de son apophyse malaire. Plusieurs de ses rameaux pénètrent dans les trous de la face postérieure de l'os, et se distribuent tant à la membrane muqueuse de l'antre d'Highmore qu'aux dents molaires, dont chaque racine en reçoit un. D'autres se répandent, dans la gencive des molaires, sur la face externe de la mâchoire. L'artère dentaire supérieure s'anastomose avec l'inférieure et avec la massétérine. Elle est parfois très grosse (aux dépens de cette dernière), et gagne aussi la gencive des dents antérieures.

(1) TIEDEMANN, fig. 3, 59, 4c.
(2) TIEDEMANN, fig. 3, 46.
(3) TIEDEMANN, fig. 3, 49. — WEBER, tab. 30, fig. 1, 14.

6° L'*artère sous-orbitaire* (*infra-orbitalis*) (1) naît plus tard que la dentaire supérieure, quand elle ne forme pas un tronc commun avec elle. Elle pénètre dans l'orbite par la fente sphéno-maxillaire, s'y glisse dans la gouttière qui devient, ou plus tôt ou plus tard, le canal sous-orbitaire, y marche tantôt droite, tantôt flexueuse, et arrive à la face en traversant le trou sous-orbitaire. Dans ce trajet, elle envoie des ramuscules tant au périoste et à la graisse de l'orbite que dans l'artère d'Highmore. Ensuite elle fournit, régulièrement suivant Hyrtl, un rameau destiné au muscle droit inférieur de l'œil, et vers l'insertion de ce muscle une artère ciliaire courte ; plus en devant on remarque, la plupart du temps, sur le plancher de l'orbite, plusieurs ramuscules qui vont gagner en dedans l'origine du muscle oblique inférieur et la partie supérieure du sac lacrymal : un autre descend dans la substance de l'os maxillaire, où il donne aux dents incisives et à la canine. A sa sortie du trou sous-orbitaire (2), l'artère est presque toujours divisée déjà en plusieurs branches, qui descendent entre les muscles élévateur de la lèvre supérieure et élévateur du coin de la bouche, se répandent dans ces muscles, ainsi que dans l'orbiculaire des paupières, et s'anastomosent avec l'artère dentaire supérieure, la buccale, la tranversale de la face, les branches terminales de la maxillaire externe, et quelques branches de l'ophthalmique.

7° L'*artère palatine supérieure* ou *descendante*, ou *ptérygo-palatine* (*palatina superior s. descendens, pterygo-palatina*) (3), l'une des deux branches par lesquelles la maxillaire interne se termine dans la fosse ptérygo-palatine, descend à travers le conduit ptérygo-palatin, derrière la mâchoire supérieure, passe par le trou palatin antérieur, et gagne la voûte palatine, sur la face antérieure de laquelle elle se dirige flexueusement d'arrière en avant. On peut y distinguer les rameaux suivants :

a. L'*artère vidienne*, ou *ptérygoïdienne* (*vidiana*), petit ramuscule qu'elle donne aussitôt après son origine, mais qui vient tout aussi souvent de la maxillaire interne elle-même ou de la nasale postérieure, et qui se dirige d'avant en arrière à travers le canal vidien. Il se répand dans la membrane muqueuse du pharynx, au-dessus de la trompe d'Eustache, et aussi dans cette dernière.

b. Les *rameaux destinés au voile du palais* (*rami veli palatini*),

(1) TIEDEMANN, fig. 3, 5o. — WEBER, tab. 30, fig. 1, 15.
(2) TIEDEMANN, fig. 61.
(3) TIEDEMANN, fig. 3, 48. — WEBER, tab. 30, fig. 1, 17.

que l'artère fournit pendant qu'elle parcourt le conduit ptérygo-palatin. Ils descendent à travers les petits trous palatins postérieurs, et se répandent à la base du voile du palais, où ils s'anastomosent avec la palatine ascendante provenant de la maxillaire externe.

c. L'*artère palatine antérieure* (*palatina anterior*) (1), qu'on peut considérer comme la continuation du tronc, parcourt la voûte du palais, à la membrane muqueuse et aux glandes de laquelle elle se distribue, ainsi qu'à la gencive du côté interne de la mâchoire supérieure. Elle s'anastomose avec l'artère homonyme du côté opposé, et dans le canal incisif avec l'artère postérieure de la cloison des fosses nasales.

8° L'*artère nasale postérieure*, ou *sphéno-palatine* (*nasalis posterior, spheno-palatina*) (2), la seconde et la plus grosse des branches terminales (3) de la maxillaire interne, marche transversalement de dehors en dedans, dans le trou sphéno-palatin, et avant de l'avoir traversé, pour arriver à la partie postérieure supérieure de la fosse nasale, se partage en artère nasale postérieure et artère postérieure de la cloison. Peut-être doit-on en regarder la pharyngienne supérieure comme un troisième rameau

a. La *pharyngienne supérieure* ou *descendante* (*pharyngea suprema s. descendens*) est une branche constante, mais dont l'origine varie beaucoup. Elle naît de la nasale postérieure avant sa bifurcation terminale, ou de l'artère de la cloison, ou enfin de la maxillaire interne avant sa scission définitive en deux branches. Elle marche, d'avant en arrière, dans un canal ou un demi-canal situé à la base de l'aile interne de l'apophyse ptérygoïde (par conséquent en dedans du canal vidien), donne de petits ramuscules au sinus sphénoïdal, et se répand dans la membrane muqueuse de la partie supérieure et postérieure de la fosse nasale et de la paroi supérieure du pharynx, où elle s'anastomose avec la pharyngienne ascendante.

b. L'*artère nasale postérieure externe ou latérale* (*nasalis posterior externa s. lateralis*) (4) arrive dans la fosse nasale, à l'extrémité postérieure du cornet moyen, en traversant le trou sphéno-palatin,

---

(1) TIEDEMANN, fig. 4, 41. — WEBER, tab. 30, fig. 2, 11.

(2) TIEDEMANN, fig. 3, 51. — WEBER, tab. 30, fig. 1, 16.

(3) J'ai toujours trouvé la palatine descendante et la nasale postérieure terminant la maxillaire interne, ainsi que les anatomistes le disent généralement. C'est sans doute par une faute du dessinateur que l'ouvrage de Tiedemann représente cette artère terminée par la dentaire supérieure et la sous-orbitaire.

4 TIEDEMANN, fig. 5, 21. — ARNOLD, fasc. 2, tab. 9, fig. 1, 5.

serpente d'arrière en avant et de haut en bas sur la face antérieure de l'os palatin, et perce l'extrémité postérieure du cornet inférieur, pour pénétrer sur sa face concave et dans le méat inférieur. Dans ce trajet, elle donne de petits rameaux, en arrière, à la membrane muqueuse de la partie postérieure de la fosse nasale et à la paroi latérale du pharynx; mais ses plus grosses ramifications vont pour la plupart d'arrière en avant, dans la direction des cornets, au moyen et à l'inférieur desquels elles fournissent, ainsi qu'au méat moyen, au méat inférieur, au plancher de la fosse nasale, et en partie aussi à l'antre d'Highmore et au sinus frontal. Elle s'anastomose avec les artères ethmoïdales et avec les branches nasales de la maxillaire externe.

c. L'artère postérieure de la cloison des fosses nasales (*arteria septi narium posterior*) (1) marche transversalement de dehors en dedans, au-dessus du cornet moyen, près de la voûte de la fosse nasale, et atteint la cloison, à environ un demi-pouce de son extrémité postérieure libre. Auparavant, elle donne, pour les cellules ethmoïdales postérieures et les cellules palatines, une branche, qui se répand sans doute aussi dans le sinus sphénoïdal. Arrivée à la cloison, elle se divise ordinairement en deux branches : l'une supérieure, l'autre inférieure plus grosse. La supérieure, presque parallèle au plancher de la fosse nasale, se porte en avant sur la lame perpendiculaire de l'ethmoïde. L'inférieure descend d'abord parallèlement au bord postérieur de la cloison, mais finit ensuite par se diriger également en avant. Les deux branches sont situées entre la membrane et la cloison, et très intimement unies à la première, qui reçoit d'elles des ramifications. Elles s'anastomosent en haut avec les artères ethmoïdales, en avant avec l'artère antérieure de la cloison des fosses nasales, qui vient de la maxillaire externe, en bas, à travers le canal incisif, avec la palatine antérieure.

Anomalies. L'artère maxillaire interne se détache quelquefois très haut de la carotide externe, par exemple au-dessus de l'arcade zygomatique (Munz), comme si elle était une branche de la temporale. Elle donne rarement des branches insolites. Cependant Haller (2), et d'après lui Sœmmerring, indiquent comme telle l'auriculaire ou temporale postérieure, nom sous lequel on doit entendre la temporale superficielle postérieure. — Il n'est pas commun non plus que l'une de ses branches naisse d'un autre tronc vasculaire, si l'on excepte la première, l'auriculaire profonde ou la branche destinée à la caisse du

---

(1) TIEDEMANN, fig. 4, 43 ; WEBER, tab. 30, fig. 2, 12. — ARNOLD, fig. 2, 3.
(2) Fasc. 2, p. 9, note 1.

tympan, qui vient très souvent de la temporale, ou de ses ramifications, ou aussi de la carotide externe. — Mais ses branches sont sujettes, sous le rapport de leur réunion ou de leur séparation, à quelques variétés qui ont déjà été indiquées en partie dans la description. — La méningée moyenne se divise parfois d'assez bonne heure, pour pénétrer double dans le crâne, où elle s'insinue alors par le trou sphéno-épineux et par un autre trou voisin. Mais, suivant Hyrtl (1), la méningée moyenne accessoire entre quelquefois dans la caisse du tympan à travers sa paroi inférieure, monte entre les jambages de l'étrier, et perce la paroi supérieure de la caisse, pour gagner la cavité du crâne. La branche antérieure de la méningée moyenne donne, à travers la fente sphénoïdale, des ramuscules qui se répandent dans l'orbite, jusqu'à la glande lacrymale. — Quelquefois il existe une artère temporale profonde moyenne, plus petite que les autres (2).

II. ARTÈRE CAROTIDE INTERNE.

L'artère carotide interne (*carotis interna s. cerebralis*) (3) monte de la bifurcation de la carotide primitive vers le canal carotidien du rocher. Sa direction est généralement parallèle à celle du côté opposé. Tandis qu'à son origine elle est un peu rapprochée de la surface du corps que la carotide externe, elle devient plus profonde dans le reste de son trajet. Elle repose en arrière sur les vertèbres cervicales et les muscles profonds du cou, en dedans sur le pharynx; par-devant elle touche d'abord la carotide externe, dont, plus loin, elle se trouve séparée par les muscles stylo-glosse et stylo-pharyngien; en dehors et en arrière, elle est couverte par la veine jugulaire interne. Les quatre nerfs cérébraux postérieurs sont situés derrière elle à leur sortie du crâne; mais, à l'exception de l'accessoire, ils ne tardent pas à se placer à son côté externe. L'artère occipitale se dirige de bas en haut et d'avant en arrière sur son côté externe. L'artère pharyngienne ascendante et le ganglion cervical supérieur sont placés à son côté interne.

Tantôt cette artère monte en ligne droite, tantôt elle décrit des flexuosités, ou légères, ou assez prononcées, de sorte que sa longueur absolue, depuis son origine jusqu'à son entrée dans le crâne,

(1) *OEsterreichische med. Jahrbuecher*, 1825, t. XIX, cah. 3.
(2) HALLER, fasc. 2, p. 10, note *q*.
(3) TIEDEMANN, tab. 5, 67 (WEBER, tab. 29, fig. I, III); tab. 6, 66 (WEBER, tab. 29, fig. 2, III; tab. 7, fig. 3, 31. — WEBER, tab. 8, fig. 3, 15.

varie entre trois pouces et quatre pouces et demi. Très souvent, alors même qu'elle est d'ailleurs droite, elle offre une légère inflexion en devant et en dedans, avant de s'introduire dans le rocher. Lorsqu'elle présente de grandes courbures, celles-ci entrent en contact plus intime avec le pharynx, elles se rapprochent même de l'amygdale en devant, ce qui rend le vaisseau plus accessible aux blessures dans ces régions.

La carotide interne est toujours un peu plus volumineuse à son origine que dans le reste de son trajet. Le renflement, qui d'ailleurs n'est pas toujours prononcé au même degré, a une longueur qui varie depuis quelques lignes seulement jusqu'à trois quarts de pouce, et tient à ce que celui que l'on observe à l'extrémité de la carotide primitive se prolonge sur la partie postérieure de la carotide interne. L'artère devient aussi presque toujours un peu plus grosse en se rapprochant du rocher. Si l'on fait abstraction du renflement placé à son origine, je trouve que Haller a eu raison quand il a dit (1) que, chez l'adulte, le calibre de la carotide externe, après qu'elle a produit la thyroïdienne supérieure, surpasse celui de la carotide interne.

Dans le canal carotidien, l'artère carotide interne est étroitement unie au périoste qui tapisse ce conduit, de sorte qu'elle le remplit d'une manière à peu près complète. Elle s'y porte d'abord de bas en haut, puis prend une direction horizontale, en marchant de dehors en dedans et d'arrière en avant, au côté du corps du sphénoïde, redevient ensuite ascendante jusqu'au bord supérieur du corps du sphénoïde, puis reprend une direction horizontale d'arrière en avant jusqu'à la base de la petite aile du sphénoïde, et de là enfin marche pour la dernière fois de bas en haut et un peu d'avant en arrière, pendant à peu près neuf lignes, dans l'espace compris entre le chiasma des nerfs optiques, le moyen lobe du cerveau et la racine du nerf olfactif, où elle se divise en ses branches terminales. Elle décrit donc, à partir de son entrée dans le canal, quatre courbures, qui sont généralement à angle droit, mais dont les deux dernières ont fréquemment aussi la forme d'un crochet. Après être parvenue dans le crâne, elle se trouve placée d'abord entre les os et la dure-mère, puis dans la cavité du sinus caverneux, et elle ne perce la dure-mère qu'à l'endroit où elle montre entre l'apophyse clinoïde antérieure et la moyenne,

---

(1) Fasc. 3, p. 2, note 4. — M.-J. Weber (*Handbuch der Anatomie*, t. II, p. 83) dit que l'artère carotidienne est plus grosse, *dans tout son trajet*, que l'externe (avant qu'elle ait fourni la thyroïdienne supérieure). Je ne saurais donner mon assentiment à cette assertion.

auprès du nerf optique. Dans l'intérieur du sinus caverneux, le nerf de la troisième paire, celui de la quatrième, celui de la sixième et la première branche de celui de la cinquième sont placés à son côté externe.

Régulièrement, la carotide interne ne fournit aucune branche jusqu'à son entrée dans le canal carotidien. Dans ce conduit, elle en donne une petite, qui se porte à la caisse du tympan, et une autre qui s'unit à l'artère vidienne. D'ordinaire elle produit aussi, de la convexité de sa troisième courbure, une artère un peu plus volumineuse (*arteria posterior receptaculi*), qui ne tarde pas à se diviser en beaucoup de rameaux : ceux-ci se répandent dans le ganglion de Gasser, dans la dure-mère qui tapisse la pointe du rocher et la partie postérieure de la selle turcique, dans les membranes de la selle elle-même et dans la glande pituitaire. Quelquefois ces rameaux naissent isolément de la carotide. Plus en devant, à la hauteur de sa quatrième courbure, celle-ci en donne une autre (*arteria anterior receptaculi*) dont les ramifications se perdent dans la dure-mère couvrant le sinus caverneux et les nerfs situés en cet endroit ; elles accompagnent surtout les trois branches de la cinquième paire, et s'anastomosent avec l'artère méningée moyenne. Après que la carotide a percé la dure-mère, elle fournit, à deux ou quatre lignes au-dessus du trou optique, un rameau ou ordinairement plusieurs rameaux, qui se dirigent en dedans, et en arrière, et qui se distribuent au chiasma des nerfs optiques, au tubercule cendré, à l'entonnoir et à la glande pituitaire.

Outre ces petites ramifications, dont la plupart n'ont point reçu de nom particulier, la carotide interne donne, vers la fin de son trajet, cinq branches spéciales, savoir, l'artère ophthalmique, la communiquante antérieure, la choroïdienne, la cérébrale antérieure et la cérébrale moyenne. Ces deux dernières sont, régulièrement, ses branches terminales. D'après leur volume, elles se rangent dans l'ordre suivant, choroïdienne, communiquante antérieure, ophthalmique (neuf à douze lignes), cérébrale antérieure et cérébrale moyenne (deux lignes).

Anomalies. On dit que l'artère carotide interne a été trouvée absente d'un côté (primitivement?). — Il lui arrive quelquefois de donner, au cou, des branches qui proviennent ordinairement de la carotide externe, assez fréquemment, par exemple, la pharyngienne ascendante, plus rarement l'occipitale (Haller, Tiedemann), ou la linguale (Krause).

Artère ophthalmique.

L'*artère ophthalmique* (*ophthalmica*) (1) naît de la partie antérieure de la carotide interne, derrière la racine postérieure de la petite aile du sphénoïde, immédiatement après que l'artère a percé la dure-mère. Décrivant un arc dont la convexité regarde en haut, elle se réfléchit sur le bord de cette racine postérieure, pour entrer dans le trou optique, ou plus rarement dans un trou particulier situé au côté externe de celui-ci; là, couverte d'abord en entier par le nerf optique, mais se plaçant peu à peu à son côté externe, elle marche directement en devant et en dehors, entre les muscles droit externe et droit supérieur de l'œil. A un pouce de son origine, et à environ trois quarts de pouce du globe de l'œil, elle décrit une courbure de bas en haut et de dehors en dedans, et, passant entre le muscle droit supérieur et le nerf optique, vient se placer au côté interne de ce dernier. Elle parcourt ensuite une certaine étendue d'arrière en avant, parallèlement au nerf optique, puis se recourbe au-dessus du muscle droit interne, pour atteindre la paroi interne de l'orbite, le long du bord supérieur interne de laquelle elle continue de marcher, passe sous la poulie du muscle oblique supérieur, en se dirigeant un peu vers le haut, et à la réunion des os maxillaire et frontal se partage en ses deux branches terminales, la frontale et la nasale. Dans ce trajet elle fournit un grand nombre de branches, ce qui fait qu'à l'angle interne de l'œil elle n'a plus qu'environ la moitié du calibre qu'elle présentait à son origine; mais les deux branches qui la terminent ne sont pas, généralement parlant, plus grêles que l'extrémité antérieure du tronc, et même assez souvent elles la surpassent en grosseur.

Il arrive quelquefois qu'au moment où elle tourne de dehors en dedans, l'artère ophthalmique passe, non pas au-dessus, mais au-dessous du nerf optique. Ce cas semble avoir lieu dans la figure de Sœmmerring (2). Du reste, l'artère se trouve parfois placée dès son origine au côté interne du nerf, de sorte qu'elle ne se croise point avec lui.

L'artère ophthalmique fournit à toutes les parties de l'œil, à la dure-mère de la base de la fosse antérieure du crâne, à la partie antérieure supérieure de la cavité nasale, à une portion du nez, et à la région frontale. Pendant qu'elle marche d'arrière en avant, au côté

(1) TIEDEMANN, tab. 8, fig. 4 et 5. — SŒMMERRING, *Das menschliches Auge*, tab. 5, fig. 1, fig. 2, fig. 3. — ARNOLD, fasc. 2, tab. 4, fig. 4 et 5.

(2) SŒMMERRING, tab. 4, fig. 1.

externe du nerf optique, elle produit, la plupart du temps, quelques ramifications grêles, qui se dirigent en arrière, et se distribuent aux parties fibreuses occupant le trou optique et la fente sphénoïdale. Parfois l'un de ces ramuscules, plus gros que les autres, pénètre dans le crâne par la fente sphénoïdale, et remplace une partie des branches de l'artère méningée moyenne. Les nombreuses branches de l'ophthalmique se produisent ordinairement dans l'ordre qui suit :

1° *Artère lacrymale* (*lacrymalis*) (1). Elle naît à l'endroit où l'ophthalmique passe sur le nerf optique pour se porter en dedans, et marche sur la paroi externe de l'orbite, entre les muscles droits supérieur et externe de l'œil. Elle donne naissance à des artères ciliaires, ou à l'ethmoïdale postérieure. Elle s'anastomose presque constamment avec la méningée moyenne, par un rameau méningien récurrent, en dehors avec la temporale profonde, en devant avec le rameau sous-cutané malaire provenant de la maxillaire interne. Ses rameaux constants sont les suivants :

a. Rameaux musculaires (*rami musculares*) (2), allant à l'origine du droit externe, du droit supérieur et du releveur propre de la paupière supérieure.

b. Rameaux lacrymaux (*rami lacrymales*) (3), qui se distribuent aux deux glandes lacrymales.

c. Rameaux palpébraux (*rami palpebrales*) (4). On trouve encore, à la suture fronto-zygomatique, un rameau simple, ou déjà divisé, de l'artère lacrymale, qui se répand dans la conjonctive de l'angle externe de l'œil, ainsi que dans les deux paupières, et qui s'anastomose avec les palpébrales internes.

2° *Artère centrale de la rétine* (*centralis retinæ*) (5). Elle naît de l'ophthalmique elle-même, ou d'une de ses branches postérieures, traverse, à six ou neuf lignes de l'œil, la gaîne du nerf optique, pour pénétrer dans l'intérieur de ce dernier, avec lequel elle parvient dans la cavité oculaire. Là elle se répand sur la face interne de la rétine (6),

(1 TIEDEMANN, fig. 4, .; fig. 5, ;. — ARNOLD, fig. 5, 10; fig. 4, 7. — SOEMMERRING, fig. 1, *r*; fig. 2, *c*.

2 TIEDEMANN, fig. 4, 4. — ARNOLD, fig. 4, 8 et 9; fig. 5, 11 et 12.

3 TIEDEMANN, fig. 4, 5. — ARNOLD, fig. 5, 12.

(4 TIEDEMANN, fig. 4, *c*, tab. 7, fig. 2, 6. — ARNOLD, tab. 1, fig. 8, 13.

5 TIEDEMANN, fig. 5, 4. — ARNOLD, tab. 4, fig. 5, 7.

6 SOEMMERRING, tab. 5, fig. 2, fig. 4, fig. 5, fig. 6. — ARNOLD, tab. 3, fig. 1, fig. 4, fig. 5.

ainsi que sur la membrane hyaloïde (1), et envoie en avant (chez le fœtus), une branche qui traverse le corps vitré, pour venir se répandre sur la capsule cristalline (2).

3° Les *artères ciliaires* (*ciliares*), toujours au nombre de plusieurs, percent la sclérotique, et fournissent à cette membrane, mais surtout à la choroïde, au corps ciliaire et à la rétine. La plupart d'entre elles perforent la cornée opaque tout près de l'entrée du nerf optique ; les autres le font au voisinage de la cornée transparente. C'est pourquoi on les distingue en postérieures et antérieures.

a. Les *artères ciliaires postérieures* (*ciliares posticæ*) (3) se composent très souvent de deux troncs principaux : un postérieur externe, qui se détache de l'ophthalmique un peu avant la lacrymale, et marche en serpentant le long du côté externe du nerf optique ; un antérieur interne, qui naît de l'ophthalmique à l'endroit où elle passe sur le nerf optique pour gagner la paroi interne de l'orbite, et qui s'avance en serpentant sur le côté interne de ce nerf. Chacun de ces troncs ne tarde pas à se diviser en quatre à huit rameaux flexueux. Il s'y joint encore plusieurs autres petits rameaux simples, ou également divisés, qui partent de l'artère lacrymale ou de branches musculaires, et qui vont gagner en serpentant le segment postérieur du globe de l'œil. Le plus gros rameau postérieur (postérieur externe) traverse fréquemment le ganglion ophthalmique, suivant Hyrtl. C'est de cette manière que naissent dix à vingt rameaux (même jusqu'à quarante, selon certains anatomistes), qui entourent le nerf optique, et pénétrent dans la sclérotique (4) ; ils fournissent des ramuscules déliés à cette membrane, et se placent entre elle et la choroïde, pour se comporter ensuite de différentes manières.

a'. Les *artères ciliaires postérieures courtes* (*ciliares posticæ breves*) se répandent dans la choroïde et dans le corps ciliaire.

bb. Les *artères ciliaires postérieures longues* (*ciliares posticæ longæ*) (5) marchent directement en avant, entre la sclérotique et la choroïde, jusqu'au ligament ciliaire, se partagent là en ramuscule supérieur et en ramuscule inférieur, et se répandent dans l'iris et la membrane pupillaire. Il n'y en a jamais que deux, une externe et

---

(1) ARNOLD, tab. 3, fig. 12 et 13.

(2) ARNOLD, tab. 3, fig. 21 et 22.

(3) TIEDEMANN, fig. 5, †, ‡ et 9. — ARNOLD, tab. 4, fig. 4, 5, 6, 7. — SOEMMERRING, tab. 4, fig. 1, *a*, *b*, *d*.

(4) ARNOLD, tab. 2, fig. 8 et 16.

(5) ARNOLD, tab. 2, fig. 16, *h* ; fig. 18, *I*, *a* ; fig. 19, *I*, *I*.

une interne, qui marchent aux deux côtés du globe oculaire, dans la direction presque de son plan horizontal, l'externe cependant un peu plus haut que l'interne.

b. Les *artères ciliaires antérieures* (*ciliares anteriores*) (1), dont le nombre varie de six à douze, sont, en général, des ramifications de branches musculaires de l'ophthalmique (ce qui fait aussi que, suivant Hyrlt, la branche que la sous-orbitaire envoie au muscle droit inférieur en fournit régulièrement une). Elles percent la sclérotique, à des distances régulières, au-dessus et au-dessous du trajet des ciliaires longues, et se répandent, comme celles-ci, dans l'iris et la membrane pupillaire.

4° Les *branches musculaires* (*rami musculares*) donnent à tous les muscles de l'œil et au releveur de la paupière supérieure. La plupart du temps, on en distingue deux plus grosses, l'une supérieure, l'autre inférieure.

a. La *supérieure* (*ramus muscularis superior*) naît au voisinage de la lacrymale. Elle fournit au droit externe, au droit supérieur et au releveur de la paupière. Quelquefois elle est remplacée entièrement par les branches musculaires de la lacrymale.

b. L'*inférieure* (*ramus muscularis inferior*) (2) naît tantôt seulement au côté interne du nerf optique, tantôt déjà à son côté externe, et dans ce dernier cas passe au-dessus ou au-dessous de lui, pour gagner le côté interne. Elle donne au droit interne et au droit inférieur, et envoie un ramuscule au sac lacrymal.

Les muscles obliques de l'œil, le supérieur surtout, reçoivent des branches particulières de l'ophthalmique; mais l'inférieur est quelquefois pourvu aussi par la branche musculaire inférieure.

Des artères destinées aux muscles droits partent de petits rameaux, qui s'en détachent au moment où elles percent l'œil, et qui se portent en devant à la conjonctive oculaire : suivant Sœmmerring (3), le muscle droit externe en fournit toujours moins que les trois autres.

5° L'*artère sus-orbitaire* (*supra orbitalis*) (4) ne naît, la plu-

---

1 ARNOLD, tab. 2, fig. 18, *h* ; fig. 19, *g.*

(2) ARNOLD, tab. 4, fig. 4. 11; fig. 5, 14.

(3 Tab. 4, fig. 3.

(4) WEBER, 1, 1. — ARNOLD, tab, 4, fig. 4, 16; fig. 5, 19. — Dans les deux figures de Tiedemann, l'artère désignée sous le nom de sus-orbitaire se porte en dedans, sous le muscle oblique supérieur : elle devait donc se réfléchir autour de ce muscle. L'artère sus-orbitaire ne suit pas cette marche, et toujours aussi elle naît plus en arrière. Le trajet et l'origine conviendraient parfaitement à l'ethmoïdale antérieure.

part du temps, qu'après que l'ophthalmique a passé sur le nerf optique ; elle se dirige en avant, se porte en même temps en haut,
au bord interne du muscle releveur de la paupière, pour gagner la
voûte de l'orbite, et pénètre dans la région surcilière, en traversant
le trou sus-orbitaire ou l'échancrure qui en tient lieu (1). Dans l'intérieur de l'orbite, elle distribue des ramuscules à la voûte de cette
cavité, ainsi qu'à la région de l'angle interne de l'œil. Parvenue au
bord de l'orbite, ou même avant d'y arriver, elle se partage en deux
branches, l'une externe, l'autre interne, qui montent toutes deux sur
l'os frontal, dépassent souvent en volume le tronc d'où elles proviennent, et se répandent dans les muscles sourcilier, frontal et orbiculaire des paupières, ainsi que dans la peau du front. Ces branches
s'anastomosent avec l'artère zygomato-orbitaire, la temporale superficielle antérieure, la frontale et la palpébrale supérieure.

6° Les *artères ethmoïdales* (*ethmoïdales*) sont, régulièrement, au
nombre de deux, une postérieure et une antérieure. Cette dernière
est beaucoup plus grosse que l'autre. Quelquefois l'une d'elles se
trouve réduite à un très petit calibre, et c'est presque toujours la
postérieure. Cependant on trouve parfois aussi la postérieure bien plus
volumineuse que l'antérieure, comme dans la figure d'Arnold.

a. L'*ethmoïdale postérieure* (*ethmoïdalis posterior*) (2) naît, ordinairement, au voisinage de la sus-orbitaire, tantôt au-devant et tantôt
en arrière de cette artère, dont il lui arrive quelquefois de provenir,
comme aussi on la trouve parfois émanant d'un tronc qui lui est commun avec l'ethmoïdale antérieure. Elle passe au-dessous du muscle
oblique supérieur, pour pénétrer dans le trou orbitaire interne postérieur, qu'elle parcourt, et arrive dans le crâne, à la réunion de la
lame criblée de l'ethmoïde avec le sphénoïde. Quelquefois elle donne,
dans l'intérieur de l'orbite, une artère ciliaire, ou une branche au
muscle oblique supérieur. Pendant qu'elle parcourt le trou orbitaire
interne postérieur, et en partie après avoir pénétré dans le crâne,
elle envoie aux cellules ethmoïdales, et à la région supérieure de la
cloison des fosses nasales, des ramuscules (3) qui s'anastomosent avec
la nasale postérieure provenant de la maxillaire interne. On peut la
désigner sous le nom de *nasale moyenne* (*nasalis media*). Les ramuscules qui s'insinuent dans le crâne vont à la dure-mère tapissant
la petite aile du sphénoïde, la lame criblée et la voûte de l'orbite.

<hr>

1 TIEDEMANN, tab. 7, fig. 2, 69. — ARNOLD, tab. I, fig. 8, *b* et 5.
2 ARNOLD, tab. 4, fig. 5, 21.
3 ARNOLD, tab. 9, fig. 1, 2; fig. 2, 2

b. L'*ethmoïdale antérieure* (*ethmoidalis anterior*) (1) naît, plus en avant, à l'endroit où le tronc de l'ophthalmique s'est déjà appliqué à la paroi interne de l'orbite; elle se jette de suite en dedans, au-dessous du muscle oblique supérieur, traverse le trou orbitaire interne antérieur, arrive dans le crâne, vis-à-vis de l'apophyse *crista galli*, et s'y partage en deux branches, l'artère méningée antérieure et la nasale antérieure.

aa. L'*artère méningée antérieure* (*meningea antica*) se compose toujours de plusieurs ramuscules, qui vont gagner la dure-mère, le long de la suture frontale, et la grande faux du cerveau.

bb L'*artère nasale antérieure* (*nasalis anterior*) 2) est la continuation de l'ethmoïdale antérieure. Elle pénètre dans la cavité nasale par un trou antérieur de la lame criblée, fournit des rameaux à la partie antérieure du labyrinthe, au sinus frontal, à la paroi interne du nez, enfin, par un ramuscule interne et parallèle au dos du nez, à la partie antérieure de la cloison nasale. Elle s'anastomose avec la nasale moyenne, la nasale postérieure, la naso-lobaire, et la labiale supérieure.

7° Les *artères palpébrales* (*palpebrales*) (3) naissent, tantôt séparément, tantôt par un tronc commun, de l'ophthalmique, là où celle-ci passe sous la poulie du muscle oblique supérieur.

a. L'*artère palpébrale inférieure* (*palpebralis inferior*), quand elle a une origine distincte, se détache de l'ophthalmique un peu plus tôt que l'autre, descend derrière le ligament palpébral interne (quelquefois aussi en devant, d'après la figure d'Arnold), et envoie des ramuscules à la caroncule lacrymale, ainsi qu'au muscle de Horner, et au sac lacrymal; jusqu'à la cavité nasale; la continuation de son tronc marche transversalement, en dehors, entre le cartilage et le muscle orbiculaire, à une ligne au plus de distance du bord libre de la paupière, pour s'anastomoser avec un rameau palpébral de l'artère nasale, ou (comme dans la figure de Sœmmerring), avec la palpébrale supérieure. De cette *arcade palpébrale inférieure* (*arcus tarseus inferior*) naissent, pour toute la paupière inférieure, de nombreux ramuscules, qui s'anastomosent avec la maxillaire externe, la sous-orbitaire et la transversale de la face.

b. L'*artère palpébrale supérieure* (*palpebralis superior*) descend

1 ARNOLD, tab. 5, fig. 5, 22.

2 TIEDEMANN, tab. 7, fig. 1, 4. ; WEBER, tab. 30, fig. 2, 14 ; fig. 5, 17, 18. — ARNOLD, tab. 9, fig. 1, 1: fig. 2, 1.

3 ARNOLD, tab. 1, fig. 8, . . . , . . — SŒMMERRING, tab. 2, fig. 3, *m, n, p, q, s.*

vers l'extrémité interne du cartilage tarse supérieur, donne des ramuscules à la caroncule lacrymale, en fournit un plus gros, et constant, qui traverse la paupière en arcade, au-dessus du bord convexe du cartilage, et se dirige ensuite en dehors, entre ce dernier et le muscle orbiculaire, à une ligne au plus du bord libre de la paupière, pour s'anastomoser avec la branche palpébrale de l'artère lacrymale. De là résulte l'*arcade palpébrale supérieure (arcus tarseus superior)*. L'artère palpébrale supérieure s'anastomose avec la frontale, la sus-orbitaire et la zygomato-orbitaire.

8° L'*artère frontale (frontalis)* (1) monte de l'angle interne et supérieur de l'orbite, sur l'os frontal, et fournit à une partie de l'orbiculaire des paupières, du sourcilier et du frontal, ainsi qu'à la peau et au périoste du front, jusqu'à la suture coronale. Elle s'anastomose avec l'artère temporale, l'artère homonyme du côté opposé, la sus-orbitaire, et les autres branches terminales de l'ophthalmique. Ordinairement, elle donne d'abord, en dehors, un rameau plus gros que les autres, qui s'anastomose avec l'artère sus-orbitaire, et la remplace quelquefois : ce rameau se répand dans le muscle sourcilier, et, par là, mérite le nom d'*artère surcilière (ramus superciliaris)*. Fréquemment, on peut distinguer, dans le prolongement de l'artère frontale, un rameau superficiel et un rameau profond : ce dernier se divise à son tour en deux ramuscules, l'un externe, l'autre interne.

9° L'*artère nasale*, ou *dorsale du nez (nasalis, dorsalis nasi)* (2), existe toujours, mais présente beaucoup de variétés sous le rapport de sa distribution, attendu que tantôt elle remplace presque en totalité la branche nasale de la maxillaire interne, et tantôt elle est presque entièrement suppléée par elle (3). En général, elle descend de l'angle supérieur interne de l'orbite vers la partie latérale du nez. Quelquefois elle donne une artère palpébrale peu après son origine (4). Souvent elle envoie un rameau considérable au sac lacrymal. On peut considérer comme normales les branches suivantes :

a. L'*artère angulaire (angularis)*, qui descend le long du nez, entre le muscle pyramidal et l'élévateur de la lèvre supérieure, et se rencontre avec la branche homonyme de la maxillaire externe. Elle

---

(1) TIEDEMANN, tab. 5, 112 WEBER, tab. 29, fig. 1, 21 ; tab. 7, fig. 2, 42 et 45 ; fig. 3, 29. — WEBER, 1, 2. — ARNOLD, tab. 1, fig. 8, *s* ; tab. 8, fig. 8, *v*.

(2) TIEDEMANN, tab. 5, 110 WEBER, tab. 29, fig. 1, 22 ; tab. 7, fig. 2, 59 ; fig. 3, 50 WEBER, tab. 30, fig. 1, 18. — ARNOLD, tab. 1, fig. 8, *7* ; tab. 8, fig. 8, *w*.

(3) ARNOLD, tab. 8.

(4) ARNOLD, tab. 8, fig. 8, *x*.

envoie en dehors des rameaux au muscle pyramidal, ainsi qu'au voisinage du bord libre de la paupière inférieure.

b. Les *rameaux dorsaux du nez* (*rami dorsales nasi*). Immédiatement au-dessous du tronc, on a coutume de voir une branche se porter en travers sur le nez ; les ramifications de cette branche se répandent sur le dos du nez et le front ; quelques uns pénètrent, par les trous des os nasaux, dans l'intérieur du nez, où ils s'anastomosent avec l'artère ethmoïdale antérieure. Quand l'artère nasale provenant de l'ophthalmique est petite, cette branche naît de la maxillaire externe (1) ; a-t-elle, au contraire, acquis un grand volume aux dépens de celle-ci, elle fournit les rameaux dorsaux qui vont jusqu'au milieu du nez, et même les rameaux destinés à l'aile de cet organe.

Anomalies. L'artère lacrymale manque quelquefois, et elle est alors remplacée par une branche de la méningée moyenne, qui pénètre dans l'orbite par la fente sphénoïdale. Des ramuscules récurrents, s'anastomosant avec la méningée moyenne, sont un premier pas fait vers cette variété. On assure que l'artère temporale profonde antérieure remplace aussi quelquefois la lacrymale. — L'artère sus-orbitaire est absente et suppléée par la frontale. — Il manque l'une des ethmoïdales (la plupart du temps la postérieure) ; alors celle qui existe est plus grosse.

Artère communicante postérieure.

L'artère *communicante postérieure*, ou *de Willis* (*communicans posterior*) 2), naît, à trois ou cinq lignes au-dessus de l'ophthalmique, de la partie postérieure de la carotide interne, se dirige en arrière et en dedans, au-dessous des bandelettes optiques, en dehors des éminences mamillaires, donne des ramuscules au tubercule cendré, à l'éminence mamillaire, au pédoncule cérébral, et, après avoir parcouru un trajet de six à neuf lignes, se jette dans l'artère cérébrale postérieure, qui émane de la division antérieure de la basilaire. Elle forme donc, des deux côtés, le cercle artériel, *circulus arteriosus Willisii*, qui est produit en devant par les deux artères du corps calleux et leur commissure transversale, en arrière par les branches terminales antérieures de la basilaire. Peut-être serait-il plus exact de la considérer comme une branche secondaire de la basilaire, unissant celle-ci avec la carotide interne.

<hr>

1 Arnold, tab. 8, fig. 8, *r*, *t*.

2 Tiedemann, tab. 8, fig. 3, 9, 9. — Weber, tab. 30, fig. 1, *r*, *r*.

Anomalies. On l'a vue manquer dans un cas (d'un côté seulement?) —Quelquefois elle vient de la méningée moyenne, et non directement de la carotide interne. Cette branche anastomotique, entre les artères cérébrales moyenne et postérieure, existe aussi indépendamment de la communication postérieure normale, en sorte que celle-ci est double. — On l'a trouvée plus grêle qu'à l'ordinaire, soit d'un côté seulement, soit des deux côtés à la fois; mais il est plus commun qu'elle ait davantage de calibre. Dans ce dernier cas, le volume de la cérébrale postérieure, fournie par la basilaire, diminue proportionnellement, de manière que cette dernière naît tantôt d'elle et de la basilaire également, tantôt presque uniquement d'elle.

Artère choroïdienne antérieure.

L'*artère choroïdienne antérieure* (*choroidea anterior*) (1), la plus petite de toutes les branches de la carotide interne qui ont reçu un nom, naît immédiatement au-dessus de la communicante postérieure; elle se dirige en dehors et en arrière, le long de la bandelette optique, sous le pédoncule cérébral, pénètre avec la bandelette dans la corne latérale du ventricule latéral, et tourne autour de la couche optique, dans l'excavation de la corne d'Ammon, couverte par la bandelette. Elle est renfermée dans la pie-mère du ventricule, et se ramifie dans cette membrane, en sorte que les vaisseaux des deux côtés s'anastomosent ensemble et avec des branches de la cérébrale postérieure, au-dessous de la voûte à trois piliers. Elle fournit aux parois du ventricule latéral.

Anomalies. Quelquefois elle n'est pas plus grosse que les petites branches innominées de la carotide interne, ce qui fait qu'elle semble manquer. Ailleurs, elle est une branche de la cérébrale postérieure; c'est ce que j'ai vu dans un cas où celle-ci naissait de la carotide.

Artère cérébrale antérieure.

L'*artère cérébrale antérieure*, *artère du corps calleux* (*arteria cerebri anterior s. corporis callosi*) (2), est la plus faible des deux branches terminales de la carotide interne. Elle se dirige en dedans et un peu en devant, sur le nerf optique, derrière la racine du nerf olfactif, dans la scissure qui sépare les deux lobes antérieurs du cerveau, se courbe là de bas en haut, sur la face interne du lobe céré-

1 WEBER, tab. 30, fig. 4, 11, 11; fig. 6, 1.
2 TIEDEMANN, tab. 8, fig. 2, 11. — WEBER, tab. 30, fig. 1, 13, fig. 5, 1, 2; fig. 6, 4.

bral antérieur, puis tourne d'avant en arrière autour du genou du corps calleux, et marche ensuite parallèlement à la surface de ce dernier, qu'elle touche en partie, jusqu'au voisinage de son renflement postérieur. A l'endroit où elle pénètre dans la grande fente cérébrale moyenne, on trouve toujours, entre elle et celle du côté opposé, une branche transversale, l'*artère communicante antérieure* (*ramus communicans anterior*), qui tantôt ne forme presque qu'une simple ouverture entre les deux vaisseaux adossés, et tantôt constitue un canal transversal long d'une à quatre lignes. Dans le premier cas, la communication entre les deux artères du corps calleux est généralement plus large que dans le second. Fréquemment cette branche anastomotique est double, ou au moins double et même triple d'un côté.

Depuis son origine jusqu'à la communicante antérieure, l'artère cérébrale antérieure donne une vingtaine de très petits ramuscules, qui pénètrent dans le cerveau, au-dessus du chiasma des nerfs optiques et au commencement de la scissure de Sylvius, et se distribuent au bec du corps calleux, à la voûte à trois piliers, à la cloison transparente. De la communicante naissent presque toujours aussi quelques petits rameaux, qui vont aux mêmes parties ; mais assez régulièrement il s'en détache un ou deux, qui montent en suivant la direction du tronc de la cérébrale antérieure, et se portent sur la face supérieure du corps calleux, auquel ils fournissent des ramifications très grêles.

Aux environs de la communicante, presque toujours un peu plus haut qu'elle, l'artère cérébrale antérieure donne deux petites branches, ou, plus rarement, comme dans la figure de Tiedemann, une seule, qui ne tarde pas à se bifurquer. La première se porte en dehors, dans la direction du tronc ; elle se distribue au commencement de la scissure de Sylvius et à l'angle postérieur interne du lobe antérieur du cerveau, par conséquent à la région des racines du nerf olfactif. La seconde marche presque toujours d'arrière en avant dans la gouttière du lobe antérieur qui loge le nerf olfactif, et fournit à ce dernier, mais surtout aux deux renflements internes de la face inférieure du lobe antérieur, jusqu'à son sommet.

Jusqu'au corps calleux, l'artère donne encore, la plupart du temps, deux branches plus fortes (ou une seule bientôt bifurquée), qui se prolongent dans les sillons de la face interne du lobe antérieur, audevant de la pince, et fournissent à cette face interne, jusqu'à l'extrémité antérieure du cerveau, mais parviennent aussi un peu, comme les branches suivantes, sur la face externe du viscère.

Pendant son trajet horizontal d'avant en arrière, l'artère envoie immédiatement un grand nombre de ramuscules déliés dans la substance du corps calleux, et se divise peu à peu en quatre à six grosses branches, qui, généralement parlant, sont ascendantes, quoique les postérieures se dirigent aussi un peu d'avant en arrière. Ces branches s'enfoncent dans les sillons de la face interne des lobes antérieur et moyen, fournissent à toute la face interne de l'hémisphère, jusqu'au renflement du corps calleux, et s'anastomosent avec l'artère cérébrale postérieure; mais elles dépassent en outre le bord interne de l'hémisphère, et s'étendent d'un pouce à un pouce et demi sur la surface supérieure, où elles s'anastomosent avec la cérébrale moyenne.

Anomalies. Suivant la description de Meckel, qui n'est pas très intelligible, les deux artères cérébrales antérieures se réunissent quelquefois ensemble, au lieu de tenir simplement par la communicante antérieure, et forment ainsi un tronc commun, d'une certaine longueur, d'où partent ensuite les deux artères du corps calleux. C'est là une répétition de la manière dont se comporte l'artère basilaire. — D'après Krause, il arrive parfois que les deux cérébrales antérieures naissent d'une carotide, et les deux cérébrales postérieures de l'autre. Dans un cas de ce genre, Meckel a vu la carotide gauche fournir les deux artères du corps calleux, et la droite les deux cérébrales moyennes. Haller (1) aussi désigne expressément la carotide gauche comme génératrice des deux artères du corps calleux. — Cette anomalie est portée à un moindre degré quand l'une des artères du corps calleux donne, au-dessus de la communicante antérieure, une branche qui va se répandre dans l'hémisphère du côté opposé. — Chez un enfant atteint de bec-de-lièvre, avec scission du voile du palais, la gauche fournissait aux deux côtés du cerveau; la droite se trouvait réduite à un petit canal de communication, qui s'abouchait dans le commencement de la gauche (2). — Haller a vu quelquefois l'extrémité de l'artère du corps calleux s'étendre sur la faux du cerveau et la tente du cervelet.

Artère cérébrale moyenne.

L'artère cérébrale moyenne, artère de la scissure de Sylvius (arteria cerebri media s. transversa, arteria fossæ Sylvii) (3), est,

(1) *Icon. anat.*, fasc. 7, p. 6.

(2) ARNOLD, *Bemerkungen ueber den Bau des Hirnes und Rueckenmarks*, 1838, tab. 2.

(3) WEBER, tab. 30, fig. 1, 12; fig. 5, 5.

sous le rapport du calibre, la continuation du tronc de la carotide interne. Elle se dirige en dehors, puis, plus loin, un peu en arrière et en haut, et marche au fond de la scissure de Sylvius. Dans l'étendue d'un pouce, à partir de son origine, elle donne de nombreux rameaux, dont quelques uns sont un peu plus volumineux que les autres, qui traversent la substance criblée, montent verticalement tant dans le noyau lenticulaire que dans le corps strié, et atteignent presque la surface libre de ce dernier dans le ventricule latéral. Constamment aussi elle en fournit un autre, un peu plus gros, et parfois double, qui se rend à la face externe de l'extrémité interne arrondie du moyen lobe du cerveau.

Le tronc de l'artère, pendant qu'il est caché dans la profondeur, se partage en quatre à huit fortes branches, qui, après un court trajet, se divisent à leur tour dichotomiquement, d'une manière assez régulière. Cinq à huit de ces ramifications secondaires partent des angles antérieur et postérieur de l'île, et passent sur le bord de l'opercule, pour aller gagner la face externe de l'hémisphère, à la partie supérieure de laquelle elles fournissent, jusqu'à un pouce ou un pouce et demi de son bord supérieur, en s'anastomosant avec l'artère cérébrale antérieure. Quatre à huit autres ramifications secondaires se dirigent également en dehors, en bas et en arrière, vers le bord supérieur du lobe moyen, qui regarde la scissure de Sylvius, se répandent sur la face externe des lobes moyen et postérieur, et s'anastomosent avec l'artère cérébrale postérieure. La sortie des branches principales commence à quelques lignes déjà, ou seulement à un pouce et demi, de l'origine de la cérébrale moyenne.

Dans certains cas, la distribution de l'artère cérébrale moyenne est fort régulière. Elle se divise bientôt en deux branches, de calibre égal, qu'on peut appeler supérieure et inférieure. La supérieure donne tous les rameaux destinés à l'île et à la partie supérieure de la face externe de l'hémisphère; l'inférieure, ceux qui le sont à la partie postérieure et à la partie inférieure de ce dernier. C'est là ce qu'on doit considérer comme le type fondamental de la distribution de l'artère cérébrale moyenne. Un sujet m'a offert, d'un côté du corps, le plus haut degré de régularité, attendu que la branche supérieure et l'inférieure se divisaient chacune en trois rameaux secondaires, qui eux-mêmes se bifurquaient après un court trajet.

Anomalies. Meckel a vu la cérébrale moyenne gauche naître de la carotide droite.

ARTICLE II.

DE L'ARTÈRE SOUS-CLAVIÈRE.

L'*artère sous-clavière*, d'un calibre de près de cinq lignes, est le second des gros troncs qui naissent, à gauche de la crosse de l'aorte immédiatement, et à droite du tronc innominé. Elle fournit à une partie de la moelle épinière, au cervelet, à la partie postérieure du cerveau, à toutes les parties molles et dures de la nuque, à la région inférieure du cou, à la paroi antérieure de la poitrine, à la partie supérieure de l'abdomen, enfin à tout le membre supérieur. Elle monte d'abord en droite ligne, puis se recourbe en arcade, de dedans en dehors et de haut en bas, pour pénétrer dans la région axillaire, en passant derrière la clavicule et au-dessus de la première côte ; elle descend ensuite au côté interne, et plus loin au côté antérieur du bras, passe sur l'articulation huméro-cubitale, et se divise, au sommet de l'avant-bras, en deux branches, qui continuent de suivre la même direction. Pour rendre plus facile l'étude de ses nombreuses branches, on y distingue quatre portions, d'après les régions qu'elle parcourt dans son trajet, savoir : l'artère sous-clavière proprement dite, l'artère axillaire, l'artère brachiale, enfin les artères de l'avant-bras et de la main.

I. ARTÈRE SOUS-CLAVIÈRE PROPREMENT DITE.

Avant tout, il faut bien fixer la limite de l'*artère sous-clavière proprement dite* (*subclavia*) (1), c'est-à-dire le point où elle cesse de porter ce nom, pour prendre celui d'axillaire ; car la plupart des anatomistes et des chirurgiens diffèrent d'opinion à ce sujet. En effet, tandis que les anatomistes (allemands) regardent ordinairement le bord externe du muscle scalène antérieur, derrière lequel passe l'artère, comme la fin de la sous-clavière, les chirurgiens parlent de ligatures appliquées à ce vaisseau au-dessous de la clavicule, par conséquent dans une région certainement inférieure à celle que les anatomistes lui assignent pour limite. Comme, depuis le bord externe du scalène antérieur jusqu'au bord inférieur de la clavicule, l'artère ne fournit régulièrement aucune branche qui puisse parler en faveur ou de la sous-clavière ou de l'axillaire, peu importe, à proprement parler, où l'on place la limite, dont la situation est assez arbitraire. Ce-

____

(1) TIEDEMANN, tab. 1, 40 et 48, tab. 5, 119 (WEBER, tab. 28, fig. I, IV ; tab. 102 (WEBER, tab. 29, fig. 2, IV). — WEBER, II. 37.

pendant, comme le nom de sous-clavière appartiendrait avec plus de droit à l'axillaire si l'on établissait la limite des deux vaisseaux au bord externe du scalène antérieur, je rapporte à la sous-clavière la portion du vaisseau qui est située derrière la clavicule, ou, pour parler d'une manière plus précise, je regarde comme artère sous-clavière toute l'étendue de ce tronc comprise entre son origine et le point où il passe dans l'aisselle, entre la première côte et le muscle sous-clavier. Cette détermination est d'autant plus exacte qu'une des branches de la sous-clavière, la cervicale transverse, naît très souvent au-delà du scalène antérieur.

Les artères sous-clavières droite et gauche se distinguent l'une de l'autre sous plusieurs rapports, au commencement de leur trajet.

La droite est plus courte que la gauche d'un peu plus que la longueur du tronc innominé, parce qu'à partir de l'origine de ce dernier la crosse de l'aorte se dirige aussi un peu en bas. D'un autre côté, comme la crosse de l'aorte se porte aussi d'avant en arrière, le commencement de la sous-clavière droite est plus rapproché que celui de la gauche de la face antérieure du corps. On la dit également presque toujours un peu plus volumineuse. A partir de son origine, elle décrit une arcade de dedans en dehors, et un peu de bas en haut, arrive entre le scalène antérieur et le moyen, puis descend de dedans en dehors, entre la clavicule et la face antérieure de la première côte. La gauche monte presque en ligne droite, depuis son origine, et ne se dirige que très peu en dehors, à cause de sa plus grande longueur, et aussi parce que son origine est plus éloignée de la ligne médiane du corps que la bifurcation du tronc innominé ; mais une fois qu'elle a atteint le bord interne du scalène antérieur, elle décrit une arcade, tout comme celle du côté droit.

La partie la plus bombée de l'arc que les sous-clavières décrivent se trouve placée derrière le scalène antérieur ; mais elle l'est à plus d'un pouce du point correspondant, en ligne droite, de la première côte.

Sous le point de vue chirurgical, on peut distinguer trois portions dans l'artère sous-clavière : la première s'étend depuis l'origine jusqu'au bord interne du scalène antérieur ; la seconde, jusqu'au bord externe de ce muscle ; la troisième, jusqu'au commencement de l'artère axillaire. La seconde et la troisième portion ont les mêmes dimensions des deux côtés, tandis que la première varie, sous ce rapport, à droite et à gauche.

Première portion. La droite et la gauche sont couvertes en devant par le muscle sterno-thyroïdien, la veine innominée, le nerf pneumo-gastrique, le nerf diaphragmatique, et la portion externe du sterno-cléido-mastoïdien. En dedans, l'une et l'autre touchent à la carotide interne de leur côté : seulement la gauche marche parallèlement à cette artère dans presque toute sa longueur, tandis que la droite se jette sur-le-champ en dehors. En arrière de la droite, on trouve le nerf récurrent, et la gauche touche immédiatement le muscle long du cou. En dehors, toutes deux sont couvertes par la plèvre dans toute leur longueur, car la cavité pectorale s'étend aussi haut, et même plus, que leur convexité : elles sont donc là en contact immédiat avec le lobe supérieur du poumon ; mais la gauche l'est dans une plus grande étendue que la droite. En outre, on remarque des deux côtés, autour d'elles, des glandes lymphatiques et des filets du nerf grand sympathique.

Deuxième portion. Elle correspond en bas à la première côte, en haut aux deux muscles scalènes, entre lesquels elle passe ; en arrière au plexus brachial ; en devant au scalène antérieur, qui la sépare de la veine sous-clavière.

Troisième portion. Elle est située dans la fosse sus-claviculaire, couverte en devant par la veine correspondante, la clavicule et le muscle sous-clavier ; derrière elle se trouve le plexus brachial ; au-dessus d'elle, le peaucier et l'aponévrose du cou, avec du tissu cellulaire graisseux. En bas, elle touche à la première côte.

Les branches provenant de la sous-clavière qui ont reçu des noms particuliers naissent régulièrement d'un assez court espace de la première portion : en général, il n'y en a qu'une seule qui tire son origine de la seconde, ou même seulement de la troisième. Ces branches sont au nombre de neuf, savoir : l'*artère vertébrale*, la *thyroïdienne inférieure*, la *cervicale ascendante*, la *cervicale superficielle*, la *scapulaire supérieure*, la *mammaire interne*, l'*intercostale supérieure*, la *cervicale profonde*, et la *cervicale transverse*. Mais jamais ces neuf branches ne naissent toutes immédiatement de la sous-clavière : d'ordinaire on trouve, sur deux points, des troncs courts qui fournissent deux ou plusieurs d'entre elles. Ainsi, la cervicale profonde a régulièrement une origine commune avec l'intercostale supérieure : de même, la thyroïdienne inférieure forme un tronc commun court avec deux ou trois autres branches, savoir : presque sans exception, avec les cervicales ascendante et superficielle, auxquelles se joint très fréquemment encore la scapulaire supérieure. Cependant l'origine de ces trois dernières varie si souvent que je suis dans le doute de savoir si la naissance de la thyroïdienne inférieure en commun avec elles représente réellement l'état normal. Si, comme l'a fait Krause, on donne des noms particuliers, ceux d'artère thyro-cervicale et d'artère costo-cervicale, aux troncs communs dont il vient d'être parlé, le nombre des artères spéciales provenant immédiatement de la sous-clavière se trouve réduit à cinq, la *vertébrale*, la *thyro-cervicale*, la *mammaire interne*, la *costo-cervicale*, et la *cervicale transverse*. La mammaire interne naît de la concavité de l'arc, et les quatre autres de sa convexité, la thyro-cervicale en avant, la vertébrale et surtout la costo-cervicale en arrière. L'artère thyro-cervicale est presque toujours la plus forte branche; viennent ensuite la vertébrale (deux lignes), la mammaire interne (une ligne et demie), enfin la costo-cervicale et la cervicale transverse (une ligne à une ligne et demie).

L'artère sous-clavière fournit encore de petites branches, en nombre inconstant, de la même région que celle d'où partent les grosses, mais déjà aussi de la partie inférieure de la première portion, surtout au côté gauche. Ces ramuscules se distribuent, en bas et en dedans, au médiastin postérieur, au thymus, au péricarde, aux bronches, à l'œsophage (*arteriæ mediastinales, thymicæ, pericardiacæ, bronchicæ, œsophageæ*), ainsi qu'en haut aux muscles et à d'autres parties du cou.

Anomalies. L'origine de l'artère sous-clavière offre les variétés dont il a été question quand j'ai donné la description de la crosse de l'aorte. A droite, où les anomalies sont plus communes, la première portion devient plus longue lorsque la sous-clavière naît immédiatement de la crosse aortique, et surtout lorsqu'en même temps son origine se trouve portée plus à gauche que de coutume. A gauche, les anomalies qu'on rencontre sont presque toujours accompagnées d'un raccourcissement de la première portion. Cette disposition n'exerce aucune influence sur l'origine des branches; elles ne naissent jamais qu'au voisinage du scalène, même lorsque la sous-clavière est beaucoup plus longue que de coutume. — Très rarement la sphère de distribution de cette artère se trouve agrandie, parce qu'elle fournit les branches qui naissent généralement de la carotide. Cependant on l'a vue donner de ce côté l'occipitale tout entière, ou celle-ci naître d'elle indirectement, c'est-à-dire par l'intermédiaire de la vertébrale. Il arrive plus souvent que le nombre de ses branches diminue, celles-ci se rapprochant davantage du cœur : ainsi, surtout à gauche, la vertébrale vient de la crosse de l'aorte, ou la mammaire interne droite du tronc innominé.

Artère vertébrale.

L'*artère vertébrale* (*vertebralis*) (1) provient de la partie postérieure et un peu de la partie interne de la sous-clavière : du côté
droit, à peu de lignes de l'origine de cette dernière ; du côté gauche,
à la même hauteur que celle du côté droit, ou quelques lignes plus
près de la crosse aortique. Elle se porte directement en haut et un
peu en arrière, entre le muscle long du cou et le scalène antérieur,
comme aussi derrière l'artère thyroïdienne inférieure, et pénètre dans
le trou dont est percée l'apophyse transverse de la sixième vertèbre
cervicale. Elle continue de monter dans le canal des apophyses tran-
verses des vertèbres supérieures du cou, au-devant des nerfs qui
sortent de ces dernières, et en décrivant toujours une faible courbure
entre chaque couple de vertèbres. En traversant le trou de la seconde,
elle se courbe davantage en dehors, et quand elle a franchi celui de
la première, elle se dirige horizontalement en arrière et en dedans,
dans la gouttière située entre l'apophyse articulaire supérieure et l'arc
postérieur de l'atlas, où, quelquefois chez l'homme, comme régulièrement chez certains mammifères, se rencontre un trou dans la
substance osseuse ; là elle perce le ligament postérieur de remplissage
et la dure-mère rachidienne, et arrive dans le canal vertébral, à l'extrémité supérieure de la moelle épinière. A partir de ce point, elle se
porte, en haut et en dedans, au-devant de la moelle allongée, en décrivant une courbure plus ou moins forte; et au bord postérieur du
pont de Varole, elle se réunit, sous un angle aigu, avec celle du côté
opposé, de manière à produire l'artère basilaire, qui, la plupart du
temps, n'est pas beaucoup plus grosse qu'une seule des deux vertébrales. Depuis son entrée dans le canal rachidien jusqu'à la formation
de l'artère basilaire, sa longueur est d'environ un ou deux pouces.
L'artère basilaire, presque toujours un peu courbe aussi, marche en
avant, sur le milieu du pont de Varole, au-devant du bord antérieur
duquel elle se partage en deux branches, l'une à droite, l'autre à
gauche, les artères cérébrales postérieures, qui concourent à la formation du cercle artériel, attendu que les communications provenant
de la carotide s'abouchent avec elles.

I. *Artère vertébrale proprement dite.*

Celles de ses branches qui ont reçu des noms spéciaux sont :

(1) TIEDEMANN, tab. I, †; tab. 6, 127 (WEBER, tab. 29, fig. 2. *g* ; tab. 8,
fig. 1, 5° WEBER, tab. 30, fig. 3, 6 ; fig. 2, 1, 1. — WEBER, II. 45. et tab. 30,
fig. 4, 1, 1.

1° *Branches musculaires* (*rami musculares*) (1). Pendant que l'artère vertébrale monte dans le canal, elle donne des ramifications antérieures, externes et postérieures, à tous les muscles qui prennent leur insertion aux apophyses transverses. Ces ramifications sont insignifiantes : on en distingue seulement une, assez considérable, qui se détache entre la première vertèbre cervicale et la seconde, pénètre en arrière et en bas, et s'anastomose avec la cervicale profonde ; son calibre paraît être généralement en raison inverse de celui de la branche musculaire profonde de l'occipitale. Une autre branche, qui naît en arrière, entre l'atlas et l'os occipital (2), et qui se ramifie dans les muscles droits et obliques de la tête, est presque toujours plus petite, mais parfois aussi plus volumineuse.

2° *Branches méningiennes* (*rami meningei*). Pendant son trajet jusqu'au grand trou occipital, l'artère vertébrale envoie, à travers les trous de conjugaison, de petites branches qui se répandent dans la dure-mère rachidienne, les parties fibreuses de la colonne vertébrale et la substance des vertèbres. L'une de ces branches, plus grosse que les autres, et simple ou double (*meningea posterior*), se détache au niveau de la première vertèbre cervicale, se répand dans la portion de la dure-mère qui tapisse les fosses occipitales inférieures, et s'anastomose avec les petites branches méningiennes de l'occipitale, de la pharyngienne ascendante et de la méningée moyenne. Cependant ces branches méningiennes de la région cervicale naissent aussi en partie de la cervicale ascendante ou de la cervicale profonde.

3° *Branches spinales* (*rami spinales*). L'artère vertébrale envoie encore, à travers les trous de conjugaison, des branches qui, s'appliquant aux nerfs auxquels ces trous livrent passage, tantôt sont renfermées dans l'enveloppe fibreuse du ganglion nerveux, tantôt passent à l'extérieur de ce ganglion, se partagent en rameaux antérieurs et rameaux postérieurs, et vont gagner, de concert avec les racines nerveuses correspondantes, la face antérieure et la face postérieure de la moelle épinière. Là se réunissent ensemble non seulement les vaisseaux des deux côtés, mais encore ceux qui sont superposés les uns aux autres du même côté, et tous ensemble se distribuent à la moelle épinière. Il arrive aussi parfois à quelques unes de ces branches spinales de ne point naître de l'artère vertébrale, alors même que celle-ci se trouve située à la partie correspondante du rachis, mais de la cervicale ascendante et de la cervicale profonde.

1) Tiedemann, tab. 8, fig. 1, 56, 57, 58.
2) Tiedemann, fig. 1, 38.

Depuis l'entrée de l'artère dans le canal rachidien jusqu'à la basilaire, elle fournit de nombreuses petites branches analogues, qui pénètrent principalement dans la moelle allongée, à l'origine des quatre nerfs cérébraux postérieurs, et descendent en partie pendant quelque temps sur le nerf accessoire, entre les deux séries de racines. Mais, en outre, on voit aussi naître, de chaque côté, pour la moelle allongée et la région supérieure de la moelle épinière, une branche postérieure et une branche antérieure, qui ont reçu plus particulièrement le nom d'*artères spinales* (*spinales*).

a. L'*artère spinale postérieure* (*spinalis posterior*) naît à six lignes ou un pouce de distance de la basilaire, plus tôt que la cérébelleuse postérieure inférieure, ou peut-être tout aussi fréquemment de cette dernière elle-même. Cette branche, insignifiante, descend sur la face postérieure de la moelle allongée et de la moelle épinière, donne des ramuscules à la pie-mère du pourtour du sinus rhomboïdal, et, dans ce dernier lui-même, forme des anastomoses transversales avec l'artère homonyme du côté opposé, puis se réunit avec les branches spinales supérieures de la vertébrale.

b. L'*artère spinale antérieure* (*spinalis anterior*) (1) naît après la cérébelleuse postérieure inférieure, près de la basilaire, descend de dehors en dedans, sur la face antérieure de la moelle allongée, et se réunit, au commencement de la moelle épinière, avec l'artère homonyme du côté opposé. Elle communique avec les branches rachidiennes supérieures de la vertébrale, et se distribue tant à la moelle allongée qu'à la partie supérieure de la moelle épinière (2).

---

(1) TIEDEMANN, tab. 8, fig. 2, 2. — WEBER, tab. 30, fig. 4, 2, 2.

(2) Les artères spinales antérieures et postérieures sont ordinairement décrites comme des branches rachidiennes essentiellement différentes de celles qui pénétrent à travers les trous de conjugaison : aussi donne-t-on à celles-ci le nom de *spinales latérales*, et aux autres celui de *spinales longæ*. Les spinales longues parcourent, dit-on, toute la longueur de la moelle épinière, et même on prétend que la spinale antérieure réunie descend jusqu'à l'extrémité inférieure en cul-de-sac de la dure-mère rachidienne. On ajoute qu'elles s'anastomosent, dans les intervalles de deux ou d'un plus grand nombre de vertèbres, avec les spinales latérales provenant de la vertébrale, des inter-costales, des lombaires et des sacrées. D'après cette manière de voir, le sang coulerait essentiellement de haut en bas, suivant la direction longitudinale de l'organe.

Mais si l'on examine la figure que Haller a donnée (*Icon. anat.*, fasc. 7, tab. 4) des artères spinales postérieures, et que je trouve parfaitement conforme à la nature, on acquiert sans peine la conviction que les deux spinales postérieures ne descendent pas parallèlement l'une à l'autre vers l'extrémité de

4° *L'artère cérébelleuse inférieure, ou grande cérébelleuse* (**arteria**

la moelle épinière, et qu'elles cessent déjà très haut. Le réseau artériel à larges mailles, et formé par de petits troncs onduleux, qui règne sur la face postérieure de la moelle épinière, provient de ce que, sur plusieurs points, des branches spinales latérales se rendent à la moelle, en suivant les cordons nerveux, se partagent, tantôt plus, tantôt moins distinctement, en un rameau ascendant et un rameau descendant, et s'anastomosent tant avec les vaisseaux situés immédiatement au-dessus et au-dessous qu'avec ceux du côté opposé. La circulation ne s'effectue donc pas par un courant descendant continu, mais de telle sorte que, de distance en distance, aboutissent à la moelle de petits courants latéraux, qui s'anastomosent avec les supérieurs et avec les inférieurs. Chaque portion de la moelle comprise entre ces deux principaux petits courants latéraux a donc en quelque sorte son courant propre en forme d'arcade.

Quant à ce qui concerne la face antérieure de la moelle épinière, on pourrait plus aisément arriver à y admettre un tronc longitudinal simple et médian ; mais ce tronc n'existe pas dans l'acception reçue. Les descriptions et les figures qu'on en donne ne s'accordent point non plus ensemble, ce qui, à la vérité, dépend en partie des anomalies réelles qui se rencontrent. Ainsi, Munz (*Handbuch der Anatomie*, t. II, tab. 7, fig. 2, 3) et Bierkowsky (tab. 6, fig. I, 20) représentent un vaisseau qui marche longitudinalement en conservant à peu près le même calibre, et qui, par ses divisions en anastomoses continuelles, embrasse des espaces en forme d'îles. Cruveilhier (t. III, p. 142) décrit la spinale antérieure en ces termes : volumineuse jusqu'au-dessous du renflement brachial, elle devient excessivement grêle dans toute la portion de moelle intermédiaire à ce renflement et au renflement terminal ; un peu au-dessous de ce dernier, elle acquiert tout à-coup un calibre considérable, diminue graduellement en approchant de l'extrémité inférieure de la moelle, et, devenue capillaire, se prolonge jusqu'au sacrum avec le cordon qui la termine. Haller figure (*Icon. anat.*, fasc. 7, tab. 5) un tronc de même calibre dans toute la longueur de la moelle épinière, qui ne se partage que quelquefois, en manière d'îles, à l'extrémité supérieure de cette moelle, et s'unit de distance en distance, à angle droit, avec des spinales latérales ascendantes de même volume. Mais voici quelle est réellement la manière de se comporter des vaisseaux sur la face antérieure de la moelle rachidienne. Dans les intervalles de deux vertèbres, ou plus, une artère spinale latérale monte le long de la racine nerveuse antérieure, va gagner la face antérieure de la moelle jusqu'à la scissure longitudinale, se recourbe en cet endroit, descend sur la scissure, dans le fond de laquelle elle envoie de nombreux ramuscules, qui se détachent d'elle à angle droit, et se réunit inférieurement avec une spinale latérale qui affecte la même marche, mais qui naît plus bas. À l'endroit où elle se recourbe, l'artère communique avec la spinale latérale précédente. De là résulte, il est vrai, un tronc vasculaire médian ; mais ce tronc est alternativement plus gros et plus grêle, et son contenu lui vient des parties latérales, dans toute la longueur du canal vertébral.

En général, les artères spinales latérales sont plus grosses que les antérieures, et quelques unes d'entre elles se font même remarquer par leur volume : de là l'irrégularité du tronc, telle que l'a observée Cruveilhier, d'après la des-

cerebelli inferior posterior, arteria cerebelli inferior magna), naît,

cription qu'il en donne. Il paraît surtout fréquent, peut-être même normal, qu'une spinale latérale antérieure, qui pénètre entre les dernières vertèbres dorsales ou les premières lombaires, soit plus volumineuse que les autres. Cruveilhier, par exemple (*loc. cit.*, p. 143), a vu, dans un cas, une branche, dont le volume égalait celui de l'ophthalmique, se porter au bulbe inférieur, et s'y diviser en deux rameaux, dont l'inférieur était la véritable continuation du tronc de la spinale antérieure. J'ai vu, à la même région, une spinale latérale presque aussi grosse se rendre au sillon longitudinal antérieur de la moelle épinière.

Au reste, il y a deux raisons pour que les artères spinales latérales antérieures atteignent la ligne médiane, et produisent l'apparence d'un tronc longitudinal médian, ce que ne font pas les postérieures : 1° la réunion des troncs latéraux sur la ligne médiane est le type normal sur le côté antérieur du système nerveux central, comme le prouvent la formation de l'artère basilaire et celle de l'artère communicante antérieure entre les deux artères du corps calleux ; 2° le sillon longitudinal antérieur de la moelle épinière, dans lequel pénètre un repli de la pie-mère, avec les rameuscules destinés à l'intérieur de la moelle, est un vide vasculaire qui manque sur la face postérieure.

La différence de la direction que suivent les artères spinales latérales et celles qu'on nomme spinales antérieures et postérieures, tient au type général du cours des artères rachidiennes, et n'est point un motif pour considérer ces vaisseaux comme constituant deux ordres différents. En effet, les vaisseaux de la moelle épinière suivent toujours le cours des nerfs. Ceux qu'on trouve dans la queue de cheval se portent directement en haut ; vers le haut du rachis, ils se rapprochent de plus en plus de la direction horizontale pendant leur trajet dans le canal vertébral ; à la moelle allongée, enfin, où les extrémités des nerfs deviennent divergentes, les artères se portent de haut en bas. Les artères rachidiennes antérieures et postérieures ne diffèrent pas non plus des latérales par un développement plus prononcé ; quelques unes même de ces dernières sont plus grosses qu'elles. D'ailleurs ce plus grand développement serait en harmonie avec celui de la moelle allongée, à laquelle elles correspondent plus particulièrement. Mais un rapport qu'on ne saurait méconnaître entre les branches spinales dites longues et les latérales, est le volume des spinales antérieures, plus considérable que celui des postérieures.

Du reste, Cruveilhier se prononce aussi contre la manière ordinaire de faire marcher les artères spinales antérieures et postérieures dans toute la longueur de la moelle épinière.

Pour ne pas être obligé de parler à plusieurs reprises des branches qui, venant d'un grand nombre d'artères, pénètrent dans le canal vertébral par les trous de conjugaison, je vais rapporter ici les détails exacts dans lesquels Haller (*Icon. anat.*, fasc. 7, p. 13-16) entre à l'égard de ces branches.

En général, il entre par chaque trou de conjugaison trois petites branches, qui, à leur origine, forment un tronc simple ou double, ou sont entièrement distinctes, savoir : une spinale, qui se divise en rameau antérieur et rameau postérieur ; une méningienne, destinée à la dure-mère rachidienne ainsi qu'à la graisse et au tissu cellulaire qui l'entourent ; une vertébrale, plus volumi-

du côté externe de la vertébrale, entre les spinales antérieures et les postérieures (1). Elle se rend dans l'espace compris entre le pont de Varole, la touffe et la moelle allongée, et se dirige d'avant en arrière, entre la moelle allongée et le cervelet, en décrivant de grandes sinuosités. Ordinairement elle fournit une branche particulière et

neuse, qui se rend aux parties fibreuses de la vertèbre et à la vertèbre elle-même.

Les branches vertébrales sont plus grosses que partout ailleurs aux vertèbres lombaires et sacrées, qui ont aussi plus de volume. Elles sont les premières des trois branches, quand celles-ci naissent isolément. On les trouve depuis l'atlas jusqu'au coccyx. Elles se répandent sur le corps et sur l'arc, et s'anastomosent tant avec les branches vertébrales supérieures et inférieures, qu'avec celles du côté opposé. Ces branches viennent de l'artère vertébrale au cou ; au dos, de l'intercostale supérieure et des intercostales inférieures, ordinairement de leurs branches dorsales, mais parfois aussi de leur tronc ; aux lombes, des artères lombaires, et ici on voit quelquefois une branche donner à deux intervalles, de même que, dans le trou situé entre la dernière vertèbre lombaire et la première sacrée, il pénètre ordinairement une branche de l'artère ilio-lombaire, et parfois encore une seconde de la sacrée latérale ; au sacrum, des sacrées latérales ; au coccyx, enfin, de l'ischiatique.

Les branches méningiennes existent également dans toute la longueur de la colonne vertébrale ; mais Haller ne s'exprime pas avec précision sur leur compte. Au cou, elles viennent de l'artère vertébrale et des cervicales, et ordinairement elles y sont, à leur origine, séparées des deux autres branches. Depuis le dos jusqu'au coccyx, elles proviennent des mêmes troncs que les vertébrales, et au dos elles sont la plupart du temps réunies avec les branches spinales.

Les branches spinales du cou naissent en haut de l'artère vertébrale et en bas des cervicales. Plus loin, elles proviennent des mêmes troncs que les deux autres branches. Au dos, on voit quelquefois deux d'entre elles s'insinuer dans le même trou de conjugaison. Les branches spinales postérieures n'existent que jusqu'à l'extrémité inférieure du ligament dentelé ; elles se réfléchissent parfois vers la face antérieure de la moelle épinière, lorsqu'elles ont atteint cette dernière. Les branches spinales antérieures, qui sont plus grosses, existent dans toute la longueur du rachis, mais tous les trous de conjugaison n'en reçoivent pas, et il en est quelques uns qu'elles sautent. Il ne parait pas y avoir de loi déterminée à cet égard : seulement elles semblent, généralement parlant, alterner des deux côtés, de haut en bas. Les antérieures sont plus nombreuses au cou qu'ailleurs ; on y en compte quatre à six, mais elles sont petites. Au dos, leur nombre moyen est de quatre, mais il peut être réduit à deux, ou s'élever jusqu'à six. Aux lombes, il y en a une ou deux, au sacrum deux, et au coccyx une. Les postérieures sont au nombre de deux ou trois au cou, de trois à huit au dos, de deux à trois aux lombes. Cette proportion seule suffit pour prouver que les antérieures et les postérieures ne naissent pas toujours ensemble.

(1) TIEDEMANN, tab. 8, fig. 2, 3. — WEBER, tab. 30, fig. 4, 3, 5.

flexueuse, qui se loge dans le sillon compris entre le ver inférieur et l'hémisphère, et qui se distribue spécialement à tout ce ver. Les autres branches, dans lesquelles elle se divise peu à peu, marchent sur la partie postérieure de la face inférieure du cervelet, lui envoient des rameaux, dont quelques uns se portent aussi en arrière et de côté, passent sur le sillon horizontal, et vont gagner la face supérieure, où ils s'anastomosent avec l'artère cérébelleuse supérieure.

II. *Artère basilaire*, ou *méso-céphalique*.

L'*artère basilaire* (*basilaris*) donne sur-le-champ plusieurs petites branches qui pénètrent dans l'enfoncement situé entre le bord postérieur du pont de Varole et les deux pyramides, et qui ne sont évidemment que des répétitions des branches spinales antérieures.

Elle fournit en outre, dans toute sa longueur, quatre à six petites branches, ou même plus, de chaque côté, qui pénètrent dans le pont de Varole, et dont quelques unes s'insinuent aussi dans la pyramide et dans l'olive.

Celles de ses branches qui ont reçu des noms particuliers sont :

1° L'*artère cérébelleuse inférieure antérieure* (*arteria cerebelli inferior anterior*) (1) naît à peu près au milieu de la basilaire, parfois aussi plus en arrière, ou plus en devant. Elle passe au-dessus ou au-dessous du nerf de la sixième paire, mais toujours au-dessous de l'acoustique et du facial, pour se porter en dehors, dans le sillon horizontal du cervelet. Régulièrement elle est plus petite que la cérébelleuse inférieure postérieure. Elle donne aux lobes antérieurs de la face inférieure du cervelet, ainsi qu'aux parties latérales du pont de Varole, distribue aussi des ramuscules sur la face supérieure du cervelet, et s'anastomose avec les autres artères de cet organe.

2° *Artère auditive interne* (*auditiva interna*), petite branche qui provient de la basilaire, mais plus souvent encore peut-être de la cérébelleuse inférieure antérieure (2), accompagne le nerf acoustique dans le trou auditif (3), et là se divise en ramuscules pour le vestibule et le limaçon.

3° L'*artère cérébelleuse supérieure* (*arteria cerebelli superior*) (4), dont le volume égale à peu près celui de la cérébelleuse inférieure postérieure, naît de l'extrémité antérieure de la basilaire,

(1) Tiedemann, tab. 8, fig. 2, 5. — Weber, tab. 30, fig. 4, 5, 5.
(2) Tiedemann, tab. 8, fig. 2, 6. — Weber, tab. 30, fig. 4, 6.
(3) Arnold, tab. 7, fig. 10, 16.
(4) Tiedemann, tab. 8, fig. 2, 7. — Weber, tab. 30, fig. 4, 7 et 8; fig. 5, 6; fig. 6, 7.

immédiatement derrière la division de celle-ci en ses deux branches terminales. Parvenue au bord antérieur du pont de Varole, elle se dirige de dedans en dehors et un peu d'avant en arrière, autour du pédoncule cérébral, pour aller gagner le vide existant entre le pédoncule, le cerveau et le cervelet. Ses branches se rendent au pont de Varole, au pédoncule cérébral, aux pédoncules antérieur et externe du cervelet, ou en général au bord antérieur de ce dernier organe, au noyau médullaire, au corps dentelé, et au quatrième ventricule. Plus loin, elle se divise la plupart du temps en deux branches, l'une externe, l'autre interne. L'externe se répand sur la surface de l'hémisphère, donne au lobe carré et au lobe semi-lunaire, et s'anastomose avec les artères cérébelleuses inférieures. L'interne envoie des rameaux récurrents au ver supérieur ; d'autres, transversaux, et quelques uns, dirigés en avant, qui forment souvent d'abord un assez gros tronc, appelé *artère choroïdienne supérieure postérieure* (*choroidea superior posterior*), se répandent dans la pie-mère de la valvule de Vieussens, les tubercules quadrijumeaux, la glande pinéale, et s'anastomosent avec les artères choroïdiennes supérieures antérieures.

4° *L'artère cérébrale postérieure* ou *profonde* (*arteria cerebri posterior s. profunda*) (1). Il y a deux artères cérébrales postérieures, l'une droite, l'autre gauche, produites par la bifurcation de la basilaire, au bord antérieur du pont de Varole, et qui s'écartent l'une de l'autre en avant et en dehors, sous un angle aigu. Chacune de ces artères est située entre le pédoncule cérébral et la troisième paire de nerfs cérébraux ; elle se contourne sur le pédoncule, et se dirige d'avant en arrière en décrivant une arcade, monte sur le côté du pédoncule et des tubercules quadrijumeaux, et se rend, dans la grande fente cérébrale, à la face interne du cerveau, immédiatement derrière le renflement du corps calleux, qu'on peut regarder comme la limite entre le lobe moyen et le lobe postérieur de ce viscère.

Aussitôt après son origine, elle donne, la plupart du temps, une petite branche, bientôt divisée en forme de pinceau, ou un grand nombre de ramuscules, qui pénètrent dans l'espace compris entre les deux pédoncules cérébraux et les éminences mamillaires, et qui atteignent ainsi le troisième ventricule.

A quelques lignes de distance de son origine, elle s'anastomose avec la communicante postérieure provenant de la carotide interne. En cet

---

(1) TIEDEMANN, tab. 8, fig. 2, 8. — WEBER, tab. 30, fig. 1. 9.

endroit, elle fournit plusieurs petits rameaux, qui pénètrent dans le
pédoncule cérébral et la couche optique, et qui montent jusqu'à la
surface libre de cette dernière. Elle y donne aussi une série constante
de ramuscules qui s'enfoncent dans l'extrémité inférieure de la corne
d'Ammon ; puis quelques autres, plus gros, qui pénètrent en haut
dans les tubercules quadrijumeaux, et dont quelques uns, se répan-
dant dans la pie-mère qui les couvre, se portent, à travers la scissure
transversale du cerveau, dans le troisième ventricule : ces rameaux
peuvent être désignés sous le nom d'*artère choroïdienne supérieure
antérieure* (*choroidea superior anterior*). L'artère fournit encore deux
grosses branches, qui se ramifient sur la face inférieure du lobe postérieur du cerveau, jusqu'à son extrémité postérieure. Enfin ses dernières ramifications s'étalent sur la face interne de l'hémisphère, depuis le renflement du corps calleux jusqu'à l'extrémité postérieure,
et s'anastomosent avec l'artère du corps calleux.

Anomalies. Il est assez commun que l'artère vertébrale naisse immédiatement de la crosse de l'aorte, mais alors presque toujours à
gauche, entre la carotide et la sous-clavière, plus rarement en dehors
de cette dernière. Du côté droit, elle vient quelquefois, ce qui est un
cas analogue, de la bifurcation du tronc innominé. Chez certains sujets, elle prend son origine par deux racines, qui émanent, ou toutes
deux de la sous-clavière, ou (à gauche) l'une de la sous-clavière et
l'autre de la crosse aortique. Ces deux racines se réunissent tantôt
avant que l'artère ait pénétré dans le canal vertébral, tantôt seulement après qu'elle s'y est introduite. Mais, dans ce dernier cas, elles
ne s'engagent point dans le même trou, l'une d'elles (la plus grosse)
en prenant un qui est situé plus haut. Parfois même on rencontre une
troisième racine venant de la thyroïdienne inférieure (1). Mais il faut
distinguer ces cas de ceux d'une duplication réelle, qu'on rencontre
également, et dans lesquels la petite branche (réunion des rameaux
méningiens et spinaux) ne s'unit point avec la grande, mais passe
dans le canal vertébral, par un trou de conjugaison, et s'y ramifie.
— Quelquefois, l'artère vertébrale s'insinue dans le trou de la septième vertèbre cervicale ; mais, plus souvent, elle ne commence à
suivre le conduit vertébral qu'à la cinquième, la quatrième, la troisième, ou même la seconde. Alors même qu'elle naît de la crosse de
l'aorte, il lui arrive parfois de ne s'engager que dans une des verté-
bres supérieures du cou. — Très fréquemment, une de ces artères

____

(1) A. MECKEL, dans J.-F. MECKEL, *Archiv*, 1828, p. 130, tab. 7, fig. 1

est fort petite, soit dès son origine, soit seulement dans le conduit vertébral, quand elle a fourni des branches musculaires considérables; l'autre alors a généralement un calibre insolite (1). La droite m'a paru plus souvent que la gauche inférieure en calibre, ce que M.-J. Weber a observé aussi; cependant Meckel prétend que les deux artères ne diffèrent pas l'une de l'autre sous ce rapport. — Heuermann (2) a figuré une forte branche anastomotique transversale entre les deux vertébrales, avant qu'elles se soient réunies pour produire la basilaire, et dans le texte il signale ce fait comme une disposition que personne n'avait encore rencontrée : cependant Meckel présume qu'il ne s'agissait là que d'une réunion des deux artères spinales antérieures.

L'artère basilaire forme quelquefois une île, ce qui tient à ce qu'elle se divise en deux branches, qui ne tardent pas à se réunir de nouveau. Meckel a observé cette disposition deux fois, et toujours à la partie postérieure. On y est en quelque sorte conduit par une autre que J. Davy (3) a indiquée, et qui se présente une fois environ sur six : celle-ci consiste en des cloisons ligamenteuses, larges d'une à trois lignes, et dont le nombre varie d'une à six, qui existent dans l'intérieur de l'artère basilaire : on les rencontre surtout à la réunion des deux vertébrales, et plus rarement en avant, à la naissance des cérébrales postérieures. J'ai toujours vu ces languettes tendues verticalement entre la paroi supérieure et la paroi inférieure de l'artère, et je les regarde comme une cloison incomplète entre les deux artères vertébrales adossées. — M.-J. Weber (4) a vu deux fois une anomalie singulière, consistant en ce que l'artère basilaire, avant de se diviser en cérébrales postérieures, passait par un trou pratiqué à la partie postérieure de la selle turcique.

L'artère spinale antérieure manque assez souvent d'un côté. C'est ce que j'ai surtout vu quelquefois quand les deux vertébrales différaient de calibre; la spinale existante naissait alors de la plus petite vertébrale, comme dans la figure de Tiedemann (5). Suivant Haller, il lui arrive parfois de naître seulement de la basilaire. — L'artère cérébrale inférieure postérieure vient de la basilaire d'un côté du corps, ou bien elle est double dans certains cas plus rares. — La cé-

---

(1) Tiedemann, tab. 8, fig. 3.

(2) *Physiologie*, t. II, p. 138, tab. 8.

(3) *Edinb. med. and surg. Journ.*, 1838, n° 4.

(4) *Handbuch*, t. II, p. 110.

(5) Tab. 8, fig. 3.

rébelleuse postérieure inférieure est quelquefois très volumineuse d'un côté, comme dans la figure précitée de Tiedemann; plus souvent, elle est fort petite, ou même n'existe pas du tout, et alors elle est remplacée par une branche de la cérébelleuse supérieure. — La cérébelleuse supérieure est double ou même triple d'un côté. — La cérébelleuse postérieure ne vient pas de la basilaire, mais constitue une branche de la carotide interne, qui naît en commun avec la communicante antérieure, ou séparée d'elle. Une anomalie sert de transition à celle-là : c'est celle dans laquelle l'artère communicante antérieure a beaucoup de volume, en sorte que la cérébrale postérieure naît, par deux racines d'égal calibre, de la basilaire et de la carotide interne. — L'artère choroïdienne supérieure antérieure vient immédiatement de la basilaire.

Artère thyro-cervicale.

L'artère thyro-cervicale (*thyreo-cervicalis*) (1) naît presque toujours à la même hauteur que la vertébrale : seulement elle sort davantage de la face antérieure de la sous-clavière ; mais une distance d'un demi-pouce et plus la sépare de la vertébrale quand l'origine de cette dernière se trouve plus rapprochée du cœur. A une ou deux lignes de sa naissance, elle se divise en deux branches, l'une interne, généralement plus volumineuse (thyroïdienne inférieure), l'autre externe. Celle-ci se partage de suite, ou à une ou deux lignes de son origine, ou en rameau ascendant et un autre transversal de dedans en dehors (cervicale ascendante et scapulaire supérieure), de l'un desquels émane ensuite la cervicale superficielle. Parmi les quatre branches, la plus grosse est la thyroïdienne inférieure, puis viennent la scapulaire, et enfin les deux autres, dont le calibre est à peu près le même. L'artère thyro-cervicale est très grosse chez l'enfant ; son volume est à peu près moitié de celui de la sous-clavière.

I. *Artère thyroïdienne inférieure.*

L'artère thyroïdienne inférieure (*thyreoidea inferior*) (2) monte, en formant une arcade dont la convexité regarde en dehors, le long du bord interne du muscle scalène antérieur, environ jusqu'à la cinquième vertèbre cervicale, se courbe là en dedans, et ne tarde pas à descendre vers le bord latéral de la glande thyroïde. Elle est située au-devant des vertèbres cervicales inférieures et du muscle long du

(1) TIEDEMANN, tab. 1, 41 et 49 ; tab. 6, 107 (WEBER, tab. 29, fig. 2).

(2) TIEDEMANN, tab. 1, 42 et 50 ; tab. 9, 108 (WEBER, tab. 29, fig. 2, 6 ; tab. 8, fig. 1, 50 (WEBER, tab. 30, fig. 3, 4 .

cou, couverte par l'artère carotide primitive, la veine jugulaire interne, le nerf pneumogastrique et le grand sympathique ; du côté interne, elle est en contact, par ses branches terminales, avec la trachée-artère et l'œsophage. Ses branches constantes sont :

1° *Branches thyroïdiennes* (*rami thyreoidei*) (1). L'une d'elles, inférieure, pénètre par plusieurs rameaux dans la partie inférieure de la glande thyroïde, au bord inférieur de laquelle elle s'anastomose avec celle du côté opposé ; une autre, supérieure, entre dans la glande par son bord latéral, et s'anastomose avec la thyroïdienne supérieure.

2° L'*artère laryngée inférieure* (*laryngea inferior*) (2), branche constante, mais la plupart du temps insignifiante, sort de la branche thyroïdienne supérieure ou du tronc lui-même, monte le long de la trachée-artère, gagne la paroi postérieure du larynx, au-dessous du constricteur inférieur du pharynx, donne au muscle aryténoïdien postérieur, au latéral, au thyro-aryténoïdien, et à la membrane muqueuse de cette région, et s'anastomose avec la laryngienne supérieure.

Du tronc de la thyroïdienne inférieure et des branches qui viennent d'être décrites partent encore des rameaux qui se rendent aux parties environnantes. On distingue dans le nombre les *rameaux trachéens* (*rami tracheales*) (3), qui sont constants, se distribuent à toute la longueur de la trachée-artère, et s'anastomosent, inférieurement, avec les branches bronchiques. D'autres vont gagner la portion cervicale de l'œsophage (*rami œsophagei*) et la partie inférieure du pharynx. Il y en a aussi qui gagnent les muscles situés au-devant de la glande thyroïde, le thymus, en haut le muscle long du cou (4), et, en bas, l'intérieur de la poitrine. Ce dernier (*ramus thoracicus*) est assez constant, selon Haller ; mais il lui arrive aussi de naître isolément de la sous-clavière : il se distribue à la trachée-artère, à l'œsophage, aux glandes bronchiques, au muscle long du cou, aux parties fibreuses des vertèbres cervicales inférieures et des dorsales supérieures, et s'anastomose tant avec les artères bronchiques qu'avec l'intercostale supérieure.

Anomalies. On a vu plusieurs fois la thyroïdienne inférieure naître de la carotide primitive. On est conduit graduellement à cette ano-

---

(1) TIEDEMANN, tab. 6, 109.
(2) TIEDEMANN, tab. 6, 111.
(3) TIEDEMANN, tab. 6, 110.
(4) TIEDEMANN, tab. 6, 112

malie par les suivantes. L'artère provient de la crosse de l'aorte, ce qui n'est pas très rare du côté droit (1), mais l'est davantage du côté gauche, où le vaisseau prend alors son origine, soit entre la carotide et la sous-clavière gauche (2), soit entre le tronc innominé et la carotide gauche (3) : ou bien elle naît tout-à-fait isolée de la sous-clavière ; ou enfin elle provient du tronc innominé (4). — Le vaisseau qui naît de la crosse de l'aorte ou du tronc innominé porte le nom d'*artère thyroïdienne la plus inférieure* (*thyreoidea ima* s. *Neubaueri*). L'artère thyroïdienne inférieure existe en même temps que lui, et procède de la sous-clavière, mais est plus petite que d'ordinaire. Cependant il paraît être plus commun encore que, dans le cas où existe la *thyreoidea ima*, la thyroïdienne inférieure manque tout-à-fait à l'endroit accoutumé. Par conséquent, l'existence de la *thyreoidea ima* annonce tantôt une duplication, tantôt un simple déplacement de la thyroïdienne inférieure. Mais constamment la *thyreoidea ima* monte au-devant de la trachée-artère, de sorte qu'on peut la blesser dans l'opération de la trachéotomie. Une chose digne de remarque, c'est qu'elle paraît être presque aussi exclusivement liée au côté droit que l'implantation de la vertébrale sur la crosse aortique l'est au côté gauche. — La thyroïdienne inférieure manque parfois d'un côté. — La gauche naît de la sous-clavière droite, et passe sur la trachée-artère pour gagner son côté. — Cruveilhier a vu la bronchique droite provenir de la thyroïdienne inférieure.

II. *Artère cervicale ascendante.*

L'*artère cervicale ascendante* (*cervicalis adscendens, dorsalis suprema*) (5) monte à la face antérieure du cou, entre les muscles scalènes et le long du cou, par conséquent dans la région des apophyses transverses des vertèbres cervicales, et s'élève jusqu'à l'atlas, au-dessous duquel elle forme presque toujours une anastomose considérable avec la vertébrale. Elle fournit aux parties fibreuses antérieures des vertèbres moyennes et supérieures du cou ; mais les branches qu'elle donne se distinguent principalement en musculaires et spinales.

1° Les *branches musculaires* (*rami musculares*) (6) se rendent les

(1) Tiedemann, tab. 3, fig. 11.
(2) Tiedemann, tab. 3, fig. 12.
(3) Meckel cite le témoignage de Burns, et dit en cet endroit n'avoir jamais vu cette anomalie ; ailleurs cependant il prétend l'avoir observée deux fois.
(4) Tiedemann, tab. 4, fig. 11.
(5) Tiedemann, tab. 1, 44 ; tab. 6, 126. Weber, tab. 29, fig. 2. c.
(6) Tiedemann, tab. 6, 121-126 ; tab. 9, 17-18.

unes en dedans, au muscle long du cou, et grand droit antérieur de la tête, et s'anastomosent supérieurement avec l'artère pharyngienne; les autres, en dehors, au scalène antérieur et au scalène moyen, à l'omoplat-hyoïdien, au splénius du cou, et aux autres muscles insérés aux apophyses transverses des vertèbres cervicales. Assez souvent ces branches prennent davantage d'extension, de manière que la portion de l'artère cervicale profonde destinée à la région supérieure de la nuque se trouve remplacée par la cervicale ascendante. Plusieurs fois, dans ce cas, j'ai vu des deux côtés, comme Haller, une forte branche passer entre la quatrième et la cinquième vertèbre du cou, entre l'os et les muscles attachés à l'apophyse transverse, et se diriger en arrière sur le muscle multifide du rachis, pour aller fournir aux muscles profonds de la nuque. Il est plus rare que les rameaux profonds naissent d'un point plus élevé.

2° Les *branches spinales* (*rami spinales*) pénètrent dans le canal vertébral par les trous de conjugaison. Les plus constantes sont les inférieures, qui s'insinuent au-dessus de la cinquième et de la sixième vertèbre du cou. Cependant la supérieure s'introduit souvent au-dessous de l'atlas.

Anomalies. L'artère naît quelquefois séparément de la sous-clavière.—Suivant Meckel, elle forme parfois un tronc commun avec la mammaire interne.

III. *Artère cervicale superficielle.*

L'*artère cervicale superficielle* (*cervicalis superficialis*) (1) paraît ne provenir jamais immédiatement de la sous-clavière, et se trouver toujours unie avec la cervicale ascendante, ou avec la scapulaire supérieure. Dans le premier cas (probablement le plus commun), elle naît de la cervicale ascendante, à quelques lignes seulement de l'origine de cette dernière. Dans le second, elle se détache ordinairement très près de la division de la thyro-cervicale (2).

Régulièrement elle passe au-devant du muscle scalène antérieur (plus rarement derrière lui), devant la partie supérieure du plexus

---

1 TIEDEMANN, tab. 1, 44 et 52; tab. 5, 116 WEBER, tab. 30, fig. 1, 24); tab. 6, 115 WEBER, tab. 29, fig. 2, *d*); tab. 9, 19; tab. 10, 24.

2 Son inconstance avait empêché autrefois de la citer comme une artère distincte; on l'attribuait toujours à la scapulaire supérieure ou à la cervicale ascendante. Depuis Munz et Tiedemann, elle a été admise par les anatomistes allemands, sous le nom de *cervicalis superficialis*, ou de *transversalis cervicis*. Cependant ce dernier nom ne vaut rien, parce qu'il peut faire confusion avec la *transversa colli*. Au reste, la *cervicalis superficialis* de Haller (fasc. 2, p. 17, tab. 6) est synonyme de *transversa scapulæ*.

brachial et le muscle angulaire de l'omoplate, pour se porter transversalement en dehors, à travers la fosse sus-claviculaire, où elle est
placée soit devant, soit derrière le ventre inférieur de l'omoplat-hyoïdien. Elle marche au-dessus de la scapulaire transverse, à un pouce
environ de la clavicule. Plus ou moins nettement partagée en branche
ascendante et en branche descendante, elle distribue ses ramifications
au muscle trapèze, jusqu'à la peau de la nuque, aux deux splénius,
à l'angulaire de l'omoplate, à l'omoplat-hyoïdien, aux deux rhomboïdes, et au dentelé postérieur supérieur. En haut, elle s'anastomose
avec l'artère occipitale, la cervicale ascendante et la cervicale profonde,
en bas avec la scapulaire transverse et la cervicale transverse.

IV. *Artère scapulaire supérieure.*

L'*artère scapulaire supérieure*, ou *transverse*, *sus-scapulaire*,
cléido-sus-scapulaire (*transversa scapulæ*, *scapularis superior*,
suprascapularis)(1), se dirige transversalement de dedans en dehors,
dans la fosse sus-claviculaire, devant (très rarement derrière) le
muscle scalène antérieur, lorsqu'elle prend naissance à l'endroit accoutumé. Elle ne tarde pas à arriver derrière la clavicule, croise cet
os en gagnant le bord supérieur de l'omoplate, et se rend dans la fosse
sus-épineuse, en traversant l'échancrure coracoïdienne, ou plus rarement passant au-dessus du ligament qui convertit cette échancrure
en trou. Parvenue dans la fosse, elle s'y enfonce, croise le bord concave de l'épine de l'omoplate, et descend dans la fosse sous-épineuse.
Elle est couverte à son origine par le sterno-cléido-mastoïdien. Dans
la fosse sus-claviculaire elle occupe la base du triangle que cette fosse
représente, placée au-devant de la troisième portion de l'artère sous-
clavière et du plexus brachial, et au-dessus de la veine sous-clavière ;
plus loin elle est couverte par le muscle trapèze ; enfin, à l'omoplate,
elle descend entre l'os et le muscle sus-épineux. Dans ce trajet elle
envoie des branches au muscle sous-clavier, et, derrière la clavicule,
elle en fournit aussi, à la poitrine, d'autres qui s'anastomosent avec
les artères thorachiques. Ensuite le muscle trapèze reçoit d'elle une
branche dont le volume est généralement inverse de celui de la cervicale superficielle, ou du moins de la branche inférieure de celle-ci,
et dont un des rameaux (*ramus acromialis*) perce le trapèze pour
se répandre dans la région de l'acromion, où il s'anastomose avec les
artères thorachiques. Ensuite l'artère donne au muscle sus-épineux,

---

(1) TIEDEMANN, tab. 1, 45, 51; tab. 5, 115 WEBER, tab. 29, fig. 1, 25; tab. 6,
115 WEBER, tab. 29, fig. 2, e; tab. 9, 20, 24 ; tab. 10, 56-59 WEBER, III. 13.

et ses branches terminales se répandent dans le sous-épineux, où elles s'anastomosent avec la scapulaire postérieure.

Anomalies. Dans une multitude de cas, elle ne provient pas de la thyro-cervicale. Alors il lui arrive quelquefois d'être unie avec la mammaire interne ; mais ordinairement son origine se reporte, en dehors de la thyro-cervicale, à la seconde ou même à la troisième portion de la sous-clavière, de sorte qu'elle ne peut plus passer au-devant du muscle scalène antérieur. Alors, elle forme un tronc commun avec la cervicale transverse, ou bien elle naît isolément de la sous-clavière, à une distance de son origine ordinaire qui peut s'éle-ver jusqu'à un pouce et demi.

Artère mammaire interne.

L'artère mammaire interne, ou *thorachique interne* (*mammaria s. thoracica interna*) (1), naît de la concavité de la sous-clavière, à l'endroit même où la thyro-cervicale s'en détache en devant. Elle se dirige de haut en bas et un peu aussi d'arrière en avant, éloignée de trois à six lignes du bord du sternum, auquel elle est en général parallèle ; elle descend, derrière les cartilages des côtes, jusqu'au sixième ou au septième, endroit où elle se partage en deux grosses branches terminales, la musculo-phrénique en dehors, et l'épigastrique supérieure en dedans. Son commencement, accompagné du nerf diaphragmatique, se trouve placé au bord interne du scalène antérieur, entre la veine innominée et la partie supérieure de la plèvre. Dans la cavité pectorale, elle touche les cartilages costaux, et est couverte par la plèvre, ainsi que par le muscle triangulaire du sternum.

Les nombreuses branches de cette artère sont :

1° Les *artères thymiques*, ou *médiastines antérieures* (*thymicæ, mediastinales anteriores*). Non loin de son origine, la mammaire interne donne une petite branche, simple ou multiple, qui se répand principalement dans la partie moyenne du thymus, mais qui fournit aussi aux glandes lymphatiques et aux parties membraneuses situées dans le médiastin antérieur. Ce sont là les principales artères du thymus, qui en reçoit d'autres encore de la thyroïdienne inférieure et de la diaphragmatique supérieure.

2° L'*artère diaphragmatique supérieure* (*pericardiaco-phrenica, phrenica superior*) naît tantôt en commun avec la thymique, tantôt

(1) TIEDEMANN, tab. 1, 45. 53 ; tab. 6, 105-106. WEBER, tab. 29, fig. 2, *a*; tab. 8, fig. 6, 17. WEBER, tab. 36, fig. 2, 15 ; tab. 28, 70. — WEBER, II. 38 et 6 ; tab. 3, fig. 5.

au-dessus ou un peu au-dessous de cette dernière. Ce n'est la plupart du temps qu'une branche grêle, qui descend, avec le nerf diaphragmatique, entre le péricarde et la plèvre, pour aller gagner la portion musculeuse antérieure du diaphragme. Elle donne des ramuscules aux glandes et aux troncs vasculaires devant lesquels elle passe, au thymus, mais principalement au péricarde et la partie antérieure du diaphragme. Sur ce dernier point, elle s'anastomose avec les diaphragmatiques inférieures.

3° Les *branches sternales* (*rami sternales*) (1) partent du côté interne ou antérieur du tronc, et donnent de petits rameaux au muscle triangulaire du sternum, ainsi qu'aux deux faces du sternum. D'autres, plus gros (*rami perforantes*) (2), percent les muscles intercostaux, près du sternum, et se distribuent à la partie interne du grand pectoral, à la glande mammaire, à la peau et à une portion du muscle oblique externe du bas-ventre. Ces derniers rameaux occupent les quatre à six espaces intercostaux supérieurs, dont chacun en reçoit un ou deux. Ceux qui se rendent à la glande mammaire sont plus volumineux dans les espaces intercostaux médians que dans les autres, et, au temps de la lactation, ils acquièrent parfois le volume de l'artère radiale. On doit regarder comme branche sternale supérieure une branche assez constante de la mammaire interne (3), qui se dirige d'arrière en avant, au-dessus de la clavicule, entre les deux portions du sterno-cléido-mastoïdien, et qui se répand dans le grand pectoral, ainsi que dans les origines des muscles antérieurs du cou.

4° Les *artères intercostales antérieures* (*intercostales anteriores*) (4) sont, en général, un peu plus fortes que les sternales. Elles naissent du côté externe de la mammaire interne, passent dans les cinq ou six espaces intercostaux supérieurs, se dirigent en dehors, entre les muscles intercostaux internes et externes, leur donnent, ainsi qu'aux pectoraux, à l'oblique externe du bas-ventre, à la glande mammaire, à la peau, et s'anastomosent avec les intercostales postérieures, de telle manière qu'on a de la peine à déterminer les limites des unes et des autres. Mais elles s'unissent aussi avec les thorachiques externes. Très ordinairement chaque espace intercostal en reçoit deux, qui marchent le long des bords des deux côtes. Quand il n'y en a

(1) TIEDEMANN, tab. 8, fig. 6, 19 WEBER, tab. 36, fig. 2, 15 ; tab. 28, 7c.
(2) TIEDEMANN, tab. 28, 20 ; tab. 6, 106.
(3) TIEDEMANN, tab. 6, 104 et 105 ; tab. 8, fig. 6, 18. — WEBER, tab. 36, fig. 2, 14.
(4) TIEDEMANN, tab. 8, fig. 6, 21 WEBER, tab. 36, fig 2, 16 ; tab. 28, 72

qu'une seule, elle parcourt le bord inférieur de la côte supérieure, mais ne tarde pas à se bifurquer, pour les deux côtés. Ces artères prennent naissance à l'endroit même où la mammaire interne descend sur leur espace intercostal, parfois cependant un peu plus haut, d'où il suit que les supérieures naissent sous un angle à peu près droit, et les inférieures sous un angle aigu.

5° L'*artère épigastrique supérieure* (*epigastrica superior*) (1) sort de la poitrine derrière le septième cartilage costal, entre les portions costale et sternale du diaphragme, et descend, derrière le muscle droit du bas-ventre, jusqu'à ce qu'elle s'anastomose avec l'épigastrique inférieure, ce qui arrive la plupart du temps au-dessus de l'ombilic. Ses ramifications se distribuent à la partie supérieure du muscle droit, ainsi qu'aux parties tendineuses et membraneuses de cette région. Elle envoie jusqu'au foie des ramuscules qui suivent le ligament suspenseur de cet organe. On remarque assez constamment une branche qui se dirige transversalement en dedans, au-devant de l'appendice xiphoïde. Considérée dans son entier, l'artère représente la réunion des branches destinées à la partie inférieure de la poitrine et à la partie supérieure du ventre.

6° L'*artère musculo-phrénique* (*musculo-phrenica*) surpasse presque toujours un peu la précédente en grosseur. Elle descend dans la poitrine, immédiatement au-dessus de la portion costale du diaphragme, sur les cartilages des fausses côtes. Il s'en détache, dans les espaces intercostaux non encore pourvus, des branches intercostales antérieures, qui se comportent comme les supérieures, mais naissent simples, qui vont toujours en diminuant de volume vers le bas, et qui, quand l'artère mammaire interne se bifurque plus bas que de coutume, se contournent autour de l'extrémité libre des cartilages, pour aller gagner leur espace intercostal. D'autres branches se répandent dans la portion costale du diaphragme et la partie supérieure des muscles du bas-ventre.

Anomalies. L'artère mammaire interne naît quelquefois (à droite) du tronc innominé (2), ou même de la crosse de l'aorte (3), ou de la thyro-cervicale, ou enfin de la troisième portion de la sous-clavière. Ce dernier cas a été observé deux fois par Munz : l'artère se portait en dedans, devant le scalène antérieur, pour pénétrer dans la poitrine à l'endroit accoutumé. — On l'a vue double : dans un cas même,

<hr>

(1) Tiedemann, tab. 28, 74. — Weber, II, 7.
(2) Tiedemann, tab. 4, fig. 10.
(3) Tiedemann, tab. 4, fig. 3.

elle se composait de trois vaisseaux, qui descendaient, parallèlement les uns aux autres, durant l'espace de trois pouces (1). — L'artère thymique ne naît point d'elle, mais du tronc innominé, ou même de la crosse de l'aorte (2). — L'artère mammaire interne droite donne parfois une forte branche à la trachée-artère et à la bronche, savoir, la bronchique droite. — La diaphragmatique supérieure est quelquefois double, ou très grosse. J'ai vu, dans ce dernier cas, sa portion la plus volumineuse monter au-devant du tronc innominé, pour aller gagner la glande thyroïde, comme artère thyroïdienne la plus inférieure. — Otto (3) a rencontré deux fois une très forte branche, qui descendait sur les quatre premières côtes : c'était, peut-être, par analogie avec la musculaire phrénique, un tronc commun pour les artères intercostales antérieures destinées aux quatre espaces intercostaux supérieurs.

Artère costo-cervicale.

L'*artère costo-cervicale* (*costo-cervicalis*) (4) naît régulièrement de la sous-clavière, à la même hauteur que la thyro-cervicale et la mammaire interne ; mais elle provient de sa partie postérieure, ou même de sa partie supérieure. Elle s'enfonce au-devant des vertèbres cervicales inférieures, en décrivant presque toujours un arc dont la convexité regarde en haut, et, à une distance de son origine qui varie de deux à six lignes, elle se divise en artère cervicale profonde et artère intercostale supérieure. Quelquefois elle naît plus tôt, vis-à-vis la vertébrale, ou même un peu avant elle ; mais son origine peut aussi être reportée plus en dehors, et jusqu'à neuf lignes au-delà du point ordinaire.

I. *Artère cervicale profonde.*

L'*artère cervicale profonde*, ou *postérieure* (*cervicalis profunda*) (5), couverte par les muscles scalènes, passe à la nuque entre l'apophyse transverse de la septième vertèbre cervicale et la première côte, et y monte, sur le multifide du rachis et le demi-épineux du cou, jusque vers la seconde vertèbre du cou. Ses branches sont :

(1) Otto, *Pathologische Anatomie*, t. I, p. 308.
(2) Haller, fasc. III, p. 25, n° 9.
(3) *Loc. cit.*, p. 308.
(4) Tiedemann, tab. 8, fig. 1, 56 (Weber, tab. 30, fig. 3, 7 ; fig. 6, 24 (Weber, tab. 36, fig. 2, 19).
(5) Tiedemann, tab. 8, fig. 1, 41 (Weber, tab. 30, fig. 3, 9 ; fig. 6, 25 (Weber, tab. 36, fig. 2, 20.

1° *Branches spinales* (*rami spinales*). Elles pénètrent dans le canal vertébral par le dernier trou de conjugaison du cou, et presque toujours aussi par l'avant-dernier.

2° *Branches musculaires* (*rami musculares*). Elles se répandent en haut dans les muscles moyens et profonds de la nuque, et s'anastomosent avec les artères vertébrale et occipitale, la première surtout. On peut quelquefois en suivre une entre les muscles jusqu'au milieu du dos.

Anomalies. Dans des cas rares, elle n'est point réunie avec l'intercostale supérieure. Alors elle naît, ou de la sous-clavière elle-même, ou de la thyro-cervicale, ou de la vertébrale, parfois en commun avec la cervicale transverse ou la scapulaire supérieure. — L'endroit où elle passe sur le côté du rachis pour gagner la nuque, varie rarement : cependant Meckel dit que son passage a lieu quelquefois entre la sixième et la septième vertèbre cervicale ; moi-même je l'ai vue descendre sur la première côte, entre laquelle et la seconde elle allait se rendre à la nuque. — Elle fournit parfois une petite vertébrale accessoire, qui monte quelque peu derrière la normale. — Ailleurs, elle est très petite, et suppléée soit par des branches cervicales plus fortes de la cervicale ascendante (le plus ordinairement par un rameau qui passe entre la quatrième et la cinquième vertèbre du cou), soit par des branches de la vertébrale et de l'occipitale.

II. *Artère intercostale supérieure.*

L'*artère intercostale supérieure* (*intercostalis suprema*) (1) descend en arcade sur le col de la première côte, fréquemment aussi de la seconde, en dehors du ganglion thorachique supérieur. Elle donne des ramuscules au scalène postérieur, mais, la plupart du temps, n'en fournit qu'au premier espace intercostal, et envoie cependant au second une branche qui s'anastomose avec l'intercostale supérieure provenant de l'aorte pectorale. Dans le premier espace intercostal, elle se divise en deux branches.

1° *Branche dorsale,* ou *dorso-spinale ramus spinalis*) (2). Elle se dirige en arrière, entre les ligaments des côtes et les vertèbres, envoie un rameau dans le trou de conjugaison, et se distribue aux muscles cervicaux du voisinage, en s'anastomosant avec la cervicale profonde et la branche suivante.

2° *Branche intercostale* (*ramus intercostalis*) (3). Elle ne tarde

---

(1) Tiedemann, tab. 8, fig. 1, 40 Weber, tab. 30, fig. 3, 8); fig. 6, 26 (Weber, tab. 36, fig. 2, 21.

(2) Tiedemann, tab. 8, fig. 6, 27.

(3) Tiedemann, tab. 8, fig. 6, 28

pas à se partager en deux rameaux, qui se portent en dehors et en avant, le long des bords des deux premières côtes, entre les muscles intercostaux, fournissent à ces muscles, ainsi qu'à la digitation supérieure du grand dentelé, et s'anastomosent tant avec les intercostales antérieures qu'avec les thorachiques externes.

L'extension de l'artère intercostale supérieure est proportionnée à celle des intercostales inférieures venant de l'aorte. Très souvent, peut-être même régulièrement, elle donne aussi au second espace intercostal, par le moyen d'une branche dorsale et intercostale (1) ; plus rarement fournit-elle de la même manière au troisième; enfin il y a des cas où elle est encore la branche principale du quatrième. L'extension n'est pas toujours la même des deux côtés ; le côté gauche paraît être celui où elle a le plus de tendance à dépasser les limites ordinaires. Il n'est pas rare non plus que le contraire ait lieu, que même le premier espace intercostal soit pourvu plutôt par les branches inférieures que par celles de la sous-clavière.

Anomalies. Elle ne forme pas un tronc commun avec la cervicale profonde, mais naît isolément de la sous-clavière, ou part de la thyroïdienne inférieure. —Son calibre varie suivant son extension ; mais parfois aussi elle est plus grosse, parce qu'elle fournit des ramifications insolites à l'œsophage, ou une artère bronchique plus volumineuse. — On dit l'avoir vue double.

Artère cervicale transverse.

L'*artère cervicale transverse, scapulaire postérieure*, ou *cervico-scapulaire* (*transversa colli, scapularis posterior, dorsalis scapulæ*) (2), naît de la partie supérieure de la seconde portion de la sous-clavière, et fréquemment aussi, plus en dehors, de la troisième portion, c'est-à-dire de celle que certains anatomistes regardent comme appartenant déjà à l'axillaire. Dans le premier cas, elle passe derrière le scalène antérieur, se dirige transversalement en dehors, et arrive ainsi dans la fosse sus-claviculaire, où elle marche entre l'artère scapulaire transverse et la cervicale superficielle, et atteint l'angle supérieur postérieur de l'omoplate. Elle traverse toujours le plexus brachial, ordinairement entre le sixième et le septième, plus rarement entre le septième et le huitième nerf cervical. Dans la fosse sus-claviculaire, elle est couverte par le muscle omoplat-hyoïdien et

(1) TIEDEMANN, tab. 8, fig. 6, 5o.

(2) TIEDEMANN, tab. 6, 128 ; WEBER, tab. 29, fig. 2, *f* : tab. 8, fig. 1. 4 : tab. 10, 27, 55. — WEBER, I, *g* ; II, 11 : III, 10. 11, 12.

l'aponévrose du cou ; plus loin, elle l'est par le trapèze et l'angulaire de l'omoplate. Mais il lui arrive aussi de percer ce dernier muscle. Ses différentes branches peuvent être classées de la manière suivante :

1° *Branches superficielles* ou *externes* (*rami superficiales s. externi*) (1). Elles se rendent au sommet de l'épaule, à la partie postérieure du muscle sus-épineux (*ramus supraspinatus*), mais principalement à la région médiane et la plus large du trapèze, que quelques unes percent pour se répandre dans la peau du haut du dos. Elles s'anastomosent surtout avec la scapulaire transverse, au sommet de l'épaule et dans la fosse sus-épineuse.

2° *Branche ascendante*, ou *artère cervicale postérieure* (*ramus adscendens s. cervicalis posterior*). Elle monte entre l'angulaire de l'omoplate et les splénius, donne à ces muscles, ainsi qu'au trapèze, et s'anastomose principalement avec l'artère cervicale superficielle.

3° *Branche descendante*, ou *artère dorsale de l'épaule* (*dorsalis scapulæ s. ramus descendens*) (2). Elle descend le long de la base de l'omoplate, depuis son angle supérieur postérieur jusqu'à son angle inférieur. Située entre les attaches des rhomboïdes et du grand dentelé, elle donne à ces muscles, au grand dorsal, au sous-scapulaire, et s'anastomose tant avec les autres vaisseaux de l'omoplate qu'avec des branches dorsales des artères intercostales.

Anomalies. Assez fréquemment, elle forme un tronc commun avec la scapulaire transverse, celle-ci se reportant en dehors ; ou bien elle est une branche de la thyro-cervicale, et alors elle passe au-devant du muscle scalène antérieur. Dans ces cas, tantôt elle se sépare de bonne heure, ce qui permet de la reconnaître sans peine comme cervicale transverse, tantôt les branches qu'elle produit d'ordinaire ne naissent qu'assez loin en dehors : il résulte de là que la cervicale transverse semble manquer entièrement, ou au contraire qu'elle paraît avoir absorbé, soit la scapulaire transverse, soit la cervicale superficielle.

II. ARTÈRE AXILLAIRE.

L'artère axillaire (*axillaris*) (3), lorsqu'on n'y comprend pas la troisième portion de la sous-clavière, commence derrière la clavicule, sur la première côte, et finit à l'ouverture de la fosse axillaire, c'est-

(1) TIEDEMANN, tab. 6, 129; tab. 10, 28-31; tab. 9, 21.

(2) TIEDEMANN, tab. 10, 32-35.

(3) TIEDEMANN, tab. 6, 152-162. WEBER, tab. 29, fig. 2, c. — WEBER, II. H, a.

à-dire au bord du muscle grand pectoral, où elle prend le nom d'artère brachiale. Sa direction est oblique de haut en bas et de dedans en dehors. Elle n'est pas sensiblement flexueuse. En haut, elle est voisine de la poitrine ; en bas, elle l'est davantage du bras, et quand celui-ci s'écarte du corps, elle éprouve de la tension. On trouve devant elle d'abord le muscle sous-clavier, puis une portion du grand pectoral, ensuite le petit pectoral, enfin plus loin le grand pectoral une seconde fois, et en partie aussi le coraco-brachial. En arrière, elle se trouve plongée dans le tissu cellulaire compris entre les muscles sous-scapulaire et grand dentelé, et plus bas elle touche le grand rond et le grand dorsal. En dedans, elle est placée d'abord sur la première côte et le premier espace intercostal, puis plus loin les téguments de l'aisselle la couvrent ; mais à son côté interne se trouve encore la veine axillaire, de sorte que la veine céphalique passe devant elle pour aller se jeter dans cette dernière. En dehors, elle correspond à la tête de l'humérus ; mais le muscle sous-scapulaire l'en sépare. Tout-à-fait en haut, le plexus axillaire est placé à son côté externe ; ensuite elle est embrassée par les deux cordons qui se réunissent, à la hauteur du petit pectoral, pour donner naissance au nerf médian ; plus bas, on la trouve entre les nerfs médian et cubital en devant, et le nerf radial en arrière.

Son diamètre est de près de quatre lignes au commencement, tandis qu'il ne dépasse guère trois lignes à la fin. Dans ce trajet, elle donne de nombreuses branches, les unes volumineuses, les autres grêles, qui se distribuent aux muscles de l'épaule, à l'articulation scapulo-humérale, aux glandes lymphatiques de l'aisselle, et à la peau des parois de la poitrine. J'en ai compté dix-huit chez un sujet disséqué avec soin. Les plus petites, celles qui n'ont pas reçu de nom particulier, se rendent aux nerfs du bras, au muscle biceps, au coracobrachial, à la partie supérieure du sous-scapulaire et du grand dentelé, aux glandes lymphatiques. Les plus grosses, qui sont constantes, et auxquelles on a imposé des noms, sont les *thorachiques externes*, la *scapulaire inférieure* et les *circonflexes*. Elles naissent dans cet ordre de haut en bas. La scapulaire inférieure est la plus grosse (près de deux lignes), et elle égale presque la continuation du tronc ; vient ensuite la circonflexe postérieure (une ligne et demie), puis les thorachiques (une ligne et demie à deux lignes moins un quart), enfin la circonflexe antérieure (une demi-ligne).

Anomalies. Les branches de l'axillaire paraissent naître rarement plus haut que de coutume. Cependant Meckel cite, d'après Monro,

un cas où la scapulaire inférieure provenait de la thyroïdienne inférieure. Fréquemment la sphère de cette artère se trouve restreinte,
parce qu'une de ses branches inférieures naît (médiatement) de la
brachiale. Mais il est tout aussi commun que cette sphère soit agrandie, parce que l'axillaire produit des branches de la brachiale et même
déjà une artère de l'avant-bras.

Artères thorachiques externes.

Les *artères thorachiques externes* (*thoracicæ*) (1) naissent de la
partie supérieure de l'axillaire, jusqu'au bord inférieur du muscle
petit pectoral, et toujours il y en a plusieurs. Régulièrement on en
compte trois, ayant un trajet bien déterminé, la thorachique supérieure, la thorachique acromiale et la thorachique longue, qui se succèdent dans cet ordre de haut en bas, et vont en diminuant de calibre,
également dans le même ordre. Mais il n'est pas rare que quelques
uns de leurs rameaux naissent immédiatement de l'axillaire, ce qui
les double (la supérieure surtout), et fait que leur nombre total peut
s'élever à quatre, cinq et même six. Cependant, même alors, les surnuméraires peuvent toujours être ramenées à quelqu'une des trois
normales. D'un autre côté, la thorachique supérieure et la thorachique acromiale naissent parfois aussi par un tronc commun peu
étendu.

I. *Artère thorachique supérieure.*

L'*artère thorachique supérieure* (*thoracica suprema s. prima
s. minor*) (2) se dirige en bas et en avant, entre le grand pectoral et
le petit, fournit à ces muscles, et envoie des ramifications à la peau
sous-jacente, ainsi qu'à la glande mammaire. Toujours aussi elle en
donne aux digitations supérieures du grand dentelé et aux intervalles
des trois à cinq côtes supérieures, où elle s'anastomose avec les intercostales.

II. *Artère thorachique acromiale.*

L'*artère thorachique acromiale* (*thoracica acromialis s. humeraria, thoracico-acromialis*) (3) naît de la partie antérieure de l'axillaire, au-dessus du petit pectoral, et se dirige en dehors, couverte
immédiatement par le muscle grand pectoral et par le deltoïde. Elle

---

(1) TIEDEMANN, tab. 6, 134, 138, 144 ; WEBER, tab. 29, fig. 2, *h, i, m*). —
WEBER, I, 12, 14, 15.

(2) TIEDEMANN, tab. 6, 134 ; WEBER, tab. 29, fig. 2, *h*).

(3) TIEDEMANN, tab. 6, 138 ; WEBER, tab. 29, fig. 2, *i*).

donne trois sortes de branches, qui souvent proviennent séparément de l'axillaire elle-même.

1° *Branches pectorales* (*rami pectorales*) (1), qui se répandent dans le grand pectoral, le petit, le grand dentelé, le sous-clavier et les glandes lymphatiques.

2° *Branche descendante* ou *deltoïdienne* (*ramus descendens s. deltoïdeus*) (2), qui naît profondément, dans la fente comprise entre le deltoïde et le grand pectoral et parcourue par la veine céphalique; elle descend dans le muscle deltoïde.

3° *Branche transverse* ou *acromiale* (*ramus transversus s. acromialis*) (3), qui se porte en dehors et en haut, dans la direction du tronc, sous la portion claviculaire du deltoïde, près de la clavicule, envoie un rameau vers le haut à la portion claviculaire du grand pectoral, en donne d'autres qui vont gagner l'articulation scapulo-humérale, en passant sous l'apophyse coracoïde, et pénètre dans le deltoïde, qu'elle traverse pour atteindre l'acromion, où elle s'anastomose avec la scapulaire transverse.

III. *Artère thorachique longue*.

L'*artère thorachique longue*, ou *inférieure*, ou *mammaire externe* (*thoracica longa s. major s. inferior, mammaria externa*) (4), naît, la plupart du temps, derrière le muscle petit pectoral, et descend, au côté de la poitrine, sur le grand dentelé, jusqu'au quatrième, cinquième ou sixième espace intercostal. Ses branches donnent au grand dentelé, à la peau, et s'anastomosent, dans les espaces intercostaux, avec les artères intercostales. Mais d'autres aussi vont au grand pectoral et au petit, à la glande mammaire, jusqu'au mamelon, aux glandes de l'aisselle, et même au muscle sous-scapulaire.

Anomalies. L'artère naît en commun avec la thorachique acromiale. — Elle est petite, ou même semble ne pas exister, et alors elle est remplacée par une branche descendante de la scapulaire inférieure, disposition si fréquente que Meckel la considère comme normale. — Elle est double.

Artère scapulaire inférieure.

L'*artère scapulaire inférieure*, ou *commune*, ou *sous-scapulaire*

(1) TIEDEMANN, tab. 6, 142, 143.
(2) TIEDEMANN, tab. 6, 141. — WEBER, tab. 29, fig. 2, *l*.
3 TIEDEMANN, tab. 6, 140. — WEBER, tab. 29, fig. 2, *k*.
4 TIEDEMANN, tab. 6, 144 (WEBER, tab. 29, fig. 2, *m*).

(*subscapularis, infrascapularis, scapularis inferior s. communis*)(1), naît à l'endroit où l'axillaire descend sur le bord inférieur du muscle sous-scapulaire, se dirige de haut en bas, en décrivant un arc, et marchant parallèlement au muscle grand rond, donne presque toujours, de son commencement, plusieurs branches au muscle sous-scapulaire (*rami subscapulares*), et se divise bientôt en deux branches, l'une descendante, l'autre circonflexe de l'omoplate.

1° La *branche descendante*, ou *artère thorachico-dorsale* (*ramus descendens s. thoracico-dorsalis* de Krause, *thoracica longa* de Meckel) (2), descend entre le grand dentelé et le grand dorsal, sur la paroi de la poitrine, plus près du dos que la thorachique longue. Elle donne aux faisceaux inférieurs du grand dentelé et à une partie du grand dorsal. Ses branches s'anastomosent avec la thorachique longue, avec les intercostales inférieures, et du côté de l'angle de l'omoplate avec la dorsale de cet os.

2° L'*artère circonflexe de l'omoplate* (*circumflexa scapulæ*) (3), plus grosse que la précédente, pénètre entre le muscle sous-scapulaire et le grand rond, et parvient à la face postérieure de l'omoplate, en passant sur le bord externe de cet os, au-dessous de l'origine de la longue portion du triceps brachial. Elle envoie des rameaux au muscle sous-scapulaire, jusqu'à l'articulation scapulo-humérale, au grand rond, au petit rond, et au commencement de la longue portion du triceps; mais les plus volumineux se dirigent transversalement en dedans (4), entre le sous-scapulaire et l'omoplate, à l'un et à l'autre desquels ils se distribuent. Ces derniers rameaux s'anastomosent en haut avec l'artère scapulaire transverse (de manière que, quand ils ont acquis beaucoup de développement, ils s'étendent même jusque dans la fosse sus-épineuse), et avec l'artère circonflexe postérieure du bras; en dedans, avec l'artère dorsale de l'omoplate, en bas avec la branche descendante.

Anomalies. L'artère scapulaire inférieure forme un tronc commun avec la circonflexe postérieure. — Elle naît de la brachiale. — La branche descendante supplée fréquemment la thorachique longue, et parfois elle naît immédiatement de l'axillaire.

1, Tiedemann, tab. 6, 149. Weber, tab. 29, fig. 2, 11); tab. 9, 25; tab. 10, 41. — Weber, I, 16.

2, Tiedemann, tab. 6, 151.

(3 Tiedemann, tab. 6, 155. Weber, tab. 29, fig. 2, *o*; tab. 9, 25. — Weber, I, 17, II, *k*; III, 15.

(4 Tiedemann, tab. 10, 41.

Artères circonflexes de l'humérus.

A peu de distance de l'artère scapulaire inférieure naissent deux artères, appelées *circonflexes de l'humérus* (*circumflexæ humeri*), qui se contournent sur la face antérieure et la face postérieure de l'humérus, au-dessous de sa tête, et fournissent au périoste, aux os, aux membranes articulaires et aux muscles de cette région. On les distingue en antérieure et postérieure. La première est toujours beaucoup plus petite que la seconde. Ces artères forment quelquefois un tronc commun peu étendu ; suivant Meckel, lorsque ce cas a lieu, elles tirent toujours leur origine de la scapulaire inférieure.

1° L'*artère circonflexe antérieure de l'humérus* (*circumflexa humeri anterior*) (1) se porte transversalement en dehors, au-dessus des tendons du grand dorsal et du grand rond, et passe entre l'humérus et les muscles provenant de l'apophyse coracoïde. Quelques unes de ses branches pénètrent dans les insertions de ces muscles et les tubérosités de l'humérus. Toujours on en remarque une ascendante et une descendante, qui marchent dans l'intérieur ou le long de la gouttière bicipitale. La branche ascendante donne au périoste, à la capsule articulaire et à la tête de l'humérus ; la descendante, plus petite, au périoste, jusqu'à l'attache du muscle deltoïde et jusqu'à l'origine du brachial interne.

Anomalies. Elle naît quelquefois beaucoup plus haut que la postérieure. — Elle vient de la scapulaire inférieure. — Des branches qu'elle a coutume de fournir émanent directement de l'axillaire.

2° L'*artère circonflexe postérieure de l'humérus* (*circumflexa humeri posterior*) (2) se porte en arrière, entre les deux muscles ronds, l'humérus et la longue tête du triceps, et arrive au côté postérieur de l'humérus, entre le petit rond et cette longue tête, couverte par la portion scapulaire du deltoïde. Dans ce trajet, elle est appliquée à l'humérus. De petites branches fournies par elle se rendent à l'attache du grand dorsal, du grand rond, du petit rond et du sous-épineux, à l'origine de la longue tête et de la tête interne du triceps, au périoste et à l'articulation scapulo-humérale ; mais la plupart de ses ramifications pénètrent dans le triceps. Elle s'anastomose avec la circonflexe antérieure, l'humérale profonde et la sous-scapulaire.

(1) Tiedemann, tab. 6, 161 ; Weber, tab. 29, fig. 2, *p*. — Weber, I, 18 ; II, 1.

(2) Tiedemann, tab. 6, 162 ; Weber, tab. 29, fig. 2, *q* ; tab. 10, 42. — Weber, I, 19 ; II, *m* ; III, 17.

Anomalies. Elle naît plus haut, de la sous-scapulaire, ou plus bas, de l'humérale profonde. Ce qui prouve que, dans ce dernier cas, l'anomalie porte sur elle et non sur l'humérale profonde, c'est, suivant Meckel, qu'alors le tronc commun prend naissance au bord inférieur du grand dorsal, et que l'artère circonflexe postérieure monte derrière le tendon de ce muscle; mais il lui arrive aussi quelquefois de donner réellement l'artère humérale profonde. — Quelques branches musculaires naissent immédiatement de l'axillaire.

III. ARTÈRE BRACHIALE.

L'artère brachiale, ou *humérale* (*brachialis, humeraria*) (1), s'étend depuis le bord de l'aisselle jusqu'à environ un demi-pouce au-dessous de l'articulation huméro-cubitale, où elle se divise en deux branches. Si l'on suppose le bras pendant, elle en occupe supérieurement le côté interne, mais peu à peu elle en gagne le côté antérieur, et inférieurement elle se trouve placée au milieu du pli du bras. Le long du bras, elle est couverte en devant par le muscle coraco-brachial et le bord interne du biceps; en arrière elle touche d'abord le biceps, et plus loin le brachial interne. Elle est enveloppée, avec le nerf médian, par une gaîne de l'aponévrose brachiale; le nerf médian se trouve placé au-devant d'elle, en haut à son côté externe, et vers le pli du bras à son côté interne. Supérieurement le nerf cubital est situé à son côté interne. Au pli du bras elle se trouve toujours sur le brachial interne. Elle a l'extrémité inférieure du biceps à son côté externe, le nerf médian et le muscle rond pronateur à son côté interne. On aperçoit sur elle le prolongement tendineux du muscle biceps qui va joindre l'aponévrose de l'avant-bras, la veine médiane et la peau.

Le nombre de ses branches, grosses et petites, est de seize à vingt. C'est pourquoi son calibre se réduit peu à peu d'environ trois lignes à deux et demie. La plupart de ces branches sont destinées à des muscles, et n'ont pas reçu de nom particulier; les supérieures vont au coraco-brachial, au biceps, à la longue tête du triceps, à sa tête interne, même au deltoïde, ainsi qu'aux attaches du grand rond et du grand dorsal, et s'anastomosent tant avec les artères articulaires qu'avec l'humérale profonde; les moyennes et les inférieures se rendent au biceps, au brachial interne et aux origines des muscles superficiels de l'avant-bras. Un rameau d'une branche musculaire, qui

1 TIEDEMANN, tab. II. — WEBER, I, 20; II, u.

se détache au-dessus du milieu du bras, ou qui parfois provient de l'humérale profonde, constitue *l'artère nourricière de l'humérus* (*nutritia humeri*); celle-ci, tantôt simple, tantôt multiple, pénètre dans l'intérieur de l'os, à son côté interne. Trois branches seulement ont reçu des noms spéciaux ; savoir : l'*humérale profonde*, la *collatérale interne supérieure* et la *collatérale interne inférieure*. Toutes trois naissent du côté interne de l'artère : la première est très grosse (une ligne à une demi-ligne), les deux autres le sont beaucoup moins (une demi-ligne à une ligne) (1).

Anomalies. L'artère brachiale donne moins de branches que de coutume, parce que l'humérale profonde se trouve reportée à l'axillaire, qui, d'ailleurs, suivant Meckel, reste toujours alors séparée de la circonflexe.—Il est plus commun que la sphère de cette artère acquière plus d'extension. Supérieurement, elle donne naissance à la circonflexe postérieure, qui tire son origine de l'humérale profonde(2), ou bien elle produit la sous-scapulaire, peut-être en même temps que la circonflexe. Mais il est plus fréquent (quoique ce cas n'ait pas lieu une fois sur trois, comme le dit Meckel (3)), qu'une des deux artères de l'avant-bras, ou l'interosseuse, tire son origine de la brachiale, ce qu'on observe plus souvent des deux côtés, bien qu'à des degrés divers, que d'un seul côté. On se trompe en disant qu'alors l'artère brachiale se bifurque plus haut qu'à l'ordinaire, car le tronc qui descend le long du bras se comporte manifestement comme artère humérale. En effet, quand l'une des artères de l'avant-bras, ou un tronc commun à ces deux vaisseaux, naît le long du bras, ce qui reste de l'artère brachiale non seulement fournit les branches ordinaires de celle-ci, par exemple, la collatérale cubitale, alors même que la cubitale, née au-dessus du point accoutumé, marche plus près du condyle interne de l'humérus (4), mais encore elle en donne même qui, généralement, proviennent du vaisseau dont l'origine se trouve reportée plus haut. Ainsi, par exemple, dans le cas où la radiale naît plus haut que de coutume, il arrive parfois à la récurrente radiale de ne pas provenir d'elle, mais de la brachiale (5)

L'artère radiale est celle dont l'origine se trouve le plus fréquem-

(1) Je ne connais pas plus que M.-J. Weber, une collatérale radiale ou seconde, qui naîtrait immédiatement de la brachiale.

(2) Munz, tab. 9, fig. 6.

(3) *Deutsches Archiv*, t. II, p. 117. — On trouve des figures de ces anomalies dans Tiedemann (tab. 14 à 17) et Munz (tab. 7, 8, 9).

(4) Tiedemann, tab. 15, fig. 1, 55.

(5) Tiedemann, tab. 16, fig. 1, 44.

ment reportée à une plus grande hauteur, et l'interosseuse celle qui offre le moins souvent cette variété.

L'origine peut se reporter plus haut encore, à l'axillaire, et là même au-dessus des circonflexes et de la sous-scapulaire. Ce cas a été observé, proportion gardée, plus souvent pour l'artère cubitale que pour la radiale. Le vaisseau né plus haut que de coutume descend dans la direction de l'artère brachiale, presque toujours à peu de distance d'elle, et en même temps plus près de la superficie. Cette dernière particularité a lieu surtout pour la cubitale, qui alors se trouve comprise entre la peau et l'aponévrose de l'avant-bras. L'artère radiale, au contraire, quand c'est elle qui se trouve dans ce cas, occupe d'abord le côté interne de la brachiale, dont elle s'écarte plus ou moins tard, pour gagner le côté radial (1).

La transition à l'anomalie qui consiste en une origine élevée des artères de l'avant-bras, est formée par ce qu'on appelle les *vasa aberrantia*. D'un point de la brachiale naît une branche, de calibre divers, qui descend pendant quelque temps, et se réunit de nouveau avec le tronc d'où elle est sortie. Cette division s'observe plus fréquemment que partout ailleurs dans un endroit où la brachiale (et même parfois déjà l'axillaire) fournit une branche, de manière que celle-ci s'abouche avec une des trois de l'avant-bras (l'inférieure semblant parfois (2) ne former qu'un court rameau de communication entre elle et la brachiale), ou enfin une artère proprement dite de l'avant-bras. Quoique les branches de communication montent quelquefois, sous un angle aigu, de la brachiale vers le *vas aberrans*, cependant elles correspondent à la seconde racine inférieure : c'est ce qu'on peut déduire d'un cas décrit par Meckel (3), dans lequel l'artère radiale naissait à l'endroit ordinaire, se dirigeait en bas, puis se recourbait un peu de bas en haut, après avoir reçu un *vas aberrans*. Ces *vasa aberrantia* sont également très rapprochés de la superficie du bras, lorsqu'ils prennent naissance très haut, et ils ont souvent une longueur considérable. J'en ai vu un, assez grêle, provenir de l'artère axillaire, et ne s'aboucher avec la cubitale qu'au voisinage du carpe.

Artère brachiale profonde.

L'*artère brachiale profonde*, ou *humérale profonde* (*brachialis*

(1) MUNZ, tab. 9, fig. 1.
(2) TIEDEMANN, tab. 15, fig. 2, 18.
3 *Loc. cit.*, p. 121.

profunda, *profunda humeri*, *collateralis magna s. externa*) (1), vaisseau considérable, naît la plupart du temps à un pouce ou un pouce et demi au-dessous du bord du muscle grand dorsal ; elle se dirige en bas et en arrière, contourne, de concert avec le nerf radial, la partie postérieure de l'humérus, à laquelle elle s'applique étroitement, et atteint le bord externe de l'os, au-dessous de son milieu, dans une échancrure qui se trouve en cet endroit. Elle est située en haut entre l'humérus et la longue portion du triceps brachial, et plus bas, elle marche exactement entre l'origine de la portion externe et celle de la portion interne de ce muscle.

Peu après son origine, elle donne, à la partie supérieure et à la partie moyenne des trois têtes du triceps, des branches, dont quelques unes atteignent les téguments extérieurs, à la face postérieure du bras (2), et qui s'anastomosent, dans le deltoïde, avec la circonflexe postérieure. Parmi elles se trouve parfois aussi l'artère nourricière de l'humérus.

A peu près vers le milieu de l'humérus se détache une forte branche, qui se ramifie dans la partie du muscle triceps, jusqu'au petit anconé, et que Krause appelle *collatérale médiane* (*collateralis media*).

La branche terminale, qu'on voit apparaître au bord externe de l'humérus, près du triceps (3), descend derrière le ligament intermusculaire externe, jusqu'à l'articulation huméro-cubitale, donne, dans ce trajet, des ramifications au triceps, à l'origine du long supinateur et du long radial externe, ainsi qu'au brachial interne, et se perd enfin dans le réseau vasculaire de l'articulation du coude. Elle porte le nom particulier de *collatérale externe* ou *radiale* (*collateralis radialis s. externa*).

Anomalies. L'artère naît de l'axillaire, isolément, ou comme branche, soit de la circonflexe postérieure, soit de la sous-scapulaire. Quand elle est une branche de la circonflexe, elle descend tantôt devant (4) et tantôt derrière le tendon du grand dorsal. — En naissant à l'endroit ordinaire, elle donne la collatérale cubitale supérieure. — Elle est double, c'est-à-dire qu'une des branches destinées au triceps, dans lequel l'humérale se consume presque en entier, vient immédiatement de la brachiale elle-même, ou qu'une des collatérales aux-

---

(1) TIEDEMANN, tab. 11, fig. 1, 42 ; fig. 2, 50. — WEBER, II, o ; III, 27.
(2) TIEDEMANN, tab. 12, fig. 1, 16.
(3) TIEDEMANN, tab. 12, fig. 1, 17.
4 TIEDEMANN, tab. 13, fig. 1, 25.

quelles elle donne ordinairement naissance, tire son origine de la circonflexe postérieure (1).

Artère collatérale interne supérieure.

L'*artère collatérale interne supérieure* (*collateralis ulnaris superior s. prima*) (2) naît ordinairement assez près de l'humérale profonde, qui, peut être aussi fréquemment, la fournit elle-même, et descend au côté interne du muscle triceps. Elle perce le ligament intermusculaire interne, et parvient jusqu'à l'articulation huméro-cubitale, accompagnée en partie par le nerf cubital. Elle donne des branches au brachial interne et à la partie inférieure du triceps.

Anomalies. Fréquemment elle forme, avec la collatérale interne inférieure, un tronc commun assez considérable, qui provient de la brachiale (3), ou de l'humérale profonde, même lorsque cette dernière tire son origine de l'axillaire (4).

Artère collatérale interne inférieure.

L'*artère collatérale interne inférieure* (*collateralis ulnaris inferior s. secunda*) (5) naît un à trois pouces au-dessus du coude, se dirige obliquement en bas et en dedans, vers la tubérosité interne de l'humérus, et se ramifie dans le brachial interne, le rond pronateur et la partie interne de l'articulation huméro-cubitale, où elle contribue à la formation du réseau vasculaire.

Anomalies. Elle naît plus haut, par un tronc qui lui est commun avec la précédente.

IV. ARTÈRES DE L'AVANT-BRAS ET DE LA MAIN.

A un demi-pouce ou un pouce au-dessous de l'articulation huméro-cubitale, l'artère brachiale se divise en deux branches, l'*artère radiale* et l'*artère cubitale,* qui ont, la première une ligne et demie à deux lignes de calibre, la seconde deux lignes à deux lignes et demie. Ces artères distribuent de nombreuses branches à tout l'avant-bras, au carpe, au métacarpe et aux doigts. Quelquefois une de celles du métacarpe et des doigts se laissent ramener positivement à l'une ou à l'autre des deux artères; mais la plupart naissent de deux ana-

---

(1) Mcnz, tab. 9, fig. 5, 4.
(2) Tiedemann, tab. 17, fig. 1, 21.
(3) Tiedemann, tab. 13, fig. 2, 21.
(4) Tiedemann, tab. 13, fig. 1, 27.
(5) Tiedemann, tab. II, fig. 1, 44; fig. 2, 52. — Weber, I, 21, II, p.

stomoses en arcade entre celles-ci, l'arcade palmaire superficielle et l'arcade palmaire profonde, de sorte qu'elles proviennent de toutes deux en même temps.

Artère radiale.

L'*artère radiale* (*radialis*) (1) marche au côté radial de l'avant-bras, parallèlement au radius, et descend en ligne droite jusqu'au carpe; là elle se porte sur la face dorsale, entre l'apophyse styloïde du radius et l'os scaphoïde, descend sur le carpe jusqu'à l'intervalle des deux premiers os du métacarpe, passe, entre ces os, du dos de la main dans la paume, et de là se dirige en dedans, sur la face antérieure des os métacarpiens, pour s'anastomoser avec la branche profonde de la cubitale. Cette anastomose constitue l'arcade palmaire profonde. A partir du point où elle passe sur la face dorsale de l'avant-bras, elle porte fréquemment le nom de *ramus dorsalis radialis ;* mais, dans l'état ordinaire, il n'y a point là de division en deux branches qui puisse justifier cette dénomination.

Le long de l'avant-bras, de haut en bas, l'artère radiale est située sur le court supinateur, le rond pronateur, le fléchisseur sublime des doigts, le long fléchisseur propre du pouce, le carré pronateur, et, au-dessous de ce dernier, immédiatement sur le radius. Elle est couverte, en haut, par le bord interne du long supinateur, et, en bas, par la seule aponévrose de l'avant-bras; en sorte qu'elle est partout voisine de la surface du corps. Inférieurement, elle se trouve comprise entre le tendon du long supinateur et le nerf radial superficiel en dehors, le muscle biceps brachial en dedans. A la face dorsale du radius et du carpe, elle repose immédiatement sur les os, couverte par les tendons du long abducteur, du court fléchisseur et du long fléchisseur du pouce. Dans la paume de la main, elle passe entre les deux têtes du premier interosseux externe, après quoi elle se trouve entre les interosseux et les muscles courts du pouce.

Ses branches régulières sont au nombre de onze : la *récurrente radiale*, les *branches musculaires*, la *transverse antérieure du carpe*, la *radio-palmaire*, la *dorso-radiale du pouce*, la *transverse dorsale du carpe*, la *dorso-radiale de l'index*, la *dorso-cubitale du pouce*, la *grande artère du pouce*, la *radio-palmaire du pouce*, et la *profonde* ou *communicante*. Par conséquent, elle fournit à tout le

<hr>

(1) TIEDEMANN, tab. 11, fig. 1, 48 ; fig. 2, 55, 4, 50 ; tab. 12, fig. 1, 25 ; fig. 2, 20. — WEBER, I, 22 ; II, 4.

côté radial de l'avant-bras et du carpe, au pouce entier, au côté radial de l'indicateur, et presque toujours aussi, sur le dos de la main, au second espace interosseux.

Anomalies. L'artère radiale naît quelquefois de la brachiale, au-dessus de l'articulation huméro-cubitale, plus rarement de l'axillaire elle-même (1). La plupart du temps alors elle est située, à l'articulation du coude, tout-à-fait superficiellement, au-devant du tendon du biceps, et à l'avant-bras, hors de l'aponévrose antibrachiale, à côté de la veine radiale; au bras aussi, elle se trouve placée plus en dedans, de manière qu'elle est obligée de croiser la brachiale pour gagner le côté radial, et que peut-être elle donne quelques branches de cette artère; ou bien elle reçoit un *ras aberrans* né de la brachiale. — Sa sphère d'extension s'agrandit lorsqu'elle fournit en haut l'artère interosseuse tout entière, ou l'interosseuse récurrente, ou qu'inférieurement elle donne plus d'artères digitales que de coutume, ou même la totalité de ces artères (2). Cette sphère diminue lorsque la récurrente radiale émane de la brachiale, ou de la cubitale, ou quand la radiale ne produit pas inférieurement toutes les artères digitales, qui, d'ordinaire, proviennent d'elle. Dans ce dernier cas, Otto (3) l'a vue si petite, sur les deux bras, qu'elle ne donnait que la récurrente et une couple de branches musculaires. Le cabinet de Berne possède une pièce dans laquelle elle n'existe qu'à l'état rudimentaire à l'avant-bras, étant remplacée à la main par l'interosseuse. Cruveilhier a observé un cas analogue. Dans celui aussi dont parle Otto, l'artère interosseuse remplaçait la radiale sur le dos de la main. — Lorsqu'elle naît plus haut que de coutume, et même quand son origine est normale, sa situation varie quelquefois, en ce que, dès le haut de l'avant-bras, elle se porte sur la face dorsale, où elle marche vers le carpe, sous la seule aponévrose antibrachiale (4), disposition qu'il est bon de connaître lorsqu'on explore le pouls.

1° L'*artère récurrente radiale* (*radialis recurrens*) (5), du calibre d'environ deux tiers de ligne, naît du côté externe de la radiale, immédiatement à son origine. Quand la radiale prend naissance plus haut qu'à l'ordinaire, de la brachiale, la récurrente radiale, tantôt émane d'elle à l'endroit ordinaire, tantôt vient du tronc de la cubi-

---

(1) TIEDEMANN, tab. 14, fig. 1 et 2 ; tab. 16, fig. 1.
(2) R. WAGNER, dans HEUSINGER, *Zeitschrift*, t. III, p. 340.
3 *Pathologische Anatomie*, t. I, p. 309.
(4) TIEDEMANN, tab. 17, fig. 2.
(5) TIEDEMANN, tab. II, fig. 1, 47 ; fig. 2, 57. — WEBER, I, 23, II, *y*.

tale (1) ; ou bien, comme dans un cas d'origine très élevée de la radiale, que j'ai sous les yeux, elle naît à l'endroit accoutumé, par deux racines, bientôt réunies ensemble, qui proviennent de la radiale et de la cubitale. Elle monte de dedans en dehors, entre le court supinateur et les muscles sous-jacents ; mais ordinairement elle commence par descendre un peu, après quoi elle décrit une arcade, pour se porter en haut : il est rare qu'elle soit ascendante dès le moment même de son origine. Elle ne tarde pas à se diviser en deux branches, l'une ascendante, l'autre descendante, dont les nombreux rameaux se distribuent au long supinateur, aux deux radiaux externes, au court supinateur, au brachial interne, aux ligaments et au périoste de l'articulation huméro-cubitale : elle s'anastomose en réseau avec les autres artères qui entourent cette dernière.

Anomalies. Quelquefois elle naît déjà de la partie inférieure de la brachiale. — Sans même que l'origine de la radiale soit reportée plus haut que de coutume, elle sort de la cubitale : dans un cas que j'ai sous les yeux, par exemple, la brachiale se divise à un demi-pouce au-dessous de l'articulation, et la récurrente radiale vient de la cubitale à neuf lignes plus bas.

2° *Branches musculaires* (*rami musculares*). Pendant que l'artère radiale descend à l'avant-bras, elle envoie de tous côtés un grand nombre de branches (quarante au moins, selon Meckel), de calibre divers, qui se rendent à tous les muscles du côté du radial du membre, au périoste et dans l'intérieur du radius.

3° L'*artère transverse antérieure du carpe* (*carpea anterior s. volaris, transversa carpi anterior*) (2) est une branche petite, mais constante, qui naît au-dessous du carré pronateur, et qui, située immédiatement sur les os, se dirige en dedans, pour aller se répandre sur la face antérieure du carpe. Là, conjointement avec des branches analogues de la cubitale et de l'interosseuse, ainsi qu'avec de petites branches récurrentes de l'arcade palmaire profonde, elle forme le *réseau carpien antérieur* ou *palmaire* (*rete carpeum anterius s. volare*).

4° L'*artère radio-palmaire*, ou *palmaire superficielle* (*ramus volaris, arteria superficialis volæ, arteria radio-palmaris*) (3), est grêle, et ne dépasse pas ordinairement une demi-ligne de diamètre.

(1) TIEDEMANN, tab. 16, fig. 1, 44.
(2) TIEDEMANN, tab. II, fig. 2, 42.
(3) TIEDEMANN, tab. II, fig. 1, 51 ; fig. 2, 43. — WEBER, I, 25, II, 3.

Elle naît de la partie interne de la radiale, près du carpe, à l'endroit où celle-ci tourne sur le dos de l'avant-bras; de là elle descend verticalement à la paume de la main, entre l'aponévrose palmaire et les petits muscles du pouce. Toujours elle donne de petites branches à ces muscles. dans l'intérieur desquels il lui arrive même assez fréquemment de se perdre (1). Mais, fort souvent, et cette disposition est regardée avec raison comme normale, son extrémité s'unit avec la branche palmaire superficielle de la cubitale, et contribue ainsi à la formation de l'arcade palmaire superficielle.

Anomalies. Rarement elle naît plus haut que de coutume, ce qui arrive dans le cas où le tronc de la radiale se réfléchit déjà très haut vers la face dorsale (2). — Il est beaucoup plus commun qu'elle s'éloigne de l'état ordinaire sous le rapport du volume. En effet, elle acquiert parfois un calibre tel que l'artère radiale, parvenue au carpe, se divise en deux branches à peu près égales, l'une dorsale, et l'autre palmaire (3). Alors elle donne, en partie ou en totalité, celles des artères digitales palmaires qui, régulièrement, viennent de l'extrémité de la cubitale.

3° L'*artère radio-dorsale du pouce* (*dorsalis pollicis radialis*) (4) est assez petite, naît de la radiale, sur le carpe, et marche le long du bord radial du pouce. Comme les autres artères dorsales des doigts, elle se termine, la plupart du temps, à l'avant-dernière phalange, et ce n'est que par exception qu'elle s'étend jusqu'à l'unguéale.

Anomalies. Elle se détache plus tôt que de coutume, en commun avec la palmaire superficielle, de sorte qu'elle semble manquer (5); ou bien elle naît plus bas, en face de la transverse dorsale du carpe, ou même plus tard encore que celle-ci.

6° L'*artère transverse dorsale du carpe* (*carpea posterior s. dorsalis, transversa carpi dorsalis*)(6). Régulièrement, après les branches dont la description vient d'être faite, il en naît, sur le carpe, une grêle, qui se dirige transversalement en dedans, se répand sur le dos du carpe, et là forme, tant avec une branche analogue de la cubitale qu'avec les rameaux terminaux de l'interosseuse, le *réseau carpien postérieur*, ou *dorsal* (*rete carpeum posterius s. dorsale*). Sa plus

---

(1) TIEDEMANN, tab. 17, fig. 4, 20 ; tab. 18, fig. 3, 2.
(2) TIEDEMANN, tab. 17, fig. 2, 14.
(3) TIEDEMANN, tab. 17, fig. 3 ; tab. 18, fig. 2, fig. 4, fig. 5.
(4) TIEDEMANN, tab. 12, fig. 2, 22. — WEBER, III, 41.
(5) TIEDEMANN, tab. 17, fig. 2, 15.
(6) TIEDEMANN, tab. 12, fig. 2, 21. — WEBER, III, 35-38.

forte branche, ou plutôt la continuation de son tronc, se prolonge ordinairement, comme seconde artère métacarpienne dorsale, entre les doigts indicateur et médius.

7° L'*artère radio-dorsale du doigt indicateur* (*dorsalis indicis radialis*) (1) naît à la base des os du métacarpe, et court au côté radial du doigt indicateur, dont elle est l'artère dorsale.

8° L'*artère cubito-dorsale du pouce* (*dorsalis pollicis ulnaris*) 2 , la plupart du temps un peu plus petite que la précédente, naît à la même région qu'elle, mais ordinairement un peu plus tard, et va gagner le coté cubital du pouce.

Anomalies. Très souvent elle n'existe pas comme branche distincte. Il est plus rare qu'elle forme avec la dorso-radiale du doigt indicateur un court tronc commun, qui porte le nom de première interosseuse dorsale.

9° La *grande artère du pouce* (*arteria pollicis princeps s. magna* 3 . Pendant que la radiale passe entre les os du métacarpe, ou immédiatement après qu'elle est arrivée dans le creux de la main, elle donne cette artère, qui est considérable, puisqu'elle a une ligne de diamètre. La grande artère du pouce marche, au côté palmaire du pouce, entre l'os métacarpien et les petits muscles de ce doigt, auxquels elle fournit des rameaux, et s'étend jusque vers la première articulation, où elle se divise en *radio-palmaire* et *cubito-palmaire du pouce* (*volaris pollicis radialis et ulnaris*).

Anomalies. J'ai reconnu que, dans plus de la moitié des cas, par conséquent d'une manière normale, la grande artère du pouce constitue une branche distincte à son origine (et qui rarement naît avant une ou quelques unes des précédentes). — Mais assez souvent la radio-palmaire du doigt indicateur est une branche de cette artère, qui naît dès avant sa division en radio-palmaire et cubito-palmaire du pouce, ou qui vient de la branche cubitale du pouce, en sorte qu'alors cette dernière représente la première digitale, pour le pouce et l'indicateur. Ce dernier cas fait passage à l'anomalie dans laquelle l'artère radio-palmaire du pouce naît séparée de la première digitale pour ce doigt et l'indicateur. Quelquefois elle ne donne qu'une des deux branches du pouce, ou plus fréquemment encore elle manque tout-à-fait, et alors elle est remplacée par la palmaire superficielle plus développée, ou par la cubitale, en raison d'un plus grand déve-

---

(1) Tiedemann, tab. 12, fig. 2, 26 ; tab. 17, fig. 2, 18. — Weber, III, 43.
(2) Tiedemann, tab. 12, fig. 2, 24 ; tab. 17, fig. 2, 17. — Weber, III, 42.
(3) Tiedemann, tab. II, fig. 2, 51.

loppement de l'arcade palmaire superficielle , ou par l'interosseuse plus développée que de coutume. La transition à ce cas est fournie par les anastomoses normales, tantôt plus et tantôt moins prononcées, entre l'arcade palmaire superficielle et le tronc ou les deux branches de la grande artère du pouce (1).

9ᵉ L'*artère radio-palmaire du doigt indicateur* (*volaris indicis radialis*)(2). Le mieux est de la considérer comme une branche (à la vérité presque toujours indirecte) de la radiale, quoique la manière dont elle en émane soit extrêmement irrégulière. Elle vient, comme dans la figure de Tiedemann , de la radiale immédiatement; ou elle naît du tronc ou de la branche cubitale de la grande artère du pouce ; ou elle sort et ce cas est commun de la première interosseuse palmaire , dont elle est même, à proprement parler, la continuation. Elle marche au côté radial du doigt indicateur , et se trouve placée , le long de l'os métacarpien , entre les muscles interosseux de ce doigt et l'adducteur du pouce.

Anomalies. Elle est fort souvent une branche de l'arcade palmaire superficielle ou de la palmaire superficielle.

11° *Branche profonde* , ou *communicante* (*ramus profundus s. communicans*) (3). On peut appeler ainsi la continuation de l'artère radiale qui s'unit avec la branche profonde de la cubitale , pour produire l'arcade palmaire profonde.

Artère cubitale.

L'*artère cubitale* (*ulnaris, cubitalis*) (4) se porte de la bifurcation de la brachiale vers le bas et aussi en dedans, de manière qu'elle s'éloigne de plus en plus de la radiale. Après avoir parcouru ainsi un trajet de deux pouces et demi à trois pouces, en suivant une direction presque parallèle au cubitus, elle passe au-devant de cet os, à sa partie inférieure; sur le carpe, elle est située au côté radial de l'os pisiforme et du crochet, et elle se partage au-dessous du carpe en deux branches, la communicante superficielle et la communicante profonde.

Elle est placée à une plus grande profondeur que la radiale. En effet, elle repose, à sa partie supérieure, immédiatement sur le brachial interne et le fléchisseur profond des doigts, plus loin sur le

---

1. TIEDEMANN , tab. 18, fig. 6, 24.
2. TIEDEMANN, tab. II, fig. 2, 56.
3. TIEDEMANN , tab. II, fig. 2, 5c.
4. TIEDEMANN, tab. II, fig. 1, 55; fig. 2, 56. — WEBER, I, 24 ; II, z.

carré pronateur, ensuite sur le cubitus, enfin au carpe, sur le ligament annulaire antérieur. Couverte par le rond pronateur, le radial interne et le fléchisseur sublime des doigts, elle se rapproche davantage de la superficie à sa partie inférieure, où, couverte presque uniquement par l'aponévrose de l'avant-bras, elle marche entre le bord du fléchisseur sublime en dehors et celui du cubital interne en dedans; à la main, l'aponévrose palmaire et le muscle palmaire cutané reposent sur elle. Le nerf médian la croise, supérieurement, pour passer au côté radial; le nerf cubital descend à son côté cubital.

Les branches sont des *rameaux musculaires*, la *récurrente cubitale*, l'*interosseuse*, la *dorsale du carpe*, la *communicante profonde* et la *communicante superficielle*. Ainsi elle fournit au côté cubital de l'avant-bras et aux parties profondes des deux faces de cette portion du membre, au côté cubital du carpe et du métacarpe, enfin aux doigts internes.

Anomalies. L'artère cubitale naît, au-dessus de l'articulation huméro-cubitale, soit de la brachiale, soit même de l'axillaire (1); alors elle est superficielle au bras et à l'avant-bras, et sur ce dernier, elle marche au-devant des muscles fléchisseurs, qui d'ordinaire la couvrent; ou elle reçoit un *vas aberrans* venant soit de la brachiale, soit de l'axillaire; ou enfin elle semble naître par deux racines, l'une supérieure, l'autre inférieure, quand le *vas deferens* est considérable (2). — Lorsqu'elle prend son origine plus haut que de coutume, la division en deux branches terminales peut avoir lieu dès le carpe, comme dans un cas que j'ai sous les yeux. — Sa sphère s'agrandit lorsqu'elle fournit supérieurement la récurrente radiale, ou qu'inférieurement elle donne au doigt indicateur et au pouce (3). — Cette sphère diminue, au contraire, quand, en haut, l'interosseuse vient de la brachiale (4), ou de la radiale (5), ou qu'en bas la cubitale ne fournit pas toutes les branches digitales qui émanent d'elle ordinairement (6). La diminution a lieu plus souvent en haut qu'en bas, et l'augmentation plus fréquemment en bas qu'en haut; sous ce rapport l'artère cubitale se comporte en sens inverse de la radiale. — Sa situation n'est pas superficielle seulement lorsqu'elle naît plus haut que de coutume;

(1) Tiedemann, tab. 15, fig. 1, 24.
(2) Tiedemann, tab. 15, fig. 2, 14 et 18.
(3) Tiedemann, tab. 16, fig. 1, fig. 2; tab. 17, fig. 4; tab. 18, fig. 1.
(4) Tiedemann, tab. 15, fig. 3.
5   Tiedemann, tab. 17, fig. 1.
(6) Tiedemann, tab. 17, fig. 1

car elle peut provenir du point normal, et cependant marcher à l'avant-bras sur les muscles fléchisseurs de la main (1), ou même sur l'aponévrose antibrachiale, à côté de la veine cutanée interne.

1° *Branches musculaires* (*rami musculares*). Dans toute sa longueur, l'artère cubitale donne de nombreuses branches, grosses et petites, qui n'ont pas reçu de noms particuliers, et qui se distribuent principalement aux muscles du côté antérieur de l'avant-bras, notamment à l'extrémité du brachial interne, au rond pronateur, au fléchisseur sublime des doigts, au palmaire grêle, au cubital interne, au carré pronateur, au palmaire cutané, à l'abducteur du petit doigt.

2° *L'artère récurrente cubitale* (*ulnaris recurrens*) (2), qui est considérable, puisqu'elle a près d'une ligne de diamètre, naît à environ un pouce de l'origine de la cubitale. Elle monte de dehors en dedans, couverte par le rond pronateur, le fléchisseur sublime des doigts, le palmaire grêle et le cubital interne, donne des rameaux au commencement de ces muscles, en fournit un qui monte au-devant du condyle interne de l'humérus, en produit un plus considérable qui se porte également en haut, au côté interne de l'olécrâne et derrière l'anconé interne, et s'anastomose ainsi avec les autres vaisseaux qui entourent l'articulation huméro-cubitale. Mais toujours elle donne, peu après son origine, une branche plus ou moins considérable, qu'on peut appeler descendante : cette branche passe sur le côté interne du cubitus, pour aller se distribuer aux muscles de cette région.

Anomalies. Elle est une branche de l'interosseuse quand la cubitale provient déjà de la brachiale. — Il n'est pas rare qu'on trouve deux branches qui peuvent être regardées comme des récurrentes.

3° *L'artère interosseuse* (*interossea*) (3), du calibre d'une ligne et demie à peu près, naît, très près de la précédente, de la partie postérieure de la cubitale, qui là semble se partager en deux branches de calibre à peu près égal. Presque immédiatement après son origine, elle se divise elle-même en deux branches, l'une externe, l'autre interne. Quelquefois la scission ne s'opère que trois ou quatre lignes au-dessous de sa naissance, et alors le tronc commun fournit presque toujours quelques rameaux, qui d'ordinaire appartiennent à l'interosseuse interne.

a. L'artère *interosseuse externe* ou *postérieure*, ou *perforante*

---

(1) TIEDEMANN, tab. 15, fig. 3, 37 ; tab. 17, fig. 1, 25.
(2) TIEDEMANN, tab. II, fig. 2, 39 ; tab. 12, fig. 3, 15. — WEBER, II, 1.
(3) TIEDEMANN, tab. II, fig. 2, 45. — WEBER, II, 2.

supérieure (*interossea externa s. posterior, perforans suprema*), passe , à un pouce et demi ou deux pouces de l'articulation , entre les deux os de l'avant-bras, pour gagner la face postérieure ou externe du membre. Là elle se divise , quand la scission n'a pas eu lieu dès l'origine même , en deux rameaux , l'un récurrent , l'autre descendant.

aa. L'*artère interosseuse récurrente* (*interossea recurrens*) (1) monte de suite au côté externe du cubitus et de l'olécrâne , couverte par le triceps et le petit anconé (ce qui lui a fait donner le nom de *récurrente radiale postérieure*), donne à ces muscles et au court supinateur , et s'anastomose avec les autres artères constituant le *réseau cubital* (*rete cubitale*). A la formation de ce réseau concourent, en haut la collatérale radiale et les deux collatérales cubitales , en bas la récurrente radiale , la récurrente cubitale et l'interosseuse récurrente.

bb. La *branche descendante* (2) marche sur le ligament interosseux , plus près du cubitus que du radius , entre l'extenseur commun des doigts et les muscles profonds du pouce et de l'indicateur, descend presque jusqu'au carpe , et se ramifie dans l'extenseur commun des doigts, celui du petit doigt , le cubital externe et la peau.

b. L'*artère interosseuse interne* ou *antérieure* (*interossea interna s. anterior*) est plus volumineuse que l'externe. Elle descend sur la face antérieure du ligament interosseux , d'abord entre le fléchisseur profond des doigts et le long fléchisseur du pouce , puis couverte par le carré pronateur; sa terminaison pénètre , à un pouce et demi à trois pouces du carpe , sur la face postérieure de l'avant-bras et du carpe , entre les deux os de l'avant-bras. Dans ce trajet elle envoie de tous côtés un nombre considérable de branches , qu'on peut distinguer en antérieures , latérales et postérieures.

aa. Branches antérieures. Du commencement de l'artère , ou même du petit tronc qui lui est commun avec l'externe, on voit se détacher une , ou le plus souvent deux branches , qui marchent , comme elle , de haut en bas, et se distribuent au fléchisseur profond des doigts , au cubital interne , un peu aussi au fléchisseur sublime , enfin tout en haut au rond pronateur , et s'étendent jusqu'à la peau. D'une de ces branches, et parfois immédiatement de l'interosseuse antérieure , part une *artère nourricière du cubitus* (*nutritia ulnæ*), et plus constamment encore une *artère nourricière du radius* (*nu-*

---

(1) Tiedemann , tab. 12, fig. 2, 14. — Weber , III, 31.
(2) Weber , III, 30.

tritia radii). Il en est de même de l'origine d'une branche, souvent assez considérable, qui pénètre entre les fibres du nerf médian, où elle descend quelque temps, même jusqu'au creux de la main : seulement cette branche naît tout aussi souvent, sinon même plus, de la cubitale elle-même. Au tiers inférieur de l'avant-bras, quelques branches antérieures pénètrent dans le carré pronateur ; d'autres descendent vers la face palmaire du carpe.

bb. Branches latéra'es. Elles sont petites, mais nombreuses, et se rendent transversalement au radius et au cubitus, pour fournir au périoste, au long fléchisseur du pouce et à d'autres muscles. Une de ces branches transversales s'anastomose avec la radiale, au-dessus de l'articulation radio-carpienne.

cc. Branches postérieures. On en compte six à huit, qui percent sur-le-champ le ligament interosseux, et que, pour cette raison, on nomme *artères perforantes (perforantes)*. Elles se répandent dans l'abducteur, le long extenseur et le court extenseur du pouce, ainsi que dans l'extenseur propre du doigt indicateur, et s'étendent inférieurement jusque sur le dos du carpe. La plupart du temps, on en distingue deux, plus volumineuses que les autres, dont la supérieure perce le ligament au second tiers environ de l'avant-bras (1), et l'inférieure à son dernier tiers (2). Celle-ci est presque toujours en même temps la terminaison de l'interosseuse antérieure (qui parfois cependant se prolonge au-delà, et perce plus bas le ligament) ; en descendant vers le carpe, elle se divise d'ordinaire en rameau radial et rameau cubital. Les petites branches, au nombre desquelles se range parfois la terminaison de l'intercostale antérieure, occupent les deux tiers inférieurs de l'avant-bras.

Anomalies. L'artère interosseuse est une branche de la brachiale (3). — Quand la cubitale naît au-dessus de l'articulation, l'interosseuse n'en provient jamais, mais la brachiale se divise, à l'endroit ordinaire, en radiale et interosseuse (4). L'interosseuse est parfois une branche de la radiale, alors même que la scission de la brachiale s'opère au lieu accoutumé (5). Dans les deux cas, la cubitale a naturellement un volume moindre. —L'interosseuse postérieure et l'antérieure

1 TIEDEMANN, tab. 12, fig. 2, 16. — Elle s'anastomose là avec la branche descendante de l'intercostale externe ?
2 TIEDEMANN, tab. 12, fig. 2, 18.
3 TIEDEMANN, tab. 15, fig. 3, 2S.
4 TIEDEMANN, tab. 15, fig. 1, 35 ; fig. 2, 20.
5 TIEDEMANN, tab. 17, fig. 1, 25.

naissent séparément de la cubitale, quoique très rapprochées l'une de l'autre. J'ai sous les yeux deux cas de cette disposition, qui me semble surtout s'élever contre l'assertion de M.-J. Weber, au dire duquel on aurait tort de distinguer deux interosseuses, l'une antérieure, l'autre postérieure. Harrison a vu aussi l'interosseuse antérieure naître de la radiale et la postérieure de la cubitale. — L'interosseuse antérieure est plus grosse que de coutume : elle donne une branche antérieure considérable, qui passe sur le ligament annulaire antérieur, pour gagner l'arcade palmaire superficielle (1), ou bien cette forte branche descend, accompagnée du nerf médian, arrive à la paume de la main, en passant dessous ou dessus le ligament annulaire (2) et se partage en quelques artères digitales destinées aux doigts externes. Munz (3) a figuré un cas qui n'est sans doute qu'un plus haut degré de développement de cette anomalie : au-dessous de l'interosseuse normale naissait, de la cubitale, une forte branche qui pénétrait dans la paume de la main, avec les tendons des fléchisseurs des doigts, et donnait quatre artères digitales, depuis le pouce jusqu'au médius. Le cabinet de Berne possède une pièce analogue : la branche surnuméraire naît un pouce et demi plus bas que l'interosseuse, et remplace la radiale rudimentaire, en ce qu'elle fournit un rameau externe au pouce et à l'indicateur, et contribue, par un rameau interne, à former l'arcade palmaire superficielle : mais la forte artère interosseuse antérieure supplée aussi la radiale rudimentaire, en ce qu'au-dessus de l'articulation du carpe elle se porte transversalement en dehors sur le radius, reçoit la petite artère radiale, et continue ensuite de marcher comme à l'ordinaire sur le dos du carpe.

J'ai déposé dans le cabinet anatomique de Berne un bras qui offre des anomalies sous plusieurs rapports, mais surtout en ce qui concerne l'artère interosseuse, et dont la description sera mieux placée ici que partout ailleurs. L'axillaire donne un tronc commun pour la radiale et la cubitale ; le tronc de la brachiale ne correspond donc qu'à la seule interosseuse, mais il est beaucoup plus gros que l'autre. Il fournit en haut les artères circonflexes, donne, au niveau de l'articulation huméro-cubitale, une branche anastomotique récurrente, longue d'un pouce et demi, qui va se jeter dans le tronc commun (seconde racine inférieure de celle-ci), produit ensuite la récurrente radiale, puis la récurrente cubitale, et se partage en interosseuses

(1) Tiedemann, tab. 16, fig. 1, 4₇.
(2) Tiedemann, tab. 16, fig. 2, 4.
(3) Tab. 8, fig. 10, 10.

antérieure et postérieure. Le volume du tronc commun paraît augmenter un peu, mais d'une manière à peine sensible, au-dessous de l'orifice de la branche anastomotique. Sa situation superficielle, plus prononcée encore à l'avant-bras, la situation profonde et la division de l'interosseuse, prouvent clairement que ce vaisseau est le tronc né à une hauteur insolite. Parvenu à l'avant-bras, il se divise, à la hauteur ordinaire, en une cubitale et une très petite radiale; la cubitale donne toutes les digitales palmaires, à l'exception de la radiale du pouce et de la radiale de l'indicateur. L'interosseuse antérieure est encore aussi grosse que le tronc commun ; elle se distribue à l'avant-bras de la manière accoutumée, et, au-dessus de l'articulation de la main, envoie transversalement en dehors une forte branche radiale, qui se réunit avec la radiale rudimentaire, arrive sur le dos du carpe, et là se termine au pouce et au doigt indicateur, car il n'y a qu'une faible branche de communication qui arrive au creux de la main. Mais la partie principale de l'interosseuse antérieure perce le ligament interosseux à environ un pouce et demi de l'articulation radio-carpienne, et descend sur le dos du carpe. Là elle donne une forte quatrième interosseuse dorsale, une troisième interosseuse plus faible, et une branche d'anastomose avec la petite radiale ; son prolongement arrive dans l'espace compris entre le second et le troisième os du métacarpe. A la base des os métacarpiens elle se partage en une seconde interosseuse dorsale, extrêmement forte, qui s'abouche, sur la première articulation digitale, avec la seconde digitale commune, et une branche plus grosse, qui passe, entre les deux os métacarpiens, dans le creux de la main, où elle se bifurque; le rameau interne forme l'arcade palmaire profonde avec la branche anastomotique profonde de la cubitale ; l'externe envoie des ramuscules aux muscles du pouce, et donne la digitale radio-palmaire de l'indicateur et du pouce.

4° L'*artère dorsale du carpe* (*carpea dorsalis, arteria s. ramus dorsalis*) (1) naît depuis un demi-pouce jusqu'à deux pouces au-dessus de l'articulation radio-carpienne. Elle est grêle, repose immédiatement sur les os, et gagne le dos du carpe en contournant l'extrémité inférieure du cubitus. Là elle s'unit avec les autres branches du réseau dorsal du carpe ; mais auparavant elle donne la dorso-cubitale du petit doigt, et régulièrement aussi contribue surtout à former la quatrième interosseuse dorsale.

De cette branche dorsale, ou immédiatement de la cubitale, seule-

____
(1) TIEDEMANN, tab. II, fig. 2, 36, † ; tab. 12, fig. 2, 27. — WEBER, II, 5 ; III, 49.

ment alors plus bas (1), naissent quelques petites branches qui se portent dans le creux de la main, et qui contribuent à la formation du réseau artériel qu'on y rencontre. Elles correspondent évidemment à l'artère carpienne antérieure venant de la radiale, mais leur petitesse fait qu'à peine peut-on les considérer comme des branches particulières.

5° L'*artère communicante profonde ramus communicans profundus*) (2) s'enfonce entre les petits muscles propres du doigt auriculaire et les tendons des fléchisseurs communs, plus rarement entre l'abducteur et le court fléchisseur du petit doigt, marche au-devant des muscles interosseux, et se dirige vers le côté radial, pour s'anastomoser avec l'extrémité de l'artère radiale, et produire ainsi l'arcade palmaire profonde. De son commencement naît, d'ordinaire, la palmaire cubitale du petit doigt (3), qui cependant vient fréquemment aussi de la branche anastomotique superficielle, ou du tronc de la cubitale, avant que celle-ci se soit bifurquée (4), ou plus souvent encore de la quatrième digitale commune.

6° L'*artère communicante superficielle (ramus communicans superficialis*) (5) est plus grosse que la profonde. Elle se dirige vers le radius, entre les tendons des fléchisseurs des doigts et l'aponévrose palmaire, et forme l'arcade palmaire superficielle.

Artères métacarpiennes.

Les *artères métacarpiennes*, ou *interosseuses de la main (interosseæ manus, metacarpeæ*) se divisent en palmaires et dorsales. Chaque section comprend quatre artères, dont chacune marche entre deux os métacarpiens. Comme les muscles de cette région, on les compte du pouce vers le petit doigt.

1° *Artères métacarpiennes palmaires (int rosseæ volares*). Elles naissent de l'arcade palmaire profonde (6), laquelle résulte de la réunion de la branche anastomotique de la radiale avec la branche anastomotique profonde de la cubitale, est généralement plus forte au côté radial, et a environ une ligne de diamètre. Cette arcade, dont la concavité regarde en haut, marche au-devant des extrémités su-

(1) Tiedemann, tab. II, fig. 2, 48.
(2) Weber, II, 7.
(3 Tiedemann, tab. II, fig. 2, Co.
(4) Tiedemann, tab. II, fig. 6, **6**.
5) Tiedemann, tab. II, fig. 1, 58. — Weber, I, 26, II, 6.
(6) Tiedemann, tab. II, fig. 2, Co. — Weber, II, 19.

périeures des trois os métacarpiens moyens, entre eux et les tendons des fléchisseurs des doigts.

Du côté concave de l'arcade partent toujours plusieurs petites branches, qui montent vers le carpe, et contribuent, avec l'artère antérieure du carpe venant de la radiale, des ramuscules analogues de la cubitale, et d'autres de l'interosseuse antérieure, à former le *réseau palmaire du carpe* (*rete carpeum volare*).

De la convexité de l'arcade naissent les quatre *artères métacarpiennes* (1), dont la première surpasse régulièrement les trois autres en volume. Cette première descend au côté radial du doigt indicateur ; les trois autres descendent au-devant des muscles interosseux de leurs intervalles. Chaque artère métacarpienne donne, peu après son origine, une branche perforante (*ramus interosseus perforans*) (2), qui naît parfois aussi de l'arcade palmaire profonde elle-même, et passe entre deux os métacarpiens, pour se rendre sur le dos de la main, où elle s'anastomose avec les métacarpiennes dorsales du même nom (3). Elle donne ensuite de petits ramuscules aux muscles interosseux, et finit par s'anastomoser, au voisinage de la première articulation digitale, avec l'artère digitale commune de son intervalle (4). La première métacarpienne, qui offre de nombreuses variétés sous le point de vue de la présence, du volume et des connexions, manque de la branche perforante, parce qu'il n'existe pas non plus régulièrement de première métacarpienne dorsale ; mais, la plupart du temps, elle communique avec la seconde digitale commune.

Anomalies. Les plus importantes se rapportent au calibre, quelques unes des métacarpiennes palmaires, ou même toutes, devenant si grosses, qu'à proprement parler elles fournissent les digitales correspondantes.

2° *Artères métacarpiennes dorsales* (*interosseæ dorsales*) (5). Régulièrement elles sont beaucoup plus petites que les métacarpiennes palmaires, et, en partie au moins, tiennent de telle sorte au *réseau carpien dorsal* (*rete carpeum dorsale*), qu'ordinairement on les décrit comme naissant de ce réseau. Mais le réseau dorsal du carpe est formé par les artères carpiennes postérieures provenant de la radiale et de la cubitale, ainsi que par les branches de l'inter-

---

(1) Tiedemann, 57.
(2) Tiedemann, 58.
(3) Tiedemann, tab. 12, fig. 2, 28.
(4) Tiedemann, tab. 11, fig. 2, 59.
(5) Tiedemann, tab. 12, fig. 2, 29. — Weber, III, 45, 54, 55.

osseuse. Les métacarpiennes dorsales se dirigent en avant, le long de leur intervalle interosseux, sur les muscles interosseux, reçoivent bientôt la branche perforante de la métacarpienne palmaire, qui est parfois assez considérable pour former principalement le tronc du vaisseau entier, donnent de petits ramuscules aux muscles interosseux, au périoste, à la peau, et se bifurquent à la première articulation digitale, donnant ainsi les artères digitales dorsales pour les deux doigts contigus.

La première métacarpienne dorsale manque. Ce n'est qu'exceptionnellement qu'elle existe, lorsque la dorso-radiale de l'indicateur et la dorso-cubitale du pouce forment un court tronc commun, venant de la radiale. La branche perforante de cette artère manque également.

La seconde est en général un prolongement de l'artère carpienne postérieure venant de la radiale.

La troisième communique presque toujours avec le réseau dorsal du carpe et avec la branche perforante de la troisième métacarpienne palmaire.

La quatrième est d'ordinaire une continuation de l'artère dorsale du carpe venant de la cubitale.

Artères digitales.

Les *artères digitales* (*digitales*) se divisent, d'après leur situation, en dorsales et palmaires. Chaque doigt reçoit deux des premières et deux des secondes, qui marchent à son côté radial et à son côté cubital.

1° *Artères digitales dorsales* (*digitales dorsales*). (1) Elles sont beaucoup plus petites que les palmaires, donnent à la face dorsale de la première articulation phalangienne, et se terminent à la seconde articulation, où elles s'anastomosent avec les digitales palmaires. Celles du pouce sont les seules qui, lorsqu'elles ont plus de volume qu'à l'ordinaire, s'étendent quelquefois jusque sur la face dorsale de la phalange unguéale.

Le pouce reçoit ses deux branches immédiatement de la radiale (2). La digitale dorso-radiale du doigt indicateur provient de la même source (3). La dorso-cubitale du doigt auriculaire (4) est une branche

(1) TIEDEMANN, tab. 12, fig. 2. — WEBER, III.
(2) TIEDEMANN, fig. 2, 22, 24.
(3) *Ibid.*, fig. 2, 26.
(4) *Ibid.*, fig. 2, 56.

de la carpienne venant de la cubitale. Les six autres tirent leur origine de la bifurcation de la seconde, de la troisième et de la quatrième métacarpienne dorsale (1).

2° *Artères digitales palmaires* (*digitales volares*) (2). Elles n'ont pas toutes la même origine. Cependant la plupart d'entre elles, savoir, les six pour le côté cubital de l'indicateur, pour le médius et l'annulaire, pour le côté radial de l'auriculaire, proviennent régulièrement de l'*arcade palmaire superficielle* (*arcus volaris superficialis*) (3). Cette arcade est un peu plus rapprochée de l'articulation radio-carpienne que la profonde. Sa convexité regarde en bas. Elle est située entre l'aponévrose palmaire et les tendons des fléchisseurs communs des doigts. Elle est formée par la branche anastomotique superficielle de la cubitale qui se dirige vers le côté radial, et par l'artère palmaire superficielle qui vient à sa rencontre, de sorte que, régulièrement, elle a plus de volume au côté cubital qu'à l'autre, et qu'en général elle est plus considérable que l'arcade profonde. De cette arcade partent de petits ramuscules, qui se rendent aux ligaments et à la peau du carpe et du métacarpe, ainsi qu'aux muscles du pouce, et elle s'anastomose, par des rameaux plus ou moins considérables, avec la grande artère du pouce ou avec ses branches. Mais de sa convexité naissent (en les comptant du côté radial au côté cubital) la seconde, la troisième et la quatrième artère digitale commune (*digitales communes*) (4), qui descendent entre les tendons fléchisseurs du second, du troisième, du quatrième et du cinquième doigt, jusqu'au-dessous de l'articulation de la première phalange, fournissent des ramuscules aux muscles lombricaux, aux nerfs, aux gaînes des tendons, reçoivent postérieurement l'artère métacarpienne palmaire, au-dessus de l'articulation phalangienne, et se partagent ensuite en deux branches, l'une cubitale, l'autre radiale, pour les deux doigts contigus. Les deux vaisseaux du même doigt marchent latéralement sur la gaîne tendineuse, donnent au côté palmaire du doigt dans toute sa longueur, forment de faibles arcades anastomotiques sur la première et la seconde phalange, envoient à la région de la seconde articulation phalangienne un ramuscule plus fort, qui va gagner le dos du doigt, sur lequel il se prolonge jusqu'à la seconde

---

1 *Ibid.*, fig. 2, 50-55.
(2) TIEDEMANN, tab. 12, fig. 1 et 2. — WEBER, I et II.
3 TIEDEMANN, fig. 1, 58.
4 TIEDEMANN, fig. 1, 63, 62, 61.

et à la troisième phalange, et enfin se réunissent à la face palmaire de la troisième phalange, en formant une arcade considérable.

Le pouce reçoit ses deux artères digitales palmaires de la radiale, savoir : par la grande artère du pouce (1), qui fournit aux petits muscles de ce doigt, le long du premier os métacarpien, et qui, parvenue à l'articulation de la première phalange, se divise en deux branches. La branche radiale du doigt indicateur naît aussi, en général, de la radiale, immédiatement (2) ou médiatement ; dans le dernier cas, il n'est pas rare qu'elle ait un tronc commun, plus ou moins long, avec la branche cubitale du pouce, tronc qui correspond alors à la première artère digitale palmaire commune. La branche cubitale du doigt auriculaire naît régulièrement de la branche anastomotique profonde de la cubitale (3), et, tandis qu'elle descend au côté cubital du métacarpe, elle donne des rameaux aux muscles du petit doigt.

Anomalies. Elles sont tellement nombreuses qu'on ne peut citer que les principales formes en général, et le plus commode pour cela est d'avoir égard à la manière dont se comporte l'arcade palmaire superficielle. Une anomalie subalterne, qui peut avoir lieu et dans l'état normal de l'arcade et dans ses dispositions insolites les plus diverses, consiste en ce que deux artères digitales communes, situées l'une à côté de l'autre, commencent par former un tronc commun court, d'où ensuite elles naissent par scission (4). Régulièrement alors l'artère palmaire superficielle est si petite qu'à proprement parler elle ne contribue en rien à la formation de l'arcade, et ne représente qu'une anastomose entre celle-ci et l'artère radiale.

1° Le moindre degré d'anomalie consiste en ce que l'arcade existe, quant à sa forme, mais appartient entièrement à la seule artère cubitale. L'arcade donne alors, comme à l'ordinaire, les trois artères digitales communes internes, ou, si le développement est plus considérable, elle fournit de plus, soit en partie, soit en totalité, les branches digitales du pouce et de la moitié de l'indicateur, qui d'ordinaire viennent de la radiale (5). Une chose digne de remarque, c'est que, dans ce dernier cas, la grande artère du pouce vient quelquefois de la cubitale, tandis que l'artère radiale de l'indicateur pro-

---

(1) Fig. 2, 51.
(2) Fig. 2, 56.
(3) Fig. 2, 60.
(4) TIEDEMANN, tab. 17, fig. 1, 28.
(5) TIEDEMANN, tab. 17, fig. 1.

cède de la radiale ; car c'est là une preuve que cette dernière peut être, à bon droit, considérée comme une branche essentielle de la radiale. Le cas a lieu dans la figure citée de Tiedemann, et j'en ai sous les yeux deux parfaitement analogues.

2° L'arcade étant conformée comme à l'ordinaire, la quatrième artère digitale commune n'en vient pas, mais sort de la branche anastomotique profonde de l'artère cubitale. Cette disposition se rencontre aussi dans le cas d'anomalie de l'arcade (1).

3° L'arcade est plus ou moins uniformément produite, d'un côté par la cubitale, de l'autre côté par une forte artère palmaire superficielle (2), ou par une forte branche de l'interosseuse, ou simultanément par l'artère palmaire superficielle et une branche de l'interosseuse (3).

4° Il n'existe point d'arcade, à proprement parler ; mais deux gros troncs fournissant les artères digitales arrivent dans le creux de la main, où ils ne communiquent ensemble que par une petite branche transversale, quelquefois double (4). Les doigts internes sont alors pourvus par la continuation de la division de la branche anastomotique superficielle de la cubitale (5), ou de la branche anastomotique superficielle et de la profonde (6) ; les doigts externes reçoivent leurs branches, comme à l'ordinaire, de l'extrémité de la radiale, ou de la palmaire superficielle, plus forte que de coutume (7), ou d'une branche de l'interosseuse qui a acquis un volume insolite (8).

5° L'arcade superficielle est plus petite qu'à l'ordinaire, et les artères digitales viennent davantage de l'arcade profonde (9). En ce cas, surtout, la seconde digitale commune est plutôt une branche de l'arcade profonde, ou même immédiatement de la radiale.

CHAPITRE III.

DES ARTÈRES QUI NAISSENT DE L'AORTE PECTORALE.

L'aorte pectorale a une longueur de sept à huit pouces, depuis la

(1) Tab. 18, fig. 2.
(2) Tab. 17, fig. 3.
(3) Tab. 16, fig. 1.
(4) Tab. 18, fig. 2.
(5) Tab. 18, fig. 3. — Tiedemann représente ici l'artère cubitale courbée en tire-bouchon dans le creux de la main ; j'ai observé la même disposition dans un cas où il n'y avait point d'arcade superficielle.
(6) Tab. 18, fig. 2.
(7) Tab. 18, fig. 2, et fig. 7.
(8) Tab. 16, fig. 2.
(9) Tab. 18, fig. 5.

quatrième vertèbre dorsale jusqu'à la dernière. Son cours a déjà été décrit précédemment. Elle donne environ trente branches, toutes médiocrement grosses, et qui fournissent aux bronches, à la substance pulmonaire, à l'œsophage, aux parties contenues dans le médiastin postérieur, à la paroi postérieure et latérale de la poitrine, à la partie supérieure des muscles du bas-ventre, à la portion thorachique du canal vertébral, enfin aux parties situées sur la face dorsale de la région thorachique de la colonne épinière. On les distingue en *bronchiques* (*inférieures*), *œsophagiennes*, *médiastines postérieures* et *intercostales*. Ces dernières naissent du côté postérieur de l'aorte; les autres de l'antérieur, ou aussi en partie du latéral.

Artères bronchiques.

Les *artères bronchiques* (*bronchiales*, *bronchicæ*) varient tellement, eu égard à leur nombre et à leur origine, qu'à peine peut-on donner une description satisfaisante de leur manière normale de se comporter. Je prendrai pour base l'exposé de Haller, qui repose sur la comparaison établie entre vingt-cinq cas.

Suivant Haller, il y a, en général, trois artères bronchiques, deux pour le côté gauche et une pour le côté droit. La droite et l'une des gauches naissent ordinairement plus haut, par un tronc commun; la seconde gauche prend naissance plus bas, et isolément.

Le tronc commun a un calibre d'environ une ligne et demie. Il naît immédiatement du commencement de l'aorte pectorale, ou bien il est une branche de la première intercostale aortique droite, qui alors se partage en deux branches, l'une intercostale plus petite, l'autre bronchique plus grosse. Le cas le plus commun est celui où ce tronc provient immédiatement de l'aorte : Haller l'a observé treize fois sur vingt-cinq. Le point d'origine correspond à la quatrième, à la cinquième, ou aussi à la sixième vertèbre dorsale. Le tronc se porte de gauche à droite, au-devant de l'œsophage, et arrive la plupart du temps sur la bronche droite : là il se divise en artère bronchique droite et artère bronchique gauche, dont la première est presque toujours un peu plus grosse. L'une et l'autre donnent des rameaux à l'œsophage, au péricarde, jusqu'à l'oreillette gauche, où elles s'anastomosent avec les artères coronaires du cœur, à la plèvre de leur côté, aux glandes bronchiques, et à la bronche de leur côté, où elles s'anastomosent avec les artères bronchiques supérieures venant de la crosse de l'aorte; mais surtout chacune d'elles, presque toujours après s'être ramifiée à plusieurs reprises, se dirige vers la scissure du poumon, en passant derrière et en partie aussi devant la bronche, fournit à la surface de l'organe, et envoie dans sa substance des ramifications qui accompagnent celles des bronches. Là, suivant Haller, ont lieu de grandes anastomoses entre les artères bronchiques et les pulmonaires.

Quant à la bronchique inférieure gauche, elle naît de l'aorte pectorale à l'endroit où celle-ci donne la seconde, la troisième, ou la quatrième intercostale, et accompagne la veine pulmonaire supérieure gauche vers la scissure du poumon. Elle envoie des ramuscules à l'œsophage, aux glandes bronchiques, à la plèvre, au péricarde, s'anastomose avec la branche supérieure gauche, et pénètre dans la portion inférieure du poumon gauche.

Anomalies. Au lieu qu'il y ait un tronc commun, la bronchique droite et la supérieure gauche naissent isolées (mes observations, dont le nombre n'égale cependant pas celui des cas examinés par Haller, me feraient regarder cette disposition comme normale). La gauche vient toujours alors de l'aorte ; quant à la droite, elle tire son origine généralement de la première intercostale aortique droite, beaucoup plus rarement de l'aorte, ou de la mammaire interne, ou de la thyroïdienne inférieure. — Haller a vu le tronc commun provenir de la sous-clavière droite, au-dessous de la mammaire. Ce même tronc (ou la bronchique droite ?) provient parfois de l'intercostale supérieure fournie par la sous-clavière (Ruysch), de la première intercostale aortique droite (Ferrein), de la troisième intercostale aortique droite (Ruysch). — La bronchique inférieure gauche manque fort souvent, de manière que chaque poumon ne reçoit qu'une seule bronchique. — Au poumon droit se rend encore une seconde bronchique, qui provient, à côté du tronc commun, ou de l'aorte, ou de la première intercostale aortique droite, ou, beaucoup plus bas, de l'aorte. Mais dans ce dernier cas, il existe deux troncs communs, dont chacun se divise en branche droite et branche gauche, ou les quatre vaisseaux ont chacun leur origine isolée, comme Haller l'a vu une fois.

Artères œsophagiennes.

Les *artères œsophagiennes* (*œsophageæ*) (1), au nombre de cinq à sept, dont le calibre s'élève tout au plus à une demi-ligne, naissent de la partie antérieure de toute la portion pectorale de l'aorte, se rendent de suite à l'œsophage, envoient des ramuscules au péricarde

---

(1) TIEDEMANN, tab. 19, 30, 50 ; 31, 51. — WEBER, tab. 36, fig. 1, 17.

et aux plèvres, mais se distribuent surtout à l'œsophage, par des branches ascendantes et descendantes. Les supérieures, plus petites, s'anastomosent avec les œsophagiennes provenant des bronchiques; les deux à quatre inférieures sont plus grosses et plus longues; les plus inférieures de toutes s'unissent avec les artères coronaires stomachiques, entre les piliers du diaphragme, auxquels elles fournissent aussi des ramuscules.

Artères médiastines postérieures.

On peut désigner sous le nom d'*artères médiastines postérieures* (*mediastinales posteriores*) de très petites branches, d'un quart de ligne de diamètre, qui se répandent dans les glandes lymphatiques du médiastin postérieur, les plèvres, le péricarde, les parois de l'aorte et les piliers internes du diaphragme. Leurs ramuscules destinés au diaphragme ne naissent que vers la fin de l'aorte pectorale; ils sont parfois assez volumineux pour qu'on les ait appelés *artères diaphragmatiques supérieures* (*phrenicæ superiores*), s'anastomosent avec les diaphragmatiques inférieures et les œsophagiennes, et envoient des ramifications jusqu'aux capsules surrénales.

Artères intercostales inférieures.

Chacun des onze espaces intercostaux est muni d'une artère qui y marche d'arrière en avant. Celle de ces artères qui occupe le premier espace intercostal est régulièrement une branche de la sous-clavière; les dix espaces inférieurs, au contraire, reçoivent des branches de l'aorte pectorale, que l'on compte de haut bas, et qu'on nomme *artères intercostales inférieures*, ou *aortiques* (*intercostales inferiores s. aorticæ*)(1). Ainsi, dans le cas de conformation bien régulière, la première intercostale aortique occupe le second espace intercostal, et la onzième se trouve placée dans le onzième (2). Ces artères

(1) TIEDEMANN, tab. 19, 3?-59 (WEBER, tab. 36, fig. 1, 18). — WEBER, tab. 3, fig. 1 et 2.

(2) Presque généralement, le vaisseau qui court dans le onzième espace intercostal est regardé comme la dernière artère intercostale, et celui qui marche au-dessous de la douzième côte comme la première lombaire. Sœmmerring et M.-J. Weber se sont écartés de cette coutume, en rapportant la première lombaire aux intercostales. Comme les intercostales et les lombaires ont, généralement parlant, un cours parfaitement semblable, c'est presque une affaire de pure convention que d'établir la limite ici plutôt qu'ailleurs. Cependant les muscles intercostaux parlent évidemment en faveur de la méthode généralement adoptée. En outre, les intercostales et les lombaires sont séparées par l'origine costale du diaphragme. D'ailleurs, les lombaires se ressemblent entre

naissent de la partie postérieure de l'aorte, en deux séries, l'une à droite, l'autre à gauche, qu'une distance d'environ trois lignes sépare l'une de l'autre, et qui commencent à un pouce ou un pouce et demi de la concavité de la crosse de l'aorte. Cependant chaque série ne contient régulièrement que neuf artères provenant de l'aorte, parce que celle qui naît de la sous-clavière fournit à deux espaces intercostaux, ou parce que soit la première soit la dernière aortique se rend à deux espaces.

Les vaisseaux homonymes de la série droite et de la série gauche naissent généralement en face les uns des autres. Mais ceux d'une même série ne sont point séparés par des intervalles égaux. Les quatre ou cinq supérieurs émanent de l'aorte à des distances qui varient de deux à quatre lignes; les autres sont éloignés de la hauteur d'un corps de vertèbre, et naissent vis-à-vis du milieu d'un corps de vertèbre. Envisagés d'une manière générale, ils ont un même calibre (une ligne à une ligne un quart); cependant les deux ou trois qui succèdent au premier sont d'ordinaire un peu moins gros. Le premier est fréquemment plus considérable des deux côtés, parce qu'il fournit à deux espaces intercostaux; du moins cette particularité est-elle souvent vraie à l'égard de celui du côté droit, parce qu'il fournit très communément des artères bronchiques.

Les artères du côté droit sont plus volumineuses que les gauches, mais à un degré presque insensible, et en même temps plus longues. Elles passent sur le côté antérieur et droit du corps de la vertèbre et sur la tête d'une côte, pour gagner l'espace intercostal placé immédiatement au-dessus, couvertes par l'œsophage, le canal thorachique, la veine azygos, le tronc du grand sympathique et la plèvre. Celles du côté gauche, couvertes par la veine demi-azygos et le tronc du grand sympathique, se rendent à l'espace intercostal situé au-dessus, en passant sur la tête de la côte. Mais, des deux côtés, chaque vaisseau, pour atteindre son espace intercostal, est obligé de monter un peu, ce qui fait qu'en général il se détache de l'aorte sous un angle aigu. Cette particularité est surtout très sensible aux quatre ou cinq artères intercostales supérieures; les inférieures naissent sous des angles qui deviennent peu à peu presque droits. Quand un tronc émané de l'aorte donne à deux espaces, ou plus, la scission s'opère sur le côté du corps

elles, et diffèrent des intercostales en ce qu'elles marchent entre le psoas et la colonne vertébrale. A la vérité, on peut alléguer, en faveur de l'opinion de Sœmmerring et de Weber, les douze nerfs thorachiques; mais, rigoureusement parlant, la même question se représente en ce qui concerne ces derniers.

de la vertèbre, et il est facile de reconnaître que la branche qui parvient à l'espace inférieur représente, à proprement parler, le tronc d'où part l'intercostale de l'espace situé immédiatement au-dessus. Celle-ci monte alors devant la tête de la côte prochaine, et, suivant Meckel, parfois derrière elle.

Jusqu'à l'endroit où les artères intercostales pénètrent dans leur espace intercostal, immédiatement auprès du corps de la vertèbre, elles donnent de petits rameaux à la substance de ce dernier, aux parties fibreuses et aux organes situés dans le médiastin postérieur. La première du côté droit fournit ordinairement, en outre, la bronchique commune. Mais à l'endroit précité chacune d'elles se partage en deux branches ; l'une, dorsale, qui pénètre, en arrière, entre les ligaments des cols des côtes et les corps des vertèbres ; l'autre, intercostale, proprement dite, qui se dirige en dehors et en avant dans l'espace intercostal. La distribution de ces branches est la même, quant aux points essentiels, pour toutes les artères intercostales.

1° La *branche postérieure*, ou *dorsale* (*ramus posterior s. dorsalis*) (1), est la plus petite. Aussitôt après son origine, elle fournit un *rameau spinal* (*ramus spinalis s. vertebralis*), qui pénètre dans le canal vertébral par le trou de conjugaison, et se répand sur les vertèbres elles-mêmes, les tuniques rachidiennes et la moelle épinière, de la manière qui a été indiquée en décrivant l'artère vertébrale. Le prolongement, qu'on peut aussi appeler *rameau musculaire* (*ramus muscularis*), passe entre les apophyses transverses de deux vertèbres, s'insinue dans la gouttière postérieure du rachis, et vient s'y placer entre le multifide du rachis et les muscles demi-épineux ou le long dorsal. Il s'en détache en haut et en bas un ramuscule, simple ou double, qui se distribue au périoste des arcs vertébraux et à ses prolongements ; d'autres plus gros se perdent dans le muscle multifide, les rotateurs du dos, les demi-épineux, le long dorsal et l'épineux du dos ; on en remarque un qui s'étend jusqu'à la peau du dos, sur le côté des apophyses épineuses (2) ; enfin il y en a un qui se porte entre le long dorsal en dedans, l'ilio-costal et l'élévateur des côtes en dehors, se répand de ces deux derniers muscles, et parvient également jusqu'à la peau. — L'extension varie un peu suivant la région. Les branches dorsales des intercostales supérieures se répandent encore dans le cervical descendant, le transversaire cervical, le dentelé postérieur supérieur, les rhomboïdes, et surtout la partie inférieure du

(1) TIEDEMANN, tab. 19, 32, 57. — WEBER, tab. 36, fig. 1, 19.
(2) TIEDEMANN, tab. 9, 25.

trapèze. Celles des moyennes pénètrent dans le grand dorsal, et s'anastomosent avec la scapulaire postérieure. Celles des inférieures donnent aussi au dentelé postérieur inférieur et au grand dorsal.

2° La *branche antérieure*, ou *intercostale* (*ramus anterior s. intercosta'is*) (1), ne tarde pas à quitter le milieu de son espace intercostal pour se diriger en haut, et marche d'arrière en avant, le long du bord inférieur de la côte supérieure, dans le sillon qui s'y remarque. Elle est placée d'abord entre le muscle intercostal externe et l'interne. Elle fournit bientôt plusieurs petits rameaux à la plèvre et aux muscles intercostaux externes. Avant d'être parvenue entre ces derniers et les internes, elle en fournit un inférieur, plus considérable (2), qui marche au bord supérieur de la côte inférieure, se distribue au muscle intercostal interne et au sous-costal, au périoste, à la plèvre, et s'anastomose en devant avec la mammaire interne. La continuation du tronc, qu'on nomme aussi rameau supérieur (3), donne au muscle intercostal externe, s'anastomose avec les autres artères intercostales, et se réunit en devant avec l'intercostale antérieure venant de la mammaire interne. Ce qu'il y a toujours de plus remarquable, c'est l'anastomose entre l'intercostale supérieure fournie par la sous-clavière, et la première intercostale aortique; celle-ci fournit fréquemment, pour arriver à ce but, le rameau inférieur, dans l'espace intercostal supérieur. — En outre, des branches se rendent à d'autres parties encore. Ainsi, dans toute la hauteur de la cage thorachique, il s'en produit, le long du bord externe du muscle iliocostal, qui se répandent dans ce muscle, le grand dorsal et la peau (4). Les intercostales supérieures en donnent, au dentelé supérieur et au petit pectoral, qui s'anastomosent avec les thorachiques externes; elles en envoient aussi au dentelé postérieur supérieur. Les inférieures en fournissent au dentelé postérieur inférieur. Du cinquième espace intercostal sortent, près des digitations du muscle oblique externe du bas-ventre, des rameaux qui se perdent dans ce muscle et la peau; et inférieurement, là où les anastomoses avec la mammaire interne sont moins prononcées, la branche supérieure tout entière passe entre les muscles larges du bas-ventre, jusqu'au droit, et s'anastomose tant avec les lombaires qu'avec l'épigastrique. Les supérieures donnent, chez la femme, des rameaux à la glande mammaire (*rami mammarii*

(1 TIEDEMANN, tab. 19, 52, 56.

(2 TIEDEMANN, tab. 19, 55, 59. — WEBER, tab. 36, fig. 1, 21.

(3) TIEDEMANN, tab. 19, 54, 58. — WEBER, tab. 36, fig. 1, 20.

(4 TIEDEMANN, tab. 9, 22; tab. 10, 48. 49.

externi). Enfin les trois dernières intercostales envoient des rameaux dans la portion costale du diaphragme, s'anastomosent là avec la diaphragmatique inférieure, et s'unissent ainsi, tantôt immédiatement, tantôt médiatement, avec les vaisseaux des capsules surrénales.

Anomalies. Le nombre des espaces intercostaux auxquels fournit l'aorte pectorale s'élève jusqu'à onze, quand l'intercostale supérieure, venant de la sous-clavière, manque. — Il se réduit à neuf, même à huit, lorsque cette dernière donne à deux ou même à trois espaces intercostaux. — Le nombre des troncs qui procèdent immédiatement de l'aorte peut monter jusqu'à dix, ce que je n'ai cependant jamais vu. — Plus fréquemment, il se réduit à huit, même à sept, plusieurs espaces intercostaux étant servis par un tronc commun, ou la dernière intercostale tirant son origine de la première lombaire. — Non seulement deux ou même trois espaces intercostaux du même côté peuvent recevoir des artères ayant une origine commune (ce qui devrait presque être considéré comme normal pour les deux supérieurs), mais encore, cas beaucoup plus rare peut-être, les branches homonymes des deux côtés se trouvent ainsi fournies par un tronc commun. Le rameau spinal naît assez fréquemment, non pas de la branche dorsale, mais du tronc lui-même, avant cette dernière.

CHAPITRE IV.

DES ARTÈRES QUI NAISSENT DE L'AORTE ABDOMINALE.

Le trajet de l'aorte ventrale, depuis la douzième vertèbre dorsale jusqu'à la quatrième ou cinquième lombaire, a été décrit précédemment. Plusieurs petites branches de cette artère se rendent au plexus cœliaque, aux glandes lymphatiques accolées aux gros vaisseaux, aux glandes lombaires, à la partie moyenne de l'uretère (1). L'aorte ventrale semble donner assez constamment, peu avant sa division, une artériole qui se rend inférieurement, et à droite, aux glandes lombaires, qui s'anastomose avec des ramuscules de la spermatique, et à laquelle correspond, au côté gauche, une petite branche provenant de la mésentérique inférieure. En outre, l'aorte donne régulièrement naissance à au moins dix-sept branches, qui ont reçu des noms particuliers, diffèrent beaucoup les unes des autres sous le rapport du volume, et se répandent dans le canal intestinal, depuis l'estomac jusqu'à la fin du rectum, les glandes appartenant à l'appareil digestif, le diaphragme, les reins et les capsules surrénales, les testicules et les

____

(1) *Uretericæ mediæ* de Haller, qui cependant viennent aussi de l'iliaque.

ovaires, les parois latérales du bas-ventre, les parties dures et molles de la portion lombaire de la colonne vertébrale. Ces branches sont : l'*artère cœliaque* (divisée à son tour en quatre autres : les *diaphrag-matiques*, la *coronaire stomachique supérieure*, l'*hépatique* et la *splénique*); la *mésentérique supérieure*, la *mésentérique inférieure* (ces trois branches sont impaires, naissent de la partie antérieure de l'aorte, et fournissent le diaphragme, le tube intestinal entier jusqu'à l'extrémité inférieure du rectum et ses annexes glanduleux); les *surrénales*, les *rénales*, les *spermatiques* (toutes naissent de la partie latérale et de la partie antérieure de l'aorte, donnent aux organes sé-crétoires internes des appareils génital et urinaire, et sont paires, comme les organes eux-mêmes auxquels elles se distribuent); enfin les *lombaires*, qui correspondent aux intercostales, forment comme elles une série à droite et une série à gauche, proviennent de la partie postérieure de l'aorte, et se perdent dans la région dorsale et les parois latérales du bas-ventre. Classées d'après leur volume, ces artères se rangent dans l'ordre suivant : surrénales, spermatiques, lombaires (une ligne à une ligne un quart), mésentérique inférieure (une ligne et demie à deux lignes), rénale (deux lignes et demie à trois lignes), cœliaque (quatre lignes), mésentérique supérieure (quatre lignes et demie). — Leur succession, quant à l'origine, est réguliè-rement celle-ci : cœliaque (ou parfois avant elle les diaphragmati-ques), premières lombaires, mésentérique supérieure, secondes lombaires, surrénales, rénales, trosièmes lombaires, spermatiques, quatrièmes lombaires, mésentérique inférieure, cinquièmes lom-baires. Mais, pour les décrire, il vaut mieux avoir égard au lieu de leur origine qu'à leur succession. Sous ce rapport, on les divise en branches antérieures, latérales et postérieures de l'aorte ventrale.

Anomalies. Petsche (1) a vu l'aorte se diviser de très bonne heure, en sorte que la mésentérique inférieure, qui naissait à la hauteur ordinaire, provenait de l'iliaque gauche ; mais, au-dessous de ce point, les deux iliaques se réunissaient de nouveau ensemble par une branche transversale. Fleischmann (2) a observé un cas dans lequel l'aorte abdominale était extrêmement petite, et tous les vaisseaux qui en proviennent d'un calibre proportionné, en sorte que, par exemple, les iliaques communes n'avaient que deux lignes ; cependant les vis-cères et les membres avaient leur degré normal de développement.

---

1) *Sylloge obs. anat. select.*, § 76. HALLER, *Collect. diss.*, t. VI, p. 781.

2 *Leichenœffnungen*, 1815, p. 226.

Artère cœliaque.

L'*artère cœliaque*, ou *opisto-gastrique* (*cœliaca*) (1), naît, à la hauteur de la dernière vertèbre dorsale, de la partie antérieure de l'aorte, dont elle se détache sous un angle droit, pour se porter horizontalement en avant. Elle est située entre le cardia à gauche, le lobe de Spigel du foie à droite, le bord du pancréas en bas, et couverte par une partie du plexus cœliaque. Elle se divise promptement en ses quatre branches. Les artères diaphragmatiques prennent naissance de sa partie supérieure, immédiatement après son origine, à un demi-pouce ou un pouce de laquelle le tronc se partage en trois branches à la fois, la coronaire stomachique, l'hépatique et la splénique. Ces trois vaisseaux s'étalent dans un plan à peu près vertical, en haut, à droite et à gauche, ce qui fait que l'endroit de la division a été nommé *trépied cœliaque* (*tripus Halleri*). Cependant je trouve que, dans la plupart des cas, la coronaire stomachique part de la partie supérieure, à une ligne ou deux avant les autres, après quoi le tronc donne sa branche droite et sa branche gauche.

I. Les *artères diaphragmatiques* ou *phréniques inférieures, sous-diaphragmatiques* (*phrenicæ, diaphragmaticæ, phrenicæ inferiores s. magnæ*) (2), du calibre d'une ligne environ, destinées à la moitié droite et à la moitié gauche du diaphragme, distinguées par conséquent en droite et gauche, naissent de la cœliaque, dans la majorité des cas, selon Haller, Bichat et Meckel. Mais comme elles proviennent de la racine de cette artère, on comprend que leur origine remonte jusqu'à l'aorte elle-même, et c'est, en effet, ce qui arrive si souvent qu'on a coutume, ce qui est pourtant moins exact, de les décrire comme branches immédiates de cette dernière. Leur naissance se trouve alors tout au plus à deux lignes au-dessus de celle de la cœliaque. Dans la plupart des cas, la droite et la gauche naissent séparément (Haller l'a vu 16 fois sur 21); mais elles peuvent aussi former un tronc commun, dont la longueur ne dépasse toutefois pas quelques lignes.

Chacune des deux artères diaphragmatiques se dirige obliquement en haut et en dehors, en montant sur la portion lombaire correspondante du diaphragme, s'écartant de l'autre sous un angle aigu, et se

---

(1) TIEDEMANN, tab. 20, 26 (WEBER, tab. 12, 26); tab. 21, 28 (WEBER, tab. 13, 28); tab. 22, fig. 1, 17 (WEBER, tab. 14, fig. 1, 17).

(2) TIEDEMANN, tab. 20, 27 (WEBER, tab. 12, 27. 28); tab. 21, 27 (WEBER, tab. 13, 27); tab. 22, fig. 1, 18 (WEBER, tab. 14, fig. 1. 18).

plaçant en dehors de la fente œsophagienne et du trou qui livre passage à la veine cave. Mais, avant d'atteindre le diaphragme, elle envoie transversalement en dehors une branche considérable, qu'on appelle *externe* ou *postérieure* (*ramus externus s. posterior*), pour la distinguer de la continuation du tronc, nommée *branche interne* ou *antérieure* (*ramus internus s. anterior*).

Chaque artère envoie d'abord des branches à la portion lombaire du diaphragme. Ensuite, il s'en détache du tronc, et plus loin aussi de la branche externe, d'autres qui se rendent aux capsules surrénales, et qu'on nomme *artères surrénales supérieures* (*suprarenales superiores*) (1). La branche externe se répand principalement dans la portion lombaire et la portion costale postérieure du diaphragme, et s'anastomose avec les artères intercostales et lombaires. L'interne donne à la portion costale antérieure du diaphragme, jusqu'à l'appendice xiphoïde, à la portion lombaire supérieure et au tendon médian ; ses rameaux s'anastomosent avec ceux de l'autre côté et avec la branche musculo-phrénique de la mammaire interne. Des deux diaphragmatiques partent des branches qui traversent le diaphragme, pénètrent dans la poitrine, et vont au péricarde.

La droite envoie au pourtour du trou livrant passage à la veine cave, des rameaux qui s'épanouissent aussi en arrière sur le lobe droit du foie et dans le ligament suspenseur de cet organe. Il en part également de sa branche externe, qui s'anastomosent avec la mésentérique supérieure.

La gauche envoie à la fente œsophagienne des rameaux spéciaux, qui s'anastomosent avec les artères œsophagiennes. D'autres atteignent le bord postérieur du lobe gauche du foie et la rate.

Anomalies. L'artère droite et la gauche naissent, en des points différents, de l'aorte, de la coronaire stomachique (que celle-ci provienne de la cœliaque, comme à l'ordinaire, ou immédiatement de l'aorte), d'une rénale, d'une lombaire. Dans tous les cas, la droite paraît être celle qui s'écarte le plus souvent de la règle. Haller a vu trois et même quatre artères (deux venant de l'aorte et deux de la cœliaque), ce qui n'était probablement que le résultat d'une division prématurée ; car Meckel dit que la branche externe tire parfois son origine isolément de l'aorte. — Les artères des deux côtés sont d'un volume inégal. — Elles sont plus petites que de coutume, et en partie remplacées par la mammaire interne.

_____

(1) Tiedemann, tab. 20. 29, 55.

II. *L'artère coronaire stomachique*, ou *gastrique supérieure gauche* (*coronaria ventriculi s. gastrica major, gastrica sinistra superior*) (1), est ordinairement la plus petite des branches du trépied. Elle monte d'abord de droite à gauche, derrière le péritoine, pour gagner le côté droit du cardia, mais là décrit promptement une arcade, pour s'engager dans la petite courbure de l'estomac, où, enfermée entre les feuillets du petit épiploon, elle marche de gauche à droite, vers le pylore, et rencontre la gastrique supérieure droite venant de l'hépatique. Dans ce trajet, outre des ramuscules au petit épiploon et aux glandes lymphatiques, outre aussi une branche inconstante, destinée au pancréas, et qui s'anastomosent avec les branches gastro-duodénales, elle fournit, de la convexité de son arcade, les branches suivantes, auxquelles on a imposé des noms particuliers.

1° Les *branches œsophagiennes inférieures* (*rami œsophagei inferiores*) (2), qui montent le long de l'œsophage, et s'anastomosent avec les branches inférieures des œsophagiennes fournies par l'aorte pectorale.

2° *Branches cardiaques* (*rami cardiaci*) (3), qui passent transversalement sur le cardia, gagnent le cul-de-sac de l'estomac, et s'anastomosent avec les artères courtes, provenant de la splénique.

3° *Branches gastriques* (*rami gastrici*) (4), qui, pendant le trajet de l'artère le long de la petite courbure, se répandent sur les faces antérieure et postérieure de l'estomac, et s'anastomosent avec les autres artères gastriques. Il n'est pas rare que le tronc de la coronaire stomachique fournisse promptement des troncs communs pour les branches gastriques antérieures et postérieures.

4° Très souvent, assez même pour qu'on soit peut-être en droit de le considérer comme règle, il existe une *branche hépatique* (*ramus hepaticus*), qui traverse la partie gauche du sillon de la veine porte pour aller gagner le lobe gauche du foie. Cette branche est souvent si volumineuse qu'elle remplace la branche hépatique gauche tout entière. On conçoit qu'alors l'artère coronaire est plus grosse : on lui donne aussi avec raison le nom d'*artère gastro-hépatique gauche, gastro-hepatica sinistra.*

Anomalies. L'artère coronaire stomachique naît de la cœliaque

(1) Tiedemann, tab. 20, 36 (Weber, tab. 12, 29); tab. 21, 30 (Weber, tab. 13, 30); tab. 22, fig. 1, 19 (Weber, tab. 14, fig. 1, 19; fig. 2, 9.

(2) Tiedemann, tab. tab. 21, 31; tab. 22, fig. 1, 20.

(3) Tiedemann, tab. 21, † †.

(4) Tiedemann, tab. 22, fig. 2, 12, 15.

avant sa scission, ou même isolément de l'aorte, ou bien elle provient de la splénique.—Quand elle conserve son origine ordinaire, et même quand elle naît de l'aorte, il peut lui arriver de former un tronc commun avec l'une des deux diaphragmatiques. — Elle forme avec l'hépatique gauche un tronc commun, dans lequel peut se trouver aussi compris une des diaphragmatiques. — Elle est une branche de l'artère hépatique gauche, dont l'origine a lieu comme de coutume (Meckel).

III. L'*artère hépatique* (*hepatica*) (1), qui tient le milieu, pour le volume, entre les branches du trépied, se dirige transversalement vers la droite, à partir de son origine. Elle est située **au-dessus du pancréas**, se trouve à droite au-devant du pylore, **non loin du lobe de Spigel**, et se partage, à un pouce ou deux de son origine, **en deux branches presque égales**, l'*hépatique proprement dite* (2) et la *gastro-duodénale* (3).

Dans quelques cas rares, le tronc de l'hépatique ne fournit aucune branche : ailleurs, il donne des branches pyloriques, ou la coronaire stomachique supérieure droite. Mais on peut considérer comme constantes, attendu qu'elles manquent rarement, les artères *pancréatiques moyennes* (*pancreaticæ mediæ*), dont on compte tantôt une seule, et tantôt plusieurs.

I. La *branche hépatique* proprement dite s'écarte du point de scission, pour se porter un peu obliquement en devant, et atteindre le sillon transverse du foie. Chemin faisant (le foie étant supposé dans sa situation naturelle), elle se trouve placée plus au-dessous du pylore, ayant le conduit biliaire à son côté droit, et elle est ordinairement enveloppée, avec ces parties, par le ligament hépato-duodénal, c'est-à-dire que tous ces vaisseaux sont situés au-devant du trou de Winslow. Avant d'atteindre le sillon transverse du foie, elle se divise, tantôt plus tôt, tantôt plus tard, en hépatique droite et hépatique gauche. Mais auparavant, elle donne une branche inconstante, *pylorique* (*ramus pyloricus*) (4). En outre elle fournit généralement les suivantes :

1° L'*artère coronaire stomachique droite, gastrique supérieure droite, pylorique* (*coronaria ventriculi s. gastrica dextra superior,*

---

(1) TIEDEMANN, tab. 20, 57 ; WEBER, tab. 12, 50 ; tab. 21, 55 ; WEBER, tab. 13, 55 ; tab. 22, fig. 1, 25 ; WEBER, tab. 14, fig. 1, 23.

2. TIEDEMANN, tab. 21, ...

3. TIEDEMANN, tab. 21, .

(4) TIEDEMANN, 21, 38.

pylorica, *pylorica superior*) (1), qui se porte à la partie pylorique de l'estomac, envoie des rameaux aux faces antérieure et postérieure de ce viscère, et marche de droite à gauche, le long de sa petite courbure, pour s'anastomoser avec la coronaire stomachique gauche.

2° L'*artère hépatique gauche* (*hepatica sinistra*) (2), la plus petite des deux branches terminales, se rend au côté gauche du sillon transversal du foie, et se répand dans le lobe gauche de cette glande, mais donne aussi des rameaux à son lobe carré, ou à celui-ci et au lobe de Spigel. Les derniers forment une branche distincte des hépatiques proprement dites droite et gauche, et qu'on peut appeler *artère hépatique moyenne* (*hepatica media*). Dans l'intérieur du foie, l'artère gauche et la droite donnent des branches qui naissent, sous des angles à peu près droits, à des distances d'un pouce, et qui se distribuent dans le sens de la largeur de l'organe.

3° L'*artère hépatique droite* (*hepatica dextra*) (3) se divise en quelques rameaux qui courent entre les branches de la veine porte, pénètrent dans le lobe droit du foie, par la partie droite du sillon transverse, et fournissent en même temps à une plus ou moins grande portion des deux lobes moyens de cet organe. Mais, auparavant, elle donne l'*artère cystique* (*cystica*) (4), qui s'étend du col de la vésicule du fiel à son fond, et se partage en deux branches : l'une supérieure, marchant entre la vésicule et le foie, l'autre inférieure, s'étalant sur la partie libre de l'organe.

II. La *branche gastro-duodénale* (*ramus gastro-duodenalis*) descend entre le commencement du duodénum et la tête du pancréas, puis, à partir du pylore, suit la grande courbure de l'estomac, de droite à gauche, entre les feuillets de l'épiploon. Pendant qu'elle descend derrière la partie supérieure transversale du duodénum, elle fournit :

1° L'*artère pancréatico-duodénale* (*pancreatico-duodenalis*) (5) descend le long de la courbure du duodénum, envoie plusieurs rameaux à la tête du pancréas (*rami pancreatici dextri*), au duodénum (*rami duodenales*), au pylore (*rami pylorici*), jusqu'à sa partie transversale inférieure, où elle s'anastomose avec les premières

(1) TIEDEMANN, tab. 21, 39. — WEBER, tab. 13, 59.
(2) TIEDEMANN, tab. 21, 40 et 41. — WEBER, tab. 13, 40 et 41.
(3) TIEDEMANN, tab. 21, 42. — WEBER, tab. 13, 42.
(4) TIEDEMANN, tab. 21, †, †
(5) TIEDEMANN, tab. 22, fig. 1ʺ (WEBER, tab. 14, fig. 1ʺ; tab. 23, 15 WEBER, tab. 14, fig. 3, 15; tab. 24, 15 WEBER, tab. 15, 15).

branches de la mésentérique supérieure. A peu près constamment, l'un ou l'autre des rameaux se rend immédiatement du tronc au pancréas, au pylore, au duodénum; c'est ce qui fait qu'assez souvent l'artère semble être double.

2° *L'artère gastro-épiploïque droite*, ou *coronaire stomachique droite inférieure* (*gastro-epiploica dextra, coronaria ventriculi s. gastrica dextra inferior*) (1). On désigne sous ce nom la branche gastro-duodénale, aussitôt qu'elle parvient à la grande courbure, et que de là elle se dirige de droite à gauche. Elle a une ligne à une ligne et un tiers de diamètre, donne des rameaux à la face antérieure et à la face postérieure de l'estomac (*rami gastrici*), et envoie vers le bas six à huit ramuscules (*rami epiploïci*), qui se répandent dans le grand épiploon. Son tronc se réunit, au voisinage du cul-de-sac de l'estomac, avec l'artère coronaire inférieure gauche.

Anomalies. Le tronc entier vient, non de la cœliaque, mais de l'aorte, ou de la mésentérique supérieure. — Les deux branches principales naissent, déjà séparées, de la cœliaque. Plus fréquemment alors, il y a en même temps déplacement, de sorte qu'une branche provient de la cœliaque, et une autre de l'aorte, de la mésentérique supérieure, de la coronaire stomachique supérieure gauche. Ou bien on trouve trois troncs, naissant de l'aorte, de la cœliaque et de la mésentérique supérieure. — L'artère coronaire stomachique supérieure droite vient déjà du tronc commun, ou de l'hépatique gauche, ou de la gastro-duodénale. Elle est très petite, de sorte qu'elle semble manquer tout-à-fait. — L'artère hépatique gauche (ou la moyenne) naît à part de l'aorte : — elle est réunie avec la coronaire stomachique supérieure gauche, dont l'origine ne diffère pas de ce qu'elle est ordinairement ; — elle naît comme de coutume, mais donne la coronaire stomachique supérieure gauche (Meckel). — L'artère hépatique droite provient assez souvent (quelquefois en même temps que la gastro-duodénale) de la mésentérique supérieure, tandis que cette dernière se trouve encore placée derrière le pancréas. Haller a observé cette disposition sept fois sur trente cas. — L'artère cystique est double ; — elle vient de l'hépatique gauche ; — l'artère pancréatico-duodénale fournit volontiers l'une des deux branches, quand elle est double. — L'artère gastro-duodénale naît immédiatement de la cœliaque, ou provient de la mésentérique supérieure ; — elle est double ; — elle donne une branche au lobe de Spigel, ou fournit la

____

(1) TIEDEMANN, tab. 21, 54-57. WEBER, tab. 13, 54-57; tab. 22, fig. 1, 24-26. WEBER, tab. 14. fig. 1, 24-26; fig. 2, 14.

coronaire stomachique supérieure droite, ou (comme je l'ai vu une fois) envoie, à la partie supérieure du colon ascendant, une branche qui se prolonge dans le colon transverse.— Les anastomoses de la pancréatico-duodénale avec la mésentérique supérieure sont parfois si considérables que la coronaire stomachique inférieure droite est plutôt une branche de la seconde que de la première.

III. L'*artère splénique* (*splenica, lienalis*) (1) est régulièrement, chez l'adulte, la plus grosse des branches qui naissent du trépied, tandis que, chez l'enfant, c'est l'hépatique qui a le plus de volume. Elle marche transversalement le long du bord supérieur du pancréas, ou couverte en partie par lui, puis entre dans le ligament de la rate, et gagne ainsi, au côté gauche, la scissure de ce dernier organe, en décrivant d'ordinaire des flexuosités plus ou moins prononcées. Dans ce trajet, elle fournit les branches suivantes :

1° *Branches pancréatiques* (*rami pancreatici*) (2). Elles naissent du tronc et en partie aussi des branches spléniques, pénètrent, au nombre de quatre à six ou même plus, dans les parties gauche et moyenne du pancréas, à partir du bord supérieur de cette glande, et se distribuent dans leur intérieur de droite à gauche.

2° *Branches spléniques* (*rami splenici s. lienales*) (3). L'artère splénique, parvenue à un pouce et demi ou deux pouces de la scissure de la rate, commence à se diviser en branches, et la division se répète rapidement, de sorte que quatre à dix branches, d'une ligne environ de calibre, pénètrent dans la viscère, tout le long de cette scissure. La plupart du temps on en peut distinguer deux principales, pour la partie supérieure et la partie inférieure de la rate.

3° *Branches gastriques courtes* (*gastricæ breves*) (4). De quelques unes des branches spléniques partent, avant leur entrée dans la rate, deux, quatre, ou six rameaux, qui se rendent au grand cul-de-sac de l'estomac, où ils s'anastomosent avec les autres artères gastriques.

4° L'*artère gastro-épiploïque gauche*, ou *coronaire stomachique gauche inférieure* (*gastro-epiploica sinistra, coronaria ventriculi s. gastrica sinistra inferior*) (5). A deux ou trois pouces de la rate, l'artère splénique donne une branche qui, passant au-devant du pan-

---

1) TIEDEMANN, tab. 20, 58 (WEBER, tab. 12, 31); tab. 21, 43; tab. 22, fig. 1, 30 (WEBER, tab. 14, fig. 1, 30).
(2) TIEDEMANN, tab. 22, fig. 1, 31.
(3) TIEDEMANN, tab. 22, fig. 1, 35 (WEBER, tab. 14, fig. 1, 35).
(4) TIEDEMANN, tab. 22, fig. 1, 54 (WEBER, tab. 14, fig. 1, 54); fig. 2, 20.
(5) TIEDEMANN, tab. 22, fig. 1, 30 (WEBER, tab. 14, fig. 1, 32; fig. 2, 15.

créas, va gagner la partie gauche de la grande courbure de l'estomac, fournit en cet endroit des rameaux gastriques antérieurs et postérieurs, contracte une anastomose avec la coronaire stomachique droite inférieure, mais se consume surtout en ramifications descendantes dans la partie gauche du grand épiploon. Quelques uns des rameaux gastriques postérieurs naissent parfois séparément du tronc ou d'autres branches de la splénique. Parmi les rameaux épiploïques il s'en trouve souvent un plus gros que les autres, qui prend alors le nom d'*artère épiploïque gauche* (*epiploica sinistra*). L'artère gastro-épiploïque gauche, ou des rameaux pancréatiques qu'elle a déjà précédemment fournis, s'anastomosent, fréquemment au moins, avec les vaisseaux du colon transverse ou du colon descendant.

Anomalies. L'artère splénique naît séparément de l'aorte. — Elle se divise de très bonne heure en deux branches spléniques principales : l'artère gastro-épiploïque naît alors tantôt de la branche supérieure, et tantôt de l'inférieure. — Ce cas fait passage à celui dans lequel la cœliaque fournit deux artères spléniques. Il peut, dans cette dernière circonstance, y avoir en même temps déplacement, la splénique proprement dite étant unie avec la coronaire stomachique supérieure gauche, et la gastro-épiploïque provenant de l'hépatique.

Artère mésentérique supérieure.

L'*artère mésentérique supérieure*, ou *mésaraïque supérieure* (*mesenterica s. mesaraica superior*) (1), naît immédiatement au-dessous de la cœliaque, dont il est rare qu'une distance d'un pouce la sépare. Elle provient de la partie antérieure de l'aorte abdominale, et souvent aussi un peu de son côté droit. Elle commence par descendre directement, d'abord entre l'aorte et le pancréas, puis, au-dessous de ce dernier, entre l'aorte et la partie transversale inférieure du duodénum, ou plus exactement la limite entre le duodénum et le jéjunum. Arrivée au-dessous du pancréas, elle pénètre entre les feuillets du mésentère, dans la racine duquel elle marche de haut en bas, puis peu à peu aussi un peu de droite à gauche, jusqu'à la région iliaque droite, où l'intestin grêle se continue avec le gros intestin. Le calibre du tronc, qui a sept ou huit pouces de long, diminue d'une manière assez uniforme, en sorte que de quatre lignes et demie qu'il avait au commencement, il se trouve réduit à une seule: mais, dans

____

(1) TIEDEMANN, tab. 20, 39 (WEBER, tab. 12, 52); tab. 22, fig. 1, 36 (WEBER, tab. 14, fig. 1, 56; tab. 23, 15 WEBER, tab. 14, fig. 3, 15 ; tab. 24, 11 WEBER, tab. 15, 11.

son trajet, il décrit une faible arcade, dont la convexité regarde à gauche, en bas et en avant, la concavité à droite, en haut et en arrière.

L'artère mésentérique supérieure fournit à une partie du duodénum et du pancréas, au jéjunum et à l'iléum entiers, au cœcum et à son appendice, au colon ascendant et au colon transverse.

De sa portion couverte par le pancréas part fréquemment une branche, qui va gagner le conduit biliaire, et se prolonge même jusqu'au foie. Mais cette même portion fournit une autre branche constante, savoir :

1° L'*artère pancréatico-duodénale inférieure* (*pancreatico-duodenalis inferior*) (1), qui marche dans la concavité du duodénum, distribue des rameaux à cet intestin et au pancréas, et s'anastomose avec l'artère du même nom provenant de la gastro-duodénale. Ordinairement l'artère mésentérique envoie encore quelques ramifications qui pénètrent immédiatement dans le pancréas (*rami pancreatici*), ou qui fournissent à la partie inférieure du duodénum et au commencement du jéjunum (*rami duodenales*).

La portion de l'artère mésentérique qui décrit un arc dans la racine du mésentère donne, de la convexité de cet arc, un grand nombre de rameaux destinés à l'intestin grêle ; de sa concavité en naissent, la plupart du temps, trois, dont les ramifications gagnent l'intestin grêle, à la fin duquel elles se distribuent, ainsi qu'au colon droit et au colon transverse.

2° Les *artères intestinales* (*intestinales*) (2). Du commencement de l'arc proviennent successivement dix à douze branches, d'un calibre de trois quarts de ligne à une ligne et demie (entremêlées aussi çà et là d'autres presque capillaires), auxquelles s'en joignent huit à douze plus petites, émanant de la fin de la mésentérique supérieure, qui s'anastomose en arcade avec la branche inférieure de l'ilio-colique, de manière qu'il n'est pas possible d'assigner positivement la limite des deux artères. Les supérieures, ou les plus grosses, naissent à des distances qui varient d'une ligne à un pouce et demi ; les plus élevées de toutes sont souvent tout-à-fait rapprochées les unes des autres, sans aucun intervalle. Elles donnent à l'intestin grêle, sauf sa dernière portion, d'un demi-pied à un pied de long. Pour cela, elles vont gagner l'intestin, entre les deux feuillets du mésentère : les

---

(1) Tiedemann, tab. 22, fig. 1, 57 (Weber, tab. 14, fig. 1, 57); tab. 23, 14 Weber, tab. 14, fig. 3, 14.

2 Tiedemann, tab. 23, 24-28. — Weber, tab. 14, fig. 3, 24-28.

grosses parcourent une étendue de quatre à six pouces (la première seule est un peu plus courte) ; les petites, inférieures, atteignent déjà l'intestin après avoir franchi un trajet d'un à trois pouces seulement. Les plus grosses se bifurquent à deux pouces ou deux pouces et demi de leur origine (les deux ou trois premières parfois dès leur origine même, et les inférieures plutôt que les médianes, comme on le conçoit), s'anastomosent en arcade avec celles qui leur sont contiguës, et répètent cette scission et cette anastomose à des distances d'un demi-pouce à un pouce, jusqu'à l'intestin. De là résulte un réseau vasculaire à larges mailles, compris entre les feuillets du mésentère, qui envoie de petits ramuscules aux glandes. Les scissions se reproduisent deux fois seulement sur les artères les plus courtes, et quatre à six fois sur les plus longues, de sorte que l'intestin entier finit par recevoir des branches d'égal volume, dont le calibre est d'environ une demi-ligne. Au commencement du jéjunum (comme au duodénum), les branches sont plus multipliées et plus grosses : c'est vers le milieu de l'intestin grêle qu'elles sont le plus rares ; vers le gros intestin, il commence à y en avoir davantage et de plus grosses. La distance entre deux branches atteignant l'intestin varie, en général, entre un pouce et demi et deux pouces. La plupart du temps, chaque branche se partage, avant son entrée, en deux rameaux d'égale grosseur, qui gagnent les deux côtés de l'intestin, à la base d'une valvule de Kerkring, et se divisent en ramuscules. Mais fort souvent aussi la dernière ramification passe complétement sur l'une des faces de l'intestin (ou du moins n'envoie qu'un très faible ramuscule à l'autre face), et alors la branche précédente se rend assez régulièrement à la face opposée.

3° L'*artère iléo-colique* (*ileo-colica*) (1) naît vis-à-vis de la cinquième à la huitième grosse artère intestinale. C'est une branche, d'une ligne et demie d'épaisseur, qui descend vers le cœcum, et se divise plus ou moins tard en deux rameaux, l'un ascendant, l'autre descendant, anastomosés ensemble en arcade. Le *rameau descendant*, ou *iliaque* (*ramus iliacus*) s'unit avec la terminaison de la mésentérique supérieure, et donne encore des ramifications à la dernière portion de l'iléon. Le *rameau ascendant*, ou *colique* (*ramus colicus*), s'anastomose avec l'artère colique droite, et donne des ramuscules au commencement du gros intestin. Parmi les branches qui naissent de l'artère iléo-colique, on en distingue deux plus volumineuses que

---

(1) TIEDEMANN, tab. 23, 21. — WEBER, tab. 14, fig. 3, 21.

les autres, auxquelles, pour cette raison, on a donné des noms particuliers.

a. L'*artère de l'appendice cœcal* (*appendicalis*) (1) pénètre dans le mésentère de cet appendice, auquel elle fournit, ainsi qu'à une partie du cœcum.

b. L'*artère cœcale* (*cœcalis*) se partage en deux branches, s'applique sur les faces antérieure et postérieure du cœcum, dans le pli compris entre le gros intestin et l'intestin grêle (*cœcalis anterior et posterior*), et distribue des ramuscules au cœcum, jusqu'à son appendice.

L'artère de l'appendice cœcal et celle du cœcum peuvent provenir de l'iléo-colique ou de la colique ; mais ce dernier cas est une exception. Les deux branches de la colique résultent parfois de la bifurcation d'un tronc commun ; mais, en général, elles naissent isolément.

4° L'*artère colique droite* (*colica dextra s. dextra media*) (2), du calibre d'une ligne à une ligne et demie, tantôt naît du tronc de la mésentérique supérieure, au-dessous de l'iléo-colique, tantôt provient de la colique moyenne, parfois enfin (ce qui même, d'après M.-J. Weber, serait le cas le plus ordinaire) se trouve unie avec l'iléo-colique. Elle se dirige à droite vers le colon ascendant, se partage, ou plus tôt, ou plus tard, en rameau ascendant et rameau descendant, pour s'anastomoser avec la colique moyenne et l'iléo-colique, et envoie ses ramifications à la portion droite du colon.

5° L'*artère colique moyenne* (*colica media*) (3), d'une ligne à deux lignes moins un quart de diamètre, naît vis-à-vis des artères intestinales supérieures, pénètre entre les deux feuillets du mésocolon transverse, se dirige en avant et un peu à droite, et se partage bientôt en deux branches, l'une droite, l'autre gauche (*ramus anastomoticus dexter et sinister*), qui s'anastomosent avec la colique droite et avec la colique gauche. Elle fournit au colon transverse. Haller regarde l'anastomose avec l'artère colique gauche comme la plus considérable de toutes celles du corps.

Les différentes artères coliques forment également, au côté concave de l'intestin, un réseau vasculaire, à mailles larges, d'où partent des branches de volume à peu près égal, qui vont gagner les parois intestinales : seulement le réseau se divise beaucoup moins qu'à l'in-

---

1) Tiedemann, tab. 23, 22. — Weber, tab. 14, fig. 3, 22.

2) Tiedemann, tab. 23, 20. — Weber, tab. 14, fig. 3, 20.

3) Tiedemann, tab 23, 16 ; Weber, tab. 14, fig. 3, 16 ; tab. 24, 14 ; Weber, tab. 15, 14.

testin grêle, et plusieurs intestinales naissent immédiatement d'une des arcades principales dont il se compose. Les artères intestinales sont, en général, séparées les unes des autres par une distance de six lignes à un pouce, et, à peu d'exceptions près, elles marchent dans les enfoncements situés entre deux des bosselures. Ici la division de chacune d'elles en deux rameaux qui gagnent les faces antérieure et postérieure de l'intestin, est beaucoup plus prédominante qu'à l'intestin grêle.

Parmi les artères de l'intestin grêle, il s'en trouve une qui, pendant les premiers mois de la vie embryonnaire, se fait remarquer par son volume, et qui se répand sur la vésicule ombilicale. On la nomme *artère omphalo-mésentérique* (*omphalo-mesaraica*).

Anomalies. La mésentérique supérieure forme assez souvent, avec la cœliaque, un tronc commun, de la longueur d'un pouce. — Elle se compose de deux branches, qui naissent immédiatement de l'aorte. — Elle fournit à plus de parties que de coutume; car il arrive fréquemment que l'artère hépatique droite est fournie par elle, en partie ou même en totalité, et toujours alors celle-ci vient de son commencement; ailleurs, l'artère pancréatico-duodénale inférieure devient assez considérable pour donner l'épiploïque droite, ou enfin, ce qui est fort rare, la mésentérique fournit aussi à la région gauche du colon. — L'artère colique droite envoie parfois une branche au pancréas. Haller l'a vue remplacée par trois branches qui prenaient naissance entre l'iléo-colique et la colique moyenne. — La colique moyenne naît plus haut qu'à l'ordinaire, même déjà derrière le pancréas; il n'est pas rare de la voir remplacée par deux, ou même par trois branches, émanant de la cœliaque. Elle fournit quelquefois aussi à la partie supérieure du colon gauche.

Artère mésentérique inférieure.

L'artère mésentérique (*mesenterica inferior*) (1) naît à un pouce ou deux au-dessus de l'extrémité de l'aorte abdominale. Elle provient de sa partie antérieure, et ordinairement aussi un peu de son côté gauche. Se dirigeant de haut en bas et un peu de droite à gauche, et passant au-devant et le long de l'aorte, elle envoie, aux glandes lymphatiques de la région inguinale, de petits ramuscules, qui s'anastomosent avec d'autres de la spermatique, et à un ou deux pouces de son origine, c'est-à-dire vis-à-vis de la naissance des iliaques pri

---

(1) TIEDEMANN, tab. 20, 44 WEBER, tab. 12, 56 ; tab. 24, 23 (WEBER. tab. 15, 25).

mitives, elle se partage en deux branches, de volume à peu près égal, l'une supérieure, l'autre inférieure.

1° La *branche supérieure*, ou *artère colique gauche supérieure* (*colica sinistra superior*)(1), commence par se porter transversalement en dehors, au-devant de l'artère spermatique et de l'artère urétérique gauche, puis monte derrière le péritoine, plus ou moins parallèlement à la portion gauche du colon. A une distance de son origine qui varie d'un à trois pouces, elles se divisent toutes deux à leur tour, de manière à fournir des artérioles à la portion gauche du colon jusqu'à l'S iliaque. On distingue :

a. L'*artère colique gauche supérieure proprement dite* (*ramus anastomoticus superior*) (2), qui s'anastomose avec la colique moyenne, sur la limite entre le colon transverse et le colon gauche.

b. L'*artère colique gauche moyenne* (*coliqua sinistra media*) (3) qui s'unit, en haut avec la précédente, en bas avec la colique gauche inférieure.

2° La *branche inférieure* (4) se divise en deux rameaux, à une distance de son origine qui varie entre six et dix-huit lignes.

a. L'*artère colique gauche inférieure* (*colica sinistra inferior*)(5) pénètre le mésocolon de l'S romaine, s'y subdivise à plusieurs reprises, et fournit à cette portion du colon. Elle s'anastomose en haut avec la colique gauche moyenne, en bas avec l'hémorrhoïdale supérieure. Mais, assez souvent, cette dernière elle-même contribue pour beaucoup à la formation du réseau d'où partent les branches destinées à l'S du colon.

b. L'*artère hémorrhoïdale supérieure* ou *interne* (*hæmorrhoidalis superior s. interna*) (6) descend derrière le péritoine, en se portant un peu à droite, et vient ainsi se placer derrière le péritoine. Elle donne à l'artère colique gauche inférieure un rameau anastomotique, qui contribue plus ou moins à pourvoir la partie inférieure du gros intestin. La branche hémorrhoïdale proprement dite se partage plus ou moins nettement en deux branches, d'où descendent, pour le côté gauche et le côté droit du rectum, des ramuscules qui s'étendent jusqu'au fond de la cavité pelvienne, et s'anastomosent inférieurement

(1) Tiedemann, fig. 24. 24. — Weber, tab. 15, 24.
(2) Tiedemann, tab. 24, 25. — Weber, tab. 15, 25.
(3) Tiedemann, tab. 24, 26. — Weber, tab. 15, 25.
(4) Tiedemann, tab. 24, 27. — Weber, tab. 15, 27.
(5) Tiedemann, tab. 24, 28. — Weber, tab. 15, 28.
(6) Tiedemann, tab. 24, 29. — Weber, tab. 15, 29.

avec des branches de l'hypogastrique, notamment avec l'hémorrhoïdale moyenne et avec les vésicales.

Anomalies. Dans un cas rare, où l'aorte se bifurquait très haut, la mésentérique inférieure naissait de l'iliaque primitive gauche (1). Dans un autre, également rare, elle manquait, et ses branches provenaient de la mésentérique supérieure (2). Vicq-d'Azyr (3) a vu manquer la grande anastomose entre la mésentérique inférieure et la colique moyenne; ces deux artères ne communiquaient ensemble que par de petites branches. — Haller (4) parle d'un cas dans lequel une artère vaginale provenait de l'hémorrhoïdale supérieure.

Artères surrénales moyennes.

Les *artères surrénales*, ou *capsulaires moyennes* (*suprarenales mediæ s. aorticæ, capsulares, atrabilariæ*) (5), sont paires, peu volumineuses, et prennent naissance, de chaque côté, dans l'espace compris entre l'origine de la cœliaque et celle de la rénale. Chacune d'elles se porte transversalement en dehors, sur la portion lombaire du diaphragme (au côté droit, derrière la veine cave inférieure), se répand, par des ramuscules antérieurs et postérieurs, sur les deux faces de la capsule atrabilaire, et donne en même temps au tissu cellulaire graisseux de cette région. Elle s'anastomose avec les capsulaires supérieures, provenant de la diaphragmatique, qui sont également peu volumineuses, et avec les capsulaires inférieures, nées de la rénale. De celle du côté droit partent aussi de petits rameaux destinés au duodénum, à la limite du colon ascendant et du colon transverse, enfin au foie; de la gauche, il en naît qui se rendent à l'union du colon transverse avec le colon gauche, et à la rate. L'une et l'autre fournissent des ramuscules aux piliers du diaphragme et aux glandes lombaires.

Anomalies. L'artère naît plus bas que de coutume, au-dessous de la rénale. — Elle vient de la cœliaque, ou se trouve unie avec la spermatique, avec la diaphragmatique. Il est difficile, quand elle manque à l'endroit ordinaire, de déterminer si elle naît de la rénale, attendu que cette dernière donne déjà régulièrement une artère capsulaire.

---

(1) Petsche, *Sylloge obs. anat. select.*, § 76 dans Haller, *Collect. diss.*, t. VI, p. 781.

2 Fleischmann, *Leicheneffnungen*, 1815, p. 239.

(3) *Mém. de l'Acad. des sc.*, 1776, p. 220.

4 *Icon. anat.*, fasc. 8, p. 87, note dernière.

5 Tiedemann, tab. 20, 40 Weber, tab. 12, 55.

— Elle est double, et cela si fréquemment que certains anatomistes ont regardé le cas comme normal; elle peut même être triple. —Elle manque souvent d'un côté, et plus rarement des deux côtés à la fois.

Artères rénales.

Les *artères rénales*, ou *émulgentes* (*renales s. emulgentes*) (1), naissent à une distance de la mésentérique supérieure qui varie depuis quelques lignes seulement jusqu'à un pouce. Elle provient de la partie latérale de l'aorte, sous un angle presque droit, et se dirige de dehors en dedans, d'avant en arrière, et un peu aussi de haut en bas, vers la scissure du rein, en passant devant les piliers du diaphragme et le muscle psoas. Les nerfs rénaux sont situés au-devant d'elle. Lorsque les deux artères ne sortent pas de l'aorte à la même hauteur, la droite est plus souvent que celle du côté gauche la plus inférieure ; la situation de l'aorte fait aussi qu'elle est un peu plus longue, et régulièrement elle passe derrière la veine cave inférieure pour gagner le rein. A un pouce ou deux de distance de la scissure de cet organe, chaque tronc se partage en deux branches, la plupart du temps de calibre inégal, dont l'un au moins, et fréquemment même tous les deux se divisent de nouveau, en sorte que trois à six branches pénètrent dans la substance du rein, les unes au-devant du bassinet, les autres derrière. De plus petites se distribuent au bassinet et au commencement de l'uretère, à la graisse rénale (*arteriæ adiposæ*), aux piliers lombaires du diaphragme, aux glandes lombaires. On peut regarder comme une branche à peu près constante l'*artère surrénale* ou *capsulaire inférieure* (*suprarenalis inferior*), qui part du commencement même de la rénale, égale les autres capsulaires en volume, et se distribue en partie à la capsule surrénale, en partie à la graisse du rein.

Anomalies. Elles sont très communes, et portent principalement sur le nombre, après quoi elles intéressent le point d'origine et le mode d'entrée dans le rein. — Fort souvent, on trouve deux artères rénales, soit d'un seul côté, soit des deux côtés à la fois; la supérieure donne alors toujours l'artère capsulaire. Mais le nombre peut aussi monter à trois, à quatre, même à cinq, et en pareil cas la multiplication demeure rarement bornée à un seul côté, quoique la même disposition ne se voie presque jamais exactement du côté opposé. Au reste, cette multiplication paraît avoir lieu des deux côtés sans nulle

(1) TIEDEMANN, tab. 20, 4. WEBER, tab. 12, 34 ; tab. 27, 2. — WEBER, tab. 11, fig. 1, c.

distinction. Lorsqu'il n'y a que deux vaisseaux, ils naissent, la plupart du temps, plus ou moins rapprochés l'un de l'autre, de sorte que la multiplication semble tenir à ce que la branche inférieure ou la branche supérieure émane isolément de l'aorte. Les ramifications supérieures ne naissent probablement jamais au-dessus de la mésentérique supérieure; les inférieures, au contraire, descendent jusqu'à la mésentérique inférieure, jusqu'à la bifurcation terminale de l'aorte ventrale, ou même viennent de l'iliaque primitive, de l'hypogastrique, de la sacrée moyenne. Une origine aussi basse ne se rencontre, la plupart du temps, que quand le rein lui-même est situé plus bas qu'à l'ordinaire (1) : cependant elle s'observe aussi parfois alors même que l'organe a une situation et une forme parfaitement normales. Il n'est pas rare, dans le cas de multiplication des artères rénales, qu'une branche supérieure ou une branche inférieure se rende immédiatement à l'extrémité supérieure ou inférieure du rein, sans pénétrer dans la scissure de cet organe. Cependant la chose a lieu quelquefois, même lorsque le tronc est simple. — Portal (2) a vu les artères rénales droite et gauche naître, par un tronc commun, de la partie antérieure de l'aorte abdominale. — La rénale droite passe quelquefois au-devant de la veine cave inférieure, pour atteindre son rein : cette situation insolite est surtout fréquente dans le cas de vaisseaux surnuméraires. — Chez certains sujets, les artères rénales donnent la diaphragmatique inférieure, qui alors naît volontiers par un tronc commun avec la capsulaire inférieure : il n'est pas rare non plus que l'artère spermatique soit une branche de la rénale, surtout quand elle est multiple : la gauche donne exceptionnellement une branche au pancréas, et la droite une autre au lobe droit du foie. — L'artère capsulaire inférieure est double : elle peut aussi manquer, et alors peut-être provient-elle de l'aorte. — Assez souvent une branche de l'artère rénale perce la surface du rein, pour se répandre dans la graisse qui entoure l'organe.

Artères spermatiques.

Les *artères spermatiques internes* (*spermaticæ internæ*)(3), dont le calibre varie d'une demi-ligne à trois quarts de ligne, naissent régulièrement entre les rénales et la mésentérique inférieure, la plupart

(1) TIEDEMANN, tab. 30, fig. 1, où la branche supérieure ne naît qu'au-dessous de la mésentérique inférieure.

(2) *Anatomie médicale*, t. III, p. 290.

(3) TIEDEMANN, tab. 20, 42, 43 ; WEBER, tab. 12, 55 ; tab. 24, 20 ; WEBER, tab. 15, 20 ; tab. 27, 22. — WEBER, tab. 11, fig. 1, *d*.

du temps très rapprochées de la première. D'ordinaire, elles proviennent plutôt de la partie antérieure que de la partie latérale de l'aorte, et dans beaucoup de cas, l'une d'elles, la gauche surtout, prend son origine un peu plus haut que l'autre.

Ces artères se détachent de l'aorte sous des angles fort aigus ; car, chez les deux sexes, chacune d'elles marche de haut en bas, et un peu de dedans en dehors, derrière le péritoine, et descend en ligne droite vers la paroi latérale du petit bassin. La gauche passe devant le muscle psoas, croise l'uretère placé derrière elle, et est couverte par la mésentérique inférieure. La droite descend également devant le muscle psoas et l'uretère, et croise la veine cave inférieure, placée derrière elle ; cependant, d'après Cruveilhier, elle passe parfois derrière cette artère.

Jusque-là les artères spermatiques ne diffèrent point chez les deux sexes. Elles donnent à l'uretère et aux glandes lombaires des ramuscules qui s'anastomosent avec des ramifications correspondantes de la mésentérique inférieure ou de l'aorte elle-même ; à droite elles en fournissent quelques uns, qui, avec la veine cave, vont gagner la face inférieure du foie. Une branche constante, et un peu plus grosse que les autres, se porte, suivant Haller, à l'extrémité inférieure du rein, monte sur la face externe de cette glande, et se perd dans le tissu cellulaire adipeux qui l'enveloppe.

Mais, plus loin, les artères spermatiques diffèrent suivant le sexe.

Chez l'homme, l'artère demeure étendue en ligne droite. Elle pénètre dans l'orifice interne du canal inguinal, traverse ce conduit, et arrive dans le scrotum. Là elle est enveloppée dans le cordon spermatique, et s'anastomose avec un ramuscule de l'artère épigastrique, ainsi qu'avec l'artère du canal déférent. Après quoi elle donne des branches à la tunique vaginale du testicule, en envoie une plus grosse à l'épididyme, et, après s'être divisée à plusieurs reprises au bord postérieur du testicule, s'insinue dans cette glande (1).

Chez la femme, l'artère spermatique commence déjà dans le bas-ventre à décrire des flexuosités. Elle pénètre, sous cette forme, entre les deux feuillets du ligament large de la matrice, se dirige en dedans, au-dessous de l'ovaire, et forme, suivant M.-J. Weber, la base d'une grande anastomose avec l'artère utérine, notamment avec les branches que celle-ci envoie à l'ovaire et à la trompe de Falloppe. Elle fournit des ramuscules au ligament large et aussi à l'ovaire : cependant ce

(1) WEBER, tab. 39, fig. 1.

dernier organe n'est point pourvu essentiellement par elle, mais, comme le disent Cruveilhier et plus formellement encore M.-J. Weber, par l'artère utérine.

Anomalies. L'artère spermatique naît fréquemment par un tronc commun avec la capsulaire moyenne ; ou bien elle est une branche de la rénale. Ces deux dispositions se voient plus souvent à gauche qu'à droite. L'union avec la rénale s'observe aussi surtout dans le cas de multiplication de cette dernière, et alors l'artère spermatique émane des branches inférieures de la rénale. Plus rarement elle provient d'une lombaire, de l'iliaque, de l'hypogastrique. Meckel désigne aussi l'artère épigastrique comme lui donnant naissance (serait-ce par accroissement de volume de la branche que celle-ci envoie normalement au cordon spermatique?). L'origine à l'aorte descend quelquefois jusqu'au-dessous de celle de la mésentérique inférieure, ou monte jusqu'à la région des artères capsulaires moyennes. — L'artère spermatique commence quelquefois par monter, puis se réfléchit d'arrière en avant autour de la veine rénale, et ensuite descend comme de coutume. — Les deux artères spermatiques naissent au moyen d'un tronc commun de peu d'étendue. — Elles sont doubles d'un côté ou des deux côtés, ce qui peut se compliquer des anomalies d'origine précédemment indiquées.

Artères lombaires.

Les *artères lombaires* (*lumbales, lumbares*) (1) se comportent, à l'égard des parois abdominales, sous le rapport de leur origine et de leur trajet, absolument de même que les artères intercostales par rapport aux parois thorachiques. Elles naissent, à droite et à gauche, de la partie postérieure de l'aorte ventrale, et se rendent chacune dans l'intervalle de deux apophyses transverses, en passant sur le corps de la vertèbre ; pour cela, les supérieures montent un peu, et les inférieures marchent transversalement.

Régulièrement l'aorte fournit immédiatement, de chaque côté, cinq (2) artères lombaires, dont le point d'origine est assez constant.

(1) TIEDEMANN, tab. 20, 48, 49, 50 WEBER, tab. 12, 40); tab. 21, 21 (WEBER, tab. 15, 21); tab. 27, 28, 29, 30. — WEBER, tab. II, fig. I, I.

(2) Quand on considère comme dernière artère intercostale le vaisseau qui parcourt le onzième espace intercostal, alors il vient régulièrement de l'aorte cinq lombaires, dont la première sort entre les apophyses transverses de la dernière vertèbre dorsale et de la première lombaire, et la dernière entre celles des quatrième et cinquième vertèbres lombaires. Sur la cinquième vertèbre lombaire se trouve ordinairement un vaisseau analogue, qui se porte en dehors.

La première naît entre la dernière vertèbre dorsale et la première lombaire, la seconde entre la première et la seconde lombaire, la troisième entre la seconde et la troisième lombaire, la quatrième au-devant de la partie inférieure de la troisième lombaire, enfin la cinquième à peu près au milieu de la cinquième lombaire. Toutes les cinq ont en général le même calibre (une ligne à une ligne un quart), et un volume égal à celui des intercostales inférieures. Celles du côté droit sont un peu plus longues, à cause de la situation de l'aorte.

Les supérieures passent derrière les piliers lombaires du diaphragme, les moyennes entre ces piliers, les inférieures au-devant d'eux ; toutes se dirigent en dehors, marchent d'avant en arrière entre la colonne verticale et le muscle psoas, et se partagent en deux branches, l'une postérieure ou dorsale, l'autre antérieure ou lombaire, plus volumineuse. Mais, auparavant, le tronc envoie des ramuscules aux vertèbres elles-mêmes, aux glandes lombaires, au tissu cellulaire adipeux du rein, au péritoine, et au muscle psoas.

1° La *branche dorsale* (*ramus dorsalis*) se comporte essentiellement comme les branches dorsales des artères intercostales. Elle en-

entre l'apophyse transverse de cette vertèbre et le sacrum, mais qui ne vient pas de l'aorte. Haller et Walter décrivent avec raison cinq artères lombaires naissant immédiatement de l'aorte ; Sœmmerring et M.-J. Weber, qui regardent comme dernière intercostale aortique l'artère marchant sous la dernière côte, et sortant par conséquent entre la dernière vertèbre dorsale et la première lombaire, admettent non moins exactement cinq lombaires fournies immédiatement par l'aorte. Mais les auteurs de certains manuels, qui ne considèrent expressément comme intercostales que les artères marchant dans les espaces intercostaux, commettent une inexactitude remarquable en ne comptant cependant que quatre lombaires aortiques normales ; car, dans leur hypothèse, il reste encore une artère entre les intercostales qu'ils admettent et les quatre lombaires comptées de bas en haut. Ainsi, par exemple, Meckel fixe le nombre des intercostales aortiques à huit, parce que le troisième et le quatrième espace sont ordinairement pourvus par la première intercostale aortique, et cependant il n'admet au plus que quatre lombaires aortiques, dans l'état normal. De même, Tiedemann (tab. 19) figure les intercostales aortiques de telle sorte que la dernière court entre la onzième côte et la douzième, et pourtant (tab. 20) l'artère qui, naissant au-dessus de la quatrième vertèbre lombaire, sort entre les apophyses transverses de la quatrième et de la cinquième, qui par conséquent est la cinquième au-dessous de la dernière intercostale, reçoit de lui le nom de quatrième lombaire. J'ai suivi la manière de compter de Haller et de Sabatier, qui me paraît la plus conforme à la nature d'après les motifs allégués à l'article des artères intercostales. Ainsi, j'ai une lombaire aortique de plus qu'à l'ordinaire. Ma première lombaire correspond à la dernière intercostale de Sœmmerring et de M.-J. Weber, ma seconde à la première lombaire des manuels, et ma cinquième à leur quatrième.

voie un rameau spinal (*ramus spinalis*) dans le trou de conjugaison, arrive à se placer entre la multifide du rachis et le long dorsal, donne des ramuscules à ce muscle, ainsi qu'à l'iléo-lombaire, s'étale sur les arcs vertébraux, envoie en arrière un rameau cutané qui suit l'apophyse épineuse, et en donne un autre qui, se portant en arrière, au bord externe du muscle ilio-lombaire, distribue ses filets au muscle dentelé postérieur inférieur, au grand dorsal et à la peau.

2° La *branche lombaire* ou *abdominale* (*ramus lumbaris s. abdominalis*) se dirige obliquement en dehors et en bas, derrière le muscle carré des lombes (au-devant de lui pour la lombaire inférieure, et parfois même aussi pour la supérieure); elle donne au grand psoas, au carré des lombes, aux intertransversaires, à la partie postérieure des trois muscles larges du bas-ventre, et à la peau. Les deux premières envoient aussi des rameaux à la portion lombaire et à la portion costale du diaphragme; du côté droit, il s'en détache même qui vont au foie. La branche abdominale de la quatrième lombaire atteint la crête iliaque, et fournit à une partie du muscle iliaque interne, ainsi qu'à la peau de cette région. La branche de la cinquième lombaire se comporte de la même manière. Les branches abdominales s'anastomosent en haut avec les dernières intercostales, en devant avec les artères épigastriques supérieure, inférieure et superficielle, en bas avec l'iléo-lombaire, l'épigastrique inférieure et la fessière.

Anomalies. Ici, comme aux artères intercostales, deux vaisseaux contigus du même côté naissent par un tronc commun; c'est ce qui arrive surtout fréquemment aux premières lombaires, et aussi aux deux inférieures, de sorte que le nombre des troncs provenant de l'aorte peut se trouver réduit jusqu'à trois. — Les branches homonymes des deux côtés naissent par un tronc commun. Suivant Meckel, cette disposition n'est point rare, et toutes les artères lombaires en offrent des exemples. Je trouve, comme Sœmmerring et Murray, qu'elle n'est commune qu'à la cinquième, c'est-à-dire à la quatrième, suivant la manière ordinaire de compter. Meckel dit qu'on rencontre aussi la réunion des branches homonymes du même côté en un seul tronc. — Ainsi que je l'ai dit, la première lombaire a souvent une origine commune avec la seconde, ou plutôt en est une branche; mais on la trouve aussi réunie avec la dernière intercostale. Les branches suppléantes sont alors parfois très petites, en sorte que la première lombaire semble presque ne pas exister. — Dans certains cas rares, une lombaire moyenne fournit l'artère spermatique.

CHAPITRE V.

DES ARTÈRES QUI NAISSENT DE LA TERMINAISON DE L'AORTE.

Au-devant de la partie inférieure de la quatrième vertèbre, ou
au-devant du ligament intervertébral des deux dernières lombaires,
ou au-devant de la partie supérieure de la cinquième, on voit naître,
du côté antérieur de l'aorte, deux vaisseaux, l'un à droite, l'autre à
gauche, qui sont les artères iliaques primitives. Ces artères s'écartent
l'une de l'autre sous un angle de soixante-cinq degrés chez l'homme,
de soixante-quinze chez la femme. Le tronc aortique grêle qui reste
encore continue de descendre sur la ligne médiane de la colonne vertébrale, et porte le nom d'artère sacrée moyenne. En général, les
iliaques primitives des deux côtés forment d'abord un tronc commun,
long au plus d'une ou deux lignes, qui naît de la partie antérieure
de l'aorte, et descend devant elle, de sorte que, quand on n'a égard
qu'au calibre des vaisseaux, il semble que l'aorte abdominale fournisse
la sacrée moyenne de son côté postérieur, et qu'aussitôt après elle se
divise en deux iliaques primitives, qui alors seraient ses branches
terminales. En effet, quelques anatomistes modernes ont décrit l'artère sacrée moyenne comme une branche de l'aorte ventrale. Mais
l'anatomie comparée démontre que cette manière de voir est erronée ;
chez la plupart des mammifères, on ne voit naître à l'endroit correspondant que les artères crurales, et les artères hypogastriques proviennent plus loin des côtés du prolongement de l'aorte qui correspond à l'artère sacrée moyenne de l'homme. Ainsi, pour se conformer
à la nature, il faudrait décrire les artères iliaques primitives comme
branches latérales de l'aorte, et donner ensuite la description de la
terminaison de cette dernière, c'est-à-dire de l'artère moyenne. La
commodité seule me détermine à suivre la marche ordinaire, et à
placer en premier lieu la sacrée moyenne, bien qu'elle soit beaucoup
plus petite.

ARTICLE PREMIER.

DE L'ARTÈRE SACRÉE MOYENNE.

L'*artère sacrée moyenne* ou *antérieure sacralis s. sacra media*) (1) se détache régulièrement un peu au-dessus de l'angle de division des deux iliaques primitives, et naît de la partie postérieure de

(1) Tiedemann, tab. 20, 51 Weber, tab. 12, 41 ; tab. 27, 51 ; tab. 29,
fig. 2, † Weber, tab. 36, fig. 4, 10 . — Weber, tab. 11, fig. 1, *k.*

l'aorte, avec un calibre d'une ligne à une ligne et un quart. Elle descend sur le milieu de la cinquième vertèbre lombaire, du sacrum et des pièces supérieures du coccyx, appliquée immédiatement sur les os, en décrivant de légères flexuosités. Dans ce trajet, elle fournit plus ou moins régulièrement, au-devant de chaque vertèbre, de petites branches latérales paires, qui se distribuent aux corps des vertèbres, au périoste, aux nerfs, au muscle coccygien, au releveur du coccyx, et qui s'anastomosent avec les artères sacrées latérales. Vis-à-vis de la quatrième vertèbre sacrée, on voit fréquemment naître une branche plus forte, qui se rend à la partie inférieure du rectum, s'anastomose avec les artères hémorrhoïdales, et parfois remplace en partie, d'un côté, l'hémorrhoïdale moyenne. Mais, la plupart du temps, elle fournit, au-devant de la cinquième vertèbre lombaire, et de chaque côté, une branche plus considérable, qui porte le nom de *lombaire inférieure (lumbaris ima)* (1), et qu'on appelle ordinairement cinquième lombaire, dénomination à laquelle je préfère la première, à cause du vague qui règne dans la manière de compter les artères lombaires. Cette branche est presque toujours plus petite que les lombaires supérieures; elle passe sur la cinquième vertèbre lombaire, pour se porter en dehors, se glisse entre elle et le muscle psoas, et se divise en deux rameaux, l'un postérieur, l'autre antérieur. Le premier envoie un ramuscule à travers le dernier trou de conjugaison, et pénètre dans les muscles profonds du dos. L'antérieur se perd dans les deux têtes du fléchisseur de la cuisse, où il s'anastomose avec les artères lombaires et l'ilio-lombaire.

Anomalies. L'artère sacrée moyenne part de l'angle intercepté par les deux iliaques primitives, ce qu'à proprement parler cependant on doit considérer comme une disposition anormale de ces dernières, qui alors sortent de l'aorte déjà séparées l'une de l'autre. Elle ne paraît qu'après la division du tronc commun des iliaques primitives, de l'une desquelles elle provient, et alors le plus ordinairement de la gauche, ce qui dépend sans doute de la situation de l'aorte au côté gauche. Elle forme un tronc commun avec la dernière lombaire aortique, ou, comme je l'ai vu une fois, les dernières lombaires aortiques des deux côtés constituent un tronc commun, de la branche gauche duquel émane la sacrée moyenne; ou bien (suivant Haller), elle tire son origine de la dernière lombaire aortique droite. — Elle se compose de deux branches placées l'une à côté de l'autre. — Elle donne

(1) TIEDEMANN, tab. 20, 52 WEBER, tab. 12, 42 ; tab. 27, 52.

une artère rénale. — Elle est très petite quand elle se trouve remplacée en partie par les sacrées latérales, ou quand la lombaire inférieure (*lumbaris ima*) est peu considérable, ou ne provient pas d'elle, mais de l'aorte ou de l'iliaque primitive. — La lombaire inférieure est fort souvent très petite, ou semble manquer; mais alors elle est toujours remplacée par la dernière lombaire aortique, l'iléo-lombaire ou la sacrée latérale.

ARTICLE II.

DES ARTÈRES ILIAQUES PRIMITIVES.

Chaque *artère iliaque primitive* ou *commune* (*iliaca communis s. primitiva*) (1) naît de l'aorte, en bas, en dehors, un peu aussi en arrière, à la hauteur de la symphyse sacro-sciatique de son côté, et se partage, à la base du sacrum, en deux branches, l'artère hypogastrique et l'artère crurale. Elle a cinq lignes à cinq lignes et demie de diamètre, et deux à trois pouces de long. Celle du côté droit est ordinairement un peu plus longue que l'autre, et de plus un peu plus oblique de haut en bas et de dedans en dehors (2). Toutes deux sont situées sur les corps des dernières vertèbres lombaires, ainsi que sur la partie interne du muscle psoas, et elles sont couvertes tant par le péritoine que par l'uretère. La gauche a la veine iliaque gauche à son côté interne, et devant elle descend l'artère hémorrhoïdale interne. La droite passe de gauche à droite sur l'extrémité de la veine iliaque gauche; elle est située d'abord au côté interne de la veine iliaque droite, et plus loin se trouve placée au-devant de ce vaisseau.

Régulièrement, l'artère iliaque primitive ne donne que de très petites branches, dont aucune n'a reçu de nom particulier, et qui se rendent aux parois des vaisseaux, à l'uretère, aux glandes lymphatiques, au tissu cellulaire, et aussi aux muscles psoas et iliaque.

Anomalies. L'artère iliaque droite est plus courte que de coutume. Meckel a vu la division de l'aorte en deux branches s'effectuer déjà entre la quatrième et la cinquième vertèbres lombaires. Cruveilhier (3) parle même d'un cas où l'iliaque primitive droite manquait entièrement, l'aorte se divisant en trois branches, deux à droite, qui étaient

---

(1) TIEDEMANN, tab. 20, 54 (WEBER, tab. 12, 45); tab. 25, fig. 1, 54 (WEBER, tab. 31, fig. 1, 54); tab. 26, fig. 1, 57 (WEBER, tab. 31, fig. 3, 57); tab. 27, 54.

(2) Cependant, d'après Velpeau, la division de la droite aurait lieu régulièrement un peu plus tôt, de sorte qu'elle ne serait pas plus longue que la gauche.

(3) *Anatomie descriptive*, t. III, p. 186.

l'hypogastrique et l'iliaque externe, l'autre à gauche, qui était l'iliaque primitive, se comportant comme à l'ordinaire. Cette anomalie fait donc le passage à la disposition des vaisseaux qui est normale chez la plupart des mammifères. M.-J. Weber (1) cite un cas dans lequel l'artère iliaque primitive droite manquait, ainsi que ses deux branches (primitivement?), et était suppléée par une circulation collatérale. — L'artère iliaque primitive d'un côté, notamment la gauche, est réunie avec la sacrée moyenne. — L'artère iliaque primitive fournit des branches qui ont coutume d'être données par l'aorte ventrale, notamment une rénale, la spermatique, ou d'autres qui proviennent ordinairement de l'hypogastrique, en particulier l'ilio-lombaire, une sacrée latérale. Il lui arrive aussi quelquefois de donner la lombaire inférieure.

ARTICLE III.

DE L'ARTÈRE HYPOGASTRIQUE.

L'artère hypogastrique, ou *iliaque interne*, ou *pelvienne* (*hypogastrica, iliaca interna*) (2), du calibre d'environ trois lignes un quart, est plus petite que l'autre branche de l'artère iliaque primitive, si ce n'est toutefois chez l'enfant, où le contraire arrive, à cause du volume considérable de l'artère ombilicale. Après s'être séparée de la crurale sous un angle aigu, elle se porte de haut en bas et un peu d'avant en arrière, sur le côté interne du muscle psoas, pour descendre dans le petit bassin, et se partage en plusieurs branches successives, qui fournissent à toutes les parties contenues dans l'excavation pelvienne, aux parois latérales du grand bassin, **aux parois latérales et antérieures du petit, aux organes copulateurs et à la région du sacrum.**

L'ordre suivant lequel naissent ces diverses branches varie à l'infini. C'est ce qui explique pourquoi quelques unes d'entre elles sont regardées par les uns comme des branches primaires de l'hypogastrique, par d'autres comme des ramifications de ces branches primaires, cas dans lequel se trouve, par exemple, l'artère hémorrhoïdale moyenne. A l'égard d'autres, telles que les artères vésicales et l'artère vaginale, on ne peut douter qu'elles ne soient régulièrement des branches secondaires; mais, comme le lieu de leur origine

(1) *Handbuch der Anatomie*, t. II, p. 176.

(2) Tiedemann, tab. 20, 35 (Weber, tab. 12, 45); tab. 25, fig. 1, 35 (Weber, tab. 31, fig. 1, 55; tab. 26, fig. 1, 28 (Weber, tab. 31, fig. 3, 58; tab. 27, 35. — Weber, tab. II, fig. I, m.

varie, le mieux, pour la commodité des descriptions, est de les considérer comme branches primaires, en les désignent d'après les organes auxquels elles se rendent. Au reste, dans la majorité des cas (1), ce qui autorise à considérer cette disposition comme normale, l'artère hypogastrique se partage, à une distance de son origine qui varie depuis un demi-pouce jusqu'à un pouce et demi, en deux principales branches, l'une antérieure, l'autre postérieure, dont le calibre est à peu près le même. La postérieure donne régulièrement les branches destinées à la paroi postérieure du bassin, savoir l'*artère iléo-lombaire*, les *sacrées latérales* et la *fessière*. De l'antérieure émanent l'*ombilicale*, l'*obturatrice*, les *vésicales*, la *honteuse interne*, l'*ischiatique*, et, en outre, chez la femme, l'*utérine* et la *vaginale*.

Artère iléo-lombaire.

L'*artère iléo-lombaire* (*ileo-lumbaris*, *ileo-lombalis*, *iliaca parva*, avant Haller) (2), d'une ligne environ de diamètre, est la première branche de la branche postérieure principale, qui la fournit de son côté externe. Elle est ordinairement aussi la première artère que donne l'hypogastrique, quand celle-ci ne se partage point d'abord en deux branches principales. Elle se dirige de dedans en dehors et de bas en haut, derrière le nerf obturateur, entre la base du sacrum et le muscle psoas. Après avoir fourni un rameau qui se porte en devant, le long du détroit supérieur du bassin, et qui s'anastomose tant avec l'artère épigastrique qu'avec l'obturatrice, elle se divise, à l'instar d'une artère lombaire, en deux branches.

1° La *branche ascendante* (*ramus adscendens s. lumbaris*), qui correspond à la branche dorsale des lombaires, donne des ramifications à la base du sacrum et à la partie postérieure de l'os des iles, au muscle grand psoas et à la partie voisine de l'iliaque interne, au

---

(1) Je ne puis partager l'opinion de M.-J. Weber, qui dit que cette division en branche antérieure et branche postérieure est une disposition rare, car je l'ai rencontrée dans les deux tiers au moins des sujets que j'ai examinés. Quand le tronc principal fournit ses diverses branches sans subir cette scission préalable, sa dernière branche, celle qui en forme la continuation, est, en général, l'artère fessière ; parfois aussi, cependant, c'est l'ischiatique. Cet ordre de choses est, somme totale, en harmonie avec la division normale en deux branches principales ; car, en ayant égard au volume, la branche postérieure est essentiellement fessière et l'antérieure ischiatique, puisque c'est par ces deux artères qu'elles se terminent.

(2) TIEDEMANN, tab. 25, fig. 1, 57. WEBER, tab. 31, fig. 1, 57 ; tab. 26, fig. 1, 40. WEBER, tab. 31, fig. 3, 40. — WEBER, II, d.

carré des lombes, au transverse du bas-ventre, et envoie un rameau spinal à travers le dernier trou de conjugaison. Elle s'anastomose avec la lombaire inférieure provenant de la sacrée moyenne, et avec la dernière lombaire aortique.

2° La *branche transversale* (*ramus transversalis s. iliacus*) (1) se porte transversalement en dehors, derrière le muscle psoas, auquel elle donne des ramifications, et se divise ensuite en deux rameaux, l'un superficiel, l'autre profond. Le premier se dirige en dehors, sur le muscle iliaque interne (2), auquel il fournit, et s'anastomose tant avec l'artère épigastrique inférieure, en dehors, qu'avec les lombaires, en haut. Le second, plus considérable, pénètre entre le muscle iliaque interne et l'os des iles, donne au muscle, ainsi qu'au périoste, et envoie un vaisseau nourricier volumineux à l'os lui-même.

Anomalies. Il arrive très souvent que l'artère iléo-lombaire naisse du tronc de l'hypogastrique avant sa scission en deux branches principales (3), ou même qu'elle provienne, plus haut encore, de l'iliaque primitive (4). Elle tire aussi son origine de l'iliaque externe. Meckel parle également de cas où elle émanait de la branche antérieure de l'hypogastrique. — Son calibre est en rapport de réciprocité avec celui tant de la lombaire inférieure, que de la cinquième lombaire aortique, et même de la quatrième. — Elle est double, parce que ses branches ascendante et transversale naissent séparément. — Le rameau iliaque superficiel vient de la branche ascendante ou lombaire. — L'artère sacrée latérale supérieure est réunie en totalité ou en partie avec l'iléo-lombaire.

Artères sacrées latérales.

De l'artère hypogastrique, et en général de sa branche postérieure, naissent, la plupart du temps, deux branches qui, par la manière dont elles se distribuent, répètent les artères intercostales et les lombaires à la région sacrée, et qu'on désigne sous le nom d'artères *sacrées latérales* (*sacrales laterales*) (5), distinguées en supérieure et inférieure. La supérieure, plus grosse que l'autre, a environ une ligne de calibre. Elles passent devant les nerfs sacrés, pour se porter en dedans et en bas,

(1) TIEDEMANN, tab. 25, fig. 1, 58.

(2) TIEDEMANN, tab. 20, 64 et 70 ; tab. 27, 50.

(3) TIEDEMANN, tab. 30, fig. 2, 50.

(4) TIEDEMANN, tab. 30, fig. 3, 25.

(5) TIEDEMANN, tab. 20, 58 ; tab. 25, fig. 1, 41 WEBER, tab. 31, fig. 1, 4 ; tab. 27, 59 ; tab. 30, fig. 2, 51 ; fig. 3, 27. — WEBER, II. k.

vers la face antérieure du sacrum, donnent des ramifications au muscle pyriforme, au coccygien, au releveur de l'anus, aux glandes, aux os et aux ligaments de cette région, s'anastomosent avec les branches latérales de la sacrée moyenne, en haut avec l'iléo-lombaire et les lombaires, en bas avec les hémorrhoïdales, et peu à peu se partagent, toutes deux ensemble, en cinq branches, qui pénètrent dans les trous sacrés antérieurs, de même qu'entre la dernière vertèbre sacrée et la première coccygienne. Là chacune de ces branches se partage en deux rameaux, qu'on peut, par analogie avec les artères supérieures, désigner sous les noms de spinal et de dorsal.

1° Le *rameau spinal* (*ramus spinalis*) donne au ganglion de son nerf sacré un filet qui monte dans la queue de cheval, et il se répand en manière de réseau sur la face postérieure des corps des vertèbres.

2° Le *rameau dorsal* ou *postérieur* (*ramus dorsalis s. posterior*), généralement le plus petit, donne aussi un filet aux nerfs et aux membranes rachidiennes, mais sort ensuite par le trou sacré postérieur. Ces divers rameaux se répandent sur la surface postérieure de l'os et dans la peau; les supérieurs donnent aussi aux muscles long dorsal et multifide de l'épine. Ils s'anastomosent supérieurement avec les artères lombaires, inférieurement avec la fessière, l'ischiatique et l'hémorrhoïdale externe.

Anomalies. Il n'existe qu'une seule sacrée latérale, savoir la supérieure; mais il y en a aussi trois, et même quatre. Dans le cas de multiplication, jamais toutes ne viennent de la principale branche postérieure, mais on rencontre les diverses variétés auxquelles l'artère supérieure et l'artère inférieure sont sujettes par elles-mêmes. — La sacrée latérale supérieure est parfois une branche de l'iléo-lombaire, celle qui pénètre dans le premier trou sacré. — Ou bien elle vient du tronc hypogastrique (1), mais avant la naissance de l'iléo-lombaire. — Ou enfin elle remonte jusqu'à l'iliaque primitive. — L'inférieure vient de la principale branche antérieure de l'hypogastrique, ou de quelqu'une de ses ramifications, par exemple de l'hémorrhoïdale moyenne, mais surtout de l'ischiatique. Cependant la supérieure peut aussi naître de l'ischiatique, quand cette dernière elle-même se détache très haut. — Les rameaux spinal et dorsal sont séparés dès leur origine; du moins rencontre-t-on cette anomalie pour le premier trou sacré.

Artère fessière.

L'*artère fessière*, *fessière supérieure*, ou *iliaque postérieure* (*glu-*

(1) TIEDEMANN, tab. 26, fig. 1, 59; tab. 30, fig. 4, 22.

tœa, glutæa superior, iliaca posterior) (1) , la plus grosse des branches de l'hypogastrique, dont ordinairement elle forme la continuation immédiate de la branche postérieure, a un calibre de deux lignes à deux lignes et demie. Elle se dirige flexueusement en dehors, passe entre le dernier nerf lombaire et le premier nerf sacré, puis traverse la partie la plus élevée de l'échancrure sciatique, entre les muscles pyriforme et moyen fessier, et arrive ainsi au côté externe du bassin, où elle est couverte par la partie postérieure et la partie supérieure du grand fessier.

Dans ce trajet elle donne des ramifications inconstantes au muscle iliaque interne, à l'obturateur interne, au releveur de l'anus, au pyriforme, même au rectum, et fournit constamment une artère nourricière (*nutritia ilei*), qui pénètre à la partie inférieure de l'os des iles. Dès qu'elle est parvenue hors du bassin, et un peu avant d'être recouverte par le grand fessier, elle se partage en deux à quatre branches, du calibre d'une ligne à une ligne et demie, qui se distribuent principalement aux muscles fessiers. La distribution a lieu de telle sorte qu'on peut distinguer une branche superficielle et une branche profonde.

1° La *branche superficielle* marche de dedans en dehors et d'arrière en avant, entre les muscles grand et moyen fessiers, mais se partage promptement en plusieurs rameaux, qui fournissent à la partie supérieure et postérieure du grand fessier, jusqu'à la peau, s'anastomosent avec les artères lombaires, l'iléo-lombaire et les branches dorsales de la sacrée latérale, et vont aussi à la région supérieure du moyen fessier, au muscle pyriforme, au ligament sacro-sciatique.

2° La *branche profonde*, plus volumineuse, se dirige en dehors et en devant, entre le moyen fessier et le petit, et se partage ordinairement en deux rameaux, l'un supérieur, l'autre inférieur, dont chacun suit le bord supérieur du petit fessier. Elle donne aux deux muscles, fournit encore des artères nourricières à l'os des iles, envoie des ramuscules au périoste, jusqu'au ligament capsulaire de l'articulation coxo-fémorale (*profundissima ilium*, dans Haller), au muscle pyriforme, jusqu'à la cavité du grand trochanter (plus rarement aussi aux jumeaux et au carré), et s'anastomose, en arrière et en bas, avec l'artère ischiatique, en devant avec le circonflexe externe de la cuisse et l'épigastrique inférieure.

1 TIEDEMANN, tab. 25, fig. 1, 46 (WEBER, tab. 31, fig. 1, 46 ; tab. 26, fig. 1, 46 (WEBER, tab. 31, fig. 3, 46); tab. 27, 40 ; tab. 30, fig. 2, 52 ; fig. 3, 28 ; fig. 4, 54 ; tab. 32, 62 — WEBER, II, *i*: III, 70 ; tab. 27, fig. 2, 62.

Anomalies. Lorsque l'artère hypogastrique ne se partage point en deux branches principales, la fessière est bien, en général, le prolongement terminal du tronc entier : cependant il lui arrive parfois aussi, dans ce cas, de naître un peu plus tôt, c'est-à-dire avant l'ischiatique et la honteuse interne, ou même au-dessus de la sacrée latérale. Au reste, la scission principale ne manque alors parfois qu'en apparence, lorsque l'artère iléo-lombaire et la sacrée latérale supérieure naissent très haut, de sorte qu'il ne reste plus d'autre vaisseau que la fessière pour la principale branche postérieure (1).

Artère ombilicale.

L'*artère ombilicale* (*umbilicalis*) (2) est si considérable pendant la vie embryonnaire que l'aorte semble se diviser, au-devant de la quatrième vertèbre lombaire, en les deux vaisseaux dont chacun porte ce nom. Chaque artère (3) donne ensuite la petite iliaque externe, envoie dans le petit bassin les différentes branches qui, plus tard, apparaissent comme branches de l'hypogastrique, descend sur le côté de la vessie, se porte en devant, en dedans et en haut, vers la paroi antérieure du bas-ventre, et pénètre, par l'ouverture de l'ombilic, dans le cordon ombilical, puis dans le placenta. Après la naissance, elle s'oblitère depuis la région ombilicale jusqu'à l'endroit où elle fournit une branche latérale (ordinairement une artère vésicale) : dans cette étendue, elle forme un cordon tendineux, qui cependant représente toujours une portion de canal à paroi très épaisse, et qui même parfois est complétement perméable jusqu'à l'ombilic. Chez l'adulte, l'artère ombilicale n'est qu'un vaisseau d'une ligne à une ligne et demie de calibre, qui s'étend de l'artère hypogastrique au côté de la vessie, fournit en général deux ou trois artères vésicales, en donne parfois aussi une autre, par exemple l'artère utérine (4), et ensuite monte, le long de la vessie, derrière la paroi du bas-ventre, comme rudiment de l'ancienne artère ombilicale proprement dite.

Le point où cette artère naît de l'hypogastrique est assez constant. Lorsque celle-ci se partage en deux branches principales, c'est de l'antérieure que l'ombilicale provient, et elle en est généralement la première branche.

(1) TIEDEMANN, tab. 30, fig. 3, 28 ; fig. 4, 24.
(2) TIEDEMANN, tab. 25, fig. 1, 48, 49 (WEBER, tab. 31, fig. 1, 48, 49); tab. 26, fig. 1, 47, 48 (WEBER, tab. 31, fig. 3, 47, 48); tab. 38, 54. — WEBER, tab. II, fig. 1, 4.
(3) TIEDEMANN, tab. 38. — WEBER, tab. 21, fig. 14, 17, 18.
(4) TIEDEMANN, tab. 27, 36.

Anomalies. Elle ne provient de la branche principale antérieure qu'après l'artère ischiatique. — Elle naît de l'iliaque primitive, ou même de l'aorte. — Elle n'existe que d'un seul côté.

Artère obturatrice.

L'*artère obturatrice* (*obturatoria*) (1), d'une ligne à une ligne et un quart de diamètre, naît, la plupart du temps, d'après mes observations, de la branche antérieure de l'hypogastrique, au-dessous de l'ombilicale, quand toutefois elle provient de l'hypogastrique et que celle-ci se divise en deux branches principales. Elle se dirige en avant, entre le péritoine et la paroi latérale du petit bassin, à environ deux pouces au-dessous du détroit supérieur, accompagnée par le nerf obturateur, traverse l'ouverture située à l'angle supérieur du trou ovale, arrive ainsi à l'extérieur du bassin, et se partage sur-le-champ en deux branches terminales, l'une interne, l'autre externe, qui sont cachées derrière les adducteurs de la cuisse et l'extrémité du fléchisseur de ce membre, un peu aussi derrière l'obturateur externe.

Pendant son trajet dans l'excavation pelvienne, l'artère obturatrice envoie des ramifications aux glandes lymphatiques, au muscle releveur de l'anus, à l'obturateur interne ; elle en fournit aussi une assez considérable (*ramus iliacus*), qui monte vers la face concave de l'os des iles, se distribue à cet os et aux deux têtes du muscle fléchisseur de la cuisse, et s'anastomose, tant avec l'artère iléo-lombaire qu'avec l'épigastrique inférieure. D'autres rameaux vont à l'urètre, au col de la vessie, à la glande prostate.

1° La *branche pubienne* (*ramus pubicus*) (2), qui est constante et peu volumineuse, naît, la plupart du temps, au moment où l'artère va sortir du bassin. Elle continue de suivre la direction du tronc en avant et en dedans, s'anastomose avec celle de l'autre côté, derrière la symphyse pubienne, et communique aussi avec l'artère épigastrique, soit immédiatement, soit au moyen de la branche pubienne de cette dernière.

2° La *branche interne* ou *antérieure* (*ramus internus s. anterior*) (3) descend d'avant en arrière sur le muscle obturateur externe,

---

1 TIEDEMANN, tab. 20, 5 ; WEBER, tab. 12, 51 ; tab. 25, fig. 1, 45 (WEBER, tab. 31, fig. 1, 45 ; tab. 26, fig. 1, 45 WEBER, tab. 31, fig. 3, 45); tab. 27, 41 ; tab. 29, fig. 2, 58 ; tab. 30, fig. 2, 46, tab. 36, fig. 1, 23. — WEBER, II, *g* ; tab. 27, fig. 2. 64.

2 TIEDEMANN, tab. 25, fig. 1, 45 (WEBER, tab. 31, fig. 1, 45); tab. 25, fig. 1, 45.

3 TIEDEMANN, tab. 36, fig. 1, 25, II partie.

et, décrivant une arcade le long du bord antérieur du trou ovale, se rencontre là avec la branche externe, donne des rameaux aux deux muscles obturateurs, à l'origine des adducteurs de la cuisse et du grêle intestin, jusqu'à la peau du scrotum ou de la grande lèvre, ainsi qu'au pubis, et s'anastomose avec l'artère circonflexe interne et avec des branches de la honteuse interne.

3° La *branche externe* ou *postérieure* (*ramus externus s. posterior*) (1) descend au bord postérieur du trou ovale, couverte par le muscle obturateur externe, et s'unit en arcade avec la branche externe. Elle donne des rameaux aux deux muscles obturateurs, au carré, jusqu'aux jumeaux, à la capsule de l'articulation, aux muscles venant de la tubérosité sciatique. Très ordinairement aussi elle en fournit un (*ramus acetabuli*), d'une demi-ligne de calibre, qui pénètre dans l'articulation, par l'échancrure de la cavité cotyloïde, et se répand dans le ligament rond, jusqu'à la tête du fémur. La branche externe s'anastomose avec les artères circonflexe interne et ischiatique.

Anomalies. Elles sont plus fréquentes à cette artère qu'à toute autre, et concernent le point d'origine. — Quand l'hypogastrique se partage en deux branches, l'obturatrice naît si souvent de la branche postérieure que divers anatomistes considèrent cette disposition comme normale. — Elle naît de l'hypogastrique, un peu plus bas qu'à l'ordinaire, par exemple au-dessous de la honteuse interne, ou bien elle forme un tronc commun avec d'autres branches, par exemple avec la honteuse interne, l'ischiatique, l'ombilicale ou l'iléo-lombaire. — Elle naît plus haut que de coutume, par exemple assez souvent au-dessus de l'ombilicale, et même remonte jusqu'à l'iliaque primitive. — Dans tous ces cas, elle suit généralement son cours accoutumé. — Ces anomalies sont, au fond, assez peu importantes. Une autre très fréquente, puisqu'on la rencontre environ une fois sur trois cadavres, et qui, d'après plusieurs auteurs, est, proportion gardée, plus commune chez les femmes, consiste en ce que l'origine se trouve reportée en devant et en dehors, à l'artère iliaque externe, ou même plus bas encore, à la crurale. Cette anomalie se voit plus fréquemment des deux côtés à la fois que d'un seul, quoiqu'elle n'y offre pas toujours exactement le même mode, et quand elle n'a lieu que d'un seul côté, c'est probablement à gauche de préférence à droite. Il est rare alors que l'artère obturatrice se détache immédiatement du tronc au-

___
(1) Tiedemann, tab. 36, fig. 1, 24, en partie.

dessus (1) ou au-dessous du ligament de Poupart : elle forme, en général, avec l'artère épigastrique interne inférieure, un tronc commun qui peut avoir jusqu'à deux pouces de long (2). Toujours aussi, en pareil cas, elle marche de manière que le tronc n'en sorte pas moins du bassin par le trou ovale. En effet, lorsque, prenant bas son origine, elle monte dans la cavité pelvienne à travers l'arcade crurale, elle passe derrière la branche horizontale du pubis pour gagner l'ouverture ordinaire : communément alors elle suit le côté externe de l'arcade crurale, de sorte que, dans le cas de hernie crurale, elle occupe le côté externe de la tumeur. Plus rarement, ce qui arrive quand elle naît bas, ou que le tronc qui lui est commun avec l'artère épigastrique a peu de longueur, elle marche au côté interne de l'artère crurale, le long du ligament de Gimbernat. et, par conséquent, dans le cas de hernie, au côté interne de la tumeur. — Le passage au cas dans lequel l'artère provient de l'iliaque externe ou de la crurale, est formé par celui, assez commun, dans lequel l'anastomose entre l'artère obturatrice, tirant son origine du point ordinaire, et l'épigastrique (laquelle provient alors immédiatement de l'iliaque), est beaucoup plus forte qu'à l'ordinaire, de sorte que le vaisseau semble pour ainsi dire naître par deux racines, l'une antérieure, l'autre postérieure (3).

M.-J. Weber a vu une artère obturatrice double, naissant de l'hypogastrique. — Lorsqu'elle naît de l'hypogastrique, elle fournit quelquefois l'épigastrique inférieure interne, mais plus souvent une partie des branches qui ordinairement proviennent de la honteuse interne. — Fréquemment, la branche qui se rend à l'articulation coxo-fémorale n'existe pas.

Artères vésicales.

Il existe plusieurs *artères vésicales* (*vesicales*) (4), qui proviennent en partie du tronc de l'hypogastrique, et alors, presque sans exception, de sa principale branche antérieure, mais qui, bien plus souvent, sont des ramifications subalternes des branches de cette artère. On peut, pour la commodité de la description, les distinguer en supérieures et inférieures.

(1) TIEDEMANN, tab. 30, fig. 3, 54. — MUNZ, tab. 13, fig. 3, 12.

2) TIEDEMANN, tab. 30, fig. , 55, de l'iliaque externe. — MUNZ, tab. 13, fig. 1, 15-14, de la crurale.

3) MUNZ, tab. 13, fig. 2, 8, 10; fig. 4, 4, 8.

(4) TIEDEMANN, tab. 35, fig. 1, 50, 51 (WEBER, tab. 31, fig. 1, 50, 51); tab. 26, fig. 1, 49 WEBER, tab. 31, fig. 3, 49 ; tab. 30, fig. 2, 56.

1° Les *artères vésicales supérieures* (*vesicales superiores*), au nombre de deux à quatre de chaque côté, naissent régulièrement du tronc de l'ombilicale, et remontent sur tout le corps de la vessie, jusqu'à l'ouraque. Assez souvent elles sont distribuées de manière qu'on peut les distinguer en antérieures et postérieures. Celles qui sont les plus rapprochées du bas-fond de la vessie portent aussi le nom de moyennes.

2° L'*artère vésicale inférieure* (*vesicalis inferior*) naît très souvent par un tronc commun avec l'hémorrhoïdale moyenne, et, chez la femme, avec la vaginale ou l'utérine. Elle donne au bas-fond et au col de la vessie, ainsi qu'à la prostate et à la vésicule séminale chez l'homme. Elle envoie au canal déférent un rameau (*arteria deferentialis*) qui remonte jusqu'au canal inguinal, ou qui, lorsqu'il a acquis un plus grand développement, descend même jusqu'à l'épididyme (1). Cependant ce rameau vient peut-être tout aussi fréquemment d'une des artères vésicales supérieures.

Anomalies. La vésicale inférieure est parfois double. Elle naît de l'ischiatique, de l'obturatrice (même lorsque celle-ci provient de l'iliaque externe), de la honteuse interne, de la principale branche antérieure de l'hypogastrique, de l'hémorrhoïdale moyenne.

Artère honteuse interne.

L'*artère honteuse interne* ou *commune* (*pudenda, pudenda interna s. communis s. circumflexa, hæmorrhoidea externa*) (2), du calibre d'une ligne et demie, un peu moins grosse chez la femme, est régulièrement la dernière branche de la principale branche antérieure de l'hypogastrique, qui, après l'avoir fournie, se prolonge sous le nom d'artère ischiatique. Elle descend au-devant du plexus sacré, se dirige en arrière, en traversant, presque toujours avec l'ischiatique, la première ou la seconde anse des nerfs sacrés, et sort du bassin entre le bord inférieur du muscle pyriforme, le bord du releveur de l'anus et le ligament sacro-sciatique. Mais aussitôt elle se contourne, entre les deux ligaments sacro-sciatiques, sur la face interne de l'os ischion, devient là descendante, puis se recourbe en arcade d'arrière en avant, marche sur la face interne de la branche ascendante de

----

(1) Weber, tab. 39, fig. 1, 4, i.

(2) Tiedemann, tab. 25, fig. 1, 55 (Weber, tab. 31, fig. 1, 55); fig. 2, 14, 22 (Weber, fig. 2, 14, 22; tab. 26, fig. 1, 65 (Weber, tab. 31, fig. 3. 53); fig. 2, 19, 25 (Weber, fig. 4, 19, 25); tab. 30. fig. 2, 57; fig. 3, 51; fig. 4, 27; tab. 32, 75. — Weber, tab. 27, fig. 2, 68.

l'ischion et de la branche descendante du pubis, au-dessus du muscle périnéal superficiel et de l'ischio-caverneux, retenue exactement collée aux os par les parties fibreuses de cette région, s'avance vers l'arcade pubienne, et se partage au-dessous d'elle, immédiatement derrière la réunion des deux corps caverneux de la verge ou du clitoris, en deux branches terminales, destinées à la verge ou au clitoris.

L'artère honteuse interne donne, dans la première partie de son trajet, plusieurs branches inconstantes, ou qui du moins n'ont pas reçu de nom spécial. Avant sa sortie du bassin, elle envoie souvent des ramuscules au muscle obturateur interne, aux glandes et aux troncs nerveux, au rectum et à la vessie, parfois aussi au grand psoas. Lorsqu'elle est parvenue hors du bassin, elle en donne au muscle pyriforme et au grand fessier (1); fréquemment aussi elle fournit un rameau (2), qui se dirige transversalement vers le grand trochanter avec le jumeau supérieur, se distribue aux deux jumeaux, à la partie externe de l'obturateur interne, à la capsule articulaire, même aussi au muscle carré de la cuisse, s'anastomose avec l'artère obturatrice et la circonflexe interne, mais se trouve fréquemment aussi remplacé par une branche de l'ischiatique. Quand elle est arrivée au côté interne de l'ischion, elle donne encore des ramuscules au muscle obturateur interne, ainsi qu'à la tubérosité sciatique et aux muscles de la jambe qui naissent de cette éminence (3).

Ses branches régulières sont les suivantes :

1° L'*artère hémorrhoïdale moyenne* (*hæmorrhoidalis media*) (4) naît ordinairement avant que la honteuse interne ait quitté l'excavation pelvienne. Elle se rend sur le côté du rectum, donne des ramuscules au releveur de l'anus, à la vésicule séminale et à la prostate ou au vagin, mais se répand surtout dans la partie inférieure du rectum, et de préférence sur sa paroi antérieure. Elle s'anastomose avec l'hémorrhoïdale supérieure, avec l'inférieure, et avec la vésicale inférieure.

2° Les *artères hémorrhoïdales inférieures* ou *externes* (*hæmorrhoidales externæ s. inferiores*) (5), au nombre d'une à trois, proviennent de la honteuse interne, au niveau de la tubérosité sciatique, marchent de dehors en dedans et de haut en bas, à travers la masse

---

(1 TIEDEMANN, tab. 32, 23.

(2) TIEDEMANN, tab. 32, 74.

(3 TIEDEMANN, tab. 32, 76.

4 TIEDEMANN, tab. 25, fig. 1, 54; tab. 26, fig. 1, 54; tab. 30, fig. 2, 59; fig. 3, 52; fig. 4, 28.

5 TIEDEMANN, tab. 25, fig. 2, 15, 25; tab. 26, fig. 2, 20, 26; tab. 32, 75.

graisseuse de la fosse périnéale, et se répandent dans les deux sphincters, le releveur et la peau de l'anus. Elles s'anastomosent avec les sacrées, avec l'hémorrhoïdale moyenne et avec la branche suivante.

3° L'*artère périnéale* (*perinæa*) (1) naît au niveau du muscle superficiel du périnée, et se dirige d'arrière en avant, de dehors en dedans, non loin de la superficie. Elle fournit, en arrière, une branche transversale, l'*artère transverse du périnée* (*transversa perinæi*) (2), qui se distribue dans la région périnéale elle-même et s'anastomose avec les artères hémorrhoïdales. Ensuite, marchant en avant, au côté interne du muscle ischio-caverneux, elle envoie des branches à ce muscle et au bulbo-caverneux, supérieurement au constricteur du vagin, à la prostate, à la partie membraneuse de l'urètre, et s'anastomose là avec les artères vésicales. La continuation du tronc se répand, chez l'homme, dans la partie postérieure du scrotum (*artères scrotales postérieures, scrotales posteriores*) (3), chez la femme dans celle de la grande lèvre (*labiales posteriores*) (4). — Du reste, les branches antérieures destinées aux parties génitales externes naissent peut-être plus souvent encore séparément du tronc de la honteuse interne.

La continuation du tronc de la honteuse interne, après la naissance de l'artère périnéale, est désignée aussi sous le nom d'*artère pénienne* (une ligne un quart), ou d'*artère clitoridienne* (une demi-ligne à un quart de ligne) (*arteria penis, arteria clitoridea*).

4° L'*artère bulbo-urétrale* (*bulbo-urethralis*) (5) naît à peu de distance de la périnéale. Dans son plein développement, chez l'homme, elle a un calibre d'au moins une demi-ligne. Au bord postérieur du bulbe de l'urètre, immédiatement auprès de celle du côté opposé, elle pénètre dans l'intérieur de cet organe, et ne tarde pas à se diviser en une multitude de ramuscules, qui se répandent dans tout le corps caverneux de l'urètre, jusqu'au gland. — A la masse érectile aplatie, qui, chez la femme, occupe le côté de l'entrée du vagin, entre ce canal et son muscle constricteur, et qui correspond au corps caverneux urétral, se rend un rameau analogue, mais plus petit, qui provient du tronc de la honteuse interne ou d'une de ses branches.

5° L'*artère profonde de la verge, ou du clitoris, ou caverneuse*

(1) TIEDEMANN, tab. 25, fig. 2, †.
(2) TIEDEMANN, tab. 25, fig. 2, 17, 25; tab. 26, fig. 2, 22, 27.
(3) TIEDEMANN, tab. 25, fig. 2, 20, 28.
(4) TIEDEMANN, tab. 26, fig. 1, 25, 28.
(5) WEBER, tab. 27, fig. 2, 70.

(*profunda penis, cavernosa, profunda clitoridis*) (1), pénètre dans le corps caverneux de la verge qui occupe le même côté du corps qu'elle, avant sa réunion avec celui du côté opposé, ne tarde ordinairement pas à se diviser en deux branches, et répand ses nombreuses ramifications déliées dans tout le corps caverneux, jusqu'au gland. Elle s'anastomose, en bas, avec des branches de l'artère bulbo-urétrale, à travers la cloison de la verge avec l'artère homonyme du côté opposé, et en haut avec la dorsale de la verge.

6° *L'artère dorsale de la verge ou du clitoris* (*dorsalis penis s. clitoridis*) (2), d'un calibre de trois quarts de ligne, marche sur le dos de la verge ou du clitoris, couverte seulement par la peau et l'aponévrose pénienne, et placée le long de la veine qui occupe la ligne médiane du membre ; elle se dirige plus ou moins flexueusement en avant jusqu'à la couronne du gland. Arrivée à la racine de la verge, elle envoie des ramifications à la partie supérieure du scrotum ; plus loin, elle en donne à la peau de la verge et à l'enveloppe fibreuse du corps caverneux ; antérieurement, elle se contourne en partie dans le sillon creusé derrière la couronne du gland, et se partage en plusieurs branches, qui fournissent au prépuce, mais surtout s'enfoncent dans le gland. Du reste, à la base de la verge, on voit toujours pénétrer dans l'intérieur du corps caverneux quelques uns de ses rameaux, dont le volume est généralement en sens inverse de celui de l'artère caverneuse ; car la branche profonde et la branche superficielle de l'artère pénienne sont à peu près égales entre elles, quoique la profonde l'emporte ordinairement un peu en volume sur l'autre ; mais les rameaux anastomotiques dont il a été parlé compensent la différence, lorsqu'il en existe une.

Anomalies. L'artère honteuse interne naît parfois plus haut que de coutume, par exemple au-dessus de l'obturatrice, mais toujours, sans exception, de la principale branche antérieure, quand l'hypogastrique se bifurque. Plus fréquemment elle prend son origine plus bas qu'à l'ordinaire, de sorte que la principale branche antérieure a déjà quitté le bassin avant de se diviser en ischiatique et honteuse interne : dans ce cas, l'hémorrhoïdale moyenne naît plus haut, dans l'intérieur du bassin. — Une autre anomalie, assez fréquente pour qu'autrefois on l'ait considérée comme la règle, consiste en ce que l'artère honteuse interne se divise en deux branches : l'une interne,

---

(1 Tiedemann, tab. 30, fig. 2, 44. — Weber, tab. 27, fig. 2, 71.

(2 Tiedemann, tab. 30, fig. 2, 15, 18 ; tab. 31, 54 : tab. 3, 24. — Weber, 1, *b* ; tab. 27, fig. 2. 72.

qui sort du bassin, comme à l'ordinaire, donnant les hémorrhoïdales externes, la périnéale, et ordinairement aussi la bulbo-urétrale ; l'autre interne, qui marche le long de la partie inférieure et latérale de la vessie, au-dessus de la prostate, qu'elle traverse parfois, se dirige sous l'arcade pubienne, fournit les deux artères de la verge, parfois aussi la bulbeuse (ce que j'ai observé dans un cas), et correspond par conséquent assez bien à l'artère pénienne (1). Un plus haut degré de cette anomalie consiste en ce que la branche pénienne soit réunie avec l'ischiatique naissant comme à l'ordinaire, et s'en détache dans l'intérieur du bassin (2), ou provienne de l'ischiatique née de l'épigastrique (3). Chez la femme, la division de l'artère honteuse interne en deux branches principales paraît être plus rare.

L'artère hémorrhoïdale moyenne naît immédiatement de l'hypogastrique, ou bien elle provient de l'ischiatique, d'une des sacrées latérales, de l'ombilicale. Haller a vu partir de l'ischiatique, après sa sortie du bassin, une branche qui rentrait dans cette cavité, et qui se distribuait au rectum, comme l'hémorrhoïdale moyenne. — Elle manque quelquefois.

Les artères postérieures du scrotum et de la grande lèvre naissent si souvent du tronc même de la honteuse interne, qu'il serait peut-être plus exact de considérer cette disposition comme normale.

L'artère bulbo-urétrale est double. — Elle est en partie remplacée par des branches de la périnéale. — Elle naît plus tard, à l'endroit où la honteuse se partage en deux artères de la verge.

L'artère profonde de la verge fournit aux deux corps caverneux.

L'artère dorsale de la verge est remplacée par une honteuse externe, qui vient de la crurale ou de la fémorale profonde (4). — Elle est réunie avec celle du côté opposé par une branche transversale, ou elle forme un tronc commun avec elle, soit à la racine de la verge, soit plus loin.

Artère ischiatique.

L'artère ischiatique, ou *fessière inférieure* (*ischiadica, glutæa inferior*) (5), est, après la fessière, la plus forte branche de l'artère

(1) Tiedemann, tab. 30, fig. 2, 57, branche externe ; 40, branche pénienne.
(2) Munz, tab. 16, fig. 3, 15. 16, 17.
(3) Hamilton Labatt, dans Schmidt, *Jahrbuecher*, t. XXIII, p. 5.
(4) Tiedemann, tab 33, fig. 1, 22.
(5) Tiedemann, tab. 20, 6o ; tab. 25, fig. 1, 58 ; Weber, tab. 31, fig. 1, 58 ; tab. 26, fig. 1, 56 ; Weber, tab. 31, fig. 3, 56 ; tab. 30, fig. 2, 55 ; fig. 3, 5o ; fig. 4, 25 ; tab. 32, 66. — Weber, III, 71.

hypogastrique (une ligne trois quarts), et représente en général la continuation de la principale branche antérieure de cette dernière, après la naissance de la honteuse interne. Cette manière de voir me semble plus exacte que celle qui considère la honteuse interne comme la terminaison de la branche principale, tant à cause du volume considérable de l'artère ischiatique, que parce qu'il arrive bien moins souvent, proportion gardée, à celle-ci qu'à la honteuse interne de provenir d'un point plus élevé de l'hypogastrique. L'artère ischiatique est essentiellement destinée à des muscles, notamment à la partie inférieure du grand fessier, en sorte que son ancienne dénomination était assez appropriée.

Elle traverse la première ou la seconde anse du plexus sacré, tantôt avec la honteuse interne, tantôt au-dessus ou au-dessous d'elle, sort du bassin entre le muscle pyriforme et le petit ligament sacro-sciatique, et descend entre les rotateurs en dehors de la cuisse et le grand fessier, conjointement avec le nerf sciatique, au côté duquel elle se trouve placée.

En sortant du bassin, elle donne des ramuscules au muscle pyriforme et au coccygien ; elle envoie aussi au nerf sciatique un rameau qui s'insinue entre les faisceaux de ce nerf, descend jusqu'au milieu de la cuisse, et est fortifié par des ramifications de branches subordonnées (1).

Le muscle grand fessier reçoit les plus fortes branches, qui pénètrent dans son intérieur par sa face interne (2), se distribuent à sa partie postérieure et interne, et arrivent jusqu'à la peau de la fesse (3). On en remarque presque toujours une plus considérable, qui se dirige transversalement ou obliquement de dehors en dedans, au-devant du ligament sacro-sciatique, gagne le coccyx (*coccygea* de Haller), se ramifie dans la graisse de la fosse périnéale, et s'anastomose, derrière l'anus, tant avec les branches sacrées inférieures qu'avec des branches de la honteuse interne. Une autre branche volumineuse, qui forme, à proprement parler, la continuation du tronc de l'ischiatique, mais qui parfois aussi est remplacée en partie par une branche descendante de la fessière, descend sur la face antérieure du grand fessier.

L'artère ischiatique distribue aussi des ramuscules à la tubérosité de l'ischion, aux muscles fléchisseurs de la jambe qui naissent de cette

(1) TIEDEMANN, tab. 32, 69.
(2) TIEDEMANN, tab. 32, 67, 68.
(3) TIEDEMANN, tab. 32, 22.

apophyse, et au grand adducteur (1) : ces ramifications s'anastomosent avec la circonflexe interne, l'obturatrice et la fémorale profonde.

Enfin, elle fournit constamment, en dehors, une branche, simple
ou double (2), qui marche vers la fossette du grand trochanter, donne
aux muscles jumeaux, aux deux obturateurs, au carré de la cuisse,
au pyriforme, à la capsule articulaire, et s'anastomose avec la branche
postérieure de l'artère obturatrice, avec la fessière, avec la circonflexe interne.

Anomalies. L'artère naît plus haut que de coutume, par exemple,
immédiatement après l'iléo-lombaire. — Elle donne une sacrée latérale. — Elle est réunie avec la honteuse interne jusqu'au-dehors du
bassin. — Elle est suppléée en partie par la fessière.

Artère utérine.

L'*artère utérine* (*uterina*) (3), dont le calibre, hors la grossesse,
va jusqu'à une ligne et demie, naît de l'hypogastrique au-dessus de
la honteuse interne; ou elle provient de l'ombilicale; ou elle est unie
avec l'hémorrhoïdale moyenne, avec l'obturatrice. Au total, on doit
la considérer comme un déploiement de la vésicale inférieure. Elle
descend, de dehors en dedans, au fond de l'excavation pelvienne, et
atteint le bord du col de la matrice. De là elle monte, en décrivant
des flexuosités et presque des tours de spire, jusqu'au fond de l'organe, le long de son bord, entre les deux feuillets du ligament large.

A l'endroit où elle rencontre la matrice, elle donne fréquemment
la vaginale proprement dite, ou du moins envoie des ramuscules au
vagin, à la vessie, à l'uretère.

Des nombreuses branches qu'elle distribue à la matrice entière,
et qu'on peut, d'après leur situation, distinguer en antérieures,
moyennes et postérieures, les unes marchent superficiellement sur les
parois du viscère, tandis que les autres pénètrent dans son intérieur
jusqu'à la membrane muqueuse. Elles sont courbées en tire-bouchon,
comme le tronc, et conservent même encore cette disposition alors
que la matrice est distendue par le produit de la conception. Une
branche qui descend dans le ligament rond, et qui s'anastomose avec

(1) Tiedemann, tab. 32, 70, 71.
(2) Tiedemann, tab. 32, 70, 70.
(3 Tiedemann, tab. 26, fig. 1, 50 Weber, tab. 31, fig. 3, 50 ; tab. 27, 56
— Weber, tab. II, fig. 1, 2.

une autre de l'épigastrique (1), affecte la même forme, et grossit aussi pendant la gestation.

L'artère utérine distribue aussi des ramuscules dans le ligament large, et suivant M.-J. Weber, lorsqu'elle est arrivée presque au fond de la matrice, elle fournit une branche de plus d'une ligne de calibre, qui se dirige en dehors, entre les feuillets du ligament large, et ne tarde pas à se diviser en deux rameaux, l'un supérieur, l'autre, plus considérable, inférieur. Le rameau supérieur mérite, d'après Weber, le nom d'*artère tubaire* (*tubaria*) (2), attendu que presque toujours il envoie à la trompe trois longs ramuscules, qui atteignent jusqu'au pavillon L'inférieur est, selon Weber, l'*artère ovarienne* proprement dite ; il a plus d'une ligne d'épaisseur, décrit des flexuosités plus ou moins prononcées dans le ligament de l'ovaire et au bord inférieur de l'organe, sur les deux faces duquel il répand une multitude de ramuscules ascendants et également flexueux (3).

Au fond de la matrice, l'artère interne a des anastomoses si larges avec la spermatique interne, qu'on ne saurait assigner la limite des deux vaisseaux. Les artères des deux côtés contractent également de très grandes anastomoses l'une avec l'autre dans la substance même de l'organe.

Anomalies. Suivant Haller, il y a quelquefois deux artères utérines. — M.-J. Weber a vu monter sur le côté de la matrice trois branches de volume presque égal. — L'artère tubaire et l'ovarienne naissent parfois séparément de l'utérine, selon cet anatomiste.

Artère vaginale.

Le vagin reçoit une artère qui, chez les enfants, égale à peu près l'utérine en volume. L'*artère vaginale* (*vaginalis*) (4) naît rarement seule de l'hypogastrique elle-même, ce que Haller a cependant observé. Elle vient de l'ombilicale, d'une vésicale, de l'hémorrhoïdale moyenne, de l'utérine. Elle fournit aux parois du vagin, jusqu'à l'entrée de ce canal, où elle s'anastomose avec les branches labiales de la honteuse interne.

1) TIEDEMANN, tab. 27, 45.

2) TIEDEMANN, tab. 32, 46?

(3) M.-J. Weber dit que l'ovaire ne reçoit pas ses artères de la spermatique, comme on le prétend généralement, et comme on pourrait le croire d'après la manière dont celle-ci se comporte chez l'homme, mais bien de l'utérine. Je partage pleinement son opinion d'après une injection parfaitement réussie de l'artère utérine d'une petite fille de douze ans.

TIEDEMANN, tab. 26, fig. 1, 5; WEBER, tab. 31, fig. 3, 51).

Anomalies. Elle paraît manquer, parce qu'au lieu d'une artère simple, le vagin reçoit des branches de plusieurs des artères qui viennent d'être nommées. — Haller a vu une artère vaginale provenir de l'hémorrhoïdale supérieure.

ARTICLE IV.

DE L'ARTÈRE CRURALE.

On donne le nom d'*artère crurale* (*cruralis*), ou de *tronc crural*, à l'antérieure des deux branches que l'artère iliaque primitive produit au niveau de la symphyse sacro-iliaque. Cette artère, qui continue de suivre la direction du tronc, marche de haut en bas et de dedans en dehors, traverse l'arcade crurale, arrive au côté antérieur de la cuisse, continue ensuite de descendre au côté interne de ce membre, dont elle atteint le côté postérieur vers le quart inférieur de sa hauteur, et continue de cheminer le long de la fosse poplitée, et se partage, au-dessous du genou, en deux branches principales. Elle fournit au membre inférieur tout entier et à une partie des parois abdominales. Son volume se réduit, depuis le haut jusqu'en bas, de quatre lignes un quart à deux lignes trois quarts. Généralement parlant, elle correspond à l'artère sous-clavière : seulement la plupart des branches que donne cette dernière naissent déjà plus haut sous le nom d'hypogastrique, et la même disposition se répète tant à l'artère fémorale profonde qu'aux artères de la jambe. La manière la plus commode de décrire ses nombreuses branches consiste à les partager en quatre sections, d'après les diverses régions qu'elle parcourt : *iliaque externe, fémorale, poplitée, artères de la jambe et du pied.* L'iliaque externe correspond à la partie externe de la sous-clavière, la fémorale à l'axillaire et à une partie de la brachiale, la poplitée au reste de cette dernière ; il n'y a que la quatrième portion qui corresponde presque complétement à la quatrième portion des artères du membre supérieur.

I. ARTÈRE ILIAQUE EXTERNE.

Le tronc crural porte le nom d'*artère iliaque externe* (*iliaca externa s. anterior, cruralis iliaca*) (1) depuis la division de l'iliaque primitive jusqu'à l'endroit où il passe sous l'arcade fémorale pour

(1) Tiedemann, tab. 20, 26 (Weber, tab. 12, 44); tab. 25, fig. 1, 6o (Weber, tab. 31, fig. 1, 6o); tab. 26, fig. 1, 58 Weber, tab. 31, fig. 3, 5o); tab. 27, 44 ; tab. 29, fig. 2, 3c. 5.

atteindre la cuisse. Sa longueur est environ trois pouces et demi, et son calibre de quatre lignes un quart. Il se dirige de haut en bas, de dedans en dehors, et un peu d'arrière en avant, au côté interne et antérieur du muscle psoas, et gagne ainsi l'arcade crurale, tantôt en ligne droite, tantôt courbée en dehors et en arrière. L'aponévrose iliaque le sépare du muscle. En devant, le péritoine le recouvre d'une manière lâche, et l'uretère le croise. A son côté interne se trouve la veine iliaque, du côté gauche dans toute sa longueur, du côté droit à sa partie inférieure au moins. Sous l'arcade crurale, le nerf crural occupe son côté externe et postérieur, séparé de lui par l'aponévrose iliaque. Cette artère y est, ainsi que la veine crurale, entourée d'une gaîne fibro-celluleuse (*vagina vasorum cruralium*), qui adhère à l'arcade, à l'aponévrose iliaque, à l'aponévrose *fascia lata*, à l'aponévrose transversale, et qui envoie une cloison entre l'artère et la veine.

Dans ce trajet, l'artère iliaque ne donne que de petites branches au psoas, à l'aponévrose iliaque, aux glandes lymphatiques, au péritoine, aux troncs vasculaires. Ce n'est qu'à l'arcade crurale qu'elle en fournit deux considérables, l'*artère épigastrique* et la *circonflexe iliaque*.

Anomalies. Elle est plus longue lorsque l'artère iliaque commune se bifurque plus haut, et alors elle peut même provenir immédiatement de l'aorte.—Sa sphère d'extension s'agrandit lorsqu'elle fournit des branches de l'hypogastrique, le plus souvent l'obturatrice, très rarement l'iléo-lombaire ; ou des branches de la fémorale, la circonflexe interne (l'épigastrique superficielle?), la fémorale profonde. — Cette sphère diminue quand l'artère épigastrique naît médiatement de l'hypogastrique, ou que les branches de l'iliaque externe tirent leur origine de la fémorale seulement.

Artère épigastrique.

L'*artère épigastrique*, ou *épigastrique inférieure interne* (*epigastrica, epigastrica inferior, epigastrica inferior interna*) (1), dont le calibre va jusqu'à une ligne et demie, naît toujours du côté interne de l'iliaque externe. Elle marche d'abord horizontalement en dedans et un peu en bas, dans l'étendue d'un demi-pouce environ, entre la veine et l'arcade crurales. Puis elle se relève brusquement, et se dirige obliquement, de bas en haut et un peu de dehors en de-

---

(1) TIEDEMANN, tab. 20, 65 WEBER, tab. 12, 46 ; tab. 25, fig. 1, 65 (WEBER. tab. 31, fig. 1, 65 ; tab. 26, fig. 1, 62 WEBER. tab. 31, fig. 3, 62 ; tab. 28, 77 tab. 29, fig. 2, 21, 40 WEBER, tab. 36, fig. 4, 15. 16. — WEBER. II. 9

dans, derrière le canal inguinal, entre le péritoine et l'aponévrose transverse, de manière qu'elle atteint bientôt le bord externe du muscle droit du bas-ventre, sur la face postérieure duquel elle se place plus loin (1). Elle monte alors, presque en droite ligne, couverte par le feuillet postérieur de la gaîne du muscle, et s'élève ainsi jusqu'au-dessus de la région ombilicale. Comme, au moment de son origine, elle se porte en dedans, et qu'ensuite elle monte derrière le canal inguinal, à peu près vers le milieu de sa longueur, elle croise le cordon spermatique ou le ligament rond de la matrice. Mais sa portion obliquement ascendante, qui est logée dans un léger repli du péritoine, sépare l'une de l'autre la fosse inguinale interne et l'externe; de sorte que, dans le cas de hernie inguinale externe, elle se trouve placée au côté interne de la tumeur, dont, au contraire, dans celui de hernie inguinale interne, elle occupe le côté externe, si l'on fait abstraction de quelques exceptions extrêmement rares.

Peu après son origine, elle donne deux branches considérables, mais constantes, et d'ailleurs se distribue aux parois abdominales.

1° La *branche pubienne* (*ramus pubicus*) (2), dont le volume s'élève au plus à une demi-ligne, naît à l'endroit où le tronc se recourbe de bas en haut, suit la direction de la portion horizontale, derrière le ligament triangulaire de la ligne blanche, et au-dessus de la branche homonyme de l'artère obturatrice, se porte ainsi transversalement en dedans, derrière la partie supérieure de l'arcade pubienne, et là s'anastomose avec la branche du côté opposé. Au côté interne de l'arcade crurale, elle donne un rameau qui descend s'anastomoser avec la branche pubienne de l'artère obturatrice, et en envoie d'autres au muscle droit du bas-ventre, au muscle pyramidal, à la symphyse pubienne, et au péritoine, jusqu'à la vessie.

2° L'*artère spermatique externe* (*spermatica externa*) (3), aussi grêle que la précédente, naît au même endroit, ou provient du commencement de la partie ascendante, et pénètre dans le canal inguinal par son ouverture ou par sa paroi postérieure. Chez l'homme, elle descend, avec le cordon spermatique, dans le scrotum, auquel elle fournit, ainsi qu'au muscle crémaster, et s'anastomose tant avec la

----

(1) TIEDEMANN, tab. 29, fig. 2.

(2) TIEDEMANN, tab. 20, 66; tab. 25, fig. 1, 66; tab. 26, fig. 1, 65; tab. 29, fig. 2, 22, 42.

(3) TIEDEMANN, tab. 20, 67; tab. 25, fig. 1, 68; tab. 26, fig. 1, 65; WEBER, tab. 31, fig. 3, 65; tab. 27, 45; tab. 28, 78; tab. 29, fig. 2, 41; tab. 31, 88.

spermatique interne qu'avec les honteuses externes. Chez la femme, elle accompagne le ligament rond de la matrice, jusqu'au mont de Vénus et aux grandes lèvres; supérieurement, elle s'anastomose avec une branche de l'artère utérine contenue dans ce ligament.

3° *Branches abdominales* (*rami abdominales s. muscula-res*) (1). La portion ascendante de l'artère épigastrique donne, en dedans et en dehors, de nombreuses branches qui pénètrent dans le muscle pyramidal et le muscle droit du bas-ventre; les unes percent le feuillet antérieur de la gaîne, près de la ligne blanche et au bord externe du muscle droit, pour se répandre dans la peau; les autres se distribuent à la partie antérieure des muscles larges du bas-ventre. Ces branches s'anastomosent avec les artères lombaires et les inter-costales inférieures, en haut avec la mammaire interne. Quelques unes se répandent aussi dans le péritoine, et arrivent jusqu'au foie, dans son ligament suspenseur, ou descendent à la vessie avec l'ou-raque.

Anomalies. L'artère épigastrique naît plus haut qu'à l'ordinaire, et même jusqu'à deux pouces au-dessus de l'artère crurale; mais, dans ce cas, elle descend, de manière cependant à croiser le cordon spermatique ou le ligament rond, et à remonter ensuite, pour venir se placer au côté interne de l'anneau inguinal postérieur. Mais elle tire aussi son origine plus bas, au-dessous du ligament de Poupart, et alors provient de la fémorale, ou même de la fémorale pro-fonde (2), quand celle-ci naît plus haut que de coutume.

Une des variétés les plus communes, puisqu'on la rencontre presque une fois sur trois, consiste en ce qu'elle fournit l'artère obturatrice, qu'elle-même d'ailleurs ait son origine à l'iliaque externe placée plus haut ou plus bas (3), ou qu'elle émane de la fémorale (4), ou bien elle envoie une racine antérieure, tantôt plus et tantôt moins volu-mineuse, à l'artère obturatrice. Celle-ci naît alors ordinairement à l'endroit où l'épigastrique se recourbe pour devenir ascendante. L'é-pigastrique donne beaucoup plus rarement certaines autres branches, spécialement la circonflexe interne, ou, suivant Munz (ce qui a lieu sans doute quand elle naît très bas), l'épigastrique superficielle.

Au nombre des anomalies rares du tronc de l'épigastrique se range

----

1 TIEDEMANN, tab. 20, 68; tab. 28, 77, 79.
2 TIEDEMANN, tab. 33, fig. 3, 20.
3 TIEDEMANN, tab. 30, fig. 1. 51; tab. 33, fig. 2, 21.
4 TIEDEMANN, tab. 33, fig. 4, 14.

son déplacement, lorsqu'elle provient de l'hypogastrique, en formant un tronc commun avec l'obturatrice (1).

La branche pubienne vient quelquefois de l'obturatrice, quand celle-ci émane de l'épigastrique ou de l'iliaque externe elle-même (2).

Fréquemment, l'artère spermatique externe naît immédiatement de l'iliaque externe, ou bien elle provient de la circonflexe iliaque, ou, suivant Munz, de l'obturatrice, ou enfin, selon Krause, elle est suppléée par l'artère du canal déférent.

Artère circonflexe iliaque.

L'*artère circonflexe iliaque*, ou *épigastrique inférieure externe*, ou *iliaque postérieure*, ou *abdominale* (*circumflexa ilium, epigastrica externa, abdominalis*) (3), dont le calibre s'élève jusqu'à cinq quarts de ligne, naît toujours du côté interne de l'iliaque externe, au niveau du ligament de Poupart, rarement plus haut, assez fréquemment à quelques lignes au-dessous de l'arcade crurale (4), et toujours, dans l'état normal, un peu au-dessous de l'épigastrique. Elle se dirige, en dehors et en haut, derrière la portion adhérente de l'arcade crurale, enveloppée par le feuillet double de l'aponévrose iliaque (plus rarement couverte par le péritoine au-dessus de ce point), et va gagner l'épine antérieure supérieure de l'os des iles, où elle se partage plus ou moins nettement en deux branches, l'une ascendante, l'autre transversale (5). Jusqu'à cette bifurcation, elle envoie des ramuscules aux glandes lymphatiques, au fléchisseur de la cuisse, notamment au psoas, aux muscles larges du bas-ventre, au nerf crural, au muscle du *fascia-lata*, au couturier, et au bord antérieur des fessiers.

La branche ascendante, qui est parfois remplacée par plusieurs rameaux ascendants, monte entre le muscle transverse du bas-ventre et l'oblique interne, donne aux larges muscles abdominaux, et s'anastomose avec les artères lombaires et intercostales, ainsi qu'avec

---

(1) Munz, tab. 13, fig. 5, 47. — Hesselbach, *Ursprung und Verlauf der untern Bauchdeckenschlagader und der Hueftbeinlochschlagader*, Bamberg, 1819, in-4°, tab. 2, 3, 4, 5.

(2) Tiedemann, tab. 30, fig. 3.

(3) Tiedemann, tab. 20, 65, 69 (Weber, tab. 12, 47); tab. 25, fig. 1, 61 (Weber, tab. 31, fig. 1, 61); tab. 26, 19; tab. 1, 59 (Weber, tab. 31, fig. 3, 59; tab. 27, 48; tab. 28, 80; tab. 29, fig. 2, 26-44 (Weber, tab. 36, fig. 4, 17. — Weber, I, 3, II, n.

(4) Tiedemann, tab. 33, fig. 4, 15.

(5) Tiedemann, tab. 28.

l'épigastrique. Celles de ses ramifications qui ont un certain calibre peuvent être lésées dans l'opération de la ponction.

La branche transversale se dirige en arrière, le long de la crête de l'os des iles, donne des rameaux descendants au muscle iliaque, d'autres aux muscles du bas-ventre, et s'anastomose tant avec l'iléo-lombaire qu'avec les lombaires inférieures, la cinquième surtout.

Anomalies. L'artère naît parfois double de l'iliaque externe (1). — Il est extrêmement rare qu'elle forme un tronc commun, de peu d'étendue, avec l'épigastrique (2). — Elle donne la spermatique externe. — Elle fournit une branche musculaire descendante, qui vient ordinairement de la circonflexe externe, ou la sous-cutanée abdominale, ou même l'une et l'autre (3).

II. ARTÈRE FÉMORALE.

L'artère fémorale (*femoralis, cruralis*) (4), d'un calibre de quatre lignes, commence au-dessous de l'arcade crurale, et se termine au-dessous du second tiers de la longueur de la cuisse, endroit où, traversant la fente du grand adducteur, elle passe au côté postérieur du membre, et reçoit le nom d'artère poplitée. Elle marche de haut en bas, de dehors en dedans et d'avant en arrière. Supérieurement, elle occupe la gouttière creusée entre les muscles fléchisseur de la cuisse et pectiné, et elle y est couverte par des glandes lymphatiques, l'aponévrose superficielle de la cuisse et la peau. Plus loin, elle remplit, au côté interne du membre, une gouttière qui se trouve comprise entre les insertions des adducteurs de la cuisse et le vaste interne. Le muscle couturier, qui, supérieurement, était placé en dehors d'elle, l'atteint, de son bord interne, à trois pouces ou trois pouces et demi de l'arcade crurale, puis s'applique sur elle, de dedans en dehors, mais sans entrer en contact immédiat avec elle : car l'artère, ainsi que la veine et le grand nerf cutané interne, est renfermée dans une gaîne, qui commence au bord inférieur de la fosse ovalaire, et qui est la continuation du canal crural.

L'artère fémorale descend, de dehors en dedans, au-devant de l'articulation coxo-fémorale, de manière à être plus rapprochée du côté interne de la tête du fémur que de l'externe; en bas, elle rencontre le côté interne du corps du fémur, sous un angle aigu; mais,

1) TIEDEMANN, tab. 3, 6, fig. 1, 27-29.
2) HESSELBACH, *loc. cit.*, p. 18.
3) TIEDEMANN, tab. 33, fig. 2, 26, 28.
4) TIEDEMANN, tab. 31, 5 et 40, 85 et 102.

en haut, il reste, entre elle et cet os, un espace d'un pouce à un pouce et demi, dans lequel on peut faire pénétrer des instruments tranchants sans craindre de léser le vaisseau.

Supérieurement, le nerf crural est placé à son côté externe, et la veine crurale à son côté interne; mais celle-ci ne tarde pas à se loger derrière elle.

A un pouce et demi ou deux pouces de l'arcade crurale, elle donne l'artère fémorale profonde, branche dont le calibre égale presque la continuation du tronc, de sorte que celui-ci semble se bifurquer en cet endroit. C'est pourquoi l'artère porte aussi le nom de *fémorale commune* (*femoralis communis*) depuis son origine jusqu'à la naissance de la profonde, et sa continuation jusqu'à la poplitée a reçu celui de *fémorale superficielle* (*femoralis superficialis*).

L'artère fémorale fournit à toute la cuisse, jusqu'au genou, ainsi qu'à une partie de la peau du bas-ventre et des organes génitaux externes. Proportion gardée, elle ne donne pas immédiatement autant de branches que les artères de la jambe, parce que la principale se subdivise en un grand nombre de rameaux secondaires. Les branches qui ont reçu des noms particuliers sont les *artères inguinales*, la *sous-cutanée abdominale*, les *honteuses externes*, la *fémorale profonde*, les *musculaires* et l'*artère superficielle du genou*.

Anomalies. L'artère fémorale fournit à moins de parties que de coutume, quand la profonde naît de l'iliaque externe, en sorte qu'il n'y ait point de fémorale commune. — Dans un cas rare (1) elle se terminait par plusieurs branches correspondantes à la profonde, et la fémorale superficielle proprement dite n'existait pas; de l'artère hypogastrique naissait un tronc, du calibre de la fémorale, qui sortait du bassin avec le nerf sciatique, descendait sur la face postérieure de la cuisse, et se terminait par une artère poplitée, dont la manière de se comporter ne différait pas de ce qui a lieu ordinairement. D'un côté, cette anomalie s'accorde avec la disposition normale du système vasculaire chez les oiseaux; d'un autre côté, elle correspond d'une manière frappante à la manière dont sont disposés les nerfs du membre inférieur. — Plus souvent l'artère fémorale envoie des branches à un plus grand nombre de parties qu'à l'ordinaire, parce qu'elle fournit l'épigastrique (et l'obturatrice), ou la circonflexe iliaque, ou l'une et l'autre; ou bien elle donne déjà l'un des troncs artériels de la jambe. Du moins semble-t-il qu'on doive rapporter ici un cas observé

(1) FRORIEP, *Notizen*, t. XXXIV, p. 45.

par Sandifort, mais que cet anatomiste n'a pas décrit (1). Il est vraisemblable que la scission de l'artère fémorale superficielle, bientôt suivie de sa réunion (*femoralis bifida*) (2), fait le passage à cette anomalie. — Zagorsky (3) a trouvé une variété qui offre de l'intérêt à cause de l'analogie qu'elle établit avec le système veineux. La fémorale superficielle, avant de traverser le grand adducteur de la cuisse, donnait une branche sous-cutanée, qui descendait entre les muscles couturier et grêle interne, gagnait le genou, le côté interne de la jambe, jusqu'à la malléole interne, et s'anastomosait avec le réseau du genou, la tibiale antérieure, la tibiale postérieure et la malléolaire interne.

Artères inguinales.

De la face antérieure du commencement de l'artère fémorale naissent toujours quelques petites branches, qui se distribuent aux glandes et à la peau de l'aine, et qu'on peut appeler, avec Krause, *artères inguinales* (*inguinales*) (4). Leur nombre va jusqu'à six, si l'on y comprend celles qui naissent en commun soit avec de petites branches musculaires de cette région, soit avec les honteuses externes.

Artère sous-cutanée abdominale.

L'*artère sous-cutanée abdominale*, ou *épigastrique superficielle* (*epigastrica superficialis*, *abdominalis subcutanea*) (5), est constante, mais varie beaucoup pour le volume, qu'on peut évaluer à trois quarts de ligne ou une ligne, terme moyen. Elle naît presque toujours à un pouce au-dessous de l'arcade crurale, et provient de la partie antérieure de la fémorale. Elle perce le prolongement falciforme, se dirige obliquement en haut et en dehors, sous la peau, fournit un rameau inguinal, et, à un pouce environ de son origine, se partage en deux branches, l'une abdominale, l'autre iliaque.

1° Sa *branche abdominale* (*ramus abdominalis*), l'*épigastrique superficielle proprement dite* (6), monte sous la peau du bas-ventre, immédiatement au-dessus de la portion adhérente de l'arcade cru-

---

(1) *Observ. anat. patholog.*, Leyde, 1777, lib. 4, p. 98.

(2) Froriep, *Notizen*, t. XV, p. 125.

(3) *Mém. de l'Acad. de Pétersbourg*, t. I, 1809, p. 386, tab. XIII.

(4) Tiedemann, tab. 29, fig. 1, 21, 21, 21; tab. 31, 36, 92; tab. 33, fig. 1, 18; fig. 3, 16; fig. 1, 22.

(5) Tiedemann, tab. 28, 25; tab. 29, fig. 1, 20, 17; tab. 31, 55; tab. 33, fig. 1, 17; fig. 3, 15. — Weber, I, 4, *d*; II, o.

(6) Tiedemann, tab. 28, 25.

rale, et se répand dans les téguments, ainsi que dans le muscle oblique externe. Quand elle est plus développée, elle monte jusqu'à l'ombilic, et peut être lésée dans l'opération de la paracentèse. Elle s'anastomose avec l'épigastrique, la circonflexe iliaque, les intercostales et les lombaires.

2° La *branche iliaque* (*ramus iliacus*) (1) marche, en suivant la direction du tronc, vers l'épine iliaque antérieure supérieure, donne à la peau de cette région, mais envoie aussi toujours des ramifications à ses muscles, au fascia-lata, au couturier, à l'iliaque, au bord antérieur des fessiers, aux muscles du bas-ventre. M.-J. Weber décrit cette branche, comme émanant directement de la fémorale, sous le nom de *circonflexe iliaque externe* (*circumflexa ilium externa*). Harrison l'appelle *circumflexa ilium superficialis*.

Anomalies. Elle naît plus haut, de l'iliaque externe, de sorte qu'on pourrait la regarder comme une épigastrique interne. — Ou bien elle provient de la fémorale profonde. — Ses deux branches naissent séparément.

Artères honteuses externes.

Les *artères honteuses externes* (*pudendæ externæ*) (2), au nombre d'une à trois (la plupart du temps de deux), qu'on compte de haut en bas, naissent de la partie antérieure et interne de la fémorale, à environ trois pouces au-dessous de l'arcade crurale. La première, c'est-à-dire la supérieure, provient de la fémorale commune; la seconde ou (quand il y en a trois) la troisième tire presque toujours son origine de la fémorale superficielle. Leur grosseur est en raison inverse de leur nombre : s'il ne s'en trouve qu'une seule, elle peut avoir au-delà d'une ligne de calibre. Ces artères marchent transversalement en dedans, la première plus près de la superficie que la seconde; elles donnent des ramifications aux glandes inguinales et au muscle pectiné, et atteignent la racine de la verge ou la partie supérieure des grandes lèvres. Là elles envoient des ramuscules au mont de Vénus, à la peau de la racine de la verge, à la région latérale et antérieure du scrotum (*scrotales anteriores*), à la partie supérieure et moyenne de la grande lèvre (*labiales anteriores*), et s'anastomosent tant avec des branches de la honteuse interne qu'avec la spermatique externe.

Anomalies. L'inférieure provient souvent de la fémorale profonde,

---

(1) TIEDEMANN, tab. 28, 26.

(2) TIEDEMANN, tab. 28, 85; tab. 29, fig. 1, 22, 23, 24; tab. 31, 57, 57; tab. 33, fig. 2, 57; fig. 3, 18, 21. — WILLIS, I. 5; II. 4.

et quand celle-ci naît très haut, il est assez ordinaire que la fémorale proprement dite ne fournisse aucune honteuse externe. — Une artère honteuse externe court sur le dos de la verge, jusqu'au gland (1).

Artère fémorale profonde.

L'*artère fémorale profonde*, ou *grande musculaire de la cuisse* (*femoralis profunda, profunda femoris*) (2), naît de la partie postérieure de la fémorale, la plupart du temps à un pouce et demi ou deux pouces de distance de l'arcade crurale. Son calibre est d'environ trois lignes, de manière qu'en général elle n'est presque jamais fort inférieure à la fémorale superficielle, sous le rapport du volume. Elle descend d'avant en arrière, derrière la fémorale superficielle, et en dehors d'elle, par conséquent plus rapprochée de l'os, et en décrivant une légère arcade. Elle est placée d'abord sur le fléchisseur de la cuisse et le pectiné, puis entre le long adducteur en devant, le court et le grand en arrière, et finit par percer le grand adducteur, un peu au-dessus de l'endroit où l'artère fémorale superficielle le traverse. Les branches considérables qu'elle fournit dans ce trajet peuvent être désignées sous les noms de *circonflexes*, interne et externe, et de *perforantes*.

Anomalies. Assez fréquemment (suivant Tiedemann, chez les femmes et les individus de petite taille surtout) elle naît plus haut que de coutume (3), même de l'iliaque externe ; alors elle donne toujours plusieurs des branches qui ordinairement proviennent de la fémorale ou même de l'épigastrique (unie à l'obturatrice). Bien plus rarement elle prend naissance au-dessous du point accoutumé. Dans ce dernier cas, et aussi quand il n'a pas lieu, l'une des circonflexes, ou toutes deux, ne proviennent quelquefois pas d'elle.

I. Les *artères circonflexes de la cuisse* (*circumflexæ femoris*), au nombre de deux, l'une interne, l'autre externe, naissent régulièrement du commencement de la fémorale profonde, dans une étendue d'un demi-pouce à deux pouces. L'interne est plus petite que l'externe, et prend en général son origine plus haut. Il est rare que toutes deux proviennent, par un tronc commun, de la profonde, ou de la fémorale elle-même.

A. L'*artère circonflexe interne* (*circumflexa femoris interna*) (4).

(1) TIEDEMANN, tab. 33, fig. 1, 22.
(2) TIEDEMANN, tab. 31, 59. 95. — WEBER, I, 7 ; II, 5.
(3) TIEDEMANN, tab. 33, fig. 3, 19.
(4) TIEDEMANN, tab. 31, 41, 94, 95 : tab. 33, fig. 1, 24, tab. 36, fig. 1, 55, 56. — WEBER, I, 8 ; III, 7.

qui a jusqu'à deux lignes de calibre, se porte transversalement en dedans, derrière le tronc de la fémorale, pénètre entre l'extrémité du fléchisseur de la cuisse et le pectiné, et se réfléchit, au-dessus du petit trochanter, sur le côté interne et postérieur du col du fémur, ou entre le court adducteur et l'obturateur externe.

Avant de s'engager entre le pectiné et le fléchisseur de la cuisse, elle donne, outre des ramuscules inconstants, qui sont destinés au second de ces muscles, un rameau assez constant (*ramus superficialis*) (1), qui se porte en dedans et en haut; ce rameau, quand il est peu développé, ne fournit qu'au muscle pectiné; mais la plupart du temps il donne aussi aux têtes du long et du court adducteur, et du grêle interne, jusqu'à la partie antérieure de l'obturateur externe.

Après avoir pénétré dans la profondeur, elle produit un rameau constant, qu'on appelle *articulaire (ramus articularis, arteria acetabuli)*. Ce rameau se répand dans la capsule de l'articulation coxofémorale, et envoie fréquemment aussi au ligament rond un ramuscule considérable, qui s'introduit par l'échancrure cotyloïdienne.

Une branche, simple ou multiple, se porte en avant et en dedans, à l'origine des adducteurs de la cuisse et à l'obturateur externe, jusqu'à la partie postérieure et supérieure du scrotum. Ces branches s'anastomosent avec l'artère obturatrice et avec la honteuse interne.

Enfin, on peut encore distinguer des branches supérieures et inférieures, simples ou divisées. La branche supérieure, qui porte aussi le nom d'*artère trochantérienne (ramus trochantericus)*, monte, entre le muscle obturateur externe et le carré, pour atteindre la fossette du grand trochanter. Elle se répand dans les muscles rotateurs en dehors de la cuisse, et la partie inférieure du grand fessier, et s'anastomose avec les artères ischiatique et fessière, ainsi qu'avec la circonflexe externe. La branche inférieure se distribue au muscle carré, à la partie supérieure du grand adducteur et aux muscles qui naissent de la tubérosité sciatique.

Anomalies. L'artère naît fréquemment du tronc de la fémorale, à son côté interne, et parfois aussi à son côté externe; ou même elle provient de l'iliaque externe, soit immédiatement, soit unie avec l'épigastrique. — Elle donne une artère honteuse externe. — Sa branche superficielle naît séparément.

B. *L'artère circonflexe externe (circumflexa femoris externa)* (2)

(1) TIEDEMANN, tab. 31, 96.

(2) TIEDEMANN, tab. 31, 68; tab. 33. fig. 2, 36; fig. 3, 22; fig. 4, 17; tab. 36, fig. 1, 54. — WEBER. I. 6; II. c.

est ordinairement plus grosse que l'interne, puisqu'elle peut avoir jusqu'à deux lignes et demie de calibre. Si certains anatomistes la disent plus petite, c'est parce qu'une partie de ses branches musculaires ascendantes proviennent très souvent, à part, de la fémorale profonde, ou du tronc de la fémorale. En général elle naît plus tard que l'interne; parvenue à la racine du col du fémur, elle se dirige transversalement en dehors, entre le fléchisseur de la cuisse et le muscle droit, donne presque toujours sur-le-champ des ramifications au premier de ces muscles, et ne tarde pas à se partager en deux branches, l'une ascendante, l'autre descendante, dont les rameaux peuvent aussi naître séparément du tronc de la circonflexe externe, ou de la fémorale profonde, ou de la fémorale.

1° La *branche ascendante* *ramus adscendens s. circumflexus*) (1) se répand dans la partie supérieure des muscles couturier et droit, dans celui du *fascia-lata*, dans le petit fessier, le moyen fessier et le vaste externe; mais toujours elle envoie aussi des rameaux à l'os (*artère trochantérienne antérieure, ramus trochantericus anterior*), à la capsule articulaire et au grand trochanter (2) : ces rameaux s'anastomosent avec la circonflexe interne.

2° La *branche descendante (ramus descendens)* (3) fournit de forts rameaux à la partie supérieure et à la partie moyenne des quatre têtes de l'extenseur de la jambe, ainsi qu'à la peau du côté externe et du côté antérieur de la cuisse. Le rameau terminal descend, au bord externe du muscle droit, jusqu'au voisinage de la rotule.

Anomalies. Elle naît de la fémorale profonde avant la circonflexe interne. — Elle provient de la fémorale superficielle ou de la fémorale commune. — La branche ascendante a souvent une origine distincte. — De même que la circonflexe interne remonte parfois jusqu'à l'épigastrique, de même aussi une partie de l'externe peut naître par un tronc commun avec la circonflexe iliaque (4).

H. Les *artères perforantes (perforantes)* (5). En descendant le long de la cuisse, après avoir donné les circonflexes, et en partie même avant d'avoir produit celles-ci, la fémorale profonde fournit de nombreuses branches musculaires. Quelques unes de ces branches, celles surtout qui se portent, en devant et en dedans, au muscle

---

1. TIEDEMANN, tab. 31, 99.
2 TIEDEMANN, tab. 32, 79.
3) TIEDEMANN, tab. 31, 100 et 42.
4 TIEDEMANN, tab. 33, fig. 2, 28.
5 TIEDEMANN, tab. 32, 77, 82, 85.

droit, au grêle interne, aux adducteurs, au vaste interne et au crural, n'ont pas reçu de noms particuliers ; mais celles qui se répandent dans les muscles du côté postérieur de la cuisse, et qui, pour arriver là, percent le grand adducteur, tout près de l'os, portent la dénomination de *perforantes*. Ce sont des troncs considérables, dont le calibre va jusqu'à une ligne et demie, et qui, pour la plupart, ne se ramifient qu'après avoir traversé le muscle. Leur nombre peut varier d'une à cinq, attendu qu'il arrive parfois que la profonde entière traverse très haut le muscle adducteur, ou que des perforantes ordinairement simples ne passent de l'autre côté de ce muscle qu'après s'être divisées. Toutefois, on en compte le plus souvent trois, dont le lieu de passage et la sphère d'extension sont assez bien déterminés aussi. Elles s'anastomosent en bas avec les branches inférieures de l'artère fémorale superficielle et avec les branches de la poplitée, de sorte qu'après la ligature de cette dernière, ce sont elles qui permettent l'établissement de la circulation collatérale.

1° La première perforante (1), en général la plus grosse de toutes, perce le grand adducteur à un ou deux pouces au-dessus du petit trochanter. Elle envoie un rameau ascendant à l'insertion du grand fessier, au grand adducteur, au muscle carré, et au grand trochanter, où il s'anastomose avec les artères circonflexes et l'ischiatique. Un rameau descendant se porte aux trois fléchisseurs de la cuisse, au vaste externe et au nerf sciatique. L'artère fournit, en outre, l'*artère nourricière supérieure du fémur (nutritia femoris superior)*.

2° La seconde perforante (2) traverse le grand adducteur à environ deux pouces au-dessous de l'insertion du petit : elle se répand principalement dans le premier de ces deux muscles, le vaste externe et le crural.

3° La troisième perforante (3) est la terminaison de la profonde. Elle passe, un peu au-dessus de la fémorale superficielle, à travers une fissure particulière du grand adducteur, se distribue à ce muscle, à la courte tête du biceps, au demi-membraneux, et fournit l'*artère nourricière inférieure du fémur (nutritia femoris inferior s. magna)*, qui remonte pour aller pénétrer dans l'os, au-dessus de son milieu.

Anomalies. La perforante supérieure se porte quelquefois en arrière, immédiatement au bord inférieur du muscle carré. — L'infé-

(1) TIEDEMANN, tab. 32, 77.
(2) TIEDEMANN, tab. 32, 52.
(3) TIEDEMANN, tab. 32, 85.

rieure est remplacée par des branches de la fémorale superficielle , de laquelle naît aussi parfois l'artère nourricière inférieure du fémur.

Artères musculaires.

De l'artère fémorale superficielle naissent , tout le long de son trajet , six à huit branches musculaires , dont la plupart ne dépassent pas le calibre d'une ligne. Ces artères pénètrent , à des distances d'un pouce et demi à trois pouces , dans le muscle couturier (qui reçoit cinq ou six branches distinctes) , et dans le grêle interne. D'un autre côté , elles fournissent aux extenseurs de la jambe , notamment vers le bas , au vaste interne , et un peu aussi aux adducteurs. Parmi elles on en distingue une (*ramus musculo-articularis*) (1) , qui , presque toujours , naît immédiatement avant le passage à travers le grand adducteur , passe entre les fibres du vaste interne , auquel elle envoie des ramifications , et descend , un peu de dedans en dehors , jusque sur la face antérieure de la rotule.

Anomalies. La branche musculo-articulaire naît très souvent de l'artère poplitée.

Artère articulaire superficielle du genou.

L'artère articulaire superficielle du genou (*articularis genu superficialis , articularis genu superior interna superficialis , articularis genu superior interna prima*) (2), naît à l'endroit où la fémorale superficielle traverse le grand adducteur , et peut-être tout aussi souvent après que celle-ci a effectué le passage , et pris le nom d'artère poplitée , ce qui fait qu'on l'attribue tantôt à l'une , tantôt à l'autre de ces deux artères. Je regarde cependant comme plus exact de la placer ici , tant à cause de l'analogie avec la collatérale cubitale supérieure , que parce qu'elle a fréquemment une origine commune avec la branche musculo-articulaire de la fémorale (3).

Son calibre est d'une ligne environ. Elle descend le long du grand adducteur , vers le côté interne de l'articulation du genou , donne des branches au grêle interne , au vaste interne , au grand adducteur , aux fléchisseurs internes de la jambe , et contribue à la formation du réseau du genou.

Harrison décrit l'artère musculo-articulaire et l'articulaire supé-

---

1 TIEDEMANN , tab. 31 , 110.

(2) TIEDEMANN , tab. 31 , 46-109 ; tab. 32 , 86 ; tab. 35 , fig. 1 , 22 ; fig. 2 , 23 ; fig. 3 , 14.

(3 TIEDEMANN , tab. 31 , 109 , 110.

rieure interne du genou sous le nom collectif d'*arteria anastomotica magna*.

Anomalies. Il est très commun que l'artère naisse de la poplitée, ou conjointement avec la musculo-articulaire.

III. ARTÈRE POPLITÉE.

L'*artère poplitée* (*poplitea*) (1), longue d'environ sept pouces, commence au quart inférieur de la cuisse, ou un peu plus haut, et descend jusqu'au second cinquième ou sixième de la jambe. Là elle se partage, au-dessous du muscle poplité, en tibiale antérieure et tibiale postérieure.

Située d'abord au côté interne et postérieur de la cuisse, entre le demi-membraneux et le biceps, elle parcourt ensuite toute la longueur de la fosse poplitée, repose sur l'os, la capsule de l'articulation du genou et le muscle poplité, et se trouve couverte plus loin par les muscles jumeaux, le plantaire grêle et le bord supérieur du soléaire. Pendant ce trajet, du moins dans la fosse poplitée, elle est plongée au milieu d'une grande quantité de tissu cellulaire adipeux. La veine est placée à son côté externe et postérieur (lorsqu'elle n'est point elle-même située sur la partie moyenne, entre deux veines poplitées), et se trouve étroitement unie avec elle. Derrière elle on aperçoit le nerf tibial, dont elle est séparée par du tissu cellulaire. Dans la fosse poplitée, elle est couverte en arrière par l'aponévrose crurale et par celle de la jambe.

A son origine elle a un calibre qui s'élève jusqu'à trois lignes et demie; mais comme elle donne, dans son trajet, huit à douze branches, de grosseur diverse, tant à la région du genou qu'aux muscles du mollet, elle finit par n'avoir que trois lignes au plus de diamètre à sa terminaison. Ses branches sont les *artères musculaires supérieures*, les *artères supérieures du genou*, l'*artère moyenne du genou*, les *artères surales*, les *artères inférieures du genou*, et l'*artère de l'articulation de la tête du péroné*.

Anomalies. Elle donne quelquefois la tibiale antérieure ou la postérieure, mais qui alors ne dépasse presque jamais le niveau de l'articulation que d'une manière insignifiante.

Artères musculaires supérieures.

Depuis la partie supérieure de l'artère poplitée jusqu'aux condyles

(1) TIEDEMANN, tab. 32. 25, 84 ; tab. 35, fig. 1, 25; fig. 2, 22. — WEBER, III, 82.

du fémur, naissent cinq ou six branches (1), dont quelques unes ont une ligne de diamètre, et qui se rendent au muscle demi-membraneux, jusqu'au grêle interne, à la tête du biceps, au vaste interne et au crural, au-dessus du genou. Les plus volumineuses sont celles qui vont aux extenseurs de la jambe ; elles marchent en travers, ou un peu de bas en haut, immédiatement sur l'os. Quelquefois on trouve en même temps une branche transversale externe et une autre interne, plus volumineuse ; mais le plus ordinairement il n'y en a qu'une seule, qui est tantôt l'externe, tantôt l'interne.

Artères articulaires supérieures du genou.

Les *artères articulaires supérieures du genou* (*articulares genu superiores*) naissent, la plupart du temps, à la base des condyles du fémur, quelquefois par un tronc commun, de peu d'étendue, qui vient du côté antérieur de la poplitée, mais d'ordinaire séparément, et alors l'interne presque toujours un peu plus haut que l'externe.

1° L'*artère articulaire supérieure interne du genou* (*articularis genu superior interna*, *articularis genu superior interna secunda s. profunda*) (2) est régulièrement un peu plus petite que l'externe. Au-dessus du condyle interne du fémur, elle se dirige en dedans et en devant, appliquée immédiatement sur l'os, et se répand dans les insertions des muscles situés en cet endroit, mais surtout au côté interne du condyle et de l'articulation, jusqu'au ligament rotulien.

Anomalies. Elle est fort petite, ou presque entièrement remplacée par l'articulaire superficielle. — Elle donne l'articulaire moyenne.— Elle est double.

2° L'*artère articulaire supérieure externe du genou* (*articularis genu superior externa*) (3), du diamètre d'une ligne au moins, marche immédiatement sur l'os, au-dessus du condyle externe du fémur et de l'origine du muscle jumeau externe, se dirige en dehors et en dedans, assez souvent aussi d'abord un peu de bas en haut, et se répand dans les insertions du muscle de cette région, mais principalement sur le condyle externe et au côté externe de l'articulation, jusqu'à la rotule.

---

1) TIEDEMANN, tab. 32, 26, 28, 55 ; tab. 35, fig. 1, 21 ; fig. 2, 24.

2) TIEDEMANN, tab. 31, 112 ; tab. 32, 5o, 58 ; tab. 35, fig. 1, 14 ; fig. 2, 25 ; fig. 3, 15. — WEBER, III, 84.

3) TIEDEMANN, tab. 31, 5o ; tab. 32, 29, 87 ; tab. 35, fig. 1, 25 ; fig. 2, 26 ; fig. 3, 16. — WEBER, III, 83.

Artère articulaire moyenne du genou.

L'*artère articulaire moyenne* ou *impaire du genou* (*articularis genu media s. azygos*) (1), qui n'a la plupart du temps qu'une demi-ligne de diamètre, mais qui est constante, et qu'on trouve parfois double, naît presque régulièrement de l'artère articulaire supérieure externe, dont, par conséquent, il serait peut-être plus exact de la regarder comme une branche ; elle provient plus rarement de l'interne, et parfois tire immédiatement son origine de la partie antérieure de l'artère poplitée. Elle marche un peu de haut en bas, et donne des ramifications aux parties fibreuses du côté postérieur de l'articulation du genou ; mais son principal rameau pénètre toujours dans l'intérieur de cette articulation, où il se rend aux ligaments croisés et à la membrane synoviale.

Artères surales.

Au niveau de l'articulation du genou, plus rarement à un pouce environ au-dessus, naissent, de la partie postérieure de la poplitée, les *deux artères surales* (*gemellæ*, *surales*) (2), du calibre de deux lignes, et très rapprochées l'une de l'autre, qui sont destinées au jumeau interne, au jumeau externe, au plantaire grêle, à la peau du mollet, et un peu aussi au soléaire. Elles se dirigent de haut en bas, et ne tardent pas à se diviser en plusieurs branches, dont quelques unes descendent sur la face postérieure des deux jumeaux, même aussi entre ces deux muscles, jusqu'au tendon d'Achille (*surales superficiales*), et là forment parfois des anastomoses considérables avec la péronière et la tibiale postérieure. Les autres (*surales profundæ*) pénètrent de suite dans l'intérieur des deux jumeaux (et du plantaire grêle), envoyant également des ramifications au soléaire, et descendent de même jusqu'au tendon d'Achille. Tantôt l'interne, tantôt l'externe naît un peu plus haut que l'autre.

Anomalies. Les deux artères surales sont très fréquemment réunies en un court tronc commun. — Dans certains cas, les branches superficielles et profondes naissent immédiatement de la poplitée, en sorte que celle-ci fournit quatre à six artères surales.

Artères articulaires inférieures du genou.

Les *artères articulaires inférieures du genou* (*articulares genu*

(1) TIEDEMANN, tab. 35, fig. 2, 28.
(2) TIEDEMANN, tab. 32, 5 , 90. 91; tab. 35, fig. 1, 25; fig. 2, 27.

inferiores) sont au nombre de deux, une externe et une interne. Il leur arrive plus rarement qu'aux supérieures de naître par un court tronc commun. D'ordinaire, elles tirent leur origine, séparément, de la partie latérale et antérieure de la poplitée, au niveau de l'articulation du genou. L'externe se détache, en général, un peu plus tôt que l'autre. Lorsque l'artère tibiale antérieure naît fort haut, elle fournit tantôt l'articulaire inférieure interne (M.-J. Weber), tantôt l'externe, comme je l'ai observé. — D'une de ces deux artères, l'interne plus fréquemment que l'autre, selon Meckel, ou de la poplitée elle-même, dans leur voisinage, naît souvent aussi une *artère articulaire moyenne inférieure* (*articularis genu media s. azygos inferior*).

1° L'*artère articulaire inférieure externe du genou* (*articularis genu inferior externa*) (1) est plus petite que l'interne. Elle se dirige en dehors et en devant, au bord du cartilage semi-lunaire externe, par conséquent au-dessus du péroné, couverte par le muscle jumeau externe, la plantaire grêle, le biceps et le ligament externe du genou, mais reposant sur la tête du muscle poplité, donne des ramifications à ces parties, surtout ordinairement à ce dernier muscle, et se ramifie au côté externe du genou, jusqu'à la face antérieure de la rotule.

2° L'*artère articulaire inférieure interne du genou* (*articularis genu inferior interna*) (2), d'une ligne de diamètre, marche en arcade sous la tubérosité interne du tibia, entre l'os et le ligament interne du genou, donne des ramuscules au muscle poplité, à l'attache du demi-membraneux, à la tubérosité du tibia, et se répand inférieurement sur le côté interne de l'articulation tibiale.

Les trois artères articulaires supérieures du genou et les **deux** inférieures forment, sur le devant et le côté de l'articulation, ainsi que derrière le ligament rotulien, un réseau vasculaire, dans lequel un certain nombre de branches assez considérables s'anastomosent les unes avec les autres. Ce réseau (*rete articulare genu*) (3) communique en haut avec les branches perforantes de la fémorale profonde et la branche ascendante de la circonflexe externe, en bas avec les artères tibiales récurrentes, dont quelques branches parviennent aussi aux membranes articulaires du genou, ainsi qu'avec l'artère articulaire de la tête du péroné.

(1) Tiedemann, tab. 32, 92 ; tab. 35, fig. 2, 29 ; tab. 3, 18. — Weber, III, 85.
(2) Tiedemann, tab. 31, 115 ; tab. 35, fig. 2, 50 ; fig. 3, 17. — Weber, III, 16.
(3) Tiedemann, tab. 35, fig. 3.

Artère articulaire de la tête du péroné.

L'*artère articulaire de la tête du péroné* (*articularis capituli fibulæ*) (1), dont le calibre varie d'une demi-ligne à trois quarts de ligne, se dirige transversalement en dehors et un peu de haut en bas, sur le péroné, couverte par l'origine du long péronier et de l'extenseur commun des orteils, se répand dans ces muscles, et envoie supérieurement des branches à l'articulation du péroné, jusqu'à celle du genou. Dans ce dernier endroit, elle tient lieu en partie d'une articulaire inférieure du genou.

IV. ARTÈRES DE LA JAMBE ET DU PIED.

A deux ou trois pouces au-dessous de l'articulation du genou, l'artère poplitée se divise en deux branches, *l'artère tibiale antérieure* et *l'artère tibiale postérieure*. La première, qui est la plus petite, marche sur le côté antérieur de la jambe ; la seconde descend sur son côté postérieur. L'une et l'autre, par de nombreuses branches, fournissent à la jambe (les muscles du mollet exceptés) et à la totalité du pied.

Artère tibiale antérieure.

L'*artère tibiale antérieure* (*tibialis antica*) (2) a une ligne et

(1) M.-J. Weber (*Handbuch der Anatomie*, t. II, p. 207) a le premier inscrit cette artère parmi celles qui méritent un nom particulier. Je suis parfaitement d'accord avec lui, quant à son existence ; mais je ne pense pas que le nom qu'il lui donne soit bien choisi, et les recherches que j'ai entreprises à son sujet, depuis que mon attention s'est portée sur elle, m'obligent aussi à lui assigner une autre origine. Le nom d'artère articulaire de la tête du péroné me semble ne pas lui convenir, parce qu'un vaisseau qui aurait cette destination devrait se rendre immédiatement à l'articulation, au lieu de passer entre les muscles désignés et l'os ; en outre, sa distribution à l'articulation du péroné est assez peu de chose comparativement à ses autres branches. Peut-être conviendrait-il mieux de l'appeler péronière supérieure ou petite, ou (si sa naissance de la poplitée est normale) articulaire *infima* externe du genou, ou enfin péronière récurrente. Quant à son origine, mes recherches, qui cependant ne sont pas encore assez nombreuses pour me permettre d'avoir une opinion arrêtée, me porteraient à la regarder plutôt comme une branche régulière de la tibiale antérieure (origine en faveur de laquelle parle l'analogie des nerfs, puisqu'elle paraît correspondre au péronier superficiel); mais elle provient aussi de la poplitée et parfois de la tibiale postérieure. C'est la même branche que Meckel a décrite comme branche externe du tronc commun des tibiale et péronière postérieures.

(2) TIEDEMANN, tab. 35, fig. 2, 52 ; tab. 34, fig. 2, 25, 32, 54, 56 ; fig. 1, 54, 56, 58, 59. — WEBER, III, 88 ; I, 16, II. 1.

demie de diamètre. Aussitôt après son origine , au-dessous du bord du muscle poplité , elle se dirige en devant , pénètre , au-dessus du ligament interosseux , entre le tibia et le péroné , mais se recourbe sur-le-champ de haut en bas, et descend sur la face antérieure du ligament interosseux. A l'endroit de son passage , elle est couverte par l'origine du muscle tibial antérieur ; puis, accompagnée par la veine du même nom et le nerf péronier profond , elle descend d'abord entre le tibial antérieur en dedans et l'extenseur commun des orteils en dehors , ensuite entre le premier de ces muscles et l'extenseur du gros orteil ; enfin elle se glisse sous le tendon du long extenseur du gros orteil et le ligament croisé , passe sur le milieu de l'articulation tibiotarsienne , et arrive sur le coude-pied. En abandonnant le ligament croisé, elle prend le nom d'*artère pédieuse interne* (*tarsea s. pediœa interna*) ; là , couverte par l'aponévrose superficielle du coude-pied , elle s'avance , au-dessus des os internes du tarse , entre le tendon du long extenseur du gros orteil et le bord interne du court, vers la base du premier espace interosseux , où elle se partage en deux branches terminales , la première interosseuse dorsale et la branche anastomotique.

L'artère tibiale antérieure proprement dite donne, dans son trajet, près de quarante branches , qu'on peut rapporter à trois classes : les *récurrentes*, les *musculaires*, et les *malléolaires*. Sa continuation sur le coude-pied , ou l'artère pédieuse, en fournit environ dix à douze de différent calibre, qu'on peut, avec les deux terminales , réduire aux quatre catégories suivantes : *artères tarsiennes internes*, *artères tarsiennes externes, première interosseuse dorsale, et branche anastomotique*.

Anomalies. La tibiale antérieure naît plus haut que de coutume, et donne alors des branches qui proviennent ordinairement de la poplitée. Peut-être faut-il ranger ici un cas observé par Sandifort, dans lequel l'artère fémorale se partageait, peu au-dessous du ligament de Poupart, en deux branches égales, tandis que, de l'autre côté, la scission avait lieu, comme d'habitude, au creux du jarret. Mais, de même que la tibiale antérieure prend plus rarement que la radiale, à laquelle elle correspond, son origine au-dessus du point ordinaire , de même, quand ce cas arrive, elle ne naît que très peu au-dessus de son origine normale, généralement dans les limites de l'artère poplitée, et même la plupart du temps à peine au-dessus du niveau de l'articulation du genou. Il lui arrive parfois alors de descendre entre l'articulation du genou et le muscle poplité, comme l'ont vu Ramsay et M.-J. Weber, et comme je l'ai moi-même observé dernièrement sur les deux membres inférieurs d'un homme. — Elle est plus grosse que de coutume, et forme presque à elle seule l'arcade plantaire. — Beaucoup plus fréquemment, elle a moins de volume, et cela à des degrés divers. Ainsi, dans un cas que j'ai sous les yeux, ses branches tarsiennes externes sont fournies par la péronière. Fréquemment, toute la portion appartenant au pied manque, et l'artère se termine sur le coude-pied (1), ou même à la jambe, ou enfin au genou, par la tibiale récurrente antérieure. Dans ces cas, elle est ordinairement remplacée à la jambe par des branches de la tibiale postérieure, et au pied par la péronière.

I. *Artères tibiales récurrentes (tibiales recurrentes).*

Aussitôt après son origine, la tibiale antérieure donne, de sa portion marchant horizontalement en avant, deux branches, qui se dirigent toutes deux en haut : la première, presque toujours plus petite, sur la face postérieure du tibia ; la seconde, sur la face antérieure.

1° L'*artère tibiale récurrente antérieure* (*tibialis recurrens posterior*) (2) naît sur-le-champ du commencement de la tibiale antérieure, monte sur la face postérieure du tibia, couverte par le muscle poplité, et se répand dans ce muscle, mais fournit principalement au tibia lui-même, jusqu'à l'articulation.

Anomalies. Elle naît de la fin de la poplitée.

2° L'*artère tibiale récurrente postérieure* (*tibialis recurrens anterior*) (3), dont le calibre est quelquefois d'une ligne, naît pendant que la tibiale antérieure passe entre les deux os de la jambe ; elle monte sur la tubérosité externe du tibia, couverte par l'origine du muscle tibial antérieur, donne des ramifications à ce muscle, à l'extenseur commun des orteils, à l'articulation de la tête du péroné, et s'anastomose avec les artères articulaires externes du genou.

II. *Artères musculaires.*

Du pourtour de la tibiale antérieure naissent, tout le long de la jambe, une trentaine de petites branches d'un quart de ligne à une demi-ligne de calibre, qui se répandent en dedans dans le muscle tibial antérieur, en dehors dans l'extenseur commun des orteils et

1 Tiedemann, tab. 36, fig. 2, 12, 14.

(2) J'ai rencontré cette branche plus souvent que je ne l'ai trouvée absente. Je me crois d'autant mieux fondé à la considérer comme une branche spéciale de la tibiale antérieure, que Haller (*Icones anat.*, fasc. 5, p. 28, note 12, imité par Sœmmerring, la rapporte déjà à celle-ci.

(3 Tiedemann, tab. 32, 95 ; tab. 34, fig. 2, 26 : tab. 35, fig. 3, 20. — Weber, I, 17, II, 2.

l'extenseur propre du gros, jusqu'aux muscles du mollet, ainsi que dans la peau (1).

III. *Artères malléolaires.*

Les *artères malléolaires* (*antérieures*) (*malleolares anteriores*), au nombre de deux, et assez fortes, prennent naissance le long du dernier quart de la jambe, ordinairement toutefois plus près de l'articulation tibio-tarsienne, et vont se porter au côté externe et au côté interne de cette articulation, ainsi qu'aux deux malléoles. L'externe naît en général plus haut que l'interne. Très souvent, et assez pour qu'on puisse à peine le regarder comme une anomalie, au lieu d'une branche simple, il s'en produit une supérieure et une inférieure, ou même plusieurs petites, de sorte que l'artère malléolaire semble manquer entièrement. Ce dernier cas arrive plus fréquemment à la malléole interne qu'à l'externe.

1° L'*artère malléolaire externe* (*malleolaris externa*) (2) est régulièrement plus grosse (deux tiers de ligne) que l'interne. Suivant le lieu de son origine, elle se porte obliquement en bas et en dehors, ou transversalement en dehors, couverte par les extenseurs des orteils et le troisième péronier, et se répand sur la malléole externe, au côté externe de l'articulation du pied, dans le sinus du tarse, l'abducteur du petit orteil, et le court extenseur des orteils. Elle s'anastomose avec l'artère péronière et avec les tarsiennes externes.

Anomalies. Elle est très volumineuse, et remplace en partie la tarsienne postérieure externe, avec laquelle elle semble être unie dans d'autres circonstances. — Elle naît de la péronière antérieure, surtout quand celle-ci représente la pédieuse.

2° L'*artère malléolaire interne* (*malleolaris interna*) (3), couverte par le tendon du muscle tibial antérieur, se porte en dedans, vers la malléole interne et le côté antérieur interne de l'articulation du pied. Elle s'anastomose avec des branches de la tibiale postérieure et avec les tarsiennes internes.

Anomalies. Elle est très grosse, et alors remplace en partie la pédieuse (4).

IV. *Artères tarsiennes internes.*

Les *artères tarsiennes internes* (*rami tarsei interni*) sont deux à

1. TIEDEMANN, tab. 34, fig. 2, 27.

2. TIEDEMANN, tab. 34, fig. 1, 32 ; fig. 2, 28 ; fig. 3, 15. — WEBER, I, 18, II, 3.

3. TIEDEMANN, tab. 34, fig. 1, 55 ; fig. 2, 54 ; tab. 36, fig. 5, 15. — WEBER, I, 18 ; II, 4.

4. TIEDEMANN, tab. 37, fig. 1.

quatre petites branches, qui émanent du côté interne de la pédieuse, descendent au bord interne du pied, donnent aux os tarsiens et aux ligaments de cette région, un peu aussi à l'abducteur du gros orteil, et s'anastomosent tant avec la malléolaire interne qu'avec des branches de la tibiale postérieure.

V. *Artères tarsiennes externes.*

De la partie externe de l'artère pédieuse partent toujours plusieurs branches, dont quelques unes considérables, qui se dirigent obliquement en avant et en dehors, sous le court fléchisseur des orteils, donnent à ce muscle, aux os et aux ligaments du côté externe du tarse, un peu aussi à l'abducteur du petit orteil, s'anastomosent avec la malléolaire externe, la péronière et la plantaire externe, et fournissent en devant les interosseuses dorsales, qui proviennent soit directement d'elles, soit d'une anastomose en arcade. Parmi ces *tarsiennes externes* (*tarsea externæ*), on en distingue régulièrement deux plus grosses que les autres, qui par cela même méritent une dénomination spéciale, et auxquelles on peut donner les noms de tarsienne externe postérieure et tarsienne externe antérieure.

1° L'*artère tarsienne externe postérieure* (*tarsea externa posterior, tarsea externa*) (1), forte de trois quarts de ligne, naît ordinairement au-devant de l'astragale, se porte obliquement vers la base du cinquième os métatarsien, s'anastomose, par des branches rétrogrades, avec la malléolaire externe, distribue des ramifications au bord externe du pied, s'unit en arcade, par une branche interne, avec la tarsienne externe antérieure, et fournit les artères interosseuses dorsales pour les orteils externes.

2° L'*artère tarsienne externe antérieure*, ou *métatarsienne* (*tarsea externa anterior, metatarsea*) (2), est presque aussi volumineuse que la postérieure. Elle naît sur l'os scaphoïde, mais presque toujours plus en avant, sur les os cunéiformes, se dirige obliquement en devant et en dehors, s'unit avec une branche de la tarsienne externe postérieure, pour produire l'*arcade dorsale du tarse* (*arcus tarseus s. dorsalis pedis*), et donne des interosseuses dorsales aux orteils médians.

Anomalies. Ces artères sont représentées par trois ou quatre branches, l'antérieure se trouvant multiple. — Elles ont, la postérieure surtout, un volume plus considérable que de coutume, d'une manière tantôt relative (quand les tarsiennes internes sont petites),

1 TIEDEMANN, tab. 34, fig. 1, 57 ; fig. 2, 55. — WEBER, I, 6.
2 TIEDEMANN, tab. 34, fig. 1, 45 ; fig. 2, 41. — WEBER, I, 9.

tantôt absolue ; alors les interosseuses dorsales sont grosses, et envoient des branches perforantes aux interosseuses plantaires. — Elles sont très petites, et alors ne contribuent que peu à produire les interosseuses dorsales. — Elles sont remplacées par une forte péronière antérieure, l'artère tarsienne interne conservant sa marche ordinaire. — La postérieure naît par une double racine.

VI. *Artère interosseuse dorsale première.*

La *première artère interosseuse dorsale* (*metatarsea s. interossea dorsalis prima*) (1) se sépare de l'artère anastomotique à la base du premier espace interosseux. On la désigne ordinairement sous le nom d'*artère dorsale du gros orteil* (*dorsalis hallucis*). Elle marche d'arrière en avant, dans le premier espace interosseux, s'anastomose avec la première interosseuse plantaire, et donne les branches dorsales du gros orteil et du côté interne du second orteil.

VII. *Artère anastomotique.*

L'*artère anastomotique* (*ramus anastomoticus*) (2) est régulièrement plus grosse que la précédente, et forme la continuation du tronc. Elle marche entre le premier et le second métatarsien, gagne la plante du pied, et s'anastomose avec l'artère plantaire externe, pour produire l'*arcade plantaire* (*arcus plantaris*).

Artère tibiale postérieure.

L'*artère tibiale postérieure* (*tibialis postica*) (3), dont le calibre s'élève à près de deux lignes et demie, descend, après la naissance de la tibiale antérieure, sur la face postérieure de la jambe, en continuant de suivre la direction de l'artère poplitée et se portant un peu en dedans. Elle s'étend jusqu'à la malléole interne, en dedans du nerf tibial, sur le muscle tibial postérieur et le fléchisseur commun des orteils. Elle est d'abord couverte par la tête interne du soléaire ; mais, vers le tiers inférieur environ de la jambe, elle vient se placer en dedans du bord du tendon d'Achille, et là elle est couverte tant par le feuillet profond postérieur de l'aponévrose jambière que par la peau. Elle se courbe ensuite en arcade derrière l'articulation tibiotarsienne et au côté interne du calcanéum, pour gagner la plante du pied ; là elle marche, d'arrière en avant et de dedans en dehors, à peu près parallèlement au bord externe du pied, à plus d'un pouce

---

1 TIEDEMANN, tab. 34, fig. 2, 56.
2 TIEDEMANN, tab. 34, fig. 2, 57.
3 TIEDEMANN, tab. 35, fig. 2, 55 ; fig. 1, 28 ; tab. 36, fig. 5, 17 ; tab. 37, fig. 3, 18 ; fig. 3, 11, 25 ; fig. 1, 1, 7. — WEBER, III, 89.

de distance de lui, et s'avance jusqu'aux articulations tarso-métatarsiennes, où elle se recourbe en arcade de dehors en dedans, pour
aller s'anastomoser, à la base du premier espace interosseux, avec la
branche anastomotique de l'artère pédieuse. La portion de cette artère
qui parcourt la plante du pied, et à laquelle on donne le nom d'*artère plantaire externe* (*plantaris externa*), est située sur les tendons
du fléchisseur commun des orteils et du fléchisseur propre du gros
orteil, sur l'accessoire, sur le court fléchisseur du petit orteil, et, par
son arcade terminale, sur les muscles interosseux; elle est couverte
d'arrière en avant par le ligament lacinié, l'abducteur du gros orteil,
le court fléchisseur des orteils, l'aponévrose plantaire, les fléchisseurs
des orteils, les lombricaux, et enfin l'adducteur du gros orteil.

L'artère tibiale postérieure proprement dite donne, jusqu'à son
arrivée à la plante du pied, environ quarante branches, grosses et
petites, dont la plus considérable est l'artère péronière, qui s'en détache à un pouce et demi ou deux pouces de son origine. Au moment
où celle-ci se sépare d'elle, son calibre se réduit à environ deux lignes, et finit par ne plus être que d'une ligne et demie à peu près
quand elle s'insinue dans la plante du pied. Ses branches sont l'*artère nourricière du tibia*, les *branches musculaires*, l'*artère péronière*, les *artères malléolaires postérieures internes*, la *branche
anastomotique supérieure*, les *branches calcaniennes internes*, et
l'*artère plantaire interne*. L'artère plantaire externe a régulièrement
encore plus d'une ligne de calibre. Elle donne, dans son trajet, six à
huit petites branches à l'accessoire, au court fléchisseur des orteils,
aux muscles du petit orteil, et au tarse. Enfin elle fournit la *plantaire externe du petit orteil*, et la *branche anastomotique*.

Anomalies. L'artère tibiale postérieure naît dans la sphère de la
poplitée, au niveau de l'articulation du genou, ou même plus haut
encore, et dans ce cas la péronière paraît émaner, non point d'elle,
mais du prolongement de la poplitée, ou de la tibiale antérieure, à
l'endroit où celle-ci se porte en devant. Du moins, les figures données par Haller (1) et Munz (2), ainsi qu'un cas que j'ai sous les
yeux, s'accordent-ils parfaitement ensemble sous ce rapport. La tibiale postérieure le cède de beaucoup à la cubitale, eu égard à la
fréquence et au degré de cette anomalie. Assez souvent elle s'étend
plus qu'à l'ordinaire, parce qu'elle remplace une portion plus ou
moins grande de la tibiale antérieure : ce qui arrive le plus com-

1 *Icon. anat.*, fasc. V, tab. 5.
2 Tab. 16, fig. 2

munément par un calibre insolite de l'artère péronière (1), plus rarement par le fait de la tibiale postérieure proprement dite (2). — Sa sphère diminue quand l'arcade plantaire et ses branches proviennent essentiellement de la tibiale antérieure. — Le volume de la branche principale de l'artère tibiale postérieure, l'artère péronière, est souvent en raison inverse de celui de la tibiale antérieure; d'un autre côté il a un certain rapport de proportion avec la continuation du tronc, c'est-à-dire avec l'artère tibiale postérieure proprement dite. En effet, cette dernière est parfois très petite, et n'arrive pas jusqu'à la plante du pied, où la péronière la remplace. J'ai sous les yeux un cas dans lequel l'artère péronière, plus volumineuse que de coutume, se dirige en dedans, à la place de la branche anastomotique, reçoit la tibiale postérieure, réduite à l'état rudimentaire, et gagne la plante du pied à sa place. — Meckel a observé une sorte d'inversion de la péronière et de la tibiale postérieure : la première se rendait à la plante du pied, et l'autre suppléait la partie inférieure de la tibiale antérieure.

I. *Artère nourricière du tibia (nutritia tibiæ)* (3).

C'est la plus grosse de toutes les artères nourricières du corps, et la plupart du temps aussi elle est unie avec quelques branches musculaires, de sorte qu'elle semble parfois avoir près d'une ligne de diamètre. Elle naît du commencement de la tibiale postérieure, descend, immédiatement appliquée à l'os, sur le côté postérieur et externe du tibia, donne des branches au muscle poplité, au scalène, au tibial postérieur, et envoie dans le trou nourricier du tibia un rameau considérable, qui pénètre jusqu'à la cavité médullaire, où il se divise en ramuscules ascendants et descendants.

Anomalies. Elle est une branche de la tibiale antérieure. J'ai si souvent rencontré cette disposition, que je serais presque tenté de la croire normale.

II. *Branches musculaires (rami musculares)* (4).

Elles naissent, en grand nombre, tout le long de la jambe, et se rendent au muscle soléaire, aux fléchisseurs des orteils, au tibial postérieur, au périoste du tibia, aux téguments. On en distingue quelques unes, plus grosses que les autres, qui émanent de la partie su-

---

1 TIEDEMANN, tab. 16, fig. 2.

2 MUNZ, tab. 19, fig. 1.

3 TIEDEMANN, tab. 35, fig. 2, 35. — WEBER III°.

4 TIEDEMANN, tab. 35, fig. 2, 54, 56.

périeure et de la partie moyenne de l'artère, et qui pénètrent dans le muscle soléaire.

III. *Artère péronière* (*peronœa, fibularis*) (1).

Cette artère, qui, dans l'état ordinaire, a environ cinq quarts de ligne de diamètre, naît du côté externe de la tibiale postérieure, à une distance de son origine qui varie d'un pouce et demi à deux pouces, et sous un angle aigu. Elle descend sur la face postérieure de la jambe, de manière que peu à peu elle arrive à se placer à trois quarts de pouce ou un pouce en dehors de l'artère tibiale postérieure ; en continuant sa marche, elle parvient derrière la malléole externe, au côté externe du calcanéum. Elle est située d'abord sur le muscle tibial postérieur, couverte par le soléaire ; au-dessus du milieu de la jambe, elle pénètre entre le tibial postérieur et le long fléchisseur du gros orteil, et descend, couverte par ce dernier, sur le ligament interosseux ; à la hauteur de la malléole externe, elle se trouve en dehors du bord du tendon d'Achille, couvert par le feuillet postérieur profond de l'aponévrose jambière et la peau. Dans ce trajet, elle donne une trentaine de branches, grosses et petites.

1° *Branches musculaires* (*rami musculares*). Elles naissent tout le long de la jambe, et se rendent à la partie externe du muscle soléaire, au long péronier, au court péronier, au tibial postérieur, au long fléchisseur du gros orteil, au périoste du péroné et aux téguments. Les plus considérables sont quelques unes qui naissent en haut pour le soléaire, et à diverses hauteurs pour les péroniers. Dans le nombre on distingue l'artère nourricière du péroné.

2° L'*artère perforante péronière*, ou *péronière antérieure* (*peronœa antica s. perforans*) (2), d'environ trois quarts de ligne de diamètre, naît vers le tiers inférieur de la jambe, traverse le ligament interosseux, tout auprès du péroné, pour gagner la face antérieure du membre, le long de laquelle elle descend, donne des branches au troisième muscle péronier, et se répand dans les parties membraneuses, jusqu'à l'articulation tibio-tarsienne, mais principalement sur la malléole externe. De l'anastomose qu'elle contracte, en cet endroit, avec la malléolaire externe et avec des branches de la péronière postérieure, résulte le *réseau malléolaire externe* (*rete malleolare externum*).

La portion de l'artère péronière située au-dessus de cette branche,

____

(1) TIEDEMANN, tab. 35, fig. 2, 59; fig. 1, 52. — WEBER, III, 90.

(2) TIEDEMANN, tab. 34, fig. 1, 50; fig. 2, 29 : tab. 37, fig. 1, 14. — WEBER, II, 5.

porte aussi le nom d'artère péronière commune, et la continuation du tronc à la face postérieure de la jambe celui de péronière postérieure.

3° La *branche anastomotique transversale* (*ramus anastomoticus transversus*)(1) naît presque toujours à deux pouces et demi ou trois pouces au-dessus du talon, parfois aussi plus tôt. Elle se porte transversalement en dedans, entre le tendon d'Achille et l'os, et va s'anastomoser avec une branche analogue de la tibiale postérieure. Cette branche transversale entre les deux artères existe toujours, parfois peu prononcée, et alors assez souvent multiple, mais le plus souvent du calibre d'une demi-ligne à trois quarts de ligne.

4° Les *rameaux calcaniens externes* (*rami calcanei externi*)(2). Derrière la malléole externe, et au-dessous d'elle, l'artère péronière se partage en plusieurs branches, qui se répandent sur le côté externe du calcanéum, et sur l'articulation tibio-tarsienne, jusqu'à l'abducteur du petit orteil et au court fléchisseur des orteils, et dont quelques unes s'anastomosent avec le réseau malléolaire externe (*rami malleolares externi postici*).

Anomalies. L'artère péronière naît plus haut que de coutume. Dans un cas de cette nature, j'ai vu les deux tibiales et la péronière naître ensemble. — Elle provient de la tibiale antérieure, par conséquent aussi plus haut qu'à l'ordinaire, et cette disposition paraît être régulière toutes les fois que l'origine de la tibiale postérieure est élevée. — Elle prend naissance très bas, et alors elle est plus petite (3). — Elle manque en totalité ou presque entièrement, et ses branches sont fournies immédiatement par la tibiale postérieure. Dans un pareil cas, les artères dites péronière antérieure et péronière postérieure, tantôt naissent par un tronc commun, tantôt proviennent séparément de la tibiale postérieure. — Très fréquemment, elle est beaucoup plus grosse que de coutume, mais à des degrés divers. Un cas rare, mais que j'ai rencontré, consiste en ce que la branche perforante antérieure, ayant un fort calibre, se prolonge sur le coude-pied, s'anastomose avec l'artère tarsienne interne, et tient lieu des tarsiennes externes. Il est plus commun que cette même branche perforante antérieure, se continuant aussi sur le coude-pied, remplace toute la partie inférieure de la tibiale antérieure. Il est un peu moins fréquent qu'on la voie se courber en dedans, au niveau de la branche anastomotique transver-

(1) TIEDEMANN, tab. 36, fig. 4, 17, 7.
(2) TIEDEMANN, tab. 35, fig. 1, 55 ; fig. 2, 41, 43.
(3) TIEDEMANN, tab. 36, fig. 3.

sale, et par là contribuer plus que d'habitude à la formation des artères plantaires, ou les donner soit en totalité, soit à peu près.

L'artère péronière antérieure manque souvent, selon Muller. Meckel dit qu'il lui arrive plus fréquemment de devoir naissance à la tibiale postérieure proprement dite qu'à la péronière (1).

Au lieu de la branche anastomotique transversale, ou du moins au même endroit, on remarque parfois une branche de la péronière, qui passe au-devant de la tibiale postérieure pour gagner la malléole interne, et qui remplace la malléolaire postérieure interne, provenant de la tibiale postérieure.

IV. *Artère malléolaire interne postérieure* (*malleolaris interna posterior*) (2).

Derrière la malléole interne naît une petite branche (le plus souvent multiple), qui marche entre cette éminence et les tendons du tibial postérieur et du long fléchisseur des orteils, et contribue, avec l'artère malléolaire antérieure interne, à former le *réseau malléolaire interne* (*rete malleolare internum*).

V. *Branche anastomotique supérieure* ou *transverse* (*ramus anastomoticus superior s. transversus*) (3).

Cette branche, que, par opposition avec la branche d'anastomose entre la tibiale postérieure et l'antérieure, on peut appeler supérieure, naît régulièrement au-dessous de l'artère malléolaire, et se réunit avec la branche homonyme de la péronière.

VI. *Branches calcaniennes internes* (*rami calcanei interni*) (4).

Au côté interne du pied, il naît de l'extrémité de la tibiale postérieure proprement dite, et du commencement de la plantaire externe, plusieurs branches, ordinairement au nombre de trois, qui se distribuent au côté interne du calcanéum et de l'articulation tibio-tarsienne, et qui, avec des branches terminales analogues de la péronière, contribuent à former le *réseau calcanien* (*rete calcaneum*).

VII. *Artère plantaire interne* (*plantaris interna*) (5).

Cette branche, du diamètre d'environ trois quarts de ligne, marche parallèlement au bord interne du pied, dont un pouce à peu près de distance la sépare, et se porte en avant, vers le premier espace inter-

(1 TIEDEMANN, tab. 36, fig. 4, 12.
(2) TIEDEMANN, tab. 35, fig. 1, 30 ; fir. 2, 57.
(3) TIEDEMANN, tab. 36, fig. 4, 17, †.
(4) TIEDEMANN, tab. 36, fig. 5, 21.
(5 TIEDEMANN, tab. 36, fig. 5, 18 ; tab. 37, fig. 2, 15 ; fig. 3, 14. — WEBER, III, *a-g.*

osseux. Considérée d'une manière générale, elle est située superficiellement entre les fléchisseurs des orteils en dehors, l'abducteur et les autres muscles propres du gros orteil en dedans. Elle fournit huit à dix branches, qu'on peut distinguer en profondes et superficielles. Les profondes se répandent dans les ligaments et les os du côté interne du tarse. Les superficielles vont aux muscles propres du gros orteil, au court fléchisseur du gros orteil, à l'accessoire, aux lombricaux internes, à la peau. Ces branches s'anastomosent en arrière avec le réseau calcanien, en dehors avec la plantaire externe, au bord interne du pied avec la tarsienne interne. Une des superficielles se porte en avant, le long du bord interne du pied, et assez souvent se prolonge comme artère dorsale interne du gros orteil. L'extrémité de la plantaire interne s'abouche régulièrement avec la première interosseuse plantaire et avec la plantaire interne du gros orteil.

Anomalies. Elles sont très nombreuses. — L'artère est plus volumineuse que de coutume, et alors prend une plus grande part à la formation de l'arcade plantaire ; cependant la même chose peut arriver, quoiqu'elle n'ait que son calibre ordinaire (1). — Elle forme, avec des branches de la plantaire externe et du rameau anastomotique de la tibiale antérieure, une arcade plantaire superficielle incomplète, entre les muscles et l'aponévrose, arcade de laquelle le gros orteil et le second reçoivent des branches. —Elle se continue en avant comme première interosseuse plantaire (2). — Elle s'anastomose, après s'être divisée en plusieurs branches, avec les vaisseaux du gros orteil (3).

VIII. *Artère plantaire externe du cinquième doigt (plantaris externa digiti minimi) (4).*

Elle sort de la convexité de la tarsienne externe quand celle-ci se recourbe en arcade, de dehors en dedans, à la base des os métacarpiens externes. On doit la considérer comme une branche de la tibiale postérieure, et non de l'arcade plantaire, parce que, quand la plantaire externe est petite et ne fait que former l'anastomose avec l'arcade, elle n'en naît pas moins de cette artère. Elle se dirige obliquement, en devant et en dehors, entre la peau et le court fléchisseur du petit orteil, et se rend au bord externe du petit orteil, donnant des ramifications aux muscles et à la peau de cette région.

IX. *Rameau anastomotique (ramus anastomoticus).*

(1) Tiedemann, tab. 37, fig. 6.
(2) Tiedemann, tab. 37, fig. 5.
(3) Tiedemann, tab. 37, fig. 7.
(4) Tiedemann, tab. 37, fig. 2, 1; fig. 3, 17; fig. 4, 5.—Weber, III III et IV, I.

La continuation de l'artère plantaire externe se dirige en dedans, vers le premier espace interosseux, s'abouche là avec le rameau anastomotique provenant de la tibiale antérieure, et produit ainsi l'*arcade plantaire* (*arcus plantaris*).

Artères interosseuses.

Les *artères interosseuses*, ou *métatarsiennes* (*interosseæ pedis, metatarseæ*), se divisent, d'après leur situation, en *plantaires* et *dorsales*. Les premières sont de beaucoup plus fortes que les autres. Chaque catégorie comprend quatre artères, qui parcourent chacune l'intervalle de deux os métatarsiens, jusqu'à la première articulation digitale, où elles se partagent en artères collatérales des orteils. La méthode la plus commode est de les compter du gros orteil au petit, comme les muscles correspondants; cependant il arrive souvent qu'on les compte en sens inverse, du moins à la plante du pied.

I. *Artères interosseuses* (*interosseæ plantares*).

Elles naissent de l'*arcade plantaire* (*arcus plantaris*) (1), qui est située au-devant des articulations tarso-métatarsiennes, sur le second, le troisième et le quatrième os et muscle interosseux, et qui résulte de l'anastomose des artères tibiales antérieure et postérieure. Cependant cette arcade est plus forte en dedans (une ligne), de sorte qu'elle représente proprement la continuation de la tibiale postérieure. Elle correspond à l'arcade palmaire profonde. Le pied n'a point l'analogue de l'arcade palmaire superficielle. En conséquence, les artères des orteils naissent toutes de la seule arcade existante, par scission de ses artères métatarsiennes, tandis qu'à la main les métacarpiennes ne représentent que des anastomoses avec les artères digitales provenant de l'arcade superficielle.

L'arcade plantaire est faiblement convexe en avant. Elle fournit, en arrière, de petites branches, qui vont à la face inférieure des os antérieurs du tarse et à la base des métatarsiens, et qui s'anastomosent avec les branches profondes des artères plantaires interne et externe.

De l'arcade elle-même, ou du commencement des artères interosseuses, naissent trois *branches perforantes postérieures* (*rami perforantes posteriores*) (2), qui montent, à l'extrémité postérieure des second, troisième et quatrième espaces interosseux, vers la face dorsale du pied. Ces branches donnent des ramifications aux muscles interosseux, et s'anastomosent avec les artères interosseuses dorsales

(1) TIEDEMANN, tab. 37, fig. 4, *e*. WEBER, III, *i*.
(2) TIEDEMANN, tab. 37, fig. 4, 10, 14; fig. 5, 14, 18, 22.

de ces espaces. Tantôt l'anastomose est très subalterne, et les branches ne sont essentiellement destinées qu'aux muscles interosseux; tantôt les rameaux anastomotiques sont fort gros, et forment les artères interosseuses dorsales elles-mêmes (1). Pour le premier espace interosseux, la branche anastomotique provenant de la tarsienne interne remplit l'office de branche perforante.

Du côté convexe de l'arcade proviennent les quatre artères interosseuses plantaires. La première, qui, la plupart du temps, porte, d'une manière encore assez prononcée, le cachet d'une branche venant de la tibiale antérieure, est la plus grosse; elle a une ligne de diamètre. Les trois externes sont égales entre elles, et leur calibre varie d'une demi-ligne à trois quarts de ligne. Toutes marchent d'arrière en avant, chacune dans son espace interosseux, sur les muscles interosseux, auxquels elles distribuent des ramuscules; parvenues à la première articulation phalangienne, elles se partagent en deux artères digitales, après avoir fourni, au niveau de la tête de l'os métatarsien, une *branche perforante antérieure* (*ramus perforans anterior*). La branche perforante antérieure n'est constante qu'à la première interosseuse plantaire; elle s'anastomose en haut, tantôt avec le tronc de la première interosseuse dorsale, tantôt avec les branches que celle-ci produit en se divisant. Ce n'est qu'exceptionnellement que les trois interosseuses plantaires externes offrent des branches perforantes antérieures.

Anomalies. L'artère plantaire externe est petite (2), et l'arcade plantaire est formée principalement par la tibiale antérieure. — L'arcade plantaire est formée, dans un cas que j'ai sous les yeux, par les deux branches ordinaires, et en outre par la péronière antérieure, qui se continue, sur le coude-pied, jusqu'à la base du second espace interosseux, où elle pénètre dans la plante du pied, pour aller se jeter dans l'arcade plantaire. — Deux artères interosseuses plantaires, le plus souvent la seconde et la troisième, produisent ensemble un tronc commun de peu d'étendue. — L'une de ces artères, la troisième surtout, selon Meckel, naît de l'arcade par deux racines qui ne se réunissent que plus en avant. — L'artère plantaire externe du petit orteil, d'ordinaire branche distincte, est réunie avec la quatrième interosseuse plantaire. — La première se compose de deux branches distinctes pour le gros orteil et pour le second.

(1) TIEDEMANN, tab. 37, fig. 1, 35, 38, 5o.
(2) TIEDEMANN, tab. 37, fig. 6.

II. *Artères interosseuses dorsales (interosseæ dorsales)* (1).

La première est régulièrement une branche particulière de la tibiale antérieure, et elle a plus de volume que les trois externes.

Les trois externes sont toujours en communication avec les artères tarsiennes externes, antérieure et postérieure, mais surtout avec l'arc dorsal (*arcus dorsalis*), que des anastomoses en arcade ou plutôt en réseau de ces deux dernières forment sur la rangée antérieure des os du tarse et sur la base des os du métatarse. En outre, les branches perforantes postérieures de l'arcade plantaire contribuent aussi à la formation de ces artères. Mais, dans la règle, la seconde naît principalement de la tarsienne externe antérieure, la quatrième de la tarsienne externe postérieure, et la troisième tantôt de l'une, tantôt de l'autre.

Les quatre artères se dirigent en avant, chacune dans son espace interosseux, au-dessus des muscles interosseux, donnent des ramifications à ces muscles et aux os, et se partagent, au niveau de la première articulation phalangienne, en artères digitales dorsales.

Les branches perforantes postérieures (ainsi qu'on peut en juger d'après leur direction) se comportent fréquemment comme vaisseaux de compensation, lorsque le volume proportionnel des trois artères interosseuses dorsales externes s'écarte de la ligne. Quand ces dernières sont plus grosses que de coutume, les branches perforantes émanent d'elles, et s'abouchent avec les artères interosseuses plantaires (2) ; quand elles sont très petites, les branches perforantes forment la partie principale des artères interosseuses dorsales, et conduisent le sang dans cette direction (3).

Artères collatérales des orteils.

On les divise, d'après leur situation, en dorsales et plantaires.

1° *Artères collatérales dorsales des orteils (digitales dorsales)* (4).

Elles sont plus petites que les plantaires, et se répandent le long de la première phalange. Le gros orteil est le seul où elles atteignent aussi la phalange unguéale. La collatérale interne de cet orteil naît régulièrement de la plantaire interne, et la collatérale externe du cinquième orteil provient de l'artère tarsienne externe postérieure. Les autres viennent des quatre interosseuses dorsales, dont chacune se divise,

---

(1) TIEDEMANN, tab. 37, fig. 2, 36, 41, 45, 47 ; tab. 36, fig. 2 ; tab. 37, fig. 1.
(2) TIEDEMANN, tab. 34, fig. 2.
(3) TIEDEMANN, tab. 37, fig. 1.
(4) TIEDEMANN, tab. 37, fig. 1.

au niveau de la première articulation phalangienne, en deux branches destinées aux deux orteils contigus.

2° *Artères collatérales plantaires des orteils* (*digitales planta-res*) (1).

Elles parcourent toute la longueur des orteils, s'anastomosent ensemble, sur la première et la seconde phalange, par des arcades multiples, envoient des ramuscules sur la face dorsale de la seconde phalange et de la troisième, et s'unissent ensemble, à la face plantaire de la troisième, pour produire une arcade, proportionnellement assez considérable, dont la convexité regarde en avant. Elles naissent de la bifurcation des quatre artères interosseuses plantaires sur les premières articulations phalangiennes, et fournissent aux trois orteils du milieu, ainsi qu'au côté externe du gros et au côté interne du petit. La branche interne du gros orteil part de la première interosseuse plantaire avant que celle-ci se bifurque; mais ordinairement il ne se détache, en cet endroit, qu'un rameau destiné au côté interne de la première articulation phalangienne, et la branche externe du gros orteil fournit, sur la première phalange, un rameau considérable, qui se dirige en dedans et marche comme à l'ordinaire, d'arrière en avant, au bord interne de la seconde articulation de la phalange unguéale (2). La branche externe du cinquième orteil est régulièrement produite séparément par la plantaire externe; mais fréquemment aussi elle se trouve réunie avec la quatrième interosseuse plantaire.

Anomalies. Je ne mentionnerai ici qu'une seule anomalie, que j'ai observée, et je le fais parce que Meckel dit ne l'avoir jamais vue, de sorte qu'il la révoque indirectement en doute. Les artères du pied offrant d'ailleurs une disposition normale, la branche qui sort de l'arcade plantaire, tout près du petit orteil, se divisait en collatérales interne et externe du cinquième orteil, et à côté d'elle naissait à part, de l'arcade, la collatérale péronière du quatrième orteil. Cruveilhier (3) paraît avoir observé la même anomalie.

TROISIÈME PARTIE.

DES VEINES.

Les veines sont en connexion avec les deux oreillettes du cœur.

(1) TIEDEMANN, tab. 37, fig. 4.
(2) TIEDEMANN, tab. 37, fig. 6, 9.
(3) *Anat. descriptive*, t. III, p. 234.

Celles du corps, qui, prises ensemble, correspondent à l'aorte, s'ouvrent dans l'oreillette droite; celles du poumon, qui correspondent à l'artère pulmonaire, s'ouvrent dans l'oreillette gauche.

Les veines communiquent avec les dernières ramifications des artères par des ramuscules qui, en général, sont à peine plus volumineux que les extrémités de ces dernières; mais, dans certains points, par exemple à la verge, au clitoris, il y a des espaces celluliformes entre elles et les artères. Les ramuscules des veines se réunissent en rameaux, ceux-ci en branches, et ces dernières en troncs; la nomenclature est donc ici la même que dans le système artériel.

En général, les veines, de quelque calibre qu'elles soient, marchent à côté des artères correspondantes. Cependant celles du crâne et celles du foie font exception sous ce rapport. Les troncs veineux qui correspondent aux branches primaires de l'aorte sont simples, si l'on excepte les veines diaphragmatiques. Mais, dans plusieurs régions du corps, les rameaux et les branches des artères sont accompagnés chacun de deux veines, disposition qu'on rencontre surtout généralement aux membres. Dans le reste du corps, elle ne s'offre que sur un petit nombre de points, par exemple à l'artère méningée; il y a même des points où, par exception, plusieurs branches artérielles ne correspondent qu'à une seule veine, comme à la verge, au clitoris, au cordon ombilical, à la vésicule biliaire; on peut également ranger ici les capsules surrénales, et même jusqu'à un certain point les ramifications de la veine porte.

Cependant deux particularités encore contribuent à rendre le nombre des veines plus considérable, proportion gardée, que celui des artères : ce sont la présence des plexus veineux et celle des veines cutanées ou superficielles.

Les *plexus veineux* sont situés entre les branches des veines et leurs ramifications périphériques. Ils proviennent de ce que ces dernières, en augmentant ordinairement de grosseur d'une manière assez brusque, s'anastomosent ensemble et se séparent à plusieurs reprises, dans un espace très rapproché. De ces plexus partent ensuite, par une réunion permanente des branches, les troncs veineux proprement dits. La plupart du temps, les plexus sont très rapprochés du commencement des veines dans les organes; tel est le cas du plexus pampiniforme, du plexus hémorrhoïdal, des plexus épineux internes. Cette formation est pour ainsi dire indiquée par le cas dans lequel une branche se subdivise, puis se réunit de nouveau, comme il n'est pas rare de le voir aux veines superficielles et profondes des membres.

Les *veines cutanées* sont des branches considérables, logées entre la peau ou un muscle sous-cutané et les aponévroses des muscles. Il ne leur correspond point d'artères d'un volume notable. On les rencontre partout, à moins que les artères ne soient très rapprochées elles-mêmes de la surface du corps, comme à la face, au crâne ; car, dans ce cas, les veines superficielles se réunissent très promptement avec celles qui accompagnent les artères.

Le système veineux, considéré dans son entier, a donc plus de capacité que le système artériel, dans le rapport de 9 à 4 suivant Haller, de 4 à 1 suivant Borelli. La même chose a lieu, en général, pour les divers organes, qui cependant diffèrent les uns des autres à cet égard. La règle semble subir une exception en ce qui concerne l'artère et les veines pulmonaires.

Les veines marchent généralement plus en ligne droite que les artères. La différence est surtout frappante quand on compare ensemble l'artère maxillaire externe et la veine faciale. Cependant les veines ne manquent pas non plus de sinuosités : on en remarque dans les branches veineuses de la substance de la matrice, de la tunique albuginée du testicule, et de la paroi postérieure du pharynx.

La forme cylindrique est moins constante dans le système veineux que dans le système artériel. Certains troncs veineux sont ordinairement coniques ; ainsi la veine céphalique et la grande saphène sont plus grêles au milieu du bras et de la cuisse qu'au-dessus et au-dessous de ce point. D'autres présentent des dilatations locales : la veine cave, par exemple, en offre une au confluent des veines hépatiques, et la grande veine cardiaque à son embouchure dans l'oreillette. Dans les branches pourvues de valvules, la partie située au-dessus de ces dernières présente des renflements qui font paraître le vaisseau comme noueux, quand il est plein.

Les anastomoses, ou communications au moyen de branches considérables, sont très répandues dans le système veineux, tandis que, dans l'artériel, ce ne sont, la plupart du temps, que des ramifications très subordonnées qui s'unissent ensemble. Ainsi les veines superficielles et profondes des membres, les veines jugulaires interne et externe, communiquent ensemble par des branches qui souvent le cèdent peu ou même point au tronc sous le rapport du volume : la veine azygos et la demi-azygos communiquent avec les branches ou les troncs du bas-ventre par des ramifications qui, parfois, ont de suite une grosseur égale à celle du tronc. Les veines dorsales, qui appartiennent à la jugulaire interne, aux intercostales, aux lombaires et aux sacrées, forment, sur toute la longueur de la colonne vertébrale, un plexus composé de fortes branches. Les deux veines qui accompagnent une artère aux membres communiquent ensemble, dans leur trajet, par des canaux aussi larges qu'elles, courts et obliques ou transversaux.

La plupart des anatomistes disent qu'on rencontre plus fréquemment des anomalies dans le système veineux que dans le système artériel. Meckel seul (1) admet le contraire. Mais les régions diverses du système vasculaire ne se comportent pas toutes de même à cet égard, de sorte qu'il est bien difficile d'établir une loi générale. Ainsi, tandis que l'artère maxillaire externe varie très fréquemment sous le rapport de son étendue, la sphère totale d'extension des branches de la veine faciale est toujours la même. Les anomalies dans l'origine des quatre branches principales de la crosse aortique sont beaucoup plus nombreuses que celles qui ont trait à la réunion de la veine jugulaire interne avec la sous-clavière, pour produire l'innominée, ou à celle des deux innominées, pour donner naissance à la veine cave supérieure; les artères rénales varient bien plus fréquemment que les veines du même nom; l'artère obturatrice s'écarte beaucoup plus souvent de ses conditions normales que la veine correspondante. D'un autre côté, le tronc veineux qui correspond à la carotide externe est très sujet à offrir des anomalies; car, au lieu de se réunir avec la jugulaire, il passe en partie, ou même en totalité, dans la jugulaire externe : à la vérité, cette anomalie n'est point aussi grave qu'elle le semble au premier coup d'œil, puisque, là également, des anastomoses considérables entre les veines profondes et superficielles ne sont pas moins normales qu'aux membres, où l'on voit de même parfois une branche profonde se continuer tout entière avec une branche superficielle. La réunion tardive des deux veines iliaques primitives en veine cave inférieure est plus commune à rencontrer que la division précoce de l'aorte en iliaques primitives. L'azygos présente aussi des anomalies fréquentes, et dont quelques unes sont très considérables. Enfin, on cite ordinairement les veines cutanées comme preuve de la fréquence des anomalies dans le système veineux; mais là nous n'avons aucun terme de comparaison avec les artères.

On peut adopter, pour la description des veines, la même méthode que pour celle des artères, c'est-à-dire suivre les troncs implantés au cœur jusqu'à leurs ramifications périphériques, ou, au contraire,

____

(1) *Deutches Archiv*, t. I, p. 285.

poursuivre ces dernières des organes vers le cœur. Ce dernier procédé semble le meilleur, parce qu'il s'accorde avec le cours du sang, et je le suis d'autant plus volontiers que Sœmmerring l'avait adopté. Il en résulte que ce qui porte le nom de terminaison, quand on parle d'artères, devient l'origine dès qu'il s'agit de veines, et *vice versâ*.

SECTION PREMIÈRE.

DES VEINES PULMONAIRES.

Les *veines pulmonaires* (*venæ pulmonales*) (1) reçoivent le sang que les artères du même nom ont conduit au poumon, et le ramènent au cœur. On en compte quatre, savoir, de chaque côté une supérieure et une inférieure. Leurs branches, étalées dans la substance du poumon, accompagnent partout les ramifications de l'artère et des bronches ; elles sortent de l'organe à sa base, et se réunissent promptement en deux troncs, quand elles ne l'ont pas déjà fait dans son intérieur. Ces troncs pénètrent de suite dans le péricarde, dont le feuillet séreux enveloppe la plus grande partie de leur pourtour, sans cependant leur former une gaîne complète, et, après avoir parcouru ainsi un demi-pouce environ, elles s'ouvrent sur la paroi postérieure de l'oreillette gauche, les droites tout auprès de la cloison, les gauches, qui sont un peu plus longues, au côté gauche de l'oreillette gauche. Les embouchures des deux supérieures sont un peu plus distantes l'une de l'autre que celles des deux inférieures. Les deux veines du même côté ne sont jamais séparées que par un intervalle peu considérable. Les deux supérieures se dirigent en dedans et un peu en bas ; les deux inférieures en dedans et en travers ou un peu en haut. Les veines pulmonaires n'ont pas de valvules.

La veine pulmonaire supérieure est plus grosse, des deux côtés, que l'inférieure ; elle a six à sept lignes de diamètre, et celle-ci cinq à six seulement. Les vaisseaux du côté droit, pris ensemble, sont un peu plus volumineux que ceux du côté gauche. La capacité collective des quatre veines pulmonaires est moindre que celle de l'artère ; cependant Portal (2) dit le contraire, et Cruveilhier (3) partage aussi cette opinion. Ces quatre veines sont pourvues, jusqu'à une certaine distance, de fibres musculaires annulaires, qui font corps avec celles du cœur.

(1) WEBER, tab. 20, fig. 1, fig. 2, fig. 4, fig. 7.
(2) *Anatomie*, t. III, p. 360.
(3) *Anatomie*, t. III, p. 249.

Les veines pulmonaires droites sont couvertes en avant par la veine cave supérieure et par l'oreillette droite. La supérieure est située au-devant de la branche droite de l'artère pulmonaire, derrière laquelle passe encore la bronche droite. Ses ramifications viennent du lobe supérieur et du lobe moyen du poumon ; la branche principale, qui naît du lobe moyen, finit toujours par se réunir avec la veine pulmonaire droite supérieure. L'inférieure réunit les branches du lobe inférieur du poumon ; elle n'est en contact avec aucun des gros troncs vasculaires, et marche vers le cœur entre la veine pulmonaire supérieure droite et la veine cave inférieure.

La gauche supérieure est produite par les branches qui viennent du lobe supérieur du poumon ; elle se trouve devant l'artère pulmonaire gauche, dans la scissure du viscère, et plus loin, elle touche le côté inférieur de cette artère. La gauche inférieure résulte des branches du lobe inférieur ; elle gagne le cœur en passant au-dessous de la supérieure, sans entrer en contact avec aucun des gros troncs vasculaires.

Anomalies. Les deux veines du même côté se réunissent en un seul tronc. Du moins observe-t-on au côté gauche cette disposition, qui réduit le nombre des veines pulmonaires à trois. — Il est plus commun que le nombre de celles-ci soit accru par la non-réunion des branches, et cette anomalie paraît avoir lieu plus souvent à droite, la branche principale du lobe moyen arrivant séparément à l'oreillette gauche. On compte alors cinq veines pulmonaires. Mais il peut aussi s'en trouver six, ou trois de chaque côté, ou deux d'un côté et quatre de l'autre (1) ; on en a même vu sept (2). — Une veine bronchique s'ouvre dans une veine pulmonaire ou dans l'oreillette gauche (3). — Kelch (4) a rencontré une valvule semi-lunaire à l'embouchure de la veine pulmonaire droite médiane dans l'oreillette gauche.

SECTION SECONDE.

DES VEINES DU CORPS.

Les veines qui correspondent aux artères du corps ne se réunissent

---

(1) Sandifort, *Obs. anat.*, lib. 3, cap. 1, p. 11 ; lib. 4, cap. 8, p. 97.

(2) Muller, *Diss. exhib. syllogen observ. quar. anat.*, Gueisen, 1760.

(3) Sœmmerring a vu une veine bronchique s'ouvrir dans la pulmonaire droite supérieure. Haller avait déjà observé le même fait (*Icon. anat.*, fasc. c, p. 24, note 5).

(4) *Beitræge zur pathologischen Anatomie*, 1813, p. 81.

pas en un seul tronc, aboutissant au ventricule droit, mais en trois qui se rapportent aux trois segments principaux de l'aorte : 1° les veines du cœur, dont les artères correspondantes viennent de l'aorte ascendante ; 2° la veine cave supérieure, qui correspond à la crosse aortique et à l'aorte pectorale ; 3° la veine cave inférieure, qui correspond à l'aorte abdominale.

CHAPITRE PREMIER.

DES VEINES DU COEUR.

Les *veines cardiaques*, ou *coronaires du cœur* (*cardiacæ s. coronariæ cordis*) (1, s'ouvrent directement dans l'oreillette droite. Les troncs veineux qui accompagnent l'artère cardique droite et la gauche se réunissent ordinairement en un seul tronc; mais d'autres veines plus petites qui, correspondent au commencement de l'artère cardiaque droite, s'abouchent séparément dans l'oreillette. C'est pourquoi on distingue les *petites veines cardiaques*, la *veine cardiaque moyenne* et la *grande veine cardiaque*. On a coutume aussi d'admettre des *veines de Thebesius* (*renæ cordis minimæ*, *renæ Thebesii*), situées, non à la surface du cœur, mais dans sa substance, et qu'on dit s'ouvrir dans ses cavités par les petits trous de Thebesius. Ces petits trous sont plus nombreux que partout ailleurs dans l'oreillette droite; il y en a aussi dans l'oreillette gauche, et même dans les ventricules; mais je n'ai jamais pu me convaincre qu'ils fussent des orifices de veines, et je les regarde, avec Cruveilhier, comme de simples culs-de-sac résultant de l'écartement de la substance du cœur.

Les veines cardiaques sont toujours simples, comme les artères qu'elles accompagnent. Elles n'ont pas de valvules, excepté celle qui garnit l'orifice de la grande.

1° Les *petites veines cardiaques*, ou *cardiaques antérieures*, ou *veines innominées de Vieussens* *venæ cordis parcæ s. anteriores*)(2). Sur la face antérieure du ventricule droit marchent plusieurs branches veineuses, dirigées de la pointe à la base de l'organe, qui se réunissent toutes ou presque toutes vers le haut, et percent la paroi antérieure de l'oreillette droite. Tel est aussi le mode de terminaison de petites veines qui appartiennent à cette oreillette elle-même, et même à la paroi postérieure du ventricule droit. Ces petits vaisseaux corres-

---

(1) WEBER, tab. 20, fig. 3 et fig. 4.
(2) WEBER, fig. 3, r.

pondent à une partie de la branche de la portion transversale de l'artère coronaire droite.

2° La *veine cardiaque médiane* (*vena cordis media*) (1). De la pointe du cœur jusqu'au sillon transversal monte, dans le sillon longitudinal postérieur, une veine dont les branches nombreuses viennent à angle droit des deux ventricules et de la cloison. Ce tronc, qui, vers son extrémité, a près de deux lignes et demie de diamètre, se réunit d'ordinaire avec la terminaison de la grande veine cardiaque, de sorte que son ouverture dans cette veine, vue de l'intérieur de l'oreillette, est couverte par la valvule de Thebesius; mais parfois aussi il s'ouvre séparément dans l'oreillette. Il correspond sans nul doute à la portion ascendante de l'artère coronaire droite. On l'appelle aussi *veine cardiaque postérieure* (*vena cordis minor s. posterior*), ou *veine de Galien* (*vena Galeni*).

3° La *grande veine cardiaque* (*veina cordis magna*, *coronaria cordis magna*) (2) monte de la pointe du cœur dans le sillon longitudinal antérieur, à gauche de l'artère, passe, à la gauche du tronc de l'artère pulmonaire, dans le sillon transversal du cœur gauche, suit ce sillon pour gagner la face postérieure du cœur, se trouve couverte là, au voisinage de la cloison, par des fibres musculaires de l'oreillette gauche, pénètre en devant, au niveau de la cloison des oreillettes, et s'ouvre dans l'oreillette droite, entre la fosse ovale et l'orifice auriculo-ventriculaire droit. L'orifice est couvert par la valvule de Thebesius. Sa portion terminale a un diamètre de quatre à cinq lignes.

La portion de la veine qui monte dans le sillon longitudinal antérieur du cœur reçoit des deux ventricules, le droit surtout, et de la cloison, des branches qui, pour la plupart, y aboutissent sous un angle droit. A la portion transversale s'en rendent plusieurs autres, qui montent du ventricule gauche, et parmi lesquelles trois à quatre se font remarquer par leur volume ; cette même portion reçoit aussi de petites branches qui descendent de l'oreillette gauche, et dans le nombre desquelles on en distingue parfois une plus volumineuse, ainsi qu'une autre qui sort entre l'aorte et l'artère pulmonaire. Enfin, à l'extrémité de la portion transversale, qui est un peu élargie, s'ouvrent non seulement la veine cardiaque moyenne, mais encore plusieurs petites branches de l'oreillette droite, formant quelquefois un tronc un peu plus gros, qui marche dans la partie droite du sillon

---

(1) WEBER, fig. 4, *m*.

(2) WEBER, fig. 3, *q* ; fig. 4, *p*.

transversal postérieur, et qu'on nomme *veine cardiaque droite* (*coronaria cordis dextra*) (1).

La grande veine du cœur correspond à l'artère cardiaque gauche.

Anomalies. La grande veine cardiaque se réunit avec le tronc innominé gauche (2). — Elle s'ouvre dans l'oreillette gauche.

CHAPITRE II.

DE LA VEINE CAVE SUPÉRIEURE.

La *veine cave supérieure, descendante* ou *thorachique* (*cava superior s. descendens*), correspond à la crosse et à la portion pectorale de l'aorte. Son tronc, quand on le suit à partir du cœur, reçoit d'abord la *veine azygos*, qui ramène le sang des parois de la poitrine. Ensuite il se divise en deux troncs, l'un à droite, l'autre à gauche, dont chacun correspond aux artères carotide et sous-clavière de son côté, de sorte qu'on peut lui donner le nom de *veine innominée*. Celle-ci se partage, à son tour, en deux autres, la *veine sous-clavière*, qui reçoit aussi la veine cutanée du cou , et la *veine jugulaire interne*. Cette dernière correspond à la carotide primitive, et, comme elle , se partage en deux troncs correspondants aux carodides externe et interne, savoir, la *veine faciale* et la *veine jugulaire interne proprement dite*. Mais il est plus convenable de désigner les deux branches de la veine jugulaire interne sous les noms de *céphalique interne* et *céphalique externe*.

ARTICLE PREMIER.

DE LA VEINE CÉPHALIQUE INTERNE.

La *veine céphalique interne*, ou *jugulaire interne proprement dite* (*cephalica interna, jugularis interna*), correspond, d'après son étendue, à toute l'artère carotide interne, à la basilaire et à la partie supérieure de la vertébrale. En effet, elle reçoit le sang veineux du cerveau, du cervelet, d'une grande partie de la dure-mère, d'une portion des os du crâne, de l'œil et d'une partie du nez. Le tronc qui conduit le sang venant de tous ces organes sort du crâne, de chaque côté, par le trou déchiré postérieur, et porte ordinairement, à partir de ce point, le nom de *veine jugulaire interne*. Ce-

______

(1) WEBER , fig. 4, O.

(2) LECAT, *Mém. de l'Acad. des sc.*, 1738; *Histoire*, p. 44. — Le tronc est appelé ici sous-clavière gauche ; mais c'est , sans nul doute , de la veine innominée qu'il s'agit.

pendant il est plus convenable de la désigner, depuis le trou déchiré jusqu'à la réunion avec celui qui correspond à l'artère carotide externe, sous le nom de *veine céphalique interne* ou *cérébrale*, et de restreindre la dénomination de *veine jugulaire interne* au tronc commun de veines internes et externes de la tête.

Le sang arrive à la veine céphalique interne par des espaces veineux, qui sont situés dans la substance de la dure-mère, et qu'on désigne sous le nom de *sinus*. Les sinus possèdent la tunique la plus interne des veines, dont l'externe est remplacée par les fibres de la dure-mère. Ceux du même côté communiquent ensemble ; mais il y a aussi des communications entre ceux des deux côtés, attendu qu'il se trouve, sur la ligne médiane, plusieurs sinus impairs, qui sont communs à ces deux côtés. C'est dans les sinus que s'ouvrent les veines provenant des diverses parties, et qui ne sont pas plus pourvues qu'eux-mêmes de valvules.

Parmi les veines qui produisent la céphalique interne, les unes accompagnent les artères homonymes, mais sans être doubles. Tel est le cas de l'ophthalmique, de la calleuse et de la veine de la scissure de Sylvius. Pour les autres, il est à peine possible de les mettre en parallèle avec les branches des artères cérébrales.

Quelques uns des sinus de la dure-mère communiquent librement avec des veines de la face extérieure du crâne, par des trous qui traversent les os crâniens, et qui sont uniquement disposés à cet usage, ou servent en même temps au passage d'autres parties. Ces canaux portent le nom particulier d'*emissaria Santorini*.

Il est assez fréquent aussi que dans les sinus de la dure-mère s'ouvrent quelques unes des veines osseuses du crâne, dont Breschet a donné une description plus exacte que celle qu'on possédait avant lui (1). Le mieux sera donc de les mentionner ici, bien qu'il leur arrive plus souvent de s'aboucher dans les veines qui garnissent la surface extérieure du crâne.

Les *parties* dont nous donnerons une description spéciale sont : les *veines du diploé*, le *sinus longitudinal supérieur*, le *sinus longitudinal inférieur*, le *sinus droit*, le *sinus transverse*, le *sinus sphénopariétal*, le *sinus caverneux*, le *sinus coronaire*, le *sinus pétreux supérieur*, le *sinus pétreux inférieur*, le *sinus occipital antérieur*, le *sinus occipital postérieur*, et la *veine cérébrale*.

(1) *N. A. P. M. A. C. L. C.*, 1826, t. XIII, P. I, p. 361.

Veines du diploé.

Les nombreuses petites veines de la substance osseuse du crâne (*venæ diploeticæ s. diploicæ*) (1) sont en rapport, dans les os larges de cette boîte, avec des canaux qu'entoure une lamelle de substance osseuse solide, et que tapisse une membrane extrêmement mince, adhérente à cette dernière. Ces canaux communiquent avec ceux qui sont situés à côté d'eux, et se réunissent en plusieurs troncs descendants, qui généralement s'ouvrent en dehors ou en dedans, par un orifice étroit, au voisinage de la base du crâne. Ils sont cylindriques ou coniques, mais parfois aussi offrent, de distance en distance, des renflements variqueux. Suivant Breschet, chaque moitié du crâne possède, dans l'état normal, quatre veines diploïques, une frontale, une temporale antérieure, une temporale postérieure, et une occipitale. Ces veines sont, pour la plupart, un peu plus rapprochées de la table interne de l'os que de l'externe : souvent leur enveloppe osseuse manque d'un côté, de sorte qu'en cet endroit l'os semble être comme frappé de carie.

1° La *veine diploïque frontale* (*diploetica frontalis*) se répand dans la partie antérieure de l'os du front, et passe par un petit trou de l'échancrure sus-orbitaire, pour aller gagner la veine sus-orbitaire. Elle est plus petite que les autres, et très souvent n'existe pas, comme branche spéciale : alors les veines de l'os du front se rendent à la temporale antérieure, et en partie aussi à l'ophthalmique.

2° La *veine diploïque temporale antérieure* (*diploetica temporalis anterior*) se ramifie dans la plus grande partie de l'os du front. Elle s'abouche dans les veines temporales par un trou situé à la face externe de la grande aile du sphénoïde, ou à l'angle antérieur inférieur du pariétal, ou s'ouvre en dedans dans le sinus sphéno-pariétal.

3° La *veine diploïque temporale postérieure* (*diploetica temporalis posterior*) se ramifie essentiellement dans l'os pariétal. Elle s'ouvre, soit en dehors, à travers l'angle postérieur inférieur du pariétal, ou dans la suture lambdoïde, au-dessus et en arrière de l'apophyse mastoïde, soit en dedans, et toujours dans le sinus transverse.

La *veine diploïque occipitale* (*diploetica occipitalis*) est la plus considérable de toutes. Elle se répand plus particulièrement dans l'os

---

1 BRESCHET, *loc. cit.*, tab. 17, 18, 19; *Syst. veineux*, pl. 29-42. — WEBER, tab. 38, fig. 7, 8, 9.

occipital. Les veines des deux côtés s'ouvrent dans les sinus occipitaux externes, en dehors, au niveau de la ligne courbe inférieure, et près de la ligne médiane. Plus souvent, au reste, ces deux veines se réunissent en un seul tronc, qui sort au même endroit, ou qui aussi s'ouvre en dedans dans les sinus occipitaux.

Sinus longitudinal supérieur.

Le *sinus longitudinal supérieur* (*sinus falciformis s. longitudinalis superior*, *sinus triangularis*) (1), canal triangulaire, qui se rétrécit peu à peu en arrière, marche le long de la base convexe de la grande faux, par conséquent sur la ligne médiane de la calotte du crâne, depuis l'apophyse *crista galli* jusqu'à la tubérosité occipitale postérieure, où il s'ouvre dans le pressoir d'Hérophile. Une de ses parois regarde le crâne, et le bord opposé correspond à la faux cérébrale. Ce sinus est renfermé tout entier dans la substance de cette dernière. On remarque dans sa cavité, de distance en distance, des ponts fibreux qui s'étendent d'une paroi à l'autre. Il reçoit :

1° Les *veines cérébrales supérieures* (*venæ cerebri superiores*), au nombre de sept à dix de chaque côté. Ces veines recueillent le sang de la face supérieure du cerveau entier, des faces interne et supérieure du lobe cérébral antérieur, et se rendent pour la plupart dans le sinus, en suivant les sillons du cerveau, mais superficiellement. Les moyennes sont les plus grosses. A l'exception de la plus antérieure, elles affectent une direction oblique de dehors en dedans et un peu d'arrière en avant, rencontrent par conséquent le sinus sous un angle aigu, et parcourent toujours un certain trajet entre les fibres de la dure-mère, avant de s'ouvrir dans la cavité du sinus : c'est pourquoi on trouve un repli semi-lunaire à leur embouchure.

Suivant Breschet, les veines cérébrales supérieures sont presque transversales chez l'enfant, ou du moins n'affectent pas la même obliquité que chez l'adulte.

2° De petites veines, qui viennent de la dure-mère, principalement de la grand faux et des os du crâne.

Le sinus longitudinal supérieur communique régulièrement avec les veines externes de l'occipital par une émissaire de Santorini, qui traverse le trou pariétal. — Chez les enfants, il a aussi des relations avec les veines du nez, au moyen du trou borgne de l'os frontal.

(1) BRESCHET, liv. I, pl. 5, 60 ; liv. 2, pl I, A ; liv. 8, pl. 2, fig. 1, 2, 3 ; pl. 5, fig. 1, A. — WEBER, tab. 38, fig. 1, 2, 3 ; fig. 4, 1, 2 ; fig. 5, 1, *a*, *b*.

Anomalies. Il est presque double, les filaments tendus dans son intérieur se réunissant en une sorte de cloison. — Il se partage postérieurement en deux branches distinctes. — Il offre une île intermédiaire, les deux branches qu'il fournit d'abord se réunissant de nouveau à une certaine distance. — Au dire de Portal (1), il n'en existait aucune trace dans un cas.

Sinus longitudinal inférieur.

Le *sinus longitudinal inférieur* (*sinus falciformis s. longitudinalis inferior, s. minor*) (2) est beaucoup plus petit que le supérieur. Il a une forme arrondie, et ressemble plus à une veine simple qu'à un sinus, ce qui fait qu'on l'a nommé aussi *veine longitudinale inférieure.* Cependant il se trouve compris tout entier dans la substance de la dure-mère, occupant le bord concave inférieur de la grande faux, jusqu'à la tente du cervelet, où il s'ouvre dans le sinus droit.

Il reçoit parfois des veines de la face interne du lobe moyen et du lobe postérieur du cerveau, même de la partie postérieure et supérieure du corps calleux (*venæ corporis callosi posteriores superiores*). Mais, la plupart du temps, les veines de la grande faux sont les seules qui y aboutissent.

Anomalies. Il manque quelquefois.

Sinus droit.

Le *sinus droit* (*sinus tentorii s. rectus, s. perpendicularis, s. obliquus, s. quartus* (3), *sinus tentorii medius*) (4) marche d'avant en arrière, et un peu de haut en bas, dans la grande faux, à l'endroit où elle communique avec la petite faux, et s'étend jusqu'à la bosse occipitale interne, où il s'ouvre dans le pressoir d'Hérophile. Il affecte la forme d'un canal triangulaire, qui s'élargit peu à peu. Dans son intérieur s'ouvrent les veines suivantes :

1° La *grande veine cérébrale,* ou *cérébrale interne* (*vena cerebri interna s. magna*) (5), produite par la réunion de celle du corps strié et de la choroïdienne.

(1) *Anatomie*, t. IV, p. 29.

(2) BRESCHET, liv. 1, pl. 5, 65. — WEBER, tab. 38, fig. 4, 5.

(3) Le nom de *sinus quartus* tient à ce que les anciens donnaient les noms de premier et de second aux sinus transverses droit et gauche, et celui de troisième au longitudinal supérieur.

(4) BRESCHET, liv. 1, pl. 5, 61; liv. 8, pl. 5, fig. 1, C. — WEBER, tab. 38, fig. 4. 6. 7; fig. 5, 6.

(5) BRESCHET, liv. 1, pl. 5, 69; liv. 8, pl. 5, fig. 1, E, F; fig. 2, pl. 6, fig. 1 et 2. — WEBER, tab. 38, fig. 3, 8; fig. 4, 12.

a. La *veine du corps strié* (*vena corporis striati*) (1) consiste surtout en une branche qui marche d'arrière en avant et de dehors en dedans, dans le sillon compris entre le corps strié et la couche optique, couverte par la bandelette cornée. Rosenthal donne à cette branche le nom de *vena reflexa s. velata*. Elle naît de plusieurs ramuscules provenant de la substance du corps strié, et aussi de celle de la couche optique. Il s'y joint, en devant, deux ou trois branches émanées de la corne antérieure du ventricule latéral, de la cloison transparente, de la voûte à trois piliers, et du corps calleux (*venæ corporis callosi anteriores inferiores*), comme aussi d'autres plus grosses provenant du corps strié.

b. La *veine choroïdienne* (*vena choroidea*) (2) part de l'extrémité antérieure de la corne descendante, où elle communique avec la veine de la scissure de Sylvius et d'autres veines placées à la base du crâne, monte dans le plexus choroïde, vers la partie moyenne du ventricule latéral, et reçoit les veines de la corne d'Ammon et du plexus.

Régulièrement ces deux branches paraissent se réunir tandis qu'elles sont encore dans le ventricule latéral. Le tronc passe, par le trou de Monro, dans la cavité du troisième ventricule, où il suit l'extension de la toile choroïdienne, marchant côte à côte de celui du côté opposé, et se dirigeant d'avant en arrière. Ce tronc est la veine cérébrale interne. M.-J. Weber le nomme *veine choroïdienne moyenne* (*choroidea media*), et désigne les veines du plexus sous le nom d'*artère choroïdienne latérale* (*choroidea lateralis*). Mais fréquemment la veine du corps strié traverse seule le trou de Monro, se recourbe, marche d'avant en arrière, comme veine cérébrale interne, et alors seulement reçoit la veine choroïdienne.

Les veines cérébrales internes des deux côtés se réunissent postérieurement, entre le corps calleux et les tubercules quadrijumeaux, en un tronc commun, du diamètre de deux à trois lignes, qui parcourt encore quelques lignes en arrière et en haut, jusqu'à la réunion de la grande faux avec la petite, endroit où il pénètre dans la substance de la première, et devient alors sinus droit : ce court tronc commun des deux veines cérébrales internes porte le nom de *veine de Galien* (*vena Galeni*). On y voit encore s'aboucher les branches suivantes, lorsqu'il ne s'ouvre pas déjà dans la veine cérébrale interne elle-même, comme il le fait souvent, avec les deux veines qui vont être indiquées.

---

(1) BRESCHET, liv. 8, pl. 6, fig. 1 et 2, K, L, M. — ROSENTHAL, A, A, C, XII; tab. 26, 1, 2, 5, 4. — Cop. par WEBER, tab. 38, fig. 3.

(2) BRESCHET, liv. 8, pl. 6, fig. 1 et 2, N.

c. Une branche veineuse, dont les ramifications viennent de la paroi interne de la corne postérieure du ventricule latéral et de la partie postérieure de la face inférieure du corps calleux (*venæ corporis callosi posteriores inferiores*).

d. Une branche veineuse qui sort du point perforé dans la scissure de Sylvius (par conséquent du corps strié et du noyau lenticulaire), reçoit des rameaux du tubercule cendré, prend le sang du pédoncule cérébral, du pont de Varole, et se réfléchit de bas en haut, au côté externe du pédoncule cérébral, pour gagner la veine de Galien (1). Rosenthal appelle cette branche *vena adscendens s. basilaris.* Les branches des deux côtés sont quelquefois, comme dans la figure citée, réunies en arcade au-devant du chiasma des nerfs optiques, et comme, derrière les éminences maxillaires, il part aussi un fort rameau qui se dirige de chaque côté, de là résulte un anneau veineux. — Mais, dans cette branche s'ouvre encore en devant une veine qui n'a pas toujours le même calibre, correspond à l'artère calleuse, part de la face supérieure du corps calleux, ou même de la face interne du cerveau, et se contourne autour du genou du corps calleux, pour gagner la base du cerveau (2).

e. Des veines de la glande pituitaire qui, selon M.-J. Weber, se réunissent régulièrement en une azygos, et d'autres provenant des tubercules quadrijumeaux.

f. Des veines de la face inférieure du lobe postérieur du cerveau (*venæ cerebri posteriores inferiores*), quand elles ne s'abouchent pas dans le sinus transverse.

g. Plusieurs veines de la face supérieure du cervelet, surtout du ver supérieur (*venæ cerebelli superiores mediæ*). Celles-ci se réunissent, la plupart du temps, en une azygos, avant de s'aboucher dans la veine de Galien.

Dans le sinus droit s'ouvrent, en outre :

2° Le sinus longitudinal inférieur. Celui-ci, tantôt s'abouche par un tronc simple dans la partie antérieure du sinus droit, tantôt com-

----

(1) Rosenthal, tab. 26, 7 ; tab. 27, 2. — Weber, tab. 28, fig. 2, 2 ; fig. 3, 7.

(2) Breschet, liv. 8, pl. 4, fig. 2, pl. 5, fig. 1, M, sous le nom de *venæ mesolobicæ anteriores.* — Suivant M.-J. Weber, la branche entière, que Rosenthal nomme *vena adscendens*, serait identique avec la *vena fossæ Sylvii*, et il nie l'abouchement de cette dernière dans le sinus caverneux. Mes nombreuses dissections m'obligent cependant d'admettre que, dans l'état normal, il y a une *vena fossæ Sylvii* et une *vena adscendens*, et que cette dernière seule conduit le sang à la veine de Galien. A la vérité, les deux veines s'anastomosent ensemble à la partie interne de la fosse de Sylvius.

mence par se diviser en une branche antérieure et une branche postérieure.

3° **Plusieurs petites veines de la tente du cervelet.**

Anomalies. Le sinus se partage, d'après l'observation de Haller,
en deux branches, l'une droite et l'autre gauche, pour les deux sinus
transverses. Il s'abouche immédiatement dans l'un des deux sinus
transverses, savoir, le gauche quand le droit est la continuation directe du sinus longitudinal supérieur.

Sinus transverse

Lorsque les vaisseaux sont disposés d'une manière parfaitement
régulière, les extrémités du sinus longitudinal supérieur et du sinus
droit se rencontrent, au-devant de la tubérosité interne de l'occipital,
en un point où l'on remarque, de chaque côté, une grande ouverture
conduisant dans le *sinus transverse* (*sinus tranversus s. lateralis*)(1),
et en bas deux autres, mais plus petites, qui mènent dans les sinus
occipitaux postérieurs (2). Cet endroit, où, par conséquent, dans
l'état normal, on aperçoit six ouvertures, porte le nom de *pressoir
d'Hérophile*, ou *confluent des sinus* (*torcular Herophili s. confluens
sinuum*).

Le sinus transverse part du pressoir d'Hérophile, et parcourt le
sillon courbe qui s'étend jusqu'au trou déchiré postérieur, en passant
sur la portion basilaire de l'os occipital, l'angle postérieur inférieur du
pariétal, la portion mastoïdienne du temporal et la portion articulaire
de l'occipital. On l'aperçoit d'abord à la base de la tente, sous la
forme d'un canal triangulaire ; au niveau de la portion mastoïdienne,
il abandonne la tente, prend une forme plus arrondie, correspondante à la gouttière osseuse, et alors marche, non plus horizontalement, mais de haut en bas, de dehors en dedans et d'arrière en
avant. C'est pourquoi on y distinguait déjà autrefois une portion occipitale et une portion temporale, et M.-J. Weber le divise en deux
sinus particuliers ; la première moitié, qui s'étend jusqu'à la portion
mastoïdienne du temporal, a reçu de lui le nom de *sinus postérieur
de la tente* ; il appelle *sinus sigmoïde* la seconde, qui s'étend jusqu'au
trou déchiré ou jusqu'à la veine jugulaire interne. Il n'est pas rare
que le sinus transverse offre dans son intérieur des brides ou des languettes semblables à celles qu'on remarque dans le sinus longitudinal

(1) Baerscher. livrais. 1, pl. 5, 65 ; livrais. 2, pl. 4, B ; pl. 5, fig. 1, F. —
Weber, tab. 38, fig. 4, 8, 9, 10 ; fig. 5, 2, 3, 4.

(2) Weber, tab. 38, fig. 6.

supérieur. Il s'élargit peu à peu en se rapprochant du trou déchiré. Il reçoit la plus grande partie du sang que le sinus longitudinal supérieur et le sinus droit versent dans le pressoir. Les veines suivantes y ont également leur embouchure le long de son trajet.

1° Quelques branches venant de la face inférieure des lobes moyen et postérieure du cerveau, ainsi que de l'extrémité postérieur du viscère. La plupart du temps elles s'y abouchent à un pouce ou un pouce et demi de la ligne médiane.

2° Des veines de la face supérieure (*venæ cerebelli superiores laterales*) et de la face inférieure (*venæ cerebelli inferiores*) du cervelet. Elles s'ouvrent, les unes dans la portion transverse du sinus transverse, les autres dans sa portion descendante.

3° Plusieurs petites branches provenant de la tente et d'autres parties de la dure-mère.

4° Le sinus pétreux supérieur.

5° De petites branches venant du vestibule et du limaçon de l'oreille interne, qui, suivant M.-J. Weber, sortent par les deux aqueducs. Cependant cet anatomiste dit que le petit vaisseau qui vient du limaçon s'ouvre immédiatement dans le sinus pétreux inférieur.

6° Le sinus occipital postérieur s'abouche également en grande partie dans le transverse.

7° Quelquefois au moins celui-ci reçoit la veine diploïque temporale postérieure.

Mais jamais le sinus pétreux inférieur ne s'y ouvre.

Deux émissaires de Santorini, c'est-à-dire le trou mastoïdien, qui manque rarement, et le canal occipital postérieur, dont l'absence est très fréquente, le font communiquer tant avec les veines occipitales superficielles qu'avec le plexus postérieur du cou.

Anomalies. L'un des sinus transverses est plus large que l'autre. Dans la majorité des cas, c'est le droit, et l'on admet avec raison que cette particularité est due à l'habitude qu'ont la plupart des hommes de se coucher préférablement sur le côté droit pendant leur sommeil. Au reste, cette inégalité entre les deux sinus est tellement commune, qu'on peut presque la regarder comme règle. Il en résulte que souvent le sinus longitudinal supérieur semble ne s'ouvrir que dans le plus grand sinus transverse, dont le petit paraît n'être qu'une simple branche latérale. Mais on voit parfois aussi ce dernier naître de l'autre par deux ou trois racines. — Assez souvent le sinus transverse, d'un côté seulement, ou des deux côtés à la fois, est divisé, dans une partie de son trajet, en deux moitiés, l'une supérieure, l'autre inférieure, par une lamelle transversale : c'est la transition au cas dans lequel on trouve, d'un côté, deux sinus transverses marchant parallèlement l'un à l'autre. — Les sinus transverses sont petits et suppléés par les sinus occipitaux postérieurs. — Lieutaud a vu la portion postérieure manquer, du côté gauche, jusqu'à l'embouchure du sinus pétreux superficiel.

Sinus sphéno-pariétal.

Le *sinus sphéno-pariétal* (*sinus spheno-parietalis, sinus alæ parvæ*) (1), que Breschet a le premier compris parmi les sinus, occupe la paroi latérale du crâne. Sur la limite de la portion antérieure et de la portion moyenne de cette boîte, règne une gouttière, que des parois osseuses enveloppent la plupart du temps de toutes parts, dans une étendue plus ou moins considérable, et où aboutissent non seulement plusieurs branches veineuses des os crâniens, mais encore des veines antérieures de la dure-mère, et aussi quelques unes des veines antérieures du cerveau. Très souvent la veine diploïque temporale tout entière s'ouvre dans ce conduit, qui marche de dehors en dedans, à la face inférieure de la petite aile du sphénoïde, et s'abouche dans le sinus caverneux. Toujours le sinus sphéno-pariétal communique avec la veine méningée moyenne, dans la fosse moyenne de la base du crâne, et cette anastomose est souvent si considérable, que la méningée y passe presque en entier. La veine de la fosse de Sylvius se réunit aussi parfois avec lui, avant qu'il s'ouvre dans le sinus caverneux.

Sinus caverneux.

Le *sinus caverneux* (*sinus cavernosus, receptaculum*) (2) occupe la partie latérale du corps du sphénoïde, depuis l'apophyse clinoïde antérieure jusqu'à la postérieure. Quand on l'emplit d'injection, il a environ quatre lignes de diamètre. Toute sa cavité est parsemée de nombreuses brides fibreuses et cellulo-fibreuses, qui lui donnent une apparence celluleuse. L'artère carotide interne, le plexus carotidien et le nerf abducteur sont contenus dans son intérieur, quoique pourvus d'une mince enveloppe que leur fournit la tunique interne des veines.

Le sang y coule d'avant en arrière. Postérieurement les sinus pétreux reçoivent de lui ce liquide. Il communique avec le plexus pté-

____

(1) Breschet, livr. 2, pl. 3, E ; pl. 5, C ; livr. 6, pl. 6, fig. 1 et 2, B.—Weber, tab. 38, fig. 5, 16.

(2) Weber, tab. 38, fig. 5, 14.

rygoïdien par le trou ovale et par le trou déchiré antérieur. Ses affluents sont :

1° La *veine ophthalmique* (*ophthalmica*) (1) correspond presque parfaitement à l'artère dont elle porte le nom. Elle part de l'angle interne de l'œil, entre le ligament palpébral interne et la poulie, se dirige en arrière, le long de la paroi interne de l'orbite, et accompagne le tronc de l'artère ophthalmique dans son trajet au-dessus du nerf optique, pour gagner le côté externe de ce dernier ; mais, au lieu de passer par le trou optique, elle pénètre dans le crâne par la région interne de la fente sphénoïdale, et va s'ouvrir dans le sinus caverneux. Sa portion terminale, celle qui s'abouche avec ce sinus, a reçu le nom de *sinus ophthalmique* (*sinus ophthalmicus*). Dans l'angle interne de l'œil, elle communique avec la veine faciale antérieure. La frontale et la sus-orbitaire sont tellement unies avec ces deux veines qu'on peut aussi bien les regarder comme le commencement de l'ophthalmique que comme celui de la faciale. La même chose s'applique en partie aussi aux veines palpébrales supérieures. La veine ophthalmique reçoit les branches suivantes :

a. Une veine qui vient du sac lacrymal et des parties environnantes (*vena sacci lacrymalis*).

b. La *veine ethmoïdale, antérieure et postérieure* (*ethmoidalis anterior et posterior*). La postérieure est toujours la plus grosse, selon Walter.

c. Les veines musculaires.

d. Les *veines ciliaires* (*ciliares*). Les *antérieures* sortent de la sclérotique, près de l'attache des muscles droits, et s'ouvrent dans les veines musculaires. Les *postérieures* sont de deux sortes, comme les artères homonymes.

aa. *Ciliaires longues.* Il en a régulièrement deux, une externe et une interne, dont la marche est la même que celle des artères correspondantes.

bb. *Veines tourbillonnantes* (*venæ vorticosæ*) (2), qui correspondent aux ciliaires courtes postérieures. Les veines de la choroïde, partant de tous les points de cette membrane, aboutissent, comme autant de rayons, à quelques points de la partie du globe oculaire

---

1 J.-G. WALTER, *Ep. anat. de venis oculis*, Berlin, 1778, in-4°.—BRESCHET, livr. 3, pl. 3, V, U. — SŒMMERRING, *Abbildungen des menschlichen Auges*, tab. 4, fig. 4 et 5. — Copié par WEBER, tab. 19, fig. 26 et 27. — WEBER, II, 36. — ARNOLD, *Ic. anat.*, fasc. 2, tab. 4, fig. 6 et 7.

2 WEBER, tab. 19, fig. 30. — ARNOLD, tab. 2, fig. 17.

située en arrière du milieu, et se réunissent en un tronc commun, qui perce la sclérotique. Ordinairement on trouve quatre *venæ vorticosæ*; mais parfois aussi il y en a cinq. On les distingue en supérieure, inférieure et interne. Elles s'abouchent dans la veine ophthalmique, les unes directement, les autres après s'être jointes à des branches musculaires.

e. La *veine lacrymale* (*lacrymalis*).

f. La *veine centrale de la rétine* (*centralis retinæ*). Mais, suivant Walter, celle-ci s'ouvre plus souvent dans le sinus caverneux luimême que dans la veine ophthalmique.

g. Enfin le sinus ophthalmique, ou directement le sinus caverneux, communique avec une veine située au plancher de l'orbite, et qu'on nomme ordinairement *veine ophthalmique inférieure* ou *externe* (*ophthalmica inferior s. externa s. facialis*) (1). En effet, les veines ciliaires inférieures et les musculaires inférieures se réunissent en une branche considérable, qui communique, dans le point indiqué, avec la veine ophthalmique, mais qui produit aussi une grande anastomose avec la branche profonde de la veine faciale antérieure.

2° Le sinus sphéno-pariétal.

3° La *veine de la fosse de Sylvius* (*venæ fossæ Sylvii*) (2). Elle marche le long de la fosse de Sylvius, mais plus superficiellement que l'artère du même nom, reçoit le sang du lobe antérieur et du lobe moyen du cerveau, et s'ouvre directement dans le sinus caverneux, ou s'abouche dans le sinus sphéno-pariétal. Elle communique avec la veine qui ramène le sang du corps calleux et de la base du cerveau à la veine de Galien. Suivant M.-J. Weber, elle est identique avec cette dernière, et ne s'ouvre pas dans le sinus caverneux. Mais Haller (3) avait déjà figuré une veine s'abouchant dans le sinus caverneux, qui ne peut être que celle de la fosse de Sylvius, et qu'il dit être constante. Mes recherches m'obligent à adopter l'opinion de Haller, qui est d'ailleurs généralement suivie.

4° Le sinus coronaire.

Les sinus caverneux des deux côtés sont fréquemment unis ensemble par un canal transversal, situé sous la glande pituitaire (*sinus circularis inferior* de Winslow), analogue avec les anastomoses transversales des plexus rachidiens.

Anomalies. Santorini (4) a vu plusieurs fois manquer le sinus ca-

---

(1) Arnold, tab. 4, fig. 6, 2.

(2) Breschet, livr. 8, pl. 3, fig. 2, A; pl. 4, fig. 1, A.

(3) *Ic. anat.*, fasc. 1; *Tabulæ baseos cranii* 2 3.

(4) *Observ. anat.*, cap. 3, § 25.

verneux. — Haller dit que la veine ophthalmique s'ouvre parfois dans le sinus coronaire.

Sinus coronaire

Le *sinus coronaire* ou *circulaire de Ridley* (*sinus circularis Ridleji*, *sinus ellipticus*) (1) entoure la base de l'entonnoir, dont il reçoit de petites veines, ainsi que de la glande pituitaire et de l'os sphénoïde. Il s'ouvre des deux côtés dans les sinus caverneux, mais communique aussi en haut avec le sinus occipital antérieur et avec le pétreux supérieur. Régulièrement, la moitié postérieure du cercle semble être un peu moins large que l'antérieure. Il arrive aussi à cette moitié, ou même à l'antérieure, de manquer.

Anomalies. Le sinus n'existe pas du tout, et alors il est remplacé par le canal transverse situé entre les deux sinus caverneux. — Il est double. — La veine ophthalmique s'ouvre dans son intérieur.

Sinus pétreux supérieur.

Le *sinus pétreux supérieur* (*sinus petrosus superior*) (2) est un étroit canal qui marche le long de tout le bord supérieur du rocher, dans la tente du cervelet, ce qui fait que M.-J. Weber préfère pour lui la dénomination de *sinus tentorii lateralis*. Il communique avec le sinus caverneux en devant et en dedans, et s'ouvre dans le sinus transverse en arrière et en dehors. Il reçoit :

1° De petites veines de la tente du cervelet ;

2° Des veines de la face supérieure et de la face inférieure du cervelet ;

3° Des veines provenant du lobe moyen et du lobe postérieur du cerveau, et de petites branches du plexus de veinules qui, situé sur le pont de Varole, reçoit la veine auditive interne.

Sinus pétreux inférieur.

Le *sinus pétreux inférieur* (*sinus petrosus inferior*) (3) est plus court mais plus large que le supérieur, et logé dans une gouttière comprise entre le bord latéral de la portion basilaire de l'os occipital et le bord postérieur du rocher. En devant il communique avec le sinus caverneux ; en arrière et un peu en dehors il pénètre dans la partie antérieure interne du trou déchiré postérieur, et dégénère en

---

1 Breschet, livr. 1, pl. 5, 71. — Weber, tab. 38, fig. 5, 15.

2 Breschet, livrais. 1, pl. 5, 64 ; livr. 2, pl. 3, B. — Weber, tab. 38, fig. 5, 8, 9.

3 Weber, tab. 38, fig. 5, 10, 11.

un canal veineux qui s'ouvre dans la veine jugulaire interne. Il reçoit quelques veines antérieures du cervelet, des veines de la dure-mère, et de petites branches du pont de Varole, de la moelle allongée, de l'oreille interne ; il a des connexions tant avec le sinus occipital antérieur qu'avec le pétreux supérieur.

Anomalies. Entre lui et le sinus pétreux supérieur s'en trouve quelquefois un troisième.

Sinus occipital antérieur.

Le *sinus occipital antérieur* (*sinus occipitalis anterior s. transversus, sinus basilaris*) (1) occupe la portion basilaire de l'os occipital, près de la selle turcique. Il se compose d'espaces veineux transversaux, unis ensemble en manière de réseau, qui, à part de petites branches provenant du pont de Varole et de la moelle allongée, ne reçoivent le sang d'aucune partie du cerveau, mais bien celui des os. Ce sinus communique de chaque côté avec le caverneux et le pétreux inférieur, en bas avec les plexus veineux du canal vertébral, et de cette manière unit les sinus antérieurs du crâne avec les plexus de la colonne épinière. A proprement parler, il ne mérite pas le nom de sinus : c'est un plexus veineux, tout-à-fait analogue à ceux qu'on voit sur les corps des vertèbres, ou au canal transverse impair qui joint les deux sinus caverneux.

Sinus occipital postérieur.

Le *sinus occipital postérieur* (*sinus occipitalis posterior*) (2) part, simple ou double, du pressoir d'Hérophile, ou du sinus transverse, ou aussi du sinus caverneux, descend dans la petite faux, reçoit quelques veines de la partie postérieure inférieure du cervelet, et toujours quelques veines méningiennes postérieures, ou même aussi la diploïque occipitale, ne tarde pas, quand il est simple, à se partager en deux branches, l'une à droite, l'autre à gauche, s'ouvre principalement dans la partie antérieure interne du sinus transverse, et communique en outre avec le plexus veineux postérieur interne de la colonne vertébrale. Ainsi, d'un côté, il unit les sinus postérieurs du crâne avec les plexus rachidiens ; de l'autre, il forme une voie secondaire aux sinus qui s'abouchent dans le pressoir d'Hérophile et à la veine cé-

---

(1) Breschet, livr. 2, pl. 5, E. — Weber, tab. 38, fig. 5, 12, 13.

(2) Breschet, livr. 1, pl. 5, 42 ; livr. 2, pl. 1, C. — Weber, tab. 38, fig. 5, 7 fig. 6, 6, 10.

phalique. On le trouve parfois d'un calibre considérable, de sorte qu'il supplée le sinus transverse, réduit à de faibles proportions. Mais il lui arrive parfois aussi d'être très volumineux, sans que cette dernière condition ait lieu (1).

Veine cérébrale.

La *veine cérébrale* (*cephalica interna*, *cerebralis*) (2) commence dans le trou déchiré postérieur, par une dilatation plus ou moins prononcée, le *sinus* ou *golfe de la veine jugulaire* (*bulbus venæ jugularis*), descend en ligne droite jusque vers le bord supérieur du larynx, et là se réunit avec la veine céphalique externe, pour produire la veine jugulaire interne. Elle est située derrière l'artère carotide interne, et plus en dehors qu'elle. Les troncs nerveux qui traversent le trou déchiré, occupent son côté interne, et la branche cervicale du nerf accessoire passe devant elle, parfois aussi derrière, pour se porter en dehors. Elle touche en dedans au larynx ; en dehors d'elle on trouve l'apophyse styloïde et ses muscles ; sur elle le digastrique maxillaire et le sterno-cléido-mastoïdien. Derrière elle sont situées les apophyses transverses de l'atlas et des vertèbres cervicales supérieures. Sa longueur est de deux pouces et demi à trois pouces, son diamètre d'environ quatre lignes. Cependant elle n'est pas toujours cylindrique, et offre une dilatation en forme d'ampoule immédiatement au-dessous de la base du crâne. Régulièrement elle reçoit le sinus pétreux inférieur et la veine pharyngienne. Mayer, Walter, Sœmmerring, Meckel et Krause ajoutent encore la veine linguale, disposition que je regarde comme une anomalie très fréquente. Son intérieur n'est point garni de valvules.

1° Le sinus pétreux inférieur pénètre dans cette veine au côté interne et antérieur du trou déchiré, avant qu'elle l'ait quitté, ou se prolonge en un tronc veineux d'une à deux lignes de diamètre, qui est collé au côté interne de la veine cérébrale, dans laquelle il s'abouche à un pouce ou un pouce et demi du trou déchiré (3).

1. Quelques anatomistes, outre les sinus occipitaux antérieur et postérieur, décrivent encore un *sinus circulaire du trou occipital* (*sinus circularis foraminis occipitalis*, WEBER, tab. 38, fig. 5, 19). Mais ce n'est qu'un plexus veineux annulaire, tout-à-fait analogue à ceux qu'on trouve, tout le long de la colonne vertébrale, entre ses plexus internes, antérieurs et postérieurs.

2 BRESCHET, livr. 3, pl. 3, pl. 5, V. — WEBER, tab. 34, fig. 3, tab. 38, fig. 4, 10, 11.

3) On dit presque généralement que le sinus pétreux inférieur communique par son extrémité postérieure avec le sinus transverse. Sœmmerring seul af-

2° La *veine pharyngienne* (*pharyngea*). Sur la paroi postérieure et latérale du pharynx se trouve un plexus veineux considérable, superficiel, anastomosé, sur la ligne médiane, avec celui du côté opposé, et auquel s'unit un autre plexus veineux situé sur la membrane muqueuse du pharynx. Ce plexus communique avec la veine vertébrale et les veines palatines. Il en part un tronc, qui s'ouvre dans la veine cérébrale, après qu'il a reçu les veines occipitales profondes, ce qui toutefois n'arrive pas constamment.

Anomalies. La veine pharyngienne s'ouvre dans la cérébrale, tantôt immédiatement, tantôt de concert avec la linguale ou la thyroïdienne supérieure. Cependant ce n'est là, presque toujours, qu'une veine pharyngienne inférieure, et une supérieure s'abouche, à l'endroit accoutumé, avec la cérébrale.

ARTICLE II.

DE LA VEINE CÉPHALIQUE EXTERNE.

La *veine céphalique externe*, ou *faciale commune* (*cephalica externa*, *facialis communis*) (1), reçoit le sang des veines qui correspondent aux artères provenant de la carotide externe. Seulement les branches veineuses superficielles, correspondantes aux artères auriculaire et occipitale, n'y aboutissent ordinairement pas, mais forment le commencement de la jugulaire externe, et les pharyngiennes versent déjà leur contenu plus haut dans le tronc de la cérébrale. Cette dernière disposition est en quelque sorte préparée par le cas assez

firme qu'il se termine ou dans la veine cérébrale ou dans le sinus transverse. Comme il cite en première ligne le premier de ces deux modes, il entend sans doute désigner par là que c'est le plus fréquent ; mais il n'indique pas l'endroit où s'effectue l'abouchement. Si l'on comprend dans la veine cérébrale la portion située dans le trou déchiré, ou le sinus de la veine jugulaire, mes observations m'apprennent que le sinus transverse ne s'ouvre jamais dans le sinus transverse, mais bien dans la veine cérébrale. Entre l'extrémité du sinus transverse et le sinus pétreux inférieur, passent les troncs nerveux qui vont s'engager dans le trou déchiré. Mais l'abouchement dans la veine cérébrale a lieu ou au-dedans du trou déchiré, ou seulement hors du trou. Je n'ai fait attention que depuis peu de temps à ce dernier mode de terminaison, et les observations que j'ai recueillies jusqu'à ce jour me portent à le regarder comme plus commun que l'autre. Une fois, j'ai vu le sinus pétreux inférieur dégénérer, du côté gauche, en un canal qui s'ouvrait non pas immédiatement dans la veine cérébrale, mais dans la thyroïdienne supérieure, avant le confluent de celle-ci avec la cérébrale.

(1) J.-G. WALTER, *Obs. anat.*, Berlin, 1775, in-fol. Deux planches qui ont été fréquemment copiées.

commun dans lequel l'artère pharyngienne naît de la carotide interne.

La veine céphalique externe résulte immédiatement du concours de deux grosses branches qu'on appelle veines faciales antérieure et postérieure. La première correspond assez bien à l'artère maxillaire externe (1), l'autre à l'artère temporale et à la maxillaire interne. La veine linguale et la thyroïdienne supérieure (dont les artères analogues naissent de la carotide externe) s'ouvrent d'ordinaire dans le tronc court de la céphalique externe.

Veine faciale antérieure.

La *veine faciale antérieure*, ou *interne* (*facialis anterior s. interna*) (2), descend de l'angle interne de l'œil, en droite ligne, ou un peu de dedans en dehors, de manière qu'arrivée au bord antérieur du muscle masseter, elle dépasse le bord de la mâchoire inférieure ; elle se trouve donc placée plus en dehors et en arrière que l'artère maxillaire externe. A un pouce environ au-dessous de l'angle de la mâchoire, elle se réunit avec la veine faciale postérieure. Dans le coin de l'œil, où elle porte aussi le nom particulier de *veine angulaire* (*angularis*), elle est placée au-devant du ligament palpébral interne ; après quoi elle se trouve entre le muscle pyramidal et l'orbiculaire des paupières, puis sur l'élévateur de la lèvre supérieure et le buccina-

(1) M.-J. Weber (*Handbuch der Anatomie*, t. II, p. 232) ne veut pas que la veine faciale antérieure corresponde à l'artère maxillaire externe ; elle représente, suivant lui, la veine cutanée de la face ; elle n'est pas double, dit-il, comme les veines qui accompagnent les artères, tandis qu'à toutes les branches de la maxillaire sont jointes deux veines, qui finissent par se réunir en des troncs courts, et s'ouvrir dans la veine cutanée faciale antérieure ; elle a des valvules comme toutes les veines cutanées ; elle reçoit principalement les veines cutanées du front et de la face. Ces arguments ne me semblent pas convaincants. La duplicité des veines accompagnant les artères n'est pas, on le sait, une règle absolue ; l'ophthalmique, par exemple, nous en fournit la preuve, et quoique le tronc de l'artère maxillaire soit entouré de petites branches veineuses, il serait difficile de soutenir que toutes ses branches sont escortées de deux veines qui leur correspondent. La présence des valvules n'est point un caractère exclusif des veines cutanées, et pour l'expliquer il suffit de savoir que la veine faciale reçoit aussi les veines cutanées à la face, qu'elle a par conséquent une nature en quelque sorte mixte. Mais, d'un autre côté, les veines cutanées ne sont nulle part couvertes par des muscles, le peaucier excepté : or la veine faciale antérieure se trouve, comme l'artère, cachée sous plusieurs muscles.

(2) BRESCHET, livr. 3, pl. 1, 2 ; pl. 3, P ; pl. 5 et 6, W. — WEBER, I, 16 ; II, 14.

teur, couverte par les deux zygomatiques et le peaucier. Au-dessous
de la mâchoire elle repose sur la glande sous-maxillaire

Anomalies. Suivant Cruveilhier, elle se continue directement,
tantôt avec la jugulaire antérieure, tantôt avec la jugulaire externe,
du même côté ou du côté opposé.

Les branches qu'elle reçoit sont :

1° Les *veines frontales* (*frontales*). Plusieurs branches veineuses
comprises entre la peau et le muscle frontal, et qui s'anastomosent
en haut avec les veines temporales, se réunissent en descendant, et
produisent un tronc considérable, appelé anciennement *veine prépa-
rate*. Ce tronc, qui est rapproché de la ligne médiane, s'anastomose
d'une manière plus ou moins prononcée avec celui du côté opposé,
et va gagner l'angle interne de l'œil.

2° La *veine sus-orbitaire* (*supra-orbitalis*) se dirige de dehors en
dedans, dans le sens des fibres du muscle sourcilier, entre lui et le
frontal. Elle communique en dehors avec les veines temporales, reçoit
des rameaux de la paupière supérieure (*palpebrales superiores*),
du muscle sourcilier, du frontal et de la peau du front, ainsi que la
veine diploïque frontale, et s'anastomose avec la frontale, dans l'angle
interne de l'œil, au-dessus du ligament palpébral interne. Immédiatement après cette anastomose vient celle avec la veine ophthalmique,
au-dessous du ligament palpébral, et la continuation du tronc porte
ensuite le nom de *veine faciale*.

3° *Veines nasales* (*nasales*). Elles sont de deux sortes :

a. Veines du dos du nez (*nasales dorsales*). Elles viennent du dos
du nez. Celles qui partent du bout de l'organe sont ascendantes. Elles
reçoivent aussi, de la cavité nasale, quelques petites branches qui
traversent les os propres du nez. Elles sont d'ailleurs superficielles.
On en remarque toujours, au voisinage de l'angle interne de l'œil,
une assez considérable, qui parfois réunit toutes les branches du dos
du nez. Mais, indépendamment de cette nasale dorsale supérieure,
la veine faciale en reçoit très souvent aussi une inférieure, qui est
bien distincte des autres.

b. Veines des ailes du nez (*nasales laterales, pinnales s. alares*).
Des branches superficielles se rendent de l'aile du nez à la veine faciale. Assez constamment, une branche profonde, qui reçoit aussi
des ramifications de la membrane pituitaire, part du bord latéral de
l'ouverture nasale, couverte par le compresseur du nez et le muscle
pyramidal, monte sur l'os maxillaire supérieur, et s'ouvre dans la
veine faciale, au-dessous de l'angle interne du nez.

4° *Veines palpébrales inférieures* (*palpebrales inferiores*). Les branches veineuses qui viennent de la paupière inférieure se dirigent en dedans et un peu en bas, et s'ouvrent par deux troncs (l'un externe, l'autre interne), ou par trois, dans la veine faciale.

5° *Veines labiales supérieures* (*labiales superiores*). Les veines qui se rendent de toutes les parties de la lèvre supérieure à la cloison des fosses nasales s'ouvrent dans la faciale, après s'être réunies, la plupart du temps, en deux branches, l'une supérieure, l'autre inférieure, dont la première est plus volumineuse que l'autre. Cette branche supérieure s'anastomose avec les veines de l'aile du nez; elle marche en sens inverse de l'artère labiale supérieure, c'est-à-dire de bas en haut et un peu de dedans en dehors, de manière que son abouchement a lieu vis-à-vis de l'aile du nez. La branche inférieure suit une direction plus transversale.

6° *Veine faciale profonde,* ou *maxillaire interne antérieure* (*ramus anastomoticus profundus, facialis profunda, maxillaris interna anterior*), est une anastomose, dont le calibre varie beaucoup, entre les branches de la veine maxillaire interne et de l'ophthalmique d'une part, et la veine faciale antérieure d'une autre part. En effet, la veine sous-orbitaire, la nasale postérieure et la dentaire supérieure (dont les artères correspondantes appartiennent à la maxillaire interne), se réunissent, sur la face postérieure de l'os maxillaire supérieur, au-dessous de la fente sphéno-maxillaire, en une sorte de plexus, qui communique avec la veine inférieure de l'œil, ainsi qu'avec le plexus veineux voisin des muscles ptérygoïdiens, envoie régulièrement à la face quelques fortes branches au-dessous de l'apophyse zygomatique, et là s'abouche dans la veine faciale, à peu près vis-à-vis du coin de la bouche. Il n'est pas rare que ces dernières branches soient petites, de manière que les veines précitées s'anastomosent de préférence avec les autres ramifications veineuses correspondantes à l'artère maxillaire interne, et que l'anastomose avec la veine faciale ne joue plus qu'un rôle subalterne.

7° *Veines labiales inférieures* (*labiales inferiores*). Les ramuscules veineux qui viennent de toutes les parties de la lèvre inférieure se réunissent la plupart du temps en deux branches, l'une supérieure, l'autre inférieure. Il existe souvent aussi une *veine labiale médiane* (*labialis media*) entre les branches de la lèvre supérieure et celles de la lèvre inférieure.

8° *Veines buccales.* Indépendamment de plusieurs petites, en en remarque toujours une supérieure et une inférieure. Toutes reçoi-

vent le sang du muscle buccinateur, de la graisse et des téguments
de la joue, en un mot de la joue entière, jusqu'à la membrane muqueuse.

9° *Veines massétérines* (*massetericæ*). Du muscle masséter et de
la peau qui le couvre, ainsi que du muscle peaucier, viennent trois
ou quatre branches (interne, moyenne et externe), qui se jettent dans
la veine faciale, au voisinage du bord de la mâchoire.

10° *Veine sous-mentale* (*submentalis*). Toujours considérable,
et couverte par le muscle peaucier, elle reçoit le sang de la peau située sous la peau du menton, ainsi que des muscles tendus entre
l'hyoïde et la mâchoire inférieure, et se jette dans la faciale, peu après
qu'elle est descendue sur le bord de la mâchoire.

11° *Veines sous-maxillaires* (*submaxillares*, *glandulosæ*). Plusieurs branches, provenant de la glande sous-maxillaire, et qui se
réunissent souvent en un seul tronc, aboutissent également à la veine
faciale, au-dessous du bord de la mâchoire.

12° *Veine palatine* (*palatina*) Elle ramène le sang du voile du
palais et du *plexus tonsillaire* (*plexus tonsillaris*), qui, situé à la
région de l'amygdale, communique aussi avec le plexus pharyngien.
En conséquence, elle correspond à l'artère palatine et à la tonsillaire
réunies.

Anomalies. La veine palatine s'ouvre dans la veine céphalique interne. C'est ce que j'ai vu dans un cas où son embouchure dans cette
veine lui était commune avec la linguale et la laryngée.

Veine faciale postérieure.

Le tronc de la *veine faciale postérieure* ou *externe* (*facialis posterior s. externa*, *vena carotis externa*, de M.-J. Weber) (1) commence à peu près à la hauteur de l'arcade zygomatique, au-devant
du cartilage de l'oreille, par la réunion des veines temporales. Là il
est placé immédiatement au-dessous de la peau. Il descend en ligne
droite entre la branche de la mâchoire et le conduit auditif, et se
cache, d'abord dans la substance de la glande parotide, puis un peu
derrière le sterno-cléido-mastoïdien, à la partie postérieure de l'angle
de la mâchoire. Au-dessous de cet angle, il se réunit avec la veine
faciale antérieure. Dans tout son trajet, il se trouve placé à côté ou
au-dessus de la portion de l'artère carotide externe qui monte à partir
de l'angle de la mâchoire.

---

1 Breschet, livr. 3, pl. I, R. — Weber, I. 4; II. 20; tab. 20, fig. 3.

Anomalies. Très souvent la veine faciale postérieure ne se réunit point avec l'antérieure, mais passe au-devant du muscle sterno-cléido-mastoïdien, et se continue avec la jugulaire externe, ce que Cruveilhier dit même être le cas le plus ordinaire. Mais probablement alors il existe toujours au moins une communication entre la veine faciale postérieure, ou le plexus ptérygoïdien, et la veine faciale antérieure (1). — Elle s'ouvre dans la veine céphalique interne, sans s'être réunie avec la faciale antérieure.

Les branches que cette veine reçoit sont :

1° *Veines temporales* (*temporales*). Elles correspondent aux branches de l'artère temporale proprement dite, et l'on peut, comme à l'égard de celles-ci, en distinguer deux superficielles et une moyenne.

a. Les *veines temporales superficielles, antérieure et postérieure* (*temporalis superficialis anterior et posterior*), naissent d'un réseau situé à la région temporale, qui communique en devant avec les veines frontales et la temporale moyenne, en haut avec les veines de l'autre côté, en arrière avec les veines auriculaires et occipitales, enfin avec l'intérieur du crâne par le trou pariétal. Les deux veines superficielles qui proviennent de ce plexus marchent de haut en bas, couvertes par la peau de la tête. Elles correspondent aux deux artères du même nom, mais sont placées plus en arrière qu'elles, et se réunissent à la hauteur de la racine externe de l'apophyse zygomatique de l'os temporal.

b. La *veine temporale moyenne* (*temporalis media*) (2) correspond à l'artère et à la zygomatico-orbitaire. On l'appelle communément, mais à tort, *veine temporale profonde* (*temporalis profunda*), car les veines temporales profondes appartiennent aux branches musculaires de la faciale antérieure. La dénomination de veine temporale superficielle antérieure (3) est également impropre, parce que cette veine n'est point aussi rapprochée de la superficie que les précédentes. La veine temporale moyenne reçoit les veines palpébrales supérieures et inférieures externes (*palpebrales inferiores superiores externæ*), une sous-orbitaire externe (*supra-orbitalis externa*), une frontale externe (*frontalis externa*), et s'anastomose, par ces branches, avec les veines du même nom qui sont plus rapprochées de la ligne médiane. Ces branches superficielles percent l'aponévrose du muscle crotaphyte, à la partie antérieure de la fosse temporale, marchent

---

(1) BRESCHET, livr. 3, pl. 3, M, L, L.

(2) BRESCHET, livr. 3, pl. I, U. — WEBER, II, 16.

(3) Alors la veine temporale superficielle antérieure proprement dite prend le nom de moyenne.

d'avant en arrière au-dessus de l'arcade zygomatique et très près d'elle, sur la face externe du muscle, où les branches qui y aboutissent forment une sorte de plexus temporal, et se réunissent enfin en un seul tronc, qui perce l'aponévrose, au-devant du conduit auditif, pour aller se jeter dans le tronc commun des veines temporales superficielles.

2° *Veines articulaires* (*articulares*). Sur le côté externe, mais plus encore sur le côté interne de l'articulation temporo-maxillaire, se trouve un plexus veineux, qui aboutit, par plusieurs branches, à la veine faciale postérieure. Le plexus articulaire postérieur communique avec le plexus ptérygoïdien.

3° *Veines auriculaires antérieures* (*auriculares anteriores*). On en compte trois ou quatre, qui viennent de la partie antérieure de l'oreille externe.

4° *Veine auriculaire profonde* (*auricularis profunda*). Elle vient du conduit auditif et des parties voisines.

5° *Veines transverses de la face* (*transversæ faciei*). La plupart du temps, il y a deux branches qui peuvent porter ce nom, l'une supérieure, l'autre inférieure. Leurs ramifications viennent de la joue, du conduit excréteur de la glande parotide, de la surface de cette glande et de celle du muscle masséter. Mais il s'y joint toujours des rameaux profonds, qui sortent au bord postérieur de ce dernier muscle, et qui parfois s'ouvrent à part dans la veine faciale postérieure.

6° *Veines parotidiennes* (*parotideæ*). Il y en a constamment plusieurs.

7° *Veine maxillaire interne* (*maxillaris interna*). On l'appelle encore *veine maxillaire interne postérieure*, par opposition avec la branche profonde de la faciale antérieure, ou *branche profonde de la faciale postérieure*. Elle s'abouche dans le tronc, plus haut déjà que quelques unes des branches dont il a été question jusqu'ici. Les veines sous-orbitaire nasale postérieure et dentaire supérieure versent presque toujours leur contenu dans la veine faciale antérieure, et ne font que s'anastomoser avec la maxillaire interne. Mais celle-ci reçoit les branches suivantes :

a. *Veines musculaires* (*venæ musculares*), savoir, plusieurs temporales profondes, plusieurs ptérygoïdiennes et massétérines, enfin quelques buccales, auxquelles se joint parfois la diploïque temporale antérieure.

b. *Veines méningées moyennes* (*meningeæ mediæ*). Elles accompagnent, au nombre de deux, l'artère du même nom, et se répandent dans les mêmes parties. À la base du crâne, elles communiquent avec le sinus sphéno-palatin ; mais elles sortent de cette boîte par le trou épineux et le trou ovale, dans lesquels elles commencent à prendre l'aspect plexiforme.

c. Les *veines alvéolaires inférieures* (*alveolares inferiores*), qui ramènent le sang de la région mentale et des dents de la mâchoire inférieure.

d. Les *veines palatines* (*palatinæ*), qui accompagnent l'artère palatine ascendante.

Ces diverses branches veineuses forment un plexus considérable, le *plexus ptérygoïdien* (*plexus pterygoideus*), situé à la partie inférieure de la fosse temporale, entre le muscle temporal et le ptérygoïdien externe, comme aussi entre les deux ptérygoïdiens, et qui communique en haut avec le sinus caverneux, en avant avec la veine faciale antérieure. Mais il aboutit principalement à la veine faciale postérieure.

8° La veine faciale postérieure reçoit encore une *veine auriculaire postérieure inférieure* (*auricularis posterior inferior*).

Veine céphalique externe.

Les veines faciales, antérieure et postérieure, se réunissent, à un pouce environ au-dessous de l'angle de la mâchoire, en un tronc commun, long tout au plus de deux lignes, sur à peu près trois de diamètre, qui, au bord supérieur du cartilage thyroïde, se joint avec la veine céphalique interne, pour produire la veine jugulaire interne. Ce tronc si court reçoit trois veines (linguale, laryngée et thyroïdienne supérieure), dont les artères correspondantes viennent de la carotide externe, ou qui du moins s'ouvrent, tout auprès de lui, dans l'une des deux branches de la veine céphalique externe, de sorte que, vu l'inconstance de leur abouchement, le mieux est de les considérer comme des affluents de cette dernière. C'est dans le même sens aussi que la veine céphalique externe se trouve unie à la veine jugulaire moyenne par une anastomose considérable.

1° La *veine linguale* (*lingualis*) (1). L'artère linguale profonde est accompagnée de deux veines d'un petit calibre, mais qui l'entourent en manière de plexus. Avec ces veines se réunit, à la base de la langue, une branche correspondante à l'artère dorsale de la langue ;

---

1 ARNOLD, *Icon. anat.*, fasc. 2, tab. 10, fig. 12.

cette branche vient d'un plexus situé sur le dos de la langue, principalement à sa base (*plexus lingual*), et avec lequel communiquent des veines des amygdales et de l'épiglotte. Il y a, en outre, une veine sous-linguale considérable, qui reçoit des branches de la glande sublinguale et des muscles de la langue, marche d'avant en arrière, en dehors du muscle hyo-glosse, et se réunit avec la branche linguale profonde, ou demeure distincte de cette dernière jusqu'à son embouchure.

Anomalies. La veine linguale s'ouvre si fréquemment dans la céphalique interne, que cette disposition a été considérée comme normale par plusieurs anatomistes. — Cruveilhier l'a vue aboutir à la veine jugulaire antérieure.

2° La *veine laryngée* (*laryngea*) correspond à l'artère laryngienne supérieure. Elle s'ouvre, presque toujours séparément de la thyroïdienne, dans la veine céphalique ou dans une de ses branches.

Anomalies. Elle s'abouche dans la veine céphalique interne.

3° La *veine thyroïdienne supérieure* (*thyreoidea superior*). Elle reçoit les branches veineuses de la partie supérieure de la glande thyroïde, de la partie inférieure du pharynx (*pharyngea inferior*) et du commencement de l'œsophage ; celles aussi de l'intérieur du larynx, au moyen d'une branche qui sort par une ouverture du ligament crico-thyroïdien moyen ; enfin parfois la veine laryngée. Elle s'ouvre dans la veine céphalique externe.

Anomalies. Elle est si considérable que la veine céphalique externe ne ressemble qu'à une faible branche qui viendrait la rejoindre. — Elle s'abouche plus bas, avec la jugulaire interne elle-même, et cela si souvent, que cette disposition est décrite comme normale par divers anatomistes.

ARTICLE III.

DE LA VEINE CÉPHALIQUE COMMUNE.

La *veine céphalique commune*, ou *jugulaire externe* (*jugularis interna, cephalica communis*)(1), forme un tronc qui a cinq lignes environ de diamètre, et qui est pourvu de valvules. Elle descend verticalement depuis la hauteur de l'hyoïde jusqu'un peu au-dessous de l'arc de l'artère sous-clavière. Elle est située au côté externe de l'artère carotide, à laquelle elle se trouve étroitement unie, excepté en bas,

---

(1 Breschet, livrais. 1, pl. 1, 44; pl. 3, 17; livr. 3, pl. 3, I ; pl.5, C; livr. 4, pl. 1, P. — Weber, tab. 34, fig. 3, 7; tab. 58, fig. 10, 4.

où elle se porte davantage en avant. Les muscles sterno-cléido-mastoïdien et peaucier la couvrent, ainsi que l'artère; mais comme elle est placée plus en dehors, elle dépasse un peu le bord du premier de ces muscles, vers le bas, de manière que, chez les asthmatiques, on peut remarquer, à chaque expiration, dans la partie antérieure de la fosse sus-claviculaire, un gonflement qui lui doit naissance. Son diamètre est souvent inégal des deux côtés, et ordinairement en raison inverse de la capacité des veines cutanées du cou. Suivant Cruveilhier, sa partie inférieure offre régulièrement une ampoule ovoïde, au-dessous de laquelle elle se resserre un peu, pour produire le tronc innominé, en s'unissant avec la veine sous-clavière.

Anomalies. Columbus (1) dit : *In eodem latere duas internas jugulares venas deprehendi.*

La veine thyroïdienne supérieure s'ouvre assez souvent dans la jugulaire interne, ce qui n'est cependant pas de règle.

Inférieurement, la jugulaire interne ne reçoit que la branche suivante :

La *veine thyroïdienne moyenne* (*thyreoidea media*) vient de la partie inférieure de la glande thyroïde. Elle reçoit aussi des ramuscules du larynx et de la trachée-artère, et correspond à l'artère thyroïdienne inférieure, ce qui fait qu'on lui donne encore le nom de *veine thyroïdienne inférieure.* Cependant cette dénomination s'applique mieux à un tronc veineux qui existe beaucoup plus souvent qu'elle, correspond à l'artère thyroïdienne la plus inférieure, et s'ouvre dans la veine innominée.

Anomalies. Elle est double. — Elle est plus petite que de coutume, ce qui ne l'empêche pas d'être double. — Elle manque entièrement, et est remplacée par la veine thyroïdienne la plus inférieure. — Tandis que certains anatomistes la disent formellement une branche constante de la jugulaire interne, elle n'est indiquée dans aucune des figures de Breschet, par exemple. Mes observations me portent aussi à conclure qu'elle manque plus souvent qu'elle n'existe.

ARTICLE IV.

DE LA VEINE SOUS-CLAVIÈRE.

Le tronc de la *veine sous-clavière* (*sub-clavia*) naît des veines du membre supérieur, qu'on divise en superficielles ou profondes, et qui sont partout pourvues de valvules. Ces veines se réunissent peu à

(1) *De re anatomica*, Francfort, 1590, p. 187.

peu pour produire l'axillaire, dans laquelle on trouve encore de nombreuses valvules, tandis qu'il n'y en a point dans la sous-clavière, avec laquelle elle se continue derrière la clavicule.

Veines superficielles du membre supérieur.

Les veines superficielles ou cutanées du membre supérieur sont situées partout entre l'aponévrose et la peau, de sorte que, dans les endroits où la graisse abonde peu, comme sur le dos de la main et au pli du coude, elles touchent les téguments extérieurs, tandis que, dans le reste de leur étendue, elles sont plus ou moins couvertes de pannicule adipeux. Considérées d'une manière générale, elles suivent la direction du membre supérieur; mais elles communiquent les unes avec les autres par de fortes branches obliques ou transversales, qui produisent un réseau à larges mailles; d'un autre côté, elles sont unies, à des intervalles moins rapprochés, avec les veines profondes par d'autres branches, également volumineuses, dont la disposition est telle, en général, qu'elles partent de ces dernières, et montent pour aller s'aboucher dans une des veines superficielles.

Les veines superficielles de *la main* sont plus développées sur le dos que dans la paume. Sur le dos de la main, on trouve, à chaque doigt, une branche radiale et une branche cubitale, qui sont unies en arcade sur la première phalange. Au niveau de la première articulation phalangienne, les branches de deux doigts contigus se réunissent ensemble, et produisent ainsi les *veines métacarpiennes, ou interosseuses superficielles (metacarpeæ s. interosseæ superficiales)*. Régulièrement, les veines du cinquième doigt, du quatrième et de la moitié du troisième se réunissent en un tronc considérable, la *veine salvatelle (salvatella)*, qui est située à l'extrémité supérieure du quatrième espace interosseux et sur le poignet. La première veine métacarpienne s'anastomose, entre le pouce et le doigt indicateur, avec les veines palmaires, monte dans le premier espace interosseux, et porte le nom de *veine céphalique du pouce (cephalica pollicis)*. La seconde communique avec la céphalique du pouce et la salvatelle, et se continue tantôt plus avec la première, tantôt plus avec la seconde. Dans d'autres cas, la troisième interosseuse aboutit aussi moins à la salvatelle qu'à la continuation de la céphalique du pouce.

A l'*avant-bras*, deux troncs veineux superficiels ascendants ont reçu des noms particuliers, ceux de *veine radiale* et de *veine cubitale*. Ils passent sur le pli du coude, pour gagner le bras, et s'ouvrent, plus ou moins loin, dans les veines profondes. En outre, un tronc qui traverse obliquement le pli du coude est connu sous la dénomination de *veine médiane.*

1° La *veine radiale cutanée*, ou *céphalique* (*radialis cutanea, cephalica*) (1), est la continuation de la céphalique du pouce, et commence sur le dos du carpe. Elle monte d'abord sur la partie postérieure du radius, mais ne tarde pas à se porter vers la face antérieure de cet os, et, à un ou deux pouces de l'articulation du coude, elle se partage en deux branches, qui s'écartent sous un angle aigu. La branche interne, plus forte que l'autre, est la *veine médiane.* La branche externe continue de monter sur l'articulation et au bord externe du muscle biceps, vient se placer entre les bords contigus du deltoïde et du grand pectoral, est couverte en cet endroit par les fibres de l'aponévrose, et s'ouvre dans la veine axillaire, à un pouce environ au-dessous de la clavicule. On distingue, dans la veine radiale cutanée, la *céphalique de l'avant-bras* et la *céphalique du bras*, dont la limite est marquée par la naissance de la médiane. La céphalique du bras est regardée comme la continuation du tronc, et la médiane comme une branche latérale d'anastomose. Cette manière de voir est exacte, quand on a égard à la direction des vaisseaux; mais si l'on s'attache à leur capacité, la médiane est la véritable continuation du tronc, et la céphalique du bras une simple branche anastomotique. En effet, la médiane a trois ou quatre lignes de diamètre, et elle est aussi grosse, ou même plus volumineuse que la céphalique de l'avant-bras; la céphalique du bras va toujours en diminuant un peu le long du bras, jusqu'à n'avoir plus que deux lignes, ou même qu'une seule, et ce n'est qu'à la région de l'épaule qu'elle acquiert davantage de capacité.

Dans ce trajet, la céphalique reçoit la plus grande partie du sang des métacarpiennes, que celles-ci forment ou non une forte salvatelle. Dans le premier cas, en effet, on voit presque toujours deux grosses branches de la salvatelle (*ramus posterior et dorsalis venæ cephalicæ*, de M.-J. Weber) qui montent sur la partie postérieure de l'avant-bras, et s'ouvrent tôt ou tard dans la céphalique de l'avant-bras, ou dans cette veine et dans la céphalique du bras (2). En outre, la cé-

----

(1) WEBER, 1; III, 59, 60.

(2) Le cas le plus commun est qu'une branche considérable, émanée de la salvatelle, s'abouche d'abord dans la céphalique du bras. Cette branche marche assez près de la basilique, ce qui fait qu'on (J.-C.-A. Mayer, Meckel) l'a décrite comme veine basilique postérieure; mais Mayer fait expressément remarquer, au sujet de celle-ci, qu'elle s'ouvre dans la céphalique immédiatement au-dessus du pli du bras.

phalique de l'avant-bras reçoit les veines cutanées de la partie postérieure et du côté radial de l'avant-bras. Mais à la céphalique du bras
aboutissent celles du bras et de l'épaule, des branches qui correspondent aux artères thorachiques, notamment à la thorachico-acromiale,
et enfin les veines cutanées de la région pectorale. A peu de distance
au-dessus de l'articulation radio-carpienne, il y a une forte branche
d'anastomose avec les veines radiales profondes, souvent aussi avec
les interosseuses antérieures, et cette anastomose se répète au-dessous
du pli du coude.

Ainsi la veine céphalique ramène surtout le sang du côté postérieur
de la main et de l'avant-bras, et le conduit par la médiane dans la
cubitale cutanée ; la céphalique brachiale est essentiellement le collec-
teur des veines cutanées du bras, de l'épaule et de la poitrine.

Anomalies. La veine céphalique du bras s'ouvre plus haut que de
coutume, derrière la clavicule, dans le commencement de la sous-
clavière, ou dans la jugulaire externe. Elle monte aussi au-devant de
la clavicule, pour se terminer de la même manière. Elle se termine
par deux branches, au-dessous et au-dessus de la clavicule. Dans un
cas observé par moi, elle recevait, au pli du bras, les veines radiales
profondes et les interosseuses.

2° La *veine cubitale cutanée*, ou *basilique (ulnaris cutanea, basilica* (1), part toujours d'une branche provenant de la salvatelle. Cependant cette branche est constamment moins considérable que celles
qui se rendent de la salvatelle ou des veines métacarpiennes à la céphalique ; dans tous les cas, l'assertion commune que la basilique est
la continuation de la salvatelle manque d'exactitude. La basilique
monte le long du bord interne du bras, sur la face extérieure duquel
elle se rend ; au pli du bras, elle est située devant le condyle interne
de l'humérus, et plus haut au bord interne du muscle biceps. Entre
un pouce et deux pouces et demi au-dessus du pli du bras, elle se
réunit avec la veine médiane, perce ensuite l'aponévrose brachiale,
monte en dedans des vaisseaux huméraux, entourée par une gaîne
spéciale, et se réunit, au-dessous du milieu du bras, avec la veine
brachiale profonde interne, réunion d'où naît ensuite l'axillaire, ou
s'ouvre plus haut dans cette dernière elle-même.

La veine cubitale cutanée communique, au carpe, avec les veines
superficielles de la paume de la main. Elle reçoit, médiatement par
la médiane (ce qui est le cas le plus ordinaire), ou immédiatement,

____

1 WEBER, I, 2 ; III, 61-62.

sur le côté antérieur de l'avant-bras, des branches veineuses cutanées ascendantes et des veines cutanées de la partie interne de l'articulation huméro-cubitale et de la partie inférieure du bras. A l'avant-bras, elle a des connexions avec les veines cubitales profondes ou les veines interosseuses.

Régulièrement, la basilique est plus petite que la médiane, et ressemble par conséquent à une branche qui s'aboucherait dans cette dernière. Sa partie brachiale est, à proprement parler, la continuation de la céphalique.

La veine basilique, d'après ce qu'on vient de voir, reçoit essentiellement le sang du côté palmaire de la main et de l'avant-bras : seulement les branches antibrachiales n'y arrivent le plus souvent que d'une manière médiate, parce qu'elles s'ouvrent d'abord dans la médiane.

3° La *veine médiane* (*mediana*) (1) est une branche d'anastomose entre la céphalique et la basilique, qui marche obliquement sur l'articulation huméro-cubitale. Sa longueur varie de deux à quatre pouces. La plupart du temps elle se sépare de la céphalique à un pouce environ (parfois seulement à un demi-pouce) au-dessus du pli du bras. Elle a un calibre égal, ou même ordinairement supérieur à celui de cette veine. Elle se dirige obliquement en haut et en dedans, de manière qu'elle croise l'artère brachiale ou une des artères de l'avant-bras, quand celle-ci naît très haut. A une distance du pli du bras, qui varie depuis un pouce jusqu'à deux et demi, elle reçoit la basilique, dont le volume est inférieur au sien.

Ordinairement elle reçoit quelques branches veineuses, qui partent du carpe et montent sur le côté antérieur de l'avant-bras, mais qui, fort souvent aussi, s'ouvrent dans la basilique à peu près à la hauteur du pli du bras. Toujours la médiane communique par une ou plusieurs branches avec le plexus veineux qui est formé, au-dessous du pli du bras, par les artères profondes de l'avant-bras; elle a aussi des connexions, au-dessus de ce pli, avec les veines profondes du bras.

Anomalies. La veine médiane manque parfois entièrement. — Elle est double, soit dans toute son étendue entre la céphalique et la basilique, soit seulement du côté de cette dernière, le vaisseau qui est d'abord simple se divisant avant sa réunion avec la basilique. — Quelquefois elle est remplacée par un tronc que les veines de l'avant-bras forment en montant entre la basilique et la céphalique, et qui, au-dessous de l'articulation huméro-cubitale, se partage à angle aigu en deux branches, l'une externe, la *médiane céphalique* (*mediana cephalica*), qui se réunit avec la céphalique, l'autre interne, la *médiane basilique* (*mediana basilica*), qui se joint à la basilique. Cependant j'ai trouvé cet état de choses alors même que la médiane existait. — Il s'abouche dans cette veine une veine cutanée qui descend du bras, une sorte de veine cutanée récurrente.

Veines profondes du membre supérieur (1).

1° Les *veines de la main et de l'avant-bras* correspondent parfaitement aux artères, mais les accompagnent en nombre double. C'est ainsi que se comportent les veines digitales, les métacarpiennes, l'arcade palmaire superficielle et profonde, les veines cubitales, avec les interosseuses, les veines radiales. Les deux veines qui comprennent l'artère entre elles s'anastomosent de temps en temps ensemble, sur leur trajet, au moyen de courtes branches transversales ou obliques, de sorte qu'elles forment souvent une sorte de plexus autour de l'artère, et cette disposition s'observe également aux veines du bras. Près du pli du bras ces branches ascendantes forment une intrication rétiforme considérable, à laquelle se rendent aussi les veines récurrentes de l'articulation huméro-cubitale. A deux à trois pouces de l'articulation, les veines profondes de l'avant-bras envoient toujours, entre les muscles, des branches profondes, qui s'abouchent dans les veines cutanées. Le réseau veineux du bras communique également avec la médiane, mais il a aussi des connexions avec les deux autres branches cutanées.

Anomalies. Une partie des veines profondes passe en entier dans les veines cutanées. Ainsi j'ai vu les interosseuses et les radiales aboutir toutes à la céphalique.

2° Les *veines brachiales* (*brachiales*) viennent du plexus cubital, et sont situées, l'une au côté interne, l'autre au côté externe de l'artère. L'interne est ordinairement la plus grosse. Quelques branches de l'avant-bras passent aussi au-devant du plexus cubital, et ne s'abouchent avec les veines du bras qu'au-dessus du pli du coude : c'est ce que j'ai vu faire par les veines cubitales. Ou bien les veines du bras sont la continuation immédiate des cubitales, quand les autres veines de l'avant-bras se jettent en entier dans les veines cutanées.

La veine brachiale interne se réunit, à peu près vers le milieu du bras, avec la basilique (quand celle-ci ne va pas se jeter plus haut dans l'axillaire). Alors elle paraît être, eu égard au volume, la continuation de la basilique, et plus loin la veine brachiale externe se réunit aussi à ce tronc, de sorte qu'il n'y a en haut qu'une veine simple du bras.

Aux veines brachiales aboutissent les veines collatérales cubitales, anastomosées d'ordinaire avec le plexus cubital, et vers le haut les veines profondes du bras, qui sont considérables. Au-dessus du pli du coude, elles s'anastomosent avec la basilique; car celle-ci envoie déjà sur ce point une branche ascendante dans l'épaisseur du membre.

Quoique la veine brachiale soit simple en haut, il n'en semble pas moins qu'elle soit double, parce qu'on observe une sorte de *ras aberrans*, qui se détache du tronc à une hauteur variable, monte parallèlement à lui, et s'ouvre dans la veine axillaire; ou parce que les veines collatérales cubitales et les veines profondes du bras forment tout auprès de l'aisselle un plexus, à la production duquel contribue souvent aussi l'une ou l'autre des branches qui, ordinairement, s'abouchent avec la veine axillaire.

3° La *veine axillaire* (*axillaris*), du diamètre d'environ quatre lignes, monte au côté interne et antérieur de l'artère axillaire, reçoit les veines circonflexes du bras, les scapulaires, les thorachiques externes (dont la supérieure externe s'ouvre cependant d'ordinaire dans la céphalique), et après que la céphalique du bras s'est abouchée avec elle, à un pouce au-dessous de la clavicule, ou un peu plus haut, elle passe entre la première côte et le muscle sous-clavier. Là elle prend le nom de veine sous-clavière.

Anomalies. La veine est double, parce que les veines du bras ne se sont pas réunies ensemble. Suivant Krause, cette duplicité s'étend même parfois à la sous-clavière jusqu'à sa réunion avec la jugulaire interne.

Veine sous-clavière.

La *veine sous-clavière* (*subclavia*), dépourvue de valvules, et d'un diamètre de cinq à six lignes, s'étend depuis le muscle sous-clavier jusqu'à l'articulation sterno-claviculaire. Là elle se réunit avec la veine jugulaire interne, pour produire le tronc innominé. Sa longueur est égale de deux côtés; mais elle est plus courte que l'artère sous-clavière. Elle ne décrit point une arcade, comme cette dernière, mais se dirige, à peu près droit, en dedans, en avant et un peu en haut. Elle est située sur la première côte et l'attache du muscle sca-

lène antérieur, couverte par le muscle sous-clavier, la clavicule,
l'aponévrose cervicale et l'origine de la portion interne du muscle
sterno-cléido-mastoïdien. Sa partie supérieure se trouve en contact
avec l'artère scapulaire transverse ; l'arc de l'artère sous-clavière la
dépasse par le haut. Parmi les veines qui correspondent aux artères
nées de la sous-clavière, il n'y en a qu'une petite partie qui s'ouvrent
immédiatement dans la veine sous-clavière : les autres se jettent, soit
médiatement dans celle-ci, par le moyen de la jugulaire externe, soit
seulement dans le tronc innominé. Mais, même parmi les premières,
on en trouve qui ne s'abouchent pas immédiatement avec elle, et qui
se jettent d'abord dans la jugulaire externe, dont certains anatomistes
les regardent en conséquence comme des branches, tandis que d'autres, qui, régulièrement, aboutissent au tronc innominé, sont décrites comme branches de la sous-clavière, notamment la veine vertébrale.

Anomalies. Morgagni (1) a vu un double tronc s'étendre depuis la
veine axillaire jusqu'à la jugulaire interne.

Si l'on adopte, à l'égard de la veine intercostale supérieure, l'opinion commune, probablement inexacte néanmoins, qui la fait aboutir
au tronc innominé, il ne reste plus que trois branches immédiates de
la sous-clavière, savoir :

1° La *veine transversale du cou* (*transversa colli*) (2).

2° La *veine scapulaire transverse* (*transversa scapulæ*) (3).

Toutes deux correspondent, pour la distribution, aux artères dont
elles portent le nom, et toutes deux aussi sont très fréquemment des
branches de la jugulaire externe.

3° La *veine jugulaire externe* (*jugularis externa*) s'ouvre parfois
presque dans l'angle de la jonction avec la jugulaire interne ; mais
ordinairement son embouchure est un peu éloignée de ce point, en
dehors, ce qui fait qu'elle se présente manifestement comme branche
de la sous-clavière. C'est la veine cutanée du cou ; mais elle reçoit
toujours aussi quelques veines profondes, dont les artères correspondantes naissent de la sous-clavière. Sa grosseur varie beaucoup, parce
qu'assez souvent la veine céphalique externe, et surtout la branche
faciale postérieure de cette dernière, y aboutit, au lieu de se rendre
à la jugulaire interne. Les veines des deux côtés n'ont pas non plus
toujours le même calibre. Mais, en général, la veine jugulaire externe

1) *Epist.*, 69, art. 2.
2) WEBER, III, 10.
3) WEBER. III, 13 ; II, 40.

n'est pas plus volumineuse que ne le sont, par exemple, les veines cutanées du membre supérieur. Sa situation est très rapprochée de la superficie; car elle n'est couverte que par la peau et le muscle peaucier. Sa disposition n'offre pas plus de constance que n'en affectent généralement les veines cutanées; cependant on y peut toujours distinguer une branche externe, la veine jugulaire externe proprement dite, et une branche antérieure, la veine médiane du cou. Ces branches se réunissent assez souvent, par le bas, en un tronc commun, qui s'ouvre dans la sous-clavière; mais fréquemment aussi elles ne le font pas, de sorte qu'on est peut-être tout aussi fondé à voir en elles deux branches d'une même veine que deux veines différentes.

a. La *veine jugulaire externe postérieure* ou *cutanée postérieure du cou* (*jugularis externa s. externa posterior, cutanea colli posterior*) (1), marche plus ou moins verticalement sur la partie latérale du cou. Elle part de la région postérieure de l'oreille, descend sur la face externe du sterno-cléido-mastoïdien et le ventre postérieur de l'omoplat-hyoïdien, jusque vers le milieu de la clavicule, où elle se dirige un peu en devant et en dedans, pour gagner la veine sous-clavière. Sa situation serait assez bien indiquée par une ligne droite qu'on tirerait de l'angle de la mâchoire au milieu de la clavicule. Les veines superficielles des régions occipitale et auriculaire et les veines cutanées de la nuque se réunissent pour la produire (2). En devant et en haut, elle s'anastomose régulièrement avec la veine faciale postérieure. Elle reçoit aussi les veines qui correspondent à l'artère cervicale ascendante et à la cervicale superficielle, et s'anastomose avec la veine médiane du cou, ou la reçoit tout entière, vers le bas. Elle offre, la plupart du temps, des valvules en deux endroits, au milieu de sa longueur et au voisinage de son embouchure.

Anomalies. Elle est double.—Elle est plus volumineuse qu'à l'ordinaire, parce qu'elle reçoit une grande partie de la veine faciale postérieure, qui, dans ce cas, marche superficiellement de haut en bas et d'avant en arrière, sur le muscle sterno-cléido-mastoïdien, disposition que Cruveilhier regarde même comme normale.—Suivant cet anatomiste, elle reçoit parfois la faciale antérieure, la linguale et la laryngienne.—Dans certains cas, elle continue de descendre sur la clavicule, et se jette dans la veine axillaire, ou se réunit (Krause) avec la céphalique. — Elle se partage inférieurement en deux bran-

---

1. Breschet, livr. 3, pl. 1, O; pl. 3, G; pl. 5, S: livr. 4, pl. 1, Q; pl. 4, G. — Weber, I, *d*; III, 7.

2) Weber, III, 9.

ches, que j'ai vues alors se jeter dans la sous-clavière et dans la jugulaire interne.

b. La *veine jugulaire externe antérieure*, ou *cutanée antérieure du cou* (*jugularis anterior, mediana colli, cutanea colli anterior*) (1), est, en général, un tronc qui descend depuis l'hyoïde, tout auprès de celui du côté opposé, jusqu'au sternum, et qui se rend ensuite en dehors. La portion descendante n'est couverte que par la peau. Dans le cas de disposition normale, il part de la veine céphalique externe, ou d'une de ses branches, un fort rameau, qui se dirige vers la ligne médiane du cou, et s'anastomose, à la hauteur de l'hyoïde, avec quelques rameaux plus petits, provenant de la région mentale. Le tronc de la veine médiane du cou arrive ainsi à la région de l'os hyoïde, où il est ordinairement uni en arcade avec celui du côté opposé, et il descend tout près de la ligne médiane, en recevant des ramuscules de la peau et des muscles superficiels du cou, et s'anastomosant avec la veine jugulaire externe. Au bord supérieur du sternum, les troncs des deux côtés sont unis en arcade par une branche transversale, dont le calibre n'est point, la plupart du temps, inférieur au leur, et qui parfois reçoit aussi des rameaux thyroïdiens inférieurs et des rameaux thorachiques superficiels. Mais, vis-à-vis de cette branche transversale, le tronc de la veine médiane du cou se recourbe à angle droit en dehors, et marche, le long de la clavicule, derrière le sterno-cléido-mastoïdien, jusqu'à ce qu'il se réunisse avec la jugulaire externe, avant son abouchement (2). Cependant cette branche transversale, qu'on appelle aussi *veine cutanée inférieure du cou* (*cutanea colli inferior, vena colli superficialis inferior*, se jette parfois séparément dans la sous-clavière ou dans la jugulaire interne (3).

Anomalies. J'ai vu un rameau thyroïdien ascendant impair s'aboucher avec l'arcade qui réunit les deux troncs, à la hauteur de l'os hyoïde. — Le tronc d'un côté est réduit à un très petit calibre. — Les veines des deux côtés sont fort petites, et forment plutôt une sorte de plexus. — La branche transversale inférieure manque, et les anastomoses supérieures avec la jugulaire externe la remplacent.

(1) Breschet, livr. 3, pl. 1, X ; pl. 3, 7 ; pl. 5, O, P, *l, w*, 4 ; pl. 1, T, T ; pl. 4, K.

(2) Breschet, livr. 1, pl. 1, 16 ; livr. 3, pl. 5 du côté droit ; liv. 4, pl. 4, 1, 1.

(3) Breschet, livr. 1, pl. 1, 4.

ARTICLE V.

DE LA VEINE INNOMINÉE.

En prenant pour guide l'analogie avec le tronc artériel correspondant du côté droit, le nom de *veine innominée*, ou *brachio-céphalique* (*innominata*, *anonyma*), est celui qui convient le mieux pour désigner un tronc, de six à sept lignes de diamètre, dépourvu de valvules, qui doit naissance à la réunion des veines jugulaire interne et sous-clavière, et qui s'étend jusqu'à l'endroit où lui-même se réunit avec celui du côté opposé, pour former le tronc simple de la veine cave supérieure. Autrefois on le regardait souvent comme faisant encore partie de la sous-clavière, ou bien on l'appelait *veine jugulaire commune* (*jugularis communis*).

Les deux troncs innominés diffèrent l'un de l'autre à certains égards.

Celui du côté droit a un pouce environ de long (rarement deux pouces). Il descend un peu de droite à gauche, mais reste éloigné d'un pouce de la ligne médiane du corps (1). Il est en rapport, à droite et en arrière, avec les lobes supérieurs du poumon droit, à gauche avec l'artère innominée.

Celui du côté gauche a deux ou trois pouces de long, et il est un peu plus gros que l'autre. Il se porte de gauche à droite, et très peu seulement de haut en bas. A droite, et à un pouce de la ligne médiane, il se réunit avec celui du côté droit, sous un angle droit (2). Il passe au-devant des trois branches de la crosse aortique, de manière que sa partie inférieure correspond à la convexité de cette crosse et la supérieure à l'extrémité supérieure du sternum. Le thymus et la poignée du sternum le couvrent en avant. De cette situation il résulte que, dans le cas d'anévrisme de la crosse de l'aorte, il est exposé à être comprimé par la tumeur.

Dans la veine innominée s'ouvrent les plus gros des troncs veineux dont les artères correspondantes naissent de la sous-clavière. Cependant on observe beaucoup de variétés, quelques uns de ces troncs aboutissant parfois, tantôt plus haut, à la veine sous-clavière, et tantôt plus bas, à la veine cave supérieure elle-même. Ce dernier

---

1 Breschet, livr. 1, pl. 1, 42 ; livr. 3, pl. 5, H ; livr. 4, pl. 5, B. — Weber, tab. 38, fig. 10, 2.

(2 Breschet, livr. 1, pl. 1, 45 ; livr. 3, pl. 5, D ; livr. 4, pl. 4. C. — Weber, tab. 38, fig. 10, 3.

cas a lieu surtout du côté droit, où même il est à proprement parler de règle pour certaines veines, la mammaire interne par exemple.

1° La *veine vertébrale* (*vertebralis*) accompagne l'artère du même nom, dans le canal vertébral, qu'elle parcourt de haut en bas; mais elle ne correspond qu'à la portion cervicale de cette artère. En effet, elle naît, aux alentours du trou occipital, par des branches qui communiquent avec les veines entourant le trou occipital, reçoit, en descendant, des branches provenant du canal rachidien et du côté antérieur du cou, sort du conduit osseux au-dessous de la sixième vertèbre cervicale, descend derrière l'artère thyroïdienne inférieure, et s'ouvre la plupart du temps dans le commencement du tronc innominé, de manière à sembler s'aboucher plus particulièrement, tantôt avec la sous-clavière, tantôt avec la jugulaire interne. Avant sa jonction, elle se réunit avec la veine cervicale profonde, et reçoit aussi une branche antérieure, qui descend au-devant des apophyses transverses des vertèbres du cou (1).

(1) Pour éviter les répétitions, je ferai connaître de suite ici la disposition des veines dans toute la longueur de la colonne vertébrale et de la moelle épinière.

On trouve, tout le long du rachis, de nombreuses veines réunies en plexus, qu'on peut distinguer en *internes*, contenus dans le canal rachidien, et en externes, placés sur les arcs et en partie aussi sur les corps des vertèbres.

1° *Plexus rachidiens internes* (*plexus spinales interni*). Ils occupent toute la longueur du canal rachidien, depuis le trou occipital, où ils communiquent avec les sinus occipitaux, jusqu'au coccyx. Le sang leur vient des vertèbres elles-mêmes, des membranes de la moelle épinière, et de ce dernier organe. Les veines de la moelle épinière se comportent, en général, de la même manière que ses artères : elles forment des plexus, d'où émanent, de distance en distance, des branches plus volumineuses, qui peut-être commencent par marcher plus ou moins long-temps de bas en haut, et descendent ensuite, avec les troncs nerveux, vers les trous de conjugaison, que les unes traversent, tandis que les autres se continuent avec les plexus veineux internes. Mais, en général, chaque tronc nerveux est accompagné d'une branche veineuse.

On distingue ces plexus veineux, à leur tour, en antérieurs et postérieurs.

a. Plexus rachidiens internes antérieurs (*plexus spinales interni anteriores*) (BRESCHET, livr. 2, pl. 3, 4, 5 et 6). Sous le rapport de leur situation et de leur structure intime, ils ont la plus grande analogie avec les sinus occipitaux supérieurs, ce qui fait que Meckel les a nommés *sinus de la colonne vertébrale* (*sinus columnæ vertebralis*). En effet, il semble n'y avoir, à la face postérieure des corps des vertèbres, qu'un large canal veineux affectant une direction longitudinale, qui repose immédiatement sur l'os, et qui n'est couvert qu'en partie par le ligament longitudinal postérieur de la colonne vertébrale. Cependant ce canal n'est point simple, car il se compose d'une réunion plexiforme de canaux courts et larges, dont les intervalles ont beaucoup moins de largeur qu'eux-mêmes. Les parois sont fort minces, et l'on remarque intérieurement un grand

Anomalies. Cette veine ne sort très souvent que par le trou de la septième vertèbre cervicale. — Elle se divise inférieurement en deux

nombre de plis peu saillants, mais sans valvules complètes. Vis-à-vis la réunion des vertèbres, le canal est un peu plus étroit qu'au milieu des corps vertébraux, et, sur ce dernier point, les plexus des deux côtés sont réunis partout ensemble par un espace veineux analogue, situé en travers, que recouvre le ligament longitudinal postérieur de la colonne vertébrale. Mais dans le dernier espace veineux s'abouchent des vaisseaux considérables, les *veines des corps des vertèbres* (*venæ basi-vertebrales*; BRESCHET, livr. 1, pl. 5 et 6, 38 ; livr. 2, pl. 5, fig. 2, fig. 3; livr. 5, fig. 1, 2, 3, 4), pour la sortie desquelles le milieu du corps de chaque vertèbre est ordinairement pourvu d'un enfoncement plus ou moins profond, simple ou double sur les côtés. Chacune des veines basi-vertébrales résulte de la réunion de plusieurs canaux, généralement horizontaux, qui se portent, en rayonnant, du pourtour du corps de l'os vers le milieu de sa face postérieure. Ces canaux ne sont tapissés que par la membrane interne des veines. A la surface des corps des vertèbres, ils communiquent fréquemment avec les veines situées en cet endroit.

b. Plexus rachidiens internes postérieurs (*plexus spinales interni posteriores*; BRESCHET, livr. 2, pl. 1 et 2). Entre la dure-mère rachidienne et les arcs des vertèbres, se trouve également un lacis de veines. Mais là les mailles du réseau sont, en général, plus grandes que les canaux veineux n'ont de largeur, et ces derniers eux-mêmes sont plus minces que dans les plexus antérieurs. Les troncs veineux affectent également de préférence la direction verticale, et il y en a un de chaque côté de la ligne médiane; mais ils sont aussi unis par des veines transversales qui, la plupart du temps, occupent l'espace compris entre deux vertèbres. En cet endroit, le plexus veineux postérieur s'unit à l'antérieur par des branches qui, pour la plupart, marchent d'arrière en avant, tant au-dessus qu'au-dessous des nerfs émanés de la moelle épinière, de sorte qu'à chaque vertèbre correspond un anneau veineux dans le canal rachidien; mais les divers anneaux communiquent tous les uns avec les autres. Le sinus veineux interne postérieur a des connexions, tout en haut, avec le sinus occipital postérieur, et le sinus circulaire du trou occipital n'est autre chose que le premier anneau veineux des plexus du canal rachidien. Le plexus veineux interne postérieur reçoit le sang des arcs des vertèbres et de leurs ligaments ; il s'anastomose avec les plexus veineux externes de la colonne vertébrale.

2° *Plexus rachidiens externes* (*plexus spinales externi*). On peut aussi les distinguer en antérieurs et postérieurs.

a. Plexus rachidiens externes postérieurs (*plexus spinales externi posteriores*; BRESCHET, livr. 1, pl. 3 et 4). Ils se composent de veines qui sont situées, tout le long du rachis, sur les arcs des vertèbres, entre les apophyses transverses et les apophyses épineuses, sous et entre les muscles de la couche la plus profonde. Les veines de ces plexus sont peu abondantes, et les mailles du réseau larges. A la nuque seulement, il comprend des veines plus nombreuses et plus serrées les unes contre les autres, ce qui fait qu'en cet endroit il a reçu le nom particulier de *plexus veineux postérieur du cou* (*plexus venosus colli posterior*). La partie postérieure de ce dernier communique avec les branches profondes de la veine occipitale, avec la diploïque occipitale, avec la diploïque

branches, qui sortent de vertèbres différentes (depuis la cinquième jusqu'à la septième). — Elle est double (1).

2° La *veine cervicale profonde* (*cervicalis profunda*) (2), d'un calibre assez considérable, descend derrière les apophyses transverses des vertèbres du cou. Elle commence en arrière de l'apophyse mastoïde, communique avec les plexus postérieur et antérieur du cou, avec la veine vertébrale, avec les plexus du canal rachidien, reçoit des branches des muscles profonds de la nuque, se dirige en avant au-dessous de l'apophyse transverse de la septième vertèbre cervicale, et va s'ouvrir dans le tronc innominé, soit seule, soit réunie avec la veine vertébrale. On la désigne communément sous le nom de *veine vertébrale externe* ou *superficielle* (*vertebralis externa s. superficialis*). Mais je la regarde, avec M.-J. Weber, comme la veine profonde du cou, quoiqu'elle soit située sur la couche musculaire profonde de la nuque, et non au-dessous, à l'instar de l'artère correspondante; je suis d'autant mieux fondé que sans cela l'artère cervicale profonde n'aurait pas d'artère qui lui correspondît.

3° La *veine thyroïdienne la plus inférieure* (*thyreoidea ima*). De la partie inférieure de la glande thyroïde, un peu aussi de la partie supérieure de l'œsophage et de la trachée-artère, part, de chaque côté, une veine qui s'ouvre dans le tronc innominé de son côté, en sorte que la gauche descend à peu près le long de la ligne médiane, tandis que la droite se dirige vers le côté droit.

Anomalies. Elles sont très nombreuses, et concernent d'abord les rapports de cette veine avec la thyroïdienne moyenne. Toutes deux ensemble correspondent effectivement à l'artère thyroïdienne inférieure, savoir, la moyenne à l'artère thyroïdienne inférieure proprement dite, et l'inférieure à la thyroïdienne inférieure de Neubauer. Les veines sont très souvent doubles, tandis que la présence de l'artère thyroïdienne de Neubauer est une anomalie peu commune; mais

temporale postérieure, et s'anastomose avec le sinus transverse, tant par le trou condyloïdien postérieur que par le trou mastoïdien.

b. Plexus rachidiens externes antérieurs (*plexus spinales externi anteriores*). Ils diffèrent des précédents en ce qu'ils ne règnent pas tout le long de la colonne vertébrale. Mais il y a un *plexus veineux antérieur du cou* (*plexus venosus colli anterior*) (Breschet, livr. 1, pl. 1. — Weber, tab. 38, fig. 10) sur les corps et les apophyses transverses des vertèbres cervicales. On range également ici le *plexus sacré* (*plexus sacralis*) (Breschet, livr. 1, pl. 2), qui correspond aux ramifications des artères sacrées moyennes et latérales.

(1) Sandifort, *Obs. anat. patholog.*, lib. 4, cap. 8, p. 97.

(2) Breschet, livr. 2, pl. 1, K; pl. 3, V.

quand l'un des deux troncs vient à manquer dans le système veineux, c'est bien plus fréquemment, d'après mes observations, la thyroïdienne moyenne que l'inférieure. — La présence de la veine thyroïdienne inférieure peut coïncider avec deux sortes d'anomalies. On trouve plus d'une branche veineuse, et surtout il y en a une seconde moyenne, commune aux deux moitiés de la glande thyroïde, qui aboutit soit à l'angle de réunion des deux troncs innominés, soit au tronc innominé gauche; parfois même les branches surnuméraires se rendent à d'autres veines, par exemple à la branche inférieure transversale d'anastomose entre les deux veines moyennes du cou. Ou bien les veines des deux côtés ne forment qu'un seul tronc moyen impair (*thyreoidea ima impar*), qui s'ouvre dans l'angle des troncs innominés, dans la veine innominée gauche, ou même dans la veine cave supérieure. Cette veine thyroïdienne impaire se rencontre si souvent que, selon toutes les apparences, il est plus exact de concevoir la disposition normale de la thyroïdienne inférieure sous cette forme que sous une autre : d'autant mieux qu'il y a alors harmonie avec la simplicité de l'artère thyroïdienne de Neubauer. Le passage à la simplicité de la veine thyroïdienne la plus inférieure est formé par le cas, assez commun, dans lequel les branches des deux côtés aboutissent à un vaisseau en arcade, qui est uni avec les deux veines innominées (1).

4° La *veine mammaire interne* (*mammaria interna*). Ses ramifications correspondent exactement à celles de l'artère homonyme, de chaque côté de laquelle il en existe une; cependant les deux veines aboutissent par un tronc unique à l'innominée. Seulement, presque toujours, on trouve quelques veines correspondantes à des branches de l'artère mammaire interne, qui, au lieu de s'ouvrir dans cette veine, vont se jeter séparément dans la veine innominée (2), savoir :

5° Les *veines diaphragmatiques supérieures* (*phrenicæ superiores*). La gauche est, la plupart du temps, dit-on, accompagnée par la veine trachéale.

6° Les *veines thymiques* (*thymicæ*). Presque toujours le tronc innominé gauche reçoit deux à trois veines venant des deux lobes du thymus.

Anomalies. Une veine thymique, du calibre d'une plume à écrire,

---

1 Breschet, livr. 4, pl. 1.

2) Quelques branches, surtout du côté droit, aboutissent aussi au tronc de la veine cave supérieure, ce qui arrive parfois à la mammaire interne elle-même.

aboutissait à l'oreillette droite, chez un enfant atteint de cyanose (1).

7° Les *veines péricardines* (*pericardiacæ*).

8° Les *veines médiastines* (*mediastinales*).

Enfin peut-être faut-il encore ranger ici :

9° La *veine intercostale supérieure* (*intercostalis superior*). La droite ne reçoit le sang que du premier espace intercostal, ou des deux premiers, et elle s'anastomose toujours avec les veines intercostales supérieures qui aboutissent à l'azygos. La gauche le reçoit ordinairement, assure-t-on, de six à sept espaces intercostaux ; ses racines provenant de ces espaces se réunissent en un tronc qui monte sur le côté gauche de la colonne vertébrale, prend en chemin la veine trachéale supérieure gauche, et ensuite se jette dans le tronc innominé gauche, soit immédiatement, soit en commun avec une autre branche. Mais je trouve, avec Breschet, que, dans la majorité des cas, la veine innominée ne reçoit pas un tronc étendant si loin sa sphère, et que, d'ordinaire, l'étendue de la veine intercostale supérieure gauche n'excède pas celle de la droite.

Anomalies. Il n'aboutit pas de veine intercostale supérieure au tronc innominé ; le sang du premier espace intercostal se rend à l'azygos et à la demi-azygos. — La veine gauche s'unit avec d'autres branches de l'innominée, avec la mammaire interne, avec la thyroïdienne (Haller).

ARTICLE VI.

DE LA VEINE CAVE SUPÉRIEURE.

La *veine cave supérieure, descendante* ou *thorachique* (*cava superior s. descendens s. thoracica*) (2), a environ dix lignes de diamètre, et trois à quatre pouces de long jusqu'à son embouchure dans le cœur. Elle ne renferme pas de valvules. Elle commence au bord inférieur de la seconde côte droite, où les deux veines innominées se réunissent à angle droit, et s'ouvre dans la paroi supérieure de l'oreillette droite. Son calibre est inférieur de beaucoup à celui de la veine cave inférieure. Son axe est séparé de la ligne médiane du corps par une distance d'un pouce environ, du moins au commencement. Mais elle ne descend pas en ligne droite, car elle se porte insensiblement en arrière, et décrit en même temps un léger arc, dont la concavité

(1) MARÉCHAL, *Journal génér. de méd.*, t. LXIX, p. 354.

(2) BRESCHET, livr. 3, pl. 5, A ; livr. 4, pl. 1, A ; pl. 4, A.

regarde à gauche. A son commencement, elle se dirige un peu vers la droite, et continue par conséquent de suivre la direction du tronc innominé gauche; mais, plus bas, elle se redresse, ou même se jette légèrement de droite à gauche.

Cette veine est toujours formée de deux portions, l'une supérieure, libre, l'autre inférieure, enveloppée par le péricarde. Celle-ci a un pouce ou un pouce et demi de long : les fibres musculaires annulaires dont elle est pourvue font qu'elle semble appartenir plutôt au cœur lui-même qu'à la veine cave.

La portion libre est couverte à droite et en arrière par le feuillet séreux droit du médiastin, qui la sépare de la cavité thorachique : au côté gauche, elle s'applique à la crosse de l'aorte, et en devant elle est couverte par le thymus et par du tissu cellulaire.

La portion enveloppée est libre du côté droit : en devant elle touche à l'appendice auriculaire droit; du côté gauche elle est en contact avec l'aorte ascendante; en arrière elle est placée sur l'artère pulmonaire, la veine pulmonaire supérieure et la bronche du côté droit.

La veine cave supérieure ne reçoit régulièrement que la veine azygos, qui aboutit à sa paroi postérieure, à peu près vers le milieu de sa portion libre. La portion comprise entre l'abouchement de l'azygos et la paroi renfermée dans le péricarde est fréquemment un peu plus large.

Anomalies. Elle se réunit avec la veine cave inférieure (1). — Elle est double, les deux troncs innominés ne s'anastomosant pas ensemble, et le gauche, qui descend au-devant de l'aorte, allant se jeter dans l'oreillette droite, ou même dans la gauche, soit seul, soit conjointement avec la grande veine cardiaque. — Elle ne reçoit pas l'azygos, qui aboutit soit plus haut, au tronc innominé droit, soit plus bas, à l'oreillette droite. — Bien plus fréquemment elle reçoit des vaisseaux du côté droit qui d'ordinaire vont s'ouvrir dans la veine innominée droite.

ARTICLE VII.

DE LA VEINE AZYGOS.

La *veine azygos* (*azygos, azyga s. sine pari*) (2) est un tronc remarquable, qui établit des anastomoses multiples entre les veines

(1) On prétend que Cheselden (*Phil. Trans.*, vol. 27, nᵒ 337, p. 282) a indiqué un cas de ce genre ; mais la description qu'il donne n'est pas parfaitement claire.

(2) Breschet, livr. 1, pl. 1 et 2. — Weber, tab. 38, fig. 10.

caves supérieure et inférieure, correspond à l'aorte pectorale, et reçoit toutes les veines correspondantes aux branches de cette dernière, savoir, les intercostales, les trachéennes, les œsophagiennes. Elle ne renferme que des valvules incomplètes; mais les branches qui y aboutissent sont garnies de vraies valvules. Quoique toutes ces veines affluent à un tronc commun qui marche sur le côté droit de la colonne vertébrale, cependant les vaisseaux du côté gauche sont, dans une certaine étendue de leur trajet, disposés d'une manière analogue au tronc du côté droit, de sorte qu'on peut distinguer deux veines azygos, l'une droite, l'autre gauche. La gauche porte le nom de demi-azygos, et doit être décrite la première, parce qu'elle se jette dans l'autre.

1° La *veine demi-azygos* (*hemi-azygos*, *hemi-azyga*, *azygos sinistra s. parva*) monte sur le côté gauche des vertèbres lombaires supérieures et des dorsales inférieures, et passe de la cavité abdominale dans la pectorale par la fente aortique, ou entre les piliers interne et moyen de la portion lombaire du diaphragme. Elle est placée au-devant des artères intercostales gauches. A la hauteur de la neuvième, huitième ou septième vertèbre du dos, elle passe derrière l'aorte et le canal thorachique, et se porte ainsi du côté gauche au côté droit. Elle s'ouvre à cette même hauteur dans la veine azygos, soit simple, soit divisée.

A son origine elle communique avec la veine lombaire ascendante, et par celle-ci avec les lombaires, jusqu'à la veine iliaque. En outre, elle a des connexions plus ou moins constantes avec les veines de cette région, avec les spermatiques, les surrénales, les diaphragmatiques inférieures, plus rarement avec la veine cave inférieure elle-même, assez fréquemment ou peut-être toujours avec la rénale gauche. La branche qui part de la veine rénale gauche est souvent, quant au volume, le tronc de la demi-azygos, qui va même en diminuant un peu de capacité, à mesure qu'il monte. Mais les branches affluentes proprement dites sont quelques unes des lombaires supérieures et les trois ou quatre intercostales inférieures gauches, qui vont gagner à angle droit, et sans se diviser, le tronc ascendant. Ce tronc reçoit encore des veines œsophagiennes, médiastines, diaphragmatiques, parfois une bronchique inférieure gauche, enfin des veines émanées des corps des vertèbres.

Dans la plupart des cas il existe une autre *veine demi-azygos supérieure* (*hemi-azygos superior*). En effet, on voit descendre, au côté gauche de la moitié supérieure de la colonne vertébrale thorachique,

également au-devant des artères intercostales , un tronc veineux, qui
reçoit les veines intercostales depuis le troisième ou le second espace
jusqu'à l'endroit où la demi-azygos inférieure reçoit sa branche supérieure, et auquel se rendent, en outre, la veine bronchique gauche
supérieure , ainsi qu'une médiastine ou une péricardine. La terminaison de ce tronc descendant varie. Il s'unit , sur le côté gauche de
la colonne vertébrale, ou plus près de la ligne médiane, avec la demi-
azygos inférieure , de manière que toutes deux aboutissent par un
tronc commun à l'azygos; ou bien il passe derrière l'aorte et le canal
thorachique, se porte au côté droit, et s'ouvre séparément dans l'a-
zygos, au-dessus de la demi-azygos inférieure. La veine demi-azygos
supérieure s'anastomose toujours, supérieurement, avec l'intercostale supérieure , qui s'ouvre dans le tronc innominé , et souvent le
volume relatif des branches est tel que l'intercostale supérieure reçoit en haut le sang de six à sept espaces intercostaux supérieurs et
de la veine trachéale , tandis qu'en bas il n'existe que de simples
anastomoses avec la demi-azygos inférieure. Cependant je considère,
avec Breschet, l'existence de deux demi-azygos, l'une supérieure,
l'autre inférieure, comme normale.

Anomalies. J'ai vu une fois le tronc réuni des deux demi-azygos
passer devant l'aorte pour se rendre à l'azygos. — Les veines intercostales gauches se rendent séparément (trois, quatre ou davantage)
à l'azygos. — Sur le côté gauche de la colonne vertébrale marche un
tronc veineux , semblable à l'azygos sur le côté droit, et ce tronc ne
se joint à l'azygos qu'un peu avant l'ouverture de celle-ci dans la
veine cave supérieure (1) , ou il s'ouvre séparément dans la veine
cave supérieure (2), ou enfin (et c'est le cas le plus ordinaire) il s'a-
bouche avec la veine innominée gauche , et correspond par conséquent à la veine intercostale supérieure. On regarde ces anomalies
comme des exemples de duplicité de la veine azygos. Ordinairement
alors il y a des anastomoses transversales entre les deux azygos ; cependant ces anastomoses peuvent manquer tout-à-fait , ainsi que Meckel l'a vu une fois. — La veine azygos du côté gauche est plus grosse
que l'azygos proprement dite , reçoit celle-ci, et se jette dans la veine
innominée gauche. — M.-J. Weber (3) a vu un vaisseau venant du
poumon gauche, et correspondant vraisemblablement à la veine bronchique , qui s'ouvrait dans la veine sous-clavière gauche.

(1) WILDE, dans *Comment. Petrop.*, vol. 12, p. 318
(2 SANDIFORT, *Obs. anat.*, lib. 4, cap. 8, p. 98.
(3) MECKEL, *Deutsches Archiv*, 1829, p. 7, tab. 1.

2° La *veine azygos* (*azygos*, *azygos dextra s. magna*) commence à la première vertèbre lombaire ou à la douzième dorsale, passe de l'abdomen dans la poitrine par la fente aortique, ou entre les piliers interne et moyen du diaphragme, et monte sur le côté droit de la colonne vertébrale, au-devant des artères intercostales droites, à la droite du canal thorachique. Elle arrive ainsi dans le médiastin postérieur, jusqu'au-devant de la quatrième ou de la troisième vertèbre dorsale, se porte de là en avant, au-dessus de la bronche droite et de l'artère pulmonaire droite, et aboutit à la partie postérieure de la veine cave supérieure, sous la forme d'un tronc dont le diamètre est de trois à quatre lignes.

A son origine elle se comporte, en général, comme la veine demi-azygos. En effet, par le moyen de la veine lombaire ascendante elle communique avec les lombaires, jusqu'à la veine iliaque, ou même jusqu'aux veines du bassin ; elle a en outre des connexions avec l'une ou l'autre des veines de cette région, avec le tronc de la veine cave inférieure, avec les rénales, les surrénales, les spermatiques, les diaphragmatiques, les cardiaques. Mais ses affluents proprement dits, à part une ou plusieurs lombaires supérieures, qui s'y rendent parfois presque en entier, sont :

a. Les *veines intercostales droites* (*intercostales dextræ*). Les intercostales se ressemblent à droite et à gauche, et se comportent comme les artères correspondantes. Leur branche dorsale, qui est la plus forte, communique avec le plexus rachidien postérieur et avec les plexus rachidiens internes ; elle reçoit les veines des muscles dorsaux et les veines cutanées du dos. Leur branche costale accompagne l'artère, et reçoit les branches veineuses des parois internes de la poitrine, outre celles qui lui viennent aussi inférieurement des parois abdominales, et les veines cutanées de ces régions. Après que ces deux branches se sont réunies, le tronc marche presque en travers sur le corps des vertèbres, pour atteindre l'azygos (à gauche, la demi-azygos), en se tenant au-dessus de l'artère correspondante. Les six à huit intercostales inférieures s'abouchent isolément avec le tronc de l'azygos. Celles, au contraire, qui viennent des deux à quatre espaces intercostaux supérieurs, se réunissent d'abord en un tronc descendant, presque toujours à très peu de distance de l'endroit où elles se jettent dans l'azygos. Cette manière de se comporter est remarquable sous deux rapports ; d'abord comme répétition de la fusion si fréquente des artères intercostales supérieures, ensuite comme répétition manifeste de la veine demi-azygos supérieure.

b. Les *veines œsophagiennes* (*œsophageæ*). Les plus grosses se jettent dans la demi-azygos. Leur nombre varie de cinq à quatorze, selon Haller.

c. Les *veines médiastines*, parmi lesquelles se trouvent sans doute aussi des veines du péricarde, du diaphragme, et des corps des vertèbres.

d. Le tronc simple, double ou même multiple, de la demi-azygos. Le confluent correspond presque toujours à la région comprise entre les septième et neuvième vertèbres dorsales, ce qui n'empêche pas que le tronc du côté droit et celui du côté gauche communiquent régulièrement ensemble par plusieurs branches transversales.

e. La *veine bronchique droite* (*bronchialis dextra*). Elle s'ouvre ordinairement dans l'azygos, à la hauteur de la quatrième vertèbre dorsale, et il lui arrive quelquefois, comme à l'artère, d'être double.

Anomalies. La veine azygos s'ouvre plus bas, dans la portion de la veine cave supérieure qu'enferme le péricarde, même dans l'oreillette droite. — Elle s'abouche plus haut, au contraire, dans la veine cave supérieure, ou même dans la veine innominée droite, comme si elle était l'intercostale supérieure droite accrue de volume. — La branche qui descend des espaces intercostaux supérieurs droits se jette séparément dans la veine cave supérieure.—Sommœrring parle de l'abouchement de l'azygos dans la veine cave inférieure; nul autre auteur ne mentionne cette anomalie. — L'azygos reçoit les branches du côté gauche, au moins les moyennes, tellement isolées, qu'à proprement parler, il n'existe point de demi-azygos. J'ai vu, par exemple, dans un cas, quatre branches du côté gauche aboutir à l'azygos : la supérieure venait du second au sixième espace intercostal, la seconde du septième, la troisième du huitième, et la quatrième des suivants. Ce cas fait le passage à la véritable réunion de l'azygos droite et de la gauche, dont R. Wagner (1) a observé un exemple : dans un cadavre de femme, l'azygos était plus forte que de coutume, et se trouvait, non pas au côté droit, mais sur le milieu de la colonne vertébrale : elle recevait, de chaque côté, les lombaires supérieures et les dix intercostales inférieures; sa terminaison était normale. — La veine ne s'ouvre pas dans la veine cave supérieure, mais dans la demi-azygos aboutissant à la veine innominée gauche.— Elle est la continuation immédiate de la partie inférieure de la veine cave inférieure, formation qui est normale dans les premiers temps de la vie embryonnaire.

(1) HEUSINGER, *Zeitschrift fuer die organische Physik*, t. III, p. 341.

CHAPITRE III.

DE LA VEINE CAVE INFÉRIEURE.

La veine cave inférieure est le tronc commun des veines dont les artères correspondantes naissent de l'aorte abdominale et de la terminaison de l'aorte. Lorsqu'on la suit du cœur vers la périphérie, on voit qu'après avoir reçu, dans la cavité abdominale, les veines des viscères et des parois du bas-ventre, elle se partage, au-devant de la cinquième vertèbre lombaire, en deux branches, les veines iliaques primitives. Celles-ci se divisent bientôt à leur tour en hypogastrique et iliaque externe.

ARTICLE PREMIER.

DE LA VEINE ILIAQUE EXTERNE.

Le tronc de la *veine iliaque externe* (*iliaca externa*) naît des veines du membre inférieur, divisées elles-mêmes en superficielles et profondes. Ces veines produisent, en se réunissant peu à peu, la veine crurale, qui, de même que l'artère homonyme, prend le nom d'iliaque externe derrière le ligament de Poupart. Toutes, tant les profondes que les superficielles, sont pourvues de valvules, qui s'étendent jusqu'au commencement de l'iliaque. Les branches veineuses du membre inférieur, depuis le talon jusqu'au genou, renferment, en dix ou douze endroits, des valvules partout au nombre de deux. Cependant leur nombre total paraît varier beaucoup. Cruveilhier, par exemple, n'en compte que six sur toute la longueur de la saphène interne : il n'en a trouvé parfois que quatre, ou même que deux.

Veines superficielles du membre inférieur.

La manière dont se comportent les veines superficielles ou cutanées du membre inférieur est, en général, la même que pour les veines superficielles du membre supérieur. Elles sont situées entre la peau et l'aponévrose, suivent la direction du membre, mais, en raison de l'existence d'anastomoses obliques et transversales, forment un réseau à larges mailles dans toute l'étendue de ce dernier, et communiquent à de plus grands intervalles avec les veines profondes par des branches qui, parties inférieurement de ces dernières, vont se jeter en haut dans les superficielles, et par conséquent dirigent généralement le sang de bas en haut. Mais elles diffèrent d'autres veines, et en particulier des veines superficielles du membre supérieur, par la grande épaisseur de leurs parois.

Sur le *coude-pied*, on trouve plus ou moins distinctement une veine tibiale et une veine péronière à chaque orteil. Les branches de nom dissemblable de deux orteils se réunissent en une veine métatarsienne superficielle, et les veines métatarsiennes superficielles produisent, la plupart du temps, par leur réunion, une *arcade dorsale superficielle* (*arcus dorsalis superficialis*), qui est située en avant du milieu des os du métatarse. Mais les artères métatarsiennes et les branches naissant de l'arcade s'anastomosent encore ensemble, et donnent ainsi naissance au *plexus dorsal du pied* (*plexus dorsalis pedis*), dans lequel les vaisseaux ont souvent acquis un développement si uniforme qu'il n'est plus possible de distinguer l'arcade dorsale.

A la *plante du pied*, les veines superficielles forment un *plexus plantaire* (*plexus plantaris pedis*) (1) uniforme, qui communique, aux deux bords du pied, avec le plexus dorsal.

A la *jambe*, deux des veines superficielles ascendantes ont reçu les noms de *grande* saphène et de *petite* saphène : elles correspondent à la céphalique et à la basilique du membre supérieur. Elles continuent de monter sur l'articulation fémoro-tibiale, et se jettent, tantôt plus tôt, tantôt plus tard, dans les veines profondes. Mais il manque une veine analogue à la médiane du bras, qui devrait se trouver dans le creux du jarret.

1° La *grande saphène*, ou *saphène interne* (*saphena magna s. interna*) (2), part du côté interne du coude-pied, monte au-devant de la malléole interne, et gagne la face antérieure de la jambe, ne tarde pas à se rapprocher un peu plus du côté interne du membre, arrive au côté interne du genou, mais plus en arrière qu'en avant, passe à la cuisse, y monte, en suivant la direction du muscle couturier, et s'ouvre dans la veine crurale, à une distance qui varie depuis deux pouces et demi jusqu'à un pouce.

La plupart du temps, la saphène interne semble commencer par la première interosseuse superficielle, qui s'anastomose, à la première articulation phalangienne, avec les veines profondes de la plante du pied, et marche vers l'articulation tibio-tarsienne, le long du premier espace intermétatarsien. Elle reçoit ensuite plusieurs branches du plexus dorsal du pied, de manière qu'au fond celui-ci y aboutit. Ces branches s'abouchent déjà sur   coude-pied   mais régulièrement

(1) WEFER, II,
(2) WEBER

l'une d'elles monte sur l'articulation tibio-tarsienne, et ne se jette dans la saphène qu'à une hauteur diverse de la jambe, parfois même seulement au-dessus du genou. Ensuite la saphène interne reçoit des branches du bord interne de la plante du pied, ainsi qu'une branche venant du pourtour du talon, qui monte derrière la malléole interne, et aboutit très bas à la saphène, ou s'élève le long du mollet (à côté de la petite saphène), et ne prend son embouchure qu'au voisinage du genou. A la grande saphène viennent se joindre, en outre, les veines cutanées de la partie interne de la jambe et du genou (même aussi une veine articulaire inférieure), de tout le pourtour de la cuisse, d'une partie du siége, de la partie inférieure des parois antérieures du ventre, enfin quelques *veines honteuses externes* (*pudendæ externæ*). Les branches honteuses, abdominales et crurales n'arrivent à la saphène que dans la fosse ovale, peu avant qu'ellemême se termine, et la plupart du temps quelques unes d'entre elles sont réunies en un tronc très court.

A la grande saphène viennent encore aboutir des branches des veines profondes du membre inférieur, notamment de la tibiale antérieure au niveau de l'articulation tibio-tarsienne, de la tibiale postérieure au-dessus de cette articulation, et surtout, à peu près vers le milieu de la jambe, de la tibiale antérieure, pour la seconde fois, au-dessous du genou, enfin de la crurale en un ou deux endroits.

Le diamètre de la grande saphène est de deux lignes à deux lignes et demie à la jambe, et de trois lignes à trois lignes et demie à son embouchure dans la veine crurale. Mais il n'augmente pas uniformément de bas en haut : car je trouve que la veine est toujours plus grêle à la partie inférieure de la cuisse qu'au-dessous de ce point.

Anomalies. Le tronc se partage à la cuisse, mais les deux branches ne tardent pas à se réunir de nouveau.—Les branches cutanées venant de la cuisse montent plus longtemps parallèlement au tronc, comme s'il existait une seconde veine saphène, antérieure ou postérieure, ou à la fois une postérieure et une antérieure, et les branches s'ouvrent parfois, séparément du tronc, dans la veine crurale.—Elle reçoit une partie de la petite saphène.

2° La *petite saphène*, ou *saphène externe* (*saphena parva s. externa*) (1), part du côté externe du coude-pied, monte derrière la malléole externe, le long du tendon d'Achille, mais arrive bientôt, au milieu du mollet, entre les deux jumeaux, parvient dans le creux

____

(1) WEBER, III, 94

du jarret, au-dessous des expansions aponévrotiques, et s'ouvre dans la partie supérieure de la veine poplitée.

Cette veine communique, sur le coude-pied, avec la partie externe de l'arcade dorsale ou du plexus dorsal du pied. Elle reçoit les veines du bord externe du pied et de sa surface plantaire, du côté externe du talon, et de la face postérieure de la jambe et de la région poplitée. Elle a des connexions avec les veines profondes dès la hauteur de l'articulation du pied, et une ou deux fois aussi le long de la jambe.

Anomalies. Elle reçoit encore une veine surale dans la région poplitée. — Elle se divise supérieurement en deux branches, dont l'une s'ouvre dans la veine poplitée, ou seulement dans la crurale, tandis que l'autre aboutit à la grande saphène, parfois même très haut.

Veines profondes du membre inférieur.

Les veines profondes du membre inférieur (1) sont :

1° Les *veines du pied et de la jambe* correspondent parfaitement aux artères, dont chacune est accompagnée de deux d'entre elles. Les veines homonymes forment parfois, comme au membre supérieur, une sorte de plexus autour de leur artère. On trouve donc des veines digitales, des veines métatarsiennes, des veines péronières, des veines tibiales antérieures et postérieures. Les veines péronières, différentes en cela des artères correspondantes, sont la plupart du temps plus volumineuses que les tibiales postérieures. Ordinairement les deux veines péronières se réunissent ensemble, et les deux tibiales postérieures également, avant que les unes et les autres aient formé un tronc simple, qui, plus haut, reçoit la tibiale antérieure, devenue simple aussi, après quoi le vaisseau prend le nom de veine poplitée.

Anomalies. Les branches récurrentes de la veine tibiale antérieure forment un tronc séparé, qui s'ouvre plus haut dans les veines de la région poplitée.

2° La *veine poplitée (poplitea)* est un tronc simple, situé sur l'artère, plus près de son côté interne inférieurement, et de son côté externe supérieurement. Elle reçoit les veines surales, les articulaires du genou, la petite saphène.

Anomalies. Elle est double. J'ai vu cette duplicité s'étendre à la veine crurale jusqu'à un travers de main de la cavité cotyloïde : la veine poplitée externe était la plus grosse, et le volume des veines diminuait en montant.

____

(1) WEBER, II et III.

3° La *veine fémorale*, ou *crurale* (*femoralis s. cruralis*), est généralement située derrière l'artère du même nom; cependant, vers le bas, elle se rapproche davantage de son côté externe et de l'os, tandis qu'en haut elle en occupe tout-à-fait le côté interne. Elle reçoit, inférieurement, plusieurs branches musculaires; supérieurement, la fémorale profonde, qui est considérable, les circonflexes, et, au dessus de celles-ci, la grande saphène. Les veines honteuses externes et l'épigastrique superficielle n'y aboutissent d'ordinaire que d'une manière indirecte, par l'intermédiaire de la grande saphène.

Anomalies. J'ai vu, des deux côtés, chez un homme, la veine crurale se diviser en deux, puis se réunir de nouveau, et former ainsi une île longue de cinq à six pouces.

Veine iliaque externe.

Le tronc de la veine iliaque externe a cinq ou six lignes de diamètre. Il est dépourvu de valvules, et s'étend depuis le ligament de Poupart jusqu'à la symphyse sacro-iliaque; là, il se réunit avec la veine hypogastrique, pour produire la veine iliaque primitive. Il accompagne l'artère iliaque externe, au côté interne de laquelle on le remarque. Celui du côté gauche conserve cette position dans toute sa longueur; celui du côté droit se place davantage derrière l'artère vers le haut.

Anomalies. On consultera, pour ses connexions avec la veine ombilicale ou avec la veine porte, les articles consacrés à ces veines.

À la veine iliaque aboutissent :

1° La *veine circonflexe iliaque* (*circumflexa ilium*).

2° La *veine épigastrique* (*epigastrica*). Une petite branche de cette dernière s'anastomose toujours avec la veine obturatrice.

ARTICLE II.

DE LA VEINE HYPOGASTRIQUE.

La *veine hypogastrique*, ou *iliaque interne* (*hypogastrica, iliaca interna*), forme un tronc court, d'un diamètre de quatre ou cinq lignes, qui monte hors du bassin, au-devant du muscle pyriforme et de la symphyse sacro-iliaque, en arrière et à côté de l'artère du même nom, et se réunit, supérieurement, au-devant de la symphyse sacro-sciatique, avec la veine iliaque externe, pour produire la veine iliaque primitive.

Les veines qui aboutissent à ce tronc, et qui partout sont munies de valvules, correspondent aux diverses artères fournies par l'hypogastrique : la veine ombilicale est la seule qui ne s'y ouvre pas, et qui aille gagner, plus haut, la veine cave inférieure. Les veines provenant des parties abdominales accompagnent les artères correspondantes, au nombre de deux, dans la plus grande partie de l'expansion périphérique; les autres ne sont pas dans ce cas, mais forment des plexus considérables, qui communiquent avec les troncs et plexus veineux du voisinage.

Anomalies. Chez un anencéphale, la veine hypogastrique droite ne se réunissait pas avec l'iliaque droite, mais elle se dirigeait vers la gauche, au-dessous du promontoire, et allait s'unir à la veine iliaque gauche (1).

Les branches qui aboutissent à la veine hypogastrique sont :

1° La *veine ischiatique* (*ischiatica*).

2° La *veine honteuse* (*pudenda*). Au lieu des deux artères dorsales latérales de la verge (ou du clitoris), on ne trouve qu'une seule *veine dorsale de la verge* (*dorsalis penis*) (2), qui marche entre les deux artères, dans la gouttière des corps caverneux, et dont le diamètre est de deux lignes à deux lignes et demie. Elle naît par la prompte réunion de nombreuses ramifications considérables, qui sortent de l'intérieur du gland, derrière la couronne. Il s'y abouche ensuite plusieurs veines qui communiquent avec les cellules du corps caverneux de la verge, dont elles percent la tunique fibreuse, et d'autres qui, provenant de la partie antérieure du corps caverneux de la verge, montent le long des côtés de cette dernière, jusqu'à son dos. Au-dessous de l'arcade pubienne, la veine dorsale se divise en deux branches, une droite et une gauche, qui se rendent au *plexus honteux* (*plexus pudendalis*). Le plexus à mailles étroites, ou plutôt celluleux, entoure la portion membraneuse de l'urètre, la glande prostate et les vésicules séminales. On y voit aboutir aussi les courtes *veines profondes de la verge* (*profundæ penis s. clitoridis*), qui viennent des cellules du corps caverneux du pénis, et percent ce dernier, au nombre de plusieurs, derrière la réunion de ses deux racines. Les veines qui sortent du bulbe de l'urètre communiquent également avec le plexus honteux, comme aussi avec le tronc de la veine honteuse, qui accompagne l'artère recevant les veines du scrotum ou des grandes lèvres, les veines périnéales, hémorrhoïdales externes et les hémorrhoïdales moyennes. Mais les veines hémorrhoï-

1, HYRTL, dans *Medicinische Jahrbuecher*, t. XXVII, p. 6.
(2) WEBER, I, *a*; II, fig. 1.

dales forment, sur les parois de l'organe, un plexus considérable, le *plexus hémorrhoïdal* (*plexus hæmorrhoidalis*), avec lequel la veine hémorrhoïdale supérieure, et par conséquent le système de la veine porte, ont des communications.

3° Les *veines vésicales* (*vesicales*). Elles forment, au bas-fond et au col de la vessie, un plexus considérable, le *plexus vésical* (*plexus vesicalis*), qui a des connexions avec le plexus honteux et avec l'hémorrhoïdal.

4° La *veine obturatrice* (*obturatoria*).

Anomalies. Elle s'ouvre, comme l'artère du même nom, dans l'épigastrique ou dans l'iliaque externe. Suivant Krause, cette anomalie est beaucoup plus rare que dans le système artériel, et on ne la rencontre pas toujours quand celui-ci l'offre.

5° La *veine fessière* (*glutæa*).

6° Les *veines sacrées latérales* (*sacrales laterales*). Elles reçoivent pár les trous sacrés antérieurs des branches des plexus veineux du canal vertébral, ainsi que du plexus postérieur externe de la colonne vertébrale, et communiquent avec le *plexus sacré* (*plexus sacralis*).

7° La *veine iléo-lombaire* (*iléo-lumbalis*). Cependant cette veine va régulièrement se jeter plus haut dans l'iliaque primitive.

On trouve en outre chez la femme :

8° Les *veines utérines* (*uterinæ*). Des deux faces de la matrice, de la trompe de Fallope et du ligament rond de la matrice, viennent les veines qui forment le plexus utérin (*plexus uterinus*). Ce plexus considérable descend au bord de l'organe, entre les feuillets de son ligament large. Il communique en haut avec le plexus de l'ovaire, et en bas avec celui du vagin. Plusieurs troncs en partent pour aller se jeter dans la veine hypogastrique.

9° Les *veines vaginales*. Elles forment, au pourtour du vagin, un plexus considérable, le *plexus vaginal* (*plexus vaginalis*), qui communique avec les autres plexus du bassin.

ARTICLE III.

DE LA VEINE ILIAQUE PRIMITIVE.

La *veine iliaque primitive* ou *commune* (*iliaca communis*) (1) s'étend depuis la partie supérieure de la symphyse sacro-iliaque, où elle prend naissance par la réunion de l'iliaque externe et de l'hypogastrique, jusqu'au bord supérieur du corps de la cinquième vertèbre

(1) BRESCHET, livr. 1, pl. 1, 59.

lombaire, au côté droit duquel les vaisseaux se réunissent, sous un angle aigu, pour donner naissance à la veine cave inférieure. Elle a environ sept lignes de diamètre, et ne possède point de valvules.

La gauche est située au côté interne de l'artère du même nom. Supérieurement, elle passe à droite, derrière l'artère iliaque primitive droite. Cette artère peut donc la comprimer, et de là vient peut-être que, dans les maladies chroniques, le membre inférieur gauche est le plus sujet aux infiltrations. Elle est un peu plus longue que la droite.

La droite, située d'abord derrière l'artère homonyme, ne tarde pas à se placer à son côté externe. Elle monte moins obliquement que la gauche, parce qu'elle reste au côté droit. La même raison fait aussi qu'elle est plus courte.

La droite ne reçoit pas de troncs veineux particuliers; il faudrait, pour cela, qu'une des veines qui se rendent habituellement dans l'hypogastre y aboutît; mais fort souvent une branche, presque toujours peu considérable, la fait communiquer avec les veines lombaires droites, notamment avec la veine lombaire ascendante.

La gauche se comporte de même que la droite; mais ordinairement elle reçoit la veine sacrée moyenne, dont l'artère correspondante vient en général de l'aorte elle-même, et ne tire que par exception son origine de l'iliaque primitive gauche.

Anomalies. J'ai vu chez un homme la veine iliaque primitive droite manquer; l'iliaque externe et l'hypogastrique aboutissaient séparément dans la veine cave inférieure, mais tout auprès l'une de l'autre, et l'iliaque externe un peu plus haut que l'hypogastrique. — Elle reçoit parfois des branches de l'hypogastrique, notamment l'iléo-lombaire.

La *veine sacrée moyenne* (*sacralis media*) communique avec le plexus sacré. Elle est double dans la plus grande partie de l'étendue de l'artère du même nom, qu'elle accompagne, et s'abouche dans la veine iliaque primitive gauche.

Anomalies. Cruveilhier a vu la veine sacrée moyenne se diviser à sa partie supérieure et aboutir aux deux veines iliaques primitives.

ARTICLE IV.

DE LA VEINE CAVE INFÉRIEURE.

La *veine cave inférieure* ou *ascendante* (*cava inferior s. adcendens*) (1) naît au-devant de la cinquième vertèbre lombaire, ou du

(1) Breschet, livr. 4, pl. 1, *a*; pl. 4, *a*.

fibro-cartilage compris entre cette vertèbre et la quatrième, rarement un peu plus haut, par la réunion des deux iliaques primitives, et par conséquent, dans la règle, un peu au-dessous de la terminaison de l'aorte abdominale. De là elle monte en ligne droite sur le côté droit de la colonne vertébrale, décrit une légère inflexion à droite et en avant, vers la région de la vertèbre lombaire supérieure et de la dernière dorsale, derrière le foie, passe, par une ouverture spéciale du diaphragme, de la cavité abdominale dans la poitrine, arrive là sur-le-champ dans la cavité du péricarde, se dirige de droite à gauche, et s'ouvre, au niveau de la neuvième vertèbre dorsale, dans l'oreillette droite, à sa partie postérieure. Dans tout ce trajet, elle ne possède aucune valvule, si ce n'est celle d'Eustache, située à son embouchure dans l'oreillette. Les fibres musculaires du cœur ne s'étendent pas sur sa terminaison.

Cette veine est située, dans l'abdomen, au côté droit de l'aorte, d'abord immédiatement à côté d'elle, puis un peu plus en avant. En arrière, elle repose sur les corps des vertèbres lombaires, le muscle psoas droit, et la portion lombaire droite du diaphragme. En devant, elle est couverte par le péritoine, la partie inférieure transversale du duodénum, le pancréas, et enfin le foie, sur le bord postérieur du lobe droit duquel existe un demi-canal, parfois même un canal complet, pour recevoir le vaisseau, qui y adhère intimement. Au moment de son passage à travers le diaphragme, elle contracte une union intime avec les bords de l'ouverture qui la laisse passer dans la poitrine. La portion contenue dans la cavité du péricarde, et qui a depuis six jusqu'à neuf lignes de long, est enveloppée, sauf une petite étendue, par le feuillet séreux du péricarde, de sorte qu'elle se trouve libre dans ce sac.

A son commencement, la veine cave inférieure a environ neuf lignes de diamètre, mais sa capacité augmente beaucoup vers le haut, à cause des veines considérables qui s'y abouchent, et son diamètre à son extrémité est de douze ou quinze lignes. Elle surpasse donc de beaucoup en grosseur la veine cave supérieure à son embouchure dans l'oreillette droite.

Dans son trajet, la veine cave inférieure reçoit le sang de toutes les veines correspondantes aux artères nées de l'aorte ventrale, et de plus, jusqu'au moment de la naissance, celui que la veine ombilicale conduit du placenta au fœtus. Mais, pendant que les veines des glandes génitales, des reins, des parois abdominales, du foie et du diaphragme sont immédiatement des branches de ce vaisseau, ce qui est vrai aussi en partie de la veine ombilicale, celles de la rate, de l'estomac et du canal intestinal ne s'y rendent que d'une manière indirecte. En effet, elles forment le tronc commun de la veine porte, qui se ramifie lui-même ensuite dans le foie, et dont le sang ne revient à la veine cave que par le moyen des veines hépatiques. On peut donc distinguer ses branches en directes et indirectes.

Anomalies. La veine cave inférieure occupe le côté gauche de la colonne vertébrale dans le cas d'inversion des viscères, quoiqu'elle ne le fasse pas toujours dans sa longueur entière ; mais cette anomalie peut avoir lieu aussi sans inversion. Harrison (1) a vu, dans le cadavre d'une femme âgée, les iliaques primitives se réunir au-devant de la cinquième vertèbre lombaire, mais à gauche de l'aorte ; le tronc montait au côté gauche jusqu'à la seconde vertèbre des lobes, se dilatait en cet endroit, passait devant l'aorte pour gagner le côté droit, et montait ensuite, comme de coutume, dans le sillon du foie. — Les deux veines iliaques primitives se réunissent plus haut que d'ordinaire, la plupart du temps au-dessous de l'embouchure des rénales, mais parfois aussi au-dessus, comme dans un cas décrit et figuré par Wilde (2), où la veine gauche passait à droite, au-devant de l'aorte, de même que dans un autre cas observé par Cruveilhier (3). Ordinairement (toujours ?) les deux troncs sont réunis, au point normal de jonction avant la cinquième vertèbre lombaire, par une branche transversale, qui, dans le cas de Wilde, recevait la veine sacrée moyenne, et montait obliquement de gauche à droite. Cruveilhier donne à entendre que, dans le sien, la veine iliaque primitive gauche était partagée en deux branches, les deux ordinaires pour la réunion avec le vaisseau du côté droit, et l'autre montant à la gauche de l'aorte, qui recevait les veines rénale et surrénale gauches, et se réunissait ensuite avec la veine cave. — Les deux veines iliaques montent des deux côtés de l'aorte, et c'est pour cela qu'on désigne cette disposition comme un exemple de duplicité de la veine cave inférieure. Dans un cas de cette espèce, dont parle Petsche (4), l'aorte se divisait également, au-dessous de l'artère rénale droite (le rein gauche manquait), en deux artères iliaques primitives. C.-G. Stark (5) ne

(1) *Surgical anatomy of the arteries of human body*, 1833, t. II, p. 22, note.
(2) *Comm. Petrop.*, t. XII, 1750, p. 312, tab. 8, fig. 1, 2.
(3) *Anat. pat. du corps hum.*, Paris, 1842, t. II, l. 27. Exp. de la pl. 4, à la fin.
(4) *Sylloge anat. select. observat.*, Halle, 1736, p. 21 ; HALLER, *Disp. anat.*, t. VI, p. 781.
(5) *De vena azygos natura, vi atque munere*, Iéna, 1835, p. 18.

trouve pas là une réunion tardive des veines iliaques primitives ; mais la branche transversale, qui constitue l'anastomose inférieure, est pour lui l'iliaque primitive gauche proprement dite, qui se réunissait ensuite, à l'endroit normal, avec celle du côté droit, pour produire la veine cave inférieure, et il considère le tronc ascendant gauche comme une partie ou une racine de la veine demi-azygos, qui aurait continué de se développer en conservant la capacité proportionnelle normale à une époque peu avancée de l'évolution. On peut regarder comme des indices de cette anomalie, dans l'un ou l'autre sens, les cas dans lesquels une branche veineuse partant de l'iliaque commune va se jeter plus haut dans la veine cave ou dans la veine rénale. Peut-être aussi faut-il y rapporter ceux, assez fréquents selon Meckel, où, du côté gauche de la veine cave inférieure, non loin au-dessous de la rénale, se détache une branche qui passe derrière l'aorte pour aller gagner la veine rénale gauche, à moins que cette branche ne doive être considérée elle-même comme une veine rénale. Cette dernière interprétation me semble plus vraisemblable, attendu que, par exemple, dans un cas observé par Fleischmann (1), la branche inférieure qui passait derrière l'aorte recevait la veine spermatique gauche. — La partie inférieure de la veine cave inférieure, jusqu'au foie, manque entièrement ; les veines qu'elle reçoit d'ordinaire se rendent à l'azygos, qui, de même que la veine cave inférieure, doit naissance à la réunion des iliaques primitives au-devant de la cinquième vertèbre lombaire ; ces veines se vident donc dans la veine cave supérieure, d'après le type de la formation primitive. Mais toujours alors la partie supérieure de la veine cave inférieure existe ; elle naît de la réunion des veines hépatiques, et, comme de coutume, s'ouvre immédiatement dans l'oreillette droite. Les cas de ce genre ont été réunis par Stark (2) ; Hyrtl en a décrit trois nouveaux (chez des anencéphales avec spina bifida) (3). Le tronc de la veine azygos a alors le volume, et, somme totale, aussi la situation de la veine cave inférieure : c'est pourquoi on l'a décrit ordinairement comme une veine cave inférieure qui se réunissait avec la supérieure. Mais il ne passe pas par le trou particulier du diaphragme : il traverse la fente aortique, ou pénètre dans la poitrine entre les piliers interne et moyen du diaphragme, et, comme l'azygos, reçoit les veines intercostales, deux particularités qui ne man-

---

(1) *Leichenoeffnungen*, Orlangue, 1815, p. 225.
(2) *Loc. cit.*, p. 7-13.
(3) *Medicinische Jahrbuecher*, t. XXVII, p. 3.

quaient pas non plus dans le cas récemment décrit par M'Whin-
nie (1). Quant au tronc produit par les veines hépatiques, il suit le
cours normal de la veine cave inférieure, c'est-à-dire passe par le
trou spécial du diaphragme. — La veine cave inférieure, d'ailleurs
normale, ne reçoit pas les veines hépatiques, qui aboutissent au cœur
par un tronc particulier. —Suivant Sœmmerring, on l'a vue recevoir
la veine azygos dans l'intérieur du péricarde. — Elle s'ouvre dans
l'oreillette gauche.

I. BRANCHES DIRECTES DE LA VEINE CAVE INFÉRIEURE.

Veines lombaires.

Les *veines lombaires* (*lumbares*) (2) correspondent, pour le
nombre et pour la marche, aux artères du même nom. Une branche
postérieure ou dorsale naît des muscles et de la peau des régions lombaire et sacrée, du plexus postérieur externe de la colonne vertébrale,
et des plexus internes du canal vertébral : une antérieure provient
des muscles et de la peau des parois abdominales. Le tronc simple
marche sur le milieu du corps des vertèbres lombaires, pour atteindre
le côté postérieur de la veine cave inférieure. Les veines du côté
gauche sont plus longues que celles du côté droit, et passent derrière
l'aorte, pour gagner la veine cave.

Mais, au-devant des apophyses transverses et sur les corps des vertèbres, les veines lombaires communiquent ensemble par des branches en arcade ou à peu près droites. Ces branches sont généralement
aussi fortes que les troncs eux-mêmes, et toujours on aperçoit un
conduit veineux, couvert par le muscle psoas, qui communique avec
les veines lombaires, avec l'iléo-lombaire, la plupart du temps aussi
avec l'iliaque primitive, et qui se continue en haut avec la veine
demi-azygos ou avec l'azygos. Cette branche d'anastomose entre les
veines du bassin et l'azygos ou la demi-azygos, porte le nom particulier de

Veine lombaire ascendante (*lumbaris adscendens*) (3). Tantôt ce
n'est qu'un canal qui peut être diversement recourbé entre chaque
paire de veines lombaires transversales, tantôt aussi c'en est un qui
monte à peu près en ligne droite, et plus distinct de ces derniers;

---

(1) FRORIEP, *Neue Notizen*, t. XV, n° 3, p. 41.
(2) BRESCHET, livr. 3, pl. 4.
(3) BRESCHET, livr. 1, pl. 2 ; livr. 2, pl. 6, fig. 1, Q ; livr. 3, pl. 2 et 4. —
WEBER, tab. 38, fig. 10.

mais ce dernier cas n'est pas celui que l'on rencontre le plus souvent. Je ne puis non plus considérer comme normal celui dans lequel la portion de la veine lombaire ascendante qui part de l'iliaque primitive, est la plus considérable : la plupart du temps, en effet, cette branche n'est pas plus grosse, ou même est plus faible, que la portion supérieure de la veine : elle peut même manquer entièrement, et la veine lombaire ascendante ne communique alors inférieurement qu'avec l'iléo-lombaire ou avec le plexus sacré. Mais, très régulièrement, la veine lombaire ascendante devient plus grêle à sa partie supérieure, au moment où elle se continue avec l'azygos.

Anomalies. Les veines lombaires transversales offrent des anomalies analogues à celles des artères correspondantes, par exemple la réunion des veines homonymes des deux côtés, ou de deux veines contiguës du même côté. Il arrive aussi parfois qu'à gauche une des lombaires supérieures s'unit à la rénale.

Veines spermatiques internes.

Chez l'homme, de nombreuses branches veineuses percent de la tunique albuginée du testicule dans la moitié supérieure du bord postérieur de cet organe; les unes viennent immédiatement de la substance de la glande, les autres parcourent, flexueuses, un certain espace au-dedans et immédiatement au-dessous de son enveloppe extérieure. La plupart de ces branches se dirigent sur-le-champ vers le haut, en suivant la direction du cordon spermatique, reçoivent encore des veines de l'épididyme, et forment le *plexus spermatique* ou *pampiniforme* (*plexus spermaticus s. pampiniformis*), dont quelques unes des branches sont filiformes, tandis que les autres ont plus d'une ligne de calibre. Une petite partie des veines qui sortent du bord postérieur du testicule se réunissent en une branche ascendante considérable (1), qui reçoit des ramifications de l'épididyme et des tuniques du testicule, se réfléchit de bas en haut, avec le cordon spermatique, à l'extrémité inférieure de la glande, et ne tarde également ment pas à se jeter dans le plexus spermatique. Ce plexus s'étend, avec le cordon, jusqu'au canal inguinal; là, le nombre des troncs veineux se réduit peu à peu à deux ou quatre, qui, en entrant dans la cavité abdominale, abandonnent le cordon, marchent de bas en haut et de dehors en dedans, avec l'artère du même nom, qu'ils accompagnent, et se réunissent plus ou moins promptement en un seul tronc.

(1) WEBER, tab. 39, [fig. 3, *r*.

Chez la femme, on voit sortir de la substance de l'ovaire, à son bord droit, des veines nombreuses, qui forment de suite le plexus pampiniforme. Ce plexus, à mailles fort étroites, monte dans le ligam nt large de la matrice, et le nombre de ses branches diminue rapidement. Cependant il n'en demeure pas moins très considérable dans une certaine étendue, parce qu'il reçoit de grosses branches veineuses qui suivent le bord supérieur du ligament large de la matrice, auxquelles aboutissent des ramifications venant de ce ligament et de la trompe de Fallope, et qui communiquent largement avec le plexus utérin. Le plexus pampiniforme monte de dehors en dedans, avec l'artère spermatique, et ses branches se réunissent peu à peu en un tronc unique.

Chez les deux sexes, les veines spermatiques, en montant, reçoivent encore de petites branches de l'uretère, du péritoine, de la graisse rénale, et communiquent aussi avec des veines de l'intestin. La droite s'ouvre, au-dessous des veines rénales, dans la veine cave inférieure, à sa partie antérieure ; la gauche aboutit régulièrement à la veine rénale gauche, dont elle rencontre à angle droit le côté inférieur, après être montée plus en ligne droite. Morgagni, A. Cooper, et autres, expliquent, par cette différence entre les deux côtés du corps, pourquoi le cirsocèle est plus commun à gauche qu'à droite. Monro prétend que la veine spermatique de l'homme possède des valvules, et qu'il n'y en a point dans celle de la femme ; mais on en voit aussi, exceptionnellement, chez les femmes ; du moins en ai-je trouvé au côté gauche.

Anomalies. La veine spermatique, devenue simple, se partage de nouveau en deux, ou même en trois branches, qui s'ouvrent dans la veine cave et dans les rénales. Suivant Haller (1), cet abouchement multiple serait plus commun à droite qu'à gauche ; Meckel, au contraire, le dit plus fréquent à gauche. Les branches tantôt aboutissent au même tronc, comme quand la veine est unique, tantôt offrent, sous ce rapport, les mêmes anomalies que présente le tronc simple, c'est-à-dire la réunion avec la veine rénale, et, à droite, l'abouchement avec la veine cave. Quelquefois aussi, et presque toujours alors à gauche, la veine spermatique se jette dans la demi-azygos. — Sœmmerring parle de son aboutissement à la veine iliaque externe.

Veines rénales.

Les *veines rénales* ou *émulgentes* (*renales s. emulgentes*) (2).

(1) *Icon. anat.*, fasc. 3, p. 62, note 13.
(2) **Breschet**, livr. 4, pl. 1 et pl. 4.

Dans la scissure du rein se trouvent trois à cinq branches veineuses, qui sortent de la substance de l'organe, et qui, plus ou moins promptement, se réunissent, au-devant de l'artère rénale, en un tronc du diamètre de trois lignes et demie à quatre lignes. Ce tronc reçoit presque toujours encore une veine surrénale inférieure et des ramuscules de la graisse rénale. A la veine du côté gauche aboutissent la spermatique et la surrénale proprement dite. Celle du côté droit, qui est plus courte, s'ouvre dans la veine cave, presque toujours un peu plus bas que la gauche. Celle-ci communique régulièrement avec la demi-azygos (1), et passe devant l'aorte (très souvent aussi derrière), pour gagner la veine cave.

Anomalies. Au lieu d'un tronc simple, ce sont deux, trois et même quatre troncs qui aboutissent à la veine cave. Cependant cette pluralité a lieu plus rarement pour les veines que pour les artères, et elle paraît plus fréquente à droite, ce qui tient sans doute à la brièveté du tronc droit. — Le tronc, ou une branche, se partage dans son trajet, vers la veine cave. En pareil cas, du côté gauche, l'une des branches passe devant, l'autre derrière l'aorte, et elles se jettent séparément dans la veine cave, ou, suivant Meckel, commencent quelquefois aussi par se réunir ensemble. — La gauche reçoit une veine lombaire supérieure. — Elle s'anastomose avec la mésentérique supérieure. — Mayer (2) a vu la veine rénale gauche aboutir à l'hypogastrique. (Le rein avait-il alors sa situation normale?)

Veines surrénales.

Les *veines surrénales* (*suprarenales, capsulares, atrabilariæ*) (3) sont très volumineuses proportionnellement aux organes d'où elles proviennent. La droite s'ouvre dans la veine cave inférieure, au-dessous des veines hépatiques. La droite se réunit d'ordinaire avec la rénale gauche.

Anomalies. La droite se jette aussi parfois dans la rénale de son côté. — La gauche se réunit à la veine diaphragmatique.

Veine ombilicale.

La *veine ombilicale* (*umbilicalis*) (4) naît, chez le fœtus, dans

---

(1) L'union de la veine rénale droite avec l'azygos est presque toujours moins considérable ; elle n'est pas non plus aussi commune.

(2) *Beschreibung der Blutgefæsse*, p. 247.

(3) BRESCHET, livr. 4, pl. 4, *a.*

(4) WEBER, tab. 21, fig. 11.

le placenta, par des branches nombreuses. Elle constitue un tronc simple, flexueux, qui parcourt le cordon ombilical, pénètre, par l'anneau ombilical, dans la cavité du bas-ventre, se rend, le long du bord inférieur du ligament suspenseur du foie, dans le sillon longitudinal gauche de cet organe, entre le lobe droit et le lobe gauche, et le parcourt pour gagner le bord postérieur de la glande. A son entrée dans la cavité abdominale, la veine ombilicale communique avec une petite branche veineuse qui monte le long de la paroi antérieure du bas-ventre. En effet, suivant Burow (1), la veine épigastrique donne, au-dessous de l'ombilic, un ramuscule qui, par sa réunion avec celui du côté opposé, produit un petit tronc impair ascendant; ce tronc reçoit encore une veinule impaire, qui monte des plexus utérin et spermatique, le long de la vessie et des parois abdominales, et il va s'ouvrir dans la veine ombilicale (2).

Pendant que la veine ombilicale parcourt le sillon du foie, elle fournit à cette glande une vingtaine de ramifications, et finit par se partager en deux grosses branches; l'une de ces branches se réunit avec la branche gauche de la veine porte; l'autre, qui porte le nom particulier de *canal veineux* (*ductus venosus Arantii*), se jette dans la veine cave inférieure. La veine ombilicale du fœtus est beaucoup plus grosse que la veine porte, dont le volume est égalé par celui du canal veineux.

Après la naissance, la veine ombilicale s'oblitère jusqu'à la veine cave, et cette opération est terminée vers la fin du premier mois. La portion comprise dans le ligament suspenseur du foie prend alors le nom de *ligament rond du foie* (*ligamentum teres*).

Anomalies. Quelquefois la veine ombilicale demeure ouverte et charrie du sang pendant plus ou moins long-temps après la naissance, et même chez l'adulte. — Plusieurs de ses anomalies, comme la pluralité, l'abouchement avec la veine cave supérieure, avec le cœur droit, avec une veine mésentérique, avec la splénique, l'absence du

---

(1) MULLER, *Archiv*, 1838, cah. 1, p. 44.

(2) Manec et Serres (*Archives générales*, 1823, décembre) ont observé des cas dans lesquels un vaisseau partant de la veine iliaque externe droite montait derrière la ligne blanche, et se réunissait avec la veine ombilicale. Le sujet de Manec était un homme de soixante ans. Hyrtl (*OEsterreichische Jahrbuecher*, t. XXVII, p. 6) a trouvé, chez un anencéphale, avec bec-de-lièvre et scission du palais, que la veine crurale gauche n'envoyait qu'une branche anastomotique à la veine hypogastrique, et qu'elle montait à la face interne de la paroi abdominale, pour se jeter dans la veine ombilicale, au moment où celle-ci pénétrait dans le bas-ventre.

canal veineux, la situation du vaisseau au bord ou sur la face supérieure du foie, paraissent n'avoir lieu que dans les cas de vices de conformation du fœtus, notamment dans ceux de scission du ventre, de
monstres doubles, etc.

Veines hépatiques.

Pendant que la veine cave inférieure parcourt le demi-canal du
foie, elle reçoit de cet organe, dans une étendue d'environ deux pouces,
des branches veineuses nombreuses, qu'on appelle *veines hépatiques*
(*hepaticæ*) (1). On les distingue en petites, moyennes et grosses.

Les petites, dont le calibre égale celui d'un cheveu ou d'une soie
de cochon, sont au nombre d'une trentaine.

Les moyennes ont un diamètre d'une demi-ligne à deux lignes. On
en compte huit à douze.

Les unes et les autres s'ouvrent dans la veine cave, tout le long du
sillon du foie, sur la face antérieure de cette veine, ou sur ses deux
faces latérales.

Il y a régulièrement deux ou trois grosses veines hépatiques, qui
s'ouvrent les unes auprès des autres, vers le haut, dans l'endroit où
la veine cave traverse le diaphragme. Leur diamètre est de six à huit
lignes. Quand il y en a deux, la gauche est un peu plus grosse, et
reçoit le sang du lobe gauche, du lobe carré et du lobe de Spigel. Lorsqu'on en compte trois, cette branche gauche est divisée elle-même
en rameau moyen et rameau gauche, dont le premier reçoit le sang
des deux petits lobes du foie, et le second du lobe gauche. Les troncs
de ces grosses veines hépatiques se dirigent du bord antérieur du foie
à son bord postérieur. Leurs nombreuses et volumineuses ramifications latérales s'y unissent sous des angles aigus. Mais, indépendamment des ramuscules latéraux, on aperçoit, tant sur les parois de ces
dernières que sur celles du tronc, et même sur celles de ramuscules
secondaires, les ouvertures d'un grand nombre de très petites vé-
nules, qui font que les parois des veines hépatiques ressemblent à un
crible.

Comme les ramifications des veines hépatiques aboutissent à leurs
troncs sous des angles aigus, de même les veines hépatiques s'ouvrent
dans la veine cave sous un angle aigu, et non sous un angle droit. De là
résulte que leur embouchure offre un repli saillant semi-lunaire, sur
l'un des côtés, tandis que, du côté opposé, la paroi des veines se

---

(1) BRESCHET, livr. 4, pl. 1, *b, b, b*; pl. 4, *b''*, *d, e, e, e.*

continue par une voûte uniforme avec celle de la veine cave. Il est plus rare de trouver là une valvule annulaire ; dans ce cas, deux branches veineuses viennent de directions opposées aboutir au même point de la veine cave.

Anomalies. Il y a un plus grand nombre de grosses veines hépatiques qui s'ouvrent immédiatement dans la veine cave inférieure. — Les grosses veines hépatiques n'aboutissent à cette dernière que plus haut, au-dessus du diaphragme ; il y en a même une qui s'ouvre dans le cœur, séparément de la veine cave (1). — Les veines hépatiques (avec les diaphragmatiques ?) forment seules la veine cave inférieure, quand les veines abdominales aboutissent à l'azygos.

Veines diaphragmatiques.

Les artères diaphragmatiques inférieures sont accompagnées, dans leurs ramifications au diaphragme et à la capsule surrénale, de veines doubles, appelées *diaphragmatiques* (*phrenicæ, phrenicæ inferiores*) (2). Celles-ci se réunissent, ou parfois restent distinctes, avant de s'aboucher dans la veine cave inférieure, au-dessus des veines hépatiques ; quand elles ne se réunissent pas, la veine cave reçoit deux, trois ou quatre diaphragmatiques.

Anomalies. Elles se réunissent avec une branche hépatique. — La gauche forme un tronc commun avec la veine surrénale.

II. BRANCHES INDIRECTES DE LA VEINE CAVE INFÉRIEURE.

La *veine porte* (*vena portarum*) (3) est une expansion vasculaire toute spéciale, qui se trouve interposée, dans le bas-ventre, entre la portion artérielle et la portion veineuse de la grande circulation. Toutes les veines correspondantes aux artères impaires, nées du côté antérieur de l'aorte abdominale et destinées à l'appareil de la chylification, se réunissent, à l'exception des seules branches veineuses de la substance hépatique, en un tronc commun, situé au-dessous du foie. Ce tronc ne tarde pas à se ramifier dans le foie, à la manière d'une artère, et ses ramifications se continuent, comme celles de l'artère hépatique, avec les commencements des veines du foie. Quelques uns des canaux d'anastomose entre les branches de la veine porte et les veines hépatiques ont jusqu'à une demi-ligne de diamètre. C'est de cette manière que le sang veineux des organes chylificateurs, après

___

(1) ROTHE, dans *Abhandlungen der Joseph. Akademie*, P. 1, p. 265.
(2) BRESCHET, livr. 1, pl. 1, c, d, e, f ; pl. 4, c.
(3) WEBER, tab. 16, fig. 1, fig. 2.

s'être répandu dans le foie, arrive à la veine cave inférieure par les veines hépatiques.

Mais on peut distinguer dans la veine porte une portion veineuse et une portion artérielle. La première a des parois fort minces ; celles de la seconde sont plus épaisses. Nulle part, dans son trajet, la veine porte n'a de valvules, et les branches de sa portion veineuse ne sont jamais que simples jusqu'aux dernières ramifications des artères qu'elles accompagnent.

I. *Portion veineuse.*

Le tronc de la veine porte doit naissance à la réunion successive des branches suivantes.

1° La *veine splénique* (*lienalis*, *splenica*) (1), d'un diamètre de quatre ou cinq lignes, marche au bord supérieur du pancréas, au-dessous et en arrière de l'artère splénique, sans décrire de courbures, et se porte de gauche à droite.

Anomalies. Hyrtl (2) l'a vue double jusqu'à sa réunion avec le tronc de la veine porte. Blasius a observé la même disposition chez un jeune garçon de sept ans (3). Suivant Blancard (4), la veine peut être triple.

Les veines qui s'y rendent sont :

a. Les *branches spléniques*, qui sortent de toute la longueur de la scissure de la rate, et sont situées derrière les branches artérielles.

b. Les *veines gastriques courtes* (*gastricæ breves*), qui sont considérables.

c. La *veine gastrique gauche inférieure* (*gastrica sinistra inferior, gastro-epiploica sinistra*).

d. Quatre à six *veines pancréatiques* (*pancreaticæ*).

Avant de se réunir avec la grande veine mésaraïque, elle reçoit encore très souvent la mésentérique inférieure, et plus rarement la gastrique supérieure.

2° La *veine mésentérique supérieure*, ou *grande mésaraïque* (*mesenterica, mesenterica superior s. magna*) (5), d'un diamètre de quatre à six lignes, marche au côté droit de l'artère mésentérique supérieure, et inférieurement un peu au-devant de cette dernière.

<hr>

(1) WEBER, fig. 2, 18.

(2) *OEsterreichische Jahrbuecher*, t. XXVII, p. 8.

(3) *Obs. medicæ*, P. IV, obs. 13, p. 56, tab. 6, fig. 7

(4) *Anatomia practica*, cent. 1, obs. 77, p. 160.

(5) WEBER, fig. 1, 1; fig. 2, 26.

Les branches de la veine qui se portent à droite et à gauche sont situées les unes au-devant et les autres en arrière du tronc artériel. Elle reçoit :

a. Les *veines intestinales* (*intestinales*) (1), qui ramènent le sang depuis la partie inférieure du duodénum jusqu'à environ un pied du cœcum. La réunion des veines provenant des intestins a lieu plus rapidement que pour les artères, de sorte que le nombre des branches qui s'abouchent immédiatement avec le tronc est toujours moins grand que celui de ces dernières. Les veines intestinales n'ont jamais non plus un calibre proportionnel aussi faible que celui de certaines artères de l'intestin.

b. La *veine iléo-colique* (*ileo-colica*) (2).

c. La *veine colique droite* (*colica dextra*) (3).

d. La *veine colique moyenne* (*colica media*) (4), qui se réunit, d'ordinaire, avec la première intestinale.

e. La *veine gastrique droite inférieure* (*gastrica dextra inferior, gastro-epiploica dextra*) (5), qui vient de l'estomac et de l'épiploon, ainsi que du duodénum. Elle se réunit souvent avec la veine colique droite ; alors le tronc commun porte le nom de *veine gastro-colique* (*gastro-colica*). Mais il lui arrive aussi de s'ouvrir plus haut dans le tronc de la veine porte.

f. Les *veines pancréatico-duodénales* (*pancreatico-duodenales*), qui viennent de la tête du pancréas et du duodénum. Mais il y a aussi des veines de ces parties qui aboutissent directement au tronc de la veine porte

g. La *veine omphalo-mésentérique* (*omphalo-mesaraica*) se jette dans la veine mésentérique pendant les trois premiers mois de la vie embryonnaire.

Très souvent aussi la veine mésentérique inférieure aboutit à la partie supérieure de la grande mésaraïque.

3° La *veine mésentérique inférieure*, ou *colique gauche* (*mesenterica inferior s. minor, colica sinistra*) (6), d'environ trois lignes de diamètre, correspond parfaitement, d'après son origine, à l'artère du même nom. Elle reçoit :

(1) WEBER, fig. 1, 5 ; fig. 2, *h*.
(2) WEBER, fig. 1, 4 ; fig. 2, *k*.
(3) WEBER, fig. 1, 3 ; fig. 2, *i*.
(4) WEBER, fig. 2, *a*.
(5) WEBER, fig. 2, *g*.
(6) WEBER, fig. 1, 6 ; fig. 2, 17.

a. La *veine hémorrhoïdale supérieure* (*hæmorrhoidalis superior*), qui forme, sur le rectum, de larges anastomoses avec le plexus hémorrhoïdal.

b. Les *veines coliques gauches* (*collicæ sinistræ*), qu'on peut distinguer en inférieures, moyennes et supérieures.

Le tronc se dirige de bas en haut dans le méso-colon descendant. Tantôt il passe devant les vaisseaux rénaux et derrière le pancréas, pour atteindre la veine splénique, dans laquelle il se jette sous un angle droit; tantôt il s'incline un peu à droite vers sa partie supérieure, et s'ouvre derrière le pancréas, plus rarement au-dessous de ce point, dans la grande veine mésaraïque. Les deux modes de terminaison paraissent être également communs.

La veine splénique et la veine mésentérique se réunissent à angle droit, derrière le pancréas et le duodénum, sur le milieu de la colonne vertébrale, pour produire le tronc de la *veine porte*, qui a environ sept lignes de diamètre, sur deux à quatre pouces de long. Ce tronc monte dans la direction de la veine mésentérique, au-devant de la veine cave inférieure, renfermée dans les feuillets de l'épiploon hépato-duodénal, et se porte à droite, vers le sillon transversal du foie. L'artère hépatique et les conduits biliaires sont situés au-devant ou au-dessous de lui. Sa partie située dans le sillon transverse, et qui est la plus large, porte aussi le nom de *sinus de la veine porte* (*sinus venæ portarum*).

À la veine porte aboutissent encore régulièrement deux autres branches, qui font partie de sa portion veineuse. Savoir :

4° La *veine gastrique supérieure* (*gastrica superior* (1), qui correspond à l'artère coronaire stomachique gauche. Ses branches viennent du cardia, de la fin de l'œsophage, du diaphragme, des deux faces de l'estomac, et enfin, à droite, du pylore. Elles se réunissent en un tronc, de deux à trois lignes de diamètre, qui marche de gauche à droite, au-dessus de l'artère cœliaque.

5° La *veine cystique* (*cystica*), à laquelle il arrive parfois aussi de ne s'ouvrir que dans la branche artérielle droite de la veine porte.

II. *Portion artérielle.*

Dans le sillon transversal du foie, le tronc de la veine porte se divise en deux branches, une droite et une gauche, qui, cette dernière surtout, ne tardent pas à se ramifier aussi, de sorte qu'on peut trouver trois, quatre, cinq branches, ou même davantage, hors de

____

(1) WEBER, fig. 2, *c*.

la substance du foie. Elles pénètrent dans cette glande, et s'y divisent dichotomiquement un très grand nombre de fois, à des distances très rapprochées.

La droite, qui reçoit souvent la veine cystique, se répand dans le lobe du foie, et en partie aussi dans le lobe carré.

La gauche se porte à gauche dans le sillon transverse du foie. Elle reçoit, chez le fœtus, une branche de la veine ombilicale. Elle se distribue dans le lobe gauche et les deux lobes moyens du foie.

Anomalies. Ménière (1) a vu une forte anastomose entre les veines du corps et la veine porte. Chez un homme de quarante ans, il partait de la veine iliaque droite, au-dessous de l'arcade crurale, un vaisseau, de la grosseur du doigt, qui montait derrière la ligne blanche, atteignait le ligament suspenseur du foie, et s'ouvrait dans la veine porte. — La veine porte se déchargeait dans l'azygos chez un sujet dont parle Abernethy (2) ; mais ici l'azygos était la continuation des deux veines iliaques primitives, et elle avait, dans l'abdomen, la situation de la veine cave inférieure, ce qui fait que le cas a été considéré jusqu'ici comme un abouchement de la veine porte dans cette dernière. Lawrence fait mention (3) d'un autre cas d'abouchement de la veine porte dans la veine cave inférieure, chez un individu âgé de plusieurs années : le peu de détails ne permet pas de savoir si c'était aussi dans l'azygos qu'elle se jetait réellement. Dans un cas cité par Hyrlt (anencéphale, avec spina bifida), la prétendue veine cave inférieure n'était en réalité qu'une azygos anormale (4). Le même auteur décrit aussi un anencéphale, également avec spina bifida, chez lequel la veine splénique s'ouvrait dans un tronc marchant le long de l'aorte, qui supérieurement se continuait avec l'azygos.

QUATRIÈME PARTIE.

DES VAISSEAUX LYMPHATIQUES.

Les *vaisseaux lymphatiques* ou *absorbants* (*vasa lymphatica s. absorbentia*) ne versent pas leur contenu immédiatement dans le cœur. Ce contenu n'arrive au cœur droit que d'une manière indirecte, avec le sang veineux, de sorte que le système lymphatique se

---

(1) *Archives générales*, 1826, avril, p. 381.
(2) *Philos. Trans.*, 1793, P. I, p. 59-63.
(3) *Medic. chirurg. Trans.*, t. V, p. 174.
(4) *Medicinische Jahrbuecher*, t. XXVII, p. 5.

montre en quelque sorte un appendice du système veineux. Chez l'homme on ne connaît jusqu'à présent, avec certitude, que deux points dans lesquels les divers conduits de ce système, réunis en tronc, aboutissent, du côté droit et du côté gauche, à la sphère de la veine cave supérieure.

Les lymphatiques, dans leur cours, correspondent essentiellement aux veines. Mais tandis que, dans le système veineux, il n'y a que la surface du corps où l'on trouve des vaisseaux superficiels, en outre des profonds, ce type est beaucoup plus répandu dans le système lymphatique, où on le rencontre dans tous les organes internes qui ont une surface libre. De même que dans le système veineux, les vaisseaux profonds sont partout plus nombreux que les superficiels, et leur nombre l'emporte également sur celui des veines superficielles, partout où il y a possibilité d'établir une comparaison à cet égard. Le nombre des lymphatiques profonds proprement dits, ou des troncs qui procèdent de la réunion des lymphatiques profonds et des superficiels, est en harmonie avec celui des veines, ou la plupart du temps plus considérable, mais du moins toujours plus grand que celui des artères correspondantes. Au mésentère, par exemple, on trouve généralement deux lymphatiques pour chaque branche veineuse, et par conséquent aussi, au total, pour chaque branche artérielle. Aux membres, les artères sont accompagnées de deux lymphatiques, ou aussi de quatre quand il y en a deux pour chaque veine. Certains organes, comme le testicule, l'ovaire, la vessie, le rein, la capsule surrénale, le foie, la rate, etc., fournissent un plus grand nombre de troncs lymphatiques, qui entourent les troncs vasculaires sanguins.

Les vaisseaux lymphatiques, du moins les superficiels, sous la peau, parcourent souvent de grandes étendues sans se diviser. Cependant il est très fréquent aussi d'en voir qui se divisent, puis se réunissent de nouveau, ou qui forment des plexus avec d'autres lymphatiques voisins, disposition qui n'est pas rare non plus dans le système veineux.

La réunion des lymphatiques, dans leur trajet depuis la périphérie jusqu'au système veineux, n'a pas lieu, comme à l'égard des veines par abouchement des vaisseaux, mais par le passage que ceux-ci effectuent, chemin faisant, à travers des organes particuliers, qu'on nomme *glandes lymphatiques* (*glandulæ lymphaticæ*). Car, en général, le nombre des *vaisseaux afférents* (*vasa advehentia*), c'est-à-dire qui arrivent à une glande, l'emporte sur celui des *vaisseaux efférents* (*vasa efferentia*), c'est-à-dire des troncs qui en sortent.

Ainsi, pour la description du système lymphatique, le passage à travers des glandes est la même chose que la réunion des branches ou des troncs pour le système veineux.

La capacité des troncs efférents n'augmente pas, en général, dans la même proportion que le nombre des troncs diminue. D'où il suit que la capacité du système lymphatique, considéré dans son ensemble, diminue de la périphérie au centre.

Les lymphatiques sont plus ou moins cylindriques, comme les vaisseaux sanguins. Mais, aux approches des troncs principaux, on en voit assez généralement qui offrent des dilatations irrégulières, variqueuses.

La description des lymphatiques ne peut guère être faite d'une manière complétement uniforme. La marche la plus commode consiste à les décrire d'après les régions qu'ils occupent, en ayant égard, autant que possible, comme considération secondaire, à la manière dont se comportent les veines correspondantes. Ainsi, par exemple, d'après cette manière de se comporter, les lymphatiques superficiels de la poitrine et du bas-ventre sont annexés à ceux des membres, parce qu'ils se rendent aux mêmes glandes que celles qui livrent passage à ces derniers. Mais on ne saurait, dans la description, faire deux sections distinctes des lymphatiques et des glandes. Un certain nombre de lymphatiques, avec une série de glandes qu'ils traversent, constituent ensemble un tout, un plexus lymphatique. Ces sortes de plexus ne peuvent recevoir de nom plus convenable que celui du tronc veineux dont ils répètent l'expansion.

Je vais successivement passer en revue les lymphatiques de la tête, ceux du cou, ceux du membre supérieur, ceux du membre inférieur, ceux du bassin, ceux du bas-ventre, ceux de la poitrine et les troncs du système.

CHAPITRE PREMIER.

DES LYMPHATIQUES DE LA TÊTE.

Nous avons à examiner ici les lymphatiques de la cavité crânienne, de la surface du crâne et de la face.

1° *Lymphatiques de la cavité crânienne.* Jusqu'à présent on n'a point encore formellement constaté la présence de lymphatiques dans la substance du cerveau (non plus que dans celle de la moelle épinière). Cependant Arnold (1) croit qu'aux vaisseaux lymphatiques

______

(1) *Bemerkungen ueber den Bau des Hirns und Rueckenmarks*, Zurich, 1838, p. 93.

des ventricules cérébraux en aboutissent d'autres de la substance cérébrale elle-même, parce que les premiers se laissent emplir jusqu'aux parois ventriculaires, en sorte que c'est la délicatesse de leurs propres parois qui seule fait qu'ils se déchirent au moment de leur entrée dans le cerveau.

Plusieurs anatomistes ont cru apercevoir des lymphatiques dans la dure-mère. Arnold pense que leurs assertions sont fausses, ou inexactes, et que probablement on a pris des veines pour des lymphatiques. Jamais il n'est parvenu à injecter aucun de ceux-ci dans la dure-mère.

Mais la pie-mère cérébrale est fort riche en lymphatiques (1). Arnold y distingue trois réseaux lymphatiques superposés. Le superficiel, très délicat, repose immédiatement sur le feuillet séreux de l'arachnoïde : ses canalicules ont, terme moyen, un diamètre d'un sixième de ligne; les espaces compris entre eux sont si étroits qu'à peine admettent-ils la pointe de la plus fine aiguille. Le second, situé au-dessous, est encore contenu dans le tissu cellulaire sous-séreux de l'arachnoïde : le réseau est plus grossier, et ses canalicules ont un quart de ligne. La troisième se trouve dans la substance de l'arachnoïde elle-même; ses canalicules ont une demi-ligne de diamètre, et il remplit si complétement les espaces compris entre les troncs lymphatiques que, quand les injections réussissent bien, la surface entière de la portion cérébrale sous-jacente en est couverte. Arnold a parfaitement injecté les réseaux lymphatiques de la pie-mère avec du mercure : Fohmann n'avait pu y parvenir avant lui, à cause de la facilité avec laquelle les parois se déchirent, quoiqu'il eut réussi à souffler de l'air. Les vaisseaux lymphatiques existent aussi dans les prolongements que la pie-mère envoie entre les circonvolutions du cerveau et entre les lames du cervelet.

Les troncs qui reçoivent ces réseaux ont, en général, la direction et la marche des veines, à la surface du cerveau et du cervelet. Sur la face supérieure du cerveau, ils se portent les uns en dedans, les autres en dehors. En dehors, les troncs du lobe antérieur et du lobe moyen aboutissent à un tronc principal logé dans la scissure de Sylvius : ceux du lobe postérieur se rendent à sa face inférieure. Au cervelet, les troncs lymphatiques suivent tout-à-fait la direction des veines.

On trouve également, dans le ventricule latéral et dans la troisième des réseaux lymphatiques qui se réunissent en un tronc considérable, situé sur la grande veine de Galien.

(1) Arnold, *Icon. anat.*, fasc. 1, tab. 1, tab. 2.

Les différents troncs principaux des lymphatiques de la cavité crânienne sortent du crâne par les mêmes trous que ceux qui livrent passage aux artères et aux veines du cerveau.

2° *Lymphatiques de la surface du crâne.*

Ils se divisent en *occipitaux* et *temporaux.*

a. Les *lymphatiques occipitaux,* qui occupent la région occipitale et le derrière de l'oreille, se dirigent, superficiellement, de haut en bas, vers la partie supérieure de la nuque et vers l'apophyse mastoïde. Là, ils traversent quatre ou cinq petites glandes. Deux de celles-ci sont situées plus en arrière, à l'insertion des muscles trapèze et splénius de la tête : on les nomme *glandes occipitales* ou *cervicales (glandulæ occipitales).* Les autres sont placées sur l'apophyse mastoïdienne, à la naissance du sterno-cléido-mastoïdien : elles portent le nom de *glandes auriculaires postérieures* ou *mastoïdiennes (glandulæ subauriculares s. mastoideæ).*

Les lymphatiques occipitaux correspondent à la partie supérieure de la veine jugulaire externe.

b. Les *lymphatiques temporaux* descendent superficiellement de la région latérale du front, de la région temporale et de la région auriculaire supérieure, devant l'oreille, et traversent deux à quatre glandes situées sur la surface de la glande parotide, plus près de son bord postérieur que de l'antérieur. On appelle ces *glandes faciales superficielles* ou *zygomatiques (glandulæ faciales superficiales s. zygomaticæ)*; peut-être seraient-elles mieux nommées *glandes auriculaires antérieures glandulæ auriculares anteriores).*

Les lymphatiques temporaux correspondent à la portion temporale de la veine faciale postérieure.

3° *Lymphatiques de la face.*

Outre les lymphatiques superficiels et profonds de la face, on peut encore ranger ici ceux de la langue.

a. Les *lymphatiques superficiels de la face* viennent du front, des paupières, de l'extérieur du nez, des joues, du menton, et descendent, un peu de dedans en dehors, sur la mâchoire inférieure, où ils traversent ensuite les *glandes sous-maxillaires (glandulæ submaxillares).* Celles-ci, au nombre de six à dix, sont situées sur la glande salivaire sous-maxillaire, à l'endroit où elle touche l'os, mais surtout en arrière, où cette glande et la parotide entrent en contact l'une avec l'autre. Les glandes sous-maxillaires reçoivent aussi des lymphatiques de la glande salivaire elle-même et de la région de l'amygdale.

Les lymphatiques superficiels de la face correspondent parfaitement à la veine faciale externe.

b. Les *lymphatiques profonds de la face* viennent de la fosse temporale, de la fosse sphéno-palatine, de l'orbite, de la cavité nasale, de la paroi latérale de la cavité buccale, du palais, de la partie supérieure du pharynx; il s'y joint aussi des troncs lymphatiques de la cavité crânienne. Les glandes qui leur appartiennent portent le nom de *glandes faciales profondes* (*glandulæ faciales profundæ*), ou mieux *glandes maxillaires internes* (*glandulæ maxillares internæ*) : on en remarque trois à six sur la partie postérieure du muscle buccinateur et sur la paroi latérale du pharynx, deux à cinq sur ou plutôt entre les lobules de la parotide, là où celle-ci touche au col de la mâchoire.

Les lymphatiques profonds de la face correspondent donc essentiellement à la veine maxillaire interne et au plexus ptérygoïdien.

c. Les *lymphatiques de la langue* suivent la direction des vaisseaux sanguins de cet organe. Il leur appartient quelques glandes. Ainsi on en trouve, antérieurement, deux à quatre, tant entre le muscle mylo-hyoïdien et la glande sublinguale, qu'immédiatement derrière le menton, entre la glande sublinguale, le muscle génioglosse et la membrane muqueuse buccale. Une ou deux glandes sont situées sur l'os hyoïde.

CHAPITRE II.

DES LYMPHATIQUES DU COU.

Au cou, les lymphatiques suivent deux directions principales, celle de la veine jugulaire externe et celle de la veine jugulaire interne, de sorte que, pour la commodité, on peut admettre deux plexus jugulaires, l'une externe, l'autre interne.

1° Le *plexus jugulaire externe* (*plexus jugularis externus*). A ce plexus appartiennent quatre à six *glandes cervicales superficielles* (*glandulæ cervicales superficiales*), qui sont placées, à la partie supérieure du cou, sur le muscle sterno-cléido-mastoïdien, ou le long de son bord postérieur. Ces glandes sont traversées par les lymphatiques occipitaux qui sortent des glandes occipitales et des glandes auriculaires postérieures. Elles reçoivent aussi quelques vaisseaux des glandes auriculaires antérieures, et même des sous-maxillaires postérieures. Enfin il y arrive également des lymphatiques superficiels de la partie antérieure et de la partie postérieure du cou, qui parfois ont déjà traversé des glandes superficielles. Ainsi, par exemple, il existe une ou deux glandes superficielles sur le muscle sterno-hyoïdien ; plus rarement en trouve-t-on à la nuque, sur le muscle trapèze.

Les lymphatiques du plexus jugulaire externe se rendent inférieurement aux glandes cervicales profondes inférieures.

2° Le *plexus jugulaire interne* (*plexus jugularis internus*). À ce plexus se rapportent les *glandes cervicales profondes* (*glandulæ cervicales profundæ*), au nombre de vingt à trente, qui commencent à l'apophyse mastoïde, couvertes par le muscle sterno-cléido-mastoïdien, et descendent le long de la veine jugulaire interne, jusqu'à la clavicule. C'est pourquoi on peut les distinguer en supérieures et inférieures ; les premières, avec les vaisseaux qui les unissent, correspondent plus particulièrement à la veine jugulaire interne ; les autres à la veine sous-clavière.

a. Les *glandes cervicales profondes supérieures* (*glandulæ cervicales profundæ superiores*) sont en plus grand nombre à la réunion des veines céphaliques externe et interne. On les trouve sur la paroi latérale du pharynx ; elles s'étendent en devant et en dedans jusqu'au côté du larynx, en haut jusqu'à la base du crâne, car il y en a cinq à sept entre les muscles sterno-cléido-mastoïdien et digastrique de la mâchoire. Elles sont traversées par les lymphatiques superficiels et profonds de la face, par les temporaux, par ceux de la langue, et probablement aussi par d'autres qui viennent immédiatement de la cavité crânienne. Leurs vaisseaux efférents se rendent aux glandes cervicales profondes inférieures. Mais il s'y joint encore les lymphatiques du pharynx (sur le haut de la paroi postérieure duquel on remarque, de chaque côté, trois à quatre glandes), ceux du larynx et de la partie supérieure de la thyroïde, enfin ceux des muscles supérieurs de la nuque et profonds du cou.

b. Les *glandes cervicales profondes inférieures*, ou *sus-claviculaires* (*glandulæ cervicales profundæ inferiores s. supra-claviculares*), sont situées dans la fosse sus-claviculaire, entre la clavicule, le trapèze et le sterno-cléido-mastoïdien, sur les scalènes et le plexus brachial, et couvertes par l'aponévrose cervicale. Leur nombre n'égale pas celui des supérieures. Elles reçoivent les lymphatiques qui sortent des plexus jugulaires externe et interne, et communiquent tant avec les glandes axillaires qu'avec les glandes intercostales supérieures. Il y arrive aussi plusieurs lymphatiques qui correspondent à des branches de la veine sous-clavière, et proviennent de la partie inférieure de la thyroïde, du larynx et du pharynx, de la portion cervicale de la trachée-artère et de l'œsophage, des muscles de la nuque, jusqu'à l'omoplate. Enfin elles en reçoivent qui descendent avec les vaisseaux vertébraux. Les lymphatiques qui en sortent se réunissent en un petit nombre de troncs, parmi lesquels un surpasse ordinairement les autres en calibre, de sorte qu'on peut le désigner sous le nom de *tronc jugulaire* (*truncus jugularis*). Ce tronc s'unit avec le tronc lymphatique principal de son côté : ou bien, comme les troncs plus petits qui émanent des glandes cervicales profondes inférieures, il s'ouvre séparément dans la veine sous-clavière ou dans la jugulaire interne.

CHAPITRE III.

DES LYMPHATIQUES DES MEMBRES SUPÉRIEURS.

Ici se rangent tous les lymphatiques qui traversent les *glandes axillaires* (*glandulæ axillares*). Celles-ci, au nombre de huit à douze, sont situées entre le muscle grand dentelé et le petit pectoral, dans le tissu cellulaire imprégné de graisse qui entoure les vaisseaux axillaires. Une ou deux des supérieures sont un peu plus rapprochées de la superficie, entre le grand pectoral et le deltoïde, tout près de la clavicule, et on les désigne sous le nom spécial de *glandes sous-claviculaires* (*glandulæ infra-claviculares*).

Les vaisseaux qui aboutissent aux glandes axillaires peuvent être répartis en trois groupes, ceux du bras, ceux de la poitrine et ceux de l'épaule.

1° *Lymphatiques du bras.* On peut désigner sous ce nom ceux qui parcourent la main, l'avant-bras et le bras, et qui sont, les uns superficiels, les autres profonds.

a. Les *superficiels* se distinguent, jusqu'au pli du bras, en postérieurs et antérieurs.

aa. Les *postérieurs* ou *externes* viennent du dos des doigts, forment un plexus carpien, montent sur la face dorsale de l'avant-bras, et gagnent obliquement sa face antérieure, en tournant autour de son côté radial et de son côté cubital.

bb. Les *antérieurs* ou *internes* partent de la face palmaire des doigts, et forment, dans la paume de la main, une sorte d'arcade, de laquelle émanent plusieurs vaisseaux qui montent sur la face antérieure de l'avant-bras. Les postérieurs viennent des deux côtés se joindre à eux.

Un peu au-dessus du carpe, un ou deux lymphatiques superficiels communiquent avec les lymphatiques cubitaux et radiaux profonds.

Les autres continuent de monter sur toute la largeur de l'avant-bras. La plupart se dirigent un peu vers le côté interne du pli du bras, et traversent une *glande cubitale superficielle* (*glandula cubitalis superficialis*), parfois double, qui se trouve au-devant du condyle interne de l'humérus. Ces vaisseaux et ces glandes, pris ensemble, correspondent aux veines basilique et médiane. Les lymphatiques efférents continuent de monter, avec les autres lymphatiques superficiels, sur le côté antérieur de l'avant-bras, reçoivent encore les lymphatiques superficiels du bras, qui s'y rendent, tant en dehors qu'en dedans, et aboutissent aux glandes axillaires inférieures. Parfois, quelques uns d'entre eux traversent auparavant des *glandes brachiales superficielles* (*glandulæ brachiales superficiales*) ; j'ai rencontré, par exemple, deux de ces glandes à environ trois pouces au-dessus du pli du bras. Mais quelques uns des lymphatiques superficiels du bras se rendent aussi aux glandes sous-claviculaires, et ceux-là correspondent plus particulièrement à veine céphalique brachiale.

b. Parmi les *profonds*, les *interosseux* accompagnent l'artère interosseuse externe, et passent sur la face antérieure de l'avant-bras, au-dessus du ligament interosseux.

Les *radiaux* et les *cubitaux* partent des branches palmaires des doigts, accompagnent les vaisseaux sanguins du même nom, communiquent, au-dessus du carpe, avec les lymphatiques superficiels, traversent, exceptionnellement, une *glande antibrachiale* (*glandula antibrachii*), située inférieurement à la région radiale, et supérieurement au voisinage du pli du bras (1), enfin passent, conjointement avec les interosseux, à travers deux à cinq *glandes cubitales profondes* (*glandulæ cubitales profundæ*). Celles-ci sont situées, au-dessus du pli du bras, à côté des vaisseaux brachiaux, jusqu'à deux pouces au-dessus du coude, ou bien elles s'étendent plus haut encore, de manière à mériter le nom de *glandes humérales* (*glandulæ humerariæ*).

Les lymphatiques qui sortent des glandes cubitales profondes continuent de monter avec les vaisseaux brachiaux, reçoivent les lymphatiques du bras, dont ceux qui accompagnent les vaisseaux brachiaux profonds traversent parfois une glande inconstante, et arrivent ainsi aux glandes axillaires inférieures.

2° *Lymphatiques de la poitrine*. Ils sont, les uns superficiels, et les autres profonds.

____

1) Cruikshank n'a jamais vu cette glande.

a. Les *superficiels* sont situés sous la peau du thorax et de la région supérieure du ventre, depuis la clavicule jusqu'à l'ombilic. Les uns marchent en travers, les autres se dirigent vers la région axillaire. Les plus élevés de tous se rendent aux glandes sous-claviculaires; les autres contournent le bord du grand pectoral, pour aller gagner les glandes axillaires; mais, avant d'y arriver, quelques uns d'entre eux traversent plusieurs glandes superficielles, fort inconstantes, une *glande épigastrique* (*glandula epigastrica*), entre le creux de l'estomac et l'ombilic, et une ou plusieurs *glandes thoraciques superficielles* (*glandulæ thoracicæ superficiales*), au bord inférieur du grand pectoral.

b. Les *profonds* correspondent aux vaisseaux thorachiques. Ils viennent du côté externe de la glande mammaire, des muscles pectoraux, et de la partie antérieure du grand dentelé, marchent surtout suivant la direction des vaisseaux thorachiques longs, et arrivent aux glandes axillaires. Chemin faisant, ils traversent quelques *glandes thorachiques profondes* (*glandulæ thoracicæ profundæ*), entre lesquelles et les maxillaires il n'y a pas de démarcation tranchée. Les lymphatiques profonds de la poitrine communiquent aussi avec les intercostaux : ce cas a lieu surtout, dit-on, dans le cinquième espace intercostal.

3° *Lymphatiques de l'épaule*. Ils sont superficiels ou profonds.

a. Les *superficiels* viennent de la partie inférieure de la nuque, de la région scapulaire et de la région dorsale, en descendant jusqu'aux lombes. Ils marchent de haut en bas, ou en travers, ou de bas en haut, et arrivent aux glandes axillaires, en contournant le bord du muscle grand dorsal.

b. Les *profonds* correspondent aux vaisseaux scapulaires. Ils viennent des muscles qui entourent l'omoplate, du grand dorsal, du grand dentelé, suivent particulièrement la branche descendante des vaisseaux scapulaires, traversent trois à quatre *glandes scapulaires* (*glandulæ scapulares*), situées le long de cette branche, et atteignent ensuite les glandes de l'aisselle.

Les glandes axillaires, que traversent, comme il vient d'être dit, tous les lymphatiques du membre supérieur, communiquent avec les glandes cervicales profondes inférieures. Leurs vaisseaux efférents se réunissent en un *tronc sous-clavier* (*truncus subclavius*), qu'accompagnent des branches subordonnées, et qui marche de dehors en dedans, derrière la veine sous-clavière, puis se réunit avec le principal tronc lymphatique de son côté, ou s'ouvre séparément dans la veine sous-clavière.

CHAPITRE IV.

DES LYMPHATIQUES DES MEMBRES INFÉRIEURS.

Sous ce nom sont compris tous les lymphatiques qui traversent les *glandes inguinales* (*glandulæ inguinales*). Celles-ci occupent un espace triangulaire, qui est limité vers le haut par le ligament de Poupart, et qui a trois pouces environ de hauteur, sur deux et demi de large. Leur nombre varie de sept à vingt, suivant les individus ; leur volume n'est pas moins variable, et la plupart d'entre elles se trouvent placées en dehors de la veine saphène. Elles sont, les unes arrondies, les autres oblongues : ces dernières ont leur grand diamètre parallèle à l'axe de la cuisse ; cependant, tout près du ligament de Poupart, il s'en trouve aussi quelques unes, de forme oblongue, qui suivent la direction de ce ligament. Les glandes inguinales sont distinguées, d'après leur situation, en superficielles et profondes. Les superficielles se voient, les unes au-dessus, les autres au-dessous de l'aponévrose superficielle, dans la fosse ovale, sur la grande veine saphène, sur le prolongement falciforme, sur l'aponévrose profonde : leur nombre est de sept à treize. Les profondes sont situées plus profondément que la grande saphène, autour des troncs des vaisseaux cruraux : on n'en compte la plupart du temps que deux à trois, rarement jusqu'à sept.

Les lymphatiques qui aboutissent aux glandes inguinales peuvent être rapportées à trois classes : les cruraux, les fessiers superficiels, les abdominaux et lombaires superficiels, les honteux externes.

1° *Lymphatiques cruraux.* On peut appeler ainsi les lymphatiques du pied, de la jambe et de la cuisse, qui sont, les uns superficiels, les autres profonds.

a. Les *superficiels* se divisent, au pied et à la jambe, en postérieurs et en antérieurs.

aa. Les *postérieurs* viennent en partie de la plante du pied, et montent sur le mollet. Les uns se joignent, sur le côté interne du genou, avec les lymphatiques superficiels antérieurs ; les autres s'enfoncent dans la fosse poplitée, pour atteindre les glandes poplitées. Ils correspondent essentiellement à la petite veine saphène.

bb. Les *antérieurs* partent du dos des orteils, reçoivent, aux deux bords du pied, des branches venant de la plante, et forment ainsi une sorte de plexus tarsien. De ce plexus émanent plusieurs vaisseaux, qui montent sur le côté antérieur et interne de la jambe, et dont, suivant Hewson, quelques uns traversent parfois une glande superficielle, vers le milieu de la jambe. Ils marchent au côté interne du genou, puis au côté interne et antérieur de la cuisse, reçoivent encore tous les lymphatiques superficiels de cette dernière, qui marchent obliquement de dehors en dedans au côté externe du membre, de dedans en dehors à son côté postérieur et interne, et arrivent ainsi aux glandes inguinales superficielles. Les lymphatiques superficiels antérieurs correspondent donc essentiellement à la grande veine saphène.

b. Parmi les *profonds*, on distingue les *tibiaux antérieurs*, qui accompagnent les vaisseaux sanguins du même nom. Ils traversent une glande tibiale profonde, qui n'existe pas toujours, et passent au-dessus du ligament interosseux, pour gagner le côté postérieur de la jambe. Les *péroniers* et *tibiaux postérieurs* accompagnent les veines homonymes, et, conjointement avec les tibiaux antérieurs, traversent les *glandes poplitées* (*glandulæ popliteæ*), dont on trouve deux à quatre auprès des vaisseaux du même nom. Parfois il existe encore quelques autres glandes plus haut, le long des vaisseaux cruraux. Les lymphatiques efférents montent avec ces derniers vaisseaux : des lymphatiques profonds viennent encore s'y rendre de la région du genou et de la cuisse, et ils traversent ensuite les glandes inguinales profondes.

2° *Lymphatiques superficiels de la fesse.* Les uns contournent le côté externe du siége, pour se porter en avant et en dedans, les autres son côté interne, pour marcher en avant et en dehors. Ils aboutissent aux glandes inguinales.

3° *Lymphatiques superficiels du bas-ventre et des lombes.* Ils descendent de la peau tendue au-dessous de l'ombilic et des téguments de la région lombaire, vers les glandes inguinales supérieures, tout auprès du ligament de Poupart.

4° *Lymphatiques honteux externes.* Ils correspondent aux vaisseaux honteux externes. Chez l'homme, trois à cinq petits troncs se rendent du prépuce sur les côtés et le dos de la verge, jusque vers l'arcade crurale, et se portent ensuite, à droite et à gauche, vers les glandes inguinales, conjointement avec des lymphatiques de la partie antérieure et de la partie latérale du scrotum. (Suivant Cruveilhier, les lymphatiques qui parcourent la peau de la verge se réunissent, au voisinage de l'arcade pubienne, en un tronc, qui se divise ensuite pour chacun des deux côtés.) Chez la femme, ces vaisseaux proviennent de la partie supérieure des grandes lèvres.

CHAPITRE V.

DES LYMPHATIQUES DU BASSIN.

Les lymphatiques et glandes appartenant au grand bassin et au petit peuvent être décrits collectivement. Ils correspondent aux veines de cette région, jusqu'au commencement de la veine cave inférieure, par conséquent à l'iliaque externe, à l'hypogastrique, à la sacrée moyenne, à l'iliaque primitive. Mais tous les lymphatiques des organes et des parois du bassin et de la partie inférieure de la paroi abdominale (sauf ceux qui correspondent aux veines spermatiques), se rendent, de chaque côté, à la région inférieure des lombes, avec les lymphatiques du membre inférieur.

Les lymphatiques du bassin forment le plexus iliaque, le plexus hypogastrique et le plexus sacré.

1° Au *plexus iliaque externe* (*plexus iliacus externus*) appartiennent six à huit *glandes iliaques externes* (*glandulæ iliacæ externæ*), qui sont situées auprès des vaisseaux iliaques externes et primitifs, depuis l'anneau inguinal jusqu'à la cinquième vertèbre lombaire. A l'anneau lui-même on en trouve presque toujours deux oblongues, dont la direction est la même que celle du ligament de Poupart, et qui touchent aux glandes inguinales. Les glandes iliaques externes sont traversées par les vaisseaux efférents de ces dernières, c'est-à-dire par les lymphatiques du membre inférieur, au nombre desquels se trouvent déjà quelquefois des troncs de trois quarts de ligne de diamètre. Elles reçoivent aussi les lymphatiques qui accompagnent les vaisseaux hypogastriques et circonflexes, ainsi que des branches du muscle iliaque et du péritoine. Le plexus iliaque externe communique avec l'hypogastrique et le sacré ; il se continue en haut avec le lombaire.

2° Au *plexus hypogastrique* (*plexus hypogastricus*) appartiennent neuf à douze *glandes hypogastriques*, ou *iliaques internes* (*glandulæ hypogastricæ s. iliacæ internæ*), qui sont situées sur la paroi latérale du bassin et auprès des vaisseaux hypogastriques. Ces glandes sont traversées par les lymphatiques qui accompagnent les vaisseaux honteux internes, et qui viennent, chez l'homme, de l'intérieur de la verge et de la partie postérieure du scrotum ; chez la femme, des petites lèvres et de la partie postérieure des grandes ; dans les deux sexes, en outre, du périnée et de l'anus. Elles le sont aussi par les

lymphatiques qui accompagnent les vaisseaux obturateurs, ischia-
tiques et fessiers, parmi lesquels ces derniers ont quelquefois déjà
traversé des glandes hors du bassin. Elles le sont enfin par les nombreux lymphatiques de la vessie, des vésicules séminales, de la prostate, de la partie inférieure de la matrice et du vagin. Le plexus hypogastrique communique avec l'iliaque externe, mais surtout avec le
sacré ; supérieurement, il se continue avec le lombaire. Les lymphatiques qui correspondent aux vaisseaux iléo-lombaires, traversent
quelques glandes situées au côté interne de la crête iliaque, les *glandes
iliaques supérieures* (*glandulæ iliacæ superiores*), communiquent
en devant avec les glandes iliaques externes, et se réunissent avec la
partie supérieure du plexus hypogastrique, ou se jettent immédiatement dans le plexus lombaire.

3° Au *plexus sacré* (*plexus sacralis*) appartiennent les *glandes sacrées* (*glandulæ sacrales*), dont quelques unes, petites, sont placées en
bas, derrière le rectum, et quatre à cinq, plus grosses, en haut,
entre les feuillets du mésorectum, à la hauteur du promontoire. Les
lymphatiques de ce plexus viennent de la partie inférieure du rectum
et de la paroi postérieure du bassin. Lui-même communique des deux
côtés avec le plexus hypogastrique, tellement même qu'à peine peut-on
l'en regarder comme distinct. Ses vaisseaux efférents arrivent en haut
au plexus lombaire.

CHAPITRE VI.

DES LYMPHATIQUES DU BAS-VENTRE.

Les lymphatiques du bas-ventre se réunissent finalement pour ainsi
dire en trois troncs, qui représentent les racines du canal thorachique.
On peut donc distinguer trois plexus abdominaux. Deux d'entre eux
sont placés l'un à droite, l'autre à gauche, savoir les *plexus lombaires*. Ils correspondent ensemble à la veine cave inférieure, ou
mieux on les compare aux veines lombaires ascendantes, ou aux
troncs de la veine azygos, qui pendant les premiers mois de la vie
embryonnaire, montent des deux côtés de la colonne vertébrale. Ils
reçoivent les lymphatiques du membre inférieur et du bassin du même
côté, ainsi que ceux des organes abdominaux pairs et des parois abdominales. Le troisième plexus est impair ; on y voit aboutir les lymphatiques des muscles impairs du bas-ventre, de l'estomac, du tube
intestinal, du foie, de la rate, du pancréas. Il correspond essentiellement à la sphère de la veine porte (seulement les vaisseaux correspondants à la veine mésentérique inférieure communiquent avec le

plexus lombaire gauche) et des veines hépatiques. On peut donc très bien lui donner le nom de *plexus cœliaque*.

1° *Plexus lombaire* (*plexus lumbaris*). A ce plexus appartiennent les *glandes lombaires* (*glandulæ lumbares*), qui sont situées derrière le péritoine, sur le psoas, le carré des lombes, la portion lombaire du diaphragme et la colonne vertébrale, auprès de l'aorte et de la veine cave, et entre ces deux vaisseaux. Sur la ligne médiane elles communiquent avec celles du côté opposé. Leur nombre total est de vingt à trente. De chaque côté, le plexus lombaire est traversé par les lymphatiques provenant du plexus iliaque externe, de l'hypogastrique et du sacré. Il reçoit en outre :

a. Les *lymphatiques spermatiques internes*. Chez l'homme, ils sortent du testicule, à son bord postérieur, montent, avec ceux de l'épididyme et des tuniques testiculaires, le long du cordon spermatique, traversent l'anneau inguinal, et accompagnent ensuite les vaisseaux spermatiques, avec lesquels ils montent jusqu'à ce qu'ils rencontrent les glandes lombaires, à la région des lombes. Chez la femme, ils viennent de l'ovaire, de la trompe de Fallope, du fond de la matrice, et accompagnent également les vaisseaux spermatiques jusqu'à la région lombaire.

b. Les *lymphatiques urétérins*. Les glandes lombaires en reçoivent au moins de la partie supérieure de l'uretère.

c. Les *lymphatiques rénaux*. Ils viennent les uns de la surface, les autres de la substance du rein, à la scissure duquel ils se rendent, et forment plusieurs troncs situés sur et entre les vaisseaux rénaux.

d. Les *lymphatiques surrénaux*. Ils sont, les uns superficiels, et les autres profonds.

e. Les *lymphatiques lombaires*, qui proviennent des parties latérale et postérieure des parois abdominales.

f. Du côté gauche, il aboutit encore aux glandes lombaires des lymphatiques qui viennent de la portion gauche du gros intestin, jusqu'au rectum.

Les vaisseaux efférents des glandes lombaires supérieures se réunissent peu à peu en un gros *tronc lombaire* (*truncus lumbaris*), qui va se jeter plus loin dans le canal thorachique.

2° Le *plexus cœliaque* (*plexus cœliacus*). Il comprend les *glandes cœliaques* (*glandulæ cœliacæ*), qu'à la vérité aucune ligne de démarcation bien tranchée ne sépare des glandes lombaires supérieures. On compte seize à vingt de ces glandes, qui sont situées sur et entre l'aorte, l'artère cœliaque, l'artère mésentérique supérieure et le tronc de la veine porte, derrière le pancréas, le pylore, le duodénum. Les lymphatiques de différents organes qui traversent ces glandes, ou dont une partie se rend immédiatement au tronc cœliaque destiné à recevoir les vaisseaux efférents de ces dernières, passent eux-mêmes au travers de glandes spéciales. Le plus commode est de parcourir, l'un après l'autre, les organes qui contribuent à former le plexus cœliaque.

a. Colon et *cœcum.* Ses lymphatiques sont les uns superficiels, les autres profonds ; les premiers marchent entre le péritoine et la tunique musculeuse; les seconds partent de la membrane muqueuse. Ils se rendent vers le côté du colon qui correspond au mésocolon, et là traversent les *glandes mésocoliques* (*glandulæ mesocolicæ*), dans les mésocolons ascendant, transverse et descendant. Le nombre de ces glandes varie de vingt à cinquante, et elles sont placées tout auprès de la paroi de l'intestin. Les vaisseaux efférents de la partie moyenne et de la partie inférieure du colon descendant se rendent, comme il a déjà été dit, au plexus lombaire du côté gauche. Ceux de la portion supérieure du colon descendant, du colon transverse, du colon ascendant et du cœcum vont au point qui sert de limite entre le mésocolon et le mésentère, et là se jettent dans les glandes mésentériques supérieures.

b. Intestin grêle. Les lymphatiques qui naissent de l'iléon, du jéjunum et de la partie inférieure du duodénum sont superficiels ou profonds. Les premiers marchent entre le péritoine et la tunique musculeuse, les autres partent de la membrane muqueuse. Ils portent aussi le nom particulier de *vaisseaux lactés* ou *chylifères* (*vasa lactea s. chylifera*), parce que, durant la digestion, ils contiennent du chyle, qui a une couleur laiteuse. Ils s'insinuent entre les feuillets du mésentère, et traversent les *glandes mésentériques* (*glandulæ mesentericæ s. mesaraicæ*), dont le nombre est proportionné à la longueur de l'intestin, suivant la remarque de Cruikshank, qui n'est cependant pas juste dans tous les cas. On en compte, terme moyen, cent trente à cent cinquante, qui forment en quelque sorte trois séries, une externe, une moyenne et une interne. La série externe en comprend moins que les deux autres, et de plus petits, qu'une distance d'un à deux pouces sépare de l'intestin. Celles de la seconde série sont plus grosses et plus rapprochées les unes des autres. Celles de la série interne occupent la base du mésentère, à côté et au-dessous des vaisseaux mésentériques supérieurs. C'est au jéjunum que les glandes sont le plus serrées. Les supérieures reçoivent aussi les lymphatiques venant des glandes mésocoliques. Les vaisseaux qui partent des glandes de la série interne traversent encore, du moins en partie, quelques glandes mésentériques isolées, mais d'autres se réunissent immédiatement pour produire le *tronc cœliaque* (*truncus cœliacus s. intestinalis*)

c. Estomac. Les lymphatiques de l'estomac sont, comme ceux de l'instestin, les uns superficiels et les autres profonds ; mais ils sont plus grêles et moins nombreux qu'à l'intestin. Ils suivent trois directions, de sorte qu'on peut distinguer trois *plexus gastriques* (*plexus gastrici*), un gauche, un supérieur, et un inférieur.

Le *gauche* comprend les lymphatiques venant du grand cul-de-sac de l'estomac et d'une partie de l'épiploon, qui accompagnent les vaisseaux courts et gastro-épiploïques. Il va se rendre aux lymphatiques de la rate.

Le *supérieur* se compose de lymphatiques qui naissent du duodénum et de la région pylorique, marchent le long de la petite courbure de l'estomac, entre les feuillets du petit épiploon, se dirigent vers le cardia, et traversent quatre à six *glandes gastro-épiploïques supérieures* (*glandulæ gastro-epiploicæ superiores*). Les vaisseaux efférents tournent à droite, sous le foie, et se rendent aux glandes mésentériques, avec les lymphatiques hépatiques.

L'*inférieur* contient des lymphatiques qui viennent des deux faces de l'estomac, du grand épiploon, et du commencement du duodénum, marchent de gauche à droite, le long de la grande courbure de l'estomac, traversent six à huit petites *glandes gastro-épiploïques inférieures* (*glandulæ gastro-epiploicæ inferiores*), et arrivent aux glandes mésentériques, derrière le pylore.

d. Rate et pancréas. Les lymphatiques de la rate sont les uns superficiels, les autres profonds. Ils gagnent la scissure de l'organe, marchent le long des vaisseaux spléniques, de gauche à droite, conjointement avec ceux du plexus gastrique gauche et du pancréas, traversent huit à dix *glandes splénico-pancréatiques* (*glandulæ splenico-pancreaticæ*), et gagnent les glandes mésentériques, derrière le pancréas. Le contenu des lymphatiques de la rate diffère de celui des autres lymphatiques par sa couleur rougeâtre (1).

e. Foie. Les lymphatiques du foie ont, à ce qu'on prétend, des

---

1 Sœmmerring a vu, le 16 novembre 1778, les lymphatiques de la rate d'un bœuf contenir un suc jaunâtre (non rouge, comme Hewson).

valvules moins nombreuses et plus petites. Comme ceux des autres viscères, ils sont ou superficiels ou profonds.

Les *profonds* accompagnent les ramifications des vaisseaux hépatiques, sortent de la substance du foie par la porte, pénètrent dans le ligament hépato-duodénal, au-devant de la veine porte, se dirigent en bas et en arrière, traversent quelques *glandes hépatiques* (*glandulæ hepaticæ*), et arrivent aux glandes mésentériques avec le plexus gastrique supérieur.

Les *superficiels* forment, sur les deux faces du foie, un réseau serré, d'où sort un grand nombre de gros troncs. Mais ceux-ci se terminent différemment, selon qu'ils viennent de la concavité ou de la convexité de l'organe. Les *inférieurs* se rendent de tout le pourtour de la face inférieure du foie vers la porte, où arrivent aussi ceux qui viennent de la vésicule du fiel, et gagnent, conjointement avec les profonds, les glandes du mésentère. Les *supérieurs* communiquent avec les lymphatiques du diaphragme, et n'aboutissent qu'en petit nombre au plexus cœliaque, car la plupart vont gagner les glandes de la poitrine. Mais les deux lobes du foie se comportent diversement. La plupart des lymphatiques de la face supérieure du lobe gauche se dirigent vers le côté gauche du ligament coronaire, se réunissent en partie avec les gastriques supérieurs, en partie avec les spléniques, et arrivent ainsi aux glandes mésentériques. La plupart de ceux de la face supérieure du lobe droit et quelques uns de ceux du lobe gauche se réunissent en un ou plusieurs troncs, qui marchent, dans le ligament suspenseur du foie, vers l'appendice xiphoïde, entre lequel et le diaphragme ils pénètrent dans la poitrine, pour aller s'y jeter dans les glandes médiastines antérieures. Quelques branches du lobe droit passent aussi sur le bord mousse du foie, arrivent à la face inférieure de l'organe, et marchent là avec les autres. D'autres encore se portent vers le côté droit du ligament coronaire, et percent le diaphragme : ils aboutissent ensuite aux glandes postérieures, ou se jettent immédiatement dans le canal thorachique, ou s'insinuent dans la fente aortique, entrent dans la cavité abdominale, et gagnent les glandes mésentériques.

CHAPITRE VII.

DES LYMPHATIQUES DE LA POITRINE.

Pour la commodité de l'étude, on peut diviser les lymphatiques de la poitrine en trois séries, les intercostaux, les mammaires internes et les pulmonaires.

1° Les *lymphatiques intercostaux* marchent, avec les vaisseaux intercostaux, dans les espaces du même nom. Ils naissent de la paroi latérale de la poitrine et de la partie supérieure du bas-ventre, du diaphragme, de la plèvre, des muscles dorsaux, de la colonne vertébrale (Cruikshank en a vu provenir du corps d'une vertèbre), des membranes rachidiennes, et traversent les *glandes intercostales* (*glandulæ intercostales*). Celles-ci sont au nombre de seize à vingt de chaque côté. On en trouve déjà quelques unes entre les muscles intercostaux externes et internes, mais elles occupent principalement la région des têtes des côtes, ou même les côtés des corps des vertèbres. Les vaisseaux efférents se réunissent de plusieurs espaces intercostaux pour produire des troncs, qui, en général, ont une direction descendante, et s'ouvrent dans le canal thorachique. Les lymphatiques intercostaux supérieurs communiquent avec les glandes cervicales inférieures.

Entre les glandes intercostales des deux côtés existent encore, le long de l'aorte pectorale et de l'œsophage, huit à douze glandes, qui portent le nom spécial de *glandes médiastines postérieures* (*glandulæ mediastinæ posteriores*). Ces glandes communiquent avec les intercostales, et elles reçoivent des lymphatiques de la partie postérieure du diaphragme, du péricarde, mais principalement de l'œsophage. Parmi leurs vaisseaux efférents les uns s'ouvrent dans le canal thorachique, les autres communiquent en haut avec les glandes trachéales.

2° Les *lymphatiques mammaires internes* correspondent aux vaisseaux du même nom. Ils viennent des muscles abdominaux, à la région épigastrique, notamment du droit, de la partie antérieure du diaphragme, de la peau et des muscles de la paroi antérieure de la poitrine, et du côté interne de la glande mammaire. Ils montent le long des cartilages des sept côtes supérieures, près du sternum, et traversent six à dix *glandes sternales* (*glandulæ sternales*).

On distingue de ces dernières glandes les *glandes médiastines antérieures* (*glandulæ mediastinæ anteriores*), qui sont situées immédiatement derrière le sternum, dans le médiastin antérieur; cependant il est presque impossible de les en séparer supérieurement. Mais trois ou quatre d'entre elles sont placées, en bas, sur le péricarde et sur le diaphragme, et huit à dix le sont en haut sur la crosse de l'aorte, la veine cave supérieure et les veines azygos. Les glandes médiastines antérieures sont traversées par des lymphatiques qui viennent de la face convexe du foie, de la face supérieure du diaphragme, du péricarde et du thymus, ainsi que par les lymphatiques du cœur, qui accompagnent les vaisseaux coronaires et montent le long de l'aorte et de l'artère pulmonaire, pour atteindre les glandes supérieures. Les plus élevées de ces glandes et les sternales communiquent ensemble, et leurs vaisseaux efférents se rendent, les uns au principal tronc lymphatique droit, les autres au principal tronc gauche.

3° Les *lymphatiques du poumon* sont ou superficiels ou profonds. Les *superficiels* forment des réseaux serrés, dont les troncs se dirigent vers la racine de l'organe. Là ils communiquent avec les *profonds*, qui accompagnent les ramifications des bronches et des vaisseaux pulmonaires. Mais les lymphatiques du poumon traversent de nombreuses glandes. Les plus petites sont éparses, en assez grand nombre déjà, dans le tissu de l'organe, à sa racine, et dans une certaine étendue le long des ramifications bronchiques ; on les nomme *glandes pulmonaires* (*glandulæ pulmonicæ*). D'autres, plus volumineuses, sont situées sur la bronche droite et la bronche gauche, mais principalement à la bifurcation de la trachée-artère : on les appelle *glandes bronchiques* (*glandulæ bronchiales s. Vesalianæ*). Il y en a vingt à trente. Quelques unes, qu'on aperçoit à la partie inférieure de la trachée elle-même, ne sont pas séparées des bronchiques par une limite tranchée, ce qui fait qu'on les comprend sous la même dénomination, bien qu'elles portent aussi celle de *glandes trachéales* (*glandulæ tracheales*). Toutes ces glandes ne diffèrent pas des autres, pendant l'enfance, sous le rapport de la couleur et de la consistance ; mais, chez l'adulte, elles acquièrent peu à peu, indépendamment du sexe et du genre de vie, bien que cette dernière exerce parfois de l'influence à cet égard, une couleur noirâtre, ou même noire, qui dépend d'un pigment à grains fins. Elles sont aussi plus faciles à écraser que celles des autres régions du corps, sans que cette particularité se rattache aux dépôts calcaires qu'il n'est pas rare d'y rencontrer. Ces glandes sont traversées non seulement par les lymphatiques du poumon, mais encore par ceux des bronches, de la trachée-artère, de la partie supérieure de l'œsophage, et de la face postérieure du cœur. Elles communiquent avec les autres glandes à la partie supérieure de la cavité thoracique. De tout ce réseau glandulaire partent plusieurs troncs lymphatiques, qui à gauche s'ouvrent dans le canal thorachique, à droite montent derrière la veine innominée, et se réunissent avec le principal tronc lymphatique du côté droit. Un de ces troncs est plus gros que les autres, et porte le nom de *tronc broncho-médiastin* (*truncus broncho-mediastinus*).

CHAPITRE VIII.

DES TRONCS DU SYSTÈME LYMPHATIQUE.

Le système lymphatique a deux troncs principaux, l'un à droite, l'autre à gauche, qui s'ouvrent dans le système veineux au même point, c'est-à-dire à l'angle de réunion des veines sous-clavière et jugulaire interne de leur côté, ou dans l'une de ces deux veines, tout près de leur réunion, ou enfin dans la veine innominée. Des valvules garnissent l'abouchement ; mais il est rare que ce dernier soit simple, ou du moins ne peut-on pas regarder ce cas comme constituant la règle. D'ordinaire, en effet, on voit deux ou trois troncs lymphatiques aboutir l'un auprès de l'autre, soit parce que celui du côté gauche se divise avant d'atteindre la veine, soit parce que les plus grosses branches qui produisent celui du côté droit aboutissent supérieurement au système veineux, soit enfin parce que l'une et l'autre de ces deux dispositions se trouvent réunies. Le tronc du côté gauche, ou canal thorachique, reçoit les lymphatiques de toutes les parties situées au-dessous du diaphragme, du côté gauche de la tête et du cou, du membre supérieur gauche et de la plus grande partie des parois et des organes de la poitrine. A celui du côté droit se rendent les lymphatiques du côté droit de la tête et du cou, du membre supérieur droit, des espaces intercostaux supérieurs du côté droit, et du poumon droit.

1° Le *canal thorachique* (*ductus thoracicus s. chyliferus*, **truncus lymphaticus sinister**) (1) commence ordinairement à la hauteur de la première et de la seconde vertèbre lombaire, rarement plus bas, au niveau de la troisième, même de la quatrième, ou plus haut, vis-à-vis de la douzième dorsale. Dans l'espace désigné, se réunissent peu à peu les vaisseaux efférents des deux plexus lombaires et du plexus cœliaque, dont un ou deux, plus rarement tous trois, forment, avant de se réunir, un tronc particulier, appelé *tronc lombaire* (**truncus lumbalis dexter et sinister, truncus abdominalis**). La plupart du temps, le tronc lombaire gauche est celui qui a le plus de développement vers le bas, sur le côté gauche de la colonne vertébrale, de sorte qu'en montant il reçoit les vaisseaux du plexus cœliaque et du plexus lombaire droit. La réunion s'effectue derrière l'aorte, dans la fente du diaphragme destinée au passage de cette artère; et à la dernière vertèbre dorsale, les trois troncs ou racines du canal thora-

---

(1 SOEMMERRING, *Comment. Gotting.*, 1198, vol. 13. — WEBER, tab. 16, fig. 3-6; tab. 38, fig. 10.

chique se trouvent réunis ensemble. Presque sans exception, une de ces racines, parfois aussi deux, forment un renflement, qui monte souvent jusqu'au commencement du tronc commun, et qui a un ou deux pouces de long, sur trois à cinq lignes de diamètre. Ce renflement, qui par conséquent n'appartient pas au tronc du canal thorachique lui-même, est connu sous le nom de *citerne de Pecquet* (*cisterna s. receptaculum chyli, receptaculum Pecquetii, saccus lacteus*).

Le canal thorachique, en quittant la fente aortique, monte dans le médiastin postérieur, entre l'aorte et la veine azygos, et suit rarement une ligne droite. Jusqu'à la sixième, cinquième ou quatrième vertèbre dorsale, il occupe presque le milieu de la colonne vertébrale, quoique incliné un peu à droite ; mais, arrivé là, il passe légèrement à gauche, monte derrière la crosse de l'aorte et l'artère sous-clavière gauche, sur le muscle long du cou gauche, jusqu'à la septième vertèbre cervicale, décrit alors une arcade de dedans en dehors, d'arrière en avant et de haut en bas, et se jette dans le système veineux.

Pendant ce trajet, le canal thorachique reçoit encore les lymphatiques intercostaux et les vaisseaux efférents des glandes médiastines postérieures. En haut, il se réunit aussi avec les vaisseaux efférents des glandes médiastines antérieures, sternales et bronchiques, qui se dirigent à gauche ; il se réunit avec le tronc sous-clavier gauche.

Le canal thorachique n'est pas cylindrique. Dans la plus grande partie de son étendue, il a une ligne à une ligne et demie de diamètre, et, en général, c'est à sa partie moyenne qu'il est le plus grêle. Vers son extrémité, il a ordinairement acquis jusqu'à deux lignes ou deux lignes et demie de calibre, et très souvent il offre un renflement au niveau de la quatrième ou de la troisième vertèbre dorsale. Fréquemment aussi il se partage en deux, trois ou même quatre branches, dans une étendue, à partir de son embouchure, qui varie depuis quelques lignes jusqu'à un pouce (1).

Sa partie inférieure contient moins de valvules que la supérieure.

Anomalies. Chez un grand nombre de sujets, le canal thorachique se divise, au sommet de la poitrine, et même à plusieurs reprises, en deux ou même trois branches, qui, plus loin, se réunissent de nouveau. Je l'ai trouvé une fois formant, à la hauteur de la sixième vertèbre dorsale, une sorte de plexus fusiforme, long d'environ un pouce, sur près de cinq lignes de diamètre dans le milieu : on eût

---

1. SANDIFORT, *Obs. anat.*, lib. 2, cap. 8, p. 137.

dit une glande lymphatique interposée. Sandifort (1) a vu la division s'étendre à de bien plus grandes distances : de la citerne partaient deux branches; l'une marchait, comme de coutume, entre l'aorte et l'azygos; l'autre passait sous l'aorte, se dirigeait vers la gauche, et s'ouvrait dans la première, à l'endroit où celle-ci s'infléchissait vers le côté. Sœmmerring a rencontré le canal thorachique double dans toute sa longueur; l'une des branches se continuait avec le tronc lymphatique droit. Cruikshank l'a vu aussi offrir cette même disposition, et de plus être presque triple. Otto (2) cite deux cas de duplicité complète : dans l'un, les deux troncs aboutissaient à la veine jugulaire et à la sous-clavière gauches; dans l'autre, chacun d'eux s'ouvrait de son côté dans le système veineux.—Quelquefois le canal thorachique entier s'insère à droite dans le système veineux (3), de sorte qu'à proprement parler il y a inversion des deux troncs lymphatiques. — Dans un cas observé par Wurtzer (4), le canal thorachique s'ouvrait par deux branches dans la veine azygos; au niveau de la huitième ou neuvième vertèbre dorsale, et vers la sixième vertèbre du dos, il était oblitéré (par le fait d'une altération pathologique?).

2° Le *tronc lymphatique droit* (*truncus lymphaticus dexter s. minor*), produit par la réunion du jugulaire, du sous-clavier et du broncho-médiastin du côté droit, a environ un demi-pouce de long, quoique la plupart du temps plus court, et son calibre est d'une ligne à peu près. Il aboutit à l'angle de réunion de la veine sous-clavière et de la jugulaire interne droites, ou à l'une de ces deux veines, ou à la veine innominée droite. Très souvent, les troncs qui lui donnent naissance s'ouvrent séparément dans le système veineux.

(1) SANDIFORT, *Obs. anat.*, lib. 2, cap. 8, p. 136.
(2) *Pathologische Anatomie*, t. I, p. 365.
(3) FLEISCHMANN, *Leichenœffnungen*, 1815, p. 237.
(4) MULLER, *Archiv*, 1334, p. 311, tab. 5.

FIN DE LA MYOLOGIE ET ANGÉIOLOGIE

TABLE ALPHABÉTIQUE DES MATIÈRES.